U0337374

中国误诊大数据分析

（上册）

陈晓红　主编

组织策划　北京中卫云医疗数据分析与应用技术研究院
数据支持　山东康网网络科技有限公司

中卫云医疗数据研究院　　中国误诊数据 APP

东南大学出版社
·南京·

内容简介

本书运用逆向思维的方法,通过对近10年来全国中文医学期刊发表的全部误诊文献进行计算机数据分析,提供了现有临床各科容易误诊的疾病210种,包括每一个疾病的误诊率、误诊原因、误诊范围、误诊后果、确诊手段等重要数据。本书可供临床各科医生在诊断疾病时开拓思路,提高诊断质量。本书与传统的诊断学相辅相成,形成了一部全新的从反面验证和指导诊断的鉴别诊断学专著。

图书在版编目(CIP)数据

中国误诊大数据分析 / 陈晓红主编 . —南京:
东南大学出版社,2018.10
ISBN 978-7-5641-7195-7

Ⅰ.①中… Ⅱ.①陈… Ⅲ.①误诊－病案－数据－
分析 Ⅳ.①R447

中国版本图书馆 CIP 数据核字(2017)第 124922 号

中国误诊大数据分析

出版发行	东南大学出版社	
社 址	南京市玄武区四牌楼 2 号(210096)	
网 址	http://www.seupress.com	
出 版 人	江建中	
责任编辑	张 慧	
印 刷	江苏凤凰盐城印刷有限公司	
开 本	889mm×1194mm 1/16	
印 张	76.25	
字 数	1950 千字	
版 次	2018 年 10 月第 1 版	
印 次	2018 年 10 月第 1 次印刷	
书 号	ISBN 978-7-5641-7195-7	
定 价	780.00 元(上、下册)	

东大版图书若有印装质量问题,请直接与营销中心联系。电话(传真):025-83791830

《中国误诊大数据分析》编委会

张连阳　陆军军医大学第三附属医院(野战外科研究所)创伤外科
张　倩　陆军总医院心理医学科
张　实　医渡云
赵　淳　北京中卫云医疗数据分析与应用技术研究院专家组
赵晓东　解放军总医院第一附属医院急救部
赵卫东　山东康网网络科技有限公司

编　委(按姓氏拼音排序)

白雪帆　空军军医大学唐都医院全军传染病诊疗中心
曹　婷　陆军军医大学第二附属医院妇产科
陈宝昌　河北医科大学第一医院儿科
陈家君　复旦大学附属上海市第五人民医院呼吸内科
陈　军　南京军区南京总医院皮肤科
陈　武　海南医学院附属第二医院心血管内科
陈　曦　海军总医院全军耳鼻咽喉头颈外科中心
陈　彦　江苏省人民医院
程思思　河北医科大学第一医院儿科
崔　晶　青岛市第三人民医院急诊科
戴宇森　同济大学附属东方医院骨科
邓德权　南京军区南京总医院皮肤科
丁　睿　空军军医大学西京医院肝胆胰脾外科
丁震宇　沈阳军区总医院全军肿瘤诊治中心
董建光　解放军 307 医院全军中毒救治中心
董霄松　北京大学人民医院呼吸与危重医学科
杜　虹　空军军医大学唐都医院全军传染病诊疗中心
杜继臣　北京大学航天中心医院
杜士君　陆军总医院心理医学科
杜昱蕾　北京中卫云医疗数据分析与应用技术研究院
杜云霄　北京中卫云医疗数据分析与应用技术研究院
杜志方　解放军白求恩国际和平医院新生儿科
费爱华　上海交通大学医学院附属新华医院急诊科
冯亮华　厦门市第五医院风湿免疫科
高刃奇　齐鲁师范学院(医学图像处理专业)
葛勤敏　上海交通大学医学院附属新华医院急诊科
顾冰洁　南京医科大学附属南京医院风湿免疫科
郭　放　沈阳军区总医院全军肿瘤诊治中心
郭　莉　解放军白求恩国际和平医院新生儿科
郭　松　同济大学附属东方医院骨科
郭　信　河南省黄河三门峡医院
郭照军　海南医学院附属第二医院心血管内科
郭志梅　解放军白求恩国际和平医院新生儿科
国献素　解放军 260 医院儿科

刘瑞可　沧州市人民医院新生儿科

刘亚萍　北京大学国际医院急诊科

刘　咏　解放军白求恩国际和平医院超声科

刘玉辉　沈阳军区总医院全军肿瘤诊治中心

刘兆喆　沈阳军区总医院全军肿瘤诊治中心

卢冰冰　北京大学人民医院呼吸和危重症医学科

鲁晓霞　解放军307医院全军中毒救治中心

陆如纲　南京市儿童医院

吕少广　解放军白求恩国际和平医院新生儿科

麻　彬　同济大学附属东方医院骨科

马师雷　北京中医药大学

马艳良　北京大学人民医院呼吸和危重症医学科

梅周芳　复旦大学附属上海市第五人民医院呼吸内科

牛　磊　上海交通大学医学院附属新华医院急诊科

潘福敏　同济大学附属东方医院骨科

潘　杰　同济大学附属东方医院骨科

潘曙明　上海交通大学医学院附属新华医院

彭超然　北京中卫云医疗数据分析与应用技术研究院

彭莉莉　海军总医院全军耳鼻咽喉头颈外科中心

彭晓波　解放军307医院全军中毒救治中心

彭艳红　陆军总医院心理医学科

朴　瑛　沈阳军区总医院全军肿瘤诊治中心

蒲　猛　空军军医大学西京医院肝胆胰脾外科

乔梓倩　北京中卫云医疗数据分析与应用技术研究院

屈纪富　陆军军医大学第三附属医院(野战外科研究所)急诊科

饶丽霞　广西医科大学第二附属医院急诊科

任　芳　南京军区南京总医院皮肤科

任华亮　首都医科大学附属北京朝阳医院血管外科

邵　帅　青岛科技大学附属校医院

沈敏宁　南京医科大学附属南京市第一医院风湿免疫科

史元功　同济大学附属东方医院骨科

孙龙妹　解放军白求恩国际和平医院新生儿科

孙庆庆　沈阳军区总医院全军肿瘤诊治中心

孙亚威　解放军307医院全军中毒救治中心

谭莉娜　广西自治区人民医院儿童青少年心理门诊

谭星宇　北京大学人民医院呼吸与危重医学科

陶信德　青海省互助县人民医院麻醉科

滕春霞　北京中卫云医疗数据分析与应用技术研究院

滕红林　温州医科大学附属第一医院骨科

仝春梅　解放军白求恩国际和平医院眼科

童金玉　同济大学附属东方医院骨科

汪春付　空军军医大学唐都医院全军传染病诊疗中心

曾梅华　南京军区南京总医院皮肤科
曾　敏　四川省什邡市人民医院血液科
詹　鹏　沈阳军区总医院全军肿瘤诊治中心
张　斌　同济大学附属东方医院骨科
张冠中　沈阳军区总医院全军肿瘤诊治中心
张　昊　海军总医院全军耳鼻咽喉头颈外科中心
张剑飞　解放军白求恩国际和平医院泌尿外科
张景华　沈阳军区总医院神经内科
张靖杰　同济大学附属东方医院骨科
张　敏　南京军区南京总医院皮肤科
张秋河　解放军白求恩国际和平医院新生儿科
张荣葆　北京大学人民医院呼吸和危重症医学科
张伟莎　北京中卫云医疗数据分析与应用技术研究院
张向阳　清华大学附属北京清华长庚医院急诊科
张新超　北京医院 国家老年医学中心 急诊科
张　岩　同济大学附属东方医院骨科
张云帆　同济大学附属东方医院骨科
张志刚　北京大学第一医院老年病科
张卓超　空军军医大学西京医院肝胆胰脾外科
章　巍　北京大学第一医院呼吸和危重症医学科
赵春菱　广西医科大学第二附属医院急诊科
赵会懂　解放军医药杂志社
赵　晶　海军总医院全军耳鼻咽喉头颈外科中心
赵鹏举　海军总医院全军耳鼻咽喉头颈外科中心
赵铁梅　解放军白求恩国际和平医院干部一科
郑淑瑛　解放军医药杂志社
郑月宏　中国医学科学院北京协和医院血管外科
郑振东　沈阳军区总医院全军肿瘤诊治中心
周　宁　解放军白求恩国际和平医院伽玛刀治疗中心
周中和　沈阳军区总医院神经内科
周子斐　同济大学附属东方医院骨科
朱继红　北京大学人民医院急诊科
朱　敏　海军总医院全军耳鼻咽喉头颈外科中心
祝　凯　同济大学附属东方医院骨科
庄　严　空军军医大学唐都医院全军传染病诊疗中心

医学编辑组（按姓氏拼音排序）
　　李巍巍　刘云川　吕　娟　孟庆玲　王　珊　张　翔

编程技术组（按姓氏拼音排序）
　　戴志强　杜云霄　贾惊雷　栗颖璐　宋申博
　　王　竞　魏　聪　薛　峰　周　璇

序

我曾因窒息发作奄奄一息数年后,经历了"哮喘"的痛苦和生死考验后幸存下来,获得了人的尊严、能够自由和大幅度地吸气和呼气时,感恩心理由衷而生:误诊能致不该死者于死地,而正确诊断可能救人之命,感叹吾辈仍蒙昧至深,世人之痼疾多因尚未正确认识而身陷苦海,我不能看到大批病人在"哮喘"诊断的阴霾下得不到救治,甚至危及生命,因此必须还原该病的本来面目,一定要拯救和我一样的病人,更新"胃食管反流"的概念,确立胃食管气道反流这一独特疾病实体的地位,大力推广,普及认识,使这部分病人在现在和将来得到救治。我于2006年4月在解放军第二炮兵总医院创立了"胃食管反流病中心",以自己作为第一个病例开始,疾呼胃食管反流病不容忽视并加以诊治8年有余,使得上万患者受益。

经历生死之境,心有所悟:人体是一个整体,许多疾病涉及人体多个系统,从辩证的角度来看,疾病谱在不断变化,医学也应该不断发展,病情千变万化,有些根本就无从知晓!即使以笔者近50年的行医经验,尚有许多不明白的东西,几乎每天都面临从未见过的病情。对疾病的不认识,是导致临床误诊误治的根本原因。在当前临床医学分科愈来愈细的情况下,一个医生的跨学科思维至关重要,作为医生,必须以病人利益为先,精益求精为本,才能切实减少误诊误治。

科研工作是超越人们现有认识能力的自由探索,它的基本点是求真、务实,不唯上、不唯书,并进行反复比较、对照的结果。我欣喜地看到,以陈晓红主编为首的研究团队已经研制出帮助临床医师应用跨学科思维认识复杂疾病现象的得力工具——"误诊疾病数据库",荟萃百万样本的来自临床一线医师真实的病例总结,再经过现代信息技术的整合与升华,无疑为广大临床医师提供了一份翔实而清晰的疾病鉴别诊断清单。这是我所见到的最好的鉴别诊断"助手",这是一桩利国利民的大事,从而为推动学科发展、为攻克医学难关所作出的贡献,将最终惠泽百姓。

风波茫茫,既济苍苍,何惧危难,必达仙乡,特致此序。

2016 年 7 月 23 日
于北京

前　言

　　《中国误诊大数据分析》出版的唯一目的是帮助医生减少临床误诊。误诊现象始终是困扰临床医学的难题,21世纪以来,虽然新的诊断设备和技术不断进入临床,但并未使误诊率出现实质性的下降。用逆向思维的方法研究误诊,让思维转个身也许会出现柳暗花明的效果。犹如爬山,传统的诊断学是从正面攀登,而误诊学期望从反面翻越。研究方法不拘一格,以达殊途同归之效。

　　1993年《误诊学》(刘振华、陈晓红主编)在国内出版。此后在吴阶平、裘法祖、吴孟超等医学院士的指导下,我们组织了临床医生、数学专家和计算机工程师等技术人员跨学科共同研究误诊现象。开始了漫长的误诊数据的挖掘、整合和分析,从标准到方法,从技术到平台,历经30年,创建了误诊疾病数据库,本项研究工作曾获得科技进步二等奖。

　　误诊疾病数据库是加工浓缩后的误诊信息成果。其价值有四:一是误诊疾病数据库样本量大,有100多万误诊病例的结果数据。二是数据可靠,所有信息在全国公开发行的1 300种医学期刊中获取。三是疾病覆盖率完整,数据库中现有的3 000多个误诊疾病覆盖了国际疾病分类编码中全部疾病系统。四是得到的不仅是误诊疾病清单,还有误诊病种的全方位查询结果,如:误诊率、误诊原因、误诊范围、误诊后果、确诊手段等数据库中所有信息的连锁分析。这样的鉴别诊断清单与已有的专科诊断学有机结合,更具借鉴价值。

　　误诊文献的研发提升了误诊信息资源的价值。临床医师不仅获得了疾病误诊的一次文献,同时获得数十篇,甚至数百篇单病种误诊文献的统计结果,这些数据是对病种文献加工获得的精粹,极大提升了原始文献的质量,形成了证据强度更大、更为有序的数据流。误诊疾病数据库可以帮助临床医生用逆向思维的方法探索疾病的误诊原因和规律,与传统的鉴别诊断从正面指导相辅相成。

　　提供给医生有价值的误诊疾病清单有益于提高诊断质量。以疾病为主体线索的清单来自两方面,一是其他疾病误诊为本病的清单,二是本病误诊为其他疾病的清单。以急性心肌梗死为例,可以看到有90多种疾病误诊为急性心肌梗死,分布在十几个疾病专科系统,主动脉夹层居首。而急性心肌梗死误诊为其他疾病也有90多个病种,也分布在十几个专科系统,误诊率最高的是急性胃肠炎。误诊疾病清单能帮助医生在前人的教训中警醒,临床医生发生误诊是难免的,因为医生面对病人,是根据已有的症状体征做诊断,而症状体征经常可以对应多种疾病。如果医生只有正面的经验指导,而缺乏反面的教训借鉴,就难免发生漏诊误诊。

《中国误诊大数据分析》首次发布以十年数据(2004—2013年)为内容的误诊疾病分析,所有数据源自误诊疾病数据库。由30多位知名专家牵头,200多位资深临床医师执笔,分别对19个疾病系统中的210种疾病进行了深入剖析。均选用误诊疾病数据库中文献误诊数量超过百例的疾病,其中误诊数量超过千例以上的疾病103个(占49.05%),超过5 000例以上的病种有32个(占15%),超过万例以上的病种有12个(占6.7%),极少数病种未达到筛选要求,但根据执笔专家建议也列入专科疾病之中。所有病种都进行了深入剖析,可视为一部新颖的全科疾病鉴别诊断大全。

本书因涉及专科之多、著者之众,虽然历经5年打磨仍难以避免其中的瑕疵。误诊疾病数据库在长达30年的研究工作中,从最开始的文献收集、软件编程到数据核对,无数日日夜夜,不辞辛劳。参与者付出的劳动可以想象。尽管如此辛苦,仍难免有错误与疏漏,诚望读者更正。

疾病误诊永远在动态变化中,误诊研究永远在路上。北京中卫云医疗数据分析与应用技术研究院将在本书编委会专家与山东康网网络科技有限公司的支持下,继续深入研究,使误诊大数据更加具有临床应用价值。医渡云张实热情支持误诊数据的研究,表示尽快完成数据检索APP的制作,尽快让全国医生应用。诚恳希望更多的临床专家、计算机专家积极参与误诊研究工作,奉献智慧,使其日臻完善。

本书出版过程中得到南京东南大学出版社的大力支持,著名临床专家汪忠镐院士给予极大的鼓励,并在版首作序。本书的出版是无数人辛苦劳动的结晶,在此一并表示谢意。

陈晓红

2017 年 12 月

目　　录

第一篇　总　论

第一篇　总论

第一章

误诊学概述

第一节 误诊的定义

研究误诊首先要给误诊做一个比较恰当且符合实际的定义,因为定义反映事物的本质,是判定误诊与未误诊的界线,也是认识误诊性质评判是否承担责任的重要依据。

一、误诊的定义

1993年作者在主编《误诊学》时,对误诊做出了如下定义:"误诊是指病人在应诊时,所具有的全部客观资料已经能够确诊为某一疾病,或者由于当时的客观资料不全,暂时无法确诊为该病,接诊者因各种因素未积极收集临床资料、未全面观察分析、未进行必要的会诊,而盲目诊断并投以无效治疗后使病情延误的现象"。此定义主要包括四方面内容,一是病人已经就诊,诊病的主体是医生;二是就诊时具备了确诊的条件,诊病是在规定的环境下进行的;三是病人的病情处于自然流动态阶段,医生无法在某一个时间点切入做出诊断,但是没有全面地收集用以诊断的所需资料;四是已经投以无效的治疗并使病情恶化延误。

误诊通常包括三种情况:错误诊断(甲病诊断为乙病)、延误诊断(确诊时间延长)、漏误诊断(同时存在的主要疾病的遗漏)。从后果来看,三者有共同的特点,所以统称为误诊。但是从发生的原因、性质和程度来看,三者有许多不同之处,作为学术研究,应该对三者加以区别。

二、误诊与错误不同

网络时代,公众的话语表达权得到前所未有的实现,误诊研究已从专业学术圈走向社会。法学界、媒体及社会大众,对误诊发生的原因及其本质的看法与医生的认识存在较大的差异。法学界谈到误诊首先会考虑责任问题,媒体谈到误诊首先想到责任心及医德医风问题,这一切都源自"误"字。

误诊的"误"与错误的"误"同音同字。因此一说到误,人们就立即把错误、失误这些法律字眼与误诊联系在一起。误诊是诊断与疾病本质不一致的现象,与错误有根本的不同,二者的区别是明显的。

误诊不能与错误等同看待的理由。第一,医生主观上不想误诊,误诊时并不自知,一旦发现就会立即纠正诊断。第二,医生想及时诊断,但认识能力局限或认识偏离了方向。第三,医生在诊断过程中随时都在修正诊断,这正是人们认识事物应有的过程。第四,误诊与医生的名誉及利益相关。

错误与误诊则相反。第一,错误有明知故犯的行为。第二,明知不对,仍凭侥幸心理把错误的想法付诸行动。第三,发生错误的原始动力就是想获得利益和满足私欲。第四,错误在行动前已经知道是错的,常与违规、冒险有关联。

三、误诊的性质

简单地说,误诊是医生经过临床诊断后,其结论与疾病的本质不符合或不完全符合的现象,是医生在认识疾病过程中期望认识其本质而实际与本质偏离,或仅接近本质的现象。

从方法学来讲,临床诊断是医生对疾病的认识过程,它和人们对世界任何事物的认识过程一样,都要经过调查研究、收集资料,然后进行分析综合、抽象概括、逻辑的推理判断,从而达到与其本质相一致的结论。这个认识过程的时间长短,取决于认识对象的复杂过程,对有些事物的认识需要经过反复多次,甚至必须借助其他科学手段才能认识,疾病就是这样。

有些疾病由于其自身的复杂性和认识条件的局限,在特定的历史条件下根本无法认识。遇到这种疾病时,客观要求必须做出相对诊断,就可能要暂时做出一个接近本质或基本接近本质的结论。这个诊断结论可能是正确或基本正确的,也可能是错误的,也许在以后被证明与疾病的本质不符,属于误诊,但在当时已经穷尽了所有的认识手段,再无别的方法,即使做出了错误的诊断也是无可奈何的。

类似这样的情况在临床十分常见,不论是个案,还是从整体临床诊断过程来说,都是正常的、合理的。因为世界上任何事物都是在发展变化的,人类对疾病的认识同样如此。旧的疾病被完全认识了,新的疾病又会出现。某些已经被清楚认识的疾病,在新的历史条件下,由于社会环境变迁、药物应用、机体条件变化,还会以新的面貌及特征出现在临床。这时如果缺乏有准备的头脑,缺乏理性认识,尽管是一个曾经熟悉的疾病,也可能会出现误诊,这是人们的认知水平和事物的发展变化相矛盾的现象。因为事物发展总是在先,人们的认识在后,正确的认识需要一个从实践到认识,又由认识到实践多次反复和无限循环的过程。因此,从总体讲,误诊是难免的。就某一疾病而言,在特定的历史阶段也是难免的。误诊只能期望减少到最低限度,永远无法杜绝。

综上所述,误诊的基础是期望认识本质而未能达到期望的目标,误诊的原因是事物的复杂性和人们认识的局限性。不负责任引起的误诊不属于疾病的复杂性,也不属于认识的局限性。

四、"无知之错"与"无能之错"

人们经常把误诊与责任联系起来,几乎成了一个无法回避的问题。在讨论责任之前,必须先对"无知之错"与"无能之错"作一阐述。误诊与确诊作为专业名词,在医生中讨论是十分正常的,两个医生在互相交流中经常会谈到彼此感到意外和非常遗憾的误诊经历,甚至在事后看来,不幸的误诊是完全可以避免的,但是它却发生了,使得自己感到十分懊恼。在患者和社会非专业的人群中,特别是法律工作者,他们一旦听说误诊立即想到:谁承担责任? 承担多大责任? 误诊到底有多大的危害?

哲学家萨米尔·格格维兹和阿拉斯戴尔·麦金太尔曾在20世纪70年代写过一篇关于人类谬误本质的短文。两位哲学家想要回答的问题是:我们为何会在实践过程中遭遇失败? 他们将导致人们犯错的一类原因称为"必然的谬误",也就是说,我们所做的事情完全超出了我们的能力范围。人类并非全知全能,即便是得到先进科技的支持,我们的能力也是有限的。有些虽然可以预测到严重的后果,但却没有能力有效地控制后果的发生。如天气的变化、地震引起的灾难,理论上讲,能够预测,但实际预测的能力十分有限,并且即使预测了也无法控制其发展。疾病也是如此,到目前为止,我们真正了解的疾病,能够药到病除的疾病,或者在诊断时一目了然可以确诊的疾病也十分有限。面对晚期的恶性肿瘤患者,我们常常束手无策,留下无限的惋惜,这些都是我们的知识有限造成的。虽然类似的遗憾时常发生,但这应该由谁来承担责任呢?

第二类错误是"无能之错"。我们犯错并非因为没有掌握相关知识,而是因为没有正确使用这些知识。原来倾向于"无知之错"的天平现在越来越倾向于"无能之错"了,在人类历史的绝大部分时间里,我们的生活主要被"无知之错"所主宰,给人类带来巨大痛苦的疾病最能说明上述观点。就误诊现象而言,其中大多数为"无知之错",也有一少部分是"无能之错"。尽管如此,在当时触犯"无能之错"时,当事者并没有觉察到,由此可见,"无知之错"是应当得到原谅的,因为这是人们无法避免的。"无能之错"虽然可以理解,但不可以原谅,更不能任其自由发展,因为经过努力是可以避免的。正如古人所说,勿以善小而不为,勿以恶小而为之,时时留神,积久必有福报。过出于无心则可恕,过出于有心则难恕,上述这些圣贤之言,也许会帮助读者理解误诊的责任问题和误诊研究的价值意义。

第二节　误诊的责任

关于医生发生误诊后是否要承担责任问题,一直争论不休,成为热门话题。医学界、法学界和社会舆论各执一词,莫衷一是。我们认为要弄清误诊的责任问题必须从如下三个方面入手。

一、明确误诊研究的目的

第一,研究误诊的目的在于最大限度地减少误诊,其根本出发点是探讨误诊发生的规律,寻找防范的措施。

第二,误诊是一个专业性的学术名词,并非社会公共名词和法律名词,误诊研究也是学术研究,就目前这种状况只能作为纯学术研究,局限在临床诊断学的范围内,应视为诊断学的分支。

第三,误诊不是接诊者的主观愿望,不同级别的医生其诊断水平可以有别,但是没有任何一个医生在已知误诊时仍坚持错误行为的。

第四,诊断过程正是实现正确认识疾病本质的过程,由于事物的复杂性和认识能力、认识方法的局限性,误诊是无法避免的。一个具有较高诊断水平的临床专家除了他的理论水平之外,主要是他更多地总结吸取自己和他人成功经验和失败教训的结果。

综上所述,作者认为,发生误诊并不都是责任问题。比如,对新发现的恶性疾病,患者一开始就诊,接诊者就竭尽全力,各项检查在要求的时间内就绪,边对症治疗边观察,然后请上级医生检诊,组织院内外专家会诊,基本上取得了一致的诊断意见,但是经过多方治疗,最后患者仍然由于误诊误治而死亡,尸检证明了生前诊断与疾病本质有差距,患者所患的是一种罕见疾病,是一个世界医学难题,那么这个责任由谁来负呢? 再如,20 世纪 90 年代在核磁共振和 CT 等设备尚未普及到医院时,某患者因右上腹痛,发热住院,患者有慢性胆囊炎史,医生根据右上腹痛、胸透未见异常(病变早期未显影)诊为胆系感染,给予合理有效的抗菌药物治疗,6 天后患者自觉症状完全消失,复查胸透右下肺小片状阴影,偶有咳嗽,考虑右下肺感染,继续抗生素治疗第 12 天再次复查胸透见片状阴影吸收,病情基本痊愈出院。此例病变部位曾被误诊 6 天,但病人按期痊愈,医生是否要承担责任呢? 作者认为没有责任问题,一是病人治疗没有影响,二是医生边治疗边观察,在观察过程中纠正诊断,治疗中包含着诊断。类似这样的情况临床过程中经常遇到。这样的观察治疗过程尽管也有误诊但无责任可言。

引导公众理解误诊,最好的范例是 2003 年的抗击非典之战。SARS 期间,每天《新闻联播》都会公布前一天发生的 3 组数据:一是多少疑似病例转为确诊病例(这是一组延误病例数据),二是多少疑似病例被排除(这是一组误诊病例数据),三是新的疑似病例数据(新的误诊和延误数据)。SARS 初期,据媒体报道,北京市有 1 000 多名流行性感冒患者被误诊为 SARS,国内的误诊率达到

40%～78%。但并没有患者因为误诊或过度诊断与医院发生纠纷。因为当时公众都理解,SARS是新发传染病,医生也不了解。

二、认识误诊的性质

任何学科都有特定的科学理论知识。医生要想正确诊断疾病,必须了解疾病的自然史。因为判定误诊不能离开疾病自然史这个重要的时间概念,疾病自然史是指不给任何治疗或干预措施的情况下,疾病从发生、发展到结局的整个过程。这包括 4 个时期:

第一,生物学发病期。病原体或致病因素作用于人体,引起相关脏器的生物学反应,这种反应有着复杂的病理学特点,以微观变化为主,如分子细胞水平或组织学上的病变,很难被临床检查手段发现。

第二,临床前期。病变的脏器损害加重,出现了临床前期的改变,患者通常没有或仅有轻微症状、体征,机体仍可保持"健康"状况,但如采用某些实验室或特殊的诊断手段检查,也许可以发现疾病所引起的脏器损害而被早期诊断。

第三,临床期。患者的病变脏器损害更加严重,呈现显著的解剖学、生理学障碍,临床上出现了症状、体征和实验室检查异常指标,此期临床医生易于做出诊断。

第四,结局。疾病经历了上述过程,发展到终末阶段,即患者痊愈、致残或死亡等。

医生对疾病的认识无法超越疾病在自然史中所处的阶段。比如:医生在疾病的生物学发病期是不可能正确诊断的,也许基因技术的应用,有希望使此期的正确诊断成为可能。当疾病处于临床前期时,在目前诊断技术条件下,部分疾病可做出正确诊断,如纤维内窥镜检查可发现无症状的早期胃癌、食管癌等。这一期做出的诊断应该称为早期诊断。疾病处于临床期时,在目前诊断技术条件下,多数疾病可做出正确诊断。进一步说,所谓"临床期",仍然意味着有一个时间过程的存在。在临床期内疾病的症状不一定充分表达出来,故诊断仍有困难。如过敏性紫癜患者已经出现关节肿痛,在皮肤未出现紫癜前很难诊断为过敏性紫癜。故判定是否误诊应参照疾病的自然发展史,医生的诊断必须符合该疾病在自然发展中所处的阶段。

诊断是医生接诊后对患者疾病本质的认识过程,而不是一次行为。人们对事物本质的认识不是一次完成的,有时要经过反复多次的验证。这是人类认识客观事物的普遍规律性。医生不是神仙,也不会超越人们认识事物的普遍规律,也需要一个反复验证的过程。

临床上为了使这个认识过程更加完美无缺,设计了多层次的诊断流程,如:初步诊断、临床诊断、术前诊断、术后诊断、病理诊断、最后诊断。这正是医学严谨的表现,目前许多人对初步诊断与最后诊断不相符就大惊小怪,或者追究责任,实际上这都在诊断过程之中,就本质而言,诊断过程并没有结束,就谈不上什么误与不误的问题。还有人把临床初步诊断与病理诊断不相符视为误诊,这实际上是两个截然不同的诊断层次,二者没有可比性,无论多么高明的医生也不可能用肉眼在不用显微镜的情况下就做出细胞学的诊断。

三、莫回避责任

换一个角度说,有些误诊误治导致医疗事故造成严重后果是要承担责任的。如接诊者服务态度恶劣,不认真检查病人,询问病史敷衍潦草,或者不主动询问病史,甚至对患者和家属提供的有价值的病史置若罔闻,有章不循,检查接诊病人不按照规定的程序流程,常规要求应该做的检查没有做,而凭主观臆断,盲目诊断,或者图省事,草率诊断,并投入无效的错误治疗导致不良后果的,应当承担责任。这个责任不在于是否误诊,而在于接诊过程中不负责任的行为。

另外,对一些非典型的病例或急性病例,由于当时症状体征不典型,或者接诊者经验和技术水平有限,根本不认识该病,而又不认真的细致观察,追踪随访,也不及时请会诊,报告上级医生而随意诊断,导致病情延误,造成不良后果,也就是说,当时患者已具备了确诊的条件,由于医生的过失,没有履行应有的职责和未落实规章制度所导致的误诊,是要承担责任的。

北京中级人民法院曾判决因误诊承担责任的案例。患者男性,54 岁,因突然胸闷,伴上腹痛、恶心、呕吐,于 19:20 就诊于某心血管专科医院,接诊者仅做了心电图,提示轻微异常,患者家属要求做心脏超声检查,接诊者以节日放假,超声科无人值班为由,未予满足,也未急诊留观。患者被迫到另一家三级综合医院就诊,外科医生依据上腹痛、恶心呕吐诊为急性胆囊炎,建议手术治疗,因患者家属不接受手术,而回家休息。次日又再次到第一次就诊的专科医院,接诊者仍没有做系统的检查和认真的观察治疗,在 10 个小时后,患者因主动脉夹层破裂死亡。家属起诉两家医院,医院因误诊承担了责任。

该例患者属急性病例、急危重患者,从县医院转诊心血管专科医院是对的,但接诊者不但对病情判断失误,又借节假日为由,未做应该做的检查,也没有留观治疗。第二家三级综合医院,在未认真确诊前提出外科手术,遭到患者拒绝后,也没有留院观察,做进一步诊断,而让患者奔波于就诊途中,最终导致了不良后果,承担责任理所应当。

第三节　误诊的分类

误诊,即错误的诊断。错误的诊断在教科书中或临床上尚缺乏严格的分类。我们结合现行临床上比较通用的分类,并根据误诊性质和程度的不同,试将误诊分为下述五个类型:

一、诊断错误

诊断错误包括完全漏诊和完全误诊。完全漏诊和完全误诊包含两种情况:第一,把有病诊断为无病称为完全漏诊,把无病诊断为有病称为完全误诊;第二,把甲病诊断为乙病,就甲病而言,甲病被完全漏诊,就乙病而言,乙病则是完全误诊。如心肌梗死病人表现有上腹痛、恶心而误认为急性胃炎;破伤风病人有张口困难、苦笑表情而误认为癔症等。诸如这些情况,都是甲病被完全漏诊,乙病被完全误诊。这种完全的漏诊和完全的误诊可统称为完全诊断错误,也可统称为误诊。

二、延误诊断

延误诊断是指因各种原因导致的诊断时间的延长。有些疾病,由于病史不清楚,症状、体征不典型,技术设备条件的限制或医生思维方法、经验及知识水平的制约等,短时间未能明确诊断,又未及时会诊,经过较长时间的观察和对症治疗,最后方获得正确的诊断。但是,由于时间拖延太久,在拟诊过程中所选择的治疗方法不利于疾病的好转,甚至促使其恶化,到最后确定诊断时已经失去了有效的治疗时机,这称为延误诊断。延误诊断的时间可以是几天、几十天,几个月甚至几年,但是确定是否延误诊断,不应以时间长短为标准,而应以是否有利于病情的好转或痊愈为标准。因为临床上某些急性疾病,几个小时或几天没有得到恰当的治疗,病情就可能恶化,而失去抢救的最好时机,所以诊断要求分秒必争;而某些慢性疾病则不然,如果能够在初诊后三天内确诊,就算是理想的。所以延误诊断不应以时间为标准,而应以是否影响了病情转归为准。

三、漏误诊断

漏误诊断是指因各种原因引起的诊断不完全。患者一身同时患有几种疾病,表现出许多症状和体征,医生只对其中某一种疾病做出了诊断,并给予了相应的治疗,而遗漏了同时存在的其他疾病。有时诊断出的仅是居次要地位的疾病,而占主导地位的疾病却被遗漏。如一个全身多处创伤并发出血性休克的病人,医生在诊断时,只注意到四肢创伤所引起的失血,把止血的重点放在四肢伤,而忽视了同时存在的内脏破裂的出血;四肢伤经清创缝合止血后,休克症状继续加重,最后当发觉内脏也有破裂出血时,已经失去了治疗机会,造成了不良的后果。

病例:男性,47 岁。因间断性右下腹痛 1 年就诊,临床诊断为慢性阑尾炎而收住院行手术治疗。术中见阑尾呈慢性充血,给予阑尾切除。术后疼痛继续存在,2 个月后发生肠道梗阻再次住院。经剖腹探查,发现回盲部肿瘤已有部分淋巴结转移。

此病人虽然当初切除的阑尾确有炎症存在,切除阑尾也是正确的,但是其炎症是在癌肿基础上并发的,而初诊时却把占主导地位的肿瘤遗漏了。临床上脑和肺的转移癌患者,常以转移癌各自独立的临床表现就诊,如果医生只诊断出转移灶而未诊断出原发灶,当然无法使病情彻底好转。诸如此类,都可以看做是漏误诊断的表现。

此外,还有对治疗中新发生疾病和并发症的漏误。患者因某种诊断已明确的疾病住院,在观察治疗过程中又发生了新的疾病。对于新发生的疾病,由于医生或护士的原因未能及时发现和认识而发生的诊断延误,也属于漏误诊断。也许患者由于多种原因,如原有疾病病情较重,对新发生的疾病未提出诊治要求,或者因为患者有意识障碍,未感到新出现疾病的病痛不适,但是由于这种新的疾病是在患者住院期间发生的,而患者正处于医生护士的监护之中,在这种情况下,尽管患者本人对新发生的疾病未单独提出就诊要求,但医生、护士在治疗、护理过程中,却应该观察到病情的特殊变化,及时发现新发生的疾病并采取治疗措施。新发生的疾病除了院内感染的疾病外,最常见的是与治疗有关的并发症,如腹腔手术后并发的肠瘘和手术后继发性出血等。由于这些并发症就在预测观察的范围之内,因为医生、护士麻痹大意或技术原因未及时发现,而延误了治疗时机或导致不良后果,尽管延误的时间有长有短,程度和情节有轻有重,但是都应看做是误诊。

还有药物的原因:为了治疗已诊断明确的疾病投用了药物,由于药物的过敏反应及毒副作用,在原来疾病的基础上并发了新的医源性疾病。如患者因休克性肺炎住院,在抗炎抗休克过程中应用了大量激素,休克纠正后患者并发了应激性溃疡出血,出现柏油样便,此时未及时发现,患者血压再度下降,医生未认识到这是应激性消化道溃疡,误认为是肺炎引起的,继续大量应用激素,促使病情进一步地恶化。

诸如这些,只要在治疗过程中,患者出现了新的症状和体征,并且这些症状和体征已足以引起医生的警惕,认识到发生了新的情况,应当做出新的诊断而未及时诊断,促使病情继续发展者,就应当属于漏误诊断。

四、病因判断错误

对疾病的病变部位及性质做出了正确的诊断,但是对病因却做出了错误的判断,而病因的诊断对疾病的治疗和预防具有重要的意义。

例如,临床上所说的肝硬化,既包括了病变的部位,又有病变的性质,但是造成肝硬化的原因却不一样。如果将酒精中毒性肝硬化诊断为肝炎后肝硬化,显然是不妥的,无论是对病人病情发展的估计和治疗方案的选择都是不利的。再如,临床上把许多感染性疾病统称为炎症,但是造成炎症的病因却是各种各样的。感染源有细菌和病毒之分,细菌和病毒又有种类和对药物敏感性的不同。如果只诊断出病变的部位和性质,而未对病因做出确切的诊断,也难以取得应有的效果。以常见疾病脑膜炎为例,病变部位在脑膜,性质是炎症改变,但病因却不同,有结核性、真菌性、化脓性、病毒性之分。对不同性质的炎症选择同样的治疗方法,难以取得好的治疗效果。有时同样都是化脓性炎症，但是由于感染病菌不同，没有选择针对性的抗菌药物，也会使病情拖延不愈。

五、疾病性质判断错误

对疾病的部位和病因做出了正确的诊断，但是对局部的病理变化却做出了不符合实际的判断。由于对病变性质判断的错误，选择了不恰当的治疗方法，同样会对病人造成不良的后果。例如，急性胰腺炎，其基本的发病因素是胰管梗阻，内压增高，胰液外溢，胆液和肠液倒流，将胰液中的胰酶激活，导致自身消化。但是急性胰腺炎却有两种性质根本不同的类型，即水肿型和出血坏死型，各自在治疗方法上有很大的差别。水肿型多选择保守方法治疗，而出血坏死型常需要急诊手术。如果将水肿型误认为坏死型选择外科手术治疗，这显然没有必要，如果将坏死型误诊为水肿型，采取保守治疗，则死亡率会明显增加。病因诊断明确，但对病变性质判断错误，同样会增加病人的痛苦，甚至造成不良的后果，因此同样也应看作误诊。

诊断的目的在于确定疾病的本质，并随之选择有针对性的治疗，使病情向好的方面转化。因此把不正确的诊断看做是错误的，把不及时、不全面的诊断也同样看做是错误的。关于错误诊断的分类，除了目前已被临床普遍接受的"错误诊断"、"延误诊断"、"漏误诊断"三种之外，上述病因判断错误、疾病性质判断错误及对新发生疾病和并发症的漏诊误诊，虽然与前三种误诊有程度的区别，但是都给病人带来不良的后果，所以也应当包括在误诊研究之列，否则不利于临床医疗质量的提高。

第四节　判断误诊的相对标准

判断某个疾病是否被误诊，也应该像诊断疾病一样，有相对的标准。但是，由于误诊的原因复杂，不仅涉及医务人员和医疗设备，还有患者及疾病本身的特殊性等诸多因素，所以难以制订一个准确的判定是否误诊的标准。依据误诊大数据研究中大量误诊病例的报道，我们提出如下几个相对的标准供临床参考：

一、误诊发生在诊断过程之后

首先，误诊必须是经过医生的诊断过程之后做出的错误结论。也就是说，患者在受到致病因素作用之后，已经感觉到不适并有了某种疾病的痛苦，求助于医生。经过医生诊断后，医生对疾病得出的结论与疾病的本质不一致，可以称为误诊。如果患者已经得病，甚至疾病已经发展到了严重的程度，但其自身并未察觉明显的不适，或者因为某种原因未能就诊，致病情拖延，失去了有效的治疗时机，甚至造成某些不良后果，这种因病人延迟就医造成的延误诊断不应看作误诊。在做医疗质量评价或做误诊率统计时，应将这种情况排除。相反，病人一旦就诊，无论疾病当时所表现出来的症状、体征是否典型，哪怕只是疾病极早期的表现，但是经过了医生的诊断，由于医生主观认识或者辅助检查方面等种种原因，所考虑的诊断与疾病的本质不一致，所用的治疗方法有误病情，均应视为误诊。另外，在评价是否误诊时，不能强调医院和接诊医生的级别如何，凡是经过医生诊断的，无论医生级别是高是低，医院是大是小，设备条件是优是劣，只要发生了误诊，都应作为误诊统计。因为不同级别的医院，不同职称的医生，其相互间的诊断水平及误诊率本身就是有差别的。

二、误诊的时间性

在判定是否误诊时,既要强调时间性,又不能完全以时间为唯一标准。所谓强调时间性,是因为疾病本身的发生发展就有明显的时间性。有些疾病来势凶猛,病情急迫,需要医生迅速、准确、果断地做出决定,给予有效的救治,甚至是分秒必争的抢救。对这种病人,几个小时甚至几分钟的延误,都会引出截然相反的结果。如休克、心肌梗死、主动脉夹层、内脏大出血等伤病的诊断,需要有极强的时间性,否则将延误病情。

但是在临床,许多疾病的发生和发展,疾病对机体器官功能的损害,疾病的典型症状和体征的暴露,是需要有时间过程的。另一方面,医生在接触到病人之后,对疾病的检查、观察、思考、认识也需要有时间过程。所以对一般疾病来说,又不能单纯强调时间性,更不能以时间的长短作为评判是否误诊的唯一标准。临床上通常将住院病人 3 日确诊率作为评价诊断水平高低的指标之一,但是急症病人不允许有 3 天时间等待诊断而不予治疗,常常依据早期的初步诊断并给予相应的治疗。另外,即使是规定了 3 日确诊率,也并不是说任何疾病在 3 日之内的确诊都是正确的、合理的。3 日确诊率只能作为评价诊断水平高低的一项指标,而不是判断误诊与否的指标。

总之,虽然临床上允许医生对疾病有一个观察拟诊的时间过程,但不能因为允许观察拟诊而有误病情。如果观察拟诊的时间过长,并且拟诊的结果与疾病的本质、部位、程度相差甚远,所选择的治疗方法不仅未能使病情好转,反而促进了病情的恶化,也应看做是误诊。

三、误诊导致误治

诊断是为了治疗,促进疾病痊愈。如果因为误诊而对患者施以毫无意义的治疗,不但未能阻止病情的恶化,反而增加和延长了患者的痛苦和经济负担,从后果来看,无论其时间长短,都应视为误诊。有以下几种表现:

1. 对病变部位的误诊　如患者因右下肺感染引起反射性的右上腹痛,被误诊为胆囊炎,或表现为右下腹痛,被误诊为急性阑尾炎,而行手术治疗,切除了正常的阑尾,延误了对肺炎的治疗。急性心肌梗死病人因出现反射性的上腹疼痛、恶心而误诊为胃炎,延误了心肌梗死的紧急救治。

2. 对病变性质的误诊　如胃肠道痉挛、肠系膜淋巴结炎,误诊为外科急腹症而行剖腹手术。消化道穿孔、宫外孕破裂内出血,误诊为一般性炎症或痉挛而仅给予保守治疗。虽然随着时间的推移、病情的发展,出现了典型的症状和体征,或者经过手术,最终明确了诊断,但是按拟诊所采取的治疗措施有误病情,应当看做是误诊。

3. 对病因判断的错误　把化脓性感染误诊为非化脓性感染,把寄生虫病误诊为细菌感染,虽然施以大量的药物治疗,但是病情长期拖延,或使病情进一步发展变得更加复杂化。把癌性包块误诊为炎性包块,长期给予对症治疗,最后使癌肿扩散,失去了治疗时机。把颅内占位性病变引起的头痛误诊为一般神经血管性头痛,仅给予对症治疗,最后失去了救治的机会。

综上所述,只要因为误诊导致了误治,并且造成了不良的后果,或者由此给病人增加了痛苦,不利于病情好转者,无论其时间长短,都应当看做是误诊。

四、误诊未误治

误诊疾病数据库有 100 多万误诊病例,统计分析结果显示,误诊未发生不良后果的比例占70% 以上。这样的结局似乎使人费解,但是临床上这种实例并不少见。其原因有以下几个方面:

1. 疾病的共性　许多疾病虽然病情、病变部位不同,但是可能属于同一个范畴的疾病。临床上疾病种类可达 1 万余种,但是病因种类相对要少得多,而对因治疗又是重要的治疗原则,因此,只要病因是一致的,对因治疗自然可以收到满意的治疗效果。例如细菌感染,虽然可以发生在全身不同的部位,它所表现出的症状、体征和损害程度是不一样的,但是抗菌治疗的方法却是相同的,只要细菌被彻底控制了,疾病自然就会痊愈。

2. 药物作用的复杂性　误诊后给予不恰当的治疗仍能取得治疗效果,还与所用药物的复杂作用有关。在一般情况下,尽管诊断错误或诊断不明确,但是医生的治疗,也是根据病人的症状、体征而对症下药的。用药的目的不外乎缓解症状,改善全身一般状况,所以容易促进病情在一定程度上得到缓解。而药物本身的作用复杂,如阿司匹林既有解热镇痛作用,又可以抗风湿,还可以改变血液的凝血机制等;肾上腺皮质激素类药物的作用就更为广泛,在抗炎、抗毒、抗过敏、免疫抑制等方面,都能发挥作用。所以,在临床应用某种药物时,就难免会收到治疗目的之外的,未曾预想到的效果。

3. 病人的心理反应　有些慢性疾病诊断有误差,治疗方案也不十分恰当,但却会取得一定的治疗效果。出现这种情况的一个原因是病人的心理效应。心理学研究表明,任何治疗方法都能使病人产生病愈的信心,从而使病人情绪乐观,而任何乐观的情绪都可以取得一定的疗效,利于疾病的痊愈。在这一前提下,即使给予毫无治疗作用的安慰剂,也能取得一定的治疗效果,一些慢性病和功能性疾病尤其如此。因此,虽然是误诊了,并给予了不恰当的治疗,但是由于发挥了病人乐观的心理效应,也能取得一定的疗效。文献报告国内一组研究资料,127 名高血压、慢性肝炎、神经衰弱患者,由于心理因素的作用使症状改善者平均达 50％,高血压患者甚至达到 81％。病人对药名、药品包装类型、药品价格和医生言语威信所引起的心理疗效分别达 70％、65％、67％和 72％。用安慰剂治疗十二指肠溃疡 311 例,治愈率达到 37％,也就是说有 1/3 的病人使用安慰剂取得了显著的治疗效果。

上述情况究竟算不算作误诊呢? 从诊断学的角度讲,诊断和随之而来的治疗应当具有针对性,使在诊断正确基础上的治疗做到有的放矢,决不能因为在临床上出现了或有可能出现出乎诊断意料之外的有效事实而放弃对正确诊断的要求。虽然得到病情好转的治疗效果是患者和医生都期盼的,但是在上述情况下出现的治疗效果却有可能潜伏着贻误诊断、恶化病情的危机。而且,作为医生,如果在诊断上仅满足于此,则只会使自己的诊断思维越来越肤浅,使误诊率增加。因此,虽然误诊未误治亦未导致不良的后果,但是严格来说,只要诊断与疾病的本质不一致,都应看做是误诊。

第二章
误诊大数据概述

第一节　误诊大数据的概念

一、什么是误诊大数据？

误诊大数据，最通俗的理解就是误诊信息量超过了研究者人工处理的能力。

大数据（big data）称巨量资料。"大数据"的概念最早由维克托·迈尔·舍恩伯格（Viktor Mayer-Schönberger）在编写《大数据时代》中提出，大数据有 4V 特点，即 volume（大量）、velocity（高速）、variety（多样）、value（价值）。

误诊大数据来自两方面：一是文献数据，误诊数据来自医务人员在国内公开发表的原创性一次文献，不包括综述，这是误诊研究的基础大数据；二是临床数据，来自医院病案首页的统计分析结果，这是误诊研究的印证大数据。

误诊文献第一期研究数据，来自 2003—2014 年共十年的 1 300 多种与医学有关的期刊，期刊总册数 15 万册，十年总文献量 500 万篇，关键词检索出误诊文献 30 万篇，占总文献量的 6%；最后确定符合标准的误诊文献 3 万篇，占检索误诊文献量的 10%；标准误诊文献全部经过医学专业人员人工阅读，人工填写误诊文献卡，在十年误诊文献中采集了 100 多万误诊案例。

误诊大数据的研制过程历经了 30 年。刘振华和陈晓红于 1993 年主编出版《误诊学》之后，次年即开始收集全国医学期刊的误诊文献。在人工采集误诊文献的过程中，逐步研制智能阅读和智能分析工具，2017 年已经成功投入误诊大数据的智能挖掘中。下一期将推出更加精准的误诊大数据，希望所有作者和读者扫描扉页的二维码，以便及时获得相关信息。

二、误诊大数据的研究价值

第一，误诊研究关注的不仅仅是随机样本，而是全数据。任何一个医生都不可能获得某个病种误诊的全数据。误诊研究是以回顾性总结为基础的，只有经过一定数量的病例总结，使已经诊断为某种疾病的患者人数和漏诊、误诊例数都占有一定的数量后，再用比较科学的统计计算方法得出相对准确的误诊率。

误诊数据若以个案报告或一组病例报道的方式出现，作为分散的资料，一篇篇孤立地去看，似乎没有多大意义；但是，经过收集、综合、分析、研究后，就不难看出这些误诊大数据中蕴藏着的本质和内在规律。这些规律，是由许许多多作者的亲身经历和教训累积得到的，是任何个人的经历都无法达到的境界。我们可以毫不夸张地说，点点滴滴的经验和教训在集合中碰撞而激活，成为宝贵的误诊信息资源。

经过收集整理后的误诊大数据，既不单纯是"一次文献"的集合，也不仅仅是"二次文献"的索引，而是在同时具有一、二次文献特点的基础上，兼有可直接被借鉴和采用的"三次文献"的作用。

因为,误诊文献数据库在利用"一次文献"真实性与创造性的优势中,克服了其分散性及重复性的缺点;借鉴各种检索数据库的特点,使其实现多种途径的方便检索;在检索的基础上,可以自动进行事实与数据的综合、统计;比如,通过对几十篇甚至几百篇关于某种疾病误诊文献的摘录统计,最后汇集各地、各级医院的报道分析,综合出某单病种的误诊率、误诊原因、误诊后果、误诊范围及避免误诊的建议等等有参考意义的信息资料。误诊大数据的价值显而易见。

第二,误诊大数据的研究目的是发现误诊规律并做好提前预测。在数据预测中有分类和归类的分析设计,在数据描述中利用关联分析发现确诊疾病与误诊疾病之间隐含的潜在关系,从不同角度分析误诊发生的原因,把医生所有诊断失误都变成智能数据,从中发现误诊的规律。

临床上到底有多少种疾病曾被误诊过?以科学的态度客观地说:任何一个新病种的出现,都经历了从不认识、逐渐认识、熟悉、掌握的过程。在不认识的阶段难免发生误诊,甚至误诊率很高。对早已熟悉的疾病,在多年不见的情况下,虽然医生感觉"似曾相识",但没有把握;即使是已经掌握的疾病,由于病人的个体差异,出现了不典型的症状体征,也会让医生感到"困惑";更多的疾病是没有特异症状体征,全凭病人对感觉的诉说,医生在病人的"诉说"中"感觉"着诊断的方向;临床医学是一种实践活动,是一门经验科学。人们对事物的正确认识只有通过实践,别无他途。对疾病的认识也是这样,正确的诊断来自医生的经验和理论,经验和理论无不来源于实践,要实践就可能会有失误,不可能要求每次实践活动都准确无误,特别是在实践的最初阶段。

第三,误诊大数据不仅研究数据结果,还要研究为什么是这样的结果。《大数据时代》认为,大数据"发声"的效果很强大,用大数据知道是"什么"就够了,不用知道"为什么",也就是说不必分析数据现象背后的原因。然而,这个大数据的创新思维和结果却不适用于误诊大数据的研究,我们要用误诊原因中的因果关系来说明误诊大数据中的相关关系。

比如,误诊大数据显示,急性主动脉夹层最容易误诊的疾病是急性心梗,急性心梗最容易误诊的疾病是急性胃肠炎,急性胃肠炎最容易误诊的疾病是阑尾炎……这些甲病与乙病的关系都是大数据统计出来的疾病相关关系。但是这些相关关系中必定是有因果性的,为什么急性心梗容易误诊为急性胃肠炎呢?首先由于个体差异及多种原因,导致部分急性心梗患者发病症状不典型。急性心梗所致疼痛原因为心肌缺血后无氧酵解,使乳酸堆积刺激神经末梢引起,而心脏感觉纤维与上腹部感觉纤维经同一神经元途径上传,可以使患者产生上腹痛错觉。另外,心肌梗死时心排血量减少,引起胃肠道黏膜应激性缺血损伤,致胃肠道急性糜烂和溃疡,诱发急性腹痛。尤其下壁心肌梗死时缺血、坏死的心肌刺激迷走神经很易引起胃肠道症状。这都是重要的因果关系,若接诊医师对以急腹症为首发表现的急性心梗缺乏认识,遇有急性腹痛伴恶心、呕吐、腹泻者,容易被其表面现象所迷惑,简单按消化道疾病诊断,容易误诊甚至造成严重后果。

误诊大数据结果显示,急性心梗的误诊疾病涉及 15 个专科系统,高达 90 多个病种,在所有误诊疾病中,误诊率最高的是急性胃肠炎,占 19.79%。

三、误诊大数据研究中的关键因素

第一,误诊大数据分类与归类的设计。依据文献分类与归类的两个概念,我们在误诊大数据研究中,建立严格的疾病系统的分类体系。参照《中国图书馆分类法》对医学疾病系统的分类,按由上到下,由大到小,由整体到部分,由总论到各论的逐一划分过程,分两个系统进行分类。一是国际疾病 ICD-10 的标准;二是临床专科系统的标准。构成了 2 个完整的疾病系统图。在录入每一份疾病误诊文献时,则利用这个体系进行归类,完成由下到上,由小到大,部分到整体,由各论到总论的集合过程。当然分类和归类密切联系,将大量误诊文献分门别类组成各大系统中的资料和将每一份文献归到既定的系统中去,是一件事情的两个方面。

第二，误诊大数据系统化，提高使用价值。① 误诊数据全部按疾病系统归类（国际疾病分类和临床专科分类），查询某一个疾病、某一类疾病或某一系统疾病易如反掌。② 误诊数据按文献发表时间、年代分类，查询误诊率可按年代对照。③ 误诊疾病的误诊率从高到低分类统计，使用者可任意查询误诊率最高的或最低的疾病，或调阅误诊率在任意数值阶段的疾病。④ 作者单位按等级医院系统分类，可以查询不同等级医院的疾病误诊情况。除此之外，对数万名作者分析的误诊原因、提出的避免误诊的建议及报道的误诊病例的预后情况等均做了系统的分析统计，可供使用者查询。

第三，误诊大数据精准采集。① 确定期刊种类。通过调查全国公开发行的期刊目录，做好1 317种医学期刊的资料卡片，期刊数据年度之间有些变化。② 预计文献数量。对所有医学期刊的变迁历史，如期刊的半月刊、月刊、双月刊、季刊等周期，刊名变更史，每年期刊发表文章总数等，了解所有期刊载文数量和检索出的误诊文献比例。③ 制作结构性数据卡片。误诊信息中的所有可量化数据都变成结构性数据，便于统计分析所有数与数量之间的规律。

第二节　误诊文献资源的研发

一、误诊文献纳入标准

本项研究工作只收集特定范围内分散的一次文献。根据《误诊学》研究的内容制定了"误诊文献摘录卡"，符合标准的文献则被收录。标准误诊文献，是指病例资料完整、统计数据可靠、有确诊依据、有误诊原因分析、有误诊后果描述、有确诊前误诊疾病范围等内容。五项标准如下：

1. 疾病名称　所有确诊疾病名称和误诊疾病名称均符合国际疾病分类编码的规范。

2. 误诊原因　所有疾病误诊应该有明确的误诊因素，收集误诊原因则完全尊重作者的认知，以便进行客观的统计和分析 。

3. 确诊手段　文献中记录的检查手段均做统计，从中可以看出不同年度选用诊断手段的方法有差异，也可以分析发现选用方法与疾病诊断的关系。

4. 误诊后果　临床发生误诊后，不可避免的产生一些后果，依据作者客观报道参照临床医疗事故的判定级别，并征求临床专家的建议，将误诊后果分为三级：由于误诊导致误治使病情恶化致残甚至死亡者列为一级后果；误诊给病人造成比较严重后果的为二级；疑难疾病误诊以及虽然误诊但未造成不良后果的定为三级。

5. 误诊率　原则上尽量选用有明确误诊率的文献，即误诊例数/总病例数。但是只有前4项标准结果的误诊文献比例较大。为了珍惜这些数据，对符合前4项的也纳入。

二、标准误诊文献的筛查过程和筛查方法

1. 对文献全文检索　为了选全，用"误诊"一词对全部医学文献的全文进行粗筛，获得与"误诊"有关的文献30万篇，平均每年有3万篇。筛查的多数文献是因为有描述性词汇"误诊"，而并非是研究误诊的文献。

2. 对文献关键词和摘要精准检索　关键词是作者提炼出的文献核心词汇，用"误诊"对文章关键词和文章摘要进行检索，获得真正的误诊文献3万篇，平均每年3 000篇，占总文献量的0.6%。

3. 人工阅读误诊文献　组织医学专业人员对精准检索后的3万篇误诊文献实施人工阅读，按照标准误诊文献的五项内容逐一确定后采集"误诊文献卡"。误诊文献卡包含10项内容：① 填卡

人信息;②　期刊信息;③　论文标识;④　作者信息;⑤　确诊疾病信息;⑥　病例的主要症状体征;⑦　误诊原因分析;⑧　确诊手段记录;⑨　误诊后果记录;⑩　误诊疾病范围记录。还记录了作者对避免误诊的建议等。一份填写精细的数据卡共计有 150 个字段信息。

4. 将误诊文献卡的内容录入数据库实现检索功能　纸质版误诊文献卡作为文档资料保存,以备核查。同时将文献卡数据录入已经制作完成的误诊疾病数据库,实现随时检索的功能。

5. 在误诊疾病数据库内做文献查重　十年 3 万篇标准误诊文献在查重中发现 300 篇重复文献,占标准文献量的 1%。重复文献包括一稿多投和后人抄袭,有些文章抄袭达到 1∶4,重复文献按发表时间选早不选晚,后发表的重复文献全部在数据库里删除(图 2-2-1)。

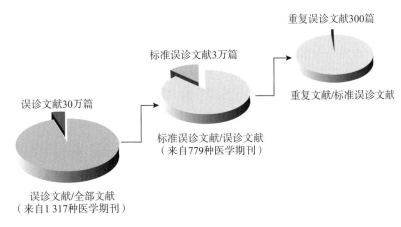

图 2-2-1　2003—2014 年标准误诊文献筛查过程图示

三、误诊文献的特点

1. 误诊文献的回顾性与真实性　误诊现象只能发生在诊断之后,需要经过临床诊治过程的验证或经病理诊断之后才能证实是否误诊。大多数误诊文献是作者本人或本单位亲身经历的失误,是回顾性的总结,因此,作者对误诊的过程、失误的原因有直接而深刻的认识与体会。误诊有失误之意,恐不会有人把自己成功的经历当做失误来总结,因此误诊文献比其他文献更具有真实性。

2. 误诊文献格式的类似性　经检索、阅读大量误诊文献看出,无论期刊或会刊,发表误诊文献的格式基本类似。一般都是个案报告或一组误诊病例总结,先介绍病例资料,再分析误诊原因,最后讨论避免误诊的措施。无论高等医院还是基层医院的作者基本是类似模式撰写,这种类似性的特点给我们研究误诊文献提供了方便。

3. 误诊文献中数据统计的随意性　从目前已经发表的误诊文献来看,由于对误诊的定义及误诊率的计算方法尚缺乏统一的标准,故作者的误诊报道难免存在数据统计中的随意性,如:一概而论的误诊率,不分误诊医院的级别,将一组曾在省级医院或县级医院等外院误诊的病例统计在一起计算误诊率;还有样本量不足的误诊率,有些作者报道罕见病及疑难病等少数病例,只有 2 例或 3 例全部误诊,报道误诊率为 100%;有人只统计某病的误诊病例数,却缺乏曾诊断为该病的总人数。这些现象正是我们在误诊文献研究中急需解决的问题。

4. 误诊文献的可借鉴性　误诊文献是作者本人以亲身经历为依据创作的原始文献,有误诊过程和误诊原因,有事实和数据,因此有重要的直接参考借鉴价值。总结成功的经验可以使人效仿学习,以指导新的实践,而总结实践中的失误可以使人引以为戒,在新的实践中少犯或不犯类似的错误。许多医学家都认为总结失败的教训比总结成功的经验更宝贵。

四、误诊文献资源的利用价值

1. 误诊文献的研发提升了误诊信息资源的价值 临床医师不仅获得了疾病误诊的一次文献,同时获得数十篇,甚至数百篇单病种误诊文献的统计结果,这些数据是对病种文献加工获得的精粹,极大提升了原始文献的质量,使其成为证据强度更大、更为有序的数据流。误诊疾病数据库可以帮助临床医生用逆向思维的方法探索疾病的误诊原因和规律,与传统的鉴别诊断从正面指导相辅相成。

2. 提供给医生有价值的误诊疾病清单有益于提高诊断质量 以疾病为主体线索的清单来自两方面:一是其他疾病误诊为本病的清单,二是本病误诊为其他疾病的清单。以急性心肌梗死为例,可以看到有 90 多种疾病误诊为急性心肌梗死,分布在十几个疾病专科系统,主动脉夹层居首。而急性心肌梗死误诊为其他疾病也有 90 多个病种,也分布在十几个专科系统,误诊率最高的是急性胃肠炎。误诊疾病清单能帮助医生在前人的教训中警醒,临床医生发生误诊是难免的,因为医生面对病人,是根据已有的症状体征做诊断,而症状体征经常可以对应多种疾病。如果医生只有正面的经验指导,而缺乏反面的教训借鉴,就难免发生漏诊误诊。

3. 误诊文献汇集后查询方便 经人工检索摘录的文献,其查全率、查准率在特定的期刊范围内达到100%。根据临床医生的查询需要,建立了多种途径的查询方法,使用者不必为一个误诊误治的问题在医学文献的"海洋"里去大海捞针了,可以检索后有针对性地去阅读文献。

4. 误诊文献系统化使用价值更高 误诊文献系统化表现在:① 文献全部按疾病系统归类,查询某一个疾病、某一类疾病或某一系统疾病易如反掌。② 文献按时间、年代分类,查询误诊率可按年代对照。③ 误诊疾病的误诊率从高到低分类统计,使用者可任意查询误诊率最高的或最低的疾病,或调阅误诊率在任意数值阶段的疾病。④ 作者单位按等级医院系统分类,可以查询不同等级医院的疾病误诊情况。除此之外,对数万份文献中作者分析的误诊原因、提出的避免误诊的建议及报道的误诊病例的预后情况等均做了系统的分析统计,可供使用者查询。

第三节　误诊率的计算

误诊是临床上普遍存在的一种现象,许多病人由于被错误诊断和延迟诊断而失去了治疗时机。大量误诊文献提示,文献报道疾病的平均误诊率在 30％左右。但由于计算方法不统一,同一种疾病的误诊率不仅在不同等级的医院中差距悬殊,即使在同级医院里也有较大差距,使疾病误诊率缺乏科学的可比性。为了在误诊研究中得到准确的数据信息,我们应对疾病的误诊率有所了解并掌握准确计算方法。

一、评价诊断实验的误诊率和漏诊率

在诊断实验中,如果实验对象由样本含量够大的某病病例组和对照组构成,实验结果可表达为表 2 - 3 - 1:

表 2 - 3 - 1　某实验诊断某病的结果

诊断结果	患病情况		合计
	患者	非患者	
阳性	a	b	$a+b$
阴性	c	d	$c+d$
合计	$a+c$	$b+d$	N

　　表中"患病情况"是用"金标准"确定的,即经手术发现、病理检查、尸体解剖、长期随访或其他令人信服的检查结果确定的。"诊断结果"指该实验的诊断结果是阳性或阴性。N 为观察总例数,a、b、c、d 为下列各种情况的例数,a 是患者被诊断为阳性的例数,即真阳性;b 是非患者被诊断为阳性的例数,即假阳性;c 是患者被诊断为阴性的例数,即假阴性;d 是非患者被诊断为阴性的例数,即真阴性。在评价该实验的诊断效能时,常用下列指标:

$$灵敏度 = \frac{a}{a+c} \times 100\%（患者被诊断为阳性的百分率）$$

$$特异度 = \frac{d}{b+d} \times 100\%（非患者被诊断为阴性的百分率）$$

　　上两项指标从正面说明该诊断实验的效能,亦可用诊断符合率(诊符率)来综合说明。

$$诊符率 = \frac{a+b}{N} \times 100\%（诊断与患病情况符合的百分率）$$

　　误诊率和漏诊率则是从不足的一面来说明。

$$误诊率 = \frac{b}{b+d} \times 100\%（非患者被诊断为阳性的百分率）$$

$$漏诊率 = \frac{c}{a+c} \times 100\%（患者被诊断为阴性的百分率）$$

　　由此看出,误诊率和漏诊率的含意是不同的。评价诊断实验的效能是一项科学研究,要求有严密的设计,足够的例数,在同样条件下,用统一的实验方法和操作程序,尽可能减少实验误差,才能准确的评价该实验。

二、临床回顾性研究中的误诊率和漏诊率

　　在临床诊断的回顾性研究中,收集资料的方式可以有以下几种:

　　1. 收集入院诊断为某病的资料 n 例,非某病的 k 例,计算公式:

$$误诊率 = \frac{k}{n} \times 100\% \tag{1}$$

　　2. 收集出院诊断为某病的资料 n' 例,其中入院诊断非某病的 k' 例,计算公式

$$漏诊率 = \frac{k'}{n'} \times 100\% \tag{2}$$

　　3. 收集曾经诊断为某病的病例若干份(包括入院时或出院时诊断为某病的病例),其中误诊的人数(包括漏诊或误诊的在内),计算公式为

$$误诊率 = \frac{其中误诊人数}{曾诊断为某病的人数} \times 100\% \tag{3}$$

公式(3)中的误诊人数中包括了漏诊人数,因为漏诊是对正确诊断的推迟和延误,误诊、漏诊都是做出了错误的诊断,因此临床上计算误诊、漏诊时可把公式(3)作为通用公式,统称为误诊率。

三、误诊文献中误诊率的计算方法

　　临床医生总结误诊病例不是对诊断实验进行评价,而是研究误诊。误诊的研究,一般带有回顾总结的性质,只有经过一定数量的病例总结,使已诊断为某种疾病的患者人数和漏误例数都占有一定的数量后,再用合理的方法计算,才能对误诊的情况做出相对正确的评价,并得出相对正确的误诊率。这样计算的误诊率带有抽样调查的性质,虽然存在某些误差,但基本上与临床实际接近,在一定程度上能反映临床误诊率。

我们在阅读大量误诊文献时发现,有些作者报道的误诊率不够准确,有些甚至对"率"的概念不够清楚,表现在以下几个方面:

1. 一概而论的误诊率　有些误诊文献报道的病例,从就诊乡医院开始,到县医院、市医院、省医院,报道了一个漫长的误诊过程,虽然以此来表示疾病的复杂性未必不可,但是作为一项判定误诊指标的统计数字并不可取。因为作为不同等级的医院,其诊断水平就是有差别的,省级医院可以诊断的疾病,县级医院可能就无法确诊。因此统计误诊病例时,应当分别以同级医院一次连续诊断的病例为准,从而得出不同等级医院的误诊率,不应当拿其他医院的诊断结果作为判定自己医院误诊的依据,或者在进行单病种的误诊率统计时,注明初诊时误诊的医院级别。比如,某省医院的作者写一篇"50 例肺癌患者的误诊原因分析",本院共收治肺癌患者 200 例,误诊率为 25%,但实际上,误诊的 50 例病人中,有 30 例是经某县医院误诊后转诊而来的病人,并在本院得到确诊,因此本院实际误诊率为 10%。也许,作者主要想说明肺癌患者在确诊前的误诊率,但是计算公式中分子与分母的数据应同源才有意义,即分母中患此病总人数与分子中误诊人数均应由同一医院所提供,若分子中包含其他医院的误诊人数,则失去准确性,也失去了与同级医院相比较的客观数据。

2. 无本之木的误诊率　讨论误诊率的资料包括误诊病例数和确诊病例数两大类,"误诊病例＋确诊病例＝曾诊断为某病的总人数"。有些误诊文献只报道某病的误诊病例数,缺乏"曾诊断为某病的总人数"。比如,题目为"25 例肺结核误诊误治分析"的一篇文章,全文未提及本院已确诊肺结核的病人总数,只报道肺结核的误诊率为 16%,根据数字推算,总人数可能是 156 人。但问题是,156 例总人数和 25 例误诊病人数都源于同一所医院么? 文章应对此有明确的介绍。再比如,某作者的文章"8 例出血性输卵管炎误诊报告",文章分别介绍了误诊的过程,并分析了误诊的原因,告诉我们误诊率为 100%,但全文并未说明某时间段内本院仅遇这 8 例出血性输卵管炎的患者。这样单纯报道误诊例数就能得出误诊率的文章并不是少数,也许作者自己心中是明白的,但没有表达清楚,这种计算方法如同"无源之水,无本之木"一样,缺少科学性,所以是无法令人信服的。

3. 样本量不够大的误诊率　有些疑难病、罕见病发生误诊是难免的,但发生误诊并认识了确诊方法以后,及时报道失误的教训供同行借鉴,这是值得提倡的行为。但在报道这些误诊疾病时,由于样本量太小,计算误诊率就显得意义不够大了。比如,"肺隔离症二例误诊分析",文章报道了作者医院遇到的 2 例罕见病例,均被误诊,作者报道误诊率为 100%。统计学将误诊率定义为强度相对数,其绝对数要相对大一些,样本太小,使应有的差别不能显示出来,难以获得正确的研究结果。所以,报道这类个案及少数病例时,可以不计算误诊率。

四、本书中误诊率的计算

本书选择误诊疾病数据库中误诊病例超过百例的 210 种疾病进行了统计分析。为了使读者对每种疾病的误诊率有一个明确而深刻的认识,在介绍疾病的误诊概况时都提供了该病的误诊率范围和平均误诊率。为了使每种疾病的误诊率更接近于现阶段的临床实际,最大限度地减小误差,给读者提供尽可能正确的参考数据,我们在资料的选用上坚持了三条原则。一是收集近十年来在国内正式出版的医学刊物上发表的各地临床学者对误诊漏诊的报道。二是为了增加统计的科学性,均选用误诊疾病数据库中文献误诊数量超过百例的疾病,共计 19 个疾病系统的 210 个疾病;其中误诊数量超过千例以上的疾病 105 个(占 50%),超过 5 000 例以上的病种有 32 个(占 15%),超过万例以上的病种有 12 个(占 6.7%),极少数病种未达到筛选要求,但根据执笔专家建议也列入专科疾病之中。三是对不同文献资料的统计,在计算方法上不是取各文献报道的误诊率计算平均误诊率,而是先综合全部文献中某种疾病的诊断总例数和被漏诊例数,再按公式(3)计算所得。

尽管我们在文献选择、统计方法等方面作了努力,但是由于每个作者的调查方法和掌握的标准不尽一致,加上许多作者报道的文献资料大多数是从强调误诊漏诊方面总结的,因此某些疾病的误诊率恐仍难免与临床实际存在差距,可能出现偏高或者偏低的现象。另外,任何一种疾病的误诊率都可因医院等级的不同、技术设备条件的差异和医生素质的高低而不一样,而且随着时代的前进和诊断检查手段的提高,误诊率的高低也不是固定不变的,因此本书所提供的误诊率只是一个相对的数据,仅供读者作误诊问题研究时的参考。

第四节 如何看待误诊率

一、正确对待误诊率

误诊疾病数据库所提供的误诊率以循证医学理论为指导,通过文献统计结果而获得的,其中包括了误诊和漏诊、延误诊断三方面的数据。这些数据无论是总体文献误诊率或单病种误诊率,虽然在统计时遵循一定的标准又占有相当的数量,具有相对的全面性和代表性。但是这些数据仍然只能提供参考,而并非绝对准确。作为文献误诊率,每个作者在撰写文章时遵循的标准并不一致,如误诊的时间,有些可能是以三日确诊为准,有些也许是一周或更长时间确诊,有些是以临床初步诊断与最后诊断不相符为准,还有些病例是以临床诊断与病理诊断不相符为准。由于目前全国尚没有一个统一的统计标准,出现上述情况是难免的。

发表误诊文献的作者来自全国各地的不同等级医院。在误诊研究中,作者对误诊的认识也存在差异。能够研究误诊,掌握误诊研究方法,是一个医生成熟的标志。有些作者,收集的是本专业或本人亲身经历过的案例,也有些作者把其他医院或基层医院就诊时的结果与本院诊断结果不相符而认定为误诊。这些因素对作者而言十分平常,但是却会影响误诊率的准确性。尽管我们在收集文献时,做了很多努力,制定了误诊文献纳入的标准。然而,对作者撰写过程中的原始因素,我们无法把握。因此误诊文献提供的误诊率是有差异的,读者在应用这些数据时要考虑在内。文献误诊率不能作为评价医疗质量的依据和指标,但可以参考来评价诊断水平高低。了解这些数据,可以提高医务人员对疾病的认识水平,以便选择更贴切的诊断措施,开拓新的诊断思路。

所有标准误诊文献来自 800 多种全国公开发行的医学期刊,3 万多篇误诊文献经过无数医学编辑的审稿和修改得以发表。期刊编辑选择误诊文献的标准也不尽相同,大量有价值的误诊文献也许在期刊初审中被淘汰了。为了让误诊率更加贴近现实,本书出版同时,已经制作了误诊疾病数据库的 APP 检索版,给所有读者和志愿者开辟添加病种误诊信息的通道,欢迎作者和读者共同建设。

二、勿因误诊率为误诊开脱

对误诊现象的研究,首先要研究误诊率,而研究的目的是为了让临床工作者、医疗管理者更清楚地了解临床误诊率较高的疾病之误诊现状,及各种疾病的误诊原因,易误诊的疾病,从而更好的预防和避免误诊的发生,不断提高临床诊断水平,而不能因为某些疾病误诊率较高而放任自流或随意容忍误诊,似乎发生误诊是应该的,这就违背了误诊研究的初衷,更不能在解决隐患纠纷时随意的用误诊率来推脱责任。误诊研究是专业性的临床研究,研究的目的是寻找误诊现象的规律性,从而制定或探索防范和减少误诊的措施。提醒临床医生对误诊率较高的疾病有较高的警惕性,并且尽早采取防范措施而减少误诊。误诊疾病数据库的研究表明,误诊原因虽然十分复杂,但主要的误诊原因,经过努力多数是可以克服的。也就是说,许多疾病的误诊是可以减少和避免的。

三、勿用误诊率说事

对误诊现象和误诊率的研究,是专业性学术研究,作为医务人员,不要因为统计中的误诊率较高而宽容误诊现象的存在。作为医院管理者也不能在解决医患纠纷和医患矛盾时随意地拿误诊率说事,要知道,误诊现象和误诊率作为专业性学术名词,只限于学术研究,并不能作为社会公共性的话语,更不能作为法律性词语和判定是否存在责任。在未弄清误诊本质之前,最好不要在公共媒体上妄谈误诊,发表不当的言论,以便造成公众的恐慌和不满,对医务人员产生不信任,而恶化医患关系。

自从有了临床诊断,就有临床误诊伴随,这一现象是疾病的复杂性和人们认识事物的局限性所致。存在误诊现象,是不以人们的意志为转移的,但是在多数情况下并不影响疾病的治疗和转归。因为临床上有许多有效的相应措施,如在未确诊前的对症治疗、观察治疗等。这些方法都不损害患者的利益,对患者而言,比误诊更有害的是泛诊,所谓的泛诊是指对一个病情做出几乎所有可能的诊断。比如对一个发热病人,门诊医生可能会写上:上呼吸道感染? 肺炎性病变? 肺结核? 占位性病变? 等等。最后的结果如果确实是肺炎,这个诊断正确吗? 应该算正确,但这个诊断是基于让患者做了过多的检查得出的。换言之,实际上是把很多可能都"一网打尽",这样的"泛诊断"其实和没做诊断没有多大区别。病人因此付出了高额的检查费、化验费。

在网络时代,信息传播的速度和广度是前所未有的。一旦信息失真,极易导致社会风险和灾难。因此,作为一个社会公民,无论"居庙堂之高",还是"处江湖之远",都要学会负责任的说话,珍惜自己的表达权,而不能无端地制造社会风险。尽管网络是虚拟的,但每个人都生活在现实世界。不负责任的传播者,最终也是受害者。

四、误诊率是动态的

某一疾病的误诊率并不是固定不变的,是动态变化的。一个新的疾病刚出现在临床上时,由于许多人在理论与实践上都缺乏认识和经验,难免会发生误诊,这时候误诊率一定是高的。而随着人们实践认识的深入,对疾病的特点比较熟悉了,误诊率就会逐步下降。如20年前,出血性输卵管炎,在临床出现时,文献报道的误诊率达80%,而如今由于临床医生认识提高,有一定的警惕性,误诊率下降到20%左右。梅毒和肺结核在20世纪80年代突然卷土重来时,让很多临床医生无所措手足,误诊报道文献都很难获得,统计的误诊率比较高。但是随着临床医生对疾病的认识,文献报道也增加,误诊率便下降。2003年春夏之交,在我国出现的SARS,最初多数被误诊。误诊率的高低与医生的诊断经验呈正比关系,专科医院对自身专科以内的疾病误诊率就低,但对专科以外的误诊率就高。以流行性出血热为例,基层医院由于经常接触,误诊率很低,而城市的三级医院,由于平时接触较少,误诊率反而较高。

误诊疾病数据库是加工浓缩后的误诊信息成果。其价值有四:一是误诊疾病数据库样本量大,有100多万误诊病例的结果数据。二是数据可靠,所有信息在全国公开发行的1300种医学期刊中获取。三是疾病覆盖率完整,数据库中现有的3000多个误诊疾病覆盖了国际疾病分类编码中全部疾病系统。四是得到的不仅是误诊疾病清单,还有误诊病种的全方位查询结果,如:误诊率、误诊原因、误诊范围、误诊后果、确诊手段等数据库中所有信息的连锁分析。这样的鉴别诊断清单与已有的专科诊断学有机结合,更具借鉴价值。

　　误诊文献的研发提升了误诊信息资源的价值。临床医师不仅获得了疾病误诊的一次文献,同时获得数十篇,甚至数百篇单病种误诊文献的统计结果,这些数据是对病种文献加工获得的精粹,极大提升了原始文献的质量,使其成为证据强度更大、更为有序的数据流。误诊疾病数据库可以帮助临床医生用逆向思维的方法探索疾病的误诊原因和规律,与传统的鉴别诊断从正面指导相辅相成。

　　提供给医生有价值的误诊疾病清单有益于提高诊断质量。以疾病为主体线索的清单来自两方面,一是其他疾病误诊为本病的清单,二是本病误诊为其他疾病的清单。以急性心肌梗死为例,可以看到有 90 多种疾病误诊为急性心肌梗死,分布在十几个疾病专科系统,主动脉夹层居首。而急性心肌梗死误诊为其他疾病也有 90 多个病种,也分布在十几个专科系统,误诊率最高的是急性胃肠炎。误诊疾病清单能帮助医生在前人的教训中警醒,临床医生发生误诊是难免的,因为医生面对病人,是根据已有的症状体征做诊断,而症状体征经常可以对应多种疾病。如果医生只有正面的经验指导,而缺乏反面的教训借鉴,就难免发生漏诊误诊。

第五节　本书误诊疾病列表

　　《中国误诊大数据分析》首次发布以十年数据(2004—2013 年)为内容的误诊疾病分析,所有数据源自误诊疾病数据库。由 30 多位知名专家牵头,200 多位资深临床医师执笔,分别对 19 个疾病系统的 210 个疾病进行了深入剖析。均选用误诊疾病数据库中文献误诊数量超过百例的疾病,其中误诊数量超过千例以上的疾病 103 个(占 49.05%),超过 5 000 例以上的病种有 32 个(占 15%),超过万例以上的病种有 12 个(占 6.7%),极少数病种未达到筛选要求,但根据执笔专家建议也列入专科疾病之中。所有病种都进行了深入剖析,可视为一部新颖的全科疾病鉴别诊断大全(表 2 - 5 - 1)。

表 2 - 5 - 1　本书病例数＞1 000 例的病种及文献数量列表

序号	疾病系统	纳入病种数	病例数＞1 000 的病种	总例数	文献总数
1.	感染性疾病	20	伤寒	1 693	67
2.			副伤寒	1 057	12
3.			布鲁杆菌病	1 509	93
4.			肾综合征出血热	7 890	143
5.			麻疹	3 664	87
6.			艾滋病	1 003	112
7.			传染性单核细胞增多症	2 554	87
8.			新型隐球菌性脑膜炎	1 345	85
9.			肺吸虫病	1 294	69
10.			恙虫病	6 514	148
11.			血吸虫病	1 174	74
12.	循环系统疾病	13	心力衰竭	7 758	131
13.			急性心肌梗死	17 812	485
14.			扩张型心肌病	1 276	31
15.			应激性心肌病	1 148	28
16.			主动脉夹层	7 217	504

续表

序号	疾病系统	纳入病种数	病例数＞1 000 的病种	总例数	文献总数
17.	血液系统疾病	5	非霍奇金淋巴瘤	3 421	400
18.			过敏性紫癜	8 595	291
19.			肺结核病	30 500	678
20.	呼吸系统疾病	18	气道异物	8 603	216
21.			慢性阻塞性肺疾病相关并发症	4 871	86
22.			支气管哮喘	18 131	374
23.			肺炎	2 207	91
24.			肺炎支原体肺炎	3 612	64
25.			肺曲霉菌病	1 156	91
26.			支气管肺癌	28 142	643
27.			肺炎性假瘤	1 785	71
28.			肺栓塞	11 782	524
29.			自发性气胸	8 295	182
30.			先天性支气管肺囊肿	1 160	60
31.	消化系统及腹部疾病	30	食管癌	5 088	39
32.			胃食管反流病	6 359	182
33.			胃癌	5 339	149
34.			上消化道穿孔	1 890	156
35.			Crohn 病	1 353	114
36.			缺血性肠病	1 704	163
37.			急性肠系膜淋巴结炎	1 250	62
38.			大肠癌	27 453	590
39.			肠结核	1 008	100
40.			肠套叠	4 988	111
41.			急性阑尾炎	11 087	298
42.			结核性腹膜炎	1 348	61
43.			肝癌	1 917	121
44.			胰腺癌	1 899	97
45.			急性胰腺炎	2 122	131
46.			胆囊癌	2 679	89
47.			急性胆囊炎	1 004	108

续表

序号	疾病系统	纳入病种数	病例数>1 000 的病种	总例数	文献总数
48.	代谢与内分泌系统疾病	15	糖尿病酮症酸中毒	2 659	151
49.			高渗性高血糖状态	1 006	39
50.			低血糖症	10 064	447
51.			腺垂体功能减退症	1 012	91
52.			甲状腺功能亢进症	13 469	459
53.			甲状腺功能减退症	8 226	400
54.			亚急性甲状腺炎	3 062	100
55.			慢性淋巴细胞性甲状腺炎	1 118	48
56.			甲状腺癌	5 031	112
57.	风湿免疫性疾病	8	痛风	3 008	98
58.			系统性红斑狼疮	4 404	229
59.			干燥综合征	1 081	54
60.	中毒性疾病	8	有机磷农药中毒	2 527	129
61.	运动系统疾病	9	脊柱结核	1 084	69
62.			强直性脊柱炎	3 780	67
63.			颈椎病	1 887	103
64.			股骨头坏死	1 956	29
65.	泌尿系统疾病	6	慢性肾衰竭	4 438	85
66.			睾丸扭转	3 370	167
67.	妇产科疾病	8	异位妊娠	48 569	1 242
68.			卵巢破裂	4 602	383
69.			子宫内膜异位症	4 469	134
70.			盆腔结核	2 585	110
71.			盆腔炎性疾病	2 898	310
72.			出血性输卵管炎	1 328	117
73.	儿科疾病	18	抽动障碍	2 817	36
74.			小儿支气管哮喘	10 323	177
75.			小儿支原体肺炎	2 833	44
76.			小儿气管异物	6 566	121
77.			小儿肝豆状核变性	1 120	49
78.			小儿肠套叠	4 705	78
79.			传染性单核细胞增多症	2 001	50
80.			过敏性紫癜	5 542	165
81.			川崎病	3 904	166

续表

序号	疾病系统	纳入病种数	病例数＞1 000 的病种	总例数	文献总数
82.	神经系统疾病	19	脑出血	2 489	118
83.			脑梗死	1 662	94
84.			颅内静脉窦血栓形成	1 044	95
85.			蛛网膜下腔出血	5 979	135
86.			结核性脑膜炎	4 982	129
87.			肝豆状核变性	2 826	153
88.			癫痫	1 188	84
89.	精神障碍	3	抑郁症	1 958	42
90.			焦虑障碍	1 023	42
91.	皮肤病及性传播疾病	13	带状疱疹	7 369	331
92.			疥疮	3 611	41
93.			脂溢性角化病	1 359	8
94.			二期梅毒	1 186	120
95.	耳鼻咽喉疾病	8	分泌性中耳炎	1 322	11
96.			良性阵发性位置性眩晕	1 021	19
97.			鼻-鼻窦炎	3 508	29
98.			鼻咽癌	6 097	141
99.			鼻后滴流综合征	1 308	19
100.			鼻咽喉结核	1 499	95
101.	眼科疾病	4	急性闭角型青光眼	1 176	40
102.			干眼	2 295	19
103.	口腔疾病	3	无	1 082	42
104.	乳腺疾病	2	乳腺癌	2 360	72
合计	19 个系统	210 个疾病	103 个疾病	病例总数 527 726	文献总数 20 442

注：表中总例数表示文献报道的病种总例数，包括误诊病例数和未误诊的病例数。

第六节　本书误诊疾病的书写体例

本书以研究误诊发生的规律为宗旨，依据前人报道的误诊案例深入分析。分析内容包括：误诊率、误诊范围、误诊后果、误诊原因等。所有疾病采用"误诊文献研究"的统一体例描述，书写体例及有关名词说明如下。

一、关于文献来源及误诊率的说明

1. 病种文献篇数　病种文献篇数系指 2004—2013 年发表在中文医学期刊的误诊文献，且符合本书纳入病种标准的能收集到全部文献。

2. 累计误诊病例　系指纳入文献统计的所有误诊病例数。

3. 计算误诊率文献　统计利用的标准误诊文献包括5部分内容：① 疾病名称，有明确的确诊疾病和误诊疾病名称。② 误诊原因，所有疾病误诊应该有明确的误诊因素，收集误诊原因完全尊重作者的认知，从而进行客观的统计和分析。③ 确诊手段，文献中记录的检查手段均做统计。④ 误诊后果，临床发生误诊后，不可避免的产生一些后果，依据作者客观报道参照临床医疗事故的判定级别，将误诊后果分为三级：由于误诊导致误治使病情恶化致残甚至死亡者列为一级后果；误诊给病人造成比较严重后果的为二级；虽然误诊但未造成不良后果的定为三级。⑤ 误诊率，原则上尽量选用有明确误诊率的文献，即误诊例数/总病例数。但是只有前4项结果的常常是个案误诊文献，占误诊标准文献的多数。为了珍惜这些数据，符合前4项的也纳入误治研究的文献。

举例说明：2004—2013年发表在中文医学期刊并经遴选纳入误诊疾病数据库的急性心肌梗死误诊文献共4 854篇，累计误诊病例7 840例，116篇文献可计算误诊率，误诊率19.62%。

急性心肌梗死的误诊文献中，多数都是以误诊个案报道，只有116篇属于综合病例报道，有误诊率分析的内容，集中这些文献，合并总病例数和误诊病例数，得出了上述误诊率。

二、关于误诊范围的说明

1. 误诊疾病系统分布　系将误诊疾病根据国际疾病分类编码（ICD-10）及中国图书分类号的疾病系统分类归类后统计。

举例说明：本次纳入的7 840例急性心肌梗死误诊范围非常广泛，共90余种，涉及12个系统或专科，主要集中在消化系统、心血管和呼吸系统疾病，误诊疾病系统分布见图2-6-1。

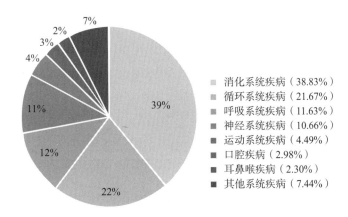

图2-6-1　误诊疾病系统分布图

2. 误诊例数与误诊例次　误诊例数系指文献提供的病例数；鉴于相当部分的误诊病例可能有多次误诊的遭遇，故误诊疾病数据库依据作者报道列出了"误诊例次"，指该组患者发生误诊的次数。误诊例次多大于误诊病例数。

举例说明：本次纳入统计的7 840例急性心肌梗死误诊7 952例次。

3. 容易误诊为某病的疾病　使用误诊疾病数据库是以疾病为主体线索的。误诊疾病来自两个方面（即双向误诊）：一是本病误诊为其他疾病的情况，二是其他疾病误诊为本病的情况。例如，以急性心肌梗死为例，可以看到有90多种疾病误诊为急性心肌梗死，分布在十几个疾病专科，主动脉夹层居首。而急性心肌梗死误诊为其他疾病也有90多个病种，也分布在十几个专科，误诊率最高的是急性胃肠炎（图2-6-2）。

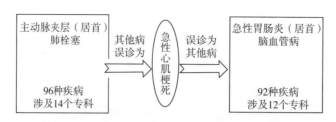

图 2 - 6 - 2   急性心肌梗死双向误诊疾病清单图示

三、关于误诊后果的说明

本书误诊后果的分级统计中,为准确统计误诊与疾病预后的关系,排除了原文献未描述误诊后果的病例数,仅对可统计误诊后果的病例进行分析。具体描述为:纳入某种疾病的病例总数 x 例,其中有 y 例描述了误诊与疾病转归的关联,而 z 例的预后与误诊关联不明确。

举例说明:本次纳入的 7 840 例急性心肌梗死中,5 412 例的文献描述了误诊与疾病转归的关联,2 428 例预后与误诊关联不明确。按照误诊数据库对误诊后果的分级评价标准,可统计误诊后果的病例中,4 683 例(86.53%)为Ⅲ级误诊后果;85 例(1.57%)造成Ⅱ级后果;644 例(11.90%)造成Ⅰ级后果,均为死亡。

四、误诊原因分析的频次说明

1. 频次。系依据本次纳入的该病种文献分析的误诊原因出现的次数,经计算机统计归纳得出。如急性心肌梗死的 485 篇文献中,243 篇文献分析误诊原因与"因经验不足缺乏对该病的认识"有关,频次即为 243。

2. 百分率。系该项误诊原因文献出现频次占总文献篇数的百分率,分子为频次,分母为该病文献篇数。

举例说明:依据本次纳入的 86 篇文献分析的误诊原因出现频次,经计算机统计归纳为 9 项(表 2 - 6 - 1)。

表 2 - 6 - 1   肥厚型心肌病误诊原因

误诊原因	频次	百分率(%)	误诊原因	频次	百分率(%)
经验不足,缺乏对该病的认识	70	81.40	过分依赖或迷信辅助检查结果	16	18.60
未选择特异性检查项目	41	47.67	医院缺乏特异性检查设备	5	5.81
诊断思维方法有误	31	36.05	影像学诊断原因	4	4.65
问诊及体格检查不细致	25	29.07	多种疾病并存	1	1.16
缺乏特异性症状体征	20	23.26			

第三章

临床医学的特点与误诊的关系

误诊现象的存在,与临床医学的特点有着紧密的联系。因此,要揭示误诊的规律,首先应对医学的特点有较全面的了解。

第一节　生物学特点与误诊的关系

临床医学的直接研究对象是人,一个有生命的机体。人具有一般的生物学性质,又具有其他生物所不具备的特殊性质和特殊机能,如有思维、语言、情感和功能复杂而细巧的组织器官系统。在临床上,每个就诊者在医生面前,虽然都是以病人的身份出现,但是病人与病人之间却差别悬殊;同样的一种疾病,在诊断学中描写的特点是一致的,但是表现在每个病人身上时,却是千差万别的。

不同的患者来自不同的家庭,有着各自的血缘关系和特有的遗传基因。就目前所知,遗传性疾病已有数千种之多,而且不断有新的病种发现。有些遗传性疾病是明显可见的,患者本身也许是知道的,而有些则是不明显的,某些与血缘有关的疾病要隔代甚至要隔几代之后方能出现,因此连患者自己都不了解。所以病人在向医生提供病史时,有些情况是不可能提供的。由于患者各自的遗传基因不同,其机体状况就不一样,同样的致病因子,作用于不同的个体时,有些人就患病,有些人则安然无恙;或者有些人病情轻,有些人病情重。由于机体的状况不同,同一种疾病在不同人身上,有的临床表现典型,有的则不典型。即使是同胞兄弟,具有相同的遗传基因,当他们患有同样的疾病时,各自的症状体征也不可能完全一样。这就必然增加了诊断的复杂性。

同样是病人,性别有男女不同,年龄有大小之分,即使患有同样一种疾病,各自的表现却可以大不一样。以急腹症为例,女性妊娠期的急腹症,可以因妊娠将内脏压迫推移,改变其原来的解剖位置,出现变异的症状体征,若按正常状况下所描述的症状体征来判断,肯定会发生错误。因此女性急腹症较男性更容易误诊。儿童急腹症,由于儿童机体的感觉能力和神经反射传导功能尚不健全,表现出来的症状体征没有成年人的典型;再加上儿童陈述病史不够准确,查体时又不容易很好配合,如果一定要像对待成人那样要有很典型的症状体征再下诊断,就很有可能因延迟诊断而导致不良的后果。而中年女性或肥胖的男性,由于腹部脂肪堆积,肌肉变薄,在发生急腹症时,体征也可能变得不十分典型。老年人由于机体神经反射能力下降,感觉迟钝,加上腹壁肌肉松软,常常因检查不出典型的定位体征而延迟诊断。这些特点似乎十分平常,但是在临床上却常常因为忽略了这些不大被人注意的特点而发生误诊。急腹症误诊多发生在儿童及老年人,就是因为儿童和老年人具有各自的特殊性。

同年龄组的人,由于生活环境和嗜好的不同,对疾病的易感性也是不同的。在发生疾病的情况下,对待疾病的态度不一样,所表现出来的主诉特征及临床表现也会有很大差距。比如临床上许多疾病的发生与吸烟或酗酒有关,如果把这些习惯视为平常,在采集病史时将其忽略,就可能不会及时地把与这些嗜好有关的疾病联系在一起进行分析。肝硬化有肝炎性肝硬化和酒精中毒性肝硬化的区别,如果遗漏了病人的酗酒史,就可能将酒精中毒性肝硬化误诊为肝炎性肝硬化,而这两者在治疗方法上又不完全相同。一般的生活习惯、行为是如此,特殊的行为、习惯更是如此。如冶游史、同性恋和其他性心理行为的异常,这些隐秘的、通常不愿被别人知道的习惯、行为,如果医生不是有目的、有重点地询问,或者询问时不注意环境、不讲究方法,有时是很难了解到的,而这些资料常常对某些疾病的诊断具有十分重要的意义。因此,要确诊与上述因素有关的疾病,其复杂性是显而易见的。

另外,同样是病人,但是各自所受的教育程度不同,处世的环境和经历不同,认识事物的能力不同,对待事物的态度不同,以及各自性格特征的不同等等,也都加深了诊断工作的复杂性。例如有不少疾病与心理情绪有关,而不良心理情绪的产生常常与某些特殊性格相联系,但是临床诊断的时间短暂,在与患者短暂的接触过程中,医生很难准确地掌握每个病人的性格特征,然而性格特征对疾病的发生和发展的巨大作用却是不可低估的。

人们对具体患者的具体疾病的认识是复杂的,从总体上说对所有疾病的认识也是无止境的。5000 年前的《黄帝内经》就预言,人类的疾病会越来越多,越来越深。目前人类患有的疾病已达数万种之多,并且还不断地有新的疾病出现。过去有过的一些疾病消灭了,但是在某些条件下这些疾病又会死灰复燃,若对此缺乏认识或没有思想准备,在遇到这类疾病时就必然束手无策,会发生误诊。如梅毒等性病,在我国 20 世纪 50 年代已基本绝迹,六七十年代进入临床工作的青年医生在学校里没有学习过这类疾病,在临床工作中也没有遇到过这类疾病的患者,对这类疾病既缺乏理性认识,又无感性认识,假若突然有这样的患者来就诊,就很难做出正确的诊断。即使对这些疾病曾有认识、曾有诊治经验的老医生,也会因为这些疾病长期绝迹而在思想上缺乏警惕,因而会造成误诊。

疾病和其他事物一样,在一定条件下是不断变化的。人类在同各种致病因子作斗争的过程中,随着机体抗病能力的提高,会使某些疾病改变其原有的特征,出现新的变化。另外,抗菌药物的广泛应用,使得许多细菌性疾病的典型表现发生了变化,过去的典型症状体征可以变得不典型,而过去被认为是非典型的症状体征,今天可能成为典型的症状体征。所以人们对疾病症状体征的认识是随着医学的发展和实践的深入而不断深化的。在人类认识自身疾病的过程中,总会有新的尚未被认识的疾病出现,这就难免会有错误诊断的发生。

第二节　心理学特点与误诊的关系

人与其他动物不同的特点之一是人有复杂的思维,人的行为受着心理因素的制约。在就诊过程中,医生接触到的不但是病人,而且还有病人的亲属或陪伴者,后者虽然不是病人,但是在就医时,他们各自所怀有的目的及心理动态,却会直接影响病史陈述的正确性、可靠性,从而影响着医生的诊断结果。可靠、真实、全面的病史是正确诊断的依据,相反则是误诊的根源。

临床上许多误诊的实例,其误诊原因并不在于病情复杂,而是由于就医者(包括患者亲属)提供的病史自相矛盾,或者由于患者怀有的特殊目的和心理状态所造成的。比如一个因为与他人打架受伤而就诊的人,当他在思想上希望住院而又唯恐医院拒收时,他所提供的病史和伤情往往要比实际情况更严重。某些病人由于对自己病情的关心,故意夸大症状,希望引起医生的重视以获得诊断。也有患者由于自尊心,不愿把与其发病有密切关系的隐秘说出来,而有意隐瞒。虽然这些病人的本意并不希望发生误诊,但是这种行为的结果,却给误诊创造了条件。另外还有一些伪聋者、伪盲者或某些神经官能症患者,他们为了获得自己需要的诊断,所提供的病史和述说的症状往往是看似符合情况的假象,但是经过认真的观察和体检,却无阳性发现,给正确的诊断增加了许多困难。

临床上经常见到某些癌症病人,本来在其他医院已经确诊,但是由于自身缺乏思想准备,而对已有的诊断难以接受,抱怀疑态度,于是便到另一家医院就诊,希望得到不是癌症的诊断,在重新就诊时,就往往会把已经做出的诊断甚至病史隐瞒起来。某些危重病人,由于住院心切,本人及家属常常会把在其他医院已做过的初步抢救性治疗的病史隐瞒起来,而造成新接诊的医生对病情估计不足。所有这些都可以成为误诊的原因。

作者在分析急腹症误诊教训中,曾遇到一例隐瞒病史者。患者女性,46 岁,间断性右上腹痛 20 年,出现恶心、呕吐、黄疸、发热 1 天,曾在外院用青霉素、哌替啶(杜冷丁)和输液治疗,因病情无好转而转我院。来院时体温 39.3℃,脉搏 100 次/分,血压 14.7/9.3 kPa(110/70 mmHg),巩膜和皮肤黄染,右上腹压痛明显,伴反跳痛及肌紧张,莫菲氏征阳性,未触及包块,肠鸣音正常,白细胞 2.2×10^9/L,中性 0.90,诊断为胆石症、急性胆囊炎,给予抗菌药物静脉点滴,口服 25% 硫酸镁与肌注阿托品。入院后 11 小时,血压降至 80/40 mmHg,经抢救无效,于入院后 14 小时死亡。最后病理诊断为重症急性化脓性胆管炎合并感染性休克。这时死者家属才告诉医生,患者在转院前已有低血压,入院时血压正常是应用升压药物所致。本例误诊原因,显然与经治医生对重症化脓性胆管炎认识不足,未能准确地判断病情的发展变化有关,但当时未表现出休克症状,医生未能及时认识,也与病人及家属隐瞒了转院时曾应用升压药物的重要病史有直接关系。隐瞒的目的是为了能顺利住院,但却造成了严重的后果。

病人在同医生接触的过程中,医生的形象及医院陌生的环境,都可能使病人产生复杂的心理情绪。如果医生行为轻浮、态度生硬,会使病人对医生产生不信任的心理,从而影响对自己病史和症状的陈述。就医生来说,有些行为已经习以为常,自己并不在意,但是对初次就诊接触的病人来说,他考虑的就可能很多。人具有复杂的心理活动,各种心理的产生既受自身某些目的、愿望的支配,又受周围环境等因素的影响,这正是人类与其他动物的重要区别所在。所以,认识人类的病症要比认识其他事物复杂得多。

第三节　临床对象的特点与误诊的关系

临床医学与其他学科不同的显著特点,是它研究对象的特殊性,包括个体的差异性、机体的整体性、病因的复杂性、疾病表现的动态多变性、诊断的时间性和实践性等。正确地认识这些特殊性,把握其规律,有助于防止和减少误诊的发生。

一、个体的差异性

个体的差异性也称为个性,指疾病在具体病人身上表现出的特殊的、不典型的、偶然的征象。临床诊断的对象是有明显个体差异的,几个人甚至几百个人可以患同样一种疾病,但是这种疾病的症状和体征表现在每一个具体病人身上却不会完全一样。这正是许多疾病在诊断学上虽然早已有了明确的诊断标准,有些医生以往也曾具有诊治某种疾病的经验,而当再次遇到患这种病的新病人时,仍然会发生误诊的原因之一。同样一种疾病发生在不同病人身上,由于有性别和年龄的差异,对疾病的反应程度就不完全一样。同龄的人虽然身体状况相仿,但由于他们来自不同的父母,具有不同的遗传基因,或来自不同的社会阶层、不同的家庭环境,因而对疾病的反应程度也不完全一样。同胞兄弟姐妹虽然有相同的遗传基因,但是由于平时行为习惯、体质状况及对疾病耐受程度的不同,各自表现出来的对疾病的反应仍然会有差别。

　　在诊断过程中需要从病人那里获得大量的信息资料,特别是病史资料,这些资料大多数是通过病人或其亲属回顾获得的,而这种回顾性的诉说又受到每个人自身对疾病的感觉和认识程度的影响,因此难免会掺杂不少的主观因素。另外,病人在同医生进行语言交流过程中,病人对医生询问的理解能力,病人对问题回答的言语表达能力,又同他自身所受的教育及文化素养等因素有关。如果医生不能认真地分析鉴别病人提供的资料的可靠性、客观性,而是简单地作诊断,就可能因为对方的理解能力较差或双方语言交流中的误差而导致误诊。比如在诊断过程中经常提到头晕、头昏、头重等症状,这三种症状体现了疾病性质和部位的不同,具有不同的概念,而这些概念有着重要的鉴别诊断意义,但是许多病人对这三个不同概念的理解程度却往往是很不一致的。

　　个性还表现在病人就诊的时机上。疾病的发展是一个动态的变化过程,由出现前驱症状,到发病的初期、高峰期、晚期,在变化的不同阶段,无论是病人的自觉症状还是表现出来的体征,都会相差甚远。所以个体的差异性广泛地存在于临床诊断的全过程中。由于个性的存在,往往可以出现许多令人迷惘的假象,使医生在对症状、体征进行分析鉴别时,总感到症状不典型,与书本上的诊断标准不符。实际上这是由于医生过分地重视了典型表现而未足够重视非典型表现。据误诊文献统计分析,对非典型表现考虑不周而导致误诊者占误诊病例的12%。必须明白,诊断学教科书是集典型病例之大成,它主要是综合其典型特征,而摒弃了个体差异中那些缺乏共性的次要特征。然而在诊断每个具体病人的疾病时,很重要的一点恰恰就在于除了要考虑疾病的典型特征外,更要考虑它的非典型表现,要重视和把握具体病人个体的特殊性。如果不充分重视个体差异,就可能导致误诊。

　　实验室检查结果,既是客观指标,又是定量指标,可以把它看做是诊断的客观依据之一。但是,实验室检查结果的个体差异性也是十分显著的。如血清铁水平在24小时内的个体差异就非常明显,从上午到下午,甲病人可下降61%,而乙病人却升高69%;同一个人毛细血管内的红细胞、白细胞要比静脉血中的高15%~20%。另外,某些正常值还可随着周日律、季节条件、饮食内容、体位、运动性周期、情绪等因素的影响而发生变化,在实际检查过程中还受着检查仪器的性能、试剂的纯度、操作者的技巧等因素的影响。这些因素似乎与诊断无关,人们在诊断中也很少去认真考虑,但是具体到某个病人身上却可以成为误诊的原因。

　　临床上确实有很多疾病有其典型的症状体征,按照诊断学的标准完全可以获得正确的诊断。但是在另一方面,由于这种普遍性,会使医生在诊断具体病人时习惯于强调典型性,较少考虑不典型性,因而出现误诊。实际上,共性与个性是对立统一的,共性寓于个性之中,通过共性可以认识个性。然而共性又不能完全代替个性,尤其是人类在不同个体差异十分明显的情况下更是如此。当面对具体病人,用统一的诊断标准来对照病人的症状体征时就会发现,同样一种疾病,在一个人身上可能表现得很典型,而在另一个病人身上则表现得不典型。如甲状腺功能亢进症,每个病人的表现就可以很不一致,老年人更不如青年人典型。又如转移性右下腹痛是急性阑尾炎的典型特征,但是急性阑尾炎这一常见的外科疾病却经常被误诊为胃肠炎、泌尿系结石等;相反,右下肺肺炎、溃疡病穿孔、胆囊炎、宫外孕等却常因出现右下腹痛而误诊为阑尾炎。心窝部绞痛、发热、黄疸被看做是急性胆囊炎、胆结石典型的三联症,但是某些肝癌病人早期也因出现这种"典型"表现而被误诊为胆管疾病。

二、机体的整体性

　　机体是具有复杂功能系统及生命活动的整体,各种生命活动既独立又统一,相互间具有极其密切的联系。但是,诊断具体疾病时,常常是以某一脏器的主要疾病为中心,疾病的表现也常以几个主要的症状体征为主,病理损害则以某一系统、某个脏器的功能及局部组织损害为主要特征。临床为了使诊断治疗工作及对疾病的研究不断深入,又按年龄、解剖特点、生理功能、治疗手段、疾病特点等将临床医学划分为若干个不同的专业,并且越分越细,这种专业越分越细的特点,使得专科医生在诊断疾病的过程中容易形成一种重视局部而忽视整体的倾向,这种倾向对疾病的诊断和治疗都是不利的。

从总体上讲,人体的生命活动、疾病现象与生物社会心理状况是一致的,在机体的结构和功能上表现为复杂的结构与单一的功能相统一,虽然任何一个微小的疾病现象可能表现为某一局部的疾病改变,但是常常会影响到全身各系统。尽管临床区分出许多具有各自独立特点的专科,但是任何专科的存在与发展却始终与整个机体的各个系统保持着密切的联系。因此,整体性是临床医学不同于其他学科的一个重要特点。

机体是一个由许多细胞、组织、器官组成的整体,其组织结构、代谢过程和生理功能虽然各有不同,但是彼此间不是孤立的,随时处于相互联系、相互作用、相互制约之中。例如,肺的主要功能是气体交换,但是需要心脏提供充足的血液供应,相反,如果肺的呼吸功能不佳,则又会使心脏的排血功能发生障碍。在疾病过程中,局部变化一方面是整体变化的原因,另一方面又是整体变化的结果。局部变化总是处于整体联系之中,必然地要受到整体变化的制约,所以在诊断任何疾病时,必须从整体观念出发,把局部和整体联系起来,以减少误诊的发生。

临床经常可以见到全身疾病的病征突出地表现在局部而就诊于专科,或局部疾病影响到全身功能而就诊于其他科,或四处求医不能确诊的现象,这些常给人以假象而容易导致误诊。例如,重症肌无力首先表现为眼睑下垂,甲状腺功能亢进表现为眼球突出,颅内蝶鞍肿瘤出现视物模糊、视野缺损,急性肾炎出现眼底病变,糖尿病出现葡萄膜炎等,这些病人如果就诊于眼科,而眼科医生又未能从全身考虑进行全面系统的检查,就必然会出现误诊。局部的疾病亦是如此,例如急性青光眼可以恶心、呕吐等胃肠道症状为主要表现,急性扁桃体炎可以导致毒血症,出现腹痛、腹泻、肠鸣音亢进等症状,慢性扁桃体炎可能成为风湿性关节炎、慢性肾炎等全身疾病的病因,慢性化脓性中耳炎,会成为颅内化脓性炎症、脑脓肿甚至肺脓肿的直接病因。医生如果忽视了上述类似的整体与局部的交错关系,也会导致误诊。

三、病因的复杂性

疾病的正确诊断取决于病因的正确诊断。临床上某些疾病之所以发生误诊,常常是由于没有判明引起疾病的真正病因,而病因又是复杂多样的。

病因的复杂性首先表现在病因的分类上。我国传统医学把病因分为外因和内因两大类,外因包括风、寒、暑、湿、燥、火等,内因包括饮食不节、起居失宜、劳逸不当、情志失调等,概括为喜、怒、忧、思、悲、恐、惊。现代医学包罗的病因就更为复杂,大到社会、自然、环境的状况,小到自身细胞、体液的变化。前者如社会环境的动荡,职业环境中的不良物理化学因素,家庭经济文化生活的不利条件,自身的文化素质、性格及心理、行为特征等。后者如遗传素质、基因变化、免疫功能低下、细菌病毒感染、代谢失调、神经功能紊乱、细胞突变等。这些都可以成为疾病的原因。各种病因既可以单一作用于机体,又可以互相作用于机体,而构成脏器的损害。生物性疾病可以因为自身的精神因素而加重病情,或改变疾病的性质及病理损害的程度,而人们精神的不畅,机体抵抗能力的下降,又可使生物性致病因子乘虚而入,导致疾病的发生。在同样环境中生活的人,由于各自遗传素质的不同,可以发生不同的疾病,而遗传基因相同的人,又可以因为各自的生活习惯、行为嗜好及心理状态的差别,而发生不同的疾病。诸如这些,都给疾病的诊断增加了困难。思考问题时如果只注意到这一点而忽略了另一点,只强调这一方面而轻视了另一方面,就可能发生误诊。

四、疾病表现动态的多变性

临床上之所以容易发生误诊,这与疾病表现的复杂多变也是有关系的。由于病人个体存在着差异,致病因素对机体造成的病理损害和机体抗御损害的过程也不尽相同,使疾病出现千差万别的临床表现和复杂多变的演变形式。这些常常给人以不可捉摸之感,难以在有限的时间内做出正确的诊断。

疾病的动态性主要表现在如下 3 个方面:

第一,疾病早期,病变范围局限,对机体功能的损害轻微,使疾病本身应有的特征未能充分显示出来。在这种情况下,医生就不容易从这些轻微的不典型的表现中直接认识到本质。如急性阑尾炎,在其发病的早期尚未出现转移性右下腹痛时,仅有恶心、呕吐和上腹部不适感,这时医生最先想到的可能是急性胃炎。随着炎症的刺激,肠蠕动加快,肠鸣音亢进,出现腹泻,这时医生最先想到的可能是急性肠炎。经过数小时腹痛之后,如果阑尾的急性炎症十分严重,已发生化脓穿孔,病人也许会出现暂时性的腹痛减轻,给人以安然的假象,这时如果医生仍对其本质缺乏认识,或被暂时性腹痛减轻的假象所迷惑,就可能误认为是病情好转,其后果当然是不良的。这种情况造成误诊的病例在临床上并不罕见。

第二,不同的疾病在各自的发展过程中可以出现相似的或者相同的临床表现。例如高血压型肾炎与伴有肾小动脉硬化的高血压,两者均可以出现血压升高、蛋白尿、管型尿、血尿、肾功能不全、视网膜改变等特点,这就很容易发生混淆。组织水肿是慢性肾小球肾炎的特征性表现,但是在晚期病人,由于病变的肾小球已逐渐发生纤维化及透明性变,血流的通过发生障碍,这时由于血浆蛋白的渗出量较少,水肿反而减轻或者消失。类似这种以颠倒、歪曲的形式反映本质的假象或假象与真相交错出现的复杂现象,可以把医生的认识引入歧途。

第三,某些疾病出现非典型表现,混淆了医生的判断。一般情况下,患者的临床表现是与其疾病的本质相一致,但是疾病的发展过程是复杂多变的,除了典型表现外,还经常有一些不符合一般规律的非典型表现,这是因为每个就诊的病人,他们发病的时间、疾病的类型、个人对疾病的反应程度及疾病所处的发展阶段是不完全一致的。疾病有急性、亚急性、慢性之分,还有轻度、中度、重度及早期、中期、晚期的区别,对于这些区别,如果医生不能认真地透过现象认识本质,就很容易造成错误的诊断。

临床上还有大量的同病异症和异病同症的现象存在,这也是诊断复杂性的原因。如原发性肝癌可以出现阻塞性黄疸,但是有黄疸者并不全是肝癌。另外,原发性肝癌本身又可分为肿瘤型、肝硬化型、肝脓肿型、癌转移型等,出现阻塞性黄疸的时间和程度会有很大的差别,因为这与肿瘤的类型、大小及部位有关。同样是阻塞性黄疸,它在胆管感染、胆囊炎、胆石症时也可以出现。如阿米巴痢疾、细菌性痢疾、血吸虫病、真菌性肠炎、肠结核、肠肿瘤、溃疡性结肠炎、局限性肠炎等,虽然它们的致病原因和治疗方法不同,但是症状体征的表现上却都可以出现肠道炎症性反应,出现腹痛、腹泻、黏液血便,大便镜检时均可出现脓细胞和红细胞等。这种异病同症的现象在临床上极为普遍。

五、诊断的时间性

时间性与确诊具有同等重要的作用,因为它直接关系着病人的治疗和预后。许多疾病的明确诊断要求越快越好,甚至要分秒必争,这样才能挽救病人的生命。如在接诊急症病人时,危急的病情要求医生在很短时间内做出诊断,并施以有针对性的治疗。由于时间刻不容缓,根本不允许医生慢条斯理地去询问病史,有时甚至根本无法询问病史。面对这种紧急情况,医生只能根据粗略的观察和经验,先做出初步的拟诊,并迅速给予适当的治疗措施。这些措施无论是否符合疾病的本质,但是只要能争取有利的时机,使病情稳定,然后再进一步检查和诊断,也是可以的。但是在通常的非紧急情况下,详细的病史询问和对症状体征的观察都是不可缺少的。因此,时间性是临床医学的一大特点,也是误诊的一个客观原因。

六、正确诊断的实践性

实践是正确认识的来源,人类的认识都是经过实践获得的,认识的发展和深化也是随着实践的不断深入而实现的。对疾病的诊断也是如此,正确的诊断来源于亲自的实践。

现代医学虽然可以用实验的方法来研究医学上的有关问题,但是所有实验的结果最终还是要应用于临床,并通过临床实践检验其真理性的。现代化的诊断设备是获得正确诊断的必要条件,它能提高确诊率,降低误诊率。但是,掌握各种仪器的性能并能在临床上正确地运用它,同样离不开实践。实践可以获得经验和真知。然而临床诊断经验的获得又与其他经验的获得有不同之处,这是因为临床工作的对象是具有个体特异的病人。一个病人的诊治过程就是一次完整的实践。每个病人既有相同疾病的基础,又有其不同于一般的特殊的个性。医生也许在每个病人的诊治实践中都会发现此病人有不同于其他病人的特殊之处。由此可见,临床经验的获得只能通过不断地观察和实践去积累,而已经获得的任何有用的经验都不能成为一个固定的标准去应用于任一病人,这是医学实践性的特殊性所在。

诚然,在诊断学中许多疾病都已有了统一的诊断标准,但这只是相对统一的标准,它需要随着疾病自身规律的变化不断地增补新的内容。它绝不像其他的科学研究可以通过公式演算、推导的方法来设计所需要的东西,程序设计出来后,依照实施就可以达到预想的结果。医学不能这样,同一种疾病,却没有完全相同的病人,对病人的诊治依赖于医生分别不同情况一个一个地去实践。

总之,医学的实践性特点告诉我们,任何有丰富经验的医生都离不开实践,因为他会不断地遇到新的未认识的疾病,遇到新的未认识的症状体征,而要能够及时认识那些新的疾病和新的症状体征,只有不停息地从事医疗实践,否则,再有经验的医生也难免会发生误诊。

第四章
误诊的病人原因

临床上有些误诊是由病人自身的主观因素造成的,我们把因此而误诊的原因称为病人的自身原因。

第一节　就诊时的动机

医生面前的就医者是具有思想情感和心理活动的个体。在医生面前,就医者虽然都表现为就诊看病,但是不同的病人来自不同的社会地位和家庭环境,在就诊时,其心态、愿望和目的也不尽相同。诈病者自不待言,他们根本就没有病,他们是想用病来达到某种目的。即使是真正的病人,他们各自在对自身疾病的陈述上也会自觉不自觉地表现出一定的目的性。就医者这种自身的主观性,会影响病史和症状的真实性,也会干扰医生的思维和认识,而成为误诊的原因。

一、隐瞒病史

有的病人有难言的隐私,怕影响自身的声誉,加上对陌生医生的不了解,可能有意地隐瞒某些重要病史。如未婚的妊娠女子,由于不提供或根本否认性生活史及停经史,医生可能把正常的妊娠误诊为"包块",把右侧宫外孕误诊为阑尾炎等。有的病人碍于面子,甚至迟迟不去就诊,这在临床上并不少见。

二、夸大病情

工伤或因人际纠纷致伤者,为了提高伤残等级,为了住院治疗,或者为了使用贵重药物和进行特殊检查,其本人或家属往往夸大甚至编造伤情。有些人为了某种目的可以无病装病,如伪盲、伪聋等。类似上述情况,虽然经过认真观察,最后能把真实病情弄清楚,但是在诊断之初却可使医生陷于迷惘和困惑。有些患者不真实的自述还可以把医生的注意力和判断引导到错误的方向上去,最终导致误诊的发生。

三、讳疾忌医

有些人平时很少看病,对服药、打针、手术等医疗措施有恐惧感,因而明知自己已经患了某些疾病,也不主动就医或接受治疗。例如一位女教师,已经发现自己的乳腺有包块增长,但因怕做手术而隐瞒达 3 年之久,直到局部破溃,癌肿广泛转移才被迫求医。此类病人虽然是少数,但临床上确实见到。还有些病人是出于其他目的而有病不去就医。如有的因为经济困难,自身又是家庭的主要支撑者,有了病宁可忍耐坚持也不肯就医,即使在他人催促下勉强就医,也会有意地把病情说得轻些。有的怕影响工作,怕耽误某项计划,或怕丧失某种机会而不愿住院,也会把已经很严重的疾病有意地说得很轻。这些都会使医生丧失警惕,从而增加误诊的机会。作者统计白求恩国际和平医院 30 年来死于癌症的 1 115 份病历资料,发现因病人延迟就诊而致诊断延误并失去治疗时机的占病例总数的 8%。

四、求医心切

某些危重病人,在其他医院经抢救好转后需要转院,或因病情危重而被迫转院,在到达新的就诊单位时,病人或家属因担心提供真实病情会被拒收或不能及时入院治疗,则有意隐瞒在其他医院作过的治疗,或转诊前为暂时稳定或缓解病情而用过的药物,如升压药、镇痛镇静药等。在这种情况下,医生会对真实病情估计不足,从而造成误诊。这种情况临床上十分常见,并因此而导致不良后果。

五、对治疗效果不真实的评价

对某些拟诊病人,医生需要采取试验性治疗,通过试验性治疗的效果来确定诊断。但是某些治疗方法的效果是受病人自身因素影响的。如果病人对医生持信任态度,主动接受治疗,积极配合,不仅可使药物及其他疗法取得事半功倍之效,而且再及时地把自身的真实感受告诉医生,就为医生做出正确诊断提供了有力的依据。相反,如果病人不相信医生,或者有医疗以外的其他目的,根本不配合治疗,甚至所给的药物根本没有吃进去,那就很难达到预期的治疗效果。如果以后一种试验性治疗的不真实的结果作为验证拟诊的依据,就必然会得出错误的结论。

六、精神因素的制约

精神因素不但可以成为某些疾病的病因,还可以直接影响疾病的发展变化。一个心态良好、情绪乐观的患者,对疾病的痊愈充满信心,会促进机体的生理功能,有利于疾病的转归;相反,一个对疾病忧愁、恐惧甚至悲观失望者,就可能使小病酿成大病,使本来正确的治疗方法也难以取得应有的效果。当后一种情况出现时,医生会因为自己选择的治疗方法未取得预期的效果而怀疑自己的诊断,结果也会导致误诊。

第二节　对疾病感觉的差异

同一种疾病发生在不同的病人身上,病人对疾病的感觉和体验也是不同的。即使是同样的病理变化,由于每个病人的文化素质及言语表达能力的差别,他们向医生陈述病情时的准确性也存在明显的差异。如果医生未能警惕这种差异,并客观进行分析,就可能成为误诊的原因。

一、年龄

同样的疾病,青年人比老年人更为敏感。青年人表现出的症状体征比较突出,老年人因为感觉能力下降,疾病的体征比较隐蔽。青壮年陈述病史时能够比较系统地回忆其疾病发生经过,对症状的叙述准确,能够抓住重点,但有时容易带有某些夸张形容的成分。老年人陈述病史较为凌乱,常常含混不清,因此准确性差。老年人由于机体生理功能下降,某些体征表现也缺乏疾病的典型特征。婴幼儿对疾病的感受和反应比青年人更为明显。以急性阑尾炎为例,同样的炎症,老年人不但腹痛的症状比青年人轻,腹膜炎的刺激症状也没有青年人明显;而婴幼儿患急性阑尾炎时,转移性右下腹痛、消化道症状、体温升高等表现并不典型,全身中毒症状却十分严重。因此,老年人和婴幼儿的急性阑尾炎比青年人更容易延误诊断。

二、体质状况

由于每个人的体质状况及对疾病的耐受能力不同,虽然是同样的疾病,但病人自身的感觉体验并不一样。如平时身体健康的青壮年和体力劳动者常对一般的疾病表现出不在乎的态度,在陈述病史时会三言两语,甚至仅凭自我感觉就对疾病进行自我诊断性的推理,或直接向医生点名要药。这种人患病不发展到一定程度是不去就诊的。而平时体质较弱,又对自身健康状况十分担心的人,则表现出对疾病的高度关心,对病情的描述常带有明显的主观成分,往往将症状描述得多而严重,但检查时却缺乏应有的体征。上述情况都容易将医生的注意力和判断引向误差。临床上,某些早期的器质性疾病,由于尚未出现典型的症状体征,加之病人自身感觉上的差异,或者病人在陈述病史时过多地陈述一些与疾病本身无关的症状,会被误诊为功能性疾病。相反,有些功能性疾病,由于病人过分的夸张,陈述出的像是典型的器质性病变的症状,又会被误诊为器质性疾病。诸如这些,都是与病人诉说有着明显的关系。当然,有些病人的诉说可能正是其实际疾病的特殊表现,但有些也许是病人感觉上的异常。

三、心理状态

病人对疾病有不同表现的另一个原因,是病人在心理状态、自我控制能力及文化程度等方面的差异。在心理上对疾病关心的人,注意力越集中,对疾病的感觉就越明显。而每天忙于工作对生病毫不在意的人,对疾病的体验就不大明显。有些人的疾病已经发展到了相当严重的程度,但是由于一心努力于事业,自身似乎没有感觉到疾病的痛苦。有些人对病痛善于忍耐坚持,对本来很严重的疾病可以表现得若无其事,这就容易给医生以假象;而另一些人则相反,本来疾病并不十分严重,却表现得痛苦难当,如临床上经常看到一些病人在述说机体病痛和不适时,无论是对疼痛体验的叙述或者是对心慌、乏力、头昏等感觉的描述,都带有明显的心理倾向。总之,无论是上述的哪一种情况,只要是病人因为自身的原因向医生提供的资料与其实际病理变化不相符的,都可能成为误诊的原因。因为正确诊断,一方面取决于病人提供信息的可靠性、全面性,另一方面则依靠医生对这些资料的正确分析和判断。

第三节　盲目求医

随着临床医学的不断发展,临床分科越来越细,这对各专业疾病的深入研究显然是有益的,但是也会带来另一方面的问题:病人在最初就医时,并不清楚自己应当选择哪个专科,他往往是根据自己对疾病的主观感受和突出症状而选择就诊专业的,然而症状最突出的部位,并不一定与疾病部位完全一致。由于机体各系统之间是一个互相联系的整体,某一系统的疾病可以首先表现为其他系统的症状体征,因此,病人在选择专科时常常带有某种盲目性。如果医生也和病人一样"头痛医头,脚痛医脚",将自己的诊断思路局限在某一突出的症状体征上,就可能导致误诊。因为医生的诊断往往是在病人就诊之初,挂号分诊时就开始的,病人的主观选择对医生有先入为主的导向作用,因此这也是不可忽视的一个误诊因素。

病人选择就诊专业的方向常基于以下依据:

一、依据突出的症状

病人初次就诊时,对自己究竟应当就诊于哪个专科并不十分清楚,只是根据自己最先出现的或最突出的症状进行选择。如以头痛为主,常选择神经内科;有恶心、呕吐,则选择消化科等。病人选择的专科不一定都很正确,因为他们的依据只是一些症状表现,其真正的病因可能是多方面的。

例如,一例急性青光眼患者,因头痛、恶心、呕吐就诊于内科,诊断为胃肠型感冒,经治疗无效,转诊于神经内科,拟诊为蛛网膜下腔出血、颅内占位性病变、血管神经性头痛,曾作头颅 X 线摄片、腰椎脑脊液穿刺、脑超声波等多种检查,治疗仍无效。最后医院组织多科室会诊,方确诊为急性青光眼,但已失去最佳治疗时机。分析此病人误诊的原因,明显与定位挂号的专科有关系,但是病人无法判断自己应该就诊于哪个专科,所以大医院门诊设立通科是避免误入专科的重要环节。

二、依据突出的体征

在某些慢性疾病中,有时病人自己还未感受到疾病的症状,却已出现了明显的体征,有些体征可能是由他人发现后告诉患者本人方去就诊的。这类病人常常根据自己最突出的体征来选择就诊的专科。这种选择方法实际上也带有很大的盲目性,因为最突出的体征并不一定代表疾病的本质。如重症肌无力,可以表现为上睑下垂,病人因此而就诊于眼科;甲状腺功能亢进,以眼球突出为主要表现,病人也会到眼科就诊。鼻咽癌、上颌窦癌都可以在尚未出现症状之前以眼球突出或颈部包块为主要表现。许多眼底视网膜的变化,如眼底出血、视盘水肿、渗出,都可能是全身疾病的局部表现。

例如,一例女性患者,因头痛在县医院就诊,诊断为神经性头痛,治疗 6 个月非但无效,还逐渐出现眼球突出;到地市级医院就诊于眼科,查视力及眼底无异常,转内分泌科,排除了甲状腺功能亢进,又转诊于神经科,作神经系统检查未发现异常;又到北京某医院就诊于神经外科,作头颅 CT 检查未发现占位性病变;因头痛逐渐加重,对症治疗无法控制,以头痛原因待查,收住于某市级医院,该院因病人有单侧眼球突出表现而请耳鼻咽喉科会诊,经鼻咽部取活组织作病理学检查,诊断为鼻咽癌。此病人先后共就诊于 7 家医院、多个专科,都是围绕着头痛及眼球突出这两个主要症状体征而选择就诊路线的,医生的诊断也只是根据病人的突出体征而展开的,结果误诊时间长达二年。分析其主要原因,首先是病人和医生均着眼于突出的症状体征,虽多次更换就诊医院,却没有进行过系统的全面检查。说明一般医生受病人就诊时主诉的先入为主的影响是相当普遍的。

因上述两种情况而造成的误诊不能归因于病人就诊的方向错误,因为病人本身不可能准确地把握疾病的本质。误诊的主要原因还是在医生一方,在于医生的知识经验欠缺、思维方法有误及体格检查不全面。

第四节　迷信权威

我们经常可以看到一些病人和病人家属,为了使疾病尽早地明确诊断,不惜托熟人,找关系,打听在某个地区或某个专业学术领域里有名的权威或专家,特别是在某些医院的中医门诊,某些名专家的诊室,候诊的病人门庭若市。这是病人盼望自己的疾病能够得到及时正确的诊断和得到好的治疗的表现。病人的心情是可以理解的,但是如果对权威过于迷信甚至盲从,也会成为某些疾病拖延诊断的原因。病人这种心理表现在以下两个方面。

一、以权威专家的诊断为满足

一个医生一旦在某一学科领域里做出了成绩,在某个地区出了名,就会被人们看做是权威、专家,病人很容易对他产生迷信的心理,甚至可以将他做出的诊断绝对化,认为无论什么疾病,只要是经过专家权威诊断的就不会有错,就无须继续观察了。在这种迷信心理的支配下,满足于已有的诊断,即使用药后无效也不怀疑诊断是否正确,而是一拖再拖,直到病情恶化时再回头思考诊断问题,已经失去了治疗的机会。

分析这种原因绝不是贬低专家权威的作用,而是说明病人及其家属对权威所作诊断的盲从。一般来说,某个专业领域的专家,在本专业的学术研究有一定的高度,专业范围内的诊断符合率是高水平的,误诊的机会相对减少。许多慕名而来的病人,所患疾病并不都是专家的专业范围内的,但是面对病人崇敬的态度,专家不愿意让病人失望,或者为了维护自己的声誉,也就不加推辞,凭主观认识暂作诊断。这种情况,虽然医生心中有数,但病人却不明白。如果病人以此为满足,病情不见好转时不及时复诊,拖延下去,就可能使诊断延误。

二、忽略了权威的相对性

任何权威都是在特定的历史条件下形成的,因此就权威者个人而言,其经验、理论仍然带有一定的局限性,带有个人的实践特点。尽管某些专家已具有相当高的诊断水平,但是在其继续的临床工作中,仍然会遇到尚未认识的疾病和难以解决的问题。

一个医生可以在某一个系统积累相当丰富的经验,甚至形成有自己独特见解的理论,但是却无法成为全面精通临床医学各个专业的专家,更不可能对所有的疾病都有完全正确的认识。所以,某些病人过于迷信权威,把权威的诊断绝对化,便会放松对已有诊断的追踪观察,减弱对新出现症状体征的警惕性。这是延误诊断的原因之一。虽然在误诊的诸多因素中,这并不是主要的,但是就病人和病人家属而言,这却是一个不可忽视的因素。

第五章
误诊的临床原因

误诊的原因很多,但其中最重要、最复杂的原因还是临床原因。现根据诊断过程中的几个环节分析误诊的临床原因。

第一节　病　史

病史,是指病人疾病发生、发展及演变的全过程,通常是医生从病人及其陪伴者那里获得的。病史是诊断过程的第一个环节,全面、准确、系统的病史是正确诊断的关键;相反,失实的病史是误诊的根源。因病史而误诊的因素有以下几个方面:

一、突出一点,以偏概全

通常,病史是经医生提问,由病人或病人的亲属或其他陪伴者以口述的方式提供的。无论是谁诉说,其性质是一样的,都带有一定的主观性。病人主诉的是自己的主观感觉,亲属和陪伴者提供的情况,也是他们从旁边观察所得到的印象,因此都难免会带有主观成分。因为病人既不知道自己所患的是什么病,又不了解在什么情况下会出现什么样的症状,以及自己所感觉到的症状与疾病有什么关系,所以他们只会把感觉最突出、印象最深刻的症状作为重点介绍的内容。病人也许认为,这些最突出的表现就是疾病的本质,就是最重要的诊断依据,所以在叙述病史时,就可能自觉不自觉地把一些突出表现加以渲染和夸大,而对一些不明显的表现则一带而过或弃之不说,其目的是要引起医生对主要表现的重视。这时如果医生不加分析地完全接受这种带有主观性的诉说,诊断思维被引向或围绕着病人所说的突出症状或突出的部位,就容易在心理上形成一种思维定势,而将其他一般的不突出的症状丢在一边,甚至视而不见。

但是,病人所提供的最突出的症状并非都是疾病的本质。比如,病人所说的疼痛最突出的部位并不一定就是引起疼痛疾病的原发部位;病人感受深刻的恶心、呕吐等消化道症状,原发疾病并非都在消化系统。恶心、呕吐的原因也许来自中枢神经系统或自主神经系统,也许来自眼睛或前庭。所以,对病人提供的病史既要听,又要分析,决不要受病人主观意愿的影响,把自己的诊断思路引向歧途。

二、掺杂意外因素

病史是疾病发生、发展、变化的全过程。这个过程可以是几小时、几天、几个月,或者是几年、十几年、几十年。在这个过程中,除了疾病本身之外,还会有一些疾病以外的因素出现。这些因素虽然与疾病无直接关系,但是病人在提供病史时,也许会把这些因素掺杂在病史之中加以描述,使病史变得复杂化。如果医生在归纳和分析病史时,将这些无关的因素同疾病联系在一起,就会因此而发生误诊。如一青年男性患者,因左眼被他人拳击,眼睑肿胀、视物模糊、头痛而住院。检查中发现左眼睑及眶周皮肤肿胀,结膜轻度水肿,左眼球外展受限,瞳孔中等度散大,对光反射消失,眼底无异常,诊断为左眼外展神经麻痹,外伤性瞳孔散大。住院 20 天未愈出院。出院后一个月就诊于神经科,做 CT 扫描,发现脑干旁有 4 cm×3 cm 的占位性病变,收神经外科准备手术治疗。次日病人饮酒过量,当晚因脑疝死亡。此例颅内占位性病变发生在本次外伤之前,但是由于临床症状尚不明显,病人没有就诊,外伤后才促使病人就诊。尽管临床上已发现瞳孔散大和外展神经麻痹的体征,但是医生的诊断思路明显地被外伤因素所局限,没有深究,所以导致了延迟诊断。

三、病史遗漏

病史的提供受着病人及其他提供病史者主观因素的影响。病人感受深刻的、比较突出的病史,容易及时地提供给医生,而一些比较隐匿、不很明显、没有特殊痛苦的,特别是一些长期存在,病人已习以为常的病史,就容易被遗漏。然而,也许被遗漏的正是与疾病关系极其密切的、有直接关系的病史。这些病史如果在分析综合、确立诊断时没有被考虑进去,就必然会导致误诊。例如化脓性脑膜炎、脑脓肿,有 50% 左右是耳源性的,是慢性中耳炎的并发症。但是慢性中耳炎在偏僻的农村常被视为很小的慢性疾病,许多病人虽然耳内长期流脓,却认为算不了什么病,而不予治疗。真正到了出现颅内感染的症状时,病人又以头痛、高热及神经系统等症状就诊,则多数被收入内科治疗。住院后,不提供慢性中耳炎的病史,经治医生又没有详细地询问和检查,就会发生延误诊断。在化脓性脑膜炎、脑脓肿延误诊断的病例中,遗漏慢性中耳炎史是重要的原因之一。

例如:患者,男性,20 岁。因发热,头痛、呕吐一周入院。检查颈抵抗,Kernig 征(+),脑脊液压力不高,蛋白定量 1 290 mg/L,糖 2.22~2.78 mmol/L,白细胞 $0.024×10^9/L$,Pandy 试验(+),诊断为结核性脑膜炎。经抗结核治疗 25 天无好转。11 月 22 日因护士发现左耳有脓性分泌物,报告医生,方请耳鼻咽喉科会诊。当天中午病人突然出现意识不清、右瞳孔散大、光反射消失等脑疝症状,经抢救后进行脑血管造影,确认为左颞叶脑脓肿。

本例病人延误诊断长达 25 天,主要原因是具有重要诊断参考价值的慢性中耳炎病史被遗漏。造成有重要意义的病史被遗漏的原因有两个方面:一是病人或其他提供病史者对其缺乏认识,不了解哪些病史有诊断价值,哪些没有诊断价值;二是医生在询问病史时疏忽,未能及时提问。

四、病史被隐瞒和伪造

这属于病人方面的原因,见第四章第一节“就诊时的动机”。

第二节　主　诉

主诉是病人向医生提供的对自身疾病痛苦感受的主要诉说。主诉内容的正确与否关系到诊断的结果,因此主诉中也存在某些误诊的因素。

一、受主观因素的影响

主诉(或称自诉)是病人对自身疾病的发生、发展、表现部位、时间、切身感受的主要诉说。自己的疾病,自己感受最深刻,所以应当说主诉是有较大的诊断参考价值的。但是主诉有明显的主观成分,因为无论是对疾病发生发展的描述,或是对疾病痛苦的体验,都是病人凭着自我感觉、自我观察、自我记录、自我判断而得来的。所以,对待主诉要持正确的态度,既要认真地听取,又要鉴别分析。

病人对自身疾病的感受虽然比其他人更为深刻,但是病人所感受到的大多是疾病比较明显的刺激因素,而这些明显的刺激因素并不一定都是疾病的本质。例如:某患者以无明显原因的频繁呕吐(每日吐 10 余次),呕吐物为胃内容物及胆汁,消瘦,有阵发性双额部疼痛为主诉就诊。由于病人以胃肠道症状为主诉,长期误诊为消化道疾病而治疗无效。实际上病人呕吐的原因是颅内肿瘤。文献报道,约 80% 的颅内肿瘤患者可以出现呕吐症状,但是以呕吐为首发症状而作为主诉就诊者仅有 10%。

颅内肿瘤在缓慢生长过程中,病人对病情可以逐渐适应,头痛的感觉并不明显,但对频繁的呕吐却印象深刻。有一例鼻咽癌患者,在持续两年时间里,多次因低热(37.8～38℃)为主诉就诊,全身无其他任何不适,给解热药或感冒药治疗。最后因颈部出现包块,经活检诊断为转移癌,连续三次作鼻咽部活检,方确诊原发癌在鼻咽部。由此可见,病人的主诉,常以疾病的显性表现为主,而隐性表现很少觉察到。因此,对待主诉应采取不可不信,不可全信的态度。不能满足于获得主诉,而要将主诉作为向导,通过主诉深入疾病的本质,否则将会发生误诊。

二、受表达能力的限制

病人对自身疾病虽然感受深刻,但是在诉说疾病的表现时,却不一定都能准确无误地表达出来。病人对自己疾病的判断也不一定都是正确的,因为病人的观察和判断受着自身思维的影响;通过语言来表达的主诉,又受着自身的科学文化水平、语言表达能力、概括能力的影响。因此,主诉虽然有重要的诊断参考价值,但是又不能全部作为诊断的依据。

临床上经常见到一些病人,主诉"全身难受",但是问起"难受"的具体部位和性质时却不能准确地回答。有些慢性病甚至对具体的发病时间也说不清楚。某些病人主诉"发热",实际上只是指感觉到热,与临床上的体温升高完全是两回事。许多病人主诉头晕,但到底是头昏、头胀闷感还是头晕,并分不清楚。

要判断真性眩晕(持续性系统性眩晕),还是假性眩晕(一过性的如供血不足型、情绪性、癔症性等);判断中枢性(眩晕较轻伴有中枢疾病其他表现),还是周围性(眩晕剧烈如梅尼埃病、耳石症等)。

第三节　临床表现

临床表现是指疾病在发生、发展、变化过程中表现出来的症状体征和一些辅助检查的结果。根据典型的临床表现,可以及时地对疾病做出诊断,如果不能正确地判断临床表现中的复杂情况,也会造成误诊。临床表现中的误诊因素主要有以下几个方面:

一、表现与本质不一致

临床表现指患者得了某种疾病后身体发生的一系列异常变化。通常情况下,在疾病发展变化过程中所表现出来的症状体征(疾病现象),是与其病理变化的本质相一致的,但是也并非每个病人都是如此,在很多情况下又可以是不一致的,甚至是对立的。因此,要获得正确的诊断,还不能仅凭某些疾病的现象,还要通过现象深入本质,因为疾病在发展过程中,经常会有现象与本质不一致的情况存在。相同的致病因素作用于不同的个体时,由于各自机体反应性的差异,会出现不同的表现。两个人患同样一种疾病,但就诊时间不同,也许一个病人的疾病现象表现得典型,另一个则表现得不典型或者根本还未表现。同样是急性阑尾炎,儿童、青年和老年病人的临床表现可以相差甚远。所以,虽然现象是本质的反映,但是现象又不完全等于本质,临床表现也是如此。

二、表现中的假象

在诊断过程中,经常会遇到一些临床表现的假象。假象也是一种现象,它以歪曲的形式反映事物的本质。医生在诊断时,如果被病人的假象所迷惑,常常会导致误诊,甚至会由此而造成不良的后果。因此,临床表现中的假象可以成为误诊的重要原因。

例如,在休克来临之前,机体由于防御代偿机制的作用,血压可以表现为正常,甚至略高,医生如果不能及时地认识到这一潜在危险并采取相应的措施,一旦机体失去代偿,血压骤降时再来救治,可能就要麻烦得多。另外,当左心衰竭继发右心衰竭时,呼吸困难的症状反而有一定程度的缓解。水肿是慢性肾小球肾炎的特征性表现,但是到了慢性肾小球肾炎的晚期,水肿反而会减轻和消失。如果把上述这些现象看做是病情好转的表现,必然会导致不良的后果。

在中医临床辨证施治过程中也经常看到,热症在一定阶段也可以出现手足湿冷、脉象沉等真热假寒的症候,而本来的寒症发展到了末期,也可以出现身上发热、面红、口渴、脉大的真寒假热现象。如果仅凭表现而下诊断,肯定难以取得应有的治疗效果。因此,作为医生,面对各种复杂的临床现象,必须清醒地区别真相与假象,如果把假象与本质混为一谈,就必然会得出错误的诊断结论。

三、表现变化不定

典型的临床表现是确立诊断的依据。然而临床表现并不总是典型的,任何疾病的临床表现都难以避免的存在不稳定性和动态性。如果医生只凭一时的观察,来衡量某一临床表现是否典型并作为诊断的依据,往往可能会导致误诊。

首先,疾病的典型表现有一定的时间性,在发病的早期、中期和晚期表现是各种各样的。虽然疾病的名称相同,但病理损害的程度、疾病的病理分型及临床表现却有差别。例如外伤性脾破裂出血,常需要紧急手术止血,但是在受伤的早期,或者包膜下出血可以没有什么表现,如果一定要等到出血症状明显时再做诊断,显然对抢救不利。又如头部外伤引起的硬膜外血肿,虽然可能导致昏迷的后果,但是在早期出血量未达到一定程度时,病人可表现为神志清楚,仅有轻微的头痛表现,而小的陈旧性血肿甚至可以长时间存在而无特殊表现。再如逍遥型伤寒,不但中毒症状轻,体征不典型,而且具有重要诊断意义的检验项目肥达凝集试验也可以为阴性,但是在病程的第三周,同样可以出现肠穿孔,如果临床上一定要等待其典型表现出现再做诊断,显然有误于病人,不利于治疗。因此,对待临床表现,应当随时注意临床表现的发展和动态变化,这样才能减少失误。

四、多种表现共存

临床上常有一种疾病同时或先后损害几个器官,互相间功能交叉影响,症状体征表现得十分复杂,使诊断无所适从。如果不能正确认识这些多种表现共存的本质,就会造成误诊。

例如恶性肉芽肿,可以在局部表现不明显时出现持续发热不退,而病人自我感觉不明显,同时又可出现肝脾肿大及肾脏损害,出现多脏器疾病的表现。临床上一些综合征,常表现为全身多系统的改变。系统性红斑狼疮之所以容易发生误诊,就是因为临床表现复杂,它可以侵犯关节出现关节痛;侵犯肝脏出现肝肿大和肝功能异常;侵犯肾脏出现蛋白尿,甚至以尿毒症的面目出现;侵犯心脏出现心包炎、心肌炎和心内膜炎;侵犯呼吸系统出现支气管肺炎的临床表现;侵犯中枢神经系统表现为脑炎;侵犯周围神经系统表现为末梢神经炎;又可能侵犯血液系统,出现血小板减少、溶血性贫血等。如果医生在临床工作中只注意个别孤立的局部表现,而不能从那些多方面的复杂多变的现象中把握其内在联系及本质,就必然会导致误诊的发生。

五、表现类似

临床上经常可以见到许多疾病,其病变的部位、性质根本不同,而临床表现却十分相似。如果不能认真区别互相间的差异,从类似的表现中找到其不同之处,也会成为误诊的原因。许多疾病的临床表现,是由机体的整体性和复杂的功能联系及疾病对脏器损害的性质、程度所决定的。如呼吸道症状中的咳嗽、咳痰、呼吸困难,可以是感染所引起,也可以是结核、肿瘤、矽肺所引起。消化道症状中的恶心、呕吐,可以见于消化道的多种疾病,也可以见于消化系统以外的疾病。

右下肺肺炎,当炎症波及横膈时,可引起右上腹痛,同时出现黄疸和畏寒、发热的表现,与急性胆系感染相类似。休克性肺炎,早期可以以腹痛形式出现,而会被误诊为急性胃肠炎。间日疟可以有发热、出汗、呕吐、腹泻等表现,会被误诊为沙门菌属感染。

一些辅助检查的特异性表现和实验室数据指标也有相类似的表现。例如,病人有咳嗽、胸痛表现,据此作 X 线检查,提示有肺内阴影,而诊断为结核;这种仅凭肺内阴影就诊断为结核的做法,便可以使原发性早期支气管肺癌发生漏诊。又如肝脏肿大、腹水是肝硬化的特征表现,但是缩窄性心包炎也有肝脏肿大和腹水表现。在实验室检验的项目中,血清谷丙转氨酶升高被看做是肝细胞损害的标志,但是在心肌梗死、肾栓塞、肌肉萎缩等病变时,也可以出现谷丙转氨酶升高现象。相反,在急性重症肝炎引起急性肝萎缩时,又可以出现谷丙转氨酶降低的现象。如果医生不能认真地分析和区别诸多的类似现象,并透过现象看到本质,就会导致误诊。

六、真假表现的交叉和互相掩盖

在疾病的发展变化过程中.会出现各种各样的临床表现,有时真假表现互相交叉,互相掩盖,如不认真分辨真伪,会使思维陷于茫然,结果导致误诊。如急性胃穿孔,开始时先出现转移性右下腹痛,这与急性阑尾炎难以分辨;急性阑尾炎发生穿孔时,又可反射性地出现上腹部疼痛,会误诊为急性胃炎、胃穿孔。输尿管结石可以反射性地引起恶心、呕吐,会将其误诊为急性胃肠炎或其他消化系统疾病。又如急性盆腔炎,如果炎症由子宫直肠凹波及直肠,会出现黏液性血便和里急后重,其表现极似痢疾。肺炎出现酸中毒时,其呼吸改变的症状可被已有的呼吸困难所掩盖。中毒性痢疾、休克性肺炎,会因全身中毒症状严重,有效循环血量减少,致血压下降、末梢循环障碍而掩盖其本身的特征性表现。临床上有些肝脏病人,肝细胞已有相当程度的损害,但是由于机体的代偿作用,化验肝功能时还可以表现为正常或基本正常。急性下壁心肌梗死早期常常发生上吐下泻的临床表现,最容易误诊的疾病是急性胃肠炎。如果医生们不能把这些真假现象区别开来,被某种或一时的表现所迷惑,就会把诊断引入歧途。

七、表现互相矛盾

当我们把某一病人的多种临床表现收集起来进行分析并拟定诊断时,或已经拟诊了又出现新的症状表现时,常会发现病人开始的表现与新发生的表现相矛盾,如果不能正确对待这种矛盾的现象,也会成为误诊的原因。例如胆囊炎、胆石症病人,因为没有出现黄疸而放弃了胆囊炎、胆石症的诊断。胃肠道穿孔病人,在作 X 线检查时未发现腹腔游离气体,而否定了穿孔的诊断;实际上并非没有穿孔,而是与穿孔的位置、大小及就诊的时机有关。壶腹癌病人早期误诊的重要原因之一就是过于强调有无阻塞性黄疸,实际上文献中以黄疸作为初发症状的仅占胰头癌病人的15%～20%,因为肿瘤在缓慢的生长过程中,胆管可以通过代偿机能来逐渐适应,而不出现阻塞症状。文献中还有报告无黄疸的胰头癌病变,并且认为黄疸只有在胆管内压超过肝分泌压,致胆红素逆行入血时才能出现。在肿瘤不断生长、胆管受阻逐渐加重的同时,胆管本身也在逐渐地扩张,以适应其内压的增加,胆管内压在一定时期维持在肝分泌压以下,而不出现黄疸。因此,由于各种复杂的因素,对病人所出现的互相矛盾的临床征象,应作具体分析。

第四节　体　征

体征是指医生在检查病人时所发现的异常变化。与"症状"有别,"症状"是病人自己向医生陈述(或是别人代述)的痛苦感受,而"体征"是医生给病人检查时发现的具有诊断意义的征候。准确、完整、系统的体征是临床诊断的客观依据,而失实的、不全面的、变异的体征可以成为误诊的原因。

一、体征缺失

病人有症状,有一定的发病过程,但是经过认真的体格检查,未发现有诊断意义的体征,与病史主诉不符,使诊断难以确立。这种确实无体征的情况,有不同原因。或许是由于疾病处于发展过程中,病理损害尚未到出现体征的时间;或许是由于某些疾病处于早期,病人虽然出现了临床表现,但由于机体的代偿作用,组织器官尚未表现异常变化。对这种情况需要继续观察或反复检查。如果未发现体征而急于确立诊断,可能会造成误诊。还有一些神经官能症患者,主诉虽然很多,但确实查不出有意义的体征,临床上对这类病人也常强调要在充分排除器质性病变的情况下再做功能性疾病的诊断,原因也是为了避免误诊。

二、体征遗漏

病人本来有阳性体征,但是由于检查不细,未作系统的、全面的检查,而未能发现。

造成体征遗漏的原因主要是医生的思维受约于病人主诉的引导。如对以恶心、呕吐等消化道症状为主诉的就诊者,则只检查腹部,而忽略了颅内占位性病变同样能引起恶心、呕吐,而导致误诊。对以头痛为主诉的就诊者,只检查了神经系统,因未发现占位性体征和病理反射而作罢,没有进一步作眼科、耳鼻喉科检查,结果使屈光不正、青光眼、鼻咽癌或上颌窦癌等病漏诊。这些都是临床上常见的现象。例如:某患者,男性,20岁,因阴囊溃破感染出现全身中毒症状而就诊。但接诊的是一位青年女医生。病人羞于讲明真正的病因,只诉说发热及全身不适。医生根据主诉只作了一般体检,未发现阳性体征,胸部X线透视阴性,但化验白细胞计数较高,乃嘱病人服用消炎药,观察体温变化。一周后病人复诊,诉说体温持续不退,医生在作全面体检时发现腹股沟淋巴结肿大、有压痛,仔细追问病史,病人才说出阴囊有"疖肿",检查发现局部有 2 cm×2 cm 的溃疡,已化脓破溃,而这正是病因所在。

体征遗漏的另一种情况是,确有体征存在,但是医生对此种体征缺乏认识,虽然作了全面细致的检查,但对阳性体征视而不见,结果做出了错误的诊断。

三、体征隐匿

病人有体征,但是不甚明显,不足以引起医生重视,或者医生对这些微小疾病的变化缺乏经验,将其看做是无关紧要的体征。譬如脑转移癌,临床上并不少见,其发生率国内报道占颅内肿瘤的 5%～8%,国外报道为 3.3%～21.2%,由于原发肿瘤隐匿,不易被发现,转移癌又生长快,起病急,症状不典型,常误诊为非肿瘤性疾病。

例如:患者,女性,40 岁。因头痛、呕吐 2 个月就诊,经检查眼底视盘水肿,有水平性眼震,左上肢共济运动差,脑室造影显示后颅窝占位性病变,手术中病理证实小脑半球甲状腺转移癌,术后再次检查甲状腺,仅见甲状腺内有一蚕豆大小的小结。

临床上一些皮肤黑色素痣恶变,在发生肺、脑转移时,常在手术后经病理诊断才发现原发病灶。其实,在全身体格检查时,并不是没有见到有关的体征,而是对某些隐匿的不明显的体征未给予应有的重视。

四、体征不典型

在诊断学中,对各种疾病的典型体征大都作了较详细的介绍,临床上许多疾病的典型体征已被医生所熟知,所以一旦发现了具有诊断意义的典型体征时,诊断很快可以确立。但是,如果遇到不典型的体征,就难以诊断。实际上,临床上的非典型体征是大量的。体征不典型,不仅有病人之间的个体差异,如抵抗力的高低,对致病因素耐受性的强弱等;还有疾病本身的原因,如在疾病的早期,典型体征尚未出现,或者有多种疾病同时存在,同一种疾病发生了多个器官的损害等,都可以出现非典型的体征变化。另外,同样一种疾病,由于其病理演变过程的不同,也可以呈现出不同的表现类型,使体征与基本病变不相一致,所以体征不典型在误诊的诸因素中占有十分重要的地位。

五、满足已有体征

医生在进行体格检查时,一旦发现了某些典型体征能够与病人的主诉相吻合,或能够用这一体征来解释已有的症状时,就满足起来,不再继续深究,这也是常见的误诊原因。这是因为某一个体征可能是几种疾病的共同表现,它可能是原发病的表现形式,也可能是其并发病的表现,如果是后者,就必然会将原发病遗漏,造成误诊。这种情况在临床上并不少见。

如某一青年男性,因左耳闷胀感、疼痛、听力下降5天就诊,病前有感冒病史,检查左鼓膜充血,鼓室有积液,测听力显示轻度传导性耳聋,诊断为分泌性中耳炎。经抗感染治疗,抽出鼓室积液,病人自觉症状消失,听力恢复正常。出院后2周,病人再次就诊,诉上述症状重新出现。这时检查鼻咽部发现有占位性病变,取活检诊断为恶性淋巴瘤。

临床上直肠癌的误诊率较高,分析其原因,并不是直肠癌的诊断有什么困难,而主要是满足于已有的体征。例如病人诉大便带血,经检查发现有痔疮,便给予坐浴或止血药物;病人诉近几个月常有稀便、黏液便,化验大便发现有脓细胞,便诊断为慢性肠炎,给予消炎止泻剂;病人诉便后下坠感,大便有时有脓血,经大便化验发现志贺菌,便诊断为慢性痢疾。分析误诊原因,大多数是因为满足于已有体征所造成。

第五节　临床用药

药物治疗是临床上主要的治疗手段之一。药物固然可以医治疾病,然而在用药过程中,如果不能正确地发挥药物的治疗作用,或者对药物的毒副作用缺乏充分认识,它又可以成为误诊的原因。主要表现在如下几个方面。

一、掩盖疾病的症状

临床上对急腹症病人在诊断未明确的情况下禁用哌替啶、吗啡等镇痛作用较强的药物;对发热病人在发热原因未明确以前,慎用激素类药物降温,其目的就是为了避免药物作用掩盖疾病的症状,给诊断造成困难。虽然这些做法已经成为临床上的常规要求,但是因为用药不当,掩盖了疾病的本来面目而造成误诊者仍然十分常见,这与医生的知识水平和当时的用药目的性有关。如急性腹痛病人,在诊断未明确之前的观察过程中,是禁用强有力镇痛药的,但是有的病人由于个体差异,表现出一些非典型的症状,经治医生根据这些非典型症状认为诊断已经明确,做出了相应诊断,并使用了某些镇痛药,用后疾病的典型症状被掩盖;或者医生放松了对疾病认真观察,结果在原来错误认识的基础上进一步错上加错,甚至造成了不良的后果,然而医生在当时是不自觉的。

应用禁用药物的另一个原因是为了缓解当时的紧急情况。如一个全身有多处创伤的病人,在现场急救时,为了减轻病人的创伤性疼痛,使之处于安静状态,使用了哌替啶。但是如果病人同时还伴有腹腔脏器复合伤,而复合伤未能得到及时诊断,则它的症状体征就会因镇痛剂的作用被掩盖,结果延误了诊断。还有的是转院前为了稳定病情而使用了某些药物,但转院后病人和其亲属未能及时向新接诊的医生交代,有时虽然疾病的诊断已经确立,但是由于药物的作用,掩盖了应有的症状,会给人以假象,使医生对病情预计不足,采取治疗措施不力,导致不良后果。

例如:女婴,2岁。因突然咳嗽声嘶,吸气时喘鸣,在县医院诊断为急性喉炎,应用氯丙嗪后紧急转院。转院后,患儿家长担心医院会因病情重而拒收,故隐瞒了在县医院诊治的病史。18时入院时,婴儿一般情况好,呼吸平稳,偶有轻咳,白细胞计数正常,胸部X线检查正常,诊断为上呼吸道感染、急性喉炎,收住院治疗。经治医生和上级医生根据以上情况分析患儿症状较轻,辅助检查又未发现异常,认为感染的可能性大,给予一般抗病毒抗感染治疗。次日凌晨,入院7小时,患儿出现吸气性呼吸困难,咳声钝如吼叫,立即在对症治疗的同时准备气管切开。在气管切开将结束时,患儿突然呼吸、心跳停止,经抢救无效死亡。事后患儿家长才提供了入院前在外院曾应用氯丙嗪的病史,但为时已晚。

因药物掩盖症状还可以发生在治疗目的以外。一些特殊的疾病个体,有时更难以被觉察。例如:患者,男性,24岁。因双下肢水肿二个月入院,诊断为慢性肾病(高血压型)住院。住院后除其他药物外,给东莨菪碱0.3 mg静脉注射,每6小时一次。一周后病人自述腹痛,伴恶心、呕吐,呕吐物为胃内容物,未排便排气,X线腹部平片未见液平面。外科会诊除外肠梗阻,用阿托品0.5 mg止痛,8小时后腹痛继续加重,低热,白细胞$33 \times 10^9/L$,中性0.95,腹平软,下腹部压痛、反跳痛,肠鸣音存在。48小时内经外科主任三次会诊,最后剖腹探查,发现距回盲部15 cm处小肠松弛呈团状坠入盆腔,呈逆时针方向旋转近180°。此段小肠坏死,其他未发现任何病理性原因。事后讨论认为平滑肌松弛系东莨菪碱所致,又因东莨菪碱有止痛作用,故而腹痛症状始终不明显而未及时确诊。

二、改变疾病的典型表现

疾病的典型表现常被看做是诊断的依据,而药物的治疗作用和非正规的用药却可以改变疾病的某些典型表现。在临床工作中如果不能及时考虑到药物的因素,就可能成为误诊的原因。

例如镇痛剂可以改变疼痛的性质和程度,抗菌药和解热药可以改变发热的热型,使本来典型的体征变得不典型。在疾病的早期,非正规地使用某些药物,可以使疾病的发展演变偏离其原有的规律,给诊断增加困难。如果是由一个医生系统地治疗或者占有详细的病史记载资料,经过分析,还可能及时考虑到药物的因素而减少或避免误诊;但是如果是其他医生用的药或者病人自己用的药,又未向经治医生提供用药的病史,这就必然会增加诊断的复杂性。

药物对疾病典型症状体征的影响,对具体的病人是这样,对疾病的整个发展过程也是这样。所以要求医生要不断地学习和熟知药物的治疗作用和副作用,在治疗工作中随时注意药物对疾病的影响,警惕疾病的典型症状体征会因为用药而改变。实际上在临床工作中经常可以看到一些疾病因为使用药物而改变了原有典型表现的情况。

比如,抗结核药物的广泛应用,使近年来急性空洞性肺结核患者在减少,而一些反应性结核病例却在增加,而反应性结核无论在临床表现和疾病类型上,都与以往一般的急性空洞性结核不同。抗菌药的广泛应用,使许多炎症性疾病的临床表现发生了改变,出现了一些非典型的炎症过程,这是因为药物可以改变病原微生物对机体的致病性,微生物又会对药物产生耐药性,而机体又会对药物产生某些免疫作用。如果医生采用的诊断标准和诊断思维方法总是维持在原来的水平上,就会因为强调病人缺乏典型表现而导致误诊。

再比如,经常有肾周围脓肿、肝脓肿被误诊为肾肿瘤和肝癌的情况发生,一个主要的原因就是前两种疾病已缺少了以往脓肿的特殊表现,表现为炎症中毒反应较轻,局部疼痛、发热,白细胞计数增高等症状也不明显,而这些症状体征在过去都是肾周围脓肿和肝脓肿重要的诊断依据。

过去诊断学上所记载的大叶性肺炎,以寒战、高热、胸痛、咳嗽、咳铁锈色痰、肺大叶实变征及X线大片状致密阴影等为典型表现,依据这些特点,刚出学校的青年医师也会轻易地依据主要症状体征做出诊断。但是,目前大叶性肺炎的表现与过去大不一样,病变范围比过去局限,胸痛表现轻,侵犯整个肺大叶者已极少见,临床上多表现为局灶性肺实变征,X线检查呈小片状阴影。过去的典型表现如今很少见到,但过去的非典型表现却成了今天的主要特征。随着大叶性肺炎发病人数的减少,又出现了一些新的类型,如休克性肺炎。它不但来势凶猛,变化快,而且症状体征也缺乏特有的典型规律,很容易导致误诊。上述这些疾病典型体征的变化,虽然与人们的生活环境变化有关,但是抗菌药的广泛应用也是重要原因。

三、并发新的疾病

有些药物具有毒性作用和副作用,在用药过程中,对药物毒副作用比较敏感的病人,会在原有疾病的基础上并发新的疾病。有时原有疾病未愈,而因为药物毒副作用并发的疾病已经发生,会出现一些复杂的疾病表现,导致医生对已确立的诊断迷惑不解,怀疑原来的诊断,或者对疾病的发展做出错误的推测。这时如果不能及时地认识到药物的作用,就可能出现误诊,使疾病复杂化。市场上新药更迭频繁,当一些新药用于临床时,医生对其毒副作用往往并不能完全认识,对用药的剂量和用药对象的个体差异很难把握,常常需要经过一段实际应用观察,待毒副作用出现后才能认识。有些病人应用新药后已经出现了严重的后果,但医生尚没有发现是药物的毒副作用所致。

例如:患者,女性,26岁。因不明原因发热2天住本单位职工医院。体温38～39℃,诊断为发热待查、上呼吸道感染,给静脉输入庆大霉素,每日36万U。4天后,体温下降至36～38℃,但患者出现频繁的恶心、呕吐,且越来越重,致电解质紊乱,低血钾,拟诊为结核性脑膜炎、散发性脑炎,并作一系列检查,后因病情日趋加重而转院。转院后经治医生认真地追问病史,得知曾用庆大霉素治疗,临床检查除因呕吐引起电解质紊乱外,未发现其他异常,立即停用一切抗生素,在纠正电解质紊乱的同时给予镇静、止吐、解毒等药物,病情得到缓解。经检查,前庭功能丧失,听力下降,头晕逐渐好转(代偿性),最后诊断为药物性眩晕、庆大霉素中毒反应。

本例病人因发热用药后病情出现复杂变化,但是由于经治医生未能及时认识到是药物的毒副作用,使认识陷入歧途,导致了误诊。类似这种情况,临床上经常见到,特别是庆大霉素最初在临床上广泛应用,而医生对其毒性没有充分认识的情况下更为普遍。

随着临床上不断应用新的药物及新的药物剂型,因药物毒副作用引起的疾病也必然增加,这就要求临床医生要不断地去观察和认识药物的作用,及时发现因其毒副作用而引起的新的疾病。

由于药物作用引起的疾病之所以复杂、不容易被发现,是因为许多新药在初用于临床时,医生往往只注意到它的有效作用,而很少注意它的毒副作用,直到在临床上迅速推广并应用一段时间后,毒副作用出现了,才逐步被重视。

第六章
医生误诊的思维原因

误诊的原因虽然是多方面的,但是就医生自身而言,最重要的是思维方法上的偏差。本书对百万例误诊病例的分析发现,由于医生思维方法不当引起的误诊占 60％以上。因此,加强医生临床思维方法的训练,及时纠正或克服错误的思维倾向,是减少和避免误诊的重要途径。这里重点介绍常见的容易发生误诊的思维倾向。

第一节　固守局部

现代医学为了使医生能够更深刻地认识机体生理病理变化的本质,集中精力去考察机体的某个方面或某一系统疾病的特殊规律,更准确熟练地认识各系统的疾病,在临床上逐步分离出许多独立的专业科系,把本来是相互联系的整体,在诊治疾病时暂时地分割成彼此相对独立的专科.并且有越分越细的趋势。临床各专科的形成与发展,一方面便于医生从专科的局部去把握疾病的性质和规律,有利于集中精力不断地对一定范围内的疾病进行研究,加深对疾病本质的认识,这不仅对疾病的诊断和治疗有利,也是医学发展所必需的;但是,另一方面,医生长期分割孤立地研究某一系统的疾病,每天所接触的全是自己比较熟悉的专科疾病,则容易在认识疾病的方法上形成一种惯性,即比较重视局部,而忽视整体及机体各系统之间的相互联系。当医生接触到具体病人时,特别是病人具有自己专科疾病的症状和体征时,医生就很容易把自己的思维局限于专科局部,并顽强地固守之,表现为习惯于用局部的变化去解释所面临的疾病现象,形成顾局部失整体的思维倾向。我们把这种思维倾向简称为固守局部。这种思维倾向一旦形成,就会成为正确认识疾病的障碍,成为误诊的重要原因之一。

实际上,临床上无论分离出多少个独立的专科,各个专科在诊断和治疗疾病时也都无法脱离与机体的整体联系,因为机体是由各个专科所分管的组织器官和系统组成的整体,各个组织器官和系统之间既独立,又统一,彼此之间互相作用、互相依存,共同完成机体的生命活动。机体的每一个微小的生命活动,无论是整体的,局部的,生理的,还是病理的,都不是孤立的现象,而是互相联系不可分割的;全身的疾病可以在某一局部出现突出的症状体征,局部的疾病又可以引起全身性的病理反应。因此,如果医生的思维过多地注意到局部而忽略了整体,就必然容易导致误诊。

例如:患儿,男性,12 岁。7 年前(当时 5 岁)右手持筷玩耍时不慎跌倒,筷子刺入右侧鼻腔,当时鼻腔曾流血,当地医院对症处理后,鼻腔流血停止。此后右侧鼻腔经常有少量清水样"鼻涕"流出,以后每因感冒则出现发热、头痛、恶心、呕吐等急性脑膜炎症状。7 年中反复住院治疗 9 次,均诊断为脑膜炎,给予抗菌药治疗。在一次游泳后出现高热(体温达 40℃)、头痛、恶心,并有喷射状呕吐、抽搐、颈强直,到某市级医院就诊。患儿家属向接诊医生详细提供了上述外伤、脑膜炎反复发作及住院治疗的病史,但接诊医生未予注意,认为"伤后已 5 年余,与脑膜炎关系不大",仍然给予抗感染治疗,35 天痊愈出院。此后患儿因鼻塞、流清涕,伴头痛,在某县级医院就诊于耳鼻咽喉科,发现右侧鼻腔有灰白色新生物,诊断为"鼻息肉",并在表面麻醉下行"鼻息肉"切除术。当晚患儿出现高热、恶心、呕吐等严重颅内再感染症状,经住院用大量抗菌药治疗 41 天,症状缓解。最后患儿就诊于某市级医院,经检查全身一般情况尚好,神态清楚,心、肺、肝、脾无异常,神经系统无病理反射,右侧鼻腔黏膜呈淡红色,中下鼻甲不大,嗅裂处可见淡红色条索状新生物,质软,局部放置麻黄碱棉片无明显收缩,头前倾 15°时,右侧鼻腔有透明液体流出,化验符合脑脊液成分,X 线片显示右侧筛板处有一约 0.5 cm 的骨质缺损区,诊断为外伤性脑脊液鼻漏、脑膜膨出。经神经外科手术修复后痊愈出院。

本例患者先后经过数家医院十几名医生的诊断、治疗,但是就诊于内科时,内科医生只顾抗感染,而不分析感染发生的原因;感染反复发生,多次住院治疗,仍未引起医生的注意,始终未发现颅内反复感染的原因。就诊于耳鼻喉科时,耳鼻喉科医生只顾局部,而不与外伤后清水样"鼻涕"及脑膜炎症状反复出现相联系,仓促施行"鼻息肉"摘除术,使病人几乎丧生。分析以上情况可见,导致误诊的原因与其说是病情复杂,经治医生经验不足,不如说是医生思维方法的局限性,是典型的固守局部,忽略整体的结果。

再如某女性患者,因会阴疾病行激光治疗,10 天后病人感觉到局部出现奇臭,并感周身不适,到妇科求治,并提供了有关的病史,但未得到有效的处理。一周后患者感觉张口困难,到第二家医院就诊,先到耳鼻咽喉科检查,无异常发现,后转到口腔科,口腔科以张口困难,无法作口腔内检查为由,未作详细检查。后来患者到中医院求治,经用针灸治疗,仍无效,于是又到第四家医院求治。在该院先后经内科、神经科、鼻科、口腔科检查,均结论为"未发现本科疾病"。病人只好再求治于第五家医院,经内科、妇科检查,未得出正确诊断。这时病情进一步恶化,患者又回到原来第一次就诊的医院。此时患者牙关紧闭,颈项强直,角弓反张,传染科医生会诊确诊为破伤风。由于拖延过久,医治无效死亡。

本例先后曾就诊于 6 家医院,几乎所有的专科都作了会诊,但都没有确诊。患者的疾病本身固然有一定的复杂性,早期症状也不典型,但是破伤风这种疾病在临床上并非罕见,临床各专科医生对此病也都有所了解,只要认真了解病史,再结合其典型的症状体征进行分析,做出正确的诊断并不困难。之所以屡屡误诊,主要原因是在思维方法上,亦即每个接诊的医生都未能跳出自己的专科局部。可见临床医生从事专科的时间越长,往往就越容易忽视整体而固守局部,在诊断上发生顾此失彼的现象。尤其当非本专科疾病出现了本专科疾病的症状体征时,就更容易发生误诊。

第二节　拘泥于现象

事物的现象在很大程度上反映着事物的本质。医生在认识疾病的过程中,往往可以通过对疾病现象的分析研究而捕捉到其本质。因此,在获得了某些方面的经验体会之后,当再次遇到同类现象时,就会不自觉地重复过去的经验体会,满足于已知的现象,不再进行深入的研究,从而形成一种拘泥于现象的思维倾向。但是有时现象并不一定代表本质,如果医生所遇到的疾病现象并不代表其本质,而医生的思维仍然拘泥于现象时,那么就很容易出现误诊。

临床上任何疾病都要通过一定的现象表现出来。医生在诊断疾病时,最先感知到的就是疾病的现象,如病人诉说的恶心、呕吐、头痛、头昏等症状,体温、脉搏、血压及其他指标变化了的体征,都是疾病的现象。但是,在诊断疾病时,绝不是说发现了疾病的现象就可以确立诊断了。因为现象是事物的外部联系和表面特征,是本质的外部表现。现象虽然是本质的反映,但它又不等同于本质。本质是相对稳定的,而现象则是流动的、容易发生变化的。现象露于外,容易被人们感觉到,而本质藏于内,需要经过分析、研究、判断等思维过程才能把握住。本质是同类现象中的一般的、共同的东西,现象只是本质的某一方面的具体表现形式。另外,现象中还有假象的问题。假象也是一种现象,它是本质在特殊条件下的一种反面表现,是由本质派生出来的自身的对立物。在疾病的发生发展过程中,许多本质不同的疾病,可以出现共同的疾病现象,而相同的疾病由于一些复杂因素的影响,又可以出现不同的现象或者假象。因此,在临床工作中,医生虽然需要透过大量的疾病现象来认识疾病的本质,但是又不能把自己的认识仅仅停留在现象上而不去进一步地深究。现象是很肤浅的表现,只是医生认识疾病本质的起点和线索,只有透过表面的现象,进一步地深入探究,才能认识到疾病的本质;假若仅仅凭借现象就做出诊断,结果往往会导致误诊。另外,对于具体的疾病来说,在其发生、发展的过程中,会依据变化的时间和程度而表现出不同的现象(如病变的早期和晚期就可能出现截然不同的表现),因此,对于现象的认识还需要作动态的观察,要不断地发现新的、变化了的现象,并将这些因素收集纳入思维活动中去,才能获得正确的结论。

以结肠癌为例,本书收集结肠癌病例总数近2万例,误诊率高达45%。分析其误诊的原因,并不是由于疾病本身复杂,也不是由于检查确诊有什么困难,主要的是因为医生满足于已知的症状、体征,未能作及时的深入的研究。临床上结肠癌以腹泻黏液样便、便血、排便不畅、里急后重等为主要表现,这些表现与慢性肠炎、细菌性痢疾、胃肠功能紊乱的症状有共同之处。当出现上述症状时,患者本人,特别是经治医生,都容易忽视结肠癌。据统计,60%的患者在就诊前其症状已持续1年之久,仅有20%的患者在出现症状之后3个月内就医,而且多数病人在确诊之前已有多次求医的历史,但医生却往往仅根据表面现象而误诊为其他疾病,这就是拘泥于现象的结果。

再以外科急腹症为例,外科急腹症的病因及病理变化涉及腹腔脏器的炎症、梗阻、出血穿孔、循环障碍、损伤等不同的病理变化,病理损害的程度、治疗方法及预后截然不同,但是临床上所表现出来的疾病现象却是基本相同的,主要表现为起病急、腹痛及胃肠道症状,但是如果不能对其临床症状体征进行深入的分析,就很难明确地认识疾病的本质。据文献分析,在急腹症误诊的诸多原因中,对症状体征分析不够者占65%,病人的症状体征不典型者占8%。实际上都是由于对疾病的现象未能深究所造成的。

第三节　迷信仪器检测

随着科学技术的迅速发展,各种现代化的检查诊断仪器如X线、心电图、脑电图、超声、CT、磁共振等不断涌现,并在临床工作中广泛应用;加之各种检测方法的日益精密化,既可以显示疾病变化的形态特征,又可以提供疾病变化的定量指标,这些都为医生深入了解疾病本质,获得早期的正确诊断提供更为有用的客观资料。因为运用这些现代化的检查仪器和检测方法,可以弥补医生感官的局限性,使得通常用肉眼无法观察到的现象或分辨不清的病变,能够清楚地展现在医生眼前,从而大大地丰富和增强了医生的认知能力。但是,在运用检查仪器和检测方法的同时,应当清醒地看到,仪器和检测方法只能起到辅助作用,决不能代替一切,不能片面地夸大仪器和检测方法的作用,更不能迷信仪器和检测方法。目前临床上已出现了一种过分依赖仪器和检测方法的趋势,而且现代化的仪器和检测方法越多,这种迷信似乎越加明显。这也是产生误诊的思维原因之一。

应当认识到,任何现代化的仪器和现代化的检测方法,都只是医生观察器官的延伸,它不可能,也无法取代大脑的思维。各种仪器和检测方法所得出的结果都只是相对的,而不是绝对的。即使是具有同样功能的仪器或检测方法,它所得出的结果也不会完全一样,因为它受制于操作者的技术状况和操作方法,以及试剂的纯度、样本采取的时间及病人个体特点等因素的影响,检查者的知识、理论水平、思维方法和所遵循的检验标准也会直接影响所得的结果。

其次，各种影像检查如 X 线、超声、CT 等所提供的，是机体组织器官特定时间内变化的间接形态特征，而不同的病理现象在形态方面可能有许多共同或相似之处。如 X 线下的肺癌、结核球及其他炎性包块，在形态上就有许多相似之处；B 超对肝内胆管结石的诊断率约 80%，对胆总管结石的诊断率仅 60% 左右。因此，医生在面对各种检查结果时，还必须凭借有关理论、经验，并结合病史进行综合分析研究，才能得出与疾病实际相符的结论。对各种实验室的理化检查结果也是如此，虽然这些检测方法能够提供一些客观的定量指标，但是有些化验项目的结果并不是完全特异性的，而是许多疾病的共同征象。就拿血清谷丙转氨酶的活性来说，在肝炎、心肌炎、心肌梗死、胰腺炎、胆管疾病等情况下，都可以表现为活性升高。因此，面对异常的化验结果，医生仍需要根据不同的病史、症状、体征进行全面分析，这样方能获得正确的诊断；如果仅凭一两项检查结果即贸然定论，就难免要发生误诊。

另外，任何辅助检查的结果都有一定数量的假阳性与假阴性，这是仪器本身功能的限制、病变的性质及其范围、检查的时机和病人个体的差异等因素所决定的。如肝癌患者甲胎蛋白检查结果大多数是阳性，但在某些胆管细胞型肝癌患者却可以出现阴性结果。病理检查的结果通常被看做是最准确的，甚至被称为"临床诊断的法官"，但是它同样受到取材部位、取材时是否挤压及挤压的程度、病灶的大小、病科医生的技术水平和诊断标准等诸多因素的影响。同一个病人病理切片，在不同的时间或由不同的医生观察，也会得出不同的诊断结论。例如有人报告 1 例上颌窦纤维肉瘤患者，在 1 年之内曾先后在 4 家县级以上医院就诊，先后 7 次做病理检查，但是结果各异，7 次诊断结果分别为：① 右上颌窦先天性囊肿；② 肉芽瘢痕组织，伴有坏死与化脓；③ 慢性炎症改变；④ 慢性炎症、坏死肉芽组织；⑤ 炎性假瘤；⑥ 复发性纤维瘤伴有恶变及溃疡形成；⑦ 纤维肉瘤伴慢性炎症。由此可见，细胞学检查的结果也不是绝对的。

临床上有不少病人，虽然应用了多种辅助检查，但仍然发生了误诊。如一病人因右上腹包块压痛明显就诊，开始作肝超声检查，提示肝癌波形；后因甲胎蛋白检查结果阴性，局部又出现波动感，乃行肝穿刺，并抽出了脓液；脓液经细菌培养，有金黄色葡萄球菌生长，于是修改原肝癌的诊断，诊断为肝脓肿；按肝脓肿的诊断进行抗感染治疗，效果不显著，又行手术治疗；手术中发现脓肿并不在肝，而是腹壁深层脓肿。再如一名男性患者，有胃病史 10 余年，近来疼痛加重，在一家医院连续门诊 17 次，在不到两个月时间内先后接受了胃肠道造影、乙状结肠镜、纤维胃镜等多种检查，诊断为十二指肠球部溃疡、胃窦部浅表性胃炎，未见恶性病变。但是在第 17 次就诊时，患者告诉医生自己在上腹部可以摸到肿块，这时医生才进行腹部触诊检查，最后确诊为胃癌广泛转移。因此，任何仪器和检测手段所提供的结果都不是绝对的，它虽能为医生提供有力的诊断依据，但不能代替医生对病史的调查分析、观察和体检，更不能代替其临床思维。过分地依赖甚至迷信仪器和检测方法的作用，很可能导致误诊。

第四节　一成不变

一成不变是指医生一旦根据病史主诉及症状体征对某种疾病形成了初步的诊断（拟诊）后，在观念上即固守不变。在分析症状和体征时则围绕着初步诊断，在选择辅助检查项目时也服从于初步诊断，对自己的初诊意见坚信不疑，即使发现病情有了新的变化，仍不愿意修正已有的诊断。这种一成不变的思维方法，也是酿成误诊的一个原因。

任何疾病都是在不断发展变化的。要正确掌握各个具体疾病的本质及变化规律，就必须用动态的、发展的观点来认识疾病的表现。在诊断过程中，我们总是强调既要详细地回顾既往的病史，又要认真全面地观察现有的症状体征,还要前瞻性地追踪观察病情的动态,以发现新的变化,因为这是获得正确诊断的原则。在临床上,对任何疾病都不能满足于某一阶段的几个典型表现,而要认真地去观察疾病的全过程。就每个具体病人来说,即使已经确立了诊断,进入了治疗过程,医生也不应当放弃诊断思维,因为疾病是在不断变化的,而诊断和治疗也必须相应地变化。那种诊断(或拟诊)一旦形成就固守不变的思维方法,实质上是认识事物的一种机械的、固定静止的思维方法,是不符合疾病本身在不断地发展变化这一规律的。

临床上许多疾病的典型表现,并不是表现在疾病的全过程,而只是表现在疾病发展过程中的某一个阶段上。而有些典型体征是转瞬即逝的。所以,观察或分析一个疾病,需要坚持全面的、系统的、动态的观点,而不能采取片面的、一时的、静止的观点。例如麻疹病人,在潜伏期和发病的早期,由于尚未出现皮疹,医生所观察到的只有发热、流涕等呼吸道感染症状,依据这些表现只能拟诊为上呼吸道感染;急性阑尾炎,在早期以上腹部或脐周疼痛不适、恶心、呕吐为主要表现,转移性右下腹痛的典型表现常在数小时后出现,因此在发病早期常诊断为急性胃炎。如果仅根据早期的症状体征即确立诊断而且就此满足起来固守不变,不再继续追踪观察,就会造成误诊。医生对许多疾病常常是根据其特征性的症状体征而形成初诊印象的,但是由于个体的差异性和疾病的复杂性,在不同的病人身上又可出现不同的表现。这也要求医生在考虑疾病的诊断时不能采取静止不变的观点。例如急性心肌梗死,有些病人可以表现为短暂的阵发性上腹痛,类似胃痉挛发作,而胸闷、心前区不适却表现得并不明显。所以,无论是在诊断确立之前或确立之后,医生均需保持清醒的头脑,要时刻注意前瞻性的追踪观察,发现与原诊断不符的变化时即随时修订诊断。即使是正确的诊断已经确立,在治疗过程中疾病本身仍然可能出现新的变化,包括所用药物的毒副反应,有了变化就要及时发现,及时补充新的诊断,并采取有效的治疗措施。

一般来说,疾病现象是疾病变化的外在表现,各种症状、体征及实验室检查获得的结果同疾病的本质是一致的。因为本质存在于各种现象之中,它不可能离开现象而单独存在,所以医生根据某些现象去捕捉本质并确立诊断是正确的。例如一例老年患者,有长期高血压病史,因情绪激动突然出现偏瘫、失语、昏迷,查脑脊液为血性,脑脊液压力亦增高,于是可以立即做出脑出血的诊断。但是临床上还有另外一种情况,即同样是老年患者,有类似的病史,仅表现为偏瘫,言语略为含混不清,但意识清楚,甚至脑脊液也是清亮的。这些现象就与脑出血的本质明显地不一致。如果再诊断为脑出血,似乎根据就不充分。但是,经手术证实,此例老年患者为内囊外侧型脑出血。由此可见,现象虽然是本质的反映,但又不能完全代表本质。它所反映的仅是本质的某些侧面。因此,医生在诊断疾病时,也不能仅根据疾病的某些特征,用固定的模式去套用所有的疾病,而应当针对具体病人的具体情况作具体分析。

随着人们的生活条件和自然、社会环境的变化,疾病的表现形式及反映程度也在不断地变化。过去某些疾病的典型表现逐步变得不典型;而过去一些被认为是少见的、非典型的体征,如今可能会成为常见的、大量的典型表现。这些疾病规律的变化也告诉我们,在诊断疾病时,一方面对某种疾病的某一具体的诊断不能一成不变,需要不断地进行动态的观察和思考,当发现新的诊断线索时,就应及时修正和补充已有的诊断;另一方面,不能把某种疾病的诊断概念固定化,必须在临床实践中不断发现新的情况,及时总结经验教训,对过去的诊断概念作新的正确的概括,确立新的概念,舍弃旧的概念,用发展的而不是固定的观点,从各种疾病的病理生理的复杂演变中去把握认识疾病的本质,这样才能不断减少误诊的发生,不断提高诊断和治疗的水平。

第五节　思维定势

"定势"是一个心理学上的概念,也称"思维定势"或"心向"。是指人们在认识事物时由一定的心理活动所形成的某种准备状态,影响或决定同类的后继心理活动的趋势或形成的现象。它可以使人们按照一种固定了的倾向去反映现实,从而表现出心理活动的趋向性和专注性。

在临床工作中,由于经常接触和处理某些疾病而积累了某些经验体会以后,当再次遇到同类的或相似的疾病现象时,就会自觉不自觉地重复以前曾多次感知过的刺激模式,使思路处于对一定活动的准备状态。这种准备状态容易使医生在遇到具体病人时,把自己的思路束缚在以往熟悉的狭小范围内,阻碍诊断思维的开拓,往往轻易地去重复过去经验的老路,而对一些自己比较生疏的疾病现象视而不见,从而导致误诊。

定势,作为一种思维倾向,形成的原因是多方面的。首先是反复接触某种相同的疾病现象,用同样的诊断和处理方法获得了成功,这种情形出现的次数越多,在大脑中的印象就越深刻,也就越容易形成定势。临床上专科医生对不同的疾病现象总是喜欢从专科的角度去考虑,就是这种定势的结果。其次,还与个人所熟悉的经验理论、所崇尚的学术观点及注意力有关。青年医生比较笃信一些经典理论和诊断原则,当这些理论和原则在头脑中占据重要位置时,便可以先入为主,把一些相似的现象归入自己已经准备好的思路之中去。在平时,住院医生对门诊医生的初步诊断常常比较信从,特别是对高年资上级医生做出的初步诊断更加信从,即使发现了某些与诊断不符的现象也不愿深究,这实际上也是某种定势因素的影响。另外,在诊断过程中,定势作用表现的强弱还受其他因素的影响。如医生的虚荣心、自尊心和自以为是的个性;医生希望得到病人的尊敬,受到上级和同行的称赞,在心理上产生了强烈的维护自我尊严的动机,一旦诊断成立就不愿改变;还有些医生是为了顺从上级医生,不想否定他们的意见,当发现某些与诊断不符的现象时,宁可围绕错误的诊断转也不轻易提出同上级医生相反的意见。这些因素对定势都有加强作用。

定势,以以往的经验知觉为基础,并不知不觉地影响着当前和后续的思维活动。表现在诊断过程中,会成为误诊的思维原因。临床上许多误诊就与这种定势的思维有关,并且误诊的表现也是多种多样的。例如患者,女性,46岁。有多年的血管神经性头痛病史。其丈夫是有近20年临床经验的医生。病人每次头痛发作常有疲劳和精神因素等诱因,经对症治疗和休息后则能缓解。一天,病人在劳累后又出现头痛、头昏现象,其丈夫给测体温见不发热,遂又按以往经验给予对症治疗。但5天后病情日趋加重,出现恶心、呕吐,并逐渐昏迷。经组织会诊,诊断为结核性脑膜炎。最后终因确诊时间延迟,治疗不及时死亡。再如另一例女性患者,因与他人发生纠纷,腹部受伤住院。住院后经多次体格检查均未发现器质性病变,因患者有明显的精神症状,故诊为癔症。经过一段时间的观察治疗后趋于好转。就在将要出院时,患者突然腹痛、恶心。经治医生根据上述病史,将腹痛诊为"精神性",并认为可能与怕出院有关,未予重视。因腹痛逐渐加重,经上级医生会诊,诊断为急性阑尾炎,手术时发现阑尾已化脓穿孔。以上两例误诊都是由于思维定势造成的。定势思维一旦形成,便具有很大的约束力,不但主观上重复过去的印象,而且在已经发现某些有诊断意义的体征时也可以视而不见。如例一,其丈夫就是医生,眼见疾病日趋加重,出现了恶心、呕吐,但仍不认真分析,也不作全面系统的检查,仍把诊断停留在过去的经验之上。例二,则实际上是在精神因素的基础上,自主神经功能紊乱诱发了阑尾炎,疾病的本质已经发生了变化;但是医生对病人出现的新的症状和体征,仍用已形成的定势来解释,结果导致误诊。

第六节　主观臆断

　　主观臆断是常见误诊的思维原因之一。实际上这种思维倾向是主观主义在临床诊断过程中思维方法上的反映。具有这种思维倾向的医生,在诊断具体病人时,不是从实际出发,而是从主观愿望或某种偏见出发。在面对病人具体临床表现时,往往是只看局部,不看整体,常把事物对立统一的两个方面对立起来,而不是全面地去把握疾病变化的本质。对病人症状、体征的观察,常常是过多地注意表面现象,或把现象与本质等同起来,而不是通过对现象的分析研究去把握本质。另外,持有主观臆断思维倾向的医生往往表现为拘泥于自己狭隘的经验,沾沾自喜于一孔之见,盲目夸大自己经验的重要性,把自己有限的经验、体会套用于所有的病人,甚至用经验去代替必要的临床观察思考和理论思考。用这种思维方法去诊断疾病,必然难免发生误诊。

　　在临床诊断过程中,有一个基本的思维原则,即先常见病,后少见病,先器质性疾病,后功能性疾病,既要坚持两点论,也要坚持重点论,强调理论与实践结合,经验与具体统一。这是医生应当遵循的一般的诊断思维原则。但是有的医生,由于在长期的临床实践中已形成了某种程度的思维惯性,因而当他面临具体病人时,便常常忽略上述诊断思维原则的辩证关系,而容易只抓住某些突出的现象,过多地或不恰当地强调其对立面,忘记了统一的一面,具有某些主观随意性,或者以强调某些原则为理由,不顾客观实际情况的变化,片面地应用某种原则,导致了一种从“原则”出发的主观性思维方法。这种情况在诊断过程中也是时常发生的。主要表现为过分地强调某些突出的症状体征,而忽视其他一般的体征。这种片面的思维倾向一旦形成,就会对本来有意义的病史、症状、体征做出错误的分析和评价。特别是某些突出的症状和体征,常会给人以深刻的强烈的印象,给人以先入为主的心理定势,这是主观性形成的心理基础。

　　例如,患者,女性,14 岁。口含约 3 cm 长的电灯泡丝及灯泡锡片,被他人突然击其肩部而将口含物吸入,当时曾有阵咳,痰中带血,并有胸闷。2～3 小时后咳嗽减轻,但仍时有咳嗽及胸痛。到某县医院就诊,经胸部 X 线透视,未发现金属异物。3 个月后因不规则发热、咳嗽、痰中带血及睡眠和运动后有呼吸困难而去另一县医院就诊,被诊断为右下肺肺炎。患者及其家属均向医生提供了上述异物吸入史。但接诊医生却认为异物已从消化道排出,未作深究,仍按肺炎行抗感染治疗,并于症状好转后出院。此后曾反复发热、咳嗽、咳痰,5 年中发作达 16 次之多,先后到 3 个县级医院和 2 个市级医院诊治,8 次作胸部 X 线透视,均诊断为右下肺肺炎。因再次发热、咳嗽、痰中带血,且病情越发严重,呼吸困难,抗感染治疗无法控制再次住某三级医院。查体:明显消瘦,胸部呼吸运动不对称,语颤减弱,叩诊右肩胛线第 8 肋以下呈浊音,右下肺呼吸音消失,X 线胸片纵隔右移,右肺相当于第 9 胸肋结节处显示约有 9 mm×3 mm 密度增高的不规则阴影,有约 3 cm 长尾样金属丝,其尾端向上,头端位于右肺下叶支气管开口处,右下肺叶萎缩,诊断为右下肺支气管异物。行支气管镜检和异物取出术,因异物被肉芽组织包裹无法取出,即在全麻下行右肺叶切除。术后证实金属丝即病人 5 年前口内所含的异物。本例支气管异物误诊长达 5 年,患者曾将异物吸入史明确告诉医生,但医生却主观地认为异物已从消化道排出。这固然与患者的经治医生缺乏经验及对气管异物缺乏认识有关,但是在 5 年中,因发热、咳嗽、咳痰曾反复发作达 16 次之多,经治医生既不查反复感染的原因,又不进一步使用更准确的检查方法。作了 8 次 X 线胸部透视,竟没有一次想到透视显影欠佳而需要拍摄 X 线片,致使“肺炎”的错误诊断持续了 5 年。可见主观臆断也是误诊的一个认识根源。

第七节　满足于已知

通常误诊还包括有漏诊,即不同程度的诊断不完全。对兼有数病的病人,医生只诊断出了一种疾病而遗漏了同时存在的其他疾病,并且所遗漏的是对全身损害较大的、具有决定意义的疾病。还有的是诊断出了疾病的某些现象,但对疾病的本质、病因、病变确切部位或并发症未做出诊断。这在误诊病例中占有很大的比例。发生这种情况的原因,从医生的思维方法上分析,主要是满足于已知所造成的。

在临床诊断过程中,许多复杂的疾病现象、不典型的症状体征及缺乏特殊意义的化验结果像迷宫一样,阻碍着医生的诊断工作;一些罕见的、尚未认识的疾病和未知数,更常常使医生苦思冥想、抓不住要领而成为及时诊断的障碍。这些是人们在研究误诊时比较注意的。但是,除此之外,还有另外一些尚不被人们注意的障碍,就是人们在一定程度上已经形成的理论认识,有时这种障碍的危害性更大、更隐蔽。因为未认识的障碍会不断地促使人们去思考研究,逐步认识,而自认为已经确定了的东西,则会使人放松警惕,放弃继续研究的思想准备。两者相比,后者的危害性似乎更大。临床医生通过对某些症状体征的分析,一旦确立了某种诊断,投入了治疗,就容易满足,放松对诊断的继续思考,常在病情发生了明显变化时方如梦初醒,再回过头来考虑,发现原来的诊断是错误的或不全面的,但这时误诊已经形成。如颅内占位性病变或肾脏病患者发生视网膜视盘水肿,出现视力模糊,而就诊于眼科时,眼科医生可能仅满足于"中心性视网膜炎"、"视网膜病变"的诊断,不再继续追踪其原因;对肺癌或结核合并感染的患者仅满足于"炎症"诊断而给予抗感染治疗等,都是这种思维倾向的结果。这种情况的误诊可能会出现三种不同的结果:① 按已确定的诊断选用了相应的治疗方法,在未取得预期的疗效或病情有所加重时,由经治医生自己回头重新考虑原来的诊断,进一步追踪检查,当发现了新的线索时,便及时纠正错误的诊断或增加了新的诊断。② 已经诊断的疾病并非主要的疾病或者不是疾病的本质,所选择的治疗方法无效,由于拖延了治疗,使病情恶化,导致不良的后果。③ 经过某些治疗后病情暂时好转,病人出院,但不久又复发或病情继续发展,再到另一个医院就诊时,新接诊的医生也许在已有诊断的基础上继续满足于原有的诊断,仍投以非针对性的治疗。如此病人多处求医,长期地误诊误治。这三种情况临床上都经常见到。

例1:男性,37 岁。因右下腹持续疼痛并阵发性加重 3 小时,伴发热、恶心、呕吐急诊入院。查体:体温 39℃,急性病容,痛苦貌,腹平坦,未见肠型,右下腹肌稍紧张,触痛明显,反跳痛(＋),肠鸣音活跃,白细胞计数 $15 \times 10^9/L$,中性 0.9。临床诊断急性阑尾炎。手术中发现阑尾长 8 cm,粗 0.6 cm,浆膜稍充血,即行阑尾切除,未查回盲部。术后第 2 天,患者体温仍在 39℃,右下腹痛无明显减轻,腹胀伴恶心、呕吐,呕吐物为肠内容物。第 3 天患者出现阵发性右下腹绞痛,检查见全腹膨隆,叩诊鼓音,右下腹闻及气过水声。腹部拍片见多个气液平面。经补液、胃肠减压保守治疗,无效,症状与体征进行性加重。术后第 4 日,被迫再次行剖腹探查,术中发现距回盲部 20 cm 处的回肠嵌入回盲旁隐窝内,已无法还纳;切开周围腹膜皱襞,松解肠管,因部分肠壁缺血性坏死,做肠段切除,同时封闭疝囊口。术后再详细询问病史,患者诉说右下腹阵发性腹痛伴有包块形成已 2 年余,腹痛缓解时包块消失。

此例误诊,主要是由于满足阑尾炎的诊断,以切除阑尾为满足。术中虽已发现阑尾炎症与临床表现不甚相符,但未进一步探索,以至再次开腹。

例2:男性,17 岁。于 10 年前在吃梨时,误将梨蒂吸入气管。当时即剧咳,但未能咯出。以后症状减轻。12 岁时患者曾因咳嗽、咳痰、发热并咯血诊断为右肺肺炎,经抗感染治愈。以后肺部感染反复发生,咳黄白色脓痰,每用消炎药治疗,症状均缓解。待再次发生肺部感染,感右侧胸闷,阵咳,咯血约 100 mL,当即住院。入院后反复咯血 6 次,约 100 mL,同时咳嗽,咳黄色脓痰,经止血、抗感染等治疗后症状消失。住院 2 个月后行支气管造影,确诊为右下肺基底段支气管扩张。转入外科,在全麻下行右下肺叶切除术。术中见中下肺叶支气管管腔中有梨蒂被纤维组织包裹,周围有较多的脓性分泌物,术后恢复顺利。

本例误诊时间长达 10 年。在此期间曾反复感染,多次就诊住院治疗,但经治医生都满足于已有的诊断。试想 10 年中只要有一次不满足于抗炎或者在抗炎后行支气管镜检查,都会有明确诊断的可能性;即使确诊为支气管扩张决定手术之前再作一次支气管镜检查,也许能使病人避免一次外科手术之苦。可惜医生们都以已有的诊断为满足,未能深究其原因。可见满足于已知这一片面的思维方法对医生的影响是极其深刻的。

第八节 习惯于经验

临床医学具有较强的经验性,医生的经验是在医疗实践中,在一定的理论指导下,通过自己的感觉器官直接接触各种疾病,并经过多次实践检验后获得的。经验从临床实践中获得,并可以反过来指导临床实践。在临床上有了经验,可以使医生有效地把握临床主动权,获得诊断治疗的技巧。因此,正确的经验是人类宝贵的智能财富。但是经验也不是万能的,也有其两面性。临床上,即使经验再丰富的医生,也不能没有理论思维,也不能用经验来代替理论思维,因为经验与理论思维是关系密切但又相对独立的环节。有了某些经验,如果不能正确地运用和看待经验,过分地依赖经验,忽视科学的理论思维,就有可能因为经验而发生误诊。这在诊断过程中是经常见到的。

经验是在临床实践中产生的,是医生认识能力的结晶,为什么还能因经验而发生误诊呢? 这似乎难以使人理解。实际上这与经验对实践的指导作用是不矛盾的。这里主要强调的是不恰当地运用经验,并不在于经验本身。因此,我们说在运用自己的经验时,应当明白自己已有的经验是从有限的医疗实践中归纳出的,这些经验难免受当时实践的条件、数量及自己认识的局限,而个人的经验在很大程度上还处在认识的感性阶段,还有待于升华。所以不能满足于已有的经验,更不能依赖于经验或者把经验绝对化。不能用个别去指导一般,否则就容易走向经验主义。

在诊断过程中,过分依赖自己经验的医生,当面对具体的病人时,表现为只凭主观感觉的经验,不作客观的深入分析。对疾病的认识满足于印象和表面现象,甚至是已有了大量的能说明问题的检验资料时,也不去由表及里、由此及彼地分析,更不去根据病情的主次和因果联系进行辩证的研究分析,而只是依靠自己有限的经验去判断,有时甚至已经发现某些症状体征与检验数据发生矛盾时,仍用以往的经验来否定眼前的症状及辅助检查结果。

过分依赖自己经验的医生,在面对具体病人时,在已有经验的支配下,可能不自觉地只注意到某些自己熟悉的疾病现象,而忽视其他比较生疏或不大理解的疾病现象,用过去的经验去推断疾病的本质,这就形成了诊断思维中的某些倾向性和主观选择性。经验可以使得人们的思路相对地规范化,成为一种习惯性思维联系。这种思维联系形成以后,一旦接触到与以往经验相似的现象,就会自然地重复同样的思路,自觉不自觉地把自己的思路框在一个狭小的范围内,难以跳跃或改变方向。临床上有某些经验的医生容易固执己见,听不进别人意见的原因就在于此。这种思维的倾向性显然是容易导致误诊的。

例 1:女性,46 岁。间断性右上腹痛 20 年,恶心、呕吐、黄疸、发热 1 天入院。检查:体温 39℃,

脉搏 100 次/分，血压 14.6/9.3 kPa(110/70 mmHg)，巩膜和皮肤黄染，右上腹压痛明显，有反跳痛及肌紧张，Murphy 征阳性，未触及包块，肠鸣音正常，白细胞计数 22×10⁹/L，中性 0.9。诊断为胆石症，急性胆囊炎。诊断依据：① 有 20 年慢性右上腹痛史；② 有明显发热和黄疸；③ 有典型的局部体征和实验室检查结果支持。在入院后给予青霉素静脉输入，总量 1 200 万 U，并予解痉止痛。治疗后 11 小时，病人血压突然下降到 10.6/5.3 kPa(80/40 mmHg)，经抢救无效，于入院后 14 小时死亡。尸解诊断为重症急性化脓性胆管炎，合并感染性休克。此时家属补述转院前病人血压已有下降，经用升压药物后转来本院，因担心不能被及时收治，在入院时隐瞒了此病史。

例 2：男性，58 岁。因阴囊被他人踢伤后 6 小时入院。既往有左侧腹股沟斜疝病史。主诉小腹疼痛。检查阴囊皮肤轻度淤血，下腹部压痛，腹部 X 线透视及平片未见气液平面。根据病史及检查所见，可排除腹腔脏器损伤，故诊断为阴囊挫伤，给以哌替啶肌内注射以止痛。次日上午腹痛明显加重，下腹部尤为明显，有压痛、反跳痛及肌紧张，肠鸣音明显减弱，腹腔穿刺抽出脓性液。遂紧急手术。术中发现腹腔有脓性渗液，回肠中段有脓苔黏附，其系膜缘有一黄豆大裂口，予以缝合修补，放置引流。术后恢复良好。

腹股沟斜疝内容物常为肠管，一旦阴囊损伤，可能造成肠破裂，还纳腹腔后可引起腹膜炎，对此，外科医生是知道的。凭经验，此例的经治医生在病人最初就诊时就已考虑到，故而给作了腹部透视并拍了 X 线片，目的就是为了排除是否有肠破裂，在认为可以排除肠破裂时才应用哌替啶止痛，这并没有违犯常规的处理原则。但是由于应用了哌替啶，掩盖了症状，给进一步观察增加了困难。凭经验，多数肠破裂，腹腔内有游离气体存在，但是在小肠内气体较少的情况下，受伤早期肠管又处于痉挛收缩状态，继而出现腹膜炎，使肠管蠕动减弱乃至消失，或因肠内容物阻塞，穿孔时可以较长时间不出现气体。此外，穿孔后如发生肠麻痹，也可以不出现气体，而此例就属于这种情况。这一特殊性显然已超出了经治医生过去经验的范围。

上述两例急腹症，在诊断及整个治疗过程中，都程度不同地存在着误诊。分析其原因，都与依赖经验有明显的关系。因此我们说经验有用，也有害。正确地运用经验可以使人聪明；完全依赖于经验，习惯于用经验来解释新的临床现象又会使人迷惘。这是值得注意的。

第二篇　各论

第七章
感染性疾病

第一节 伤 寒

一、概述

伤寒(typhoid fever)是由伤寒沙门菌(*Salmonella typhi*)引起的一种急性肠道传染病。带菌者或患者为伤寒的唯一传染源。典型沙门菌通过粪-口途径传播。水源被污染是本病最重要的传播途径,常可引起暴发流行。食物被污染是传播伤寒的主要途径,日常生活密切接触是伤寒散发流行的传播途径。未患过伤寒或未接种过伤寒菌苗的个体均属易感人群,病后可获得较稳固的免疫力。该病可发生于任何季节,但以夏秋季多见。发病以学龄期儿童和青年多见。

伤寒潜伏期为 3～60 d,通常为 7～14 d。典型伤寒的临床过程可分为初期、极期、缓解期和恢复期。各期临床特征如下:① 初期:为病程的第 1 周,发热多是最早出现的症状,热度呈阶梯形上升,在 3～7 d 后逐步达到高峰,体温可达 39～40℃。② 极期:为病程的第 2～3 周,可出现伤寒特征性的临床表现。持续高热,多呈稽留热型;神经系统中毒症状多表现为表情淡漠、反应迟钝、听力下降,严重者可出现谵妄、颈项强直甚至昏迷;相对缓脉;玫瑰疹可见于一半以上的患者,在病程 7～14 d 出现直径 2～4 mm 的淡红色小斑丘疹,压之褪色,多在 10 个以下,主要分布在胸、腹及肩背部,四肢罕见,一般在 2～4 d 内变黯淡、消失,可分批出现;消化系统症状包括右下腹或弥漫性腹部隐痛,易误诊为急性阑尾炎,便秘多见,少数患者出现腹泻,甚至可能出现肠出血、穿孔等严重并发症;肝脾大。③ 缓解期:为病程的第 4 周,体温逐渐下降,神经、消化系统症状减轻,但该期仍可能出现肠出血、肠穿孔等并发症。④ 恢复期:为病程的第 5 周,体温正常,神经、消化系统症状消失,肝脾恢复正常。需要注意的是,由于多数患者发病早期能得到及时诊断及有效的抗菌药物治疗,目前具有典型病程和临床表现的患者较少见。

根据不同的发病年龄,机体免疫状态,是否存在基础疾病,所感染伤寒沙门菌的数量和毒力以及使用有效抗菌药物的早晚等因素,伤寒的分型除典型伤寒外,还包括轻型、暴发型、迁延型和逍遥型 4 种临床类型。此外,小儿伤寒一般起病较急,呕吐和腹泻等胃肠道症状多见,热型不规则,便秘较少,玫瑰疹少见,肝脾大不明显;老年伤寒发热通常不高,病程迁延,恢复期长。伤寒的主要并发症包括肠出血、肠穿孔、中毒性肝炎、中毒性心肌炎、支气管炎、肺炎等。

伤寒的病死率在抗菌药物问世之前约为 12%,使用氯霉素治疗后下降至 4% 左右。治疗措施主要包括一般治疗、对症支持治疗、病原治疗及并发症治疗。第三代喹诺酮类和第三代头孢菌素是近年来应用较为广泛的抗菌药物,已基本替代氯霉素。预防伤寒的主要措施包括:对患者按肠道传染病隔离;做好水源管理、饮食管理、粪便管理和消灭苍蝇等卫生工作;对易感人群进行伤寒和副伤寒甲、乙三联菌苗预防接种。

二、诊断要点

1. 流行病学特点　当地的伤寒疫情,是否有过伤寒史,最近是否与伤寒患者有接触史,以及夏、秋季发病等流行病学资料均有重要的诊断参考价值。

2. 临床表现　持续发热1周以上,伴全身中毒症状,表情淡漠、食欲下降、腹胀;胃肠症状,腹痛、腹泻或便秘;以及相对缓脉、玫瑰疹和肝脾大等体征。如并发肠穿孔或肠出血对诊断更有帮助。

3. 实验室依据　血和骨髓培养阳性有确诊意义。外周血白细胞数减少、淋巴细胞比例相对增多,嗜酸性粒细胞减少或消失,肥达试验阳性有辅助诊断意义。

三、误诊文献研究

1. 文献来源及误诊率　2004—2013年发表在中文医学期刊并经遴选纳入误诊疾病数据库的伤寒误诊文献共67篇,累计误诊病例908例。15篇文献可计算误诊率,误诊率36.18%。

2. 误诊范围　本次纳入的908例伤寒误诊疾病40种共918例次,居前三位的误诊疾病为上呼吸道感染、肺炎、病毒性肝炎。少见的误诊疾病包括肠系膜淋巴结炎、结核性脑膜炎、肾衰竭、白血病、上消化道出血、胸壁结核、血小板减少性紫癜、中毒性红斑、Meckel憩室出血、肋间神经痛、肝硬化、急性胃穿孔。74例次仅为发热、贫血等症状性诊断。主要误诊疾病见表7-1-1。

表7-1-1　伤寒主要误诊疾病

误诊疾病	误诊例次	百分比(%)	误诊疾病	误诊例次	百分比(%)
上呼吸道感染	241	26.25	脑炎	18	1.96
肺炎	130	14.16	斑疹伤寒	16	1.74
病毒性肝炎	76	8.28	病毒性心肌炎	14	1.53
急性阑尾炎	61	6.64	胆囊炎	13	1.42
支气管炎	39	4.25	肠梗阻	8	0.87
急性胃肠炎	30	3.27	传染性单核细胞增多症	7	0.76
细菌性痢疾	26	2.83	急性肾炎	5	0.54
急性扁桃体炎	25	2.72	风湿热	4	0.44
泌尿系感染	21	2.29	粒细胞缺乏症	4	0.44
肺结核	20	2.18	肠套叠	3	0.33
败血症	20	2.18	川崎病	3	0.33
肾综合征出血热	20	2.18	肠阿米巴病	3	0.33
腹膜炎	19	2.07			

3. 容易误诊为伤寒的疾病　对误诊疾病数据库全库检索发现,250篇文献49种疾病共698例曾误诊为伤寒,主要疾病见表7-1-2。另有42例最终确诊为幼年特发性关节炎、传染性单核细胞增多症、病毒性肝炎、肺癌、猫抓病、甲状腺功能亢进症、结核性胸膜炎、弓形虫病、钩虫病、过敏性紫癜、急性出血性坏死性肠炎、噬血细胞综合征、新型隐球菌性脑膜炎、亚急性甲状腺炎、咽炎、药物过敏反应、脊柱结核、巨细胞动脉炎、Crohn病、结肠癌、结核性腹膜炎、流行性脑脊髓膜炎、感染性心内膜炎、肝豆状核变性、肝结核、并殖吸虫病。

表7-1-2　容易误诊为伤寒的疾病

确诊疾病	例　数	百分比(%)	确诊疾病	例　数	百分比(%)
恙虫病	274	39.26	艾滋病	9	1.29
肺结核	72	10.32	组织细胞增生性坏死性淋巴结炎	9	1.29
血吸虫病	49	7.02	败血症	7	1.00
淋巴瘤	44	6.30	麻疹	6	0.86
肾综合征出血热	42	6.02	肝硬化	5	0.72
结核性脑膜炎	36	5.16	登革热	4	0.57
利什曼病	25	3.58	川崎病	4	0.57
布鲁杆菌病	19	2.72	马尔尼菲青霉病	4	0.57
成人 Still 病	13	1.86	肝脓肿	4	0.57
疟疾	12	1.72	组织胞浆菌病	4	0.57
肺炎	10	1.43	系统性红斑狼疮	4	0.57

4. 医院级别　本次纳入统计的908例伤寒误诊918例次,其中误诊发生在三级医院494例次(53.81%),二级医院410例次(44.66%),一级医院8例次(0.87%),其他医疗机构6例次(0.65%)。

5. 确诊手段　本次纳入的908例伤寒中,834例(91.85%)经实验室特异性免疫学检查确诊,54例(6.07%)经手术病理检查确诊,18例(1.98%)根据症状、体征及辅助检查确诊,2例(0.22%)经尸体解剖确诊。

6. 误诊后果　本次纳入的908例伤寒中,884例文献描述了误诊与疾病转归的关联,24例预后与误诊关联不明确。按照误诊数据库对误诊后果的分级评价标准,可统计误诊后果的病例中,867例(98.08%)为Ⅲ级后果,未因误诊误治造成不良后果;7例(0.79%)造成Ⅱ级后果,行不必要的手术;10例(1.13%)造成Ⅰ级后果,均为死亡。

四、误诊原因分析

依据67篇文献分析的误诊原因出现频次,经计算机统计归纳为12项,其中经验不足而缺乏对伤寒的认识、问诊及体格检查不细致为主要原因,见表7-1-3。

表7-1-3　伤寒误诊原因

误诊原因	频　次	百分率(%)	误诊原因	频　次	百分率(%)
经验不足,缺乏对该病的认识	50	74.63	药物作用的影响	7	10.45
问诊及体格检查不细致	31	46.27	并发症掩盖了原发病	5	7.46
未选择特异性检查项目	29	43.28	医院缺乏特异性检查设备	5	7.46
过分依赖医技检查结果	19	28.36	患者主述或代述病史不确切	2	2.99
缺乏特异性症状、体征	14	20.90	患者或家属不配合检查	1	1.49
诊断思维方法有误	12	17.91	手术中探查不细致	1	1.49

1. 经验不足而缺乏对伤寒的认识　近年由于伤寒发病相对较低,伤寒患者症状开始无特异性,如发热、头痛、乏力、食欲缺乏等,易与上呼吸道感染、肝炎等常见疾病混淆。很多非传染科医生和基层医院医师缺乏对伤寒的诊治经验,诊断思维局限,满足于常见呼吸道、胃肠道感染等疾病的诊断,或满足于并发症诊断。

2. 医师问诊及体格检查不细致　如果医师问诊及查体不仔细,往往会忽略相对缓脉、肝脾大、玫瑰疹等提示伤寒的体征,对病史、查体、实验室检查等资料不作深入细致的分析,而某一系统的症状、体征表现突出即认为是这一系统的疾病,也就不能选择特异性实验室检查,本组资料中因此造成的误诊占绝大多数。

3. 临床医师过分依赖医技检查结果　医技检查是确诊疾病、评估病情的重要指标,不恰当的检查可能延误疾病的诊断,对病情做出错误的判断,进而可能影响到后续的治疗及预后。目前确诊伤寒的手段主要依赖病原学和血清学检查,但发病不同时间段病原学和血清学检查均可出现假阴性,如果满足于一次检查阴性即排除伤寒诊断,即可造成误诊,在本次文献调查中出现频次28.36%。

血培养在病程第1～2周阳性率最高(可达80%～90%),第2周后逐渐下降。骨髓培养在病程中出现阳性的时间与血培养相仿,但骨髓培养的阳性率比血培养稍高,可达80%～95%。此外,粪便培养在第3～4周阳性率最高,可达75%;尿培养初期多为阴性,病程第3～4周阳性率仅为25%左右。

血清学检查主要依赖肥达反应,多数患者在病程第2周起出现阳性,第3周阳性率约50%,第4～5周可上升至80%,痊愈后阳性可持续几个月。缺少对肥达试验的动态监测,也是造成误诊的原因之一。需要临床注意的是,少数伤寒、副伤寒患者肥达试验始终不高,尤其以免疫应答能力低下的老弱或婴幼儿患者为多见。有些患者早期应用抗菌药物治疗,病原菌清除早,抗体应答低下,也可出现阴性,故肥达反应阴性不能排除此病。

4. 缺乏特异性症状、体征或药物作用干扰　目前由于抗菌药物滥用,有些患者早期即应用抗菌药物及其他药物致该病的典型症状、体征缺乏;某些暴发型及小儿、老年伤寒也缺乏特异性症状、体征,尤其是合并多种并发症的患者。近年来,不典型伤寒的病例逐渐增多,重症患者易并发中毒性脑病、心肌炎、肠麻痹、中毒性肝炎和休克,并发症掩盖了原发病的症状、体征,这也是造成误诊的原因。

5. 其他误诊原因　本研究发现,伤寒的误诊发生在二级以下医院较多,在基层医院缺乏特异性检查条件,无法进行病原学和血清学检查。此外,对老年人或儿童,患者主述或家属代述病史不确切,患者家属拒绝行有助于提示诊断的检查,都是造成误诊的客观原因。

五、防范误诊措施

1. 注意与其他疾病的鉴别诊断　伤寒病程第1周临床症状多缺乏特异性,临床上,需要与如下常见的急性发热性疾病相鉴别:① 病毒性上呼吸道感染:患者有高热、头痛、白细胞减少等表现与伤寒相似,但患者起病急,咽痛、鼻塞、咳嗽等呼吸道症状明显,没有表情淡漠、玫瑰疹、肝脾大,病程不超过1～2周,关注这些临床特点可与伤寒相鉴别。② 细菌性痢疾:患者有发热、腹痛、腹泻等表现与伤寒相似,但腹痛以左下腹为主,伴里急后重、排脓血便,白细胞升高,粪便可培养出痢疾杆菌,可与伤寒相鉴别。③ 疟疾:患者有发热、肝脾大、白细胞减少与伤寒相似。但患者寒战明显、体温每天波动范围较大,退热时出汗较多,红细胞和血红蛋白降低,外周血或骨髓涂片可找到疟原虫,这些临床特点可与伤寒相鉴别。④ 革兰阴性杆菌脓毒症:患者高热、肝脾大、白细胞减少等表现与伤寒相似,但患者有胆管、泌尿道或呼吸道等原发性感染灶存在,寒战明显,弛张热多见,常有皮肤瘀点、瘀斑,血培养可找到相应的致病菌,可与伤寒相鉴别。⑤ 血行播散性结核病:患者有长期发热、白细胞降低与伤寒相似,但患者常有结核病史或结核患者接触史,发热不规则,伴有盗汗,X线胸片或CT可见粟粒性结核病灶,可与伤寒相鉴别。

当然重症伤寒患者病程中易出现肠出血、肠穿孔、中毒性肝炎、中毒性心肌炎、支气管炎、肺炎等多种并发症,临床医师需警惕这些并发症,并在对该病正确认识和了解的基础上,充分询问患者病史,仔细查体,全面评估,做出最终诊断。

2. 仔细问诊与查体是降低误诊率的关键 发热是伤寒起病的主要症状,也是许多疾病的共同表现。询问患者病史时要注意询问体温的变化幅度,发热的缓解情况以及伴随症状等。还要警惕伤寒患者所特有的复发及再燃。部分伤寒患者处于缓解期,体温还没有下降到正常时,又重新升高,持续5～7日后退热,称为再燃,此时患者血培养可再次出现阳性,可能与伤寒沙门菌菌血症尚未得到完全控制有关。10%～20%用抗生素治疗的患者在退热后1～3周临床症状再度出现,称为复发,此时患者血培养可再次出现阳性,与病灶内的细菌未被完全清除,重新侵入血液有关。

另外,传染病往往要注意询问流行病学史,包括疾病的诱因,患者职业、居住地和环境卫生等以及造成传染病传播的3个环节(传染源、传播途径和易感人群),询问病史时要根据症状侧重询问传播途径。对于主要经粪-口传播的伤寒,就要仔细询问有无不洁饮食史。在对患者进行查体时,要结合患者的症状有重点地进行,由于发热是全身表现,需注意有无淋巴结增大,有无皮疹、关节肿痛等;要注意相对缓脉、玫瑰疹和脾大等典型伤寒的体征。只有详细掌握病史,完成全面而重点突出的体格检查后方可对疾病的诊断、病情轻重及预后做出初步判断。

3. 重视实验室检查并动态观察 感染性疾病的第一大特征是有病原体,做到病原体的诊断是感染性疾病诊断的最高标准,所以要注意科学地采集标本,切忌过急地进行经验性抗生素治疗,应在抗生素治疗之前采集血液和骨髓等标本行细菌培养,抗生素治疗开始后进行的细菌培养,即使是应用了致病菌不敏感的抗生素,也很有可能出现阴性结果。

此外,除了要积极开展细菌学和血清学检查外,还要掌握伤寒的血常规及生化学特点。大多数伤寒患者外周血白细胞总数在$(3～5)×10^9/L$,中性粒细胞减少,嗜酸性粒细胞减少或消失,病情恢复后逐渐回升到正常,复发时再度减少或消失。值得注意的是,嗜酸性粒细胞计数对诊断和评估病情均有重要的参考意义。如患者血小板计数突然下降,应警惕出现溶血尿毒综合征或弥散性血管内凝血等严重并发症。

除基本的血常规、生化检查和细菌学培养外,还要多次行肥达反应检查。某些病程较短的伤寒患者初次发病时肥达反应阴性,主要原因是病程早期患者体内抗体效价较低。肥达试验一般在病程第2周出现阳性,病程第3～4周时阳性率最高,所以须注意复查。值得注意的是,肥达试验只能作为临床辅助诊断,不是确诊的标准,但如果动态观察肥达反应的变化,则增加肥达试验的临床诊断价值。肥达试验中,伤寒与副伤寒甲、乙沙门菌之间具有部分O抗原相同,能刺激机体产生相同的O抗体,O抗体升高只能支持沙门菌感染,不能区分伤寒或副伤寒。伤寒、副伤寒菌苗预防接种后,H抗体明显升高可持续数年之久,并且可因患其他疾病出现回忆反应而升高,故单独出现H抗体升高,对伤寒诊断帮助不大。伤寒、副伤寒甲、乙、丙之外的其他沙门菌属细菌也具有O和H两种抗原,与伤寒患者的血清可产生交叉反应。结核病、结缔组织病等疾病在发热病程中也可出现肥达反应阳性。

伤寒脂多糖抗体检查是近十多年来发展的新的伤寒血清学检查项目。据报道,病程第4天即可出现阳性,而且敏感性和特异性较肥达反应要强,但也只能作为伤寒的临床辅助诊断,阴性不能排除诊断,阳性也需密切结合临床进行分析。

4. 作好伤寒相关并发症的判断 密切观察伤寒患者的病情变化,作好伤寒相关并发症的判断,并积极采取相应的治疗措施。伤寒患者主要的并发症包括:① 肠出血:为常见的严重并发症,多出现在病程第2～3周,发生率为2%～15%,成人比小儿多见,常有饮食不当,活动过多,腹泻以及排便用力过度等诱发因素。大量出血时,常表现为体温突然下降,头晕、口渴、恶心和烦躁不安等症状。查体时患者有面色苍白、手足冰冷、呼吸急促、脉搏细速、血压下降等休克体征。② 肠穿孔:为伤寒最严重的并发症,发生率为1%～4%,常发生于病程第2～3周,穿孔部位多发生在回肠末段,成人比小儿多见。穿孔可发生在经过病原治疗,患者病情明显好转的数天内。穿孔前可有腹胀、腹泻或肠出血等前兆,临床表现为右下腹突然疼痛,伴恶心、呕吐以及四肢冰冷、呼吸急促、脉搏细速、体温和血压下降等休克表现(休克期)。经过1~2小时后,腹痛和休克症状可暂时缓解(平静期)。但是,不久体温迅速上升,腹痛持续存在并加剧,出现腹胀、腹壁紧张、全腹压痛和反跳痛,肠鸣音减弱或消失,移动性浊音阳性等腹膜炎体征。白细胞较原先升高,腹部 X 线检查可发现膈下有游离气体(腹膜炎期)。③ 中毒性肝炎:常发生在病程第1~3周,发生率为10%~50%。查体可发现肝大和压痛,血清谷丙转氨酶轻至中度升高,部分患者血清胆红素轻度升高,发生肝衰竭少见。④ 中毒性心肌炎:常出现在病程第2~3周。患者可有严重的毒血症状,主要表现为脉搏增快、血压下降、第一心音低钝、心律失常、心肌酶谱异常。心电图检查可出现 P-R 间期延长、ST 段下降或平坦、T 波改变等异常。此外,少数伤寒患者病程中可合并溶血性尿毒综合征、急性胆囊炎、骨髓炎、肾盂肾炎、脑膜炎和血栓性静脉炎等并发症。

　　由于伤寒杆菌是胞内寄生,抗生素治疗时间须持续到热退后10~14日,可避免复发和减少慢性带菌者。由于伤寒杆菌可以在胆汁中寄生繁殖,并通过胆管排出体外,使伤寒慢性带菌者成为重要的较隐蔽的传染源,因此消除伤寒慢性带菌者也具有重要的临床意义。

　　总之,随着临床表现不典型伤寒病例的增加,致使伤寒的误诊率仍然居高不下。医务人员需在不断加强自身理论学习的同时,在实际的诊疗工作中详细询问病史,仔细进行体格检查,并进一步结合特异性细菌学、血清学检查,才能及时对伤寒作出正确的判断。临床上还应对伤寒并发症给予足够重视,尽早采取综合有效的治疗措施。在抗菌药物治疗之前先做病原菌培养,可以增加培养阳性率,对伤寒的诊断和鉴别诊断有重要的价值。

(杜　虹　王临旭)

第二节　副伤寒

一、概述

　　副伤寒(paratyphoid fever)是由甲、乙、丙型副伤寒沙门菌引起的一种细菌性肠道传染病,属于我国法定报告的乙类传染病。水源污染是本病的主要传播途径,可引起暴发流行。20 世纪 60年代起,由于公共卫生安全的提高,在发达国家副伤寒的发病率维持在低水平,美国伤寒、副伤寒病例每年仅约 300 例,且其中 70%~80%的病例与国际旅行有关。但南亚、东南亚和非洲的发展中国家,伤寒、副伤寒发病率超过 100/10 万,依然是一个严重的公共卫生问题。1990 年以前,我国伤寒、副伤寒发病率 10/10 万~50/10 万,之后发病率逐步下降,至 2012 年已下降至 0.89/10 万,并呈现出新的流行特征,甲型副伤寒在云南、贵州、广西、广东、湖南等地区的流行逐年加重,并时有暴发。

　　副伤寒的病理变化及临床表现与伤寒相似,其特点是全身单核吞噬细胞系统的巨噬细胞反应性增生,尤以回肠淋巴组织明显。临床表现为持续高热、表情淡漠、相对缓脉、脾大、玫瑰疹及血白细胞减少,肠出血、肠穿孔为主要并发症。与伤寒比较,其临床表现更为复杂和不典型,体温波动较大,稽留热少见,热程短,皮疹出现较早且稍大,颜色较深,量稍多,可遍布全身。副伤寒甲复发率较高,肠出血、肠穿孔等并发症少见,病死率较低。副伤寒丙则以脓毒症多见,临床表现比较复杂,热型不规则。副伤寒的治疗与伤寒相同,以抗感染治疗为主,当出现脓肿时,应行外科手术处理。

二、诊断标准

副伤寒可依据流行病学资料、临床经过及血清学检查结果做出临床诊断,但确诊则以检出致病菌为依据。2008 年我国卫生部颁布了副伤寒的诊断标准:

1. 诊断依据

(1) 流行病学史:① 病前 30 日内曾到过或生活在伤寒、副伤寒流行区。② 有伤寒、副伤寒患者或带菌者密切接触史。③ 有饮生水等不良卫生习惯。

(2) 临床表现:① 不明原因持续发热。② 特殊中毒面容(表情淡漠、呆滞),相对缓脉,皮肤玫瑰疹,肝脾大。

(3) 实验室检查:① 嗜酸性粒细胞减少或消失,白细胞总数正常或低下。② 肥达反应"O"抗体凝集效价≥1:80,副伤寒鞭毛抗体凝集效价≥1:160;但在高发地区,许多正常人因既往感染亦可有较高效价,此时最好首先检查当地人群免疫水平,确定正常参考值。③ 恢复期血清中特异性抗体效价较急性期增高 4 倍以上。④ 从血、骨髓、粪便、胆汁中任一种标本分离到副伤寒沙门菌。

2. 诊断标准

(1) 带菌者:无任何临床表现,从粪便中分离到副伤寒沙门菌。

(2) 疑似病例:符合下列任何一项可诊断。

① 同时符合流行病学史中任何一项和流行病学史的临床表现的①。

② 同时符合流行病史的临床表现的①和②中任何一项体征者。

③ 同时符合流行病史的临床表现①和实验室检查①。

(3) 临床诊断病例

① 同时符合流行病史的临床表现的①和②中任何一项体征和实验室检查①。

② 同时符合流行病史的临床表现的①和②中任何一项体征和实验室检查②。

(4) 确诊病例

① 同时符合临床表现①和实验室检查③。

② 同时符合临床表现①和实验室检查④。

三、误诊文献研究

1. 文献来源及误诊率　2004—2013 年发表在中文医学期刊并经遴选纳入误诊疾病数据库的副伤寒误诊文献共 12 篇,累计误诊病例 367 例。6 篇文献可计算误诊率,误诊率 32.48%。

2. 误诊范围　本次纳入的 367 例副伤寒误诊为 22 种疾病共 371 例次,居前三位的误诊疾病为上呼吸道感染、肺炎、病毒性肝炎,主要误诊疾病见表 7-2-1。少见误诊疾病包括急性扁桃体炎、急性阑尾炎、心肌炎、泌尿系感染、胸膜炎、衣原体感染、斑疹伤寒、肾综合征出血热。19 例次仅为发热待查症状诊断。

表 7-2-1　副伤寒主要误诊疾病

误诊疾病	误诊例次	百分比(%)	误诊疾病	误诊例次	百分比(%)
上呼吸道感染	162	43.67	支气管炎	10	2.70
肺炎	67	18.06	细菌性痢疾	8	2.16
病毒性肝炎	39	10.51	急性胃肠炎	7	1.89
肺结核	15	4.04	淋巴瘤	6	1.62

续表

误诊疾病	误诊例次	百分比(%)	误诊病	误诊例次	百分比(%)
消化道出血	5	1.35	风湿热	4	1.08
胆囊炎	5	1.35	疟疾	4	1.08
败血症	5	1.35			

3. 医院级别　本次纳入统计的 367 例副伤寒误诊 371 例次,其中误诊发生在三级医院 97 例次(26.15%),二级医院 243 例次(65.50%),一级医院 30 例次(8.09%),其他医疗机构 1 例次(0.27%)。

4. 确诊手段　本次纳入的 367 例副伤寒均根据实验室特异性检查确诊。

5. 误诊后果　根据误诊数据库对误诊后果的分级评价标准,本组纳入的 367 例副伤寒中,365 例(99.46%)造成Ⅲ级误诊后果,发生误诊误治但未造成不良后果;2 例(0.54%)造成Ⅱ级误诊后果,行不必要的手术。

四、误诊原因分析

依据本次纳入的 12 篇文献提供的副伤寒误诊原因出现频次,经计算机统计归纳为 5 项,其中经验不足、缺乏对该病的认识,缺乏特异性症状、体征为主要原因,见表 7-2-2。

表 7-2-2　副伤寒误诊原因

误诊原因	频次	百分率(%)	误诊原因	频次	百分率(%)
经验不足,缺乏对该病的认识	8	66.67	过分依赖医技检查结果	2	16.67
缺乏特异性症状、体征	7	58.33	问诊及体格检查不细致	2	16.67
未选择特异性检查项目	4	33.33			

1. 经验不足,缺乏对副伤寒的认识　副伤寒临床相对少见,并发症较多,可能出现多脏器损害,导致接诊医师易孤立对待局部病变而忽略对原发病的考虑。本组文献统计显示误诊为上呼吸道感染占 43.67%,位居误诊疾病之首。分析误诊原因,究其根本原因为临床医师对该病的认识有限,尤其当首诊医师为非传染科医生时,经验不足,忽视流行病学资料,且患者热型、血象、症状均不典型,入院时病程短,早期易诊断为上呼吸道感染、肺炎或支气管炎等常见疾病。老年、儿童患者和合并其他感染时,更容易发生误诊。

2. 缺乏特异性症状、体征　甲型副伤寒的临床表现多不典型,大多数患者早期仅有发热,且热型不典型,伤寒及副伤寒特异性表现不多见,导致其鉴别诊断涉及范围较广,尤其在初诊症状及实验室检查结果不典型时更易发生误诊。康涛报道 34 例甲型副伤寒,均以发热待查收入院,均未见表情淡漠、相对缓脉、玫瑰疹,血白细胞低于正常者仅占 17.6%,中性粒细胞比例升高占 52.9%,嗜酸性粒细胞减少仅占 29.4%,肥达反应均阴性,但全部病例经血培养提示为甲型副伤寒杆菌感染。副伤寒确诊主要依靠血、骨髓及粪便的病原学培养以及肥达试验结果,但临床上大多数患者在入院前已应用过抗生素或糖皮质激素,致临床症状较轻,病原学培养及肥达反应阳性率低,进一步导致早期诊断困难。

3. 未恰当选择特异性医技检查或不具备检查条件　临床常出现未进行副伤寒实验室检查或过分依赖或拘泥于实验室检查结果,未能结合流行病学史及临床表现而武断做出错误诊断。副伤寒实验室检测阳性率不高也影响诊断的准确性。叶爱玉报道的 95 例副伤寒中肥达试验 1 周内阳性率仅为 33.68%,55.78% 的患者始终阴性。此外,副伤寒诊断依赖于实验室检查,部分基层医院未开展相应的检查项目,也是导致误诊的客观因素。

五、防范误诊措施

1. 针对症状不典型者应拓展临床思维、重视早期及多次实验室检查 针对症状不典型者,不应拘泥于一次实验室检查结果,应拓展临床思维,进行全面鉴别诊断。部分副伤寒患者症状极为不典型,早期仅表现为发热,且相关实验室检测阴性,易误诊为败血症或疟疾。革兰阴性菌败血症起病多突然,易发生休克,体温波动大,常伴寒战,大多数患者常伴白细胞增高,多有核左移,鉴别诊断有一定困难,确定诊断有赖于仔细寻找原发病灶及早期细菌培养及多次培养。疟疾常伴大汗后热退,与副伤寒不同,针对此类病例,一定要注意流行病学史的询问,同时及早行血培养、血涂片。不应拘泥于一次实验室检查结果,对可疑病例动态复查,以减少误诊。

2. 出现各系统伴随症状时注意鉴别判断

(1) 伴呼吸道症状:副伤寒早期多以急性发热起病,伴咳嗽、咽痛、头痛、全身酸痛不适等症状,严重时可有肺部表现,早期易被误诊为上呼吸道感染、肺炎或支气管炎。因此当患者出现较长时间发热,伴有消化道症状,肺部病变轻微,或临床表现单用肺部病变程度不足以解释且伴血象偏低时,应考虑副伤寒。有患者出现午后发热、盗汗等结核典型症状易误诊为结核。但需要注意的是副伤寒的肺部并发症早期可出现两肺干湿啰音,呼吸虽急促,多无发绀,肺结核多有与肺部改变不相称的明显气急和发绀,且肺部湿啰音仅在晚期病变破溃与支气管相通时才出现;肺结核体温波动较大,且体温与脉搏平行,较少出现相对缓脉;副伤寒出汗多见头面与上胸部,而肺结核多见全身出汗,同时会出现红细胞沉降率加快,嗜酸性粒细胞不减少,可借助血培养或骨髓培养证实。

(2) 伴消化系统症状:副伤寒患者的腹痛多位于脐周、上腹及右下腹,疼痛较为广泛,常无固定位置,多为阵发性,持续时间短,遇发热伴腹痛者,应注意本病。急性菌痢亦流行于夏、秋季,以急性腹泻,黏液脓血便为特征,当副伤寒患者出现脓血便时易误诊为急性细菌性痢疾,本组文献统计显示误诊为急性细菌性痢疾占2.16%。急性细菌性痢疾的腹痛常为左下腹痛,有里急后重感,粪培养有志贺菌生长可确诊。由于沙门菌菌血症患者常在病程中出现中毒性肝炎,表现为肝脾大和压痛,血清转氨酶升高,部分患者出现胆红素轻度升高,易被误诊为病毒性肝炎,但与病毒性肝炎不同的是,此类中毒性肝炎一般热程长,热度高,肝功能轻中度损害,黄疸少见,肝炎病毒血清标志物阴性,血培养阳性,且对抗生素敏感,预后良好。副伤寒杆菌有嗜胆汁特性,胆囊可作为细菌储存库引起胆囊炎症而易被误诊为原发性胆囊炎。总之,对于腹痛、腹泻症状为主的不典型病例,不应过早下结论,应继续观察,及时行血培养、粪便培养等检查以鉴别。

(3) 伴泌尿系统症状:伤寒、副伤寒的肾损害包括内毒素或细菌抗原免疫反应诱发的肾小球肾炎、肾小管坏死等。临床表现为血尿、管型尿的出现,严重时可发展为急性肾衰竭,可能误诊为肾炎。副伤寒感染时全身症状常先于尿路症状,除非继发尿路感染或原有隐性尿路感染,少见尿频、尿急。因此当患者泌尿系统症状伴部分伤寒、副伤寒体征时应提高警惕,尿培养副伤寒杆菌阳性也可予以鉴别。

(4) 伴循环系统症状:副伤寒患者在病程中期,由于严重的脓毒症可出现脉搏增快、血压下降、心律失常、心肌酶谱异常,心电图检查可出现 P - R 间期延长、ST 段下降或平坦、T 波改变等异常,需注意与病毒性心肌炎鉴别。病毒性心肌炎的确诊需排除中毒性心肌炎,因此应重视患者的流行病学资料,在发热期应多次积极予以血培养、骨髓培养,以及病毒感染相关检查,加以鉴别。

3. 注意合并特殊临床背景患者的鉴别诊断 老年人、儿童的免疫力较低,免疫反应较轻,临床表现多不典型。杨珊明报道的老年副伤寒误诊率达 63.4%,因此需提高对老年人副伤寒的警惕性,应特别注意副伤寒较少见的表现,如外周血三系细胞减少、多脏器损害、骨髓组织细胞增多等,这可能是副伤寒杆菌内毒素抑制骨髓造血功能,副伤寒杆菌感染导致反应性组织细胞增生,此种情况与淋巴瘤较难鉴别。淋巴瘤可通过 PET‐CT 或淋巴结活组织检查确诊。老年副伤寒患者多有发热伴关节痛,红细胞沉降率快,早期易误诊为风湿热,应进行风湿三项检测鉴别,同时对于发热时间长的患者应早期行骨髓培养。

当患者有基础疾病或合并其他疾病时,临床表现更为复杂,病程相对更长,易混淆疾病诊断。此外,肾综合征出血热、副伤寒、斑疹伤寒是临床常见的以高热起病的传染病,均可伴有咽痛、头痛、腰痛、全身肌肉酸痛等非特异性表现,同时可伴肝脾功能损害、消化系统症状,需注意进行鉴别。在病程中,肾综合征出血热逐渐会出现尿少,血白细胞升高、血小板减少、血红蛋白增高,可进一步查相关抗体予以排除。OX19 凝集反应在变形杆菌感染、伤寒、布鲁杆菌病、回归热、病毒性肝炎等情况下可出现假阳性,因此应动态观察 OX19 凝集效价,持续升高才支持副伤寒诊断,但最终确诊需血培养。

4. 当出现局限性化脓病灶时警惕副伤寒丙　副伤寒丙以脓毒症表现多见,临床表现更加复杂,热型不规则,肠出血及穿孔少见,常见肺部、骨骼、关节部位的局限性化脓灶。王昌义等报道过1 例误诊为化脓性关节炎的副伤寒丙。因此在发现患者存在局限性化脓病灶时,应警惕副伤寒丙,尤其骨科医师应对骨与关节脓肿的发热患者,排除本专科常见疾病后,应注意了解流行病学史,警惕副伤寒丙的可能。此外,在感染性疾病中,不应拘泥于一两次检查结果,很多医技检查的结果都与抗生素的使用、病程及标本有关,因此当出现血培养阴性时不应武断否定诊断。由于骨髓网状内皮系统细胞丰富,细菌含量高,存活时间长,且不易受抗生素使用的影响,所以应多次进行骨髓培养予以确诊。

综上所述,临床医生应加强对副伤寒及其各系统并发症的认知,熟悉诊断标准,应从局部病变中发散思维,结合但不拘泥于实验室检查,将患者流行病学资料、实验室检查结果与临床表现综合判断,不应轻下结论,才能切实降低副伤寒的误诊率。

（汪春付）

第三节　布鲁杆菌病

一、概述

布鲁杆菌病(Brucellosis)是由布鲁杆菌(*Brucella*)所引起的急性或慢性传染病,属自然疫源性传染病。患病的羊、牛等疫畜是布鲁杆菌病的主要传染源,布鲁杆菌可以通过破损的皮肤黏膜、消化道和呼吸道等途径传播。该病广泛流行于世界许多国家,高发地区为地中海地区、亚洲、中南美洲等。全世界每年新发病例约 50 万例。解放前,我国本病流行严重,新中国成立后成立了专门防治机构,发病率已明显减少,主要流行于西北、东北、青藏高原及内蒙古等牧区。

本病的发病机制尚未完全阐明。一般认为布鲁杆菌经皮肤、黏膜侵入人体后,主要经淋巴管侵入局部淋巴结生长繁殖并被巨噬细胞吞噬,如在该处未被消灭则形成感染灶,经大量生长繁殖后冲破淋巴结屏障而进入血循环,在血循环中布鲁杆菌继续生长、繁殖、死亡、释放内毒素,产生菌血症、毒血症。此时如人体的免疫功能正常,可通过 T 细胞、巨噬细胞和特异性抗体的联合作用将细菌清除而痊愈。如果特异性免疫功能不能将细菌清除,则细菌可随血液,特别是巨噬细胞进入各器官组织形成感染灶或迁徙性病灶。病灶中的细菌又可多次进入血循环而形成复发和各种变态反应性表现。至慢性期,则细菌主要局限于各器官组织,形成局部病变。也可能细菌已被清除,而由变态反应引起局部病变。

布鲁杆菌感染后潜伏期一般为1~3周,平均为2周。发热为该病的首要表现,典型病例表现为波状热,常伴有寒战、头痛等症状,可见于各期患者。部分病例可表现为低热和不规则热型,且多发生在午后或夜间。急性期出汗明显,甚至可湿透衣裤、被褥,伴有全身肌肉和多发性、游走性大关节疼痛。

以6个月病程为界区分急、慢性布鲁杆菌病,几乎全部患者都可出现乏力,急性期多伴有肝脾及淋巴结增大,慢性期病例多表现为关节损害,部分慢性期患者还可有脊柱(腰椎为主)受累,表现为疼痛、畸形和功能障碍等。实验室检查可见白细胞计数正常或偏低,淋巴细胞比例相对增多。急性期可出现红细胞沉降率增快,慢性期多正常。平板凝集试验可用于初筛,试管凝集试验、补体结合试验及布鲁杆菌病抗人免疫球蛋白试验可作为确诊依据。获得细菌培养结果最为可靠,可以从血液、骨髓、关节液、脑脊液、尿液、淋巴组织等培养分离到布鲁杆菌,急性期阳性率较高,慢性期则较低。

布鲁杆菌病的治疗原则为早期、联合、足量、足疗程用药,必要时延长疗程,以防止复发及慢性化。常用四环素类、利福霉素类药物,首选多西环素联合利福平治疗,疗程6周。也可使用喹诺酮类、磺胺类、氨基糖苷类及三代头孢类药物。治疗过程中注意监测血常规、肝肾功能。急性期病例经上述规范治疗多可治愈,部分病例治疗不及时或不规范可转为慢性。

二、诊断标准

布鲁杆菌病应结合流行病学史、临床表现和实验室检查进行诊断,国家卫生部颁发的《布鲁杆菌病诊疗指南(试行)2012》制定的诊断标准如下:

1. 疑似病例　符合以下标准者为疑似病例:① 流行病学史:发病前与家畜或畜产品、布鲁杆菌培养物等有密切接触史,或生活在布病流行区的居民等;② 临床表现:发热、乏力、多汗、肌肉和关节疼痛,或伴有肝、脾、淋巴结和睾丸增大等表现。

2. 临床诊断病例　疑似病例免疫学检查平板凝集试验阳性者。

3. 确诊病例　疑似或临床诊断病例出现试管凝集试验、补体结合试验或布鲁杆菌病抗-人免疫球蛋白试验中的1项及以上阳性和(或)分离到布鲁杆菌者。

4. 隐性感染病例　有流行病学史,符合确诊病例免疫学和病原学检查标准,但无临床表现。

三、误诊文献研究

1. 文献来源及误诊率　2004—2013年发表在中文医学期刊并经遴选纳入误诊疾病数据库的布鲁杆菌病误诊文献共93篇,累计误诊病例909例。11篇文献可计算误诊率,误诊率34.50%。

2. 误诊范围　从布鲁杆菌病的临床表现可以看出,该病可侵犯多个组织和脏器,临床表现多种多样,临床上急性期主要为多种伴随症状的发热性疾病,而慢性期则主要表现为关节和脊柱的受累。鉴别诊断比较复杂,因此在疾病的不同时期极易发生形式多样的误诊。本次纳入的909例布鲁杆菌病误诊为65种疾病共958例次,涉及12个系统或专科,以感染性疾病、风湿性疾病、呼吸系统疾病居前三位,误诊疾病系统分布见图7-3-1。从误诊疾病来看,多数病例误诊为感染性疾病和风湿免疫性疾病,居前三位的误诊疾病为上呼吸道感染、腰椎间盘突出症、风湿性关节炎。少见的误诊疾病包括肝脓肿、过敏性皮炎、重症肌无力、斑疹伤寒、风湿性心脏病、胃肠炎、胆管蛔虫病、急性阑尾炎、干燥综合征、成人Still病、系统性红斑狼疮、心肌炎、系统性血管炎、荨麻疹、鞘膜积液、脾功能亢进、小脑共济失调、肾炎、睾丸肿瘤、痛风、外展神经麻痹、腰椎骨折、腰椎椎管狭窄、肩关节周围炎、化脓性脊柱炎、急性播散性脑炎。50例次仅作出发热、贫血、全血细胞减少、肝脾大等症状待查诊断。主要误诊疾病见表7-3-1。

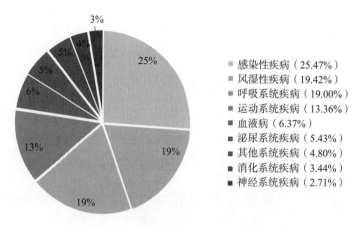

图7-3-1   布鲁杆菌病误诊疾病系统分布图

表7-3-1   布鲁杆菌病主要误诊疾病

误诊疾病	误诊例次	百分比(%)	误诊疾病	误诊例次	百分比(%)
上呼吸道感染	128	13.36	白血病	9	0.94
腰椎间盘突出症	78	8.14	病毒性脑炎	9	0.94
风湿性关节炎	73	7.62	结核性脑膜炎	9	0.94
脊柱结核	56	5.85	骨关节结核	8	0.84
风湿热	54	5.64	神经症	8	0.84
病毒性肝炎	54	5.64	胆囊炎	7	0.73
类风湿性关节炎	52	5.43	沙门菌感染	6	0.63
睾丸炎	41	4.28	淋巴瘤	6	0.63
肾综合征出血热	36	3.76	盆腔炎	5	0.52
肺结核	35	3.65	淋巴结炎	5	0.52
肺炎	29	3.03	颈椎病	5	0.52
支气管炎	25	2.61	结核性胸膜炎	4	0.42
伤寒	19	1.98	泌尿系感染	4	0.42
骨关节病	18	1.88	前列腺炎	3	0.31
强直性脊柱炎	17	1.77	坐骨神经痛	3	0.31
肝硬化	16	1.67	淋巴瘤	3	0.31
血小板减少症	13	1.36	传染性单核细胞增多症	3	0.31
白细胞减少症	11	1.15	骨髓炎	3	0.31
败血症	11	1.15	睾丸结核	3	0.31

3. 医院级别   本次纳入统计的909例布鲁杆菌病误诊958例次,其中误诊发生在三级医院494例次(51.57%),二级医院446例次(46.56%),一级医院18例次(1.88%)。

4. 确诊手段   本次纳入的909例布鲁杆菌病,905例(99.56%)根据实验室特异性免疫学检查确诊,2例(0.22%)经手术病理检查确诊,2例(0.22%)经临床试验性治疗确诊。

5. 误诊后果   按照误诊数据库对误诊后果的分级评价标准,本次纳入的909例布鲁杆菌病中,899例(98.90%)为Ⅲ级后果,未因误诊误治造成不良后果;8例(0.88%)造成Ⅱ级后果,行不必要的手术;2例(0.22%)造成Ⅰ级后果,其中1例为死亡、1例造成后遗症。

布鲁杆菌对多种抗感染药物如四环素类、利福霉素类、喹诺酮类、磺胺类、氨基糖苷类及三代头孢类等都敏感。因此急性期病例即使出现了误诊，临床不论因为何种原因使用上述抗感染药物进行治疗，都可以取得一定疗效。但需注意的是，本病需联合及足疗程治疗，如果因为误诊未进行规范的抗菌治疗，或诊治不及时、不彻底，可导致本病复发或慢性化发生，而慢性病例治疗较为复杂，部分患者治疗效果较差，可有骨、关节等器质性损害、神经系统后遗症等。对于慢性期的患者，因关节脊柱受累，病情严重时需要行手术治疗。在未明确诊断的情况下贸然手术，个别的情况会造成手术的扩大化或不必要的手术。

四、误诊原因分析

依据本次纳入的 93 篇文献分析的误诊原因出现频次，经计算机统计归纳为 9 项，以经验不足而缺乏对该病的认识、问诊及体格检查不细致、未选择特异性检查项目为主要原因，见表 7 - 3 - 2。

表 7 - 3 - 2　布鲁杆菌病误诊原因

误诊原因	频　次	百分率(%)	误诊原因	频　次	百分率(%)
经验不足，缺乏对该病的认识	72	77.42	过分依赖医技检查结果	13	13.98
问诊及体格检查不细致	67	72.04	药物作用的影响	3	3.23
未选择特异性检查项目	32	34.41	医院缺乏特异性检查设备	2	2.15
诊断思维方法有误	32	34.41	患者主述或代述病史不确切	1	1.08
缺乏特异性症状、体征	28	30.11			

1. 对布鲁杆菌病认识不足　文献统计显示，绝大多数误诊原因为医生经验不足、缺乏对布鲁杆菌病的认识、问诊查体不到位、未选择特异性检查项目等等。布鲁杆菌病在非疫区发病率较低，在全部发热性疾病中的比例更低，因此对于非疫区医生，特别是非传染病专业医生，对该病缺乏了解、认识不足或警惕性不高，在遇到发热原因待查的患者时，不容易考虑到该病。对于急性期患者，发热、乏力、多汗，以及肌肉、关节疼痛均不具有特异性诊断价值，肝、脾、淋巴结增大也可以出现在许多疾病病程中。而慢性期患者因已无发热，多表现为骨关节疾患，更易被考虑为骨科或风湿免疫性疾病，更不容易与布鲁杆菌病联系起来。如果没有考虑到该病，就不会选择本病特异性实验室检查来进行排除性诊断。

2. 缺乏特异性症状、体征　部分患者缺乏特异性的症状、体征，这也为我们做出正确的判断带来了障碍。对于布鲁杆菌病而言，部分病例可能仅表现为发热，没有明显的多汗及关节肌肉疼痛，肝、脾及淋巴结、睾丸增大亦可有可无。除了病情本身原因外，因临床用药导致症状、体征不典型，如使用解热镇痛药物、经验性抗菌治疗等，可以明显缓解发热及肌肉疼痛等症状，也增加了诊断难度。

在 909 例中，误诊为呼吸系统感染性疾病占 19% 以上，其中误诊为上呼吸道感染的病例达到 13.36%。而消化系统疾病占比也达 3.44%，如容易误诊为肝炎、肝硬化、胆囊炎、肝脓肿、胃肠炎等。值得注意的是，排在误诊疾病单病种第二位的疾病是腰椎间盘突出症，达到 8.14%；误诊为各类骨与关节疾病的病例更是超过 13.36%。这就需要提示临床医生特别是骨科医师和风湿免疫科医师，对以骨关节症状就诊者，在临床中注意病史及流行病学史的询问，捕捉蛛丝马迹，仔细查找病因。但由于脊柱损害多发生在疾病慢性期，常规实验室指标多已恢复正常，血液、体液中的病原体检出率亦降低，给诊断带来一定困难，此时仍可通过试管凝集试验等特异性的检查明确诊断。另外，还有 6.37% 的患者误诊为血液系统疾病，如白细胞减少症、白血病、血小板减少症等；神经系统疾病的误诊比例也达到了 2.71%，如脑炎、脑膜炎等。这些都体现了本病临床表现的复杂多样化,患者在多个科室就诊,在客观上易造成误诊。

3. 过分依赖实验室检查　从本组资料看,有少部分患者因为未获得实验室检查阳性结果而造成误诊,极少部分患者因为医院缺乏特异性实验室检查条件而导致无法确诊。即使有条件进行病原菌培养,曾有报道检出率仅为14.8%。实验室检查中除了分离病原菌外,均为免疫学检查,存在假阳性及假阴性可能。对于不明原因发热患者,如不重视流行病学及症状、体征等临床资料的全面分析,而仅仅依赖实验室检查的结果,往往会造成误诊。

五、防范误诊措施

1. 提高对布鲁杆菌病的认识并强调流行病学史问诊　从造成误诊的原因不难看出,提高对布鲁杆菌病的认识无疑是我们首先需要重视的问题。不论是经验不足,还是问诊及体格检查不细致,抑或是诊断思维方法有误,归结起来,都是对布鲁杆菌病的认识不足。布鲁杆菌病是一种自然疫源性疾病,因此疫畜的接触史对该病的诊断有至关重要的提示作用。对于长程发热的患者,鉴别诊断中应该考虑到布鲁杆菌病的可能。询问病史时应注意询问患者职业及居住地情况,详细了解流行病学史,如发病前1个月内是否接触过牛、羊等牲畜,有无长期进食牛羊肉的习惯等。有时患者一时难以回忆清楚接触史,需要反复追问。另外,应重视发病过程中是否存在大汗及大关节不适等症状,这些临床表现具有相对特异性,有重要的诊断提示意义。

布鲁杆菌病慢性期患者多以骨关节症状就诊,不伴布鲁杆菌病其他典型的临床表现,这对病因判断带来了很大的困难。这就要求我们在临床实践中,详细询问病史,不能应付了事。在判断疾病原因时,不能仅仅考虑局灶性原因,还应重视全身性疾病。如有长期牛、羊等牲畜接触史,应考虑布鲁杆菌病的可能。如有必要进行外科治疗时,应将病变组织送病理学检查,作为确诊的依据。

2. 选择特异性实验室检查　在本次文献分析中,有部分患者因未行特异性检查而发生误诊,或者因选择的实验室检查项目不正确而导致疾病诊断错误。在遇到这种情况时,应及时请传染科医师会诊,在专科医师指导下完善相关检查。对于不明原因长程发热的患者,即使没有明确的流行病学史,或者无典型的症状和体征,也应送检布鲁杆菌平板凝集试验,以排除该疾病诊断。

3. 高度怀疑本病时酌情行诊断性治疗　当临床考虑布鲁杆菌病可能,但实验室检查结果为阴性,或无条件进行特异性生化免疫学检查时,可按该病给予抗菌药物进行诊断性治疗,通过治疗效果最终作出诊断,同时也减少了因延误治疗或治疗不彻底而导致慢性化、遗留器质性损害等不良后果。

(庄　严)

第四节　钩端螺旋体病

一、概述

钩端螺旋体病(leptospirosis),简称钩体病,是由致病性钩端螺旋体引起的自然疫源性急性传染病。其临床特点为高热、全身酸痛、乏力、球结合膜充血、淋巴结肿大和明显的腓肠肌疼痛,重者可并发肺出血和肝、肾衰竭等。

1. 流行病学特点　该病分布广泛,我国除新疆、甘肃、宁夏及青海以外,其他地区均有本病散发或流行,尤以西南与南方各省多见。传染源主要为鼠和猪,黑线姬鼠为稻田型钩体病的最重要传染源,猪为洪水型传染源。传播方式为直接接触传播。本病主要流行于夏、秋季,6～10月份发病最多,但全年均可发生。人对钩端螺旋体普遍易感,青壮年易感。发病情况常取决于与传染源及疫水接触的频度,农民、渔民发病率较高,畜牧业及屠宰工人常与病畜接触,亦易发病。人感染钩端螺旋体后可获较强同型免疫力。

2. 发病机制及病理特点　　钩端螺旋体经皮肤、黏膜侵入人体,经小血管和淋巴管至血循环。在血流中繁殖,形成败血症,并释放溶血素等致病物质,引起临床症状。病情轻重与钩端螺旋体的型别、数量及毒力有关。毒力强的钩体可引起肺出血或黄疸、出血等严重表现,免疫功能低下者病情亦重。钩体病的病变基础是全身毛细血管中毒性损伤。

3. 临床分型　　人感染钩端螺旋体后至发病的潜伏期为7～14 d。钩端螺旋体病临床表现复杂,轻重差异很大,轻者除中毒反应外,无明显的内脏损伤;重者可有不同脏器的病理改变,据临床特点可分为流感伤寒型、黄疸出血型、肺出血型、肾衰竭型及脑膜脑炎型等。60%～80%钩体病属于流感伤寒型,急起发热,伴畏寒或寒战,热程1周左右;全身肌肉酸痛,尤以腓肠肌明显,外观无任何红肿迹象;全身酸软无力,甚至难以下床站立和行动;同时可出现眼结合膜充血、腓肠肌压痛;发病第2天可出现浅表淋巴结肿大与压痛。若钩端螺旋体大量侵入内脏如肺、肝、肾、心及中枢神经系统,可致脏器损害,并出现相应脏器的并发症。

(1) 肺出血型:为本病病情最重、病死率最高的类型。初期与流感伤寒型相似,但3～4 d后病情加重,表现为:① 普通肺出血型:咳嗽或痰中带血,为鲜红色泡沫状。肺部可闻及少量湿性啰音,X线检查发现肺纹理增粗或见散在点、片状阴影。② 肺弥漫性出血型:临床上先有钩端螺旋体败血症早期表现,于病程2～5 d突然发展成肺弥漫性出血,表现为面色苍白、烦躁、恐惧不安、心慌、呼吸增速、咳嗽、咯血、心率加快,肺部啰音不断增多。进而出现口唇发绀,面色灰暗,咯鲜红色血痰,双肺布满湿性啰音,X线胸片示双肺广泛点片状阴影或大片融合。如果病情继续恶化,则因窒息或呼吸循环衰竭而死亡。

(2) 黄疸出血型:早期表现同流感伤寒型。于病程3～5 d退热前后出现黄疸;肝脏增大、压痛。黄疸于病程10 d左右达高峰,可发展成急性或亚急性肝衰竭,出现凝血功能障碍,腔道出血,休克。尿中常见细胞、蛋白、管型,重者出现急性肾衰竭。

(3) 脑膜脑炎型:起病后2～3 d出现剧烈头痛、频繁呕吐、嗜睡、谵妄或昏迷,部分患者有抽搐、瘫痪等,颈项强直,可出现病理征。重者可发生脑水肿,甚至脑疝,导致呼吸衰竭。

(4) 肾衰竭型:各型钩体病都有不同程度肾脏损害的表现,少数发生氮质血症、肾衰竭,此型常与黄疸出血型同时出现,单独肾衰竭者少见。

4. 治疗与预后　　钩端螺旋体对多种抗生素敏感,如青霉素、庆大霉素、四环素、第三代头孢菌素和喹诺酮类等。首选青霉素 G,常用40万 U 肌内注射,每6～8 h 1次,疗程一般5～7 d,或退热后3 d即可。但青霉素首剂治疗后易发生赫氏反应(为青霉素治疗后发生的加重反应)。因此,用青霉素治疗钩体病时,宜首次小剂量和分次给药。对高度怀疑钩体病的患者,在进行治疗的时候需要注意避免发生赫氏反应。尽管在治疗过程中出现赫氏反应有助于钩体病的诊断,但其发生可以诱发肺出血,加重病情,故应当积极预防,避免赫氏反应的发生。

钩端螺旋体病如能早期诊断,及时治疗,预后良好。若诊断不及时或误诊,随着病情延误,全身脏器损害加重,一旦合并多脏器功能衰竭,病死率较高,应引起临床医师的重视。

二、诊断标准

参照《传染病学》的诊断标准:流行地区及流行季节,易感者在最近28 d内有接触疫水或接触病畜史;急起发热、全身酸痛、腓肠肌疼痛、淋巴结增大;或并发有肺出血、黄疸、肾损害、脑膜脑炎;或在青霉素治疗过程中出现赫氏反应。特异性血清学检查或病原学检查阳性可确诊。

三、误诊文献研究

1. 文献来源及误诊率　2004—2013 年发表在中文医学期刊并经遴选纳入误诊疾病数据库的钩体病文献共 12 篇,累计误诊病例 213 例。2 篇文献可计算误诊率,误诊率 56.52%。

2. 误诊范围　本次纳入的 213 例钩体病误诊为 16 种疾病共 214 例次,居前三位的误诊疾病为肺结核、病毒性肝炎、上呼吸道感染。较少见的误诊疾病包括多发性脑梗死、急性肾衰竭、肾综合征出血热、肺癌、急性扁桃体炎。4 例次仅作出贫血待查诊断。主要误诊疾病见表 7-4-1。

表 7-4-1　钩端螺旋体病主要误诊疾病

误诊疾病	误诊例次	百分比(%)	误诊疾病	误诊例次	百分比(%)
肺结核	71	33.18	支气管炎	8	3.74
病毒性肝炎	37	17.29	上消化道出血	6	2.80
上呼吸道感染	30	14.02	胆囊炎	6	2.80
肺炎	26	12.15	细菌性痢疾	5	2.34
支气管扩张	9	4.21	泌尿系感染	4	1.87

3. 确诊手段　本次纳入的 213 例钩体病中,198 例(92.96%)由实验室特异性生化免疫学检查确诊;11 例(5.16%)根据症状、体征及医技检查确诊;4 例(1.88%)经尸体解剖确诊。

4. 误诊后果　按照误诊数据库对误诊后果的分级评价标准,本次纳入的 213 例钩体病中,182 例(85.45%)为Ⅲ级后果,未因误诊误治造成不良后果;31 例(14.55%)造成Ⅰ级后果,均为死亡。

四、误诊原因分析

依据本次纳入的 12 篇文献分析的误诊原因出现频次,经计算机统计归纳为 7 项,以经验不足而缺乏对该病的认识、问诊及体格检查不细致为主要原因,见表 7-4-2。

表 7-4-2　钩端螺旋体病误诊原因

误诊原因	频次	百分率(%)	误诊原因	频次	百分率(%)
经验不足,缺乏对该病的认识	10	83.33	影像学诊断原因	3	25.00
问诊及体格检查不细致	9	75.00	缺乏特异性症状、体征	2	16.67
未选择特异性检查项目	7	58.33	患者主述或代述病史不确切	1	8.33
诊断思维方法有误	5	41.67			

1. 经验不足,缺乏对该病的认识　钩体病是一种被忽视的自然疫源性急性传染病,主要侵袭低收入农村居民和热带地区的城市贫民,自然灾害后常发生暴发,并具有高病死率。我国 31 个省市自治区中除青海和宁夏外,都有钩体病病例报告。过去主要流行于长江以南地区,20 世纪六七十年代曾暴发过几十次大规模钩体病流行。近年来随着经济和社会的发展,人口流动频繁,其流行趋势发生了较大改变,进入 20 世纪 90 年代后,钩体病流行呈逐步下降趋势。近年来,北方部分省份也相继发现鼠类自然感染钩端螺旋体。

因此,钩体病并非常见病、多发病,大多数临床医师对该病缺乏了解。在非流行区,临床医师很少接诊和治疗过钩体病患者,缺少感性认识,对钩体病的流行病学知识不够了解,警惕性不高。

此外,钩体病临床表现不典型,并且近年来呈典型临床表现的病例不多,早期临床表现与上呼吸道感染症状相似,就诊时临床医师如对此病没有足够认识,并未进行详细的体格检查及鉴别,往往造成错误诊断。

从本组统计的误诊范围可看出,误诊疾病前五位为肺结核、病毒性肝炎、上呼吸道感染、肺炎、支气管扩张,故该病多因呼吸道症状收住呼吸科,误导医师按呼吸系统症状进行诊断,造成误诊。钩体病可累及全身多个脏器,造成多个系统、器官损害及功能障碍,致临床表现多样化,如所收住科室医师既往接触病例不多或未接触过钩体病,发生误诊的可能性极大。

2. 问诊及体格检查不细致　病史采集不仔细,忽视流行病学病史询问,未从钩体病的流行病学、早期主要的临床表现去认真询问病史;加之对钩体病警惕性不高,缺少对传染病流行特征的熟知和职业敏感性,查体不够细致,忽略某些重要体征如腓肠肌疼痛,未能很好解释其他脏器功能异常的检查结果。由于近年来钩体病临床表现有变迁,呈典型表现的病例不多,这些都将给钩体病的诊断带来一定的困难。若临床医师对本病特殊体征不认识,可能查体疏忽,未关注对诊断有提示意义的症状、体征,导致误诊。

3. 未选择特异性检查项目　未选择特异性检查手段,占本病误诊原因第三位。当临床出现有关的症状、体征时,就应该尽早、准确地做相关医技检查,包括常规的血液及尿液检查,血涂片镜检直接查找钩端螺旋体,病程1周内采集血标本,2周后采集尿标本,脑膜脑炎型患者取脑脊液做病原体分离等,这一系列医技检查都是相当必要的,有助于疾病早期准确、快速诊断。但遗憾的是,许多医疗机构未常规开展钩端螺旋体的检测工作,给钩体病的确诊带来一定的难度,这是导致误诊的客观原因之一。

4. 其他误诊原因　因诊断思维方法有误、缺乏特异性症状、体征、影像学诊断原因、患者病史叙述不确切导致的误诊,在临床上均可出现,究其原因亦离不开未详细的问诊、仔细的体格检查,未行必要的医技检查与欠缺缜密的临床思维等。不按诊断原则和程序、方法致误诊者较多,最常见是把钩体病多器官损害症状肢解为多个症状诊断,出现一个病例有肝炎、尿路感染、重症感染等数个诊断,本组中最多的1例有5个诊断,是导致出现并发症的钩体病患者误诊的重要原因。

五、防范误诊措施

从本组统计的误诊后果中可以看出,大部分患者发生误诊后未造成不良后果,但有14.55%的患者死亡,多为肺出血型钩体病。患者就诊初期往往按"感冒"治疗,延误了最佳治疗时机,病情未得到有效控制,转院就诊时因病情的发展,肺出血点迅速增大,逐渐融合成结节状、斑片状、云雾状模糊影,加之患者此时出现咯血等症状,这给医师的诊断带来一定的困难,极易将典型的肺出血型钩体病误诊为Ⅱ型肺结核,造成患者死亡。如何避免钩体病的误诊,我们结合临床经验及循证医学证据,总结如下几方面。

1. 提高医护人员对钩体病的认识　近年钩体病流行趋势发生了较大改变,发病率较前下降,有的地区医学院校也未将钩体病列入教学大纲内容,故对该病引起的多器官功能损害、临床表现多种多样的特点等,临床医师普遍认识不够。因此,应将钩体病作为临床继续教育的内容,加强钩体病的流行病学、早期主要临床表现等方面的学习,以进一步提高医护人员对于该病的认识。

2. 重视病史询问与体格检查　钩体病为急性传染病,发病急骤,各期各型临床表现复杂多样,避免误诊的要点是应着重考虑是否于近期内到过疫区,有无疫水接触史等有关流行病学资料,根据起病特点、热型及有无"三症状""三体征"等特殊临床表现,再结合血、尿等常规检查,有助于与其他疾病相鉴别。

询问病史时注意结合临床表现,比如对于腓肠肌疼痛等应提高警惕,进一步追问其流行病学史。特别是近几年来,消遣娱乐活动增多,如乘坐轻便小艇或参加其他水上运动,都可增加人类接触钩端螺旋体的危险性。此外,外出务工人员增多,人口流动性大大增加,在低流行区也需要提高对钩体病的重视程度,再结合相关医技检查,及时排除其他疾病,作出正确诊断。

3. 注意与易混淆疾病的鉴别诊断 在本组误诊的疾病中,最常误诊为肺结核、上呼吸道感染、肺炎、支气管扩张等呼吸系统疾病,由此可见,钩体病出现呼吸系统症状很常见。因此,在流行季节有发热、呼吸道感染的患者,临床医师要注意抓住主要临床特点作综合分析,排除重症流感、急性黄疸型肝炎、肺炎、肺结核等,掌握钩体病各型及其并发症的诊断与鉴别诊断,对高度疑似病例可用青霉素按正规方案作诊断性治疗,以避免误诊误治。因钩体病临床表现多样化,易与其他系统疾病误诊,因此在诊治过程中,诊断思路要开阔,不要把钩体病多器官损害症肢解为多个症状诊断,坚持一元化诊断原则,是减少误诊的根本措施。

4. 寻找准确有效的实验室检测方法 钩体病根据特异性血清学检查或病原学检查阳性可明确诊断,血清学检查是目前临床确诊的主要依据。但是患者血清抗体的产生及效价高低受时间限制,对于早期诊断的帮助有限。随着生物技术的发展与应用,钩端螺旋体血症的早期诊断成为可能,但要应用于临床,仍有待于进一步改进和完善。

(魏　欣)

第五节　猫抓病

一、概述

猫抓病(cat scratch disease)是通过猫抓伤或咬伤,主要由汉赛巴尔通体(*Bartonella henselea*)感染而引起的皮肤原发病变和局部淋巴结肿大为特征的一种自限性传染病。巴尔通体为纤细、多形态的棒状小杆菌,革兰染色阴性,是一种营养条件要求苛刻的需氧杆菌。巴尔通体属包括至少20个种和亚种,而引起猫抓病的主要为汉赛巴尔通体。猫特别是幼猫为本病的主要传染源,猫的带菌率相当高,宠物猫的感染率可达40%。猫本身可无症状,但可保持长期的菌血症,人通常是在被猫抓伤、咬伤或与其亲密接触后而感染,确切机制尚不明确。跳蚤是猫之间的传播媒介,但是否通过跳蚤叮咬或其粪便传播给人则尚未得到证实。据报道全球每年猫抓病发病数超过4万例,多为散发,以青少年及儿童多见,男性略多于女性。

猫抓病潜伏期多为4~11 d,轻症病例居多,主要临床表现为:① 原发皮损:被猫抓、咬后局部出现1个至数个红斑性丘疹,疼痛不显著;少数丘疹转为水疱或脓疱,偶可穿破形成小溃疡,经1~3周留下短暂色素沉着或结痂而愈。皮损多见于手、前臂、足、小腿、颜面、眼部等处,可因症状轻微而被忽视。② 局部淋巴结增大:抓伤感染后1~2周,引流区淋巴结出现肿大,以头颈部、腋窝、腹股沟等处常见。初期质地较硬,有轻触痛,大小为1~8 cm,继之淋巴结化脓,偶尔穿破形成窦道或瘘管。肿大淋巴结一般在2~4个月内自行消退,少数持续数月。邻近甚至全身淋巴结也见肿大。③ 全身症状:大多轻微,有发热、疲乏;厌食、恶心、呕吐、腹痛等胃肠道症状伴体重减轻;结膜炎伴耳前淋巴结增大是猫抓病的重要特征之一。其他眼部表现如视神经炎、视网膜炎等也较多见。此外,一些非典型病例还可出现头痛、惊厥、脑病等神经系统症状。本病多为自限性,一般2~4个月内自愈。以对症治疗为主。淋巴结化脓时可穿刺吸脓以减轻症状,必要时2~3 d后重复进行。淋巴结增大1年以上未见缩小者可考虑进行手术摘除。汉赛巴尔通体对很多抗菌药物如氨基糖苷类、利福平、环丙沙星、复方新诺明和阿奇霉素等均敏感，对免疫受损患者、重症或急症感染并有全身症状的患者可使用上述抗菌药物治疗。

二、诊断标准

猫抓病的诊断依据：① 有与猫密切接触史或被抓、咬伤史，或有原发皮损；② 特异性抗原皮肤试验阳性；③ 从病变淋巴结中抽出脓液，并经培养和实验室检查，排除其他原因者；④ 淋巴结活检存在革兰染色阴性、嗜银杆菌或组织病理检查示特征性改变。一般满足 3 个条件可确诊。其中很重要的是病理活组织检查，镜检特征性病变是微脓肿性肉芽肿形成，表现为淋巴结皮髓质区出现中心坏死化脓，周围呈栅栏状排列上皮样细胞及少量多核巨细胞的微脓肿，早期为组织细胞、淋巴细胞增生；中期为灶性肉芽肿形成；晚期为免疫母细胞及浆细胞浸润。组织化学染色对猫抓病的诊断有重要意义，用 Warthin-Starry 银浸渗染色，在病变淋巴结，其淋巴窦内和微脓肿周围巨噬细胞质内可发现吞噬的细菌，呈黑色颗粒状。

三、误诊文献研究

1. 文献来源及误诊率　2004—2013 年发表在中文医学期刊并经遴选纳入误诊疾病数据库的猫抓病误诊文献共 32 篇，累计误诊病例 190 例。6 篇文献可计算误诊率，误诊率 79.01%。

2. 误诊范围　本次纳入的 190 例猫抓病误诊为 25 种疾病共 190 例次，居前三位的误诊疾病为淋巴结炎、淋巴结结核、淋巴瘤。少见误诊疾病包括淋巴结继发恶性肿瘤、皮肤良性肿瘤、甲状舌管囊肿、颌下腺炎、败血症、纤维瘤、伤寒、上呼吸道感染、血管瘤、鼻咽癌、传染性单核细胞增多症、多形红斑、腹股沟疝、股疝、EB 病毒感染、皮下囊肿。2 例仅作出颈部肿物性质待查诊断。主要误诊疾病见表 7-5-1。

表 7-5-1　猫抓病主要误诊疾病

误诊疾病	误诊例次	百分比（%）	误诊疾病	误诊例次	百分比（%）
淋巴结炎	72	37.89	颌下腺肿瘤	4	2.11
淋巴结结核	39	20.53	神经鞘瘤	4	2.11
淋巴瘤	24	12.63	乳腺癌	3	1.58
腮腺肿瘤	9	4.74	颈部继发性恶性肿瘤	3	1.58
皮肤结节病	7	3.68			

3. 确诊手段　本次纳入的 190 例猫抓病中，186 例（97.89%）均经病理检查确诊，其中 116 例（61.05%）经手术病理检查确诊，53 例（27.89%）经皮淋巴结穿刺活检病理检查确诊，17 例（8.95%），经原始文献未明确描述获得病理结果的手段确诊。另 4 例（2.11%）根据症状、体征和医技检查综合分析确诊。

4. 误诊后果　按照误诊数据库对误诊后果的分级标准，本次纳入的 190 例猫抓病均为Ⅲ级后果，发生误诊误治但未造成不良后果。但某些肿物质实、轻压痛、边界不清、活动度差而易被怀疑恶性肿瘤，本组误诊为良恶性肿瘤者占 28.42%（54/190），会造成患者不必要的心理负担。

四、误诊原因分析

依据本次纳入的 32 篇文献分析的误诊原因出现频次，经计算机统计归纳为 8 项，以经验不足而缺乏对该病的认识、问诊及体格检查不细致为主要原因，见表 7-5-2。

表 7 - 5 - 2 猫抓病误诊原因

误诊原因	频次	百分率(%)	误诊原因	频次	百分率(%)
经验不足,缺乏对该病的认识	29	90.63	诊断思维方法有误	4	12.50
问诊及体格检查不细致	27	84.38	患者主述或代述病史不确切	1	3.13
未选择特异性检查项目	11	34.38	医院缺乏特异性检查设备	1	3.13
缺乏特异性症状、体征	5	15.63	影像学诊断原因	1	3.13

1. 缺乏对该病的认识,诊断思维局限 经验不足而缺乏对猫抓病认识,以及诊断思维局限,是导致本病误诊的重要原因。据报道全球每年猫抓病发病数超过 4 万例,尽管近年发病有上升趋势,但仍然属于少见病,我国高等医学院校教材《传染病学》从第 6 版开始才收集了猫抓病,故临床医生对本病的认识普遍不高。猫抓病患者多数以体表肿物就诊,在误诊的疾病中,最常见为淋巴结炎、淋巴结结核、淋巴瘤等疾病。因医师的诊断习惯思维而轻易诊断为一些较常见的淋巴结疾病。如淋巴结增大不明显时有轻度触痛者,使用某些抗生素而暂时缩小者易被误诊为淋巴结炎;抗生素控制无效且淋巴结呈块状,易被误诊为淋巴瘤;结核菌素纯蛋白衍生物(PPD)试验阳性,且不完全符合淋巴结炎和淋巴瘤表现的年轻患者,易被误诊为淋巴结结核。

2. 问诊及体格检查不细致 问诊和查体不细致,是造成猫抓病误诊的第二位原因。由于猫抓病除淋巴结增大外,大多数患者临床表现无特异性,极易误诊。加之患者可能到多个专科就诊,非感染科医师对猫抓病认识不足,在病史询问中几乎不会涉及宠物饲养史或接触史。很多患者经手术切除淋巴结或淋巴结活检取得病理诊断结果后,追问病史才了解到患者有饲养宠物猫和近期被猫抓伤史。

3. 未选择特异性检查项目 由于缺乏对于猫抓病的认识,在接诊患者时未能考虑该病的可能,不能及早进行相关的特异性检查也是导致猫抓病误诊的原因之一。淋巴结活检是猫抓病最直接、最有效的诊断方法之一。应紧密结合病史,争取进行组织学检查加以确诊。具有条件者对可疑猫抓病患者,可通过病损区涂片或肿大的淋巴结穿刺涂片,用 Warthin-Starry 银染色观察巴尔通体或间接免疫荧光抗体进行血清巴尔通体抗体检测以进一步明确诊断。

五、防范误诊措施

1. 提高医护人员对本病的认识 随着家庭饲养宠物增多,猫抓病发病率呈增长趋势,尤其是儿童患者增多,也有较多颌面部淋巴结增大就诊于耳鼻咽喉科或口腔颌面外科的患者,因此,各相关科室的临床医师应加强全科知识的学习,提高对猫抓病临床特点的认识,对发热伴局部淋巴结增大,尤其是淋巴结肿大直径>2 cm 的儿童或青少年患者,用淋巴结炎、淋巴结核等不能解释全部病情的,要高度警惕猫抓病。

2. 重视病史询问和体格检查 虽然多数猫抓病患者与猫有密切接触史,但常常于就诊时原被抓咬部位皮损已愈合,仅有原局部病损引流区淋巴结肿大,无破溃,部位涉及腮腺、下颌、颈部等,患者多以这些部位肿块就诊于各专科。因此,耳鼻咽喉科、口腔科和儿科医师遇有不明原因发热,有局部表浅淋巴结增大但不能用淋巴结炎解释的患者,要重视流行病史的调查,详细询问病史,仔细查体,无论有无可见皮损,都要追问发病前有无猫等宠物抓伤、咬伤或与其亲密接触史,一旦发现,就应把猫抓病纳入鉴别诊断范畴。

3. 注意与其他疾病的鉴别诊断 本病有淋巴结增大表现,易与淋巴结炎、淋巴结结核混淆。临床查体需要注意的是淋巴结核最初为单个,孤立活动,有弹性,以后表现为多个淋巴结增大、粘连而呈串珠样肿大;猫抓病多为单个淋巴结受累,肿大淋巴结可有压痛,局部皮肤常充血,若淋巴结破溃亦可自行愈合,抽取脓液作抗酸染色为阴性。

对肿大淋巴结进行活组织病理学检查可提供可靠诊断依据,并可排除其他淋巴结病变。淋巴结镜下一般分为网状细胞增生期、肉芽肿形成期、脓肿形成期和干酪样坏死期等,随猫抓病病程的进展,多数情况是各期交叉重叠,很难明确分期。

在网状细胞增生期,脓肿尚未充分形成时,转化的大淋巴细胞增生易与霍奇金淋巴瘤相混淆,但霍奇金淋巴瘤中多形性炎症浸润性背景中可找到 R－S 细胞。淋巴结反应性增生时,也易与霍奇金淋巴瘤相混淆,但反应性增生淋巴结的炎症背景相对较轻。

肉芽肿形成期、脓肿形成期和干酪样坏死期易与淋巴结结核相混淆。淋巴结结核显微镜检可见类上皮细胞、多核巨细胞,干酪坏死灶等,与猫抓病镜下改变相似,其鉴别点为猫抓病坏死灶中有大量中性粒细胞浸润,而淋巴结核缺如,抗酸染色也可帮助鉴别。手术切除淋巴结时淋巴结结核周围有粘连。猫抓病与性病引起的淋巴肉芽肿的鉴别应引起重视,二者的组织学鉴别较困难,应结合临床资料及 Frei 皮肤试验来判断,后者多发在腹股沟淋巴结,Frei 皮肤试验阳性。猫抓病与组织细胞性坏死性淋巴结炎的鉴别点在于,后者的坏死灶中无中性粒细胞,且不形成肉芽肿。

4. 寻找准确有效的实验室检测方法　由于淋巴结活检系有创检查,而从患者血液、淋巴结脓液和原发皮损处分离培养汉赛巴尔通体又费时费力,有必要寻找更为简便有效的实验室检测方法。目前猫抓病的实验室检查方法还包括:① 皮肤试验(经典检测方法):为迟发型变态反应,其诊断抗原来源于猫抓病患者肿大的淋巴结,诊断猫抓病的特异性为 $90\% \sim 98\%$,在猫抓病发病的早期阳性率高,具有早期诊断意义。由于该方法不能检测巴尔通体种属,因而具有一定的局限性。② 血清学检测:血清学方法检测巴尔通体特异性抗体,由于方便、快捷、创伤少,是目前诊断猫抓病最易推广应用的方法,其中以间接荧光抗体法(IFA)或酶联免疫分析法(ELISA)为首选。但此方法与五日热巴尔通体有交叉反应,若需分型应作细菌培养等以进一步明确。③ 分子生物学检测:从猫抓病患者肿大的淋巴结组织和血液中采集标本,提取 DNA,应用 PCR 的方法检测巴尔通体DNA,具有较高的灵敏度和特异性,但实验方法复杂,条件要求高,临床上很难作为常规检测。

5. 加强卫生宣教工作　随着我国人民生活水平的提高,养宠物的人数逐渐增多,由宠物诱发的一些疾病也逐渐增加,但人们对这些疾病认识不足,常常延误诊治。因此,加强卫生宣教工作,提高人们对于宠物可能引起疾病的认识,避免与猫过于密切接触,避免被猫抓咬是预防本病的关键,伤后应当及时就医。

从本组误诊后果中可以看出,患者发生误诊后,均未造成不良后果,但误诊误治延误了患者的诊治,造成了不必要的心理负担等。因此,应充分认识本病的特点,重视病史特别是流行病史的采集,开拓诊断思路,仔细分析病史,全面体格检查,结合实验室检查及病理检查,才能避免猫抓病的误诊误治。

(魏　欣)

第六节　麻　风

一、概述

麻风是由麻风分枝杆菌引起的一种慢性丙类传染病,主要侵犯皮肤、黏膜和外周神经,临床表现为麻木性皮肤损害、神经粗大等,晚期患者可有眼、鼻、咽喉及内脏损害,如治疗不及时可导致眼、面、手、足等畸残而严重危害人类身心健康。

1. 流行病学特点　麻风是影响了人类数千年的古老的传染病,主要流行于亚洲、非洲、南美洲的国家和地区。20世纪80年代,全球约有1 200万麻风患者,随着1981年起全球普遍推行的麻风联合化疗以及世界卫生组织倡导的在全球消除麻风运动的开展,全球麻风的发病率以及残疾率大大降低。2012年,全球麻风现症患者为232 857人。我国在建国后对于麻风进行了卓有成效的防治,麻风整体被控制在低流行状态,目前主要流行于云南、四川、贵州、湖南、广东、广西、海南、西藏、青海等省、自治区。据中国疾病预防控制中心麻风控制中心报告,2013年全国共发现麻风新发病例924例,截至2013年底,全国共登记麻风现症病例4 465例。尽管如此,要达到全球消灭麻风的目标依然任重道远。目前全世界每年仍有20余万麻风新病例发生,约1/3新患者可能发生各种神经损害和残疾,全球现有300多万麻风残疾者有待康复,降低麻风新病例的2级残疾率已成为麻风控制的重要目标。

麻风分枝杆菌属于分枝杆菌属,简称麻风杆菌,为革兰染色阳性杆菌,无芽孢、不运动、细胞呈分枝并具抗酸性,菌体呈短小棒状或稍弯曲,一般经煮沸、高压蒸汽、紫外线照射等处理即可杀灭。麻风杆菌是一种典型胞内菌,麻风杆菌感染的细胞其胞浆呈泡沫状,称麻风细胞。麻风杆菌主要侵犯皮肤、黏膜、周围神经、淋巴结、肝脾等网状内皮系统细胞。此外骨髓、睾丸、肾上腺、眼部等处也是麻风杆菌容易侵犯的部位,外周血及横纹肌中也能发现少量麻风杆菌。麻风杆菌主要通过破溃的皮肤和黏膜(主要是鼻黏膜)排出体外,在乳汁、泪液、精液及阴道分泌物中含菌量很少。

麻风病患者是本病的唯一传染源,其中多菌型患者皮肤黏膜含有大量麻风杆菌,是最重要的传染源。麻风具较低传染性,麻风杆菌主要通过破损的皮肤和呼吸道进入人体。呼吸道飞沫传播是主要的传播途径,即与患者密切和频繁接触过程中通过鼻部和口腔的飞沫传播。其次,有破损的健康人皮肤或黏膜接触患者含有麻风杆菌的皮肤或黏膜亦可传染,通过衣物、被褥、手巾、食具等间接接触传染的可能性很小。

2. 临床分型及表现　麻风杆菌进入人体后是否致病主要取决于机体的免疫状态,绝大多数受染后不发病而成为亚临床感染者。而发病者通常要经过较长的潜伏期,一般平均2~5年,短者数月,长者10年以上,并随免疫力强弱向临床各型发展。麻风病病程缓慢,其临床表现轻重不一,基本表现为感觉丧失性皮肤损害、外周神经肿大、周围神经炎等周围神经受累症状,皮肤破损处涂片查到抗酸杆菌等。皮损包括原发性斑疹、丘疹、结节、疱疹和继发性皮肤萎缩、瘢痕、鳞屑和溃疡。

1966年Ridley和Jopling提出麻风五级分类法,又称光谱免疫分类法,分别为结核样型麻风(TT)、界线类偏结核样型麻风(BT)、中间界线类麻风(BB)、界线类偏瘤型麻风(BL)和瘤型麻风(LL)。未定类麻风(indeterminate leprosy, IL)被认为是麻风的早期阶段,未列入该分类。1981年世界卫生组织基于现场管理需要并依据麻风菌检查,将麻风病分为多菌型和少菌型,少菌型包括未定类、结核样型和界线类偏结核样型;多菌型包括中间界线类、界线类偏瘤型、瘤型。

各型麻风的临床特点如下:① TT:损害局限于周围神经和皮肤,一般不累及黏膜、眼及内脏器官。皮损数量少但皮损边缘整齐清楚,皮损内的毳毛脱落,眉毛一般不脱落。本型的周围神经(如耳大神经、尺神经、正中神经、桡神经、胫神经等)受累后变粗变硬,有触痛。部分患者只有神经受累的症状而无皮肤损害,称为纯神经炎。麻风菌素试验阳性,细胞免疫功能正常或接近正常。本型比较稳定,进展缓慢,有的可自愈。② BT:皮损较TT增多,皮损分布较广泛,常见卫星状损害。神经受累粗大而且不对称,黏膜、淋巴结、睾丸、眼及内脏器官受累较少而轻。皮损细菌检查一般为阴性,麻风菌素试验为弱阳性或疑似阳性。细胞免疫功能较正常人低下。本型不稳定,可以向其他型转化。可发生Ⅰ型麻风反应。③ BB:皮损特点为多形性和多色性,分布较广泛,多不对称。

皮损边缘部分清楚,部分不清。神经受累为多发性,黏膜、淋巴结、眼、睾丸及内脏可以受累。皮损查麻风杆菌阳性,麻风菌素试验阴性,细胞免疫功能介于两极型之间。本型最不稳定,可发生Ⅰ型麻风反应。④ BL:本型皮肤损害有斑疹、丘疹、结节、斑块和弥漫性浸润等,损害大多似瘤型皮损,数目较多,分布较广泛,皮损感觉障碍较轻,出现较晚。眉、睫、发可脱落,可形成"狮面"。出现黏膜、淋巴结、眼、睾丸及内脏受累症状。皮损查麻风杆菌阳性。麻风菌素试验晚期阴性。细胞免疫功能试验提示有缺陷。本型可发生Ⅱ型麻风反应。⑤ LL:患者的大部分机体组织内都可发现麻风杆菌,呈持续性菌血症。组织器官受损范围较广泛。皮损数目多,分布广泛而对称,边缘模糊不清,感觉障碍发生较晚较轻。在较早期就有眉毛、睫毛稀落现象,可形成"狮面"、"鞍鼻"等外观。黏膜、淋巴结、眼、睾丸及内脏受累明显,可见肝、脾大等。皮损细菌检查可见大量麻风杆菌,麻风菌素试验阴性,细胞免疫功能试验提示有明显缺陷。本型甚为稳定,不能自愈。本型常发生Ⅱ型麻风反应。⑥ IL:被认为是各型麻风病的早期表现,临床表现较轻,仅有皮肤损害或轻微的神经症状,皮损查麻风杆菌多为阴性,少数可发现少量抗酸杆菌。麻风菌素试验多为阳性,少数阴性;细胞免疫功能正常或接近正常。本型不稳定,可自愈,亦可向其他类型转变。

麻风反应是在麻风病慢性过程中对麻风菌抗原的一种免疫反应,使病情突然活跃,表现为急性或亚急性加剧现象,使原有的皮肤损害和神经损害炎症加剧,或出现新的皮肤损害或神经损害。可伴有关节炎和结节性红斑等,其诱因可由药物、继发感染等因素诱发。Ⅰ型反应与致敏淋巴细胞有关,属迟发型超敏反应。Ⅱ型反应是抗原、抗体复合物变态反应,属体液免疫反应,主要发生于已治或未治的多菌型患者,反应发生较快,组织损伤亦较严重。

3. 治疗原则　麻风的诊断需结合流行病学史、典型皮疹伴神经症状、皮肤刮片查菌等进行综合分析。目前麻风的治疗采用在家庭进行多种药物联合化疗(MDT),联合化疗的药物包括氨苯砜(DDS)、利福平(RFP)和氯法齐明(氯苯吩嗪)等。此外麻风的治疗还包括针对麻风反应、麻风溃疡和麻风畸形的综合治疗。

二、诊断标准

2008 年我国卫生部颁布并制定了麻风的诊断标准:

1. 诊断原则　根据麻风杆菌侵犯皮肤、上呼吸道黏膜和外周神经引起的症状和体征,结合皮肤损害组织液涂片的细菌学检查和(或)皮损活检的特异性病理改变,即可确诊麻风病。

2. 诊断标准　诊断标准包括:① 慢性皮疹;② 局限性麻木(温、痛、触觉障碍);③ 外周神经粗大;④ 组织切刮涂片抗酸染色查菌阳性;⑤ 皮损活检有特异性病理变化或侵犯皮神经的非特异性炎症。具备①②③中任何两项即为疑似病例;具备①②③的 3 项可确诊,疑似病例还符合④⑤中一项也可确诊。

三、误诊文献研究

1. 文献来源及误诊率　2004—2013 年发表在中文医学期刊并经遴选纳入误诊疾病数据库的麻风病误诊文献共 84 篇,累计误诊病例 299 例。4 篇文献可计算误诊率,误诊率 66.39%。

2. 误诊范围　本次纳入的 299 例麻风病误诊为 52 种疾病共 335 例次,涉及 11 个系统或专科,居前三位的为皮肤病、神经系统疾病、风湿性疾病。误诊疾病系统分布见图 7-6-1。居前三位的误诊疾病为周围神经病、皮炎、红斑性皮肤病。少见的误诊疾病包括荨麻疹、脊髓空洞症、梅毒、疥疮、皮肤假性淋巴瘤、皮肤结节病、皮肤溃疡、神经炎、脂膜炎、天疱疮、肉芽肿性血管炎、细菌性毛囊炎、真菌感染、神经纤维瘤病、脓疱疮、皮肤肿瘤、肩关节周围炎、静脉炎、环状肉芽肿、骨髓炎、白血病、扁平苔藓、卟啉病、痤疮、甲状腺功能减退症、血小板减少性紫癜、药物性肝炎、足下垂、鼻窦炎、带状疱疹、烫伤。5 例次仅作出肌肉萎缩、皮肤肿物、贫血待查诊断，36 例次初诊诊断不明确，10 例次漏诊。主要误诊疾病见表 7 - 6 - 1。

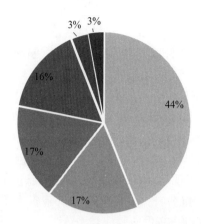

- 皮肤病与性病（43.58%）
- 神经系统疾病（17.31%）
- 风湿性疾病（17.01%）
- 其他系统疾病（15.83%）
- 血液病（3.28%）
- 运动系统疾病（2.99%）

图 7 - 6 - 1　麻风误诊疾病系统分布图

表 7 - 6 - 1　麻风主要误诊疾病

误诊疾病	误诊例次	百分比（%）	误诊疾病	误诊例次	百分比（%）
周围神经病	50	14.93	面神经炎	6	1.79
皮炎	37	11.04	风湿性疾病[a]	6	1.79
红斑性皮肤病	23	6.87	关节炎	5	1.49
血管炎[a]	20	5.97	结节性痒疹	5	1.49
湿疹	19	5.67	皮肌炎	4	1.19
系统性红斑狼疮	11	3.28	硬皮病	4	1.19
急性发热性嗜中性皮病	10	2.99	银屑病	3	0.90
类风湿性关节炎	9	2.69	结节病	3	0.90
体癣	8	2.39	皮肤纤维瘤	3	0.90
淋巴瘤	7	2.09	结节性发热性非化脓性脂膜炎	3	0.90
蕈样肉芽肿	7	2.09			

注：a 仅作出此类疾病诊断。

3. **确诊手段**　本次纳入的 299 例麻风病均有皮损症状，142 例（47.49%）根据病理学诊断确诊，156 例（52.18%）取皮损细菌学检查等确诊，1 例（0.33%）为尸体解剖确诊。

4. **误诊后果**　本次纳入的 299 例麻风病中，223 例文献描述了误诊与疾病转归的关联，76 例预后与误诊关联不明确。按照误诊数据库对误诊后果的分级评价标准，可统计误诊后果的病例中，182 例（81.61%）为Ⅲ级后果，未因误诊误治造成不良后果；20 例（8.97%）造成Ⅱ级后果，因误诊误治导致不良后果；21 例（9.42%）造成Ⅰ级后果，其中 1 例死亡，20 例遗留后遗症。

四、误诊原因分析

根据本次纳入的 84 篇文献分析的误诊原因出现频次，经计算机统计归纳为 13 项，以经验不足而缺乏对该病的认识、问诊及体格检查不细致、未选择特异性检查项目为主要原因，见表 7 - 6 - 2。

表 7 - 6 - 2　麻风病误诊原因

误诊原因	频　次	百分率(%)	误诊原因	频　次	百分率(%)
经验不足,缺乏对该病的认识	73	86.90	过分依赖医技检查结果	3	3.57
问诊及体格检查不细致	40	47.62	病理组织取材不到位	2	2.38
未选择特异性检查项目	26	30.95	患者主述或代述病史不确切	2	2.38
诊断思维方法有误	15	17.86	患者或家属不配合检查	1	1.19
缺乏特异性症状、体征	14	16.67	药物作用的影响	1	1.19
病理诊断错误	12	14.29	医院缺乏特异性检查设备	1	1.19
患者故意隐瞒病情	7	8.33			

1. 经验不足,缺乏对该病的认识　从本组误诊病例分析中可知,多数误诊的发生是由于临床医生对该病经验不足、缺乏了解造成。我国在建国后成立的各级麻风防治专业机构在麻风防治工作中取得了巨大成就,但随着麻风流行得到有效遏制,传统的麻风防治专业机构被合并、削弱,而新的综合防治模式尚未有效建立,加之对"基本消灭麻风病"宣传的误解,临床医生尤其是综合性医疗机构的医务人员对麻风病知之甚少,毫无警惕性,缺乏麻风防治知识以及相关培训,造成了麻风误诊和漏诊现象严重,本次文献调研发现,近 10 年我国麻风病的误诊率达 66.39%。一些患者被反复多次误诊,延误了最佳治疗时间,发展成不可逆畸残。从本组所统计的误诊范围可看出,排在前 5 位的误诊疾病依次为周围神经病、皮炎、湿疹、红斑性皮肤病、血管炎等,可见麻风患者常因各种皮损以及周围神经损害而就诊于皮肤科、神经科等,而这些专科医师在接诊累及皮肤和神经损害的患者时,由于缺乏诊断经验,往往不会考虑麻风病,而是诊断先入为主,考虑本专科常见病。

2. 问诊及体格检查不细致　在造成麻风病误诊的原因中,因问诊及体格检查不细致造成者占误诊原因的第 2 位。麻风是通过皮肤密切接触或呼吸道飞沫传播,患者家属被感染的机会较多,有一定的家庭聚集性发病的特点,故对于流行病学史的问诊非常重要,诸如有无麻风家族史或是否来自流行区等,将会给予医生一定的提示。

虽然麻风的表现千变万化,其临床症状和体征可类似于许多累及皮肤和神经的疾病,但其存在既有皮损又有肢体麻木等特点,故全面了解病情以及仔细查体至关重要,如果仅仅关注了皮损情况而忽视了神经系统查体如温、痛、触觉等检查,就可能造成误诊、漏诊。王景权等报道的 1 例 32 岁男性,因发热和疼痛性皮疹,在 4 年的病程中,先后在多家医院被误诊为结节性红斑、风湿热、急性发热性嗜中性皮病,最后经皮损病理活检确诊 LL 型麻风病。

3. 未选择特异性检查项目　麻风是一种慢性传染病,从初始感染麻风杆菌直至出现各种症状和体征,平均达 2～5 年,其临床表现亦多种多样,要确立麻风的诊断,需抓住其侵犯皮肤、上呼吸道黏膜和外周神经的基本特点,结合皮损细菌学检查以及皮损活检做出诊断。而皮损组织抗酸染色阳性或者皮损活检有特异性病理变化或侵犯皮神经的非特异性炎症,对于确立诊断非常关键。临床医生未选择上述特异性检查,由此发生误诊者占误诊原因的第 3 位。需注意的是,少菌型麻风病皮损查菌多为阴性,此时应进一步行皮肤活检,可最大限度地减少误诊发生。

4. 其他误诊原因　诊断思维方法有误、缺乏特异性症状、体征、病理诊断有误、患者故意隐瞒病情等均可导致麻风病的误诊,但根本的问题还是在于临床医生对于麻风病缺乏认识、警惕性低以及缺乏仔细问诊及查体而造成。

五、防范误诊措施

从本组 2004—2013 年麻风误诊相关文献发现,麻风误诊时间最短 1 个月,最长 21 年。麻风的误诊可导致延误最佳治疗期,使患者遗留畸残甚至丧失生活自理能力,不仅给社会和家庭带来沉

重负担,对于防控麻风的传播也非常不利。结合我们的临床经验及循证医学证据,现仅就如何防范麻风的误诊总结如下:

1. 提高临床医师对麻风病的警惕性　麻风目前在我国虽处于低流行状态,但临床医师需警惕的是麻风在我国并未消灭,近年来部分地区疫情甚至呈上升趋势,流动人口中麻风病例增加,防治任务依然严峻,距离消灭麻风还任重道远,尤其在如今人口流动性剧增的情况下,麻风不再局限于云、贵、川、藏、湘等经济欠发达、交通不便地区,故临床医生需对本病提高认识,尤其皮肤科、神经科、五官科、外科等医生更应提高警惕。

麻风的临床表现呈多样化,其根本的原因在于人体的特异性免疫力各异,可表现为自愈、单一皮疹到多系统损害等,如果发生麻风反应则表现就更为复杂,而早期的麻风症状缺乏特异性,均给及时诊断带来困难。

2. 全面了解麻风的临床特点　为了减少误诊、漏诊,临床医生首先应掌握麻风病的基本规律以及诊断标准,其典型的特征性表现包括皮肤损害伴有浅感觉障碍、周围神经粗大等。当遇到久治不愈的原发性与继发性皮损,经抗组胺药物等常规治疗效果不明显时,要考虑有无麻风的可能性,进一步诊断可作毛果芸香碱出汗试验、组胺试验及抗酸杆菌检查和皮肤组织病理检查。

而当遇到"末梢神经炎"的患者时应注意排除纯神经炎麻风,同时应注意很多麻风患者以末梢神经功能障碍起病,随后出现皮肤损害表现。其次应注意麻风表现具有多样化、变异性、随机体免疫强弱而发生转化的特点。如患者的皮损可以表现为动态变化或消退;有些患者的皮损甚至伴有瘙痒症状;当发生麻风反应时可出现皮损伴有疼痛现象;麻风皮损很少见于腹股沟、腘窝、手掌、足底等,但这些部位出现皮损也不能轻易排除麻风;出现皮肤浅色斑也应注意排查是否为未定类麻风或者早期瘤型麻风;出现多发性皮肤肿瘤需排除组织样麻风瘤;皮肤溃疡或骨髓炎需注意排除麻风合并感染的可能等。此外,出现麻风反应时临床表现复杂,麻风反应可表现为急性或亚急性皮肤损害和神经损害炎症加剧现象,有时伴有发热、关节炎表现,可由药物、继发感染等因素诱发,而抗生素、糖皮质激素、免疫抑制剂的应用等可使症状暂时缓解,或者症状变得不典型,故极易发生误诊,需提高警惕。

对于出现五官科疾患长期不愈时,比如眼结膜炎、角膜炎、眉毛稀疏脱落、鼻塞、鼻出血等表现时,亦应排查麻风。麻风还可以伴有自身抗体阳性或梅毒抗体阳性,注意与结缔组织病及梅毒进行鉴别诊断。

3. 建立麻风防治专业机构与综合医疗机构联动机制　我国目前的麻风防治专业机构包括皮肤病防治院(所、站)以及各级疾病预防控制中心,然而随着麻风流行的有效遏制,上述麻风防治专业机构力量逐渐被减弱,而基层医疗卫生机构以及综合医院医务人员的麻风专业知识匮乏,导致新发和复发病例误诊、漏诊严重,这些患者如得不到早期发现和及时治疗,就可能作为传染源在社会上传播。因此必须采取综合性措施,以政府为主导,建立麻风防治专业机构与综合医疗机构联动机制,尤其对于相关的科室如皮肤科、神经科、五官科、外科等医务人员进行系统化的麻风专业知识培训,以期最大限度地减少误诊、漏诊,做到早发现、早治疗、降低致残率,并防止麻风的进一步传播。

4. 加强防治麻风相关知识普及教育　谈到麻风,人们的社会歧视和恐惧心理仍较为普遍,同时,又有相当一部分人认为麻风已经灭绝,上述的盲目恐惧、歧视以及放松警惕的心理均不利于麻风的防控。我国的麻风相关知识普及教育需大力加强,除了"世界防治麻风病日"活动外,应开展各种形式的宣传教育活动,以提高人们对本病的认识,消除歧视、盲目恐惧或麻痹大意,提高人们的防病意识,鼓励主动筛查,以尽早发现、及时治疗,降低致残率,减少麻风的进一步传播。

总之,临床医生需提高对麻风的认识及警惕性,做到仔细问诊及查体,及时行麻风的特异性检查,并能及时转诊至专业机构。从卫生事业管理层面,需进一步强化麻风的综合防治模式的建立,加强综合医院医护人员有关麻风防治知识的培训,以期最大限度减少误诊、漏诊。

•

(王临旭)

第七节 破伤风

一、概述

1. 定义及发病情况 破伤风是由破伤风梭状芽胞杆菌侵入人体后产生毒素,引起阵发性肌痉挛的一种急性特异性感染性疾病。破伤风杆菌以芽胞状态广泛存在于人和家畜肠道内和土壤中,为厌氧的革兰阳性杆菌。破伤风主要经伤口侵入人体,各种类型和大小的创伤伤口均可感染破伤风杆菌,其中战场中创伤可达 $25\%\sim80\%$,但破伤风发病率只占伤口污染者的 $1\%\sim2\%$ 。伤口深、外口小、伤口内残留坏死组织或污染物、填塞过紧、同时存在需氧菌感染等均导致发病率上升。如今,随着静脉药瘾者的增加,局部注射毒品已成为破伤风的重要传播途径。自破伤风疫苗的问世,使破伤风成为一个可预防的疾病,WHO 早在 1995 年就希望能消灭破伤风,发达国家破伤风疫情已基本控制,但破伤风仍是威胁发展中国家居民健康的重要感染性疾病。

2. 病理机制 破伤风杆菌产生神经溶血毒素和痉挛毒素,前者主要破坏感染组织周围,为细菌繁殖创造条件,后者则是主要致病毒素。破伤风痉挛毒素扩散入肌肉组织后,进入下运动神经元的神经末梢,随即沿轴突逆行向上传递,最终进入脊髓和脑干的神经细胞。该毒素通过抑制甘氨酸、γ-羟丁酸等抑制性介质的释放,导致脊髓运动神经元和脑干的广泛脱抑制,临床上出现肌痉挛、肌强直等征象。破伤风毒素还可直接作用于交感神经系导致自主神经功能紊乱。

3. 临床表现 破伤风潜伏期可短至 24 h 到长达数月、数年不等。患者发病早期可有全身乏力、头晕、头痛、咀嚼无力、局部肌肉发紧、反射亢进等表现,随后出现典型症状如肌强直和肌痉挛,表现为张口困难、苦笑面容、颈部强直、吞咽困难、饮水呛咳、角弓反张等,继之出现剧烈痉挛伴全身抽搐、面唇青紫、呼吸困难、呼吸暂停。患者发作间隙期长短不一,声、光等较小刺激均可能刺激发作,少数严重者可伴有意识丧失,最终出现窒息及心力衰竭等。患者出现自主神经功能紊乱表现为血压升高、大汗、发热等。少数患者表现为受伤部位肌肉持续性强直,可持续数周或数月。新生儿破伤风发病在新生儿出生后 $2\sim28$ d,潜伏期通常 7 d 左右。新生儿主要表现为不能啼哭和吸乳,少活动,呼吸弱或呼吸困难。

4. 治疗及预后 破伤风的治疗主要包括伤口处理、抗毒素中和游离毒素、控制痉挛和抗菌治疗等,抗生素首选大剂量青霉素治疗 $7\sim10$ d。重症患者必要时行气管插管或气管切开改善通气,注意勤翻身,保持环境安静,避免声光刺激,积极补充水电解质及维生素等。

破伤风如经早期确诊和恰当治疗,一般预后较好。新生儿、老年患者、吸毒者以及重型破伤风患者,病死率较高,约 $30\%\sim50\%$ 。潜伏期越短者,预后越差。

二、诊断要点

破伤风诊断主要依靠病史及临床表现,伤口分泌物培养等,但破伤风的症状比较典型,诊断主要根据临床表现和流行病学史,临床诊断无需实验室检查结果。

1. 流行病学 注意询问如下几方面病史:① 有不洁接生史,用未消毒的工具对新生儿进行断脐;或有用未经消毒的物品包扎、涂抹新生儿脐带;分娩过程中新生儿局部外伤未经消毒处理史。② 流产、产妇生殖器处理过程中未消毒。③ 有任何外伤史或手术且未进行消毒等处理。④ 近期有肛周脓肿、气性坏疽等疾病,或有不洁静脉注射史。

2. 临床表现　　早期症状为全身不适,肌肉酸痛,张口困难等,随病情进展则出现持续性全身肌张力增高、阵发性强直性肌痉挛等,出现特征性的苦笑面容、吞咽困难、颈强直、角弓反张、腹肌强直及四肢僵硬等临床表现。患者意识清楚,常由很轻微的刺激引发痉挛,如喉部肌肉及呼吸肌出现持续性痉挛可因窒息而死亡。较重病例常同时有交感神经过度兴奋的症状,如高热、多汗、心动过速等。重型患者常有高热及肺部感染,或因频繁抽搐缺氧而发生脑水肿。严重者发生昏迷,最终死于呼吸衰竭和全身衰竭。

3. 实验室检查　　取伤口处或肚脐分泌物直接涂片后镜检,可见革兰染色阳性细菌。伤口处或肚脐分泌物破伤风杆菌培养阳性。脑脊液检查可以正常。由于伤口厌氧菌培养需时较长且较难发现该菌,加之破伤风临床表现典型,故实验室检查结果不作为必要诊断条件。

三、误诊文献研究

1. 文献来源及误诊率　　2004—2013 年发表在中文医学期刊并经遴选纳入误诊疾病数据库的破伤风文献共 35 篇,累计误诊例数 138 例。2 篇文献可计算误诊率,误诊率 74.58%。

2. 误诊范围　　本次纳入的 138 例破伤风误诊为 28 种疾病共 145 例次,居前三位的误诊疾病为颞下颌关节炎、脑梗死、癔症。少见误诊疾病包括急性腹膜炎、低钙惊厥、腰椎间盘突出症、消化道溃疡、头皮恶性肿瘤、心律失常、咽喉炎、癫痫、多发性肌炎、多发性硬化、急性脊髓炎、僵人综合征、精神分裂症、颅内感染、不稳定型心绞痛、带状疱疹后遗神经痛。2 例次仅作出抽搐、失语症状待查诊断。1 例次初诊诊断不明确。主要误诊疾病见表 7-7-1。

表 7-7-1　破伤风主要误诊疾病

误诊疾病	误诊例次	百分比(%)	误诊疾病	误诊例次	百分比(%)
颞下颌关节炎	25	17.24	肌筋膜炎	6	4.14
脑梗死	23	15.86	急腹症	6	4.14
癔症	13	8.97	上呼吸道感染	6	4.14
面神经麻痹	12	8.28	牙周炎	4	2.76
落枕	10	6.90	腰肌劳损	4	2.76
脑膜炎	9	6.21	狂犬病	4	2.76

3. 确诊手段　　本次纳入的 138 例破伤风均根据典型的症状、体征及医技检查确诊。

4. 误诊后果　　本次纳入的 138 例破伤风中,130 例文献描述了误诊与疾病转归的关联,8 例预后与误诊关联不明确。按照误诊数据库对误诊后果的分级评价标准,可统计误诊后果的病例中,122 例(93.85%)为Ⅲ级后果,未因误诊误治造成不良后果;8 例(6.15%)造成Ⅰ级后果,均为死亡。

四、误诊原因分析

依据本次纳入的 35 篇文献分析的破伤风误诊原因出现频次,经计算机统计归纳为 6 项,其中问诊及体格检查不细致 29 频次(82.86%);经验不足而缺乏对该病的认识 26 频次(74.29%);诊断思维方法有误 16 频次(45.71%);缺乏特异性症状体征 8 频次(22.86%);患者主述或代述病史不确切 3 频次(8.57%);过分依赖医技检查结果 2 频次(5.71%)。

1. 对疾病认识不足,临床思维狭隘　破伤风临床表现多样,前驱期及早期或轻型患者临床表现较轻,部分可仅出现咀嚼肌受累表现,全身症状不明显,导致临床诊断困难。成人破伤风患者多为农民,首诊多在基层医院就诊,基层医务人员相对缺乏相关专业知识,患者就诊时医师仍按常见病诊断思维予以诊治。石宁等分析24例误诊为口腔疾病的破伤风,认为临床医师医学知识缺乏,仅从口腔科专科出发,临床思维狭隘,是造成误诊的重要原因。赵辉等对48例成人破伤风患者误诊分析也认为对破伤风缺乏足够认识,对破伤风诊断仅局限于典型临床表现和外伤史,对疾病感染途径的变化缺乏新的认识或重视而导致误诊。李钊对基层医院破伤风误诊病例分析发现乡村医生很多未见过该疾病,缺乏相关专业知识。

2. 忽视病史询问及体格检查　破伤风早期仅出现局部症状如张口困难、咀嚼无力、咽痛、吞咽困难等,如未详细询问出外伤史等,同时查体不细致,忽视可能出现的肌痉挛等体征,则易导致误诊。李钊同时也认为基层医生在临床工作中不重视病史询问及体格检查,而遗漏外伤史及重要体征,也是导致误诊的一个原因。肖海英等报道1例破伤风误诊为病毒性脑膜炎,患儿曾就诊于多家医院,均未问及下颌受伤史,查体未能发现下颌伤口,导致患儿治疗延误。本组破伤风误诊病例中尚有多例因未询问外伤史,以及体检不仔细而导致误诊。

3. 临床症状、体征不典型　破伤风毒素主要影响神经系统,因而主要误诊为神经系统疾病和口腔科疾病。破伤风前驱期症状不典型,咀嚼肌及面部肌肉神经较先受毒素影响,患者可能仅因为头痛、发热、张口受限、颈部肌肉僵硬等就诊,且部分隐源性破伤风外伤已痊愈,查体不易发现,增加诊断难度,因此导致误诊,占误诊原因第4位。赵辉等分析的48例破伤风误诊病例中,首诊时仅4例具有典型表现,28例无明确外伤史。本组尚有多例误诊为脑梗死等神经系统疾病的破伤风病例,临床首发症状均不典型,仅表现为肢体偏瘫或失语等,直至出现典型临床表现才得以明确诊断。

4. 其他　除了上述主要误诊原因外,其他因素如患者主述或代述病史不确切、过分依赖医技检查结果导致误诊。马桂荣等报道2例误诊为脑梗死患者,其中1例头颅CT提示双侧基底核区脑梗死,医师过分相信医技检查结果,导致误诊。部分重症患者因无法陈述病史,家属对病史不了解,导致将抽搐等症状误诊为癫痫;或患者出现意识障碍,代述者对患者外伤史不了解;或意识清晰的患者本人也遗忘外伤史,错误提供病史,误导医生判断,引起误诊。

五、防范误诊措施

1. 加强破伤风专业知识普及　破伤风病死率高,危害大,且多发于医疗技术薄弱地区的农民及新生儿、儿童等。普及破伤风基本知识,特别是在农村基层医院,让乡村医生对破伤风典型表现有所了解。同时宣传破伤风预防措施,掌握如何正确处理伤口等,不仅可避免破伤风发病,也可减少破伤风误诊。

此外,如今大型综合医院二级三级临床学科分科过细,对非感染专业医师,尤其是口腔科和神经内科医师,同样需加强破伤风知识普及,避免诊断先入为主,思维局限在专科范围内,如遇到可疑病例可请感染科医师会诊,以减少误诊。

2. 详细询问病史和仔细体格检查　典型破伤风临床上有特异性的表现如肌痉挛,但前驱期和部分患者临床表现并不典型,仔细询问病史非常重要。破伤风杆菌必由伤口侵入人体,且伤口多较深或有污染,但也有部分患者伤口较小或因潜伏期长,伤口已经愈合,如能询问出病史中有创伤史或伤口污染史,则有助于诊断。细致的体格检查也能发现重要诊断线索,如检查患者身体有伤口或伤口愈合后瘢痕;抽搐的患者就诊查体时观察患者意识状况,破伤风患者多为肌肉痉挛而意识清楚,癫痫发作时则意识丧失;脑卒中患者和破伤风患者均可出现吞咽困难、饮水呛咳等,但破伤风多伴有咀嚼肌僵硬,脑卒中多有高血压病史,急性发病,出现偏瘫、失语等,而破伤风在出现双侧肌张力异常、失语等症状之前,多有声、光等刺激诱发阵发性肌肉痉挛;张口受限患者则需检查有无颈项强直,如两者体征均具备,结合外伤史,则需高度警惕破伤风,避免误诊为颞下颌关节炎。

3. 不盲目依赖于医技检查　由于伤口分泌物等培养结果需时较长,破伤风诊断以流行病学史结合临床表现而定,对患者临床表现的梳理至关重要。部分医师可能过于依赖头颅 CT 等检查排除神经内科、口腔科等疾病,导致治疗不及时,甚至可能因头颅 MRI 出现异常结果误导临床判断而误诊。临床上如出现可疑病例,可请感染专科医师会诊,而不应等待各项检查结果或完全依赖医技检查,以免延误病情。

4. 培养全面的临床诊断思维　良好的临床思维习惯对减少临床误诊误治也很重要。临床诊断过程中,不能只针对局部症状或体征,而忽视整体。如遇到有疑问的症状和体征,不能放松警惕,要开拓思维,不要仅以局部病变或常见病去解释,避免遗漏原发病。随着社会的发展,破伤风传播途径也有所改变,如今因静脉注射药物及毒品者所致破伤风病例增加。同时也不能忽视其他少见原因如患有肛周脓肿等疾病,也可能导致破伤风杆菌感染。

总之,破伤风在临床上误诊率高,要切实降低误诊率,需要对基层医生普及破伤风知识,同时积极培训综合医院相关专业专科医师。在扎实掌握本专业疾病诊治的基础上,详细询问病史和认真查体,开阔诊断思维,避免先入为主,对有疑问的症状或体征需刨根问底,不武断下结论,以避免延误诊治。

(汪春付)

第八节　肾综合征出血热

一、概述

1. 定义及发病特点　肾综合征出血热是由汉坦病毒属的各型病毒引起的一种急性自然疫源性疾病。由于抗原结构的不同,汉坦病毒至少有 20 个以上血清型。在我国流行的主要是 Ⅰ 型(汉滩型)和 Ⅱ 型(汉城型)病毒。汉坦病毒的主要宿主动物是啮齿类,我国以黑线姬鼠、褐家鼠为主要传染源。汉坦病毒可通过呼吸道、消化道、接触、垂直等传播途径感染人类。人群普遍易感,流行具有地区性、季节性和周期性,主要分布在亚洲,其次为欧洲和非洲,我国疫情最重,除青海和新疆外,均有病例报告。本病有较明显的高峰季节,其中姬鼠传播者以 11～1 月为高峰,5～7 月为小高峰,家鼠传播者以 3～5 月为高峰。患者中以男性青壮年农民和工人为主。

2. 病理机制　肾综合征出血热发病机制至今尚未阐明,其主要的病理生理改变是休克、出血和急性肾衰竭。该病潜伏期 4～46 d,一般为 7～14 d,以 2 周多见。典型病例病程中有发热期、低血压休克期、少尿期、多尿期和恢复期等五期经过。非典型病例亦多见,如轻型病例可出现越期现象,而重症患者则可出现发热期、休克期和少尿期之间的互相重叠。

3. 临床表现　发热期的主要临床表现有发热、全身中毒症状、毛细血管损伤及肾损害。低血压休克期一般发生于病程第 4～6 d,多数患者在发热末期或热退同时出现血压下降,轻型患者可不发生低血压或休克;本期持续时间,短者数小时,长者可达 6 d 以上,一般为 1～3 d。少尿期一般发生于病程第 5～8 d,常继低血压休克而出现,亦可与低血压休克期重叠或由发热期直接进入本期;本期持续时间短者 1 d,长者 10 余天,一般为 2～5 d;主要表现有尿毒症、酸中毒和水、电解质紊乱,严重患者可出现高血容量综合征和肺水肿;多数患者在少尿期后进入多尿期,少数患者可由发热期或低血压休克期直接转入此期。多尿期持续时间短者 1 d,长者可达数月;根据尿量和氮质血症情况,可分为移行期、多尿早期和多尿后期。经多尿期后,患者尿量逐渐正常,精神、食欲基本恢复,遂进入恢复期。少数患者恢复期后可遗留高血压、肾功能障碍、心肌劳损和垂体功能减退等。

本病常见并发症包括腔道出血、脑炎和脑膜炎,电解质紊乱和高血容量综合征等引起的脑水肿、高血压脑病和颅内出血,急性呼吸窘迫综合征(ARDS)和急性肺水肿,继发性感染,自发性肾破裂,心肌损害和肝损害等。

4. 治疗原则　本病的预后与临床类型、治疗迟早及措施正确与否有关。近年来通过早期诊断和治疗措施的改进,病死率已由 10% 降至 3% 以下。治疗以对症支持治疗为主,早期可应用抗病毒治疗。"三早一就"仍然是本病治疗原则,即早发现、早休息、早期治疗和就近治疗。治疗中要注意防治休克、肾衰竭和出血。预防肾综合征出血热的关键措施是灭鼠,积极做好食品卫生和个人卫生及合理的疫苗注射。

二、诊断要点

本病主要依靠临床特征性症状和体征,结合实验室检查,参考流行病学资料进行诊断。流行病学资料包括发病季节,病前两个月内进入疫区并有与鼠类等宿主动物接触史。临床特征包括三大主要临床表现和病程五期经过,前者为发热中毒症状、充血、出血、外渗征和肾损害。患者热退后症状反而加重。五期经过包括发热期、低血压休克期、少尿期、多尿期和恢复期,不典型者可越期或前三期之间重叠。

实验室检查结果可出现血液浓缩、血红蛋白和红细胞增高、白细胞增高、血小板减少;尿蛋白大量出现和尿中带膜状物有助于诊断。血清、血细胞和尿中检出汉坦病毒抗原,或血清中检出特异性 IgM 抗体可以明确诊断,特异性 IgG 抗体需双份血清效价升高 4 倍以上者才有诊断意义。反转录-聚合酶链反应(RT-PCR)检测汉坦病毒 RNA 有助于早期和非典型患者的诊断。

三、误诊文献研究

1. 文献来源及误诊率　2004—2013 年发表在中文医学期刊并经遴选纳入误诊疾病数据库的肾综合征出血热文献共 143 篇,累计误诊病例 2 633 例。37 篇文献可计算误诊率,误诊率 25.10%。

2. 误诊范围　本次纳入的 2 633 例肾综合征出血热误诊范围颇为广泛,误诊为 68 种疾病共 2 676 例次,涉及 13 个系统或专科,以呼吸系统、消化系统、感染性疾病居多,误诊疾病系统分布见图 7-8-1。居前三位的误诊疾病为上呼吸道感染、胃肠炎、病毒性肝炎。另有 26 例次分别误诊为传染性单核细胞增多症、肺结核、疟疾、恙虫病、麻疹、急性左心衰竭、支气管哮喘、支气管扩张合并感染、弥散性血管内凝血、胆管蛔虫病、脾破裂、肝硬化、糖尿病酮症酸中毒、显微镜下多血管炎、妊娠期急性脂肪肝、泌尿系结石、肾挫伤、高热惊厥、低钙血症、结膜炎、鼻窦炎、中暑、药疹。25 例次只作出了包括胸腔积液、发热、抽搐、水肿、胸闷、贫血、晕厥待查诊断。1 例次初诊诊断不明确。1 例次漏诊。主要误诊疾病见表 7-8-1。

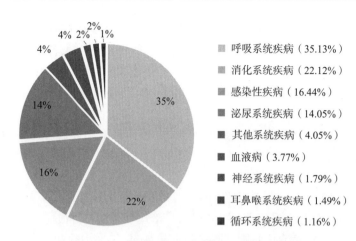

呼吸系统疾病（35.13%）
消化系统疾病（22.12%）
感染性疾病（16.44%）
泌尿系统疾病（14.05%）
其他系统疾病（4.05%）
血液病（3.77%）
神经系统疾病（1.79%）
耳鼻喉系统疾病（1.49%）
循环系统疾病（1.16%）

图 7 - 8 - 1　肾综合征出血热误诊疾病系统分布图

表 7 - 8 - 1　肾综合征出血热主要误诊疾病

误诊疾病	误诊例次	百分比(%)	误诊疾病	误诊例次	百分比(%)
上呼吸道感染	850	31.76	中枢神经系统感染[a]	19	0.71
胃肠炎	246	9.19	胰腺炎	18	0.67
病毒性肝炎	225	8.41	病毒性脑炎	16	0.60
急性肾小球肾炎	221	8.26	胃十二指肠溃疡	16	0.60
泌尿系感染	93	3.48	类白血病反应	11	0.41
急腹症	85	3.18	扁桃体炎	11	0.41
消化道出血	85	3.18	肠梗阻	11	0.41
败血症	74	2.77	流行性脑脊髓膜炎	10	0.37
肺炎	66	2.47	过敏性紫癜	9	0.34
急性阑尾炎	64	2.39	脑血管病[a]	8	0.30
细菌性痢疾	61	2.28	钩端螺旋体病	8	0.30
血小板减少性紫癜	53	1.98	糖尿病	7	0.26
休克	44	1.64	风湿热	7	0.26
胆囊炎	43	1.61	癫痫	5	0.19
伤寒	42	1.57	盆腔炎	5	0.19
肾衰竭	33	1.23	急性冠状动脉综合征	5	0.19
急性咽炎	28	1.05	斑疹伤寒	5	0.19
肾病综合征	25	0.93	骨髓增生异常综合征	4	0.15
病毒性心肌炎	23	0.86	急性酒精中毒	4	0.15
支气管炎	23	0.86	流行性乙型脑炎	4	0.15
白血病	21	0.78	青光眼	4	0.15
腹膜炎	20	0.75			

注：a 仅作出此类疾病诊断。

3. 容易误诊为肾综合征出血热的疾病　经对误诊数据库全库检索发现，127 篇文献 41 种疾病共 517 例曾误诊为肾综合征出血热，居前三位的疾病为恙虫病、斑疹伤寒和肺炎，主要疾病见表 7 - 8 - 2。尚有 40 例最终确诊为：猩红热、钩端螺旋体病、副伤寒、炭疽、人粒细胞无形体病、新型布尼亚病毒病、流行性脑脊髓膜炎、川崎病、感染性心内膜炎、血小板减少症、非霍奇金淋巴瘤、肺结核、肺曲霉病、肺出血-肾炎综合征、系统性红斑狼疮、系统性血管炎、自身免疫性肝炎、急性胆囊炎、肝硬化、糜烂性多形红斑、Sheehan 综合征、脊髓蛛网膜下腔出血、横纹肌溶解症、急性肾小球肾炎、食物中毒、杀鼠剂中毒。

表 7 - 8 - 2　容易误诊为肾综合征出血热的疾病

确诊疾病	例　数	百分比(%)	确诊疾病	例　数	百分比(%)
恙虫病	161	31.14	麻疹	9	1.74
斑疹伤寒	94	18.18	病毒性肝炎	7	1.35
肺炎	73	14.12	传染性单核细胞增多症	5	0.97
上呼吸道感染	37	7.16	疟疾	5	0.97
布鲁杆菌病	36	6.96	感染性休克	4	0.77
伤寒	20	3.87	泌尿系感染	3	0.58
败血症	11	2.13	血栓性血小板减少性紫癜	3	0.58
肝脓肿	9	1.74			

4. 医院级别　本次纳入统计的 2 633 例肾综合征出血热误诊 2 676 例次,其中误诊发生在三级医院 1 640 例次(61.29%),二级医院 951 例次(35.54%),一级医院 54 例次(2.02%),其他医疗机构 31 例次(1.16%)。

5. 确诊手段　本次纳入的 2 633 例肾综合征出血热中,1 950 例(74.06%)经实验室特异性生化免疫学检查确诊;682 例(25.9%)根据症状、体征及医技检查确诊;1 例(0.04%)经尸体解剖确诊。

6. 误诊后果　本次纳入的 2 633 例肾综合征出血热中,2 031 例文献描述了误诊与疾病转归的关联,602 例预后与误诊关联不明确。按照误诊数据库对误诊后果的分级评价标准,可统计误诊后果的病例中,1 926 例(94.83%)为Ⅲ级后果,未因误诊误治造成不良后果;36 例(1.77%)造成Ⅱ级后果,其中 22 例行不必要的手术,14 例因误诊误治导致不良后果;69 例(3.40%)造成Ⅰ级后果,均为死亡。

四、误诊原因分析

依据本次纳入的 143 篇文献分析的误诊原因出现频次,经计算机统计归纳为 9 项,其中经验不足而缺乏对该病的认识、问诊及体格检查不细致为主要原因(见表 7 - 8 - 3)。

表 7 - 8 - 3　肾综合征出血热误诊原因

误诊原因	频　次	百分率(%)	误诊原因	频　次	百分率(%)
经验不足,缺乏对该病的认识	125	87.41	过分依赖医技检查结果	9	6.29
问诊及体格检查不细致	92	64.34	并发症掩盖了原发病	2	1.40
未选择特异性检查项目	48	33.57	患者主述或代述病史不确切	2	1.40
诊断思维方法有误	47	32.87	医院缺乏特异性检查设备	2	1.40
缺乏特异性症状、体征	40	27.97			

1. 经验不足,医师问诊及查体不细致　因肾综合征出血热的流行分布具有一定的地区性、季节性和周期性,而大多数非疫区医师目前对该病仍缺乏认识和了解。近几年来,该病在我国的流行趋势呈现出老疫区病例逐渐减少,新疫区不断增加,非高峰季节发病较过去明显增多等特点,致使新疫区和非高峰季节发病的肾综合征出血热患者容易被误诊、漏诊。此外,部分医师仍缺乏询问患者流行病学史的意识,典型患者发热期多具有肾综合征出血热典型的体征及血、尿常规等实验室检查特点,只要认真进行问诊和体格检查,再结合流行病学,应该不难早期作出临床诊断,或者考虑到该病的可能,并进一步采取特异性免疫学及病毒学检查确诊。

2. 未选择或医院缺乏特异性检查项目 目前确诊出血热主要依赖实验室特异性检查,包括汉坦病毒特异性抗体检测,即应用酶联免疫吸附试验(ELISA)测定血清特异性 IgM 和 IgG 抗体,一般在第 2 病日即能检出汉坦病毒特异性 IgM 抗体,1∶20 为阳性,IgG 抗体 1∶40 为阳性,1 周后效价上升 4 倍或以上有诊断价值。此外,可应用免疫荧光法、ELISA 及胶体金法进行特异性抗原检测,在早期患者的血清及周围血中性粒细胞、单核细胞、淋巴细胞和尿沉渣细胞均可检出汉坦病毒抗原。还可应用巢氏 RT - PCT 法检出汉坦病毒 RNA,敏感性较高,具有诊断价值。发热期患者的血清、血细胞和尿液等接种于 Vero - E6 细胞或 A549 细胞中可分离汉坦病毒,也是确诊出血热的重要方法。

本组资料显示,因不能开展特异性检查,目前仍有 25.9% 的肾综合征出血热病例仅能根据患者的临床症状、体征及生化检查作出临床诊断,这在一定程度上增加了误诊的概率。目前在肾综合征出血热高发的东北三省、陕西省,很多省市级医院已常规开展肾综合征出血热抗体检测,这在一定程度上大大降低了出血热的漏诊及误诊率,但仍有许多新疫区或者老疫区县级以下医疗机构仍不具备开展特异性检查的条件。积极开展乃至全面普及汉坦病毒特异性抗体检测方法,将是未来医疗机构降低该病误诊率的重要措施之一。

3. 对本病复杂多样的临床表现认识不足,诊断思维方法有误 典型肾综合征出血热患者病程多经历五期经过,而发热期和低血压休克期多是患者就诊的主要时段,也是最易发生误诊的时段。肾综合征出血热发热早期患者多呈上呼吸道感染样表现,尤其当患者血管损害体征不明显时,或部分医师对该病认识不够,警惕性不高,诊断思维局限,则常误诊为上呼吸道感染,或虽进行了肾综合征出血热抗体筛查,也可能因抗体阴性(尤其出现在发热期的前 3 日)而轻易排除了该病诊断,进而导致误诊,同时还可能因滥用解热镇痛药物而进一步加重病情。当患者发热后期体温明显下降,但自觉症状反而明显加重时,也是与其他发热性疾病最主要的鉴别要点,部分医务人员未能认识到这一点,一旦出现误诊误治,不但会错失抢救休克的治疗时机,增加后续治疗难度,也明显降低了患者的救治成功率。部分患者时常出现病期重叠或交叉的现象,临床医师如果对其复杂多样的临床表现认识不足、诊断思维局限,满足于并发症的诊断,也会造成误诊的发生。

五、防范误诊措施

1. 提高临床医师对肾综合征出血热的认识 首先需深入理解出血热全身小血管和毛细血管损伤的病理变化以及发生休克、出血和急性肾衰竭的病理生理学特点。加强对本病各期临床特点的识别能力,尤其对发热期患者典型症状、体征及实验室检查特点的早期识别,将有效降低出血热误诊率,对提高患者的救治成功率具有重要而深远的意义。

2. 仔细问诊与查体是降低误诊率的关键 笔者认为,认真询问患者是否来自肾综合征出血热疫区,有无鼠类密切接触史、职业及工作环境等流行病学史,进一步结合病史经过和仔细的体格检查,大多数肾综合征出血热患者还是可以早期作出诊断的,但也需要与某些疾病鉴别。

细致查体,发现提示本病的重要症状、体征,有助于诊断。①"三痛"征:即头痛、腰痛、眼眶痛。部分患者可伴有眼压升高和视物模糊。多数患者可出现胃肠中毒症状,腹部有压痛、反跳痛时,易误诊为急腹症而手术。此类患者多为肠系膜局部极度充血和水肿所致。腹泻可带黏液和血,易误诊为肠炎或细菌性痢疾。②"三红"征:即皮肤充血潮红,主要见于颜面、颈、胸部等部位,一般称为"三红",此外,黏膜充血、出血见于眼结膜、软腭和咽部。皮肤出血多见于腋下及胸背部,常呈搔抓样,上述体征均需仔细查体才能发现。③渗出水肿征:主要表现为球结膜、眼睑、颜面水肿及胸腹水等。其中球结膜中度或重度水肿是本病最具特征或独有的临床表现,可在一定程度上反映疾病的严重程度,医务人员在查体时一定要注意眼部的检查。

3. 重视实验室检查并客观分析检查结果 肾综合征出血热常规实验室检查的变化特点与大多数病毒感染性疾病显著不同,特点如下。① 血常规:白细胞多自第 3 病日逐渐升高,(15~30)×10^9/L,少数重症患者可达(50~100)×10^9/L,早期中性粒细胞增多,核左移,有中毒颗粒,重症患者可见幼稚细胞呈类白血病反应,此时需要与白血病、败血症等鉴别。病程第 4~5 d 后,淋巴细胞增多,并出现较多的异型淋巴细胞。由于血浆外渗,血液浓缩,从发热后期开始至低血压休克期,血红蛋白和红细胞数均升高,血小板从病程第 2 日起开始减少,并可见异型血小板。② 尿常规:多数患者病程第 2 日已出现尿蛋白,第 4~6 d 尿蛋白常达(＋＋＋)~(＋＋＋＋),突然出现大量尿蛋白对诊断很有帮助。③ 血液生化检查:血尿素(BUN)和肌酐在低血压休克期、少数患者在发热后期即开始升高,移行期末达高峰,多尿后期开始下降。发热期血气分析以呼吸性碱中毒多见,休克期和少尿期以代谢性酸中毒为主。血钠、氯、钙在本病各期中多数降低,而磷、镁等则增高。肝功能检查可见转氨酶升高,胆红素升高。凝血功能检查中,发热期开始血小板减少,其黏附、凝聚和释放功能降低,若出现弥散性血管内凝血(DIC),血小板常<50×10^9/L,DIC 的高凝期出现凝血时间缩短,消耗性低凝血期则纤维蛋白原降低,凝血酶原时间延长和凝血酶时间延长,进入纤溶亢进期则出现纤维蛋白降解物(FDP)升高。

血清学检测肾综合征出血热抗体是诊断出血热的重要依据,需要注意的是,发热期前 2~3 病日部分患者的血清标本检测肾综合征出血热抗体时可为阴性,此时不能就此排除肾综合征出血热的诊断,需择期再次送检,以免误诊、漏诊。

4. 注意与容易误诊疾病的鉴别诊断 肾综合征出血热患者发热期时应与急性上呼吸道感染、脓毒症、急性胃肠炎和细菌性痢疾等鉴别;休克期应与其他感染性休克鉴别;少尿期应与急性肾炎及其他原因引起的急性肾衰竭鉴别;出血明显者需与消化性溃疡出血、血小板减少性紫癜和其他原因所致 DIC 鉴别;以 ARDS 为主要表现者应与其他原因引起者鉴别;腹痛为主者应与外科急腹症鉴别。重症肾综合征出血热患者在就诊时可能已合并多种并发症,临床医师需要在充分询问患者病史、仔细体格检查的基础上,进行全面评估,不能满足于并发症的诊断而忽视原发病,应及时作出诊断并采取合理有效的治疗措施。

总之,肾综合征出血热临床表现复杂多样,尤其是非典型及重症患者。近年来,国内肾综合征出血热流行趋势及地区分布出现了明显变化,新疫区重症肾综合征出血热病例数逐年增多,患者病情变化快,病程中易出现多种致命性并发症,该病的误诊率仍然居高不下。对于新疫区的医务人员更应加强肾综合征出血热相关理论知识的培训,积极完善相应配套检测设备,尽早明确诊断,减少误诊,并努力提高患者的救治成功率。

(杜 虹 白雪帆 王临旭)

第九节 麻 疹

一、概述

1. 定义及传播途径 麻疹是由麻疹病毒引起的急性呼吸道传染病,其主要临床表现有发热、咳嗽、流涕等卡他症状及眼结合膜炎,特征表现为口腔麻疹黏膜斑及皮肤斑丘疹。

人是麻疹病毒的唯一宿主,急性期患者是最重要的传染源,发病前 2 d 至出疹后 5 d 内均具有传染性,前驱期传染性最强,出疹后逐渐减低,疹退时已无传染性。经呼吸道飞沫传播是主要的传播途径。人类对麻疹病毒普遍易感,易感者接触患者后 90% 以上均可发病,病后可获得持久免疫力。该病主要在 6 个月至 5 岁小儿间流行。近年来,在年长儿和成人中也可见麻疹病例。麻疹的发病季节以冬、春季为多见,但全年均可发生。

2. 临床表现　麻疹的潜伏期为 6~21 d,典型临床过程可分为前驱期、出疹期和恢复期。从发热到出疹为前驱期,一般持续 3~4 d。此期主要为上呼吸道及眼结合膜炎症所致的卡他症状。在病程 2~3 d,约 90% 以上患者口腔可出现麻疹黏膜斑(柯氏斑),它是麻疹前驱期的特征性体征,具有诊断价值。出疹期多从病程的第 3~4 d 开始,持续 1 周左右。此时患者体温持续升高,感染中毒症状明显加重,特征性表现是开始出现皮疹。皮疹首先见于耳后、发际,渐及前额、面、颈部,自上而下至胸、腹、背及四肢,2~3 d 遍及全身,最后达手掌与足底。此期少数患者可出现重症麻疹的表现。皮疹达高峰持续 1~2 d 后,患者体温开始下降,遂进入恢复期,全身症状明显减轻,皮疹随之按出疹顺序依次消退,疹退后有糠麸样细小脱屑。

3. 分型　由于感染者的年龄、机体的免疫状态不同,病毒毒力的强弱不一、侵入人体数量及是否接种过麻疹疫苗及疫苗种类不同等因素,临床上可出现如下几类非典型麻疹。① 轻型麻疹:表现为低热且持续时间短,皮疹稀疏色淡,柯氏斑缺如或不典型,呼吸道症状轻,一般无并发症,病程在 1 周左右。② 重型麻疹:可表现为中毒性麻疹、休克性麻疹、出血性麻疹和疱疹性麻疹等几种类型。③ 异型麻疹:主要发生在接种麻疹灭活疫苗后 4~6 年,再接触麻疹患者时出现,病情多较重,但多为自限性。麻疹的主要并发症包括喉炎、肺炎、心肌炎、脑炎、亚急性硬化性全脑炎等。

4. 治疗原则　大多数无并发症的单纯麻疹患者预后良好,重型麻疹病死率较高。目前对麻疹病毒尚无特效抗病毒药物,主要为对症治疗,加强护理,预防和治疗并发症。对于出现呼吸衰竭、心力衰竭、缺氧性脑病等致命并发症的患者,基础治疗是重点,对症治疗是重中之重,首先要稳定生命体征,维持水、电解质平衡,防止酸碱失衡,保证能量供应,并在此治疗基础上加强抗感染,防止其他并发症的出现。预防麻疹的关键措施是对易感者接种麻疹疫苗,提高其免疫力。

二、诊断标准

典型麻疹不难诊断,根据当地有麻疹流行,没有接种过麻疹疫苗且有麻疹患者的接触史,同时出现典型麻疹的临床表现即可诊断,非典型患者难以确诊者,依赖于实验室检查。诊断要点如下。① 流行病学史:在麻疹流行期间接触过麻疹患者的易感者。② 临床表现:急性发热,伴上呼吸道卡他症状,眼结膜充血、畏光,早期口腔内可有麻疹黏膜斑,典型皮疹和疹出热退的表现。③ 实验室检查:患者鼻咽部分泌物涂片染色查到多核巨细胞,抗麻疹病毒 IgM(+)。

三、误诊文献研究

1. 文献来源及误诊率　2004—2013 年发表在中文医学期刊并经遴选纳入误诊疾病数据库的麻疹误诊文献共 87 篇,累计误诊病例 2 173 例。26 篇文献可计算误诊率,误诊率 47.74%。

2. 误诊范围　本次纳入的 2 173 例麻疹误诊为 42 种疾病共 2 271 例次,居前三位的误诊疾病为上呼吸道感染、药疹、肺炎。少见的误诊疾病包括病毒性脑炎、病毒性肝炎、手足口病、喉炎、咽结膜热、湿疹、水痘、百日咳综合征、巨细胞病毒感染、化脓性脑膜炎、急性腹膜炎、胃溃疡。88 例次仅做出腹泻、发热等症状诊断。7 例次诊断不明确。主要误诊疾病见表 7-9-1。

表 7 - 9 - 1　麻疹主要误诊疾病

误诊疾病	误诊例次	百分比(%)	误诊疾病	误诊例次	百分比(%)
上呼吸道感染	918	40.42	过敏性紫癜	11	0.48
药疹	321	14.13	川崎病	11	0.48
肺炎	267	11.76	细菌性痢疾	11	0.48
支气管炎	176	7.75	泌尿系感染	10	0.44
胃肠炎	129	5.68	肾综合征出血热	9	0.40
风疹	66	2.91	传染性单核细胞增多症	8	0.35
扁桃体炎	34	1.50	伤寒	6	0.26
幼儿急疹	28	1.23	胸膜炎	5	0.22
猩红热	22	0.97	咽炎	5	0.22
荨麻疹	19	0.84	白喉	5	0.22
感染性红斑	19	0.84	病毒性心肌炎	5	0.22
败血症	18	0.79	急性阑尾炎	3	0.13
口咽部念珠菌病	17	0.75	结膜炎	3	0.13
皮疹	17	0.75	口腔溃疡	3	0.13
过敏性皮炎	13	0.57			

3. 医院级别　本次纳入统计的 2 173 例麻疹误诊 2 271 例次,其中误诊发生在三级医院 1 212 例次(53.39%),二级医院 991 例次(43.62%),一级医院 24 例次(1.06%),其他医疗机构 44 例次(1.94%)。

4. 确诊手段　本次纳入的 2 173 例麻疹中,1 276 例(58.72%)经实验室特异性生化免疫学检查确诊;897 例(41.28%)根据症状体征及医技检查确诊。

5. 误诊后果　本次纳入的 2 173 例麻疹中,2 172 例文献描述了误诊与疾病转归的关联,1 例预后与误诊关联不明确。按照误诊数据库对误诊后果的分级评价标准,可统计误诊后果的病例中,2 171 例(99.95%)为Ⅲ级后果,未因误诊误治造成不良后果;1 例(0.05%)造成Ⅱ级后果,行不必要的手术。

四、误诊原因分析

依据本次纳入的 87 篇文献分析的麻疹误诊原因出现频次,经计算机统计归纳为 7 项,以经验不足而缺乏对该病的认识、问诊及体格检查不细致、缺乏特异性症状、体征为主要原因,见表 7 - 9 - 2。

表 7 - 9 - 2　麻疹误诊原因

误诊原因	频次	百分率(%)	误诊原因	频次	百分率(%)
经验不足,缺乏对该病的认识	65	74.71	诊断思维方法有误	14	16.09
问诊及体格检查不细致	51	58.62	医院缺乏特异性检查设备	7	8.05
缺乏特异性症状、体征	34	39.08	药物作用的影响	3	3.45
未选择特异性检查项目	15	17.24			

1. 缺乏对麻疹的认识　目前随着麻疹疫苗接种的普及,麻疹发病率逐渐降低,许多临床医师只在书本上学过,未在临床见过,导致缺乏对该病的客观认识,诊治经验不足。该病发病早期多数仅表现为发热、咳嗽等,与上呼吸道感染非常相似,若思维局限只考虑常见病,忽视成人或不典型麻疹,则可能导致误诊。本资料显示此为麻疹最主要的误诊原因。当然,对麻疹患者误诊后引起

的严重不良后果相对较少,本组的数据显示,有 99.95％ 的误诊患者预后较好。考虑该疾病多呈自限性,病程较短,大多数典型麻疹患者经过一般的对症支持治疗后都可恢复。但在实际诊疗中,仍需警惕少数非典型患者,尤其是重型麻疹及合并多种并发症的患者,如果误诊,将可能错过最佳的治疗时机,影响患者的预后。

2. 问诊及体格检查不细致　由于对成人麻疹认识不足,或对接种过麻疹疫苗的小儿发生麻疹的可能缺乏警惕性,以至于对发热和急性呼吸道、消化道症状为主要表现者,不重视发病前接触史问诊,查体不注意查找皮疹,未向患者或患儿家长询问发疹的顺序、特点。加之近年来,不典型麻疹增多。轻型麻疹可能缺乏典型柯氏斑等体征;重症麻疹则合并肺炎、呼吸衰竭、心功能不全、心肌炎、缺氧性脑病、喉炎等多种并发症,接诊医师往往重视并发症的症状、体征,忽视对皮损等特异性体征的检查。

3. 缺乏特异性症状体征　由于感染者的年龄、机体的免疫状态不同,病毒毒力的强弱不一、侵入人体数量及是否接种过麻疹疫苗及疫苗种类不同等因素,目前临床表现不典型的麻疹多见,如轻型麻疹、重型麻疹、异型麻疹,麻疹特异性症状、体征缺如,给诊断造成困难,若临床医师警惕性不高,很容易造成误诊。

4. 未选择特异性检查项目或不具备检查条件　目前确诊麻疹的手段主要依赖血清学检查,即酶联免疫吸附实验(ELISA)测定血清特异性 IgM 和 IgG 抗体,这种方法敏感性和特异性较高,其中 IgM 抗体阳性是诊断麻疹的标准方法,病后 5～20 d 效价最高;IgG 抗体恢复期较早期增高 4 倍以上有诊断意义。此外,还可应用病毒分离、病毒抗原及核酸检测等病原学检查方法。但在实际的诊疗过程中,仍有很多医院未能常规开展上述特异性的实验室检查。从本组资料可看到,有 41.28％ 的麻疹病例仅能根据患者的临床症状、体征等作出临床诊断,这在一定程度上增加了误诊的概率。

五、防范误诊措施

1. 充分认识麻疹的典型及非典型表现　临床上,麻疹需要与急性上呼吸道感染、风疹、幼儿急疹、猩红热及药物疹等多种发热、发疹性疾病相鉴别。当然重症麻疹患者在就诊时可能已合并多种并发症,临床医师需要警惕这些并发症,并在充分询问患者病史,仔细体格检查的基础上,全面评估,作出最终诊断。

本组资料显示,排在前 10 位的误诊疾病依次是急性上呼吸道感染、药疹、肺炎、支气管炎、胃肠炎、风疹、扁桃体炎、幼儿急疹、猩红热和荨麻疹。这 10 种疾病中,误诊为急性上呼吸道感染的占误诊总数的 40.42％,涉及的发疹性疾病就占到 5 种。当然,在临床诊疗过程中,还需要与感染性红斑、过敏性皮炎、川崎病、传染性单核细胞增多症、手足口病、败血症、病毒性心肌炎、水痘、湿疹、巨细胞病毒感染等多种疾病鉴别。笔者认为,麻疹的诊断并不难,关键是对该病要有充分的了解,进一步结合就诊患者的发病年龄、患病季节、有无接触史、发热及皮疹特点、合并症及实验室检测等综合作出诊断,是有效降低误诊率的关键。

2. 仔细问诊与查体发现诊断线索　麻疹最主要的表现是发热和出疹,问诊应从这两个方面入手。应注意询问发热有何诱因、起病缓急、发热程度、发热持续及间歇的时间、发热与出疹的先后关系以及热退情况等。对于存在发热病史的患者,还应询问院外的治疗情况,需问清曾用何种药物治疗,对该药的治疗效果如何。询问皮疹时应注意了解出疹的部位及顺序、皮疹大小、数目、颜色及形状、皮疹出现时间及消退情况等。

除此之外不应忽视其他伴随症状,应注意病程中有无咳嗽、咳痰、咽痛,有无恶心、呕吐、腹痛、腹泻,发热前有无寒战等等。对于传染性疾病应特别注意流行病学资料的采集,应询问有无到过流行病疫区,有无接触过类似患者,并且发病季节、患者年龄等均需注意。由于麻疹的发病人群主要为幼儿,还应了解患儿的生长发育、疫苗接种情况、是否为母乳喂养等等,以综合评价患儿目前的身体状况、评估疾病的发展变化及预后。

在详细问完患者病史后,更为重要的是对患者进行重点突出而全面的体格检查。皮疹多是患者最重要的体征之一,应把全身皮肤黏膜情况作为查体的重点,注意皮疹发生的部位、颜色、大小、有无融合、疹间皮肤情况、皮疹消退情况,消退后有无色素沉着及脱屑。口腔黏膜斑是确诊麻疹最重要的体征,但部分患者麻疹黏膜斑可能并不典型,需仔细与口腔黏膜溃疡、食物残渣、真菌感染、鹅口疮等鉴别。

此外,还应针对可能受累的器官进行仔细检查,鉴别是原发病还是合并症。结膜炎应注意眼结合膜有无充血、水肿;喉炎应注意咽喉部有无充血、水肿,声音有无嘶哑,有无刺激性干咳等;肺炎应注意有无气促、鼻翼扇动、口唇发绀,双肺听诊情况,有无呼吸困难、呼吸"三凹征"等。对于病程中并发肺炎的患者,尤其是患儿,极易合并心肌炎、心功能不全致病情危重,应注意患者有无心力衰竭的症状,比如四肢厥冷、发绀、心率快、心音弱、肝脏增大,心电图显示 T 波和 ST 段改变及低电压。同时还应注意观察患儿的营养状况、体格发育等一般情况,因婴幼儿极易脱水,应注意患儿容貌、皮肤黏膜弹性、眼窝是否内陷,哭泣时流泪情况等。只有详细掌握病史,完成全面而重点突出的体格检查后方可对疾病的诊断、病情轻重及预后做出初步判断。

3. 及时完善特异性实验室检查　大多数麻疹患者血白细胞总数减少,淋巴细胞比例相对增多。如果白细胞数增加,尤其是中性粒细胞增加,提示继发细菌感染;若淋巴细胞严重减少,常提示预后不佳。除了常规检查,还需及时行血清麻疹抗体检测,分泌物涂片查找多核巨细胞等特异性检查,进一步完善肝肾功能、电解质等相关生化检查以了解患者的一般情况。还应根据可能出现的合并症进行相应的检查。医技检查是确诊疾病、评估病情的重要指标,不恰当的检查可能延误疾病的诊断,对病情作出错误的判断,进而可能影响到后续的治疗及预后。

4. 掌握麻疹患者皮疹特点及鉴别要点　出疹期麻疹需与如下出疹性疾病相鉴别。① 药疹:患者病初可有发热,有近期服药史,且给药过程中或用药以后出现皮疹。与麻疹的皮疹不同的是,药疹形态多种多样,皮疹多有瘙痒,停药后皮疹不再发展而明显消退为其主要特点,患者可出现低热或无热,无麻疹黏膜斑及卡他症状,血嗜酸性粒细胞可增多。② 幼儿急疹:多见于婴幼儿,突发高热,多持续 3～5 d,但一般以热退后出现玫瑰色散在皮疹为其特征,这与麻疹的出疹特点不同。③ 猩红热:前驱期发热,咽痛明显,1～2 d 后全身出现针尖大小红色丘疹,疹间皮肤充血,压之退色,面部无皮疹,口周呈苍白圈,皮疹持续 4～5 d 后随热降而退,出现大片状脱皮。与病毒性感染不同,猩红热患者外周血白细胞计数增多,以中性粒细胞升高为主,可行咽拭子培养予以鉴别。④ 风疹:前驱期短,可有发热,但全身症状和呼吸道症状轻,无麻疹黏膜斑,发热 1～2 d 出疹,皮疹分布以面、颈、躯干为主。1～2 d 皮疹消退,无色素沉着和脱屑,常伴耳后、颈部淋巴结增大。

随着非典型麻疹病例的增加,在实际的诊疗工作中,医务人员需在不断加强自身理论学习的同时,通过认真仔细的问诊及体格检查,降低麻疹的误诊率。而重症麻疹患者易合并多种并发症,症状重,病情变化快。除明确诊断,减少误诊外,临床上还应尽早采取综合有效的治疗措施,防止呼吸衰竭、心力衰竭、脑疝等严重并发症的发生,避免延误诊治造成死亡。

（杜　虹　王临旭）

第十节　艾滋病

一、概述

1. 定义及流行趋势　艾滋病是获得性免疫缺陷综合征（AIDS）的简称，是人免疫缺陷病毒（HIV）感染引起的主要经血液、性、母婴等途径传播的慢性传染病，主要侵犯、破坏人体 CD4$^+$ T 淋巴细胞，从而导致机体免疫功能缺陷及紊乱，最终并发各种机会性感染及恶性肿瘤。由于其传播迅速、发病缓慢、病死率高、缺乏有效疫苗及根治药物等，艾滋病被称为 20 世纪的瘟疫。

自 1981 年美国首次报告艾滋病以来，艾滋病在全世界迅速蔓延，据联合国艾滋病规划署（UN-AIDS）估计，截至 2013 年全球仍存活有 3 500 万 HIV 感染者。而中国大陆至 2014 年 2 月 28 日，报告现存活 HIV/AIDS 病例共 448 226 例，死亡 138 956 例。我国艾滋病疫情总体呈低流行态势，但已覆盖全国所有省、自治区、直辖市，部分地区疫情较为严重，且逐渐由吸毒、暗娼、男同性恋者等高危人群向一般人群扩散。

2. 病理机制　HIV 属于反转录病毒科、慢病毒属、灵长类慢病毒组。根据 HIV 基因差异，分为 HIV‑1 和 HIV‑2 两型，目前全球流行的主要是 HIV‑1。HIV 病毒呈球形，内含双股正链 RNA 病毒分子和病毒复制所需的反转录酶、整合酶和蛋白酶。核心外面为病毒衣壳蛋白（P24，P17）。病毒的最外层为包膜，其中嵌有外膜糖蛋白（gp120）和跨膜糖蛋白（gp41）。HIV 攻击的主要靶细胞是 CD4$^+$ T 淋巴细胞，此外还侵犯带有 CD4 分子的其他免疫细胞，如单核巨噬细胞、树突状细胞（DC）、自然杀伤细胞（NK）、B 淋巴细胞等，随病程进展 CD4$^+$ T 淋巴细胞进行性减少以致耗竭，各种细胞因子分泌失衡，其后果是细胞免疫功能衰竭，体液免疫功能紊乱，最终发病和死亡。

3. 临床分期　艾滋病是累及全身多器官系统的疾病，主要表现为免疫功能缺损后引起的多系统机会性感染和恶性肿瘤。从初始感染 HIV 到终末期，是一个较为漫长复杂的过程，分为急性期、无症状期和艾滋病期。急性期通常发生在感染后 2～4 周。大多数患者临床症状轻微，除发热外可伴有咽痛、盗汗、恶心、腹泻、皮疹、关节痛、淋巴结增大等，持续 1～3 周后缓解，此期在血液中可检出 HIV‑RNA 和 P24 抗原，而 HIV 抗体则在感染后数周才出现。这段从感染到血清抗体阳转的时间，称为"窗口期"。一般从 HIV 感染到 HIV 特异性抗体的检出需要 2～12 周，95％感染者在 6 个月内阳转。无症状期一般为 6～8 年。其时间长短与感染病毒的数量、型别、感染途径、机体免疫状况的个体差异、营养条件及生活习惯等因素有关。在无症状期，由于 HIV 在感染者体内不断复制，CD4$^+$ T 淋巴细胞计数逐渐下降，虽无明显临床症状，但仍具有传染性。

4. 临床表现及转归　影响 HIV 感染临床转归的主要因素有病毒、宿主免疫和遗传背景等，在临床上可表现为典型进展者、快速进展者和长期不进展者 3 种转归。而一旦进入艾滋病期则为感染 HIV 后的最终阶段，不积极治疗病死率高。此期患者 CD4$^+$ T 淋巴细胞计数明显下降，血浆 HIV 病毒载量明显升高，临床主要表现为 HIV 相关症状、各种机会性感染及肿瘤。HIV 相关症状主要表现为持续 1 个月以上的发热、盗汗、腹泻、体重减轻、神经精神症状、持续性全身性淋巴结增大等。各种机会性感染常见结核病、卡氏肺孢子虫肺炎（PCP）、隐球菌病、弓形虫病、白色念珠菌病、带状疱疹、巨细胞病毒感染等；肿瘤常见淋巴瘤及卡波西肉瘤等。

5. 治疗原则　目前针对 HIV 的抗病毒治疗采用核苷类反转录酶抑制剂（NRTIs）、非核苷类反转录酶抑制剂（NNRTIs）和蛋白酶抑制剂（PIs）等联合用药治疗，称之为高效抗反转录病毒治疗

（HAART）。根据我国艾滋病诊疗指南 2011 年版建议,首选的一线治疗包括替诺福韦、拉米夫定和依非韦仑联合治疗。启动治疗的时机为急性期建议治疗,有症状者建议治疗;无症状期 CD4＜350 个/μL 建议治疗,CD4 计数 350～500/μL 之间者可考虑治疗;对有高病毒载量（＞10^5 copy/mL）、CD4$^+$T 淋巴细胞下降较快（每年降低＞100 个/μL）、心血管疾病高风险、合并活动性乙型肝炎病毒（HBV）/丙型肝炎病毒（HCV）感染、HIV 相关肾脏疾病及妊娠者,均建议治疗。

二、诊断标准

参照我国 2011 年版《艾滋病诊疗指南》,诊断标准如下。

1. 诊断原则　HIV/AIDS 的诊断需结合流行病学史（包括不安全性生活史、静脉注射毒品史、输入未经抗 HIV 检测的血液或血液制品、抗 HIV 阳性者所生子女或职业暴露史等）,临床表现和实验室检查等进行综合分析,慎重作出诊断。诊断 HIV/AIDS 必须是抗 HIV 阳性（经确证试验证实）,而 HIV‐RNA 和 P24 抗原的检测有助于 HIV/AIDS 的诊断,尤其是能缩短抗体“窗口期”和帮助早期诊断新生儿的 HIV 感染。

2. 急性期　患者近期内有流行病学史和临床表现,结合实验室 HIV 抗体由阴性转为阳性即可诊断,或仅实验室检查 HIV 抗体由阴性转为阳性即可诊断。

3. 无症状期　有流行病学史,结合抗 HIV 阳性即可诊断,或仅实验室检查抗 HIV 阳性即可诊断。

4. 艾滋病期　有流行病学史、实验室检查 HIV 抗体阳性,加下述各项中的任何一项,即可诊断为艾滋病;或者 HIV 抗体阳性,而 CD4$^+$T 淋巴细胞＜200 个/μL,也可诊断为艾滋病。诊断条件：① 原因不明的持续不规则发热（体温≥38℃）,时间＞1 个月;② 腹泻（大便次数≥3/d）,时间＞1 个月;③ 6 个月内体重下降＞10%;④ 反复发作的口腔假丝酵母菌感染;⑤ 反复发作的单纯疱疹病毒感染或带状疱疹病毒感染;⑥ PCP;⑦ 反复发生的细菌性肺炎;⑧ 活动性结核或非结核分枝杆菌病;⑨ 深部真菌感染;⑩ 中枢神经系统病变;⑪ 中青年人出现痴呆;⑫ 活动性巨细胞病毒感染;⑬ 弓形虫脑病;⑭ 青霉菌感染;⑮ 反复发生的败血症;⑯ 皮肤黏膜或内脏的卡波西肉瘤、淋巴瘤。

三、误诊文献研究

1. 文献来源及误诊率　2004—2013 年发表在中文医学期刊并经遴选纳入误诊疾病数据库的艾滋病误诊文献共 112 篇,累计误诊病例 710 例。9 篇文献可计算误诊率,误诊率 35.46%。

2. 误诊范围　本次纳入的 710 例艾滋病误诊范围颇为广泛,达 106 种疾病,共 858 例次,涉及12 个系统或专科,居前三位的是呼吸、神经、消化系统疾病,误诊疾病系统分布见图 7‐10‐1。居前三位的误诊疾病为肺结核、结核性脑膜炎、肺炎,从误诊疾病谱看,以各部位结核为主,故从艾滋病的病情变迁看,本病误诊更多属于漏诊,即患者发生机会感染和继发肿瘤后,满足于各种并发症的诊断,漏诊艾滋病。主要误诊疾病见表 7‐10‐1,少见误诊疾病见表 7‐10‐2。37 例次仅作出发热、头痛、贫血、消瘦、腹部占位性病变、意识障碍、颈淋巴结增大、耳聋等待查诊断。16 例次漏诊。2 例次初诊诊断不明确。

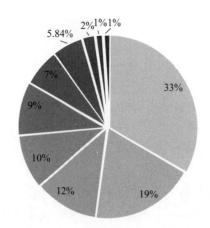

5.84% 2%1%1%

- 呼吸系统疾病（33.10%）
- 神经系统疾病（19.11%）
- 消化系统疾病（11.66%）
- 感染性疾病（9.67%）
- 皮肤病与性病（9.44%）
- 血液病（6.64%）
- 其他系统疾病（5.84%）
- 眼科疾病（2.21%）
- 口腔疾病（1.28%）
- 风湿性疾病（1.05%）

图 7-10-1   艾滋病误诊疾病系统分布图

表 7-10-1   艾滋病主要误诊疾病

误诊疾病	误诊例次	百分比（%）	误诊疾病	误诊例次	百分比（%）
肺结核	128	14.92	结核性胸膜炎	8	0.70
结核性脑膜炎	71	8.28	结核性腹膜炎	8	0.93
肺炎	68	7.93	溃疡性结肠炎	7	0.82
皮炎[a]	44	5.13	肺癌	7	0.82
念珠菌病	37	4.31	视网膜炎	7	0.82
胃肠炎	35	4.08	肝硬化	7	0.82
病毒性脑炎	28	3.26	口腔真菌感染	6	0.70
沙门菌感染	26	3.03	肺脓肿	6	0.70
带状疱疹	25	2.91	真菌性食管炎	6	0.70
肺孢子虫病	24	2.80	化脓性脑膜炎	6	0.70
血小板减少症	21	2.45	脑囊虫病	5	0.58
脑血管病[a]	20	2.33	白细胞减少症	5	0.58
间质性肺疾病	13	1.52	癫痫	5	0.58
淋巴瘤	13	1.52	口腔溃疡	5	0.58
病毒性肝炎	10	1.17	上消化道出血	4	0.47
支气管炎	9	1.05	视神经炎	4	0.47
伤寒	9	1.05	肠结核	4	0.47
上呼吸道感染	9	1.05	肺真菌病	4	0.47
中枢神经系统感染[a]	8	0.93			

注：a 仅作出此类疾病诊断。

表 7-10-2   艾滋病少见误诊疾病

疾病系统	误诊疾病
感染性疾病	黑热病、细菌性痢疾、梅毒、淋巴结结核、立克次体病、疟疾、败血症、水痘、甲型 H1N1 流感
血液系统疾病	白血病、多发性骨髓瘤、急性淋巴结炎、组织细胞增生性坏死性淋巴结炎、淋巴结继发恶性肿瘤
呼吸系统及胸部疾病	纵隔肿瘤、支气管扩张、肺囊肿、肺泡蛋白沉积症、肺结节病

疾病系统	误诊疾病
消化系统及腹部疾病	Crohn病、胃溃疡、胃食管反流病、胰腺炎、肠道真菌感染、胆囊炎、结肠息肉、肛周脓肿
内分泌系统疾病	甲状腺功能亢进症、甲状腺功能减退症、胸腺瘤
神经系统疾病	真菌性脑膜炎、神经症、脑瘤、阿尔茨海默病、脊髓炎、Guillain-Barrés综合征、精神分裂症、酒精中毒性脑病、面神经炎、肝性脑病
眼疾病	急性视网膜坏死、全葡萄膜炎、青光眼、视网膜出血、急性虹膜睫状体炎
皮肤病	黄褐斑、结节性红斑、皮肤黑色素瘤、皮肤结核、银屑病、脓皮病、疖、过敏性紫癜
风湿免疫性疾病	干燥综合征、风湿性关节炎、血管炎、系统性红斑狼疮、多发性肌炎、幼年特发性关节炎、白塞病
其他	急性心肌梗死、颈内动脉瘤、药物过敏反应、龟头炎、肾衰竭、鼻咽癌、中耳炎

3. 医院级别　本次纳入统计的710例艾滋病误诊858例次,其中误诊发生在三级医院477例次(55.59%),二级医院373例次(43.47%),一级医院7例次(0.82%),其他医疗机构1例次(0.12%)。

4. 确诊手段　本次纳入的710例艾滋病均依据实验室特异性生化免疫学检查确诊。

5. 误诊后果　按照误诊数据库对误诊后果的分级标准评价,并根据艾滋病的病理进程,以及需要长期随访的特点,本组纳入分析的710例艾滋病误诊后果均归为Ⅲ级误诊后果中的"疾病本身的结果(某些无法治愈的疾病)"。

四、误诊原因分析

依据本次纳入的112篇文献分析的误诊原因出现频次,经计算机统计归纳为13项,以经验不足而缺乏对该病的认识、问诊及体格检查不细致、未选择特异性检查项目为主要原因,见表7-10-3。

表7-10-3　艾滋病误诊原因

误诊原因	频次	百分率(%)	误诊原因	频次	百分率(%)
经验不足,缺乏对该病的认识	91	81.25	多种疾病并存	5	4.46
问诊及体格检查不细致	57	50.89	并发症掩盖了原发病	3	2.68
未选择特异性检查项目	49	43.75	患者主述或代述病史不确切	3	2.68
患者故意隐瞒病情	25	22.32	医院缺乏特异性检查设备	2	1.79
诊断思维方法有误	24	21.43	患者或家属不配合检查	1	0.89
缺乏特异性症状、体征	21	18.75	药物作用的影响	1	0.89
过分依赖医技检查结果	15	13.39			

1. 经验不足而缺乏对该病的认识　从本次文献分析不难发现,多数误诊的发生是由于临床医生对该病经验不足、缺乏了解、缺乏警惕性。首先从流行病学方面,我国自1985年报告首例艾滋病以来,艾滋病已覆盖全国所有省、自治区、直辖市,艾滋病疫情处于总体低流行、特定人群(如非法卖血、吸毒、暗娼、男同性恋者)和局部地区(如云南、河南、广西、新疆、广东和四川)高流行的态势。随着1997年《输血法》的出台和对非法采卖血的治理,大大降低了经血液途径的传播率,感染

人群逐渐由吸毒、暗娼、男同性恋者等高危人群向一般人群扩散,性传播渐成为主要传播途径。如果不了解以上流行病学特点,就会缺乏警惕性,而造成误诊。

2. 诊断思维局限 由于艾滋病期的多种机会性感染及肿瘤可涉及多系统、多器官,患者常就诊于不同科室,各专科医生由于诊断思路局限、知识面不宽,常满足于本专科疾病的诊断而造成误诊。从误诊范围可看出,排在前十位的误诊疾病依次是肺结核、结核性脑膜炎、肺炎、皮炎、念珠菌病、胃肠炎、病毒性脑炎、沙门菌感染、带状疱疹、肺孢子虫病等。故推测本病患者除了因发热、咳嗽、腹泻、头痛、皮疹等可能就诊于传染科外,更多可就诊于呼吸科、消化科、神经科、皮肤科、儿科等不同科室。传染科医师接触该病机会较多,加之重视流行病学史采集,对上述症状久治不愈者,会警惕有无艾滋病可能,但仍时有误诊发生。而对于非传染科医生,或者接诊科室未接触过艾滋病或既往接触病例不多的医师,在接诊反复感染、有多系统疾患或久治不愈等患者时,较少会考虑艾滋病的可能,发生误诊的可能性极大,常止步于艾滋病各种并发症的诊断。例如,当患者以发热、咳嗽等艾滋病并发呼吸系统疾病而收住呼吸科时,有可能被误诊为肺结核、肺炎等;以发热、头痛等艾滋病并发神经系统疾病而收住神经科时,则有可能被误诊为脑炎、脑膜炎、脑血管病等。

3. 问诊及体格检查不细致 在造成艾滋病误诊的原因中,因问诊及体格检查不细致造成者占误诊原因的第二位。分析其原因:① 忽视流行病学史的调查:艾滋病是经血液、性、母婴等途径传播的慢性传染病,故对于流行病学史的问诊非常重要,诸如既往有无输血、卖血史、静脉药瘾史、同性、异性不洁性接触史等。而对于小儿患者,需了解是否母乳喂养以及其母亲身体状况、分娩情况、是否输血等。如果问询到上述流行病学史的异常情况,将会给医生很好的诊断提示。而临床实践中,医师常常不重视流行病学史的采集,或走形式,简单带过,甚至忽略不问,就会造成误诊、漏诊发生。② 对病情缺乏全面分析:艾滋病患者常有长期发热、反复感染、多系统感染、久治不愈或愈而再发等特点,必须对病情全面了解和分析病情,才可发现诊断线索。但由于临床分科过细,许多年轻医师思维局限于本专科疾病及本次发病,对病情分析往往不重视从整个病程、全身各系统的角度考虑,必然导致误诊、漏诊。③ 体格检查不细致也易导致误诊和漏诊:处于艾滋病期的患者多数存在全身淋巴结增大的体征,常伴有鹅口疮、各种皮炎、不明原因体重减低等,性接触传播者常伴有生殖器疱疹、梅毒、淋病、尖锐湿疣等性传播疾病,如果查到上述阳性体征,高度提示艾滋病。即使医生起初并未意识到艾滋病可能,但如果严格按照诊疗常规做到仔细问诊及查体,也能发现重要诊断线索。然而遗憾的是,查体不细致,成为导致误诊的第二位原因,可见临床医师的基本功训练和责任心尚有待加强。

4. 未选择特异性检查项目 从初始感染 HIV 直至出现艾滋病期的各种症状及体征,其临床表现多种多样、千差万别,然而要确立艾滋病的诊断其实不难,只要确认试验证实 HIV 抗体阳性,就可诊断 HIV 感染,再结合临床表现及 $CD4^+$ T 淋巴细胞计数进行分期。一般医院采用酶联免疫吸附(ELISA)法进行 HIV 抗体检查,即为 HIV 抗体的初筛试验,初筛阳性者可进一步送检各地疾病预防控制中心,再采用蛋白印迹法进行 HIV 抗体确认试验。但在临床上,医生往往限于各种因素而未选择 HIV 抗体检查,由此发生误诊者占误诊原因的第三位。部分病例是在手术前、输血前或侵入性操作前如肠镜、支气管镜等行常规 HIV 抗体检查时才被发现。另有一些病例虽进行了HIV 抗体检查,但临床医师根据抗体初筛试验阴性结果,没有结合其他临床资料全面分析病情,轻易排除 HIV 感染,未追踪观察和进行复查,也未进一步行 HIV - RNA 定量以及 P24 抗原检测等特异性更高的检查,从而导致误诊。

5. 患者故意隐瞒病情 由于艾滋病的感染途径包括不洁性交、同性恋、吸毒等涉及个人隐私等问题,加之患者惧怕受到歧视的心理,就诊时通常会故意隐瞒病情,或不主动告知病史,或不配合检查等,由此造成的误诊占误诊原因的第四位。这就要求临床医生需对艾滋病提高警惕性,如果能做到仔细问诊及查体,即使患者有意隐瞒部分病史,通常也能发现诊断线索,再结合 HIV 抗体筛查试验,可减少误诊的发生。

6. 其他误诊原因　根据文献复习可见,其他诸如诊断思维方法有误、缺乏特异性症状、体征、过分依赖医技检查结果、多种疾病并存、医院缺乏特异性检查设备等均可导致艾滋病的误诊,但根本的问题还是在于临床医生对于艾滋病的认识不足、警惕性不高,继而缺乏仔细问诊及查体,而造成误诊、漏诊。

五、防范误诊措施

从误诊数据库 2004—2013 年期间艾滋病误诊相关文献发现,艾滋病总误诊时间最短 2 d,最长 5 年。艾滋病的误诊不仅延误患者的诊治、加重患者的经济负担,且对于艾滋病的防控工作也十分不利。结合我们的临床经验及循证医学证据,就如何防范艾滋病的误诊总结如下。

1. 提高医护人员对艾滋病的认识　艾滋病分为急性期、无症状期和艾滋病期,从初始感染 HIV 直至出现艾滋病期的各种症状及体征通常历经漫长的过程,每个阶段都存在误诊的可能。临床医生需对该病的各期表现及特点充分掌握。

(1) 急性期:此期大多数患者临床症状缺如或轻微,可有发热、流感样症状、淋巴结增大等,持续 1～3 周后可缓解,大多数患者很少就医,故临床上较难遇到急性期患者,而患者一旦就诊通常发生误诊、漏诊。临床医生应注意流行病学史的采集,如输血史、吸毒史、同性或异性不洁性行为史等,对于上述高危人群尤其应提高警惕,注意筛查 HIV 抗体。

(2) 无症状期:此期患者通常也很少就医,多在偶然查体、手术前、献血时筛查 HIV 抗体时发现 HIV 感染。故临床医生不仅需重视高度可疑患者的流行病史采集及 HIV 抗体的筛查,也需对高危人群加强宣传教育,使之能了解 HIV 抗体筛查的重要性,并能主动定期检查。

(3) 艾滋病期:临床上的误诊大多发生在进入艾滋病期的患者。艾滋病期的患者由于发生多系统的机会性感染及肿瘤,常首诊于不同科室,临床医生通常将艾滋病并发的感染及肿瘤误诊为本专科疾病。需注意的是,此时发生的各种机会性感染及肿瘤是由于机体免疫功能缺陷所致,故具有多系统疾病并存、多种感染并存、出现少见和(或)罕见的病原体感染、感染反复发作、久治不愈或愈而再发等特点。出现上述情况时需追究缘由,多问问为什么,不能满足于专科疾病的诊断,同时需与原发性免疫缺陷病、其他继发性免疫缺陷病鉴别,例如应用糖皮质激素、化疗、放疗后或恶性肿瘤等常继发免疫功能低下,可进一步行 HIV 抗体筛查等以进行鉴别。

2. 高度警惕艾滋病指征性疾病的相关临床表现　当发生以下艾滋病指征性疾病及相关症状、体征时需警惕艾滋病的可能:① 原因不明的持续不规则发热患者,尤其伴有全身淋巴结增大者,除与结缔组织病、血液病、淋巴瘤等鉴别外,需重视流行病学史的采集,尤其对于高危人群,需筛查艾滋病抗体,以明确是否为艾滋病的并发症表现。② 对于反复腹泻、久治不愈者,亦应警惕艾滋病可能。消化系统是艾滋病最常累及的系统之一,胃肠道分布有大量的免疫细胞,因 HIV 直接损伤、机会性感染及艾滋病相关性肿瘤等均可表现为腹泻,尤其并发真菌性肠炎、巨细胞病毒性肠炎或常规治疗效果不佳时,需筛查 HIV 抗体,肠镜检查前筛查 HIV 抗体也应作为常规。③ 不明原因体重下降,除与肿瘤、内分泌疾患等鉴别外,需警惕艾滋病。④ 艾滋病常见反复发作的口腔假丝酵母菌感染,对于免疫功能正常的人来说,很少出现口腔真菌感染,一旦发现鹅口疮等,需提高警惕。⑤ 反复发作的单纯疱疹病毒感染或带状疱疹病毒感染是进入艾滋病期的患者最常见的表现之一。这两类病毒感染在普通人群中也较为常见,但发生在艾滋病患者身上通常临床症状较重,当遇到久治不愈的疱疹感染、疱疹面积广泛、严重、反复发作等情况,需提高警惕。⑥ 遇到肺孢子菌肺炎(PCP)、弓形虫脑病、青霉菌感染、活动性巨细胞病毒感染、皮肤黏膜或内脏的卡波西肉瘤等疾病,在普通人群中较少见,均为常见的艾滋病指征性疾病,需高度警惕。⑦ 对于活动性结核或非结核分枝杆菌病患者,需筛查艾滋病。误诊疾病数据库的相关数据提示,肺结核位列艾滋病误诊疾病的首位。当前结核病在普通人群中广为流行,同时在 HIV 感染人群中更是常见且高发,临床医生需提高警惕。⑧ 遇到中青年人出现痴呆者需警惕有无艾滋病脑病可能。⑨ 对于反复发生的细菌性肺炎、反复发生的败血症、深部真菌感染等,需检查患者的免疫功能和艾滋病筛查试验。

3. 实验室检查应选择适宜的筛查手段和时机 HIV 抗体筛查时,需注意此期 HIV 抗体的出现存在"窗口期"的问题。通常在感染后 2～6 周出现抗体阳转,绝大多数在 3 个月内阳转,需监测抗体的变化情况,不能仅靠 1 次检查结果阴性而轻易排除 HIV 感染。同时还应注意 ELISA 检测试剂存在灵敏度的差异,国产第 4 代 ELISA 检测试剂灵敏度大大提高,可缩短"窗口期"。还应注意 HIV 抗体 ELISA 法检测存在"前带现象",即如果样本血清中抗体浓度过高,抗原抗体比例不当,过剩的抗体未与抗原结合即被洗掉,造成假阴性结果,通常可稀释样本后再进行检测,还可进一步行 HIV 抗体蛋白印迹法检查、HIV‑RNA 定量以及 P24 抗原检测以明确诊断。

4. 加强防治艾滋病相关知识普及教育,重视 HIV 抗体筛查 艾滋病主要经血液、性、母婴等途径传播,我国感染人群逐渐由吸毒、暗娼、男同性恋者等高危人群向一般人群扩散,因此应加强防治艾滋病相关知识的普及教育,提高人们对本病的认识,消除歧视及盲目恐惧,大力提倡安全性行为以及自愿咨询和检测,重视 HIV 抗体筛查,以尽早发现、及时治疗和减少艾滋病的进一步传播。

总之,临床医生需提高对艾滋病的认识及警惕性,了解艾滋病指征性疾病及相关临床表现,做到仔细问诊及查体,尤其需重视流行病学史的采集及 HIV 抗体的筛查,并能对检查结果进行正确评判,以期最大限度减少误诊、漏诊的发生。

(王临旭)

第十一节 传染性单核细胞增多症

一、概述

传染性单核细胞增多症(IM)是 EB 病毒感染引起的淋巴细胞急性增生性传染病。好发人群是儿童和青少年。临床上以发热、咽痛、淋巴结增大、肝脾增大、血中淋巴细胞增多并有异型淋巴细胞出现为特征,血清中可测得嗜异凝集抗体及抗 EB 病毒抗体。

1. 流行病学特点 EB 病毒属于疱疹病毒属,为嗜淋巴细胞的 DNA 病毒,主要通过 CD21 受体侵犯 B 淋巴细胞。EB 病毒感染分布广泛,全球超过 95% 以上的成年人曾感染过 EB 病毒。近期血清流行病学调查显示,我国 3 岁以前儿童 EB 病毒感染率超过 50%,而 8 岁以上儿童感染率在 90% 以上。

EB 病毒感染可引起包括 IM 在内的许多疾病。大多数 EB 病毒感染为隐性感染,感染后无明显症状,但病毒可形成潜伏感染,长期甚至终生潜伏在机体的白细胞中。部分原发急性感染可引起 IM,该病多呈散发性,亦可引起局部流行。约 20% 的感染者唾液中可周期性释放出病毒,故隐性感染者和患者均是传染源。IM 大多数由密切接触(如亲吻)传播,故又称"接吻病",飞沫传播不是主要传播途径。儿童发病以 2～3 岁居多,青少年及成人发病以 15～30 岁的年龄组为多,超过 35 岁者少见。全年均可发病,但秋末、冬初较多。

2. 临床特点　病毒进入口腔后,在咽峡部淋巴组织内繁殖复制,继而进入血液产生病毒血症。主要病理特征是淋巴网状组织良性增生,主要累及全身淋巴组织及器官。潜伏期成人通常为4～7周,儿童5～15 d。起病后多数有乏力、头痛、畏寒、纳差、恶心、轻度腹泻等前驱症状,典型临床表现为不规则发热、咽峡炎、淋巴结增大、肝脾增大、皮疹等。

本病血常规改变有一定特点,早期白细胞总数正常或偏低,之后逐渐升高,血中淋巴细胞增多,可达60%以上,其中异型淋巴细胞升高达10%～30%。血清免疫学检测主要为出现抗EB病毒抗体及嗜异凝集抗体效价增加。EB病毒抗体检测方法有间接免疫荧光法和酶联免疫吸附(ELISA)法,检测的抗体有病毒衣壳抗原(VCA)IgM和IgG、早期抗原(EA)IgG和病毒核抗原(EBNA)IgG。EB病毒DNA定量检测也可作为辅助评估EB病毒感染的标志。

3. 治疗与预后　IM为自限性疾病,无特殊治疗,以对症治疗为主。抗生素无效,若出现继发细菌感染可使用抗生素。发热可给予布洛芬、对乙酰氨基酚等非甾体类解热镇痛药对症退热治疗。儿童重症病例静脉注射丙种球蛋白400 mg/(kg·d),每日1次,连续4～5 d,有助于改善临床症状,缩短病程。出现肝炎、心肌炎、脑膜脑炎等并发症时可对症治疗。对于有脾大者应避免剧烈活动以免引发脾破裂,一旦发生脾破裂应立即手术治疗。

本病病死率为1%,多由严重并发症引起。常见的并发症有并发溶血性链球菌感染、急性肾炎、心肌炎、无菌性脑膜炎等。对于并发溶血性链球菌等细菌感染的病例可给予青霉素、红霉素、克林霉素等抗生素治疗。但应当注意的是,既往认为本病95%使用青霉素、阿莫西林治疗的患者和40%～60%使用其他β内酰胺类抗生素治疗的患者可出现麻疹样皮疹,但新近报道表明阿莫西林引发的皮疹在本病中仅占30%左右,与本病皮疹的发生率(约23%)相当。普通患者不建议使用糖皮质激素,而重症患者如出现咽部、喉头严重水肿、神经系统并发症、溶血性贫血、血小板减少性紫癜、心肌炎、心包炎等时,可酌情使用糖皮质激素。目前尚没有证据表明阿昔洛韦、伐昔洛韦或更昔洛韦等广谱抗病毒药物的疗效。

在原发性感染后,绝大多数患者预后良好,个别病例病程可迁延达数年之久,出现慢性活动性EB病毒感染的征象,病程中可出现噬血细胞综合征,表现为高热、淋巴结增大、肝脾增大、黄疸、全血细胞减少、凝血功能障碍,骨髓及淋巴结检测可见吞噬红细胞和有核血细胞现象,EB病毒血清学抗体表现为抗VCA IgG阳性、抗EA阳性、抗EBNA阳性,EB病毒DNA可反复或持续阳性,部分可发展为淋巴瘤及白血病。此类患者预后极差。有报道称造血干细胞移植可抑制病毒载量,可能有效,但尚缺乏临床评估。慢性活动性EB病毒感染还与许多恶性肿瘤的发生有关,如Burkitt淋巴瘤、霍奇金和非霍奇金淋巴瘤、鼻咽癌、多发性硬化等。

二、诊断标准

IM的诊断主要依据临床表现、外周血象改变、血清学嗜异凝集试验、EB病毒抗体检测、EB病毒DNA检测综合进行诊断。

关于本病的诊断标准,西方国家多采用Hoagland于1975年提出的诊断标准:① 临床三联征:发热、咽峡炎、淋巴结病(颈部淋巴结增大1 cm以上);② 外周血淋巴细胞比例≥50%和异型淋巴细胞比例≥10%;③ 血清学嗜异凝集抗体阳性,EB病毒抗体阳性。该诊断标准特异性高,但敏感性欠佳。因为儿童血清嗜异凝集抗体常常阴性,而外周血异型淋巴细胞比例>10%的病例在学龄前儿童中只有41.8%,因此,目前并不强调将异型淋巴细胞比例和嗜异凝集试验作为本病必要的诊断标准,而更加强调临床表现和EB病毒抗体对本病的诊断价值。

2007年谢正德提出我国儿童IM诊断标准,需同时满足以下2条:① 具备下列临床症状中的3项:发热、咽峡炎、颈部淋巴结增大、肝大、脾大;② 原发性EB病毒感染的血清学证据,满足其中1

条:抗 VCA IgM 和抗 VCA IgG 阳性,且抗 EBNA IgG 阴性;抗 VCA IgM 阴性,但低亲合力抗 VCA IgG 阳性。

上海复旦大学华山医院制定的成人 IM 诊断标准为:① 临床表现有发热、咽峡炎、浅表淋巴结增大,并合并以下任何 1 项:咽痛、皮疹、肝脾增大、肝功能异常;② 外周血异型淋巴细胞比例≥10%;③ 血嗜异凝集试验阳性;④ EB 病毒抗体阳性且符合原发性感染改变。符合前 2 项,再具备后 2 项中的任何一项,并排除化脓性扁桃体炎、巨细胞病毒感染、病毒性肝炎、HIV 感染、白血病、淋巴瘤,即可确诊。

三、误诊文献研究

1. 文献来源及误诊率 2004—2013 年发表在中文医学期刊并经遴选纳入误诊疾病数据库的 IM 误诊文献共 87 篇,累计误诊病例 1 558 例。29 篇文献可计算误诊率,平均误诊率为 50.50%。

2. 误诊范围 由于本病临床表现多样,在病程早期尤其是在儿童中,非常容易与急性上呼吸道感染性疾病相混淆。本次纳入的 1 558 例 IM 误诊为 48 种疾病共 1 600 例次,涉及 11 个系统或专科,以呼吸系统疾病、感染性疾病、泌尿系统疾病居多,误诊疾病系统分布见图 7 - 11 - 1。居前三位的误诊疾病为扁桃体炎、上呼吸道感染和淋巴结炎,合计超过 54%。少见的误诊疾病包括口咽念珠菌病、急性胆囊炎、急性胃炎、沙门菌感染、过敏性皮炎、风疹、再生障碍性贫血、肠套叠、成人 Still 病、白喉、荨麻疹、风湿热、幼年特发性关节炎、类风湿性关节炎、粒细胞减少症、结核性脑膜炎、神经症、心力衰竭、流行性腮腺炎。4 例仅考虑血液病、免疫缺陷病,17 例仅作出发热待查诊断,71 例首诊诊断不明确。由于本病确诊需血清免疫学检查,而临床工作中许多诊断为上呼吸道感染性疾病的病例均未进行该项检查,故推测实际工作中的误诊率远高于此。主要误诊疾病见表 7 - 11 - 1。

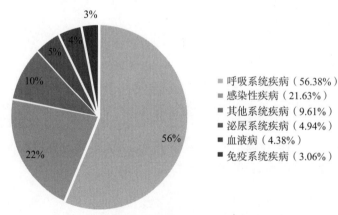

图 7 - 11 - 1 传染性单核细胞增多症误诊疾病系统分布图

表 7 - 11 - 1 传染性单核细胞增多症主要误诊疾病

误诊疾病	误诊例次	百分比(%)	误诊疾病	误诊例次	百分比(%)
扁桃体炎	444	27.75	川崎病	44	2.75
上呼吸道感染	305	19.06	支气管炎	41	2.56
淋巴结炎	124	7.75	白血病	38	2.38
病毒性肝炎	118	7.38	猩红热	29	1.81
肺炎	95	5.94	败血症	27	1.69
急性肾小球肾炎	63	3.94	支原体感染	19	1.19

续表

误诊疾病	误诊例次	百分比(%)	误诊疾病	误诊例次	百分比(%)
病毒性脑炎	16	1.00	鼻炎	8	0.50
肾病综合征	16	1.00	腹膜炎	6	0.38
血小板减少性紫癜	16	1.00	肾综合征出血热	5	0.31
药疹	12	0.75	肝硬化	4	0.25
淋巴结结核	12	0.75	伤寒	3	0.19
咽喉炎	11	0.69	化脓性脑膜炎	3	0.19
淋巴瘤	11	0.69	腮腺炎	3	0.19
病毒性心肌炎	10	0.63			

3. 医院级别　本次纳入统计的 1 558 例 IM 误诊 1 600 例次,其中误诊发生在三级医院 1 007 例次(62.94%),二级医院 572 例次(35.75%),一级医院 19 例次(1.19%),其他医疗机构 2 例次(0.13%)。

4. 确诊手段　本组误诊病例均具备典型临床表现,1 537 例(98.65%)通过实验室特异性生化免疫学检查确诊,15 例(0.96%)查周围血片确诊,6 例(0.39%)经骨髓片检查确诊。

5. 误诊后果　由于本病没有特异性治疗方法,主要疗法是支持、对症治疗,加之本病是自限性疾病,因此,即使本病被误诊,大部分的病例均不会造成严重的后果。本次纳入的 1 558 例 IM 中,1 541 例文献描述了误诊与疾病转归的关联,17 例预后与误诊关联不明确。按照误诊数据库对误诊后果的分级评价标准,可统计误诊后果的病例中,1 540 例(99.94%)为Ⅲ级后果,未因误诊误治造成不良后果;1 例(0.06%)造成Ⅰ级后果,因误诊造成死亡。因此提示,对于症状严重的 IM,尽早明确诊断并给予相应的对症支持治疗对疾病的缓解颇为重要。

四、误诊原因分析

依据本次纳入的 87 篇文献分析的误诊原因出现频次,经计算机统计归纳为 10 项,以经验不足而缺乏对该病的认识、缺乏特异性症状、体征、未选择特异性检查项目为主要原因,见表 7 - 11 - 2。

表 7 - 11 - 2　传染性单核细胞增多症误诊原因

误诊原因	频　次	百分率(%)	误诊原因	频　次	百分率(%)
经验不足,缺乏对该病的认识	66	75.86	过分依赖医技检查结果	10	11.49
缺乏特异性症状、体征	48	55.17	医院缺乏特异性检查设备	4	4.60
未选择特异性检查项目	33	37.93	并发症掩盖了原发病	2	2.30
诊断思维方法有误	28	32.18	患者或家属不配合检查	2	2.30
问诊及体格检查不细致	24	27.59	药物作用的影响	1	1.15

1. 经验不足而缺乏对该病的认识　IM 以发热、咽痛、淋巴结增大为主要临床表现,从本文所列的误诊范围可看出,误诊为上呼吸道感染性疾病居多。基层医师对 IM 的认识不足,欠缺临床诊断经验。该病儿童多发,常首诊于儿科,加之儿童的临床表现多样,基层医师常常仅根据症状、体征做出初步诊断,由此造成误诊。

2. 缺乏特异性症状和体征　IM 是淋巴细胞增生性疾病,可引起全身单核-吞噬细胞系统增生,表现复杂多样,加之发热、咽痛、淋巴结增大这些症状和体征无特异性,与临床上许多疾病急性期症状类似,临床医师常因此而误诊。当患者因出现各个系统疾病症状而就诊于相关临床科室时,由于惯性思维,医师常局限于各自领域内的常见疾病,故而误诊为本专科常见疾病。如本病可出现肝、脾增大,肝大者占 20%～62%,可伴丙氨酸转氨酶升高,个别病例甚至出现黄疸,在儿童易被误诊为急性甲型病毒性肝炎,在成人常被误诊为不明原因肝炎。由于本病可出现白细胞升高、血小板下降,部分病例还可出现眼睑水肿、少尿的表现,尿常规检查出现血尿、蛋白尿改变,因此,会被误诊为肾炎、肾病综合征或肾综合征出血热。由于本病是自限性疾病,随着疾病进程的发展和症状的好转,尿常规改变可完全恢复正常,不留任何后遗症。但如按照肾炎、肾病综合征治疗可造成患者不必要的躯体、心理损伤,加重其经济负担,应当予以注意。

3. 未选择特异性检查项目　IM 确诊需行血清 EB 病毒抗体检测,如未考虑本病的诊断,也不可能选择性地进行后续的特异性实验室检查。EB 病毒血清学检测对本病的诊断至关重要。抗VCA IgM 于起病时出现,早期增高,持续 4～8 周,之后下降并消失。抗 VCA IgG 亦于起病时出现,但晚于抗 VCA IgM,可持续终生。抗 VCA IgG 效价在急性期需≥1∶320 或双份血清抗体效价增长 4 倍以上才有诊断意义。约有 75% 的典型病例急性期抗 EA－D IgG 阳性,3～6 个月后消失。抗 EBNA 抗体常在起病后 1 个月时出现,可持续终生。因此在抗体检测中,若发现抗 VCA－IgM 阳性、抗 VCA－IgG 阴性,且抗 EBNA IgG 阴性,则为 EB 病毒原发感染的早期;若抗 VCA－IgM 阳性,和(或)低亲合力抗 VCA IgG 阳性,或抗 EA IgG 一过性阳性,且抗 EBNA IgG 阴性,也是 EB 病毒原发感染的标志;若抗 VCA－IgM 阴性,抗 VCA－IgG 阳性,抗 EA IgG 阳性,但抗 EBNA IgG 阴性,则是现正感染或近期活动性感染的标志;若抗 VCA－IgM 阴性,抗 EA IgG 阴性,高亲合力抗 VCA－IgG 阳性,且抗 EBNA IgG 阳性,则是既往感染的标志。如果非专科医师对 EB 病毒血清学检查上述特点不了解,就可能因检查手段、时机不恰当,或满足于一次检查阴性而不动态观察,从而造成 IM 误诊。

4. 其他误诊原因　误诊数据库显示,基层医院缺乏特异性检查条件,并发症掩盖了原发病,患者或家属拒绝行 EB 病毒特异性检查等,或早期治疗的药物作用干扰了对病情的准确判断,都有可能造成误诊漏诊。虽然这些多因医疗机构条件限制或患者方面的客观因素所致,但只要提高对IM 的认识,对可疑患者及时转诊或标本送检有条件检测的机构,做好医患沟通以提高患者依从性,是可以减少此类误诊的。

五、防范误诊措施

1. 详细的问诊和体格检查　详细的问诊和体格检查对 IM 的诊断和鉴别诊断尤为重要。发热、咽痛、淋巴结增大是许多上呼吸道病毒和细菌感染均会出现的非特异性表现,且本病在儿童中表现常不典型,因此常被误诊。但应注意的是,全身浅表淋巴结普遍受累是本病的特征之一,70% 的病例可出现淋巴结增大,以颈后三角区最为常见,腋下、腹股沟次之,增大的淋巴结硬度中等,无粘连及明显压痛,淋巴结增大和疲乏感可能要 2～3 个月才能消失。因此,对于发热、咽痛伴全身多发性淋巴结增大的病例应考虑到本病,同时也应排除其他原因如巨细胞病毒感染、急性 HIV 感染等导致的急性淋巴结病。

2. 提高对 IM 所致器官损害的认识及鉴别诊断能力　IM 是淋巴细胞增生性疾病,可引起全身单核-吞噬细胞系统增生,可涉及全身淋巴组织和器官,出现各器官炎症反应和相应的临床表现,表现复杂多样,在出现其他组织器官损伤的情况下应开阔临床思维,注意鉴别诊断。

对儿童、青少年或 35 岁以下成人不明原因肝炎,注意询问病史,注意其有无发热、咽峡炎,并注意反复查体以发现是否遗漏了淋巴结增大,应开阔诊断思维,通过病毒性肝炎标志物检查和 EB病毒相关抗体检测来进行鉴别。脾增大的患者可能出现自发性脾破裂,应限制其剧烈活动,如发现急性剧烈腹痛应及时考虑到脾破裂可能,需采取紧急手术处理。提高对 IM 并发肾损害的认识,故对尿常规改变、少尿等泌尿系统临床表现的儿童,应注意 EB 病毒的病原学检测。此外,本病还可出现心肌炎、脑膜脑炎的临床和实验室改变,对于有心肌损害、脑炎改变的病例也应注意行 EB 病毒的病原学、血清学检测进行鉴别诊断。本病还可出现多形性皮疹,应注意与风疹、药疹、猩红热、川崎病、儿童风湿病等发疹性疾病相鉴别。

3. 动态监测并系统分析血常规变化 本病具有特征性的外周血象改变,典型改变为外周血白细胞总数增高,淋巴细胞显著增多,淋巴细胞比例常≥50%,并出现异型淋巴细胞。其中异型淋巴细胞≥10%对 IM 的诊断敏感性为 75%、特异性为 92%。但应注意以下三点:① IM 早期外周血白细胞总数可正常或偏低,因此患者在病程初期就诊行血常规检查时易漏诊,随病程进展外周血白细胞逐渐升高至 $10 \times 10^9/L$,亦有高达$(30 \sim 50) \times 10^9/L$ 者;由于病毒直接损伤和免疫复合物的作用,也常见血小板计数下降。故强调动态检查血常规,及时发现血象的特征性改变。② 由于目前多数实验室均采用全自动血细胞分析仪进行检查,容易漏检异型淋巴细胞,故推荐采用血涂片人工镜检以发现异型淋巴细胞。③ 除 EB 病毒感染外,巨细胞病毒、HIV-1 病毒、单纯疱疹病毒Ⅱ型、风疹病毒、水痘带状疱疹病毒、腺病毒、肝炎病毒等病毒感染、弓形体等原虫感染、钩端螺旋体等感染时,也可以出现外周血淋巴细胞和单核细胞增多及异型淋巴细胞,其中相当一部分患者可有本病的典型症状,鉴别要点在于上述这些感染者嗜异凝集抗体和 EB 病毒抗体检测均为阴性。

4. 客观分析病原学、血清学检查结果并动态观察 临床医师面对有发热、咽痛、淋巴结增大这些临床表现的患者时,应及时且动态进行 EB 病毒抗体检测,EB 病毒抗体检查对本病诊断至关重要,并需要结合流行病学史、症状、体征等各方面进行综合分析,动态评估,提高疾病的诊断能力。

EB 病毒 DNA PCR 定量检测可以测定外周血中的病毒核酸,PCR 检测的灵敏度可达 100%。但在发生血清学转换前,极个别病例可能误诊、漏诊,也应注意如下两点:① PCR 检测过于灵敏,有假阳性可能;② 一般来说,病程 2 周以后,多数患者体内检测不到 EB 病毒 DNA,病程 22 d 后几乎所有患者均检测不到病毒 DNA。因此,临床上 EB 病毒 DNA 阳性并不是本病确诊的必要条件,EB 病毒 DNA 阳性仅提示机体存在活动性 EB 病毒感染,但不能判断是原发感染还是既往感染再激活,而检测阴性时也不能排除本病诊断。因此,EB 病毒 DNA 检测对原发性 EB 病毒感染的早期诊断是有益的补充,但确诊仍需通过反复进行 EB 病毒血清学抗体检测来确定。

(康 文 王临旭)

第十二节 新型隐球菌性脑膜炎

一、概述

新型隐球菌性脑膜炎是由新型隐球菌侵犯中枢神经系统所引起的严重感染。新型隐球菌广泛分布于自然界,如鸽粪、水果、土壤等中,为条件致病菌,多由呼吸道吸入,也可经皮肤黏膜、消化道侵入人体,主要累及肺部和中枢神经系统。当机体免疫防御功能不全时,侵入的新型隐球菌经血行播散,并随血—脑脊液屏障进一步破坏而引起脑膜炎。该病多见于成年人,好发于细胞免疫功能低下患者,如艾滋病、恶性肿瘤、糖尿病、大剂量应用糖皮质激素、器官移植者等。临床感染常呈慢性或亚急性起病,以头痛为突出表现,渐进性加重,伴发热,以及脑脊液压力明显升高、糖含量降低。

1. 流行病学特点 隐球菌病在世界各地均有发生,可发生在任何年龄组,多见于 20～50 岁。男性多于女性,呈散发性分布。近 20 年来随着获得性免疫缺陷病毒(HIV)的流行,隐球菌病显著增加,据报道 6%～10% 艾滋病患者会出现隐球菌感染。但近年来由于 HIV 感染的有效治疗,隐球菌感染的发病率也显著下降。

2. 病理特点　新型隐球菌引起中枢神经系统病变范围较广,易侵犯脑脊膜,也可同时侵犯脑实质,可致弥漫性损害或局限性损害。弥漫性损害以渗出性炎症为主,菌量较多,病变主要侵犯脑脊膜及脑脊髓实质,还可形成肉芽肿、脑积水。局限性损害则以软化灶和肉芽肿为主,菌量少,病变主要表现为脑脊膜肉芽肿及脑脊髓实质肉芽肿。机体免疫功能低下患者的炎症反应轻微,但脑病变显著;而机体免疫功能正常者的炎症反应稍明显,脑病变往往较局限。

3. 临床特点　新型隐球菌性脑膜炎多见于成年人,起病常隐匿,多呈亚急性或慢性起病,少数急性起病。通常头痛是最早或唯一的症状,初为间歇性,以后持续并进行性加重。首发症状常为间歇性头痛、恶心及呕吐,伴低热、周身不适、精神不振等非特异性症状。随病情发展,头痛渐加重转为持续性,多伴随精神异常、躁动不安,严重者出现不同程度意识障碍。约半数以上伴脑神经受损,以视神经最常见。部分出现偏瘫、抽搐、失语等局灶性脑组织损害症状。脑膜刺激征为早期最常见的阳性体征,晚期可出现眼底水肿、锥体束征等。

实验室检查:① 脑脊液常规检查:脑脊液多有不同程度的异常,呈非化脓性改变。70% 患者压力增高,外观清澈、透明或微混,细胞数增多,多在 $(100～500)×10^6/L$,以单核细胞为主。蛋白含量轻-中度升高。氯化物及葡萄糖多降低。② 脑脊液真菌检查:脑脊液涂片墨汁染色镜检是新型隐球菌脑膜炎诊断最简便而又迅速的诊断方法。以印度墨汁为佳,70% 可获阳性结果。但人工读片易误诊,应进一步鉴定。培养仍是确诊的金标准,但由于脑脊液中隐球菌含量较少,需多次培养才能提高阳性率。③ 免疫学检查:通过乳胶凝集试验、酶联免疫吸附试验(ELISA)和单克隆抗体法检测新型隐球菌的荚膜多糖特异性抗原,其中乳胶凝集试验最为常用,对脑脊液涂片、培养均为阴性而高度怀疑本病的患者更具诊断价值。

本病颅脑 CT 缺乏特异性,40%～50% 显示正常,其阳性率与病程的不同阶段有关,病程越长,阳性率越高。可见脑室扩大、脑积水、脑膜强化及脑实质内不规则大片状、斑片状或粟粒状低密度影,少数显示小梗死灶或出血灶。颅脑 MRI 可显示脑实质内 T1 呈低信号、T2 高信号的圆形或类圆形肿块、血管周围间隙扩大,部分呈多发粟粒状结节样改变。

4. 治疗原则　依据 2000 年和 2010 年美国真菌治疗协作组制定的新型隐球菌病诊治指南及更新,将本病治疗分为 3 个阶段:① 急性期:首选两性霉素 B 0.7～1.0 mg/(kg·d)联合氟胞嘧啶 100 mg/(kg·d)诱导治疗 2 周。② 巩固期:改用氟康唑 400 mg/d 巩固治疗 8 周以上。③ 慢性期:氟康唑 200～400 mg/d,长期维持治疗。急性期或巩固期的次选方案包括两性霉素 B 0.7～1.0 mg/(kg·d)联合氟胞嘧啶 100 mg/(kg·d)治疗 6～10 周,或单用两性霉素 B 0.7～1.0 mg/(kg·d),或两性霉素 B 脂质体 3～5 mg/(kg·d)治疗 6～10 周。艾滋病患者也可单用氟康唑 400～800 mg/d 治疗 10～12 周,或伊曲康唑 400 mg/d 治疗 10～12 周,或氟康唑 400～800 mg/d 联合氟胞嘧啶 100～150 mg/(kg·d)治疗 6 周。慢性期维持治疗主要是针对艾滋病或器官移植等严重免疫功能低下患者,因其免疫缺陷而需长期用药甚至终身治疗。

二、诊断要点

有长期大量应用抗生素、免疫抑制药及免疫低下性疾病如艾滋病、淋巴瘤、白血病、器官移植等病史,亚急性或慢性进展的头痛、喷射性呕吐、脑神经受损及脑膜刺激征,脑脊液蛋白定量增高、氯化物及葡萄糖降低者,应考虑本病。

临床确诊需在脑脊液中找到新型隐球菌,由于其检出率受病灶部位、病程发展阶段等影响,故对可疑或久治不愈反复发作的脑膜炎,应反复作脑脊液墨汁染色、培养或动物接种以寻找病原,或检测隐球菌荚膜多糖特异性抗原。

三、误诊文献研究

1. 文献来源及误诊率 2004—2013 年发表在中文医学期刊并经遴选纳入误诊疾病数据库的新型隐球菌性脑膜炎误诊文献共 85 篇,累计误诊病例 941 例。38 篇文献可计算误诊率,误诊率 60.85%。

2. 误诊范围 新型隐球菌性脑膜炎症状和体征均没有非常特异的表现,因此鉴别诊断比较复杂,导致误诊率极高。本次纳入的 941 例新型隐球菌性脑膜炎误诊为 42 种疾病共 956 例次。临床上,新型隐球菌性脑膜炎患者的临床表现及脑脊液的常规、生化改变很难与结核性脑膜炎、病毒性脑膜炎或不典型的化脓性脑膜炎相鉴别。本组资料显示,结核性脑膜炎所占比例最高,达到 50.52%;其他各类脑炎、脑膜炎占 23.74%。从单病种看,居前三位的误诊疾病为结核性脑膜炎、病毒性脑炎、病毒性脑膜炎。较少见的误诊疾病包括颅脑创伤、脊髓良性肿瘤、脑脓肿、肺囊肿、癫痫、面神经麻痹、神经症、脑脊髓炎、脑囊虫病、慢性肾衰竭、急性肾小球肾炎、肾病综合征、肺结核、肺癌、急性支气管炎、肝硬化、肠道蛔虫病、川崎病、淋巴瘤、青光眼、伤寒。4 例次只给出发热、头晕待查诊断,2 例次初诊诊断不明确。主要误诊疾病见表 7-12-1。

表 7-12-1 新型隐球菌性脑膜炎主要误诊疾病

误诊疾病	误诊例次	百分比(%)	误诊疾病	误诊例次	百分比(%)
结核性脑膜炎	483	50.52	结核病	10	1.05
病毒性脑炎	92	9.62	脱髓鞘病	9	0.94
病毒性脑膜炎	82	8.58	偏头痛	7	0.73
化脓性脑膜炎	53	5.54	肝性脑病	6	0.63
上呼吸道感染	46	4.81	脑积水	5	0.52
颅内占位性病变[a]	29	3.03	蛛网膜下腔出血	5	0.52
紧张性头痛	22	2.30	血管炎[a]	4	0.42
狼疮性脑炎	16	1.67	颈椎病	4	0.42
肺炎	16	1.67	胃肠炎	4	0.42
脑血管病[a]	13	1.36	精神障碍	3	0.31
鼻窦炎	11	1.15	视神经炎	3	0.31

注:a 仅作出此类疾病诊断。

3. 医院级别 本次纳入统计的 941 例新型隐球菌性脑膜炎误诊为 42 种疾病共 956 例次,其中误诊发生在三级医院 501 例次(52.41%),二级医院 402 例次(42.05%),一级医院 53 例次(5.54%)。

4. 确诊手段 本次纳入的 941 例新型隐球菌性脑膜炎中,917 例(97.45%)经脑脊液检查确诊,13 例(1.38%)经实验室特异性生化免疫学检查确诊,3 例(0.32%)经手术病理检查确诊,4 例(0.43%)经尸体解剖确诊,4 例(0.43%)经临床试验性治疗后确诊。

5. 误诊后果 本次纳入的 941 例新型隐球菌性脑膜炎中,499 例文献描述了误诊与疾病转归的关联,442 例预后转归与误诊关联不明确。按照误诊数据库对误诊后果的分级评价标准,可统计误诊后果的病例中,414 例(82.97%)为Ⅲ级后果,未因误诊误治造成不良后果;2 例(0.40%)造成Ⅱ级后果,手术扩大化或不必要的手术;83 例(16.63%)造成Ⅰ级后果,74 例死亡,9 例造成后遗症。

四、误诊原因分析

依据本次纳入的 85 篇文献分析的误诊原因出现频次,经计算机统计归纳为 9 项,以经验不足而缺乏对该病认识、未选择特异性检查项目、缺乏特异性症状、体征为主要原因,见表 7 - 12 - 2。

表 7 - 12 - 2　新型隐球菌性脑膜炎误诊原因

误诊原因	频次	百分率(%)	误诊原因	频次	百分率(%)
经验不足,缺乏对该病的认识	69	81.18	诊断思维方法有误	10	11.76
未选择特异性检查项目	40	47.06	医院缺乏特异性检查设备	7	8.24
缺乏特异性症状、体征	34	40.00	多种疾病并存	6	7.06
过分依赖医技检查结果	14	16.47	药物作用的影响	4	4.71
问诊及体格检查不细致	13	15.29			

1. 对新型隐球菌性脑膜炎认识不足　从本组各类误诊原因可以看出由于缺乏对本病的认识而造成误诊的频率最高,其中包括了不了解本病,未选择特异性检查项目等。问诊及体格检查不细致造成的误诊,多数也是因为不了解该病的特征,不清楚可能会出现的相对特异性的症状和体征。在遇到以头痛为主要临床表现的患者,如果伴有发热,通常会考虑感染的可能,但由于缺乏对本病的认识,没有能考虑到本病的诊断,从而造成了大量的患者长期误诊。如患者不伴有发热,临床医生在做鉴别诊断的时候,更不容易考虑到本病,因此发生误诊的概率更高。

2. 未选择特异性检查项目　本次文献分析中,误诊为颅内占位性病变、血管性病变等患者占 12% 左右。当隐球菌性脑膜炎以酷似缺血性脑血管疾病的症状为首发表现时,因早期神经系统检查无脑膜刺激征,临床医生常常忽视做腰椎穿刺脑脊液检查,或者即使行腰椎穿刺检查,也未将脑脊液墨汁染色镜检新型隐球菌或隐球菌培养列为脑脊液实验室常规检测项目,因此延误诊断。

3. 缺乏特异性症状、体征　该病主要症状为发热、头痛,体征以脑膜刺激征为主,晚期还可出现眼底变化及锥体束征,但所有这些症状、体征均不具有特异性诊断价值。更何况本病呈慢性经过,部分患者无发热、恶心、呕吐等症状,同时也可缺乏脑膜刺激征,仅表现为头痛等,在本组误诊病例中由于缺乏特异性症状、体征而导致误诊占第 3 位。孔忠顺等统计分析了 19 例隐球菌性脑膜炎及 50 例结核性脑膜炎患者的临床表现与脑脊液改变、头颅 CT 或 MRI 特点,结果提示两者在临床症状、脑脊液白细胞数、蛋白、氯化物、腺苷脱氨酶含量和头颅 CT 或 MRI 特点等方面差异无统计学意义,故容易将隐球菌性脑膜炎误诊为结核性脑膜炎;而当脑脊液的改变不明显,而且患者无新旧颅外结核病史时,容易将隐球菌性脑膜炎误诊为病毒性脑膜炎。少部分病例以头痛、眩晕为主诉,误诊为偏头痛、后循环缺血、脑梗死等,随着病情进展,出现脑膜刺激征才引起临床医生的警惕,行脑脊液检查确诊。

4. 过分依赖实验室检查　本病诊断主要依靠脑脊液墨汁染色镜检、病原培养及分离,但首次墨汁染色涂片隐球菌阳性检出率低(46%～74%),临床上一部分患者在就诊初期未能及时得到病原学证据,或是暂时支持其他疾病诊断的某项检查阳性,临床医师过分依赖实验室检查结果,未结合临床资料全面分析病情,而造成误诊。部分病例因为医院缺乏特异性实验室检查项目而导致无法确诊。

5. 其他误诊原因　尚有部分患者由于合并有脑血管病或结核性脑膜炎并存,而合并疾病的表现较突出,忽略了新型隐球菌性脑膜炎的诊断。个别患者因为发病早期使用药物,导致原本就不特异的症状和体征暂时缓解,给临床医师造成治疗有效的错觉,对疾病的判断出现失误。

五、防范误诊措施

1. 提高医护人员对新型隐球菌性脑膜炎的认识　要想降低误诊率,必须首先提高医务人员对本病的认识。由于缺乏特异性症状、体征,因此只有加强对该病的认识,掌握疾病特点,才能在遇到高度可疑本病患者时作出合理的临床判断。新型隐球菌性脑膜炎通常发生在恶性肿瘤、白血病、淋巴瘤、自身免疫性疾病和艾滋病患者,长期使用糖皮质激素、不合理使用抗生素、大剂量免疫抑制剂和抗肿瘤制剂均为诱发因素。因此在上述诸类疾病或情况下出现的发热合并头痛的患者,应考虑到本病。对于长期头痛,特别是进行性加重的患者,在给予镇静、止痛治疗无效的情况下,很容易考虑到颅内感染,特别是结核性脑膜炎的可能。但如果缺乏足够的理论知识基础,很容易漏掉对新型隐球菌性脑膜炎的排查,更谈不上选择合理的实验室检查进行确诊。

2. 重视病史询问　对于病史的询问,不但可以了解患者的基础免疫功能状况,也可以了解患者的治疗经过,更重要的是有关传染病的流行病学特征。对于新型隐球菌性脑膜炎来说,机体基础免疫功能低下时,发生本病的可能性大大增加。还有部分病患本身并无免疫缺陷,但长期接受糖皮质激素或免疫抑制剂等治疗的情况下,也可出现继发的免疫缺陷,也为新型隐球菌的感染提供了重要条件。另外,部分新型隐球菌性脑膜炎患者曾有禽类接触史,因此问诊时也应重视对此类流行病学史的详细询问。

3. 选择特异性实验室检查　目前新型隐球菌性脑膜炎最常用也是最重要的诊断依据仍是脑脊液墨汁染色查找隐球菌,约 70% 的患者可获得阳性结果。另外尚有免疫学方法,如乳胶凝集试验检测抗原,但较少医院检验科开展此项目,故不作为常规实验室检测方法。隐球菌分离培养仍然是确诊的金标准,但由于培养阳性率低,也不作为首选方法。因此对于长期头痛的患者应及早行腰椎穿刺术,除了常规及生化指标检查外,应重视病原学的检测。需要注意的是,新型隐球菌性脑膜炎患者应重视反复多次脑脊液涂片查找隐球菌。影像学检查在感染早期多无异常。

在鉴别诊断方面,最常见的误诊疾病为结核性脑膜炎,因此在脑脊液检查时应重视对结核性脑膜炎的特异性检查以排除之,如行结核杆菌 T 细胞斑点试验(T-SPOT)等。

总之,新型隐球菌性脑膜炎发病率有逐年上升趋势,临床误诊率高,误诊疾病种类多。神经内科、急诊科和感染科医师都要提高对本病的认识,对高危患者和高度可疑本病者,应将脑脊液检查墨汁染色查找隐球菌纳入脑脊液常规检查项目,以减少误诊造成的不良后果。

(庄　严)

第十三节　疟　疾

一、概述

1. 定义及流行特点　疟疾(malaria)是疟原虫(plasmodium)感染并寄生于人体所引起的虫媒传染病,主要由雌性按蚊叮咬传播。临床上以反复发作性寒战、高热、继之出大汗后缓解为特点,长期多次发作后,可引起贫血和脾大。疟疾流行于 104 个国家和地区,特别是在非洲、东南亚、中美洲、南美洲的一些国家。我国除西北地区和东北地区北部以外,都是疟疾流行区。近年来我国疟疾的整体发病率逐年下降,但随着社会经济发展和对外开放的扩大,输入性病例的比例和重症患者比例却有所增加。全国疟疾发病率已由 2006 年的 4.6/10 万降至 2012 年的 0.18/10 万,但同期病死率却由 0.06% 上升到 0.61%。当前云南、广西两省区流行较重,湖北、湖南、江苏、浙江等省的疫情仍不稳定。

寄生于人体的疟原虫有 4 种,分别引起间日疟、恶性疟、三日疟和卵形疟。疟疾主要流行在热带和亚热带,其次为温带。我国虽然 4 种疟原虫都存在,但流行地区以间日疟最广,恶性疟主要流行于热带,亦最严重,三日疟和卵形疟少见。发病以夏秋季节较多,在热带及亚热带则不受季节限制。本病的传染源是疟疾患者和疟原虫携带者,中华按蚊为平原地区间日疟传播的主要媒介。传播途径是按蚊叮咬,极少数患者可因输入带疟原虫的血液而发病,也有极个别先天性疟疾患儿因母婴垂直传播而感染。

人群对疟疾普遍易感,感染后虽有一定的免疫力,但不持久。各型疟疾之间亦无交叉免疫性。经反复多次感染后,再感染时症状可较轻,甚至无症状。一般非流行地区来的外来人员较易感染,且症状较重。

2. 病理机制　疟原虫生活史比较复杂。一个完整的生活史包括在人体内无性繁殖及在按蚊体内有性繁殖两个阶段。感染性的子孢子于按蚊叮咬吸血时随其唾液腺分泌物进入人体,经血循环首先进入肝细胞发育(红细胞外期),一般速发型子孢子需 12～20 d 即发育成熟,而间日疟和卵形疟因同时存在迟发型子孢子(需 6～11 月发育成熟)而成为复发的根源。发育成熟的裂殖子随肝细胞破裂释放而侵入红细胞内,并进行裂体增殖而大量繁殖(红细胞内期),最后分化出配子体,完成无性繁殖。疟原虫在红细胞内发育时一般无症状。当成批的红细胞胀大破裂时,大量的裂殖子和其代谢产物进入血液,刺激机体产生炎症反应,引起寒战、高热、继之大汗的典型发作症状。机体网状内皮系统吞噬细胞功能增强,部分裂殖子被吞噬消灭,部分则侵入新的红细胞,并继续发育、繁殖。不同的疟原虫在红细胞内增殖成熟所需时间不同,间日疟和卵形疟为 48 h,三日疟为 72 h,恶性疟为 24～48 h,故临床上出现周期性发作,而恶性疟发作常不规则,病情较重。多次发作可造成肝脾增大、贫血等。疟疾常见的严重并发症有脑损害、胃肠损害、肝损害、肺水肿、低血糖、酸中毒等,大量红细胞裂解可引起高血红蛋白血症,出现腰痛、酱油色尿(黑尿热)、贫血、黄疸等;严重者可发生急性肾衰竭,称溶血尿毒综合征,此种情况也可由抗疟药如伯氨喹所诱发。

3. 治疗原则　疟疾的治疗包括病原学治疗和对症支持治疗。抗疟治疗既要杀灭红细胞内期的疟原虫裂殖体以控制发作,又要杀灭红细胞外期的疟原虫以防止复发,并要杀灭配子体以防止传播。杀灭红细胞内期疟原虫的药物有青蒿素及其衍生物(蒿甲醚、青蒿琥酯)、氯喹、磷酸咯萘啶、哌喹、盐酸氨酚喹啉、磷酸萘酚喹等;杀灭红细胞内期疟原虫配子体和迟发型子孢子的药物有磷酸伯氨喹、他非诺喹。间日疟首选氯喹、伯氨喹联合治疗,无效时可选用以青蒿素类药物为基础的复方或联合用药的口服剂型进行治疗。恶性疟则首选以青蒿素类药物为基础的复方或联合用药,包括青蒿琥酯片加阿莫地喹片、双氢青蒿素哌喹片、复方磷酸萘酚喹片、复方青蒿素片等。重症疟疾选用青蒿素类药物注射剂,包括蒿甲醚和青蒿琥酯,或磷酸咯萘啶注射剂。对症支持治疗包括解热镇痛药退热、脱水降颅压、纠正低血糖、低分子右旋糖酐改善微循环、输血纠正贫血、处理重要器官并发症等,严重者可酌情使用糖皮质激素。

二、诊断标准

(一) 中国标准

疟疾的诊断主要依据流行病学史、临床表现、实验室检查来确定。我国卫生部于 2006 年制订并颁布了疟疾的诊断标准。

1. 流行病学史　曾于疟疾传播季节在疟疾流行地区住宿、夜间停留或近两周内有输血史。

2. 临床表现

(1) 有典型的呈周期性发作的临床表现,有发冷、发热、出汗等症状,每天或隔天或隔两天发作1次,发作多次后可出现脾大和贫血。重症患者可出现昏迷等症状。

(2) 有发冷、发热、出汗等症状,但热型和发作周期不规律。

3. 实验室检查

(1) 显微镜检查血涂片查见疟原虫。

(2) 疟原虫抗原检测阳性(快速诊断试剂盒)。

4. 用抗疟药假定性治疗,3 d内症状得到控制

携带者:无临床症状,显微镜检查血涂片查见疟原虫。

疑似病例:同时符合 1 和 2(2)。

临床诊断病例:具备 1,同时具备 2(1),或同时具备 2(2)或 4。

确诊病例:具备 1,同时具备 2 和 3 条标准中的任何一条子标准。

临床诊断病例需与其他发热性疾病,如败血症、伤寒、结核、钩端螺旋体病、肾综合征出血热、恙虫病、回归热、胆管感染、尿路感染、急性上呼吸道感染等相鉴别。当发展为脑型疟时,应与乙型脑炎、中毒性菌痢、病毒性脑炎等相鉴别。

(二) 世界卫生组织(WHO)标准

2010 年 WHO 发布的疟疾诊断和治疗指南,同样推荐依据流行病学史、临床表现、实验室病原学检查来诊断。

临床诊断病例:① 疟疾低流行地区,无严重或多器官并发症的疟疾的诊断主要依据为,有疟疾潜在暴露史,且过去 3 d 内有发热,无其他严重疾病的特征。② 在疟疾高流行地区,诊断依据为有疟疾可能暴露史,且过去 24 h 内有发热,和(或)伴有贫血。

病原学确诊病例:任何临床诊断病例,显微镜检查血涂片查见疟原虫或疟原虫抗原快速诊断检测阳性。

三、误诊文献研究

1. 文献来源及误诊率　2004—2013 年发表在中文医学期刊并经遴选纳入误诊疾病数据库的疟疾误诊文献共 57 篇,累计误诊病例 344 例。6 篇文献可计算误诊率,平均误诊率为 21.52%。

2. 误诊范围　本次纳入 344 例疟疾误诊为 44 种疾病共 361 例次,居前 3 位的是上呼吸道感染、急性胃肠炎、脑炎。少见的误诊疾病包括流行性感冒、梅毒、血吸虫病、钩端螺旋体病、黑热病、细菌性感染、副伤寒、布鲁杆菌病、传染性单核细胞增多症、雅克什病、婴儿肝炎综合征、上消化道出血、急性胰腺炎、新生儿败血症、新生儿病理性黄疸、粒细胞减少症、精神分裂症、紧张性头痛、气管炎、肾炎、风湿热、骨髓增生异常综合征、中毒性心肌炎、中暑、带状疱疹、牙髓炎。11 例次仅作出肝脾大、发热待查诊断;12 例次漏诊;3 例次初诊诊断不明确。主要误诊疾病见表 7-13-1。

表 7-13-1　疟疾主要误诊疾病

误诊疾病	误诊例次	百分比(%)	误诊疾病	误诊例次	百分比(%)
上呼吸道感染	112	31.02	肺炎	15	4.16
急性胃肠炎	26	7.20	白血病	12	3.32
脑炎	26	7.20	肺结核	12	3.32
肝炎	20	5.54	伤寒	12	3.32

误诊疾病	误诊例次	百分比(%)	误诊疾病	误诊例次	百分比(%)
再生障碍性贫血	9	2.49	细菌性痢疾	6	1.66
支气管炎	9	2.49	肾综合征出血热	5	1.39
淋巴瘤	9	2.49	幼年特发性关节炎	4	1.11
脓毒症	8	2.22	急性肾衰竭	4	1.11
血小板减少症	7	1.94	泌尿系感染	3	0.83

　　间日疟在出现规律性发作之前,其发热、乏力等非特异性症状常被误诊为上呼吸道感染,本次文献分析发现,疟疾误诊为上呼吸道感染的比例高达31.02%;另外,8.86%的病例因合并有胃肠道症状而被误诊为急性肠胃炎和细菌性痢疾。部分病例周期性发作的表现不典型,表现为不规则发热,少有寒战,或仅有畏寒,在病程中出现肝脾及淋巴结肿大,白细胞减少,很容易被误诊为伤寒、副伤寒或脓毒症,分别占3.32%、0.55%和2.22%。由于脑型疟有发热、头痛、意识障碍、抽搐、脑膜刺激征等表现,首诊时易误诊为脑炎、头痛,占7.75%。因疟疾可出现肝功能损害,红细胞破坏,血小板减少,肝、脾、淋巴结增大,也常误诊为肝炎、再生障碍性贫血、白血病、血小板减少症、淋巴瘤、传染性单核细胞增多症等。在西北和东北等非疟疾流行地区,疟疾均为输入性病例,在肾综合征出血热流行季节,由于本病会出现发热、血小板减少、黑尿、急性肾损害,常会误诊为肾综合征出血热。

　　3. 医院级别　本次纳入统计的344例疟疾误诊361例次,其中误诊发生在三级医院179例次(49.58%),二级医院163例次(45.15%),一级医院10例次(2.77%),其他医疗机构9例次(2.49%)。

　　4. 确诊手段　本次纳入的344例疟疾中,305例(88.66%)通过外周血涂片检测发现疟原虫而最终确诊,33例(9.59%)通过骨髓涂片检查发现疟原虫而明确诊断,4例(1.16%)通过实验室特异性生化免疫学检查确诊,1例(0.29%)经临床试验性治疗确诊,1例(0.29%)经皮穿刺活检确诊。

　　5. 误诊后果　本次纳入的344例疟疾中,342例文献描述了误诊与疾病转归的关联,2例预后与误诊关联不明确。按照误诊数据库对误诊后果的分级评价标准,可统计误诊后果的病例中,328例(95.91%)为Ⅲ级后果,未因误诊误治造成不良后果;14例(4.09%)造成Ⅰ级后果,均为死亡。

四、误诊原因分析

　　依据本次纳入的57篇文献分析的误诊原因出现频次,经计算机统计归纳为10项,以经验不足而缺乏对该病的认识、未选择特异性检查项目、问诊及体格检查不细致为主要原因,见表7-13-2。

表7-13-2　疟疾误诊原因

误诊原因	频次	百分率(%)	误诊原因	频次	百分率(%)
经验不足,缺乏对该病的认识	50	87.72	过分依赖医技检查结果	6	10.53
未选择特异性检查项目	30	52.63	药物作用的影响	3	5.26
问诊及体格检查不细致	29	50.88	并发症掩盖了原发病	2	3.51
诊断思维方法有误	12	21.05	患者故意隐瞒病情	2	3.51
缺乏特异性症状、体征	7	12.28	对专家权威、先期诊断的盲从心理	1	1.75

1. 经验不足，缺乏对该病的认识 疟疾是一种全球性分布的古老传染病，其流行尤以热带和亚热带地区、经济落后、卫生条件差的发展中国家为重。20 世纪 80 年代以前，我国疟疾的发病率甚高，是基层医生诊治的常见病。具有典型的周期性发作寒战、高热、大汗等临床表现的疟疾，诊断起来并不困难。然而现状是，我国疟疾的发病率逐年下降，仅云南、广西等少数西南省区还有疟疾流行，其他地区新发病例中多数为输入性病例，疟疾已成为较罕见的传染病，在发病率不稳定和发病率较低的地区，许多基层医生和青年医生均未诊治过本病，对本病认识有限，常常造成误诊。而且，疟疾的临床表现如发冷、发热、乏力、食欲缺乏等症状与许多疾病相似且不具有特异性，尤其是疟疾早期临床表现复杂，可出现发热、畏寒、头痛、肌肉疼痛、呕吐、腹泻、烦躁不安、贫血、心悸、肝脾增大、双下肢水肿、抽搐、黄疸等，周期性发作尚不规律。因此，临床医生常经验性地将本病当作一般细菌感染来治疗，只有在常规抗细菌治疗无效的情况下方才可能考虑到本病。

2. 未选择特异性检查项目 疟疾的诊断主要依赖于外周血涂片光学显微镜下查见疟原虫，而骨髓涂片阳性率稍高于外周血涂片。对于发热的患者，临床医生一般比较注重于血常规、生化、血液细菌培养、自身抗体、病毒抗体、影像学等检查。如未考虑到疟疾的诊断，常会忽视进行疟原虫的检查，这占误诊原因的第二位，说明相当多的临床医师对疟疾的认识不足，对发热患者的鉴别诊断中忽视疟疾，从而未选择疟原虫检查。因此，在发病不稳定地区和发病率很低的地区，对来自高疟区人员的发热患者早期进行血涂片镜检，可减少疟疾误诊和漏诊。值得注意的是，镜检法的准确性受到血中原虫密度、制片和染色技术、服药后原虫变形或密度下降以及镜检经验等多种因素的影响，不能仅凭一次检查阴性而排除诊断。血检原虫阴性者，应连续反复检查。一般凡是疟疾发病，且未用过抗疟药之前，最终定能查到疟原虫。同时在做血涂片时，一定要行厚、薄血涂片，进行吉姆萨染色，在油镜下检查，厚血涂片用于检出原虫，薄血涂片用于对虫种分型。需要强调的是，对厚血涂片的检测，一定要查完整个血膜才能下结论，通常镜检时间应＞10 min，才能避免漏诊。

3. 临床表现不典型 人体因感染疟原虫类型、数量不同，以及重复感染、机体免疫差异等因素，可导致部分患者整个病程中热型不规律，也可表现为稽留热、弛张热、波状热、不规则热等。有些病例因不断的使用退热剂治疗，其热型也不规律。婴幼儿疟疾的表现更不典型，热型不定，常无寒战期表现，或仅有四肢冰冷、面白唇青、烦躁不安、呕吐、食欲减退等非特异性表现，常出现严重贫血（手掌苍白是幼儿贫血的可靠标志）、肝脾大而与其他疾病相似。同时，本病可继发全身多个器官的损害，尤其是恶性疟，可表现为脑型、超高热型、肺型、胃肠型、溶血尿毒综合征等表现。临床表现不典型和重症疟疾的复杂化，都给临床诊断带来了一定困难，此外，如果临床医师缺乏疟疾的鉴别诊断意识，问诊及查体不仔细，对该病认识不足，导致思维局限，对一些症状、体征鉴别诊断不充分，仅凭某些医技检查而草率诊断，难免误诊。本组文献报道的误诊病例中，多数询问病史不详细，未考虑到患者的流动性和是否到过疟疾流行地区，从而导致误诊发生。

五、防范误诊措施

1. 对发热患者重视流行病学史的调查 对首发症状为发热的患者，临床医生应高度重视对流行病学史的调查。应包括是否到过疟疾疫区，外出地点、居住环境、回归时间，对从事的工种、是否有野外作业、是否有防蚊设施、是否露宿、服用疟疾预防药物等情况也应详细询问。同时，由于疟疾治疗后可能会出现复发或再燃，疟疾高流行地区存在疟原虫对抗疟药耐药等情况，对患者的既往史也应注意追查，询问患者是否有类似症状发作、是否曾服用过抗疟药。需要注意的是，目前我国非疟疾疫区的疟疾高发人群主要为劳务归国人员，间日疟带虫者除少数有肝功能轻度异常外，血常规等指标基本正常。因此，对来自非洲或东南亚疟疾高流行区的劳务归国人员，无论其是否曾服用过预防性抗疟药、是否有症状,回国后进行疟原虫筛查十分必要。只要出现发热,都应高度怀疑本病,注意排查,有利于早期诊断、减少误诊,并可防止二代感染。

2. 全面分析热型变化与临床资料　热型是疟疾临床诊断的主要依据,但又相当复杂。典型的疟疾发作包括周期性的发冷、发热和出汗热退3个连续的阶段。多数病例在发热前有时间长短不一的寒战或畏冷;体温在短时间内迅速上升,持续数十分钟或数小时不等,然后很快下降,继而有不同程度的出汗;发作有定时性,发热期与无发热期交叠出现,且有一定的规律;患者在发作间歇期除疲劳、无力和稍有不适外,一般感觉良好;发病多见于中午前后或下午,夜间开始发作者较少。在既往无疟疾史的健康人,感染间日疟后初发时的热型很不规则,在不进行任何治疗的情况下,发作若干次以后才能转成间日热型。长潜伏期间日疟的初发和短潜伏期间日疟复发,一般开始就表现为定时发作的间日热型。因此,不可过分强调以疟疾的典型症状来做诊断。接诊医生应全面询问病史,仔细查体,结合流行病学史资料,综合分析患者的临床表现,以获得正确的临床诊断。

3. 重视疟原虫镜检　疟疾确诊金标准是外周血涂片光学显微镜下查见疟原虫。然而,疟原虫镜检面临的困境很多,存在阳性率不高的问题。笔者提出应注意以下几方面:① 加强检验人员的技术培训:目前能熟练掌握疟原虫镜检技术的检验人员为数不多,大多数医院、疾控中心不能识别疟原虫和鉴别虫种。即使医生考虑到本病的可能,取血涂片送检,实验室检验人员也可能对血涂片中的环状体、滋养体、雌、雄配子体视而不见,不能发现疟原虫。因此,加强疟原虫镜检技术培训仍有必要。② 在恰当的发病时间采集血标本:恶性疟在发作期查血最为适宜。间日疟不受时间限制,无论在发作期或间歇期血检均可见到疟原虫,但在发作期虫数较多易检出,间歇期虫数虽减少,所见虫体较大易鉴别虫种,因此,在发作期采血送检有助于提高诊断阳性率,采血时间不当可导致漏检。③ 定期复查和多张涂片:血涂片镜检的阳性率与疟原虫的密度有很大关系,病程早期血中疟原虫密度不高,不能因为在病初几日内外周血未查到疟原虫而轻易否定诊断。另外对于曾经反复接受过抗疟治疗的患者,血中疟原虫密度很低,检查难度加大,曾有报道个别病例曾进行了数十张甚至200多张血涂片镜检才发现疟原虫。因此,对疑似病例,首次涂片阴性时,最好能连续3 d,每次间隔6～8 h采血1次,进行多张涂片、反复检查。④ 必要时骨髓涂片:骨髓涂片的阳性率稍高于外周血涂片,血涂片阴性时可进行骨髓涂片检查。本组资料中有9.59%的误诊病例血涂片没有发现疟原虫,而是在骨髓涂片中发现了疟原虫而明确诊断。值得一提的是,有些初期在血涂片阴性的病例,在骨髓涂片中查到疟原虫后,再重新、仔细复习既往外周血涂片后,均又查到了疟原虫,说明原先血涂片阴性是漏诊,再次表明仔细阅读血涂片的重要性。

4. 重视血小板变化的诊断提示意义　对实验室常规检查的判断分析中,应重视血小板减少,这往往是疟疾最早、最常见的表现。绝大多数间日疟发作期和恶性疟病例均出现血小板显著减少,更有甚者降低至$10×10^9$/L以下。个别恶性疟病例无明显红细胞减少,往往以血小板减少为血象的首发改变。这类发热伴血小板减少的病例很容易被误诊为再生障碍性贫血、特发性血小板减少性紫癜、血栓性血小板减少性紫癜、急性白血病等,而首先就诊于血液科,延误了疾病的诊断和治疗。因此,血液科医师对此类血小板减少的发热病例,在排除了血液系统疾病后,应注意考虑到本病。

疟疾引起血小板减少的可能机制有:① 血小板消耗增加。疟原虫感染后,激活血管内皮系统,释放出vW因子,引起血小板聚集导致其消耗而减少。② 产生血小板抗体,血小板被抗体结合并被巨噬细胞吞噬。③ 细胞免疫损伤造成血小板破坏。④ 骨髓巨核细胞成熟障碍。⑤ 血小板寿命缩短。⑥ 氧化应激损伤。对本病出现的血小板减少,在进行有效抗疟治疗后,血小板计数可在数日内迅速恢复正常。

5. 流行地区推广应用疟原虫抗原快速诊断试剂盒　疟原虫抗原快速诊断阳性也是疟疾确诊

的标准之一。然而,本组误诊病例中无一例行此项检查而确诊。其原因在于我国疟疾发病率低,进行此项检查成本/效益比高,并未推广使用,几乎各大医院和疾控中心均未常规开展该项检查。故结合我国的实际情况,仍应重视疟原虫镜检,提高检验人员对疟原虫形态的识别能力。在疟疾高流行地区可推广快速诊断试剂盒的使用。疟原虫抗体检测和 PCR 检测技术适用于流行病学研究和耐药监测,并不适合作为疟疾诊断的方法。

6. 必要时进行诊断性治疗　对于临床症状酷似疟疾,血涂片中未能查到疟原虫或无条件检查疟原虫者,可试用抗疟药物(氯喹或奎宁)作试验性治疗。一般在用药 24～48 h 后发热被控制而未再发者,可能为疟疾。如发热不能控制者,且患者又不是来自于疟原虫耐药地区,则基本可以排除疟疾的诊断。在本次文献分析中,有 1 例是经临床试验性治疗而诊断的。

综上,接诊医生对发热患者应全面询问病史,结合流行病学史资料,综合分析患者的临床表现,重视疟原虫镜检,才可减少疟疾的误诊。

(康　文　王临旭)

第十四节　肺吸虫病

一、概述

肺吸虫病又称肺并殖吸虫病(paragonimiasis),为卫氏并殖吸虫、斯氏狸殖吸虫等寄生于人体(以腹腔、肺部及皮下组织为主)所致的一种人畜共患寄生虫病。人因进食未熟的含并殖吸虫囊蚴的溪蟹或蝲蛄等,或饮用含有囊蚴的生水而感染。我国绝大部分省份均有肺吸虫病报道,有近 2 亿人处于疫区。其中福建等省以斯氏狸殖吸虫为主,其他老的疫区如浙江等地则以卫氏并殖吸虫为主。

卫氏并殖吸虫成虫寄生于人及犬、猫、猪等哺乳动物肺组织内,虫卵随痰或吞入后随粪便排出,在第一中间宿主川卷螺体内经胞蚴、母雷蚴、子雷蚴等各阶段发育成为尾蚴,再从螺体逸出后侵入第二中间宿主溪蟹及蝲蛄而形成囊蚴。人如生食或半生食含有囊蚴的溪蟹、蝲蛄或饮用含有囊蚴的溪水即可受染。囊蚴在人消化道脱囊后钻过肠壁进入腹腔,童虫可在腹腔各脏器间移动,并上行穿过膈肌到达肺部,形成囊肿后发育为成虫并产卵。自囊蚴进入终宿主到在肺部成熟产卵,约需两个多月。病人为卫氏并殖吸虫病的主要传染源。斯氏狸殖吸虫终宿主为果子狸、猫、犬等哺乳动物,人并非其适宜的终宿主,人体内多为童虫移行,偶见发育为成虫者。故病猫、病犬为主要传染源,而其他多种动物如鼠、猪、蛙、兔等亦见童虫寄生,称为转续宿主,因食含囊蚴的转续宿主动物肉亦可造成感染,这些转续宿主亦可为传染源。

本病以虫体死亡、成虫或童虫的移行引起的组织破坏及腺体分泌物导致的免疫损伤为主,虫卵损害相对较小,其病理表现包括组织破坏期、囊肿期和纤维瘢痕期。

肺吸虫病发病多较缓慢,其临床表现多在感染后 3～6 个月后出现,脑型发病更晚。肺吸虫病早期临床症状不明显,急性患者可能出现明显全身性症状及体征,如发热、盗汗、腹痛、腹泻、皮疹等。由于肺吸虫虫体的移动及虫卵随血液的播散,故可累及多个脏器,分为胸肺型、腹型、皮肤型、脑脊髓型等,其中以胸肺型最常见,大多缓慢发病者首先出现呼吸道症状如咳嗽,可伴有咳铁锈色痰及棕褐色痰。临床上也常出现腹痛、腹泻、恶心、呕吐等消化道症状,如侵犯肝脏则可能出现肝脏增大及肝功能损伤。卫氏并殖吸虫感染 1/10～1/5 可能出现神经系统症状如头痛、呕吐、肢体感觉及运动异常等。而有少数患者则因出现皮下结节就诊,多位于下腹部与大腿之间,不易发现但可扪及,可呈游走性。其他如腹水、缩窄性心包炎、视力障碍等表现较为少见。

肺吸虫病诊断不能仅依靠流行病学史和临床表现,实验室检查对临床诊断具有决定性价值。肺吸虫病主要检查手段包括:① 病原检查:通过对痰液、大便、支气管灌洗液、活组织检查或手术标本进行镜检,可见嗜酸性粒细胞、charcot-leydsn 结晶,活组织检查标本还可能出现坏死窦道,如能找到虫卵、成虫或童虫则为确诊的直接证据。② 免疫学检查:为目前诊断肺吸虫病的主要依据之一。免疫学方法有多种,包括酶联免疫吸附试验(ELISA)、免疫印迹法、金标免疫渗透法及皮内试验等。ELISA 具有较高的敏感性和特异性,可同时检测多种抗原,临床使用较多。③ 其他:血常规检查常可发现嗜酸性粒细胞比例增高。还可对患者大便、痰液等标本行并殖吸虫 DNA 分子检测,现主要应用于科研,随着新一代 DNA 分子检测方法的改进期望将来能应用于临床。

肺吸虫病治疗主要依靠抗寄生虫药物吡喹酮及阿苯达唑。如出现脑部或脊髓病变且伴有压迫症状可予以手术及对症治疗。本病除脑脊髓型外,其他早期治疗效果好。尤其斯氏狸殖吸虫较少侵犯脑部,童虫寿命较短,预后较佳。

二、诊断标准

2012 年我国卫生部组织制订并颁布了《并殖吸虫病的诊断标准》。

1. 流行病学史　有生食或半生食流行区并殖吸虫的第二中间宿主(如淡水蟹、蝲蛄)及其制品、转续宿主(如野猪肉、棘腹蛙等)史或在流行区有生饮溪水史。

2. 临床表现

(1) 胸肺型:咳嗽、胸痛、铁锈色血痰或血丝痰、咳烂桃样血痰和(或)胸膜病变的相关症状与体征,部分轻度感染者可无明显临床症状和体征。

(2) 肺外型:较为常见的有皮下包块型、腹型、肝型、心包型,此外还有脑型、脊髓型、眼型和阴囊肿块型等各有其相关症状与体征部分,轻度感染者可无明显临床症状和体征。

3. 实验室检查及影像学检查

(1) 外周血嗜酸性粒细胞比例或绝对值明显升高。

(2) 皮内试验(ID)阳性。

(3) 血清免疫学试验阳性。

(4) 影像学检查有异常表现。

(5) 活组织检查有特征性病理改变。

(6) 病原学检查阳性,包括痰或粪便中发现并殖吸虫虫卵,或皮下包块或其他活体组织及各种体液中发现虫体或虫卵。

4. 诊断原则　根据流行病学史、临床表现及实验室检查结果予以诊断。

5. 诊断

(1) 疑似病例

① 胸肺型:同时符合 1、2(1)、3(1)。

② 肺外型:同时符合 1、2(2)、3(1)。

(2) 临床诊断病例

① 胸肺型 符合下列一项可诊断:

a. 同时符合 3(2)、5(1)①;b. 同时符合 3(3)、5(1)①;c. 同时符合 3(4)、5(1)①。

② 肺外型 符合下列一项可诊断:

a. 同时符合 3(2)、5(1)②;b. 同时符合 3(3)、5(1)②;c. 同时符合 3(4)、5(1)②;d. 同时符合

3(5)、5(1)②。

（3）确诊病例

① 胸肺型：同时符合 3(6)、5(2)①。

② 肺外型：同时符合 3(6)、5(2)②。

三、误诊文献研究

1. 文献来源及误诊率　2004—2013 年发表在中文医学期刊并经遴选纳入误诊疾病数据库的肺吸虫病误诊文献共 69 篇，累计误诊病例 888 例。16 篇文献可计算误诊率，误诊率 60.54%。

2. 误诊范围　本次纳入的 888 例肺吸虫病误诊为 61 种疾病共 911 例次，涉及 12 个系统或专科，以呼吸系统、神经系统、感染性疾病为主，误诊疾病系统分布见图 7-14-1。居前三位的误诊疾病为结核性胸膜炎、肺结核、肺炎。尤其值得注意的是，误诊为结核病的比例达 45.88%，误诊病种达 9 种。少见的误诊疾病包括急性肾炎、脑血管畸形、颈淋巴结核、阿米巴肝脓肿、癌性胸腔积液、肺结节病、肋软骨炎、神经症、糖尿病酮症酸中毒、肠结核、肠道蛔虫病、胆管癌、膀胱炎、急性播散性脑脊髓炎、淋巴结炎、颅内感染、结核性脑脓肿、皮肌炎、横纹肌肉瘤、系统性红斑狼疮、伤寒、细菌性痢疾、纤维瘤。5 例仅作出头痛、睾丸肿物、贫血、发热待查诊断，2 例初诊诊断不明确。主要误诊疾病见表 7-14-1。

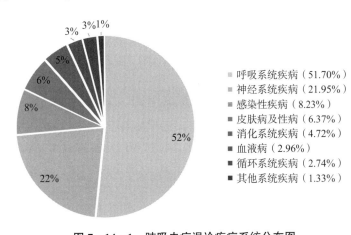

图 7-14-1　肺吸虫病误诊疾病系统分布图

呼吸系统疾病（51.70%）
神经系统疾病（21.95%）
感染性疾病（8.23%）
皮肤病及性（6.37%）
消化系统疾病（4.72%）
血液病（2.96%）
循环系统疾病（2.74%）
其他系统疾病（1.33%）

表 7-14-1　肺吸虫病主要误诊疾病

误诊疾病	误诊例次	百分比（%）	误诊疾病	误诊例次	百分比（%）
结核性胸膜炎	211	23.16	蛛网膜下腔出血	11	1.21
肺结核	181	19.87	脂肪瘤	10	1.10
肺炎	86	9.44	结核性腹膜炎	8	0.88
脑瘤	77	8.45	病毒性肝炎	8	0.88
癫痫	58	6.37	结核性心包炎	8	0.88
皮下囊肿	47	5.16	白血病	8	0.88
病毒性脑炎	20	2.20	脑炎	7	0.77
嗜酸性粒细胞增多症	18	1.98	上呼吸道感染	7	0.77
肺癌	13	1.43	脑出血	6	0.66
心包炎	13	1.43	结核性脑膜炎	6	0.66
败血症	12	1.32	肝脓肿	6	0.66

续表

误诊疾病	误诊例次	百分比(%)	误诊疾病	误诊例次	百分比(%)
肝硬化	5	0.55	病毒性心肌炎	4	0.44
肺脓肿	5	0.55	脑脓肿	4	0.44
囊虫病	5	0.55	气胸	4	0.44
脐疝	4	0.44	阑尾炎	3	0.33
化脓性脑膜炎	4	0.44	胃肠炎	3	0.33
肝癌	4	0.44	支气管炎	3	0.33
腹股沟疝	4	0.44	支气管扩张	3	0.33

3. 医院级别　本次纳入统计的 888 例肺吸虫病误诊 911 例次,其中误诊发生在三级医院 572 例次(62.79%),二级医院 314 例次(34.47%),一级医院 25 例次(2.74%)。

4. 确诊手段　本次纳入的 888 例肺吸虫病中,589 例(66.33%)依据实验室特异性生化免疫学检查确诊;215 例(24.21%)通过经皮穿刺活组织检查确诊;44 例(4.95%)根据临床症状及医技检查等确诊;20 例(2.25%)经手术病理检查确诊;20 例(2.25%)经分泌物、排泄物脱落细胞检查确诊。

5. 误诊后果　本次纳入的 888 例肺吸虫病中,878 例文献描述了误诊与疾病转归的关联,10 例预后与误诊关联不明确。按照误诊数据库对误诊后果的分级评价标准,可统计误诊后果的病例中,824 例(93.85%)为Ⅲ级后果,未因误诊误治造成不良后果;53 例(6.04%)造成Ⅱ级后果,行不必要的手术;1 例(0.11%)造成Ⅰ级后果,为死亡。

四、误诊原因分析

依据本次纳入的 69 篇文献分析的误诊原因出现频次,经计算机统计归纳为 9 项,以问诊及体格检查不细致、经验不足而缺乏对该病的认识、未选择特异性检查项目为主要原因,见表 7-14-2。

表 7-14-2　肺吸虫病误诊原因

误诊原因	频次	百分率(%)	误诊原因	频次	百分率(%)
问诊及体格检查不细致	52	75.36	过分依赖医技检查结果	15	21.74
经验不足,缺乏对该病的认识	51	73.91	医院缺乏特异性检查设备	7	10.14
未选择特异性检查项目	35	50.72	患者主述或代述病史不确切	2	2.90
缺乏特异性症状、体征	20	28.99	影像学诊断原因	1	1.45
诊断思维方法有误	17	24.64			

1. 缺乏对肺吸虫病的认识,诊断思维狭隘　随着各种形式健康教育开展及对疾病的综合防治,肺吸虫病疫区人群感染率已降至较低水平。但近年因人们生活水平不断提高,膳食结构及饮食习惯改变,非疫区肺吸虫病发病率呈增长趋势,且多为散发病例,甚至可导致疾病暴发流行。但临床医师常对肺吸虫病上述流行病学变化缺乏认识。从误诊范围的分析可见,肺吸虫病的误诊疾病涉及呼吸、消化、神经内外科、传染病科、血液科、普外科、心内科、儿科等多个二级临床专科,非专科医师对肺吸虫病多缺乏临床经验,忽视该病特有的某些症状或体征,诊断思维狭窄,也是导致误诊的重要原因。基层医务人员对本病认识不够充分,常按惯性思维,仅仅考虑到常见、多发的疾病,加之肺吸虫患者多为务农者,多就近就诊于县级以下医院,这些医疗机构较少具备诊断肺吸虫病的条件,从而造成误诊。

2. 病程早期与结核病临床表现极为相似　本次纳入分析的肺吸虫病 45.88% 的患者误诊为

结核病。结核病是我国最常见的慢性传染病之一,发病率高,随着对结核病发病率增高的观念逐步深入,临床医师对其诊断意识增强,无疑有助于提高结核病诊断率。但也因此造成部分少见的感染性疾病误诊为结核病的现象,对本病的分析即如此。肺吸虫病相对发病率较低,而以收治结核病为主的结核病专科医院或呼吸科医师,根据诊断疾病一元论及本位思维原则,极易把临床表现相似的肺吸虫病首先考虑为结核病,许多病例是通过至少5次以上胸部X线检查显示肺部病灶呈游走性表现,才考虑此病。

结核病与肺吸虫病均为慢性起病,潜伏期较长,病程较长,患者常在院外经多种抗生素治疗,疗效不佳。两病的全身表现相似,较常出现低热、畏寒、盗汗、头痛、胸闷、消瘦等,容易累及的器官相同,最常累及肺部,亦可累及胸膜、腹膜及心包膜及脑,感染部位症状相似。而且,胸部影像学检查相似。肺吸虫病在肺部的病灶主要在肺部的中下部及肺门区,早期呈密度不均,边缘模糊的圆形或椭圆形浸润阴影,病灶多变迁;中期显示病灶边缘较清晰的单房或多房囊状阴影;晚期有瘢痕形成,呈点状、索条状阴影或双轨征,局部可出现斑点状钙化影。肺结核早期常伴单侧肋膈角变钝,少量或中等量胸腔积液;中期多伴单侧或双侧胸膜炎;膈肌粘连或心包粘连;晚期常伴有胸膜肥厚,偶见肺大泡、自发性气胸、肺不张等。在肺吸虫病早期,临床表现和影像学改变,都容易误诊为结核病。

3. 问诊及体格检查不细致　未重视流行病学史的问诊是导致误诊的重要原因之一,由于医务人员对肺吸虫病认识不足,往往容易忽视对流行病学史的了解,体格检查不仔细容易遗漏皮下结节等有诊断价值的体征,从而将以咳嗽、咳痰等为首要表现的患者误诊为肺结核、肺炎或胸膜炎等。

4. 未选择特异性检查项目　肺吸虫抗体血清免疫学检查是目前诊断肺吸虫病的重要手段之一,本组66.33%的患者经此确诊,另有约30%的患者经各种手段的病理学检查确诊。但文献统计显示,因未选择特异性检查项目导致误诊居误诊原因第三位,分析原因,一方面是临床医师对本病认识不足,忽视流行病学史,查体忽视重要体征,仅进行常规检查,自然不会想到进行寄生虫病的相关筛查,特别是对来自肺吸虫病疫区的患者未对当地常见寄生虫病进行筛查鉴别;另一方面,也与部分医疗机构不具备检查肺吸虫病检查条件有关。但本病的血常规常有异常提示,如血嗜酸性粒细胞升高等,忽视常规检查的异常改变,也是导致误诊的原因之一。

5. 缺乏特异性症状体征　由于肺吸虫的生长发育特点,全身多脏器和组织均可能受累,肺吸虫童虫可寄生于肺部、脑、脊髓、腹腔、胃肠、肝、皮下等组织,临床表现复杂多样,缺乏特异性症状及体征,容易导致误诊。而脑型或脊髓型患者起病更为隐匿,临床上可以神经系统症状如癫痫为首发症状,进而增加诊断难度。

6. 其他误诊原因　过分依赖医技检查结果,影像学诊断结果误导临床医生判断,也是导致误诊的重要原因。脑型肺吸虫病临床表现与神经系统本身所致疾病基本一样,临床医师过于依赖头颅CT或MRI等检查,对影像学检查发现占位性病变,易误诊为脑瘤。也有因过于相信B超及CT检查结果,将肺吸虫致肝脏病变误诊为肝癌,最终经B超引导穿刺活检病理证实为肺吸虫病。其他如嗜酸性粒细胞明显增高,大便未查见虫卵而误诊为血液系统疾病。临床上尚偶有患者病史陈述不清,或患者意识障碍,代述者对患者病史不了解乃至误导,导致医生判断错误,引起误诊。

五、防范误诊措施

1. 加强肺吸虫病专业知识普及　肺吸虫病在我国大多省份虽均有发病,除极个别区域外,全国大多数地区仍属于少见疾病,临床医务工作者临床经验少。因此在肺吸虫病相对高发疫区,需切实加强当地医务工作者对该疾病专业知识的学习,尤其是呼吸科、消化科及神经内科等相关科室医师和基层医师更要提高对本病的警惕性。只有充分了解肺吸虫病的相关专业知识,临床上遇到可疑病例时才可能有正确的诊断思维,进一步完善相关检查或请感染科专家会诊,从而避免误诊。

2. 重视病史尤其是流行病学史的询问　对患者流行病学史的了解可以避免很多传染性疾病及寄生虫病的误诊、漏诊,肺吸虫病流行病学史在临床诊断中至关重要。在肺吸虫病高流行地区,忽视流行病学史的询问,极易造成临床表现不典型病例的误诊。针对肺吸虫病散发病例,则要详细询问有无进食未熟的含并殖吸虫囊蚴的溪蟹或蝲蛄,或饮用可能含有囊蚴的生水等,并充分了解当地肺吸虫病发病情况,这是正确诊断的关键。临床工作中,有些常见但又存在疑问的症状,详细询问相关病史也同样重要。如患者诉肢体出现包块,该包块在病程中是否有过变化,是否有过一过性皮疹等,则需医师详细询问才能发现有价值的诊断线索。

3. 体格检查需仔细查找结节或包块　游走性结节、体表包块等是斯氏狸殖吸虫病的主要临床表现,在病史询问过程中可能被患者忽视未能告知,查体不仔细则可能遗漏重要体征导致误诊。儿童患者虫体活动相对容易,如能发现游走性结节等相对特异性临床体征,结合流行病学史询问则具有重要诊断价值。卫氏并殖吸虫病皮下结节多较小,部分位于深部肌肉内,肉眼不易发现,更容易被患者及家属遗漏,细致的查体才可能在触诊时扪及,应加以注意。

4. 重视实验室检查并结合临床分析检查结果　肺吸虫病初步诊断大多依赖流行病学史及临床表现,但实验室检查在肺吸虫病确诊中意义重大。临床上实用的肺吸虫病医技检查主要包括血常规中的嗜酸性粒细胞、皮内试验、ELISA 等免疫学特异性检查,B 超及头颅 MRI 等影像学检查,以及穿刺或手术活组织检查。如临床上出现咳嗽、咳痰,X 线胸片或胸部 CT 提示存在感染病灶的患者,不能忽视血常规中嗜酸性粒细胞升高,而过早下结论为肺炎或肺结核等。对临床表现不典型,仅出现嗜酸性粒细胞升高的病例,需积极行免疫学检查;有皮下包块或淋巴结增大者积极行活组织检查,不能对异常体征和实验室结果放松警惕。以癫痫为首发症状的青少年患者,重视常规的血嗜酸性粒细胞检查和脑脊液细胞学检查也有助于鉴别脑型肺吸虫病。但需要注意的是,临床医师不能完全依靠医技检查结果下诊断,需紧密结合临床。如对出现偏瘫等神经系统症状的患者也不能盲目依赖头颅影像检查提示占位性病变而诊断为颅脑肿瘤,忽视实验室检查。

5. 建立完善的寄生虫病诊治网络体系　基层医院及部分大型综合医院,受医疗条件及医院发展规划所限,除血常规及 X 线胸片等常规检查外,无法开展或未重视肺吸虫免疫学检查,导致肺吸虫病早期诊断困难,误诊率高。当地疾病预防控制部门或有条件的医院应与上述医院建立纵向联系,加强肺吸虫病等宣传,开辟各种寄生虫病检查绿色通道,从而使相对高发疫区能提高肺吸虫病筛查率,对临床高度怀疑肺吸虫感染的病例能尽早进行血清免疫学检查,避免因缺乏检测条件而导致的误诊。

总之,肺吸虫病部分地区临床较少见,症状不典型,医务工作者不仅需具备足够临床经验及相关专业知识,工作中认真仔细,重视病史及体格检查,还要能充分利用实验室检查,不在未获得充分实验室证据支持的情况下主观臆断,开拓临床思维,多与相关科室或医技科室交流,才能在临床工作中减少误诊误治。

（汪春付）

第十五节　脑囊虫病

一、概述

囊尾蚴病俗称囊虫病,是猪带绦虫的幼虫囊尾蚴寄生于人体各组织器官所致的一种人畜共患病,该病散发于我国西北、华北、东北、西南等地区,卫生部于 2001—2004 年的调查数据显示感染率为 0.58%。囊尾蚴可寄生于脑、皮下、肌肉和眼等组织器官,而脑囊虫病占囊虫病的 80% 以上。人主要因误食猪带绦虫虫卵污染的食物等而感染,也可因寄生于肠道内的猪带绦虫虫卵经粪口途径或随呕吐逆蠕动后经口而自体感染。虫卵进入十二指肠肠腔内,经消化液作用逸出六钩蚴,六钩蚴经消化道穿出肠壁进入肠系膜小静脉或淋巴循环,再经体循环而到达脑膜、脑实质以及脑室内,发育成囊尾蚴并寄生于人脑部即引起脑囊虫病。

发病机制主要有:① 囊尾蚴对周围脑组织的压迫和破坏;② 作为异种蛋白引起的脑组织变态反应与炎症;③ 囊尾蚴阻塞脑脊液循环通路引起颅内压增高。囊尾蚴侵入脑后各期的主要病理变化如下:早期可见活的囊尾蚴,囊的大小不等,最小约 2 mm,一般 5~8 mm,头节如小米大小,灰白色,囊内有透明液体。囊的周围脑组织有炎性反应,为中性多核粒细胞和嗜酸性粒细胞浸润及胶原纤维,距囊稍远处可有血管增生、水肿和血管周围单个核细胞浸润。后期囊壁增厚,虫体死亡液化,囊液混浊,囊周呈慢性炎性改变,囊液吸收后,囊变小或为脑胶质组织所取代而形成纤维结节或钙化。脑室内的囊尾蚴可引起局部脉络膜炎,颅底的囊虫可引起蛛网膜炎。

脑囊虫病临床症状及影像学表现复杂多样,轻重不一,以癫痫发作最为常见,部分有多种严重的神经精神症状,临床极易误诊。根据寄生部位可分为脑实质型、脑室型、脑膜型和混合型。以脑实质型发生率最高,而累及脑室系统者占 12%~16%,由于脑脊液动力学关系,以第四脑室多见,占脑室内囊虫的 70%。根据临床症状可分为:① 癫痫型:最常见,占脑囊虫病的 80%,可为大发作、小发作、精神运动性发作;② 高颅压型:以头痛、呕吐、视力障碍、视盘水肿等为主,如因囊尾蚴堵塞脑脊液循环通路引起,可出现急性颅内压增高,导致脑疝甚至危及生命;③ 脑膜脑炎型:以脑膜刺激征为主要症状;④ 精神障碍型:以精神症状、痴呆为主;⑤ 单纯型:无明显神经系统症状,且无明显皮肌囊虫结节,因影像学等检查而发现。

脑囊虫病主要依据详细的流行病学史、病原学、免疫学及影像学进行诊断,鉴别诊断主要应与脑部病毒、细菌及其他寄生虫感染及原发性癫痫、脑肿瘤、脑转移瘤、脑血管病、脱髓鞘疾病及许多精神性疾病相鉴别。治疗以驱虫、抗炎、降颅压、抗癫痫、保护脑细胞为主,部分患者尤其为脑室型单个囊尾蚴者需行外科手术摘除。

二、诊断标准

（一）国际标准

国外脑囊虫病诊断标准为 Del Brutto 等于 2001 年提出。绝对标准为组织病理学检查证实大脑或脊髓病变活检样本中发现囊尾蚴;头颅 CT、MRI 显示带头节的囊性病灶;眼底检查见视网膜下囊尾蚴。

1. 主要标准　① 头颅 CT、MRI 显示高度可疑的囊虫病灶(无头节可强化的环形病灶或典型的脑实质钙化点);② 血清抗猪带绦虫糖蛋白抗体阳性(EITB 法);③ 阿苯达唑或吡喹酮治疗后颅内囊性病变消失,单发小病变自发消失。

2. 次要标准 ① CT、MRI 显示有疑似囊虫病的影像学改变(脑积水或软脑膜异常强化和脊髓造影多发充盈缺损);② 有疑似脑囊虫病的临床表现;③ 脑脊液检查囊虫抗体或抗原阳性;④ 有其他部位囊虫病。

3. 流行病学史 ① 患者居住于或来自囊虫病疫区;② 有囊虫病疫区旅行史;③ 有日常接触猪带绦虫病患史。

4. 确诊标准 具备任 1 个绝对标准;具备 2 个主要标准、1 个次要标准和 1 个流行病学史。

5. 疑诊标准 ① 具备 1 个主要标准和 2 个次要标准;② 具备 1 个主要标准、1 个次要标准和 1 个流行病学史;③ 具备 3 个次要标准和 1 个流行病学史。

(二) 中国标准

2012 年我国卫生部组织制订并颁布了脑囊虫病的诊断标准:

疑似病例:同时具备流行病学史和头痛、癫痫发作等神经、精神症状;或同时具备流行病学史和颅脑 CT、MRI 显示非典型异常影像。

临床诊断病例:符合疑似病例诊断标准,同时具备以下 1 个标准:血清或脑脊液囊尾蚴免疫学检测特异性抗体阳性;颅脑 CT、MRI 显示囊尾蚴病典型影像;诊断性治疗有效或有病原治疗反应。

确诊病例:符合临床诊断标准,同时具备病原学检查证据(手术摘除的结节经压片法、囊尾蚴孵化试验和病理组织学检查发现囊尾蚴)。

三、误诊文献研究

1. 文献来源及误诊率 2004—2013 年发表在中文医学期刊并经遴选纳入误诊疾病数据库的脑囊虫病误诊文献共 27 篇,累计误诊病例 419 例。4 篇文献可计算误诊率,误诊率 53.15%。

2. 误诊范围 本次纳入的 419 例脑囊虫病误诊为 29 种疾病 420 例次,居前三位的误诊疾病为脑瘤、癫痫、脑血管病。少见的误诊疾病包括脑积水、低血压、上呼吸道感染、化脓性脑膜炎、焦虑症、颈椎病、多发性肌炎、海绵状血管瘤、脑结核瘤、颅内炎性肉芽肿、梅尼埃病、偏头痛、瘙痒症、蛛网膜囊肿、脱髓鞘疾病、新型隐球菌性脑膜炎、脑外伤后综合征,漏诊 4 例。主要误诊疾病见表 7 - 15 - 1。

表 7 - 15 - 1 脑囊虫病主要误诊疾病

误诊疾病	误诊例次	百分比(%)	误诊疾病	误诊例次	百分比(%)
脑瘤	188	44.76	神经症	12	2.86
癫痫	68	16.19	脑炎	11	2.62
脑血管病	34	8.10	病毒性脑炎	7	1.67
结核性脑膜炎	24	5.71	紧张性头痛	7	1.67
脑脓肿	21	5.00	脑包虫病	4	0.95
精神疾病	19	4.52			

3. 医院级别 本次纳入统计的 419 例脑囊虫病误诊 420 例次,其中误诊发生在三级医院 197 例次(46.90%),二级医院 217 例次(51.67%),一级医院 5 例次(1.19%),其他医疗机构 1 例次(0.24%)。

4. 确诊方法 本次纳入了 419 例脑囊虫病,确诊手段见表 7 - 15 - 2。

表 7-15-2　脑囊虫病确诊手段

确诊手段	例　数	百分比(%)	确诊手段	例　数	百分比(%)
病理学诊断	25	5.97	影像学诊断	187	44.63
尸体解剖	1	0.24	磁共振检查	46	10.98
手术病理检查	24	5.73	CT 检查	141	33.65
细胞学诊断	167	39.66	临床诊断	40	9.54
脑脊液检查	30	6.96	根据症状体征及辅助检查	19	4.53
实验室特异性生化	137	32.70	临床试验性治疗后确诊	21	5.01
免疫学检查					

5. 误诊后果　本次纳入的 419 例脑囊虫病中,410 例文献描述了误诊与疾病转归的关联,9 例预后与误诊关联不明确。按照误诊数据库对误诊后果的分级评价标准,可统计误诊后果的病例中,407 例(99.27%)为Ⅲ级后果,未因误诊误治造成不良后果;3 例(0.73%)造成Ⅰ级后果,均为死亡。

四、误诊原因分析

依据本次纳入的 27 篇文献分析的误诊原因,经计算机统计归纳为 6 项,其中经验不足而缺乏对该病的认识 25 频次(92.59%);未选择特异性检查项目 12 频次(44.44%);过分依赖医技检查结果 8 频次(29.63%);问诊及体格检查不细致 7 频次(25.93%);诊断思维方法有误 3 频次(11.11%),医院缺乏特异性检查设备 1 频次(3.70%)。

1. 经验不足、缺乏对该病的认识　随着经济的快速发展,基层卫生条件的改善,我国脑囊虫病的发病率已明显降低,该病渐渐被临床忽视,年轻医生和基层医生对该病认识不足、诊断经验欠缺;另外,该病主要表现为神经系统症状,患者常首诊于神经科或精神科,而相关科室医生对本病了解更为有限,往往忽视患者流行病学资料的采集,再加上脑囊虫病的临床表现复杂多样,因此误诊时有发生。

2. 未选择特异性检查项目　对有癫痫、高颅压、精神症状的患者一般医院首选 CT 检查。CT 可以清晰显示脑实质内钙化灶,但是部分较小病灶在 CT 上不显示,或者由于治疗后病灶水肿消退影像显示欠清。而 MRI 具有较高的软组织分辨率,不受颅骨伪影的干扰,加之多序列、多方位成像,能清晰显示脑囊虫病的发病部位、病灶数目、大小、范围及形态,对脑室及脑室孔处的病灶显示更为灵敏,有助于与其他疾病进行鉴别诊断,且 MRI 对于病灶的反映较 CT 更符合其病理过程,其弥散加权成像扫描时间短,无需注射对比剂,能清晰显示脑囊虫活动期及蜕变死亡期的囊腔,对病灶周围水肿显示清晰,并能显示蜕变死亡期的囊虫头节。免疫学检查是诊断脑囊虫病的参考依据之一,但一般医院多未开展这些检查,故诊断受到很大限制。

3. 过分依赖医技检查结果　脑囊虫病的诊断主要依赖于影像学检查,如临床医生过分依赖于影像科医生的诊断报告,而影像科医生如对该病的影像学特点缺乏必要的了解,势必造成错误判断,比如 CT 显示无头节的环形强化病灶时需与脑转移瘤等相鉴别,如果影像学诊断错误,也会因此误导临床医生的诊断和治疗。有些病例即使影像学已发现异常,但血清学检测为阴性,也可因此误诊。EITB 法抗体检测的特异性达 100%,对脑内 2 个及以上多发病灶患者的诊断敏感性达 98%,但对脑内单发病灶的脑囊虫病患者,免疫学检测常常为阴性。国外文献报道 ELISA 法脑脊液抗体检测阳性的灵敏性为 87%,特异性为 95%。我国文献数据显示,脑囊虫病血清特异性抗体阳性率为 60.2%,脑脊液为 80.2%。如因检测阴性即排除本病诊断势必造成大量漏诊、误诊。

五、防范误诊措施

1. **提高对脑囊虫病的认识和警惕** 除了感染科医生外,神经内科、神经外科、儿科医生也应加强对该病临床表现的认识,在脑囊虫病诊断中仅依据临床症状和体征不能确定是否患病,症状仅可为是否患有脑部疾病提供一定的线索。如接诊儿童癫痫患者应注意追查病因,注意皮下结节是诊断脑囊虫病的重要线索之一,然而仅有 8.3% 脑囊虫病患者有皮下结节。可见,提高对该病的认识,熟悉其常见甚至少见的临床表现,对尽早明确诊断至关重要。

2. **注重医技检查对脑囊虫病的诊断作用** 对有癫痫、高颅压、精神症状的患者需行头颅 CT 和 MRI 检查,其可对病灶进行定位并指导临床分期。脑囊虫病临床分为活动期、蜕变死亡期、钙化期,各期影像学表现不同。① 活动期:在囊尾蚴成囊前,CT 或 MRI 均不能显示病灶,仅仅为急性炎症的表现;囊腔形成后 CT 表现为类圆形囊状低密度灶,数目、大小不等,有的可达数厘米并可见偏心头节。MRI 多表现为直径 3～15 mm 的圆形囊腔,边缘清晰,多发者囊腔较均匀,直径 3～6 mm;囊液信号与脑脊液一致,T1W1 为低信号,T2W1 为高信号,但随着炎症反应的加重,囊液中出现蛋白,T1W1 囊液信号略高于脑脊液;头节表现为等或稍高 T1、等或稍低 T2 信号,多数偏心性附着于囊腔壁,少数可位于小囊的中心。注射 Gd‐DTPA 增强扫描表现不一,大多数有环形增强的囊壁,囊内可见点状增强的头节;弥散加权成像囊腔显示清晰,囊液表现为高信号,头节不显示。ADC 图囊液表现为高信号,头节亦不显示。② 蜕变死亡期:CT 呈低密度,环形强化、结节状强化或不强化。此期与活动期的主要区别在于病灶周围出现水肿,MRI 显示头节不清,T2W1 图像上囊液及周围水肿呈高信号而囊壁与囊内模糊不清的头节影呈低信号,即"白靶征"。MRI 主要表现有显著的占位效应,增强扫描可见强化,增强环的厚度较活动期明显增加;弥散加权成像能清晰显示囊腔及头节,囊液表现为等或稍高信号,头节表现为低信号,病灶周围有明显高信号水肿影。ADC 图囊液表现为等或稍高信号,头节表现为低信号,病灶周围见高信号水肿影。③ 钙化期:CT 呈圆形点状高密度灶。MRI 显示此期病灶呈类圆形,表现为稍高或等 T1、低 T2 信号,增强呈环形强化,无占位效应;弥散加权成像病灶表现为低信号,ADC 图为低信号。部分患者有上述 3 期病灶合并存在。

值得注意的是,虽然头节的显像是诊断脑囊虫病的特征性征象,但是这个征象只有在囊虫存活期才能看到,其他各期均不具备此特征性的影像学表现。脑囊虫病进入退变期后,头节显示不清,囊液由逐渐浑浊到出现早期钙化,囊壁增厚、环形强化、病灶周围出现程度不同的水肿,失去特征性,极易与脑转移瘤和脑脓肿等病变混淆,尤其是孤立结节型脑囊虫病患者及大囊型脑囊虫病患者,有条件的单位最好进行弥散加权成像。

3. **重视流行病学资料的采集** 接诊此类患者如发现颅内占位性病变,怀疑为脑肿瘤的同时,应重视对患者流行病学资料和信息的收集,需反复详细地询问流行病学史。本病以农村居民及少数民族人群发病率高,主要与不洁饮食、卫生习惯及猪饲养不当有关。因此对有猪带绦虫病史或来自偏远地区,或有生食猪肉习惯的患者,应注意询问病史,及时通过血清和脑脊液免疫学检测辅助诊断。

4. **及时行诊断性抗囊虫治疗** 临床接诊此类患者,在综合分析临床症状、影像学及特异性的囊尾蚴免疫检查结果后,仍不能确诊的情况下,可采用阿苯达唑或吡喹酮诊断性抗囊虫治疗。抗囊虫治疗可引起一系列杀虫反应,影像学动态观察显示原发病灶消失或出现钙化点,临床症状渐消失,可确诊为脑囊虫病,如无反应可排除本病。对疑似脑囊虫病患者进行诊断性治疗,弥补了根据临床表现、免疫学和影像学检查诊断脑囊虫病的不足,避免一些非典型脑囊虫病患者的漏诊和误诊。

但在诊断性抗囊虫治疗前,应进行眼底检查,以排除眼囊虫病。因进行杀虫治疗引起的炎症反应会加重视力障碍、甚至失明,为杀虫治疗的禁忌证。对疑有囊尾蚴造成脑室孔堵塞的患者,抗囊虫治疗会加重脑室孔堵塞,也不宜行药物治疗,而应进行手术治疗。杀虫治疗后虫体短期内大量死亡,可释放出大量抗原致使周围脑组织炎症反应加重,尤其高颅压型颅内压力急剧上升而出现危象,对此应警惕并酌情使用糖皮质激素抗炎及甘露醇脱水降颅压治疗,以减轻炎症反应。说明对疑似患者行脑脊液免疫学检查有助于降低误诊率;其次,血清或脑脊液免疫学检测阴性不能排除脑囊虫病,应将囊尾蚴抗体检测结果与影像学表现相结合进行综合分析。因此,影像科医师应加强对脑囊虫病影像学改变的认识,临床医生应从流行病学史采集、体格检查、影像学资料、免疫学检查等方面综合分析评判,避免或减少误诊、漏诊。

总之,为提高脑囊虫病的诊断阳性率,减少误诊漏诊率,临床医生应提高对本病临床表现的认识,熟悉诊断标准,将囊虫病抗体检测结果与影像学表现相结合进行综合分析判定,必要时严密观察下进行诊断性治疗,从而得出正确诊断。

(康　文　王临旭)

第十六节　狂犬病

一、概况

1. 流行特点　狂犬病又名恐水症,是由狂犬病毒引起的一种以侵犯中枢神经系统为主的急性人兽共患传染病,是所有传染病中最凶险的病毒性疾病。一旦发病,病死率达100%。狂犬病在全世界范围内流行,平均每年可造成5.5万以上的人员死亡,而大多数病例发生在发展中国家,我国是受狂犬病危害最为严重的国家之一,仅次于印度。该病传染源是带狂犬病毒的动物,我国狂犬病的主要传染源是病犬,其次为猫、猪、牛、马等家畜。在发达国家及地区由于对流浪狗控制及对家养狗的强制免疫,蝙蝠、浣熊、臭鼬、狼、狐狸等野生动物成为主要传染源。一般来说,狂犬病患者不是传染源,病毒主要通过咬伤传播,也可由带病毒的犬唾液经各种伤口和抓伤、舔伤的黏膜和皮肤入侵,少数可在宰杀、剥皮、切割等过程中被感染。器官移植也可传播狂犬病。人群普遍易感,人被病犬咬伤后发病率为15%～20%。

2. 病理机制及分期　狂犬病毒侵入人体后对神经组织有强大的亲和力,致病过程分为局部组织内病毒小量增殖期、侵入中枢神经期、向各器官扩散期三个阶段。病理变化主要为急性弥漫性脑脊髓炎,以基底面海马回和脑干以及小脑损害最为严重。具有特征性的镜下病变是嗜酸性包涵体(又称内基小体),为狂犬病病毒的集落,具有诊断意义。潜伏期长短不一,大多在3个月内发病,绝大多数在1年以内,也有潜伏期长达10年以上的报道,最常见潜伏期一般20～60 d。典型临床经过分为3期。

(1) 前驱期:持续2～4 d,出现低热、全身不适、头痛、恶心、食欲缺乏、倦怠等类似上呼吸道感染的症状,继而出现恐惧不安、烦躁失眠,对声、光、风等刺激敏感而有喉头紧缩感,具有诊断意义的早期症状是愈合的伤口及其神经支配区有痒、痛、麻及蚁走等异样感觉,见于50%～80%的病例。

(2) 兴奋期:1～3 d,表现为高度兴奋、极度恐怖、恐水、畏风,体温升高(38～40℃)。恐水为本病特征,但不一定每例都有,外界多种刺激如风、光、声也可引起咽肌痉挛。因声带痉挛出现声嘶、说话吐词不清,严重时可出现全身肌肉阵发性抽搐,因呼吸肌痉挛致呼吸困难和发绀,患者常出现流涎、多汗、心率快、血压增高等交感神经功能亢进表现。因同时有吞咽困难和过度流涎而出现"泡沫嘴"。患者多意识清楚,可出现精神失常、幻视、幻听等。

(3)麻痹期:一般6～18 h,肌肉痉挛停止,进入全身迟缓性瘫痪,由安静进入昏迷,因呼吸、循环衰竭而死亡。

全程一般不超过6 d。除狂躁型表现外,尚有以脊髓或延髓受损为主的麻痹型,该型患者无兴奋期和典型的恐水表现,常见高热、头痛、呕吐、腱反射消失、肢体麻痹无力、共济失调和尿便失禁,呈横断性脊髓炎或上行性麻痹等症状,最终因全身弛缓性瘫痪死亡,病程可达10～20 d或更长。

3. 治疗原则　狂犬病可防不可治,及时、科学、彻底地处理伤口及接种狂犬病疫苗等预防处置是预防狂犬病唯一有效手段。发病后以对症支持治疗为主,首先要隔离患者,尽量保持患者安静,减少光、风、声的刺激;对症治疗包括加强监护、镇静、解除痉挛、给氧,必要时气管切开、补液、维持水电解质酸碱平衡、纠正心律失常、稳定血压,出现脑水肿时予脱水剂等。临床有应用α-干扰素、阿糖胞苷、大剂量人抗狂犬病免疫球蛋白治疗,均未获成功,还需要进一步研究有效的抗病毒药物。

二、诊断标准

我国卫生部2008年公布的狂犬病诊断标准(WS281—2008)适用于全国各级医疗卫生机构及其工作人员对狂犬病的诊断。

1. 诊断依据

(1)流行病学史:有被犬、猫、野生食肉动物以及食虫和吸血蝙蝠等宿主动物咬伤、抓伤、舔舐黏膜或未愈合伤口的感染史。

(2)临床表现:① 狂躁型:为临床最常见的类型,主要表现有在愈合的伤口及其神经支配区有痒、痛、麻及蚁走等异常感觉,继之出现高度兴奋、恐水、怕风、阵发性咽肌痉挛和流涎、吐沫、多汗、心率加快、血压增高等交感神经兴奋症状,逐渐发生全身弛缓性瘫痪,最终因呼吸、循环衰竭而死亡。② 麻痹型:临床较为少见,临床表现为前驱期多高热、头痛、呕吐及咬伤处疼痛等,无兴奋期和恐水症状,亦无咽喉痉挛和吞咽困难等表现。前驱期后即出现四肢无力等麻痹症状,麻痹多开始于肢体被咬处,之后呈放射状向四周蔓延,部分或全部肌肉瘫痪,咽喉肌、声带麻痹而失音,故称"哑狂犬病"。

(3)实验室检查:狂犬病患者脑脊液压力、细胞数、蛋白轻度升高,细胞数一般不超过200×10^6/L,以淋巴细胞为主,糖及氯化物正常。存活1周以上者可测定血清中和抗体,效价上升者有诊断意义。接种疫苗者如中和抗体>1∶5 000仍有诊断价值。本病诊断的主要依据是流行病学史及其典型的临床表现,对狂犬病的确诊最终需要依靠病原学的检测。① 用直接荧光抗体法(dFA)或ELISA检测病人唾液、脑脊液或颈后带毛囊的皮肤组织标本中狂犬病毒抗原阳性,或用RT－PCR检测狂犬病毒核酸阳性。② 用细胞培养方法从病人唾液、脑脊液等标本中分离到狂犬病毒。③ 脑组织检测:尸检脑组织标本,采用dFA或ELISA检测狂犬病毒抗原阳性,RT－PCR检测狂犬病毒核酸阳性,细胞培养方法分离到狂犬病病毒。

2. 诊断标准　临床诊断病例:符合下列任一项即可诊断:① 符合上述狂躁型临床表现者;② 有流行病学史并符合上述麻痹型临床表现者。

确诊病例:临床诊断病例加上述实验室检查中任何一项者。

三、误诊文献研究

1. 文献来源及误诊率　2004—2013 年发表在中文医学期刊并经遴选纳入误诊疾病数据库的狂犬病误诊文献共 23 篇，累计误诊病例 133 例。6 篇文献可计算误诊率，误诊率 47.15%。延误诊断时间最短 7 h，最长 1.5 d。

2. 误诊范围　本次纳入的 133 例狂犬病误诊为 29 种疾病共 136 例次，居前三位的误诊疾病为上呼吸道感染、各型脑炎和精神疾病。较少见的误诊疾病包括胃肠炎、肺炎、颈椎病、急性心肌梗死、心肌炎、心绞痛、高血压病、气胸、食管异物、急性脊髓炎、急性应激反应、酒精戒断综合征、泌尿道梗阻、泌尿系感染、睾丸炎、腰椎间盘突出症、关节炎、癫痫。5 例仅作出胸痛、呼吸困难、抽搐、头痛、腹痛待查诊断，主要误诊疾病见表 7-16-1。

表 7-16-1　狂犬病主要误诊疾病

误诊疾病	误诊例次	百分比(%)	误诊疾病	误诊例次	百分比(%)
上呼吸道感染	28	20.59	脑血管病[a]	6	4.41
脑炎[a]	18	13.24	Guillain-Barrés 综合征	6	4.41
精神疾病[a]	13	9.56	支气管哮喘	5	3.68
低钾性周期性麻痹	9	6.62	心律失常	4	2.94
神经症	7	5.15	急性左心衰竭	4	2.94
破伤风	6	4.41			

注：a 仅作出此类疾病诊断。

3. 确诊手段　本次纳入的 133 例狂犬病中，77 例(57.89%)根据症状体征及医技检查确诊，56 例(42.11%)经实验室特异性生化免疫学检查确诊。

4. 误诊后果　依据误诊文献数据库对误诊后果的分级标准，本次纳入的 133 例狂犬病误诊后果均为Ⅲ级，即疾病本身的结果。

四、误诊原因分析

依据本次纳入的 23 篇文献分析的误诊原因出现频次，经计算机统计归纳为 5 项，其中问诊及体格检查不细致 19 频次(82.61%)；经验不足而缺乏对该病的认识 17 频次(73.91%)；诊断思维方法有误 7 频次(30.43%)；缺乏特异性症状体征 5 频次(21.74%)；病人主述或代述病史不确切 2 频次(8.70%)。

1. 疾病本身的原因　狂犬病的前驱表现特殊，尤以少见的狂犬病临床症状为首发表现时，如呼吸系统、神经精神系统、消化系统以及其他系统疾病症状，容易将临床医生的注意力和判断力引入错误的方向，导致误诊；狂犬病临床较少见，且临床表现有狂躁型和麻痹型，后者本身缺乏典型狂犬病的特异性临床表现，给诊断带来困难。

2. 医院及医生的原因　目前国内部分医疗结构对狂犬病毒还不具备病毒分离、血清学检查和病理检查条件，不利于狂犬病的诊断；另外，医院分科细、专科性强，病人以不同系统疾病为主要表现在不同专科就诊时，非传染病专科医师对狂犬病知识了解不足，大多数医生未收治过狂犬病病人，经验不足，知识面窄，导致问诊及体格检查不规范、不全面。由于对狂犬病认识不足，有些医生意识不到狂犬病的特异症状，将肢体感觉异常误认为是脑血管病，将牙关紧闭常误认为查体不合作，将躁狂过度兴奋误认为精神症状，也不知道饮水呛咳、吞咽困难其实就是咽反射敏感、咽肌痉挛的临床表现。因此，未予足够重视致误诊。狂犬病大多是根据动物咬伤史及临床表现，排除其他疾病后做出的诊断,一些医生未注重流行病学资料的采集,诊断思维方法错误,带有一定主观性,面临疑惑问题不能进行深入分析,而仅用一般常见病来解释,从而导致错误的结论。本研究纳入的狂犬病的诊断中,因医生问诊及体格检查不细致是误诊最主要原因。

另外,因患者和家属的原因造成的诊断延误也有一定的比例。如患者或家属未及时陈述、甚至遗忘或故意隐瞒动物咬伤史,干扰医生的认识及判断,导致误诊。

五、防范误诊措施

1. 详细询问动物咬伤史 由于狂犬病的潜伏期长短不一,个别病例可长达 10 年以上,有些患者甚至会遗忘动物咬伤史;部分病人入院时呈躁狂状态,主诉不清;少数病人或家属对狂犬病过于恐惧,故意隐瞒病史。因此,对于潜伏期较长的患者,必须在不同时间、不同场合,向不同的人反复询问,力求确定动物咬伤史。此外,还应牢记三点:除了犬、猫之外,家畜猪、牛、马和野生动物蝙蝠、浣熊、臭鼬、狼、狐狸等也是狂犬病传染源,除了被动物咬伤皮肤外,宰杀、剥皮、切割、密切接触过程中也可能被感染,即使咬伤后接种了狂犬病疫苗,仍有发病的可能,尤其是未完成疫苗全程接种者。

2. 莫对特异性症状视而不见 狂犬病的特异性症状包括:愈合的伤口及其神经支配区出现痒、痛、麻及蚁走等异样感觉;恐水,患者虽极度口渴但不敢喝水,见水、闻流水声、饮水或仅提及饮水时均可引起咽喉肌严重痉挛,常伴有大量流涎、出汗增多、心率快、血压高等交感神经兴奋症状;畏风,即使受到微风如用嘴轻轻吹患者面部也能激惹咽肌痉挛。临床应密切观察病情变化,随时分析总结病例特点,着眼于全身,才能尽早获取正确诊断。

3. 熟悉少见的不典型症状 狂犬病的临床表现各异,除特异性症状外,一些成年男性还表现为以尿频、尿急、下腹胀等泌尿系统症状,甚至以阴茎异常勃起、频繁射精为首发症状;由于迷走神经节、交感神经节和心脏神经节受累,有些表现为心律失常、急性肺水肿、心肌炎等心血管系统症状;由于呼吸肌痉挛,有些出现呼吸困难和发绀等呼吸系统症状。对症状不典型者应反复追问有无动物咬伤史,以防发生误诊。

4. 慎重对待精神症状 狂犬病毒主要累及中枢神经系统,引起急性弥漫性脑脊髓膜炎,以基底面海马回和脑干以及小脑损害最为严重,故可出现兴奋、烦躁不安、恐惧、攻击行为、焦虑、抑郁、幻觉等各种精神症状。对狂犬病患者出现精神症状的识别非常重要,应尽量避免误诊和延误诊断。临床对以头痛、发热为首发症状,1～3 d 后出现上述精神症状者,一定要详细询问病史,明确是否有被犬或其他动物咬伤史,仔细询问病史和认真的体格检查、精神专科检查及科学的诊断思维是防止将狂犬病误诊为精神疾病的关键。

5. 做好鉴别诊断

(1) 上呼吸道感染:狂犬病前驱期表现为类似上呼吸道感染的症状,易误诊、漏诊。但狂犬病患者除了这些上感症状外,还可出现精神症状以及伤口及其周围肌肉的疼痛或感觉异常,注意详细询问病史,关注合并症状,有助于早期诊断。

(2) 中枢神经系统感染:多有明显的颅内高压、脑膜刺激征,早期即可出现意识障碍,常见的病原体有细菌、病毒、结核、真菌等,脑脊液检查有助于鉴别。若患者表现有极度躁狂、惊恐不安、乱喊乱叫、大量流涎等,一定要追问既往有无动物咬伤史,除了狂犬病脑炎外,其他病原体的颅内感染均无恐水表现,且经综合治疗后大多可存活。

(3) 精神疾病:狂犬病以精神症状为首发症状者并不少见,常到精神疾病专科医院就诊。精神科的诊断务必要重视等级诊断,首先必须考虑是否是器质性精神障碍,若排除后才能考虑癔症性精神疾病和急性应激障碍等精神疾病的诊断。

（4）低钾性周期性麻痹：表现为骨骼肌迟缓性麻痹，常由四肢近端肌肉开始，近端重于远端，血生化检查提示血钾明显降低，补钾治疗有效。而狂犬病也可出现四肢麻痹，但血钾大都正常。

（5）神经症：其症状复杂多样，特点是症状的出现与变化与精神因素有关，不能轻易诊断该疾病。此外，值得一提的是狂犬病恐怖症，这些患者通过暗示，常有较悲观的表现，如攻击行为、咬人、吼叫甚至恐水。假性恐水是一种夸张表现，不能准确的产生反射特点，缺乏发热、特殊的前驱症状和特异性的实验室检查结果，患者的病情不再发展，甚至可自行恢复。在这些病例中，被动物咬伤至出现临床症状仅仅几个小时或 1～2 d，而狂犬病的潜伏期不可能这样短，了解患者以前的个性有助于诊断。

（6）破伤风：有外伤史，出现牙关紧闭、苦笑面容、颈项强直及角弓反张等特点，而无高度兴奋、恐水症状。破伤风受累的肌群在痉挛的间歇期仍保持较高的肌张力，治疗后大都能恢复；而狂犬病患者的这些肌群在间歇期却是完全松弛的。

（7）Guillain-Barre 综合征：麻痹型狂犬病在前驱期过后即出现四肢无力麻痹，与该病极其相似，易误诊，需仔细鉴别；动物咬伤史、前驱症状、脑脊液特点、病原学检查有助于鉴别。

总之，临床医生应提高对狂犬病的认识，高度重视该疾病，不要抱侥幸心理。为了减少误诊和避免漏诊，临床医生应熟悉狂犬病早期复杂多样的症状，提高对特异性症状的认识，对不典型症状患者要注意鉴别诊断，对出现不能用其他原因解释的神经、精神症状要询问动物咬伤史，对诊断可疑者应及时行狂犬病抗体或抗原检测。此外，还要开拓思维，不断积累知识，切不可轻易满足于已有的诊断，要追问病史，警惕狂犬病可能，避免或减少误诊误治。

（黄文凤　王传林）

第十七节　恙虫病

一、概述

1. 流行特点　恙虫病又名丛林斑疹伤寒，是由恙虫病东方体引起的急性传染病，系一种自然疫源性疾病。恙虫病既往主要发生在长江以南的老疫区，即广东、广西、湖南、福建、台湾、云南等省。20 世纪 80 年代后期，疫区扩大到长江以北的山东、山西、河北、天津、辽宁等省，表明恙虫病的疫区不断扩大，波及范围广，发病率呈上升趋势。因受啮齿类和恙螨滋生繁殖的影响，该病的流行具有明显的季节性和地区性，一般自 5 月份开始出现，6～9 月份达发病高峰，但也可全年甚至冬季发病，人对恙虫病东方体普遍易感，农民、与草地频繁接触的青少年、从事野外劳动者易患该病。患病后对同株病原体有持久免疫力，对不同株的免疫力仅维持数月。

2. 发病机制　受恙螨幼虫叮咬后皮肤局部可发生丘疹、溃疡或焦痂。病原体先在局部繁殖，继而经淋巴系统进入血液循环而产生东方体血症。病原体死亡后释放出的毒素是致病的主要因素，可引起全身毒血症状和多脏器病变。本病的基本病理变化为全身小血管炎、血管周围炎致内脏普遍充血、水肿。

3. 临床表现　恙虫病的主要临床表现有以下几方面：① 发热：急性起病，体温迅速上升，39～40℃甚至更高，伴寒战、头痛、全身乏力，热型多为稽留热。② 溃疡和焦痂：为该病特征之一，见于65%～98%的患者，多见于人体湿润、气味较重的隐蔽部位。焦痂呈圆形或椭圆形，中央坏死结痂，呈褐色或黑色，围有红晕，周围略隆起，大小不一，直径 1～15 mm，平均 5 mm，一般无痛痒感。

③ 淋巴结增大:焦痂附近的局部淋巴结增大,如核桃或蚕豆大小,有压痛,可移动。④ 皮疹:为斑疹或斑丘疹,暗红色,压之可退色,以胸、背和腹部较多。多于发病 2～8 d 出现,持续 3～7 d 后逐渐隐退。

因本病可侵犯全身多个组织器官,故可出现支气管肺炎、脑炎、胸膜炎、心肌炎、中耳炎、腮腺炎、血栓性静脉炎、弥散性血管内凝血(DIC)、感染性休克、间质性肾炎等并发症,严重者可发生多脏器功能衰竭。

4. 治疗原则 恙虫病东方体为专性细胞内寄生微生物,对氯霉素、四环素类和大环内酯类抗生素敏感。如能早期诊断,及时治疗,预后良好。若诊断不及时或误诊,随时间延误,全身脏器损害加重,一旦合并多脏器功能衰竭,病死率较高。

二、诊断标准

临床上对恙虫病的诊断,参照《传染病学》诊断标准:① 夏秋季节在自然疫源区,有野外、草地活动史;② 高热;③ 特异性焦痂、溃疡、局部淋巴结增大、皮疹、肝大、脾大;④ 变形杆菌 OXk 凝集试验(外斐反应)阳性,效价≥1:160,或早、晚期双份血清效价增加 4 倍以上;⑤ 临床高度怀疑本病但未能确诊,通过四环素或氯霉素诊断性治疗,体温于 24～48 h 内恢复正常。具备以上 3 项者即可作出诊断。

三、误诊文献研究

1. 文献来源及误诊率 2004—2013 年发表在中文医学期刊并经遴选纳入误诊疾病数据库的恙虫病误诊文献共 148 篇,累计误诊病例 3 588 例。82 篇文献可计算误诊率,误诊率 45.62%。

2. 误诊范围 本次纳入的 3 588 例恙虫病误诊疾病谱颇为广泛,误诊为 89 种疾病共 3 607 例次,涉及 13 个系统或专科,以呼吸系疾病和感染性疾病居多,约占 81%,误诊疾病系统分布见图 7-17-1。居前三位的误诊疾病为上呼吸道感染、肺炎、伤寒。较少见的误诊疾病包括感染性休克、DIC、产褥期感染、中暑、支原体感染、猩红热、细菌性痢疾、梅毒、手足口病、幼儿腹泻、川崎病、淋巴结结核、新型布尼亚病毒病、冠心病、心律失常、再生障碍性贫血、噬血细胞综合征、支气管扩张、肠梗阻、急性阑尾炎、急性腹膜炎、肝硬化、肝脓肿、类风湿性关节炎、成人 Still 病、风湿热、幼年特发性关节炎、系统性红斑狼疮、肾绞痛、睾丸炎、阴囊溃疡、紧张性头痛、乳突炎、口腔溃疡、腮腺炎、药疹、带状疱疹。67 例仅作出发热、肝功能异常、脾大待查诊断;9 例初诊诊断不明确。主要误诊疾病见表 7-17-1。

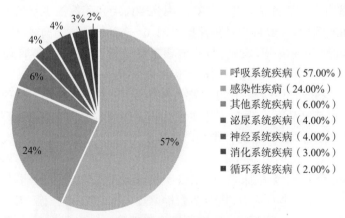

图 7-17-1 恙虫病误诊疾病系统分布图

呼吸系统疾病（57.00%）
感染性疾病（24.00%）
其他系统疾病（6.00%）
泌尿系统疾病（4.00%）
神经系统疾病（4.00%）
消化系统疾病（3.00%）
循环系统疾病（2.00%）

表 7 - 17 - 1　恙虫病主要误诊疾病

误诊疾病	误诊例次	百分比(%)	误诊疾病	误诊例次	百分比(%)
上呼吸道感染	1 111	30.80	肺结核	20	0.55
肺炎	676	18.74	白细胞减少症	15	0.42
伤寒	282	7.82	血小板减少症	15	0.42
支气管炎	217	6.02	皮肤疖肿	15	0.42
肾综合征出血热	161	4.46	传染性单核细胞增多症	13	0.36
病毒性肝炎	148	4.10	急性肾衰竭	12	0.33
中枢神经系统感染	126	3.49	斑疹伤寒	10	0.28
脓毒症	98	2.72	急性胆管感染	10	0.28
急性肾炎	69	1.91	扁桃体炎	9	0.25
心肌炎	61	1.69	白血病	9	0.25
泌尿系感染	60	1.66	肺癌	8	0.22
胃肠炎	54	1.50	疟疾	8	0.22
淋巴结炎	53	1.47	风疹	8	0.22
钩端螺旋体病	52	1.44	淋巴瘤	7	0.19
结核性胸膜炎	47	1.30	消化道出血	6	0.17
麻疹	31	0.97	登革热	6	0.17
过敏性皮炎	22	0.61			

3. 医院级别　本次纳入统计的 3 588 例恙虫病误诊 3 607 例次,其中误诊发生在三级医院 1 197 例次(33.19%),二级医院 2 030 例次(56.28%),一级医院 305 例次(8.46%),其他医疗机构 75 例次(2.08%)。

4. 确诊手段　本次纳入的 3 588 例恙虫病中,2 217 例(61.79%)根据特异性实验室检查确诊;1 353 例(37.71%)根据症状体征及医技检查综合分析确诊;18 例(0.50%)经临床试验性诊断治疗确诊。

5. 误诊后果　本次纳入的 3 588 例恙虫病中,3 455 例文献描述了误诊与疾病转归的关联,133 例预后与误诊关联不明确。按照误诊数据库对误诊后果的分级评价标准,可统计误诊后果的病例中,3 424 例(99.10%)为Ⅲ级误诊后果,未因误诊误治造成不良后果;1 例(0.02%)造成Ⅱ级后果,因误诊误治导致病情迁延;30 例(0.87%)造成Ⅰ级后果,均为死亡。

四、误诊原因分析

依据本次纳入的 148 篇文献分析的误诊原因出现频次,经计算机统计归纳为 10 项,以问诊及体格检查不细致、经验不足而缺乏对恙虫病的认识为主要原因,见表 7 - 17 - 2。

表 7 - 17 - 2　恙虫病误诊原因

误诊原因	频次	百分率(%)	误诊原因	频次	百分率(%)
问诊及体格检查不细致	127	85.81	未选择特异性检查项目	20	13.51
经验不足,缺乏对该病的认识	117	79.05	并发症掩盖了原发病	17	11.49
缺乏特异性症状体征	35	23.65	医院缺乏特异性检查设备	4	2.70
诊断思维方法有误	32	21.62	药物作用的影响	3	2.03
过分依赖医技检查结果	24	16.22	多种疾病并存	1	0.68

1. 问诊及体格检查不细致　恙虫病是自然疫源性疾病,大部分患者均有流行季节野外活动的

流行病史。对于不明原因发热患者的问诊,大多数医师多围绕发热过程、疾病转变等进行,而忽略了流行病史的询问,这是造成恙虫病误诊最主要的原因。更重要的是,体格检查不细致,导致了该病的漏诊和误诊。特征性溃疡及焦痂是诊断恙虫病极其重要的体征,焦痂呈圆形或椭圆形,中央坏死结痂,呈褐色或黑色,围有红晕,周围略隆起,大小不一,直径 1~15 mm,平均 5 mm。但恙螨幼虫好侵犯人体湿润、气味较重的隐蔽部位,故焦痂多见于腋窝、腹股沟、会阴、外生殖器、肛门等处,但头、颈、胸、乳房、四肢、腹、臀、背、眼睑、足趾等部位也可发现。因焦痂部位隐蔽,多位于隐私部位,且无疼痛及瘙痒感,患者无自觉症状,接诊医师在进行体格检查时容易忽略,特别为异性患者查体时,更容易漏检。

2. 经验不足而缺乏对恙虫病的认识　近年来,我国恙虫病流行趋势发生了较大改变,流行强度加大,疫区向北扩散,疫源地多样化,加之该病非常见病、多发病,且多为散发病例,大多数医师对该病缺乏了解。该病多以反复发热为主要临床表现,从本研究归纳的误诊范围可看出,误诊为呼吸道疾病、伤寒者居多,故患者多以"发热查因"收住呼吸内科、感染科,这些专科医师接触此病机会相对较多,对反复发热、反复应用抗生素效果不佳的感染性发热患者,会想到恙虫病的可能。但由于接诊医师诊断经验和认识水平的差异,仍时有误诊发生。刘仕欣等分析了 96 例以呼吸道症状为主要表现的恙虫病误诊病例资料,认为本病早期多以呼吸道症状为主,无特异性,易误导医师按呼吸系统症状作出错误诊断。

3. 缺乏特异性症状体征　恙虫病虽有高热、焦痂、淋巴结增大及皮疹四大临床表现,但特异性焦痂因部位隐蔽,易遗漏;其他症状无特异性,如高热伴头痛、全身酸痛、乏力、恶心等非特异中毒症状在大多数发热疾病中均可出现。另外,恙虫病可造成多系统、器官损害及功能障碍,临床表现多样化,若收住科室既往接诊恙虫病者不多甚至未曾收治,误诊可能性更大。如以发热、腹痛为主要表现者收住消化内科,有可能误诊急性胆囊炎、肠梗阻;以发热、心悸、心肌酶增高为主要表现者收住心血管内科,则有可能误诊为心肌炎;以发热、头痛、呕吐为主要表现者收住神经内科,可能误诊为病毒性脑炎、颅内感染等;焦痂或溃疡发生在外生殖器者,易误诊为梅毒。

4. 过分依赖或迷信医技检查　外斐反应阳性可作为恙虫病诊断标准之一。但该试验阳性率有其规律,即随病程逐渐增高,最早可于第 4 日出现,病程第 1 周仅为 30%,第 2 周末可达 60%左右,第 3~4 周可增至 80%~90%。当发病初期即给予抗生素,外斐反应阳性反应可延迟出现。对不明原因发热患者,有条件的医院一般都予外斐反应筛查,但疾病早期,出现阴性结果的可能性非常大,甚至有 10%的患者在整个病程中该试验均阴性。部分医师因首诊患者外斐反应阴性,即排除恙虫病的诊断,放弃寻找特征性焦痂等其他诊断线索,从而导致误诊。

5. 其他原因　因未选择特异性检查项目、并发症掩盖原发病、医院缺乏特异性检查设备、药物作用的影响,均有可能造成恙虫病误诊,究其原因亦离不开详细的问诊、仔细的体格检查。

五、防范误诊措施

从本研究误诊后果统计可见,99.10%的患者误诊后未造成不良后果,但有 30 例因误诊误治导致死亡,虽然仅占总误诊病例数的 0.87%,但误诊误治延误了患者的诊治,给患者及其家庭带来严重损害。因此,为防范恙虫病的误诊,我们结合临床经验及循证医学证据提出如下建议。

1. 加强流行地区人口卫生宣教工作　加强对流行地区人口宣传,提高群众对本病的认识,减少流行季节到草地坐卧及活动,可减少本病发生。如在流行季节有野外活动史,1~2 周后出现持续高热等症状,应警惕本病可能,及时医院就医,并有意识地为医师提供详细的流行病史,以减少误诊。

2. 提高专科医师对恙虫病的认识　恙虫病多为散发,无集中暴发趋势,有的地区医学院校也未把该病列入教学大纲,且因该病可致多器官功能损害,临床表现多样,故非感染科医师对该病认识不够。因此,应将恙虫病作为各专科医师继续教育内容,提高医护人员对该病的认识,是减少误诊的关键。

3. 重视病史询问　对于不明原因发热,特别是对于持续高热、常规抗生素治疗无效、合并多器官功能损害者,一定要详细询问有无野外劳动史或接触史,警惕恙虫病的可能。

4. 仔细体格检查　因恙虫病患者溃疡、焦痂位置较隐蔽,建议对不明原因发热者必须行全身仔细查体,重点检查腋窝、会阴、肛门等容易遗漏的部位,这是减少恙虫病误诊漏诊的重要措施。我们在临床工作中发现,绝大部分患者焦痂附近会出现局部淋巴结增大,如核桃或蚕豆大小,压痛可移动,消失较慢,这给临床诊断提供了重要的线索。因此,对不明原因发热患者如触及淋巴结增大,应仔细查看周围是否存在特异性焦痂、溃疡,以发现确诊的重要线索。

5. 注意鉴别诊断　因恙虫病临床表现多样,故应注意与其他疾病的鉴别。本次文献调查显示,恙虫病常见误诊疾病为上呼吸道感染、支气管炎等呼吸道疾病,可见恙虫病出现呼吸道症状很常见。因此,在恙虫病流行季节对反复发热的呼吸道感染患者,在常规抗生素治疗无效时,应警惕本病可能,积极寻找特征性溃疡、焦痂,常规行外斐反应筛查等。在详细询问病史、仔细体格检查的基础上,结合肥达试验、钩端螺旋体凝集试验、查找异型淋巴细胞、EB 病毒抗体等检查,可与伤寒、钩端螺旋体病、传染性单核细胞增多症等其他感染性疾病鉴别;完善自身免疫抗体等检查,与系统性红斑狼疮、类风湿性关节炎、成人 Still 病等鉴别;完善骨髓细胞学检查和免疫组织化学检查,与血液及淋巴系肿瘤鉴别。

6. 寻找准确有效的实验室检查手段　外斐反应是诊断恙虫病的常用实验室检查,但其早期阳性率较低,因此对于不明原因发热、外斐反应阴性的患者,不能轻易排除恙虫病,应行动态检测。间接免疫荧光法(IFA)检测恙虫病抗体具有较高的敏感性、特异性、重现性和实用性,目前视为恙虫病诊断的"金标准"。对高度怀疑恙虫病者,应争取及早行 IFA 检测恙虫病抗体以确诊。但目前能行该项检查的医疗机构不多,给恙虫病的确诊带来一定的难度。因此,临床医师不应过分依赖医技检查结果,应结合患者流行病史、症状、体征等进行分析,才能真正提高疾病的诊断能力。

7. 高度怀疑者可行试验性治疗　恙虫病东方体为专性细胞内寄生微生物,对氯霉素、四环素类和大环内酯类抗生素敏感。对高度怀疑恙虫病者,但又缺乏确诊依据时,可予氯霉素、多西环素片等试验性治疗,若治疗后 24~48 h 体温下降、症状好转,则诊断明确,既减少了恙虫病的误诊,又为患者提供了及时的治疗,避免器官损害造成的不良后果。

(赵春菱　杨　振　饶丽霞　张剑锋)

第十八节　利什曼病

一、概述

1. 定义及流行特点　利什曼病又称黑热病,是由内脏利什曼原虫引起,以白蛉为传播媒介的丙类传染病,是目前全世界不少地区危害人类健康的重要寄生虫病之一。利什曼病是人畜共患的寄生虫疾病,分布广,流行严重,全球 88 个国家有黑热病存在,受侵袭人数达 1 200 万人。我国利什曼病分布广泛,多数省份均有发病,山东、江苏、安徽、河南和河北等省为重度流行区。我国利什曼病大体可分为人源型(平原型)、犬源型(人犬共患型、山丘型)、自然疫源型(荒漠型),病人、病犬以及某些野生动物均可为本病的传染源。主要通过白蛉叮刺而传播,偶可经口腔黏膜、破损皮肤、胎盘或输血而传播。人群普遍易感,但易感性随年龄增长而降低,因此年龄越大,患利什曼病的机会越小。利什曼原虫感染人体可引起特异性免疫,但所产生的抗体无保护性免疫作用,需特效治疗才能清除利杜体而痊愈。病后免疫力持久。

2. 传染源　杜氏利什曼原虫的生活史可分为无鞭毛体(亦称利杜体阶段)和前鞭毛体阶段。白蛉叮刺黑热病病人或被感染动物时,无鞭毛体可随血液进入蛉胃,48 h后发育为短粗前鞭毛体及梭形前鞭毛体,3 d后发育加速并不断繁殖,数量大增,活动力增强,逐渐移向白蛉的前胃、食管和咽喉。第7日前鞭毛体大量集中于白蛉口腔并进入喙部,发育成熟而具有感染力。当白蛉再叮刺人或动物时,前鞭毛体即侵入其皮下组织,脱掉鞭毛,身体逐渐变圆,向无鞭毛体转化,并在吞噬细胞内大量繁殖,直至细胞不能容纳而破裂,原虫逸出后又侵入其他吞噬细胞再行繁殖,如此循环不已,造成吞噬细胞大量破坏和增生,浆细胞亦大量增生。受累最严重的是富含吞噬细胞的脾、肝、骨髓、淋巴结等。

3. 临床表现　利什曼病以长期不规则发热、肝脾和淋巴结增大、全血细胞减少及血浆球蛋白明显升高为主要临床特征。潜伏期一般为3~8个月,最短仅10 d左右,最长的达9年之久。多缓慢发病,不规则发热,呈双峰热,中毒症状轻,初起可有胃肠道症状如食欲缺乏、腹痛、腹泻等。可有类似感冒样症状。病程较长,可达数月,全身中毒症状不明显,有些患者发热数月仍能劳动。脾明显增大,起病后半个月即可触及,质软,以后逐渐增大,半年后可达脐部甚至盆腔,质地硬;肝为轻至中度增大,质地软;偶有黄疸、腹腔积液。淋巴结为轻至中度增大。在病程晚期可出现贫血及营养不良,有精神萎靡、头发稀疏、心悸、气短、面色苍白、水肿及皮肤粗糙,皮肤颜色可加深故称之为黑热病(kala-azar,即印度语发热、皮肤黑之意)。可因血小板减少而有鼻出血、牙龈出血及皮肤出血点等。在病程中症状缓解与加重可交替出现,一般病后1个月进入缓解期,体温下降,症状减轻,脾缩小及血象好转,持续数周后又可反复发作,病程迁延数月。

4. 特殊临床类型　利什曼病包括一些特殊的临床类型:① 皮肤型利什曼病:多数患者有利什曼病史,可发生在利什曼病病程中,少数为无利什曼病病史的原发患者。皮损可发生在身体任何部位,但以面颊部多见,患者一般情况良好,大多数能照常工作及劳动,病程可长达10年之久。主要表现为结节、丘疹和红斑,偶见褪色斑,表面光滑,不破溃,很少自愈,结节可连成片类似瘤型麻风。② 淋巴结型利什曼病:较少见,以婴幼儿发病为主,多无利什曼病病史,可与利什曼病同时发生。表现为浅表淋巴结增大,尤以腹股沟部多见,也可融合成大块状,较浅可移动,局部无红肿热痛;全身情况良好,肝脾多不大或轻度增大。

5. 治疗原则　利什曼病的治疗采取一般对症治疗及病原治疗。① 一般治疗:病人应卧床休息,注意口腔卫生,予富含营养、易消化的食物和足够的电解质和水分;贫血者可予铁剂和叶酸,必要时可输血治疗并予多种维生素。脾功能亢进、脾增大者,或经杀虫治疗后脾增大未见缩小、脾功能亢进持续者,可考虑切除脾脏。② 病原治疗:五价锑剂、葡萄糖酸锑钠仍是治疗利什曼病的首选药物,具有疗效迅速显著、疗程短、不良反应少等优点。对上述两药均无效者可试用两性霉素B或别嘌醇与酮康唑联用。

二、诊断标准

利什曼病的诊断依据包括流行病学资料、临床特点和实验诊断三方面。① 流行病学资料:在白蛉繁殖季节(5~9月份)有流行区居住,被白蛉叮刺史或输血史;② 临床特点:病程中发热复发与间歇交替出现,随病程进展出现长期不规则发热、乏力、消瘦、贫血、鼻出血或齿龈出血,肝脾进行性增大和全血细胞减少症等;③ 实验诊断:利什曼原虫的检出是确诊的依据,血清免疫学检查有辅助诊断价值。

三、误诊文献研究

1. 文献来源及误诊率　2004—2013 年发表在中文医学期刊并经遴选纳入误诊疾病数据库的利什曼病误诊文献共 40 篇,累计误诊病例 193 例。6 篇文献可计算误诊率,误诊率 24.95%。

2. 误诊范围　本次纳入的 193 例利什曼病误诊为 39 种疾病共 220 例次,居前三位的误诊疾病为淋巴瘤、肺结核、伤寒。较少见的误诊疾病包括脾功能亢进、肝硬化、自身免疫性肝炎、肺曲霉病、扩张型心肌病、淋巴细胞增多症、泌尿系感染、脾结核、肾炎、噬血细胞综合征、幼年特发性关节炎、高热惊厥、疖、结肠炎、风湿热、干燥综合征、肝脓肿、EB 病毒感染、TORCH 综合征、白细胞减少症、多发性骨髓瘤、肺气肿。13 例仅作出贫血、肝损害、脾大原因待查诊断,5 例仅考虑消化系统肿瘤、血液系统疾病、结缔组织病。主要误诊疾病见表 7 - 18 - 1。

表 7 - 18 - 1　利什曼病主要误诊疾病

误诊疾病	误诊例次	百分比(%)	误诊疾病	误诊例次	百分比(%)
淋巴瘤	39	17.73	支气管炎	9	4.09
肺结核	27	12.73	疟疾	5	2.27
伤寒	25	11.36	白血病	5	2.27
上呼吸道感染	22	10.00	败血症	4	1.82
病毒性肝炎	18	8.18	感染性腹泻	4	1.82
肺炎	17	7.73			

3. 确诊手段　本次纳入的 193 例利什曼病中,162 例(83.94%)经骨髓穿刺涂片检查确诊,5 例(2.59%)经病理检查确诊,其中 3 例(1.55%)经皮穿刺活检,2 例行手术病理确诊;16 例(9.33%)综合临床症状及血清免疫学检查确诊;5 例(2.59%)经临床试验性治疗后确诊。

4. 误诊后果　本次纳入的 193 例利什曼病中,192 例文献描述了误诊与疾病转归的关联,1 例预后与误诊关联不明确。按照误诊数据库对误诊后果的分级评价标准,可统计误诊后果的病例中,181 例(94.27%)为Ⅲ级后果,未因误诊误治造成不良后果;4 例(2.08%)造成Ⅱ级后果,行不必要的手术;7 例(3.65%)造成Ⅰ级后果,均为死亡。

四、误诊原因分析

依据本次纳入的 40 篇文献分析的误诊原因出现频次,经计算机统计归纳为 10 项,以经验不足而缺乏对该病的认识、未选择特异性检查项目、问诊及体格检查不细致为主要原因,见表 7 -18 - 2。

表 7 - 18 - 2　利什曼病误诊原因

误诊原因	频　次	百分率(%)	误诊原因	频　次	百分率(%)
经验不足,缺乏对该病的认识	32	80.00	诊断思维方法有误	5	12.50
未选择特异性检查项目	17	42.50	多种疾病并存	4	10.00
问诊及体格检查不细致	14	35.00	病理诊断错误	1	2.50
过分依赖医技检查结果	12	30.00	药物作用的影响	1	2.50
缺乏特异性症状体征	11	27.50	医院缺乏特异性检查设备	1	2.50

1. 经验不足、缺乏对利什曼病的认识　新中国成立前和成立初期利什曼病主要在长江以北 16 个省市自治区广大农村流行,之后大力开展本病的防治工作,于 1958 年基本消灭,但 20 世纪 70

年代以来,部分地区如甘肃、新疆、四川、山西、陕西、内蒙古及山东等地区,又有新病例出现。但由于利什曼病发病率低,临床较少见,且可出现多脏器的损害,加上对利什曼病知识掌握较少,即使利什曼病的表现已经很典型,临床医生常考虑常见病、多发病或是仍未考虑到本病。另外,有些病例早期无肝、脾大,血常规无异常或仅单项异常,易误导医生做出错误的诊断。

2. 过分依赖医技检查结果　确诊利什曼病主要依靠在肝、脾、淋巴结、骨髓中找到利杜体,其中骨髓穿刺涂片查到利杜体最为常用,无论发热期还是间隙期,骨髓涂片均可查到利杜体。发热期骨髓涂片镜检利杜体阳性率高,但在利什曼病间隙期因原虫少且不典型可查不到利杜体;或可因潜伏期或发病初期,骨髓巨噬细胞内的利什曼原虫尚未大量繁殖,致使骨髓检查时未能发现病原体,此时如过分依赖骨髓穿刺检查就有可能出现漏诊或误诊。谭建军等曾报道 1 例利什曼病患者第 1 次骨髓涂片报告示骨髓增生活跃,有吞噬血细胞现象,诊断为恶性组织细胞病;后再行骨髓涂片考虑反应性组织细胞增生症,予相关治疗 3 周症状无改善反而加重,第 3 次复查骨髓涂片见利什曼原虫,确诊为利什曼病。

3. 问诊不细致　利什曼病是由内脏利什曼原虫引起,以白蛉为传播媒介的地方性传染病,有一定的地方流行性,大部分患者潜伏期为 3～8 个月,个别长达 4 年。罗泽民等报道 19 例利什曼病,这 19 例均表现为发热,出现复发与缓解交替的特点,以后出现长期不规则发热,伴有脾大、贫血等,其中 16 例被误诊为肺炎、恶性组织细胞病、再生障碍性贫血、结核病等,3 例未能确诊,误诊率高达 84.2%。后经仔细询问病史,发现这 19 例患者均来自四川的利什曼病流行区,均为学龄前儿童,户外活动较多,易受白蛉叮咬。其漏诊误诊原因主要与未仔细追寻流行病学史,以及对地方病认识不足有关。

五、防范误诊措施

1. 提高对利什曼病的认识和诊断能力　利什曼病发病率低,临床较少见,且可出现多脏器损害,易误诊。因此临床医生首先应提高对利什曼病的认识和警惕性,多积累这方面的经验,提高对利什曼病多系统、多脏器损害的认识,拓宽诊断思路。如接诊的患者出现长期不规则发热或持续高热又无其他原因可解释,伴有腹痛、黄疸、肝脾大,经保肝等治疗病情无好转,血白细胞、红细胞、血红蛋白、血小板,单系、二系或三系减少,或三系降低不明显但血清球蛋白明显升高,询问病史时要注意流行病史的调查,及时行利什曼病特异性免疫血清检查,阳性者及时进行骨髓检查,未检出病原体者可重复检查,仍未检出病原体者,根据特异性免疫检查结果采取试验性治疗,以协助诊断,避免或减少误诊。

2. 提高实验室检测的能力和水平　骨髓、淋巴结穿刺物涂片查到原虫是病原学诊断依据,且往往又是最早发现和怀疑利什曼病的检查项目。检验医师应加强业务培训,观察骨髓片要仔细、认真,准确识别利杜体。血清免疫学对利什曼病诊断的灵敏度和特异性均很高,临床上对于不能除外利什曼病的病人反复做骨髓检查,如多次骨髓涂片未找到利杜体,可采用 rk39 免疫层析试纸法简便、快捷,具有较高的特异性和敏感性,其阳性检出率 100%,临床用于现症患者的诊断优于病原学方法,是一种快速检测利什曼病的首选免疫学诊断方法,各省(市)疾控中心应储备 rK39 试纸条备用。如能及时完成实验室的联合检测,则可避免或减少利什曼病的漏诊、误诊和误治。

(林　莉　赵春菱　张剑锋)

第十九节　血吸虫病

一、概述

1. 流行特点　血吸虫病是由血吸虫寄生在门脉系统而引起的人畜共患寄生虫病。由皮肤接触含尾蚴的疫水而感染,主要病变为虫卵沉积于肠道和肝脏等组织而引起的虫卵肉芽肿。人群普遍易感,以男性青壮年农民和渔民感染率最高,男多于女,夏、秋季感染机会最多。在我国流行的血吸虫病为日本血吸虫病,流行区主要分布在长江流域及其以南地区,如江苏、浙江、安徽、江西、湖北、湖南、广东、广西、福建、四川、云南及上海 12 个省、市、自治区。经过几十年大规模综合防治,截至 2005 年底,有上海、浙江、福建、广东、广西 5 个省、市、自治区已达到传播阻断标准,其余七省血吸虫病流行范围也大幅度缩小。

2. 传播途径　日本血吸虫是人畜共患病,传染源是患者和保虫宿主,造成传播必须具备带虫卵的粪便入水,钉螺的存在滋生,以及人、畜接触疫水三个条件。日本血吸虫经过钉螺体内的发育和繁殖后以尾蚴的形式钻入宿主暴露的皮肤,成为童虫,并随血流或淋巴液经心脏及肺而达全身。在宿主体内繁殖过程中,尾蚴、童虫及虫卵阶段均可对人体产生不同程度的损害。

3. 临床表现　急性期患者有发热、腹痛、腹泻或脓血便,肝大及压痛等,血中嗜酸性粒细胞明显增多;慢性期以肝脾大或慢性腹泻为主;晚期则以门静脉周围纤维化病变为主,可发展为肝硬化、巨脾与腹腔积液等。根据其临床表现及病理生理变化,可将血吸虫病分为急性血吸虫病、慢性血吸虫病、晚期血吸虫病及异位血吸虫病。急性血吸虫病多见于初次感染者及再次大量感染尾蚴的慢性患者,临床症状变化多样,以发热、过敏反应、消化道症状、肝大及嗜酸性粒细胞增多为主要临床特征,重症感染者甚至死亡。慢性血吸虫病常见于急性期症状消失但未经病原治疗或反复轻度感染而获得部分免疫力的患者,常有腹痛、腹泻、黏液血便以及轻度肝或脾大等症状。晚期血吸虫病患者多由于长期反复感染或重度感染而未经及时病原治疗或治疗不彻底所致,根据主要临床表现又分为巨脾型、腹水型、侏儒型以及结肠肉芽肿型。异位血吸虫病见于门脉系统以外的器官或组织的血吸虫卵肉芽肿,异位寄生和损害常见于肺和脑。肺型血吸虫病患者有干咳、黏液痰,脑型患者出现头痛、意识障碍、昏迷、偏瘫等症状。

4. 治疗及预后　临床血吸虫病的治疗可分为病原治疗及对症治疗。病原治疗首选对幼虫、童虫及成虫均有较好杀虫效果且治愈率高、不良反应小的吡喹酮;对症治疗可根据患者疾病发展的程度、临床表现及有无并发症,予补液、稳定内环境、抗感染、营养支持等对症治疗。本病预后与感染程度、病程长短、年龄、有无并发症、异位损害及治疗是否彻底有明显关系。急性患者经及时有效抗原治疗多可痊愈;慢性早期患者接受抗原治疗后绝大多数患者症状消失、体力改善、粪及血清学检查转阴,并可长期保持健康状态;晚期患者虽经抗病原治疗,但肝硬化难以恢复,预后较差。所以正确认识和诊断血吸虫病在血吸虫病的防治中至关重要。

二、诊断标准

1. 流行病史　有血吸虫疫水接触史是诊断的必要条件。

2. 症状和体征　① 急性血吸虫病:尾蚴性皮炎——疫水接触部位可出现散在点状红色丘疹,数日内自行消失;伴畏寒、发热、多汗及肝大伴肝区疼痛,腹胀和腹泻或脓血便等;个别病例可出现肺或脑部症状和体征。② 慢性血吸虫病:早期患者可无症状和体征,但也可能出现腹痛、腹泻或脓血便,这些症状时轻时重、时愈时发,多数伴有以左叶为主的肝脏增大,少数伴脾大、体力减退。③晚期血吸虫病:临床有肝硬化门静脉高压综合征,或出现巨脾型、腹水型、侏儒型、结肠肉芽肿型等相关症状和体征。

3. 实验室检查 ① 血常规:急性血吸虫病患者多有嗜酸性粒细胞异常增多。② 病原学诊断:患者粪便检出虫卵或孵出毛蚴以及直肠黏膜组织检出虫卵可确诊,但病原学检查对轻度感染者、晚期血吸虫病患者及经过多年防治疫区的人群检出率不理想。③ 免疫诊断:可弥补病原学诊断的不足,不但能用作诊断和治疗患者的依据,且还可作为疫情监测和考核疗效及防治效果的重要手段。免疫诊断主要依据检测血吸虫抗体、循环抗体或根据不同防治目标综合检测抗体,其中检测血吸虫抗体的方法主要包括:皮内试验、环卵沉淀试验、尾蚴膜反应、间接红细胞凝集试验、酶联免疫吸附试验、免疫印迹试验、乳胶凝集试验等。④ 血清肝纤维化标志物检查:血清学诊断对日本血吸虫肝纤维化的诊断具有较高的敏感性和特异性。

4. 影像学检查 ① B超检查对血吸虫肝纤维化是一项重要的评估指标。② 脑型血吸虫病典型的 MRI 表现为脑实质内多发病灶,以脑皮层及皮层下多见,呈多发的小结节或大小不等结节,结节灶常相互融合,多发者有一主体病灶相对集中于脑部某一区域倾向,增强扫描均匀明显强化,其中病灶多发、结节融合现象、主体病灶相对集中的倾向及明显均匀强化被认为是脑型血吸虫病相对特征性的表现。

三、误诊文献研究

1. 文献来源及误诊率 2004—2013 年发表在中文医学期刊并经遴选纳入误诊疾病数据库的血吸虫病误诊文献共 74 篇,累计误诊病例 577 例。8 篇文献可计算误诊率,误诊率 25.19%。

2. 误诊范围 本次纳入的 577 例血吸虫病误诊为 45 种疾病共 603 例次,居前三位的误诊疾病为上呼吸道感染、脑瘤、伤寒。较少见的误诊疾病包括白血病、病毒性脑炎、急性阑尾炎、荨麻疹、嗜酸性粒细胞增多症、胆囊炎、钩端螺旋体病、回盲部肿瘤、颅内炎性肉芽肿、麻疹、脑梗死、肾结石、腹股沟斜疝、腹膜后肿瘤、风湿热、肝癌、泌尿系感染、脑炎、疟疾、胃十二指肠溃疡、肠穿孔、肠梗阻、并殖吸虫病、腰椎间盘突出症。3 例考虑血液病,1 例仅作出发热待查诊断,50 例初诊诊断不明确。主要误诊疾病见表 7‑19‑1。

表 7‑19‑1 血吸虫病主要误诊疾病

误诊疾病	误诊例数	百分比(%)	误诊疾病	误诊例数	百分比(%)
上呼吸道感染	107	17.74	结肠息肉	23	3.81
脑瘤	61	10.12	结肠癌	21	3.48
伤寒	49	8.13	病毒性肝炎	17	2.82
细菌性痢疾	38	6.30	支气管炎	16	2.65
急性肾炎	37	6.14	肝脓肿	10	1.66
肺炎	33	5.47	败血症	9	1.49
炎症性肠病	29	4.81	肠结核	7	1.16
肠炎	27	4.48	病毒性心肌炎	4	0.66
肺结核	26	4.31			

3. 医院级别 本次纳入统计的 577 例血吸虫病误诊 603 例次,其中误诊发生在三级医院 168 例次(27.86%),二级医院 310 例次(51.41%),一级医院 116 例次(19.24%),其他医疗机构 9 例次(1.49%)。

4. 确诊手段 本次纳入的 577 例血吸虫病,经分泌物、排泄物脱落细胞学检查确诊居多,确诊手段见表 7 - 19 - 2。

表 7 - 19 - 2　血吸虫病确诊手段

确诊手段	例数	百分比(%)	确诊手段	例数	百分比(%)
手术病理检查	59	10.23	脑脊液检查	10	1.73
经皮穿刺活检	3	0.52	临床表现综合免疫、病原学检查	194	33.62
内镜下活检	88	15.25	临床试验性治疗后确诊	6	1.04
分泌物排泄物脱落细胞检查	217	37.61			

5. 误诊后果　按照误诊数据库对误诊后果的分级评价标准,纳入本次的 577 例血吸虫病中,575 例(99.66%)为Ⅲ级误诊后果,发生误诊误治未造成不良后果;1 例(0.17%)为Ⅱ级误诊后果,误诊误治导致病情迁延;1 例(0.17%)为Ⅰ级后果,遗留后遗症。

四、误诊原因分析

依据本次纳入的 74 篇文献分析的误诊原因出现频次,经计算机统计归纳为 12 项,以经验不足及缺乏对该病的认识、问诊及体格检查不细致、未选择特异性检查项目为主要原因,见表 7 - 19 - 3。

表 7 - 19 - 3　血吸虫病误诊原因

误诊原因	频次	百分率(%)	误诊原因	频次	百分率(%)
经验不足,缺乏对该病的认识	60	81.08	缺乏特异性症状、体征	3	4.05
问诊及体格检查不细致	45	60.81	并发症掩盖了原发病	2	2.70
未选择特异性检查项目	36	48.65	影像学诊断原因	2	2.70
诊断思维方法有误	12	16.22	病人主述或代述病史不确切	1	1.35
过分依赖医技检查结果	11	14.86	多种疾病并存	1	1.35
病理诊断错误	3	4.05	医院缺乏特异性检查设备	1	1.35

1. 经验不足、缺乏对血吸虫病的认知　是血吸虫病被误诊最常见的原因。经过 50 多年的防治工作,我国大部分流行区已消灭或控制血吸虫病,近年血吸虫病的患者数量减少,尤其是非流行区,对于年轻的一线医生来说,接触血吸虫病的患者少,甚至很多医生从未接诊过血吸虫病患者,对该病的认识必然有所欠缺,而血吸虫病的临床表现复杂多样,易误导接诊医生考虑其他具有相似症状的常见病、多发病。另有部分病例因接诊医师对该病认识不足,未选择特异性的检查项目而导致误诊。

2. 问诊及体格检查不细致　临床一线医生的工作压力较大,而很多血吸虫病的患者病初多到急诊科就诊,以发热或腹痛、腹泻等症状就诊者,易被误诊为上呼吸道感染或简单的消化系统疾病;而非感染科医生在问诊的过程中往往容易忽略疫水接触史,如接诊农村妇女常忘记询问有无在河水中洗衣服的生活习惯,或在问诊时漏掉某些重要信息,或者在接诊的过程中查体不详细,忽略尾蚴性皮炎或肝脾大等体征,导致误诊。

3. 过分依赖医技检查结果　血吸虫成虫与一般的肠道蠕虫寄生的部位不同,所产虫卵仅少数在肠壁组织破溃排出,故粪便检测出虫卵的阳性率不高,而接诊医生对血吸虫病的诊断有误区,认为在粪便中未找到虫卵就排除诊断,就不能予抗吸虫治疗致误诊。对于一些病情较重的血吸虫病患者血嗜酸性粒细胞可能不高而中性粒细胞计数反而升高,部分医师据此而排除血吸虫病诊断。

4. 诊断思维方法有误　临床某些医师接诊患者仅依据某一症状或体征而将诊断思维局限在某种疾病上,而忽略了可能导致这种现象的其他疾病,或者未联系患者的既往史或个人史等整体情况进行诊断,而错失了重要诊断信息,导致误诊。有些患者因腹痛、腹泻就诊,症状与伤寒类似,就诊时有缓脉,且肥达试验阳性,考虑伤寒,在予抗伤寒治疗无效后方考虑血吸虫病的可能,继续检查发现血吸虫血清学试验阳性明确诊断。

5. 其他误诊原因　病理找到血吸虫成虫、童虫或虫卵都可直接确诊血吸虫病,但有些病理检查尤其是术中快速冷冻病理检查不一定能取到含有虫卵或成虫的组织,导致诊断出现偏移。血吸虫病的患者发病时大多不具有特征性的临床表现。如尾蚴性皮炎虽为急性血吸虫病的特征性表现,但在感染的数日内会自行消退,不易察觉;很多急性血吸虫病患者因高热、乏力、腹胀、腹痛等不典型症状就诊,易误诊为上呼吸道感染或消化系统疾病;脑型血吸虫病急性期表现类似脑炎的表现,慢性期多为癫痫发作,部分患者为颅内压增高、头痛、恶心及呕吐。故脑型血吸虫易被误诊为多种神经系统疾病。

部分肺型血吸虫病胸部 X 线可呈弥漫云雾状、点片状、粟粒样浸润阴影,分布不均,大小不一,边缘较模糊,易与肺结核、肺炎等混淆而误诊;脑型血吸虫病影像学也常不典型,尤其是脑瘤型血吸虫病,病灶常在颅内形成占位效应,在平扫 CT 和 MRI 上与脑肿瘤区分鉴别困难。另外,多种疾病并存也可导致误诊。本组 1 例为晚期血吸虫病合并乙型病毒性肝炎(乙肝),患者肝脏症状突出,既往有乙肝病史,接诊医生即将肝脏病变均归因于乙肝,而将血吸虫病漏诊。在乙肝治疗效果欠佳后未进一步检查,使疾病迁延不愈,后因肝硬化腹水就诊方明确血吸虫病。

五、防范误诊措施

1. 增强医务人员对血吸虫病的认知　血吸虫病属地方性疾病,且临床表现多样,易与很多其他常见病混淆,所以更要求接诊医生对该病有较全面的了解,掌握血吸虫病的流行病学史、临床表现和诊断标准,提高对该病的认识和警惕性,减少误诊误治。

2. 注意鉴别诊断　① 血吸虫病患者多以发热、咳嗽等呼吸道症状首发,发病初期易误诊为上呼吸道感染,但上呼吸道感染患者血嗜酸性粒细胞计数不高,且多在 1 周左右自愈,予对症、抗病毒或抗生素治疗后症状很快缓解,无持续性高热,也可在治疗过程中加以鉴别。② 肉芽肿型脑血吸虫病最易误诊为脑肿瘤,但其头颅 MRI 表现多具有特异性:病灶位于皮质或灰白质交界处,形成"岛征",中心病灶与大脑皮质信号基本一致,呈斑点或结节状,周围被水肿区包围,水肿区范围较大,呈大片状不规则形,其中水肿内缘呈大弧线,与浅表"指套样"水肿构成"佛手征",增强后病灶常呈多个散在或密集的大、小不等结节状、斑点状或环形强化。③ 慢性血吸虫病及晚期血吸虫病的患者合并病毒性肝炎的概率较正常人要高,故接诊首发症状为黄疸或腹腔积液等病变的患者时,易误导医师单纯考虑病毒性肝炎,尤其是在病毒性肝炎的相关检查指标阳性时,容易忽略血吸虫病的可能,临床上应兼顾之,注意鉴别诊断。

3. 选择准确有效的实验室检查手段　血吸虫患者粪便检出活卵或者孵出毛蚴即可确诊。一般粪便检查的诊断方法有一定局限性,轻型患者排出虫卵较少,且病情呈间歇性,需反复多次检查。晚期血吸虫病由于肠壁纤维化,虫卵不易从肠壁排出,阳性率低。免疫学方法特异性、敏感性较高,血液循环抗原检测阳性均提示体内有活的成虫寄生。其他免疫学检查阳性均表示患者已感染过血吸虫,但应注意假阳性与假阴性。对于临床诊断可疑血吸虫病的患者,不能单靠一次检查结果就排除诊断,必要时应多次反复行病原学或免疫学检查,即使是反复复查结果阴性的患者,用其他疾病均无法解释其临床表现时,也可行活检术或试验性抗虫治疗,根据其治疗效果来诊断,以减少误诊。

4. 加大血吸虫病的卫生宣教工作　在流行病区域,提高民众对血吸虫病的正确认知,了解血吸虫病分布情况、感染途径及临床表现,使民众在就诊初期能及时向医生提示可靠、有价值的病史,是减少该病误诊的又一重要措施。

（林　莉　赵春菱　张剑锋）

第二十节　华支睾吸虫病

一、概述

华支睾吸虫病是由华支睾吸虫成虫寄生在人、犬、猫和猪等哺乳动物肝胆管、胆囊或胰腺管内所引起的一种人畜共患病。人主要因食入含华支睾吸虫活囊蚴的淡水鱼虾而感染。因无特异的临床表现,临床易误诊。

华支睾吸虫病主要分布在亚洲,如中国、日本、朝鲜、越南和东南亚国家,在我国除青海、宁夏、内蒙古、西藏外其他 25 个省、市、自治区皆有流行,其特点呈点状、片状、线状分布。人主要因食入含华支睾吸虫活囊蚴的淡水鱼虾而感染。囊蚴在人的消化道内,经胃蛋白酶和胰蛋白酶的作用,囊壁软化,十二指肠内的胆汁进入囊内,激活囊内幼虫的酶系统,幼虫破囊而出,幼虫经胆总管进入肝胆管内发育为成虫,也可通过血管或穿过肠壁到达肝脏,最后寄生在肝胆管发育为成虫。华支睾吸虫成虫主要寄生于肝内二级以上分支的胆管内,严重感染者胆囊、胆管甚至胰腺管内也有成虫寄生。成虫的机械性损伤和代谢性产物是致病的主要因素。虫体机械性阻塞致肝内胆管胆汁淤积而呈圆柱状或囊状扩张,有利于细菌感染并发胆管炎、胆囊炎。胆管内壁上皮细胞脱落和增生,管壁结缔组织增生变厚,大量腺体增生。

华支睾吸虫病的潜伏期为 10～20 d,其临床表现与寄生虫的虫数、病程长短、有无合并症及患者的身体功能状况(营养、年龄等)等因素有关。临床常将其分为三型:① 轻度型或无症状型:因无明显的自觉症状或任何体征,仅在因其他疾病行腹部 B 超检查时发现肝脏或胆囊异常信号,提示华支睾吸虫感染而行粪便检查,或其他原因行粪便检查时发现虫卵而确诊。② 中度型或进行型:主要表现为食欲缺乏、乏力、消化不良、肝区疼痛、肝大、腹胀、腹泻等消化道症状,常伴有嗜酸性粒细胞增多或轻度肝功能损害。③ 重度型:见于一次大量感染或病程较长的患者,一次大量感染可突发寒战、高热、肝脾大、黄疸、嗜酸性粒细胞增多,病程较长者主要以胆汁性肝硬化为主的综合表现。儿童感染华支睾吸虫后临床表现往往较重,除上述症状外,还可影响生长发育,称为侏儒型。此外还有诸如荨麻疹、类白血病反应等罕见病症报道。华支睾吸虫感染常诱发胆石症、胆管炎、胆囊炎、胆汁性肝硬化,且与原发性肝癌尤其是胆管癌的发生密切相关。

随着吡喹酮、阿苯达唑的应用,华支睾吸虫病的治疗取得了满意的效果,但华支睾吸虫病患者无特异性临床症状和体征,临床表现不典型,诊断较困难,易误诊。国际医学界直到近期才对华支睾吸虫病的危害有了清楚的认识,2010 年 WHO 首次正式提出"被忽视的热带病"概念并将华支睾吸虫病纳入其中,呼吁加强对该类疾病的防治。

二、诊断标准

本病依据以下几方面诊断:① 流行病学资料:如有进食未经煮熟的淡水鱼或虾的病史有助于诊断,但需注意部分患者因并未自觉而可能否认此类病史;② 临床表现:在本病的疫区如有食欲缺乏、神经衰弱症状、肝区隐痛、肝大或有胆管炎、胆石症者应考虑本病的可能;③ 实验室及其他医技检查:血常规嗜酸性粒细胞增多、血清特异性抗体(华支睾吸虫循环抗体)阳性或肝脏超声有斑片状回声有助于诊断,但确诊有赖于粪便或十二指肠引流液发现虫卵或虫体,这是诊断的金标准。

临床一般采取找虫卵法,在十二指肠引流液、胆汁或粪便中检出华支睾吸虫虫卵,即可诊断华支睾吸虫病。然而,由于华支睾吸虫排卵量少,虫卵小,且粪便中虫卵数波动大,容易漏检,其检出率与所采用的检查方法和次数有密切关系。临床和科研常用直接涂片法连检 3 张或改良加藤厚膜涂片找虫卵法确诊华支睾吸虫病。蒋诗国等的研究显示,沉淀集卵法较涂片法的检出率高,更适用于临床。临床亦有因肝脏或胆管手术过程中发现活虫或术后 T 管引流液中发现活虫而确诊的病例。

利用 ELISA 法检测患者血清中特异性抗体,是病原学诊断的重要补充。人体感染华支睾吸虫后 30 d 左右方可在粪便中查到虫卵,因此免疫学检查可用于早期诊断。但免疫学检查方法依然存在着假阴性、假阳性及交叉反应等不足。国内外就华支睾吸虫病的免疫学诊断开展了较多研究,但至今未能获得满意的效果,因此在泰国 Khon Kaen 大学和泰国卫生部疾病控制局主办的全球第一次有关肝吸虫方面的综合性大会上,并未过多涉及免疫学诊断,但找到具有更高特异性和敏感性、更稳定、制备方法更简单的诊断抗原。提高 ELISA 诊断方法的敏感性及特异性是今后一段时期华支睾吸虫病诊断研究的重点所在。

临床也常用 B 超对华支睾吸虫病进行辅助诊断。苏海庆等利用 B 超诊断华支睾吸虫病患者 178 例,其敏感性为 97.9%,特异性为 84.4%,准确性为 89.9%,阳性预检值为 96.6%,阴性预检值为 90.0%。B 超声像图特征如下:① 肝脏型:肝实质点状回声增粗、增强,有短棒状、索状或网状回声;② 胆管型:胆管系统回声增强、管壁增厚,有时可见扩张的胆管内有点状或索状回声;③ 胆囊型:胆囊壁毛糙,囊内有点状、棒状、索状或飘带状回声,有时伴有小结石或胆泥;④ 混合型:同时表现出上述两种类型以上。李艳文等研究显示 B 超检查华支睾吸虫感染的阳性检出率为 64.98%,阮延清等也认为,当前 B 超检查华支睾吸虫感染仍存在较高假阳性率。B 超诊断华支睾吸虫病假阳性率很高,作为一项诊断技术有待完善和改进。血清学和 B 超检查均不能作为华支睾吸虫病的唯一诊断依据,病原学检查检出虫卵仍是当前最可靠的诊断方法。

三、误诊文献研究

1. **文献来源及误诊率** 2004—2013 年发表在中文医学期刊并经遴选纳入误诊疾病数据库的华支睾吸虫病误诊文献共 24 篇,累计误诊病例 258 例。4 篇文献可计算误诊率,误诊率 61.51%。

2. **误诊范围** 本次纳入的 258 例华支睾吸虫病误诊为 21 种疾病共 264 例次,居前三位的误诊疾病为病毒性肝炎、胆囊炎胆石病、酒精性肝病。较少见的误诊疾病包括胰腺癌、胆管炎、肠阿米巴病、胆总管梗阻、胆囊息肉、肝脓肿、肺癌、支气管炎、血吸虫病、传染性单核细胞增多症、白血病、荨麻疹。14 例仅作出黄疸待查诊断,32 例漏诊,主要误诊疾病见表 7 - 20 - 1。

表 7 - 20 - 1   华支睾吸虫病主要误诊疾病

误诊疾病	误诊例次	百分比(%)	误诊疾病	误诊例次	百分比(%)
病毒性肝炎	64	24.24	肝癌	10	3.79
胆囊炎胆石病	55	20.84	肝硬化	9	3.41
酒精性肝病	18	6.82	胆管癌	9	3.41
细菌性感染	14	5.30	嗜酸性粒细胞增多症	4	1.52
胃肠炎	12	4.55			

3. **确诊手段** 本次纳入的 258 例华支睾吸虫病中,195 例(75.58%)经粪检确诊,55 例(21.32%)经手术肉眼所见确诊,5 例(1.94%)经手术病理检查确诊,3 例(1.17%)经皮穿刺活检确诊。

4. 误诊后果　本次纳入的 258 例华支睾吸虫病中,257 例文献描述了误诊与疾病转归的关联,1 例预后与误诊关联不明确。按照误诊数据库对误诊后果的分级评价标准,可统计误诊后果的病例中,256 例(99.61%)为Ⅲ级后果,未因误诊误治造成不良后果;1 例(0.39%)造成Ⅰ级后果,为死亡。

华支睾吸虫病需驱虫治疗,除此之外的任何治疗都不能达到驱虫的目的,因此误诊华支睾吸虫病绝大部分会导致误治。华支睾吸虫病临床常呈慢性过程,短时间的误诊常导致病情迁延不愈,一般不会导致患者死亡等严重后果。但若长时间的误诊,患者可能因反复胆管梗阻胆汁淤积而并发胆汁性肝硬化,或者因虫团堵塞胆总管而并发急性化脓性胆管炎等严重并发症。

四、误诊原因分析

依据本次纳入的 24 篇文献分析的误诊原因出现频次,经计算机统计归纳为 9 项,以经验不足并缺乏对该病的认识、问诊及体格检查不细致、过分依赖医技检查结果为主要原因,见表 7 - 20 - 2。

表 7 - 20 - 2　华支睾吸虫病误诊原因

误诊原因	频次	百分率(%)	误诊原因	频次	百分率(%)
经验不足,缺乏对该病的认识	16	66.67	影像学诊断原因	3	12.50
问诊及体格检查不细致	16	66.67	诊断思维方法有误	3	12.50
过分依赖医技检查结果	8	33.33	病人主述或代述病史不确切	2	8.33
未选择特异性检查项目	6	25.00	对专家权威、先期诊断的盲从心理	1	4.17
缺乏特异性症状、体征	4	16.67			

1. 经验不足、缺乏对华支睾吸虫病的认识　华支睾吸虫病以广西、广东和湖南等省、自治区的一些地区以及吉林省朝鲜族居民等喜食生鱼的地区高发,其他非主要流行地区病例主要以散发出现,非主要流行区的医生对华支睾吸虫病的诊断经验不足,常按表象进行诊断,而未进一步探寻原发病导致误诊。郭慧超等报道的华支睾吸虫病误诊病例即发生在非流行区,当地医务人员相关知识了解甚少,此前亦未接触过类似病例。随着国家经济、交通快速发展,人口流动频繁,人们的饮食文化和生活习惯也发生了巨大变化,讲究食材的"鲜、活",在非高发区华支睾吸虫散发病例也逐年增加,误诊时有发生。

2. 问诊不仔细　华支睾吸虫病是食源性寄生虫病,只有通过食入活囊蚴这唯一的途径而感染,虽然有肝移植供体感染华支睾吸虫导致受体感染的报道,但毕竟罕见,因此详细询问患者是否来自流行区,有无生食或半生食鱼虾经历对诊断华支睾吸虫病显得尤为重要。于建武等通过对 88 例华支睾吸虫病患者的流行病学分析显示,68.2% 的患者有明确的进食生或半生淡水鱼(虾)史;无生食鱼(虾)史的患者职业分别为厨师、喂鱼员、钓鱼爱好者和鱼贩,分析可能是通过污染的刀、砧板、食具等感染,也可能是在捕捉鱼(虾)或处理鱼(虾)过程中囊蚴污染手指再经口感染;只有9.1% 的患者传播途径未明。唐明强在研究 23 例华支睾吸虫误诊病例中发现,所有病例均有喜生食或半生食淡水鱼、虾史。

3. 过分依赖或迷信医技检查　华支睾吸虫病除粪便查虫卵及华支睾吸虫抗体检查属特异性检查外,其他检查均无特异性,因此仅凭检查结果常导致误诊。本研究统计显示华支睾吸虫病的误诊疾病有 21 种之多。王华彬等报道因过度依赖血常规等检查而将华支睾吸虫病误诊为传染性单核细胞增多症。韦利妃报道的华支睾吸虫病合并乙型病毒性肝炎(乙肝),其临床症状与慢性乙肝相似,因过度关注肝炎相关检查结果致误诊为乙肝。李鹏等在研究 5 例因华支睾吸虫团块所致胆总管梗阻的病例中发现,当华支睾吸虫团块完全阻塞胆总管时,其虫卵不能排出到十二指肠,致粪便中查不到肝吸虫虫卵,故仅凭 CT 结果容易误诊为胆总管癌、胰头癌、壶腹部癌等。

4. 缺乏特异性症状和体征 根据华支睾吸虫病的临床症状和体征可分为肝炎型、胃肠炎型、胆管胆囊炎型、肝硬化型、营养不良型、隐匿型、侏儒型 7 个类型,因此仅依赖临床症状和体征是很难诊断华支睾吸虫病,且 B 超、CT 等影像学检查无特异性表现,虽然 CT 显示肝包膜下小胆管呈囊状或杵状扩张或 B 超显示胆管系统回声增强、管壁增厚,胆囊壁毛糙,囊内有点状、棒状、索状或飘带状回声提示华支睾吸虫感染,但不是华支睾吸虫病所特有。

五、防范误诊措施

1. 注意询问流行病学史 对于胆管系统疾病患者,应详细询问每个患者的流行病史,对所有患者均应详细询问生活卫生习惯、饮食嗜好,是否来自疫区,有无生食鱼虾史,积极发现诊断线索,作为医师要多积累这方面的经验。如患者 B 超提示胆管系统回声增强、管壁增厚,胆囊壁毛糙,囊内有点状、棒状、索状或飘带状回声,有时伴有小结石或胆泥;CT 显示胆总管梗阻伴有包膜下小胆管囊状扩张;血常规提示嗜酸性粒细胞升高时要考虑到华支睾吸虫病可能。

2. 提高对华支睾吸虫病的诊断意识、积极寻找确诊依据 接诊急、慢性胆囊炎、胆石症等胆管系统疾病患者的治疗效果不理想时,均应注意询问病史、饮食习惯并常规行粪虫卵或血清学检查,力求提高华支睾吸虫病的诊断准确率,减少误诊,使华支睾吸虫病得到早期诊断及早治疗,避免重症及并发症的发生。检出华支睾吸虫虫体或虫卵是诊断华支睾吸虫病的金标准,在统计误诊病例资料时发现很多误诊是因为未能选择特异性诊断方法。李燕榕等报道的华支睾吸虫误诊患者因查肝吸虫抗体处于临界值而排除寄生虫感染,后因在粪便中检出华支睾吸虫虫卵而确诊。但不是所有的华支睾吸虫患者都能在粪便中检出虫卵。于建武等报道 88 例华支睾吸虫病,流行病学分析显示:直接涂片法连续涂片 3 次,48 例找到虫卵;未查到虫卵的患者应用醋酸乙醚浓集法,26 例找到虫卵;阴性患者再行十二指肠引流,14 例引流液中均检出虫卵。因此,对有生食鱼虾史的患者,应多次行粪便找虫卵检查,结合华支睾吸虫抗体检查一般都能确诊。对在粪便内查不到虫卵而又高度疑诊华支睾吸虫病的患者可抽取十二指肠液或胆汁进行检查。但对于一些虫团致急性胆总管梗阻的患者,此时只有借助胆总管切开探查取虫,或借助治疗性逆行胰胆管造影切开 Oddis括约肌排虫,达到诊断与治疗的目的。

3. 注意鉴别诊断 华支睾吸虫病首先应注意与病毒性肝炎进行鉴别。纳入本次统计的华支睾吸虫病误诊疾病谱中病毒性肝炎比例最高,占 24.24%。张春兰等报道误诊的 102 例华支睾吸虫病中,50% 误诊为病毒性肝炎。对华支睾吸虫非主要流行区的患者,特别是合并乙肝而临床又表现为黄疸、丙氨酸转氨酶升高的患者,易误诊为病毒性肝炎。但病毒性肝炎和华支睾吸虫病的转归不同。若考虑病毒性肝炎但经常规治疗无效时,应开阔诊断思路,询问有无生食鱼虾等流行病史,并注意分析患者的实验室检查结果,如有嗜酸性粒细胞增高等寄生虫感染征象,要考虑华支睾吸虫病可能,尽早确诊,及时行驱虫治疗。

华支睾吸虫病还应注意与胆囊炎、胆石症鉴别。华支睾吸虫寄生于肝内胆管,但若虫体较多,肝内大小胆管可被成虫及虫卵充满,亦可移居肝外胆管,甚至胆囊内,可导致胆管填塞、胆汁淤积,肝内外胆管扩张,继发细菌感染可引起胆囊炎、胆囊大或化脓性胆管炎,成虫及虫体碎片可形成结石核心而诱发结石。而胆囊炎、胆石症为常见病,特别是重度肝吸虫病可致胆绞痛及黄疸,与常见的肝、胆管结石梗阻难以鉴别,临床可能在解除胆管梗阻的手术过程中发现虫体而确诊。

华支睾吸虫病还应与胆总管癌鉴别。华支睾吸虫成虫卡在 Oddis 括约肌或华支睾吸虫团块在胆总管内蠕动和阻塞胆管,可引起黄疸、胆绞痛、持续性上腹疼痛或不适,易误诊为胆管肿瘤。

李鹏等报道 5 例因华支睾吸虫团块致胆总管梗阻病例,误诊为胆总管癌 3 例,误诊为壶腹癌、胰头癌各 1 例。上述 5 例中 2 例经胆总管探查术证实,另 3 例经逆行胰胆管造影＋内镜下 Oddis 括约肌切开术证实诊断,5 例均在术中见到肝吸虫成虫、虫卵、黏液、脱落胆管上皮等组成的团块。刘立军报道华支睾吸虫误诊为胆管癌病例,在行胆囊切除术、胆总管探查术、T 管引流术过程中发现华支睾吸虫虫体而确诊。上述误诊病例均未在粪便中找到华支睾吸虫虫卵,提示未在粪便中找到虫卵不能排除华支睾吸虫病,应详询病史,了解患者是否来自流行区,有无生食鱼虾经历,必要时引流十二指肠液或胆汁查找虫卵,结合血清华支睾吸虫抗体检测,可减少误诊的发生。

(赵春菱　梁　茜　杨　振　饶丽霞　张剑锋)

参考文献

[1] Agius S, Breen DP, Haliasos N, et al. An ancient cause of muscle spasm and an unhelpful magnetic resonance imaging scan[J]. World Neurosurg, 2014,81(34):23 - 25.

[2] Anderson B, Kelly C, Threlkel R. Detection of Rochalimaea henselae in cat scratch disease kin test antigens[J]. J Infect Dis, 1993,168(4):1034 - 1036.

[3] Arndt M B, Mosites E M. Estimating the burden of paratyphoid a in Asia and Africa[J]. PLoS Negl Trop Dis, 2014,8(6):2925.

[4] Ataro P, Mushatt D, Ahsan S. Tetanus: a review[J]. South Med J, 2011,104(8):613 - 617.

[5] Blair D. Paragonimiasis[J]. Adv Exp Med Biol, 2014,766:115 - 152.

[6] Bleck TP. Clostridium tetani (Tetanus). In Principles and Practice of Infectious Diseases. 6th ed[M]. Elsevier: Amsterdam, 2005:2817 - 2822.

[7] Buckle GC. Typhoid fever and paratyphoid fever: systematic review to estimate global morbidity and mortality for 2010[J]. J Glob Health, 2012,2(1):10401.

[8] Centers for Disease Control and Prevention(CDC). Epidemiology and prevention of vaccine-preventable diseases[M]. 10th ed. Washington D C:Public Health Foundation,2008:273 - 282.

[9] Cheng YZ, Li LS, Lin GH, et al. Survey on the foci of Paragonimus in Youxi, Yongtai and Pinghe Counties of Fujian Province[J]. Zhongguo Ji Sheng Chong Xue Yu Ji Sheng Chong Bing Za Zhi, 2010,28(6):406 - 410.

[10] Chovel-Sella A, Ben Tov A, Lahav E, et al. Incidence of rash after amoxicillin treatment in children with infectious mononucleosis[J]. Pediatrics, 2013,131(5):e1424 - e1427.

[11] Cook TM, Protheroe RT, Handel JM. Tetanus: a review of the literature[J]. Br J Anaesth, 2001,87(3):477 - 487.

[12] Del Brutto OH, Rajshekhar V, White AC, et al. Proposed diagnostic criteria for neurocysticercosis[J]. Neurology, 2001,57(2):177 - 183.

[13] Del Brutto OH. Diagnostic criteria for neurocysticercosis, revisited[J]. Pathogens and Global Health, 2012,106(5):299 - 304.

[14] Ebell MH. Epstein-Barr virus infectious mononucleosis[J]. Am Fam Physician, 2004,70(7):1279 -1287.

[15] Edlich RF, Hill LG, Mahler CA, et al. Management and prevention of tetanus[J]. J Long Term Eff Med Implants, 2003,13(3):139 - 154.

[16] Fürst T, Keiser J, Utzinger J. Global burden of human food-borne trematodiasis: a systematic review and meta-analysis[J]. Lancet Infect Dis, 2012,12(3):210 - 221.

[17] Ghebrehewer S. Outbreak of measles in Central and Eastern Cheshire, UK, October 2008—February 2009[J]. Epidemiol Infect, 2012,9(1):18.

［18］Huang Y，Wei C，Zheng K，et al. The impact of serological features in Chinese children with primary or past Epstein-Barr virus infections［J］. Virol J，2013,10:55.

［19］Rosai J，回允中. 阿克曼外科病理学［M］. 9 版. 沈阳:辽宁教育出版社,2001.

［20］Jonsson C B. Global perspective on hantavirus ecology, epidemiology, and disease［J］. Clin Microbiol Rev，2010,23(2):412－441.

［21］Lou HQ，Hu Y，Jin Y J，et al. Investigation on the hosts with natural Paragonimus infection and species identification in Jinhua Prefecture［J］. Zhongguo Ji Sheng Chong Xue Yu Ji Sheng Chong Bing Za Zhi，2011,29(5):348－352.

［22］Luzuriaga K，Sullivan J L. Infectious mononucleosis［J］. N Engl J Med，2010,362(21):1993－2000.

［23］Mewara A，Goyal K，Sehgal R. Neurocysticercosis:A disease of neglect［J］. Trop Parasitol，2013,3(2):106－113.

［24］Murthy JM，Dastur FD，Khadilkar SV，et al. Rabies, tetanus, leprosy, and malaria［J］. Handb Clin Neurol，2014,121:1501－1520.

［25］Perfect JR，Dismukes WE，Dromer F，et al. Clinical practice guidelines for the management of crypto-coccal disease:2010 update by the infectious diseases society of America［J］. Clin Infect Dis，2010,50(3):291－322.

［26］Rinderknecht AS，Pomerantz WJ. Spontaneous splenic rupture in infectious mononucleosis:case report and review of the literature［J］. Pediatr Emerg Care，2012,28(12):1377－1379.

［27］Saag MS，Graybill RJ，Larsen RA，et al. Practice guidelines for the management of cryptococcal disease. Infectious Diseases Society of America［J］. Clin Infect Dis，2000,30(4):710－718.

［28］Saha S，Mazumdar T，Anam K，et al. Leishmania promastigote membrane antigen-based enzyme-linked immunosorbent assay and immunoblotting for differential diagnosis of indian post-dala-azar der-mal leishmaniasis ［J］. J Clin Microbiol，2005,43(3):1269－1277.

［29］Saurabh S. Global reduction in measles mortality［J］. Lancet，2012,380(9850):1304－1305.

［30］Singh S，Sivakumar R. Challenges and new discoveries in the treatment of leishmaniasis［J］. J Infect Chemother，2004,10(6):307－315.

［31］Song M，Tang Q，Wang DM，et al. Epidemiological investigation of human rabies in China［J］. BMC Infect Dis，2009(9):210.

［32］Tantrawatpan C，Intapan PM，Janwan P，et al. Molecular identification of Paragonimus species by DNA pyrosequencing technology［J］. Parasitol Int，2013,62(3):341－345.

［33］Teh CS，Chua KH，Thong KL. Paratyphoid fever:splicing the global analyses［J］. Int J Med Sci，2014,11(7):732－741.

［34］Tischer A，Andrews N，Kafatos G,et al. Standardization of measles, mumps and rubella assays to enable comparisons of seroprevalence data across 21 European countries and Australia［J］. Epidemiol Infect，2007,135(5):787－797.

［35］Tompkins LS. Of cats, humans, and Bartonella［J］. N Engl J Med，1997,337(24):1916－1917.

［36］Vouloumanou E K，Rafailidis P I，Falagas M E. Current diagnosis and management of infectious mono-nucleosis［J］. Curr Opin Hematol，2012,19(1):14－20.

［37］Weber B，Orazi B，Raineri A，et al. Multicenter evaluation of a new 4th generation HIV screening assay Elecsys HIV combi［J］. Clin Lab，2006,52(910):463－473.

［38］WHO. First WHO report on neglected tropical diseases 2010:working to overcome the global impact of neglected tropical diseases［R］. Geneva:WHO,2010.

［39］WHO. Guidelines for the Treatment of Malaria. 2nd edition［M/OL］. 2010. http://www. ncbi. nlm. nih. gov/books/NBK254209/.

［40］WHO. World Malaria Report 2013［M/OL］. 2013. http://www. who. int/malaria/publications/world_malaria_report_2013/report/en/.

［41］Xia Y，Ju Y，Chen J，et al. Cerebral paragonimiasis：a retrospective analysis of 27 cases［J］. J Neurosurg Pediatr，2015，15(1)：101－106.

［42］Xiong G，Zhang B，Huang M Y，et al. Epstein-Barr virus（EBV）infection in Chinese children：a retrospective study of age-specific prevalence［J］. PLoS One，2014，9(6)：e99857.

［43］Yu F，Fan S，Fan X，et al. Analysis of characteristics of paratyphoid A in 157 Chinese inpatients between 1998 and 2009［J］. Eur J Clin Microbiol Infect Dis，2011，30(1)：71－75.

［44］曾传生，王建湘，向吉富，等. 恙虫病并发多脏器损害 37 例［J］. 中华传染病杂志，2001，19(5)：314－315.

［45］陈灏珠，林果为，王洁耀. 实用内科学［M］. 14 版. 北京：人民卫生出版社，2013.

［46］陈明，陆培明，林唯栋，等. 以胆绞痛及黄疸为临床表现的重度肝吸虫病 B 超误漏诊 32 例分析［J］. 广西医学，2005，27(5)：696－697.

［47］陈年楷. 伤寒、副伤寒 68 例临床分析［J］. 中国乡村医药杂志，2008，15(3)：40－41.

［48］陈孝平，汪建平. 外科学［M］. 8 版. 北京：人民卫生出版社，2013：1.

［49］陈郁梅. 肺型血吸虫病误诊为急性粟粒型肺结核 1 例［J］. 热带医学杂志，2008，8(1)：92.

［50］陈忠明，冯舜，赵兵. 成人麻疹 49 例临床分析［J］. 中国实用医药，2010，5(15)：151.

［51］丛树艳，吕丹，赵秀兰，等. 新型隐球菌性脑膜炎 15 例临床分析［J］. 中国循证医学杂志，2012，12(1)：116－119.

［52］戴昆，潘超. 肺出血型钩体病误诊为Ⅱ型肺结核分析［J］. 航空航天医药，2006，17(1)：16－17.

［53］董培玲，王冬梅，张斌，等. 布氏杆菌病 9 例分析［J］. 中国误诊学杂志，2010，10(4)：973－974.

［54］冯立全，夏夕霞. 成人麻疹 46 例临床特点分析［J］. 中国实用医刊，2011，38(20)：90－91.

［55］刚玉君，刘淑华，王显军，等. 23 例布氏杆菌病误诊情况分析［J］. 现代预防医学，2000，27(3)：413－414.

［56］高兴政. 医学寄生虫学［M］. 北京：北京大学医学出版社，2011：143－145.

［57］顾起有. 恙虫病肺部合并症的临床分析［J］. 河北医学，2006，12(4)：350－352.

［58］郭慧超，靳海江. 胆管华支睾吸虫病误诊一例［J］. 临床误诊误治，2008，21(2)：93－94.

［59］郭绶衡，邓志红，李俊华. 1991—2005 年 31 个省市自治区钩体病流行情况分析［J］. 公共卫生与预防医学，2006，17(6)：810.

［60］何清华，孙德安，李培添. 恙虫病致多系统多脏器的损害［J］. 临床荟萃，2001，16(23)：1103.

［61］侯丽君. 浅谈儿童麻疹的临床分析及降低误诊率措施［J］. 医学信息，2011，24(2)：665.

［62］胡新杰，黄劲柏，雷红卫，等. 脑型血吸虫病不典型 MRI 表现分析［J］. 山西医科大学学报，2009，40(8)：742－744.

［63］胡亚美，江载芳. 诸福棠实用儿科学［M］. 7 版. 北京：人民卫生出版社，2002：1127－1130.

［64］黄艮彬，张志坚，慕容慎行，等. 32 例隐球菌性脑膜炎临床分析［J］. 临床神经病学杂志，2002，15(6)：371－372.

［65］黄昭穗，王荔华，刘开渊，等. 福建某岛驻军恙虫病预防效果观察［J］. 解放军预防医学杂志，1999，17(6)：434－435.

［66］霍海英，辛福敏，董玉华，等. 吡喹酮在脑囊虫病诊断中的价值［J］. 中国药业，2006，15(10)：55.

［67］季生红，徐鹏，李学仁. 右下腹痛误诊为阑尾炎 62 例原因分析［J］. 宁夏医学杂志，2010，32(3)：261－262.

［68］贾战生. 临床微生物学［M］. 北京：人民卫生出版社，2010：601－603.

［69］姜天俊. 甲型副伤寒误诊为肾综合征出血热、斑疹伤寒 1 例报告［J］. 北京医学，2007，29(4)：230.

［70］蒋诗国，周梓伦，李继银，等. 两种粪检方法检出华支睾吸虫卵的效果比较［J］. 寄生虫病与感染性疾病，2003，1(3)：125－126.

［71］康涛. 成人甲型副伤寒 34 例病例误诊原因分析［J］. 寄生虫与感染性疾病，2007，6(5)：106.

［72］康修群. 16 例恙虫病误诊分析［J］. 中国煤炭工业医学杂志，2002，5(1)：88.

［73］孔忠顺，陈希琛，马丽萍，等. 新型隐球菌性脑膜炎与结核性脑膜炎的临床鉴别［J］. 中国防痨杂志，2011，33(3)：145－148.

［74］李锋，胡廷，聂正礼，等. 组织样麻风瘤误诊为结节性痒疹 1 例［J］. 中国麻风皮肤病杂志，2006，22(3)：220.

［75］李广兵,罗燕,周爱华,等.HIV 抗体筛查与确证(WB)实验结果分析[J].实用预防医学,2012,19(1):129－130.

［76］李国茹,段明,蒋朝东.重组抗原(rK39)试纸条诊断黑热病[J].寄生虫与感染性疾病,2005,3(1):14－15.

［77］李建昆,肖方,和进堂,等.HIV 感染误诊肺结核 30 例临床分析[J].现代医药卫生,2012,28(10):1572－1587.

［78］李建强.秋冬季恙虫病误诊 36 例分析[J].中国误诊学杂志,2006,6(5):697－698.

［79］李兰娟,任红.传染病学[M].8 版.北京:人民卫生出版社,2013.

［80］李兰娟.传染病学高级教程[M].北京:人民军医出版社,2011.

［81］李兰娟.传染科疾病临床诊疗思维[M].北京:人民卫生出版社,2010.

［82］李梦东,王宇明.实用传染病学[M].3 版.北京:人民卫生出版社,2005:352－358.

［83］李鹏,赵欣,曾红辉,等.肝吸虫团块致胆总管梗阻 CT 误诊分析[J].罕少疾病杂志,2005,12(4):15－17.

［84］李钚.基层医生误诊误治破伤风原因分析[J].中国乡村医药杂志,2005,12(6):53.

［85］李汝民,吴翠萍.狂犬病的早期特殊临床类型[J].医学综述,2002,8(1):55－56.

［86］李彦,孙黎,陈闯.肺吸虫病 199 例误诊分析[J].寄生虫病与感染性疾病,2010,8(1):46－48.

［87］李艳,潘彤,孔伟伟,等.3 种 HIV ELISA 检测试剂灵敏度分析[J].生物医学工程与临床,2015,19(1):53－56.

［88］李艳文,刘晓泉,何登贤,等.血清学和 B 超声像法检查华支睾吸虫感染比较[J].应用预防医学,2010,16(2):107－108.

［89］李燕榕,程由注,张榕燕,等.异形科吸虫和华支睾吸虫混合感染 1 例及漏诊原因分析[J].热带病与寄生虫学,2006,4(2):124.

［90］李雍龙.人体寄生虫学[M].8 版.北京:人民卫生出版社,2013.

［91］梁东,罗东凤,吴李贤.肾综合征出血热 110 例临床分析[J].中国热带医学,2011,11(12):1523－1524.

［92］林碧瑚,詹志农,王华民,等.海南岛恙虫病立克次体研究[J].海南医学院学报,2003,9(5):261－264.

［93］林碧瑚.恙虫病立克次体研究进展[J].海南医学院学报,1997,3(1):40－44.

［94］刘宝录.麻风病、地方病临床诊治指南[M].兰州:甘肃科学技术出版社,2008:20－40.

［95］刘峰,杨继武,詹银珠.恙虫病致多器官损害[J].中国现代医生,2010,14:24－26.

［96］刘军,杨开,王青,等.实质型脑囊虫病的 MRI 弥散加权成像研究[J].中国医药指南,2012,10(2):78.

［97］刘立军.肝吸虫病误诊胆管癌 1 例[J].中国医师进修杂志,2008,31(17):78.

［98］刘仕欣,吕美光,林汉生,等.以呼吸道症状为主要表现的恙虫病 96 例误诊分析[J].临床误诊误治,2010,23(12):1153－1154.

［99］刘思德,项时昊,彭栋柱.不典型伤寒 36 例误诊分析[J].中国乡村医药杂志,2008,15(5):47－48.

［100］刘彤华.诊断病理学[M].2 版.北京:人民卫生出版社,2006:626－627.

［101］刘晓明,陈大林,叶秀娟,等.89 例血吸虫病误诊误治分析[J].热带病与寄生虫学,2006,4(3):172－176.

［102］陆坚,马为民.静脉药瘾者破伤风 32 例临床分析[J].中华传染病杂志,2000,3(18):202－203.

［103］陆秀文.恙虫病 35 例误诊分析[J].临床误诊误治,2009,22(7):26－27.

［104］罗泽民,陈丽洁,陈昌辉,等.小儿黑热病 19 例[J].实用儿科临床杂志,2007,22(22):1715－1717.

［105］骆世明,骆铭鸿,黄惠萍.恙虫病 13 例误诊分析[J].中国煤炭工业医学杂志,2002,5(2):176.

［106］马桂荣,王晓红,王倩.破伤风误诊为脑梗死 2 例分析[J].中国乡村医药杂志,2006,13(5):46－48.

［107］马艳丽.流行性出血热 156 例分析[J].中国误诊学杂志,2010,10(27):6690－6691.

［108］马艳丽.肾综合征出血热误诊 42 例原因分析[J].中国误诊学杂志,2010,10(31):7683－7684.

［109］马亦林,李兰娟.传染病学[M].5 版.上海:上海科学技术出版社,2011:338－341,656－661.

［110］孟杰,刘云霞,孟丽,等.显微外科对第四脑室脑囊虫病的治疗[J].中国人兽共患病学报,2007,23(1):99.

［111］裴福恩.77 例伤寒、副伤寒误诊的分析[J].中级医刊,1980(6):28－35.

［112］彭文伟.传染病学[M].5 版.北京:人民卫生出版社,2001:208－211.

［113］彭云武.脑血吸虫病误诊为恶性脑肿瘤[J].临床误诊误治,2008,21(5):43.

[114] 钱门宝,周晓农,方悦怡,等.加强中国华支睾吸虫病研究[J].中国寄生虫学与寄生虫病杂志,2011,29(3):211-214.

[115] 秦刚,陈明泉,施光峰,等.成人传染性单核细胞增多症21例[J].中华传染病杂志,2006,24(3):192-193.

[116] 邱春华,徐锋,代丽茹,等.恶性疟疾伴血小板减少误诊一例[J].中华传染病杂志,2007,25(8):509.

[117] 邱璇,张云山,贺声.超声误诊肝脏寄生虫病1例[J].海军总医院学报,2008,21(3):191-192.

[118] 邱元正,肖健云.猫抓病——附1例报告及文献复习[J].中国耳鼻咽喉颅底外科杂志,2006,12(1):36-38.

[119] 全国人体重要寄生虫病现状调查办公室.全国人体重要寄生虫病现状调查报告[J].中国寄生虫学及寄生虫病杂志,2005,23(5):332-340.

[120] 阮克琛.32例副伤寒误诊原因分析[J].海南医学,2004,15(1):37-38.

[121] 阮树松.11例肺吸虫病例误诊分析[J].临床肺科杂志,2012,17(2):365.

[122] 阮廷清,黄福明,张鸿满,等.B超疑诊华支睾吸虫感染者实验室检测结果分析[J].热带病与寄生虫学,2006,4(3):167-169.

[123] 石宁,吴青云,吕宝玲.破伤风误诊24例分析[J].临床口腔医学杂志,2005,21(8):465.

[124] 时曼华,于恩庶.中国钩体病地理流行病学研究[M].香港:亚洲医药出版社,2000.

[125] 史子敏.流行性出血热误诊为急性胃肠炎20例分析[J].中国误诊学杂志,2009,9(12):2898.

[126] 斯崇文,贾辅忠,李家泰.感染病学[M].北京:人民卫生出版社,2004:820-825.

[127] 宋艳文,张相萍.布氏菌病患者抗体测定与细菌学检验结果的对比分析[J].检验医学与临床,2008,5(10):604.

[128] 宋一平.实用肺吸虫病学[M].2版.北京:人民卫生出版社,2008.

[129] 宋玉燕,周立春,孙强中.肺吸虫病误诊为结核病原因分析[J].医药论坛杂志,2011,3(15):22-23.

[130] 苏海庆,李锦球.B超诊断华支睾吸虫感染[J].中国寄生虫学与寄生虫病杂志,2000,18(2):127.

[131] 孙军玲,张静,马会来.2012年全国和高发省份伤寒、副伤寒流行特征分析[J].中华流行病学杂志,2013,34(12):1183-1188.

[132] 谭建军,张胜,杨志莲,等.临床常见诊疗错误汇编(261)[J].新医学,2005,2(36):102.

[133] 唐凌,钟利,任小华.肺吸虫病误诊43例分析[J].中国误诊学杂志,2005,5(17):17.

[134] 唐明强.肝吸虫病23例误漏诊分析[J].中国实用乡村医生杂志,2008,15(2):33.

[135] 陶开华,吴光华,郭恒彬.我军恙虫病流行病学研究回顾与展望[J].解放军预防医学杂志,2003,21(3):157-160.

[136] 田荣娜,李爱元.肾综合征出血热64例误诊分析[J].滨州医学院学报,2010,33(3):225.

[137] 吐尔干巴依,阿依夏木古,肖玲,等.小儿黑热病50例分析[J].中国误诊学杂志,2006,6(15):2988-2989.

[138] 汪俊云,高春花.内脏利什曼病诊断方法研究进展[J].国际医学寄生虫杂志,2009,36(5):348-354.

[139] 汪云花.B超对血吸虫病肝脏的鉴别诊断[J].临床医药实践,2010,19(9B):1224-1225.

[140] 王标.76例麻风误诊情况分析[J].皮肤病与性病,2011,33(2):123-124.

[141] 王昌义,冒青,陈雪梅.丙型副伤寒误诊为化脓性关节炎1例[J].中国当代儿科杂志,2001,3(4):429.

[142] 王华彬,刘跃梅.肝吸虫误诊一例[J].赣南医学院学报,2007,27(4):656.

[143] 王景权,谭又吉,萧辉,等.以结节性红斑为主要表现的LL麻风误诊4年一例[J].现代实用医学,2009,10(3):273.

[144] 王景权,吴李梅,谭又吉,等.全球麻风病控制策略述评与展望[J].中国预防医学杂志,2014,15(8):775-777.

[145] 王军,王运杰,欧绍,等.脑实质型囊性囊虫病的显微手术治疗[J].中华神经外科杂志,2009,25(9):832-834.

[146] 王岚,朱庆玲,刘旭欣,等.儿童传染性单核细胞增多症合并肾损伤26例误诊分析[J].中国现代医师,

2007,45(4):78.

[147] 王米君,于加省.误诊为脑肿瘤的脑型血吸虫病[J].数理医药学杂志,2007,20(3):342-343.

[148] 王敏,孙辉,申志芬.新型隐球菌性脑膜炎误诊并诊治探讨[J].临床误诊误治,2008,21(4):29-30.

[149] 王滕民,王常玲.猫抓病15例误诊分析[J].中国全科医学,2007,10(18):1544-1545.

[150] 韦利妃.肝吸虫病误诊为病毒性肝炎一例分析[J].中外妇儿健康,2011,19(3):106.

[151] 翁丽珠.副伤寒450例诊治体会[J].现代中西医结合杂志,2006,15(19):26-74.

[152] 邬娅杰,崔博.小儿伤寒35例误诊分析[J].实用医院临床杂志,2007,4(3):71.

[153] 吴丽娟,虞炳庆.破伤风误诊为神经系统疾病2例分析[J].中国实用神经疾病杂志,2012,15(20):3.

[154] 肖爱梅.麻疹误诊分析54例[J].临床医学,2012,32(8):110-111.

[155] 肖贵宝,冯萍,杨志勇.脑囊虫病73例临床分析[J].临床误诊误治,2011,24(4):30-31.

[156] 肖海英,孙金山,石小湘.破伤风误诊为病毒性脑炎1例分析[J].中国误诊误治杂志,2010,10(4):877-878.

[157] 谢非.第四脑室内囊虫病4例误诊分析[J].江西中医药,2005,36(12):42.

[158] 谢正德.儿童EB病毒传染性单核细胞增多症临床特征及诊断标准[J].实用儿科临床杂志,2007,22(22):1759-1760.

[159] 徐小元,于岩岩,魏来.传染病学[M].北京:北京大学医学出版社,2011:215-216.

[160] 许隆琪,薛纯良.重要寄生虫病诊治指南[M].北京:北京科学技术出版社,2002:77-89.

[161] 杨家斐,余新光,胡森森,等.脑囊虫病的MR误诊分析(6例报告)[J].中国神经精神疾病杂志,2008,34(4):241-242.

[162] 杨建梅.恙虫病并肺部合并症40例临床分析[J].临床肺科杂志,2009,14(7):859-860.

[163] 杨建勋.恙虫病18例临床分析[J].中国医药科学,2012,2(7):171.

[164] 杨珊明.老年甲型副伤寒26例误诊分析[J].中国热带医学,2006,6(6):1025.

[165] 杨绍基,李兰娟,任红.传染病学[M].北京:人民卫生出版社,2013.

[166] 张玲霞,周先志.现代传染病学[M].2版.北京:人民军医出版社,2010:652-657.

[167] 杨涛,吴兵.布氏杆菌病22例误诊分析[J].中国临床医生,2005,33(6):29-30.

[168] 杨艳君,孙广平,孔庆安,等.177例脑囊虫病误诊原因分析[J].中国病原生物学杂志,2008,3(10):770-772.

[169] 叶爱玉.甲型副伤寒的早期诊断和治疗[J].浙江医学,2007,29(10):1071-1072.

[170] 义艳,罗文,徐严明,等.30例脑囊虫病临床及MRI研究[J].中国当代医药,2009,16(8):24-25.

[171] 于建武,孙丽杰,康鹏,等.华支睾吸虫病88例流行病学和临床特征分析[J].中华传染病杂志,2008,26(12):744-746.

[172] 余荣华,梁洁,许红梅.儿童伤寒125例临床分析[J].中国实用儿科杂志,2010,25(7):539-542.

[173] 张曹.144例脑囊虫病临床分析[J].青海医药杂志,2006,36(9):21-23.

[174] 张春兰,何凯英,李玉娥,等.102例华支睾吸虫病合并肝损害临床分析[J].中国医师杂志,2005,7(11):1529-1530.

[175] 张翠媛.小儿恙虫病56例临床分析[J].中国煤炭工业医学杂志,2000,3(8):834-835.

[176] 张富南,肖宇,陈漪澜.rk39免疫层析试纸条检测黑热病的效果评价[J].中国热带医学,2008,8(5):710-711.

[177] 张久存,李莺.7例猫抓病误诊分析[J].宁夏医学院学报,2008,30(5):679-680.

[178] 张泽柏.艾滋病合并隐球菌性脑膜炎30例的临床分析[J].广西医学,2009,31(10):1487-1486.

[179] 张兆辉,胡锦流,孙修福,等.低流行状态下麻风病误诊原因分析[J].皮肤性病诊疗学杂志,2011,18(5):324-326.

[180] 赵辉,李宝金,龙宏刚,等.成人破伤风首诊误诊48例分析[J].中外医学研究,2011,9(20):2422.

[181] 郑闽林,陈洁,周维英,等.伤寒16例误诊原因分析[J].临床军医杂志,2010,38(2):316.

[182] 中华人民共和国卫生部.布鲁氏菌病诊疗指南(试行)[S].2012.

［183］中华人民共和国卫生部.黑热病诊断标准［M］.北京:人民卫生出版社,2006:18.

［184］中华人民共和国卫生部.黑热病诊断标准及处理原则 GB 15986—1995［S］.北京:中国标准出版社,1996.

［185］中华人民共和国卫生部.华支睾吸虫病诊断标准［S］.2009.

［186］中华人民共和国卫生部.卫生行业标准.新生儿破伤风诊断标准(WS 272—2007)［S］.北京:人民卫生出版社,2007.

［187］中华人民共和国卫生部.卫生行业标准—并殖吸虫病的诊断(WS380—2012)［S］.北京:人民卫生出版社,2012.

［188］中华人民共和国卫生部.卫生行业标准—囊尾蚴病的诊断(WS381—2012)［M］.北京:人民卫生出版社,2012.

［189］中华人民共和国卫生部.卫生行业标准—疟疾诊断标准［M］.北京:人民卫生出版社,2006:110.

［190］中华人民共和国卫生行业标准.麻风病诊断标准［S］.WS291—2008.

［191］中华人民共和国卫生行业标准.伤寒和副伤寒诊断标准［S］.2008.

［192］中华人民共和国卫生行业标准.狂犬病诊断标准 WS 281—2008［S］.北京:人民卫生出版社,2008.

［193］中华人民共和国卫生与计划生育委员会.2013 中国卫生和计划生育统计年鉴［M］.北京:中国协和医科大学出版社,2013:266－282.

［194］中华医学会感染病学分会艾滋病学组.艾滋病诊疗指南(2011 版)［J］.中华传染病杂志,2011,29(10):629－640.

［195］周承,徐勤,王景祥,等.日本血吸虫病肝纤维化血清学诊断与超声诊断的比较研究［J］.中国血吸虫病防治杂志,1999,11(1):1518.

［196］朱正开.副伤寒甲 245 例临床特点和诊断探讨［J］.中国医学工程,2005,13(5):538－540.

第八章

循环系统疾病

第一节　心力衰竭

一、概述

1. 定义　心力衰竭（heart failure，HF）是由于任何心脏结构或功能异常导致心室充盈或射血能力受损的一组复杂临床综合征，其主要临床表现为呼吸困难和乏力（活动耐量受限），以及液体潴留（肺淤血和外周水肿）。心力衰竭（简称心衰）为各种心脏疾病的严重和终末阶段，发病率高，是当今最重要的心血管病之一。HF 是各种心脏病的严重阶段，其发病率高，是心脏病患者的主要死因。国外人群中 HF 患病率 1.5%～2.2%，我国在 35～74 岁的城乡居民中为 0.9%。HF 患者占同期心血管病住院患者的 16.9%，而死亡率却占心血管病患者的 41.1%，提示其预后严重。

2. 分型　依据左心室射血分数（LVEF），心衰可分为 LVEF 降低的心衰（heart failure with reduced left ventricular ejection fraction，HF‐REF）和 LVEF 保留的心衰（heart failure with preserved left ventricular ejection fraction，HF‐PEF）。一般来说，HF‐REF 指传统概念上的收缩性心衰，而 HF‐PEF 指舒张性心衰。LVEF 保留或正常的情况下收缩功能仍可能是异常的，部分心衰患者收缩功能异常和舒张功能异常可以共存。LVEF 是心衰患者分类的重要指标，也与预后及治疗反应相关。

根据心衰发生的时间、速度、严重程度可分为慢性心衰（chronic heart failure，CHF）和急性心衰（acute heart failure，AHF）。在原有慢性心脏疾病基础上逐渐出现心衰症状、体征的为慢性心衰。慢性心衰症状、体征稳定 1 个月以上称为稳定性心衰。慢性稳定性心衰恶化称为失代偿性心衰，如失代偿突然发生则称为急性心衰。急性心衰的另一种形式为心脏急性病变导致的新发心衰。

3. 发病机制与分期　心衰的主要发病机制之一为心肌病理性重构，导致心衰进展的两个关键过程，一是心肌死亡（坏死、凋亡、自噬等）的发生，如急性心肌梗死（AMI）、重症心肌炎等；二是神经内分泌系统过度激活所致的系统反应，其中肾素-血管紧张素-醛固酮系统（RAAS）和交感神经系统过度兴奋起着主要作用。切断这两个关键过程是心衰有效预防和治疗的基础。

根据心衰发生发展的过程，从心衰的危险因素进展成结构性心脏病，出现心衰症状，直至难治性终末期心衰，可分成前心衰（A）、前临床心衰（B）、临床心衰（C）和难治性终末期心衰（D）4 个阶段。这 4 个阶段不同于纽约心脏协会（NYHA）的心功能分级。心衰是一种慢性、自发进展性疾病，很难根治，但可预防。心衰的阶段划分正是体现了重在预防的概念，其中预防患者从阶段 A 进展至阶段 B，即防止发生结构性心脏病，以及预防从阶段 B 进展至阶段 C，即防止出现心衰的症状和体征，尤为重要。

4. 治疗原则　慢性心衰的治疗自 20 世纪 90 年代以来已有重大的转变：从旨在改善短期血流

动力学状态转变为长期的修复性策略,以改变衰竭心脏的生物学性质;从采用强心、利尿、扩血管药物转变为神经内分泌抑制剂,并积极应用非药物的器械治疗。心衰的治疗目标不仅是改善症状、提高生活质量,更重要的是针对心肌重构的机制,防止和延缓心肌重构的发展,从而降低心衰的病死率和住院率。

HF 预后差,资料显示 2 年死亡率男性为 37%,女性为 33%;6 年死亡率男性为 82%,女性为32%。HF 患者 1/3 为猝死,1/3 在疾病进行性恶化基础上猝死,1/3 死于 HF 恶化。猝死者主要死于室性心律失常。据我国部分地区 42 家医院,对 10 714 例心衰住院病例回顾性调查发现,其病因以冠心病居首,其次为高血压,而风湿性心脏瓣膜病比例则下降;各年龄段心衰病死率均高于同期其他心血管病,其主要死亡原因依次为左心功能衰竭(59%)、心律失常(13%)和猝死(13%)。

急性心衰患者一般治疗包括体位、氧疗和出入量管理,药物治疗包括利尿剂、血管扩张药物、正性肌力药物、血管收缩药物等,非药物治疗包括主动脉内球囊反搏、机械通气,必要时血液净化治疗。治疗目标为改善急性心衰症状,稳定血流动力学状态,维护重要脏器功能,避免急性心衰复发,改善远期预后。评估应多次和动态进行,以调整治疗方案,且应强调个体化治疗。

二、诊断标准

1. 诊断原则　诊断 HF 需综合分析病因、病史、症状、体征和实验室检查。病史包括有器质性心脏病、血管畸形和诱发 HF 的因素,心衰患者多因下列 3 种原因之一就诊:运动耐量降低、液体潴留以及其他心源性或非心源性疾病,均会有相应症状和体征。接诊时要评估容量状态及生命体征,监测体质量,估测颈静脉压,了解有无水肿、夜间阵发性呼吸困难以及端坐呼吸。症状和体征是诊断 HF 重要的依据,肺淤血引起的不同程度的呼吸困难是诊断左心衰竭的重要依据;体循环静脉系统淤血所致的颈静脉怒张、肝大、肝颈回流征阳性及下垂性水肿是诊断右心衰竭的依据。X线对明确心脏大小和肺淤血有重要价值;超声心动图能更准确地提供各心腔大小、心脏结构以及收缩和舒张功能状态,是目前临床诊断 HF 的重要的无创检查方法。HF 确定后应进一步明确其程度、类型、基础疾病和诱因,并评价心功能。

2. 确定有无心力衰竭

(1) 左心衰竭:呼吸困难为主,初始为劳力性呼吸困难,不断加重直至休息时也感呼吸困难;或为阵发性呼吸困难,多于夜间熟睡后发作,患者被迫坐起或呈哮喘样发作;严重者出现典型肺水肿表现。除原有心脏病体征外,常可听到奔马律,P2 亢进,双肺底有湿性啰音,重症者,啰音布满全肺或伴有哮鸣音。X线检查可见左心扩大,肺淤血。肺纹增粗,急性肺水肿时可见肺门向肺野呈蝶形的云雾状阴影。血流动力学监测左心室舒张末期压增高,肺楔嵌压增高超过 12 mmHg。

(2) 右心衰竭:常继发于左心衰竭之后,主要为全身静脉淤血表现。皮下水肿自低垂部位开始,逐渐遍及全身,并可出现胸水和腹水。颈静脉怒张,肝大并有触痛,肝颈反流可阳性,肝功能常有损害,可伴黄疸。肾淤血,尿量减少并有蛋白尿。胃肠淤血,可有胃纳减退、恶心呕吐等。X线检查右心或全心扩大。静脉压增高。

(3) 全心衰竭:同时兼有左、右心衰竭表现。

(4) 无症状性 HF:有心肌受损的病因,并具有客观左室功能障碍证据(如左心室射血分数低于 40%或 X线提示轻度肺淤血),而无典型充血性 HF 症状,不需洋地黄或利尿剂治疗,心功能尚属Ⅰ级者。

(5) 单纯性舒张性 HF:有 CHF 表现(多为肺淤血),左室不大,左室壁大多肥厚,左房增大,左室射血分数正常,舒张功能异常,对洋地黄药物反应不佳。

3. 评估严重度　CHF 严重度评估采用 NYHA 心功能分级,AHF 的严重度评估主要有 Killip

法、Forrester 法和临床程度床边分级 3 种。Killip 法主要用于 AMI 患者，根据临床和血液动力学状态分级。Forrester 法适用于监护病房及有血流动力学监测条件的病房、手术室。临床程度床边分级根据 Forrester 法修改而来，主要根据末梢循环的观察和肺部听诊，无需特殊的监测条件，适用于一般的门诊和住院患者。

三、误诊文献研究

1. 文献来源及误诊率　2004—2013 年发表在中文医学期刊并经遴选纳入误诊疾病数据库的 HF 误诊文献共 131 篇，累计误诊病例 3 723 例。37 篇文献可计算误诊率，误诊率 22.80%。

2. 误诊范围　HF 的误诊率较高，部分原因为隐匿性 HF，部分原因为症状表现不典型或缺乏特异症状。舒张性 HF 在女性较常见，症状轻微或隐匿，容易误诊漏诊。老年人由于合并多种疾病，HF 的症状可能被其他合并疾病症状所遮盖，或老年人对症状的反应较差，以其他系统症状为主诉，导致误诊。本次纳入的 3 723 例 HF 误诊为 50 种疾病 3 779 例次，涉及 12 个系统或专科，其中呼吸系统疾病 75.05%，误诊疾病系统分布见表 8-1-1。居前三位的误诊疾病为支气管炎、肺炎、支气管哮喘。较少见的误诊疾病包括心肌炎、心脏神经症、肺栓塞、肺性脑病、脑萎缩、老年性痴呆、甲状腺功能减退症、甲状腺功能亢进症、肝胆管炎、肝癌、急性胰腺炎、急性阑尾炎、上消化道出血、食管肿瘤、急腹症、低血糖症、糖尿病酮症酸中毒、胸膜间皮瘤、结缔组织病、睾丸炎。80 例次作出胸腔积液待查诊断，5 例次仅作出贫血、肝损害待查诊断，34 例次漏诊，14 例次诊断不明确。主要误诊疾病见表 8-1-2。

表 8-1-1　心力衰竭误诊疾病系统分布

疾病系统	误诊例次	百分比(%)	疾病系统	误诊例次	百分比(%)
呼吸系统疾病	2 836	75.05	内分泌系统疾病	30	0.79
消化系统疾病	379	10.03	感染性疾病	27	0.71
神经系统疾病	173	4.58	营养及代谢疾病	11	0.29
循环系统疾病	116	3.07	运动系统疾病	4	0.11
泌尿系统疾病	112	2.96	免疫性疾病	3	0.08
精神疾病	31	0.82	其他	57	1.51

表 8-1-2　心力衰竭主要误诊疾病

误诊疾病	误诊例次	百分比(%)	误诊疾病	误诊例次	百分比(%)
支气管炎	1 429	37.81	肺结核	35	0.93
肺炎	424	11.22	肝硬化	34	0.90
支气管哮喘	329	8.71	精神疾病	30	0.79
结核性胸膜炎	283	7.49	高血压病	27	0.71
胃肠炎	271	7.17	肝炎	27	0.71
脑血管病	165	4.37	胃十二指肠溃疡	18	0.48
上呼吸道感染	107	2.83	心律失常	16	0.42
冠心病	71	1.88	糖尿病	16	0.42
慢性阻塞性肺疾病	70	1.85	前列腺增生	14	0.37
肺源性心脏病	63	1.67	前列腺炎	14	0.37
胆囊炎胆石病	46	1.22	肺癌	7	0.19
肾炎	46	1.22	低蛋白血症	6	0.16
肾衰竭	37	0.98	支气管扩张	6	0.16

误诊疾病	误诊例次	百分比(%)	误诊疾病	误诊例次	百分比(%)
高脂血症	5	0.13	自主神经功能紊乱	4	0.11
围绝经期综合征	5	0.13	休克	4	0.11
颈椎病	4	0.11			

3. 容易误诊为 HF 的疾病　经对误诊疾病数据库全库检索发现,292 篇文献 49 种疾病共 1 180 例曾误诊 HF,居前三位的疾病为肺栓塞、急性心肌梗死和甲状腺功能减退性心脏病,主要病种见表 8 - 1 - 3。尚有 47 例最终确诊为:狂犬病、传染性单核细胞增多症、应激性心肌病、心内膜弹力纤维增生症、先天性心脏病、糖尿病酮症酸中毒、糖尿病性心肌病、低血糖症、双硫醒反应、维生素 B₁ 缺乏症、急性白血病、支气管哮喘、睡眠呼吸暂停低通气综合征、膈疝、脓胸、肝肺综合征、特发性肺含铁血黄素沉着症、肝癌、多发性肌炎、系统性红斑狼疮、淀粉样变病、重症肌无力、蛛网膜下腔出血、Guillain-Barrés 综合征、肾癌。

表 8 - 1 - 3　容易误诊为心力衰竭的疾病

确诊疾病	例　数	百分比(%)	确诊疾病	例　数	百分比(%)
肺栓塞	416	35.25	结核性胸膜炎	10	0.85
急性心肌梗死	298	25.25	胃食管反流病	10	0.85
甲状腺功能减退性心脏病	84	7.12	肺结核	8	0.68
慢性肾衰竭	49	4.15	肥厚型心肌病	7	0.59
高原性肺水肿	45	3.81	肺癌	6	0.51
自发性气胸	43	3.64	睡眠-觉醒节律障碍	6	0.51
肺炎	39	3.31	心肌致密化不全	6	0.51
甲状腺功能亢进性心脏病	23	1.95	抑郁症	5	0.42
感染性心内膜炎	20	1.69	心包炎	5	0.42
主动脉夹层	16	1.36	多发性骨髓瘤	5	0.42
有机磷农药中毒	12	1.02	ACEI 抑制剂咳嗽	5	0.42
结肠癌	10	0.85	腹腔间隔室综合征	5	0.42

4. 医院级别　本次纳入统计的 3 723 例 HF 误诊 3 779 例次,其中误诊发生在三级医院 1 006 例次(26.62%),二级医院 2 285 例次(60.47%),一级医院 403 例次(10.66%),其他医疗机构 85 例次(2.25%)。

5. 确诊手段　本次纳入的 3 723 例 HF 均根据症状、体征及辅助检查确诊。

6. 误诊后果　本次纳入的 3 723 例 HF 中,2 562 例文献描述了误诊与疾病转归的关联,1 161 例预后与误诊关联不明确。按照误诊数据库对误诊后果的分级评价标准,可统计误诊后果的病例中,2 545 例(99.34%)为Ⅲ级后果,未因误诊误治造成不良后果;7 例(0.27%)造成Ⅱ级后果,因误诊致病情迁延;10 例(0.39%)造成Ⅰ级后果,均为死亡。

若误诊病例病情较轻,或 CHF 进展缓慢,短时间内对病情尚未造成太大影响。误诊为其他疾病所采用的治疗药物,如血管扩张剂、利尿剂、支气管扩张剂、营养心肌药物,在 HF 综合治疗时也常用,因此,应用这些药物后可能对 HF 病情也有一定影响,使病情得到不同程度的改善或稳定,故数据库统计结果显示,大多数 HF 误诊病例并未发生不良后果。但少部分病例因误诊死亡或造成不良后果,因误诊导致死亡的主要是 AHF 的严重患者或 CHF 终末期患者。临床上急性 HF 或慢性 HF 急性发作主要是误诊为呼吸系统疾病,如误诊后没有及时进行抗 HF 治疗的相关措施,而只是单纯抗感染、平喘等治疗,往往病情无法得到控制而导致不良后果。

四、误诊原因分析

依据本次纳入的 131 篇文献分析的误诊原因出现频次,经计算机统计归纳为 11 项,以问诊及体格检查不细致、经验不足而缺乏对本病认识、缺乏特异性症状、体征为主要原因,见表 8 - 1 - 4。

表 8 - 1 - 4　心力衰竭误诊原因

误诊原因	频　次	百分率(%)	误诊原因	频　次	百分率(%)
问诊及体格检查不细致	77	58.78	病人主述或代述病史不确切	16	12.21
经验不足,缺乏对该病的认识	60	45.80	过分依赖或迷信辅助检查结果	7	5.34
缺乏特异性症状、体征	58	44.27	并发症掩盖了原发病	6	4.58
诊断思维方法有误	54	41.22	医院缺乏特异性检查设备	2	1.53
未选择特异性检查项目	46	35.11	药物作用的影响	1	0.76
多种疾病并存	40	30.53			

1. 采集病史及体格检查不细致　临床医师对咳嗽、气促、咯血就诊患者常首先想到呼吸系统疾病,但这些症状亦可出现于 HF,如果详细询问是否有长期咳嗽、气促、咯血等呼吸系统疾病史对鉴别诊断就有一定意义。老年人记忆力与判断力差,病史陈述不清,表达困难,当出现咳嗽、咳痰、气促时常认为是感冒,提供的病史较不可靠,是 HF 误诊与漏诊的重要原因之一。

心脏体格检查对 HF 具有特殊诊断意义,如心界明显扩大、心尖区第一心音减弱、奔马律、肺部均匀一致的细湿性啰音,特别是左下肺为主;胸腔积液以右侧为主或右侧胸膜积液。对 HF 的上述体征认识不足,体格检查不细致,过分依赖实验室检查,是发生误诊的主要原因。

2. 经验不足而缺乏对 HF 的认识　本次文献分析显示,HF 的误诊多发生在非心内科,如呼吸科、消化科、肝病科、肾病科等。由于综合性医院临床二级学科分科过细,一些非专科的年轻医师对 HF 的多样化表现认识不足,诊断往往先考虑本专科疾病,如肝功能异常就诊断为肝炎、肝硬化,肾功能异常就诊断为肾炎、肾盂肾炎,对肺部啰音缺乏认真分析,闻及啰音即诊断支气管炎、肺炎等。

3. 缺乏特异性症状体征　HF 早期可呈隐匿性,特别是舒张性 HF。高龄女性 HF 常为舒张性 HF 或以舒张性 HF 为主,症状往往隐匿或无症状或为一些非特异性症状,加之老年人采取宁静的生活方式,缺乏体力活动,HF 的症状轻或不典型,患者尽管有 HF 的病理生理改变,但日常活动不受限,也无气促表现或仅有劳力性呼吸困难,此与一般老年人体力差而表现为上楼气促很难鉴别。加之查体心界不大,肺部湿性啰音不明显,B 超左心室射血分数正常或高于正常时,更增加鉴别诊断的困难。老年人因患多种疾病,与 HF 症状鉴别困难;部分老年人的 HF 以神经系统症状为突出表现,或同时合并神经系统疾病,而遮盖了 HF 的临床特征,造成误诊漏诊。

4. 不熟悉常见误诊疾病的鉴别要点

(1) 左心衰竭误诊为支气管疾病:慢性支气管炎、支气管哮喘患者的临床表现以咳嗽、喘息、呼吸困难,甚至急性发作时不能平卧、伴心率加快、大汗等。左心衰竭时亦表现咳嗽、喘息、端坐呼吸及大汗,当伴有支气管痉挛时亦可闻及哮喘音。因此,两者临床表现有许多相似之处,急性左心衰竭表现以肺部哮喘音为主时,特别是患者有支气管炎病史者,如果忽略了对心脏方面的检查,特别是心脏听诊,遗漏了器质性心脏病的诊断,易将慢性或急性左心衰竭误诊为慢性支气管炎、支气管哮喘急性发作、肺炎、上呼吸道感染等。

(2) CHF 误诊为胸膜炎:CHF 发生时,由于肺循环阻力增加,血液与淋巴回流受阻,胸腔内液体可增加,而吸收障碍,因此形成胸腔积液。HF 的胸腔积液为漏出液,但积液沉积时间过久,或者因反复抽吸可合并感染,使蛋白质与细胞数增加,或呈渗出液改变,是常误诊为结核性胸膜炎的主要原因。

(3) CHF 误诊为肾脏疾病:CHF 由于可引起各脏器慢性持续性淤血,而引起水肿及一系列临床症状,如食欲缺乏、恶心、呕吐、腹胀、尿少、夜尿;体征有颈静脉充盈或怒张、肝大、压痛、肝颈静脉回流征(＋),可出现腹水、胸水;肾淤血可引起夜尿增多,白天尿少,血尿素与肌酐升高、蛋白尿,部分患者被误诊为肾炎、肾盂肾炎、肾功能不全。

5. 多种疾病并存而忽视基础心脏病　HF 常在冠心病、高血压心脏病、心肌病或心瓣膜病的基础上发生。对患者基础心脏病的存在缺乏了解,或未对患者心脏情况进行详细检查,一旦患者出现有关 HF 的临床表现易忽视基础心脏病,导致漏诊。

五、防范误诊措施

1. 认识 HF 早期表现与老年人 HF 特点　因 HF 的早期表现隐匿或不典型,特别是老年人与女性舒张性 HF 早期诊断较困难。HF 的诊断标准虽然较多,但目前仍以 Framingham 标准为大家所公认,而早期诊断可能难以符合上述标准,故有人提出 HF 的早期诊断为:① 走路稍快或做轻微劳动即感心悸、胸闷、气短、脉搏明显增快。② 尿量减少大于体重增加。③ 睡眠中突然出现胸闷、气短或喘息,或头部垫高后呼吸觉舒适,难以用上呼吸道感染解释。④ 干咳,且白天站立或坐位时较轻,平卧或夜间卧床后加重。

老年人出现的咳嗽、咳痰、呼吸困难应注意有无合并 HF。老年心脏病患者罹患呼吸道感染,常以咳嗽、咳痰为主要症状,往往忽略了心悸、呼吸困难等症状,仔细查体可能发现一些线索,如颈静脉充盈、肝颈静脉逆流征阳性、心尖冲动的移位、心脏杂音及 S3 奔马律等。心电图、胸部 X 线片和超声心动图可进一步提供心脏病的证据。体检或医技检查证实心脏病的存在,应给予强心、利尿、ACE 抑制剂与硝酸酯类治疗,抗 HF 治疗使病情迅速缓解,也能证实 HF 的存在。

有学者认为对于老年患者,遇有下列情况时应考虑早期 HF 的存在:① 平卧或夜间出现胸闷、咳嗽,或上述症状夜间较白天加重。② 白天尿少,夜尿增多。③ 遇有影响血压波动的因素(如劳累、活动甚至情绪波动)时出现心悸、胸闷、喘息。④ 心率加快,在卧床休息时心率>80 次/分,轻微活动时心率>100 次/分。⑤ 双肺可闻及干、湿啰音,并能排除非心源性因素。⑥ 心电图提示心肌缺血。⑦ X 线胸片提示肺淤血表现及心脏左心室扩大。

2. 提高对 HF 病因的诊断水平　器质性心脏病最终均可能发生 HF,如对患者基础器质性心脏病变病史的详细采集,当出现心悸、气促加重,就要警惕 HF 发生的可能。

HF 有广泛的心脏病基础病因,找出基础病因及诱因对 HF 早期诊断有重要意义。HF 诱因常见有肺部感染、劳累、情绪激动等。通过心脏体格检查,以及 X 线胸片、心电图、B 超等检查,必要时行冠状动脉造影,以便明确基础心脏病的诊断。应特别注意有无内科治疗可纠正的病因,如甲状腺功能亢进、甲状腺功能减退、贫血、高血压、糖尿病及严重的脂质代谢紊乱等,有无外科手术或介入治疗可纠正的病因如严重的瓣膜狭窄、室壁瘤、缩窄性心包炎、可逆性心肌缺血等。还应注意有无促发 HF 的诱因如感染、栓塞、感染性心内膜炎、活动性风湿病、心律失常等。另外,还应注意患者有无不遵医嘱的情况如钠盐摄入过多、不适当的体力活动等。

对不明原因的 HF 也要考虑到少见的病因。如果经过全面的检查仍未找到明确的病因,而且传统的标准治疗方法无效,也应考虑到心脏肿瘤等一些少见的病因。

3. 了解舒张性 HF 的临床特点　舒张性 HF 往往症状隐匿,容易误诊,要充分认识其特点。舒张性 HF 临床表现与收缩性 HF 大致相似,但有以下特征:① 病程较短。② 症状相对轻,多表现为劳累性呼吸困难或夜间阵发性呼吸困难,日常家务活动常不受限或轻度受限,NYHA 心功能分别多为 2、3 级。③ 体格检查心界不大或稍扩大,肺底啰音相对少。④ 35% 舒张性 HF 患者心电图有左心房负荷加重,部分病例左心室高电压,ST 段缺血性降低。⑤ X 线胸片心影不大或稍大,多有肺淤血表现。⑥ 心脏 B 超左心室不大但室壁增厚,室间隔、左心室后壁厚度多>11 mm,左心房增大,射血分数正常(>50%),舒张功能异常,无节段室壁运动异常。

4. 选择正确的医技检查手段　要正确选择 HF 的检查方法,如 X 线胸片、心电图、超声心动图等,实验室检查方面脑钠肽对 HF 诊断及其程度也有诊断意义,血流动力学检查行容量评估等。但不宜过分依赖辅助检查,一定要全面分析症状、体征和医技检查结果,才能避免误诊。

5. 注意常见疾病的鉴别诊断

(1) 支气管炎与肺炎:支气管炎的肺部啰音以干性啰音、哮喘音为主,且分布广泛。肺部感染的啰音以湿性啰音为主,分布不均匀,且与炎症部位相符合,啰音持续时间较长、较固定。而左心衰竭的肺部啰音以均匀一致的细湿性啰音为主,以左下肺为明显。此时,详细询问病史,特别既往有无心脏病史,有无夜间阵发性呼吸困难,配合心电图、B 超检查,尤其是了解有无肺淤血、肺水肿,则可鉴别。支气管扩张常有慢性咳嗽、咳痰等病史,是与 HF 咯血不同之处。

(2) 支气管哮喘:不少急性肺水肿患者早期只出现哮鸣音,这种心源性哮喘容易误诊为支气管哮喘。因此,中老年哮喘患者如既往无哮喘发作史,应多考虑心源性哮喘,静脉注射氨茶碱可能暂时缓解并不说明问题。此外,因治疗原则不同,还应将二尖瓣狭窄合并的急性左心房衰竭所致肺水肿与急性左心室衰竭所致肺水肿鉴别开来。

(3) 炎症性胸膜炎:胸腔积液最常见的病因是炎症,以结核性胸膜炎最为多见。对器质性心脏病患者合并的胸腔积液特别是双侧胸腔积液(右侧较重),应警惕心源性胸腔积液的可能。心源性胸腔积液为漏出液,而炎症性胸腔积液均为渗出液,此为重要鉴别点。心源性胸腔积液患者多有呼吸困难、端坐呼吸、颈静脉怒张、肝大及下肢水肿;而炎症性胸腔积液多有畏寒、发热、全身中毒症状,应全面了解病情,加以鉴别。

(郭照军　李少波)

第二节　急性心肌梗死

一、概述

心肌梗死(myocardial infarction, MI)是心肌的缺血性坏死。急性心肌梗死(acute myocardial infarction,AMI)是在冠状动脉(冠脉)病变的基础上,发生冠脉血供急剧减少或中断,使相应的心肌严重而持久地急性缺血导致的部分心肌急性坏死。通常原因为在冠脉不稳定斑块破裂、糜烂基础上继发血栓形成导致冠脉血管持续、完全闭塞。AMI 是冠心病最严重的后果,临床上根据其典型的胸痛病史、心电图演变特点以及血清心肌坏死标志物测定,诊断一般并不困难。但是大约 20% 的 AMI 由于缺乏典型的临床表现、心电图特征和心肌酶学改变,容易误诊、漏诊。

1. 发病情况　AMI 既往在欧美常见,美国 35~84 岁人群中年发病率男性为 7.1%,女性为 2.2%,每年约有 150 万人发生 AMI,45 万人发生再次心肌梗死。在我国本病不如欧美多见,但是近年来的数据表明其发病率也在逐渐升高。

2. 病因和发病机制　AMI 的基本病因是冠脉粥样硬化(偶为冠脉栓塞、炎症、先天性畸形、痉挛和冠脉口阻塞所致),造成一支或多支冠脉管腔狭窄和心肌血供不足,而侧支循环未充分建立。在此基础上,一旦血供急剧减少或中断,使心肌严重而持久地急性缺血达 20～30 min 以上,即可发生 AMI。

3. 临床表现 AMI 的临床表现,与梗死的大小、部位、侧支循环情况密切相关。主要表现:① 疼痛:是最先出现的症状,主要在胸骨体中段或上段之后可波及心前区,有手掌大小范围,甚至横贯前胸,界限不很清楚。常放射至左肩、左臂内侧达无名指和小指。部分患者疼痛位于上腹部,被误认为胃穿孔、急性胰腺炎等急腹症;部分患者疼痛放射至下颌、颈部、背部上方,被误认为骨关节痛。疼痛多发生于清晨,且常发生于安静时,程度较重,持续时间较长,患者常烦躁不安、出汗、恐惧、胸闷或有濒死感。少数患者无疼痛,一开始即表现为休克或急性心力衰竭(心衰)。② 全身症状:可伴随发热、心动过速、白细胞增高和红细胞沉降率增快等。③ 胃肠道症状:疼痛剧烈时常伴有频繁的恶心、呕吐和上腹胀痛,与迷走神经受坏死心肌刺激和心排血量降低组织灌注不足等有关。肠胀气亦不少见,重症者可发生呃逆。④ 心律失常:以室性心律失常最多。⑤ 低血压和休克:休克见于约 20% 的 AMI 患者,主要是心源性休克。⑥ 心衰:主要是急性左心衰竭,发生率为 32%～48%,严重者可发生肺水肿。

4. 临床分型 新版心肌梗死全球专家共识将 AMI 分为如下 5 型:

1 型:由冠脉斑块破裂、裂隙或夹层引起冠脉内血栓形成,从而导致自发性心肌梗死。

2 型:继发于心肌氧供需失衡(如冠脉痉挛、心律失常、贫血、呼吸衰竭、高血压或低血压)导致缺血的心肌梗死。

3 型:疑似为心肌缺血的突发心源性死亡,或怀疑为新发生的心电图缺血变化或新的左束支传导阻滞(LBBB)的心源性死亡。由于死亡已经发生,患者来不及采集血样进行心肌标志物测定。

4 型:与经皮冠脉介入治疗(PCI)相关的心肌梗死,将本型又分为两个亚型:① 4a 型:定义为 PCI 过程所致的心肌梗死,包括球囊扩张和支架植入过程,其标准是术后患者血清肌钙蛋白水平升高超过 99% 参考值上限的 5 倍,并且有如下其中一项:心肌缺血症状,新的心电图缺血变化,冠脉造影所见血管缺失,有新的心肌活力丧失或新的室壁运动异常的影像学证据。② 4b 型:定义为支架血栓形成的心肌梗死,其标准为冠脉造影或尸检所见有缺血相关血管有血栓形成,血清心肌标志物升高至少超过 99% 参考值上限。

5 型:与冠状动脉旁路移植(CABG)相关的心肌梗死,血清肌钙蛋白超过 99% 参考值上限 10 倍,并伴有如下其中之一项:心电图新出现的病理性 Q 波或 LBBB;造影证实新的桥(静脉桥或动脉桥)内堵塞;新的心肌活性丧失;或新发的局部室壁运动异常。

二、诊断标准

2012 年 8 月 25—29 日在德国慕尼黑召开的欧洲心脏病协会(ESC)大会上公布了第三版更新的心肌梗死全球统一定义,将 AMI 定义为由于心肌缺血导致心肌细胞死亡。

新版定义的心肌梗死标准为:血清心肌标志物(主要是肌钙蛋白)升高(至少超过 99% 参考值上限),并至少伴有以下一项临床指标:① 缺血症状。② 新发生的缺血性心电图改变(新的 ST - T 改变或 LBBB)。③ 心电图病理性 Q 波形成。④ 影像学证据显示有新的心肌活性丧失或新发的局部室壁运动异常。⑤ 冠脉造影或尸检证实冠脉内有血栓。

三、误诊文献研究

1. 文献来源及误诊率 2004—2013 年发表在中文医学期刊并经遴选纳入误诊疾病数据库的 AMI 误诊文献共 485 篇,累计误诊病例 7 840 例,延误时间最短 3 小时,最长 15 日。116 篇文献可计算误诊率,误诊率 19.62%。

2. 误诊范围　本次纳入的 7 840 例 AMI 误诊范围非常广泛,90 余种,涉及 12 个系统或专科,主要集中在消化系统、心血管和呼吸系统疾病,误诊疾病系统分布见图 8-2-1。居前五位的误诊疾病为急性胃肠炎、脑血管病、急性心力衰竭、胆囊炎胆石病、支气管炎。较少见的误诊疾病包括上肢静脉炎、下肢静脉血栓形成、先天性心脏病、紧张性头痛、梅尼埃病、Guillain-Barre 综合征、病毒性脑炎、面神经炎、高钾血症、一氧化碳中毒、药物不良反应、围绝经期综合征、乳腺炎、食物中毒、食管癌、食管异物、胃下垂、腹膜炎、便秘、胆管蛔虫症、肾病综合征、尿毒症、尿潴留、喉梗阻、咽部异物、喉癌、关节炎、呼吸衰竭等。168 例次仅作出晕厥、眩晕、腰背或颈部疼痛、下颌痛、呃逆等症状待查诊断,33 例次漏诊,45 例次首诊诊断不明确。主要误诊疾病见表 8-2-1,容易误诊的消化系统和循环系统疾病见表 8-2-2、表 8-2-3。

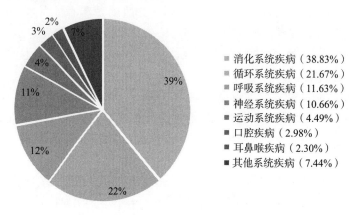

图 8-2-1　急性心肌梗死误诊疾病系统分布

- 消化系统疾病（38.83%）
- 循环系统疾病（21.67%）
- 呼吸系统疾病（11.63%）
- 神经系统疾病（10.66%）
- 运动系统疾病（4.49%）
- 口腔疾病（2.98%）
- 耳鼻喉疾病（2.30%）
- 其他系统疾病（7.44%）

表 8-2-1　急性心肌梗死主要误诊疾病

误诊疾病	误诊例次	百分比(%)	误诊疾病	误诊例次	百分比(%)
急性胃肠炎	1 574	19.79	糖尿病及相关并发症	83	1.04
脑血管病	710	8.93	消化道穿孔	80	1.01
急性心力衰竭	679	8.54	肋间神经痛	70	0.88
胆囊炎胆石病	668	8.40	慢性阻塞性肺疾病	66	0.83
支气管炎	364	4.58	胃食管反流病	63	0.79
心律失常	352	4.43	高血压性心脏病	52	0.65
急性胰腺炎	312	3.92	上呼吸道感染	38	0.48
胃十二指肠溃疡	306	3.85	消化道出血	35	0.44
肺源性心脏病	256	3.22	心肌病	27	0.34
肺炎	243	3.06	心肌炎	27	0.34
心绞痛	240	3.02	心脏神经症	25	0.31
牙髓炎牙周炎	237	2.98	急性阑尾炎	25	0.31
咽喉炎	155	1.95	癫痫	25	0.31
颈椎病	150	1.89	神经症	25	0.31
急腹症	140	1.76	气胸	24	0.30
肩周炎	132	1.66	胸膜炎	24	0.30
支气管哮喘	132	1.66	低血糖症	23	0.29
休克	129	1.62	肺栓塞	20	0.25

续表

误诊疾病	误诊例次	百分比(%)	误诊疾病	误诊例次	百分比(%)
风湿性心脏病	20	0.25	带状疱疹	16	0.20
腰椎病	20	0.25	病态窦房结综合征	15	0.19
肋软骨炎	19	0.24	软组织损伤	15	0.19
泌尿系结石	19	0.24	酒精中毒	13	0.16
扁桃体炎	18	0.23	急性心包炎	12	0.15
三叉神经痛	17	0.21	肠梗阻	11	0.14

表 8-2-2 急性心肌梗死容易误诊的消化系统疾病

误诊疾病	误诊例次	百分比(%)	误诊疾病	误诊例次	百分比(%)
急性胃肠炎	1 574	50.97	消化道出血	35	1.13
胆囊炎胆石病	668	21.63	急性阑尾炎	25	0.81
急性胰腺炎	312	10.10	肠梗阻	11	0.36
胃十二指肠溃疡	306	9.91	胆管蛔虫症	5	0.16
消化道穿孔	80	2.59	腹膜炎	4	0.13
胃食管反流病	63	2.04	其他	5	0.16

表 8-2-3 急性心肌梗死容易误诊的循环系统疾病

误诊疾病	误诊例次	百分比(%)	误诊疾病	误诊例次	百分比(%)
急性心力衰竭	679	39.41	心脏神经症	25	1.45
心律失常	352	20.43	风湿性心脏病	20	1.16
肺源性心脏病	256	14.86	病态窦房结综合征	15	0.87
心绞痛	240	13.93	急性心包炎	12	0.70
高血压性心脏病	52	3.02	低血压	11	0.64
心肌病	27	1.57	上肢静脉炎	4	0.23
心肌炎	27	1.57	其他	3	0.17

3. 容易误诊为 AMI 的疾病　经对误诊疾病数据库全库检索发现,885 篇文献 102 种疾病 2 387 例在疾病确诊前曾误诊为 AMI,涉及 14 个系统或专科,以循环系统疾病和呼吸系统疾病、内分泌代谢疾病居多,见图 8-2-2。其中 1 325 例循环系统疾病中,曾误诊为 AMI 的前五位疾病为

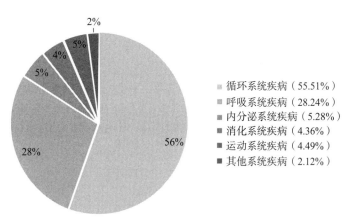

图 8-2-2 容易误诊为急性心肌梗死的疾病系统分布

循环系统疾病(55.51%)

呼吸系统疾病(28.24%)

内分泌系统疾病(5.28%)

消化系统疾病(4.36%)

运动系统疾病(4.49%)

其他系统疾病(2.12%)

主动脉夹层、病毒性心肌炎、早期复极综合征、肥厚型心肌病和应激性心肌病,占 92.91%(1 231/1 325);674 例呼吸系统疾病中,疾病谱相对窄,以肺栓塞居多,占 86.50%(583/674),其次为自发性气胸,占 12.61%(85/674)。容易误诊为 AMI 的疾病见表 8-2-4。

　　尚有 155 例最终确诊为:预激综合征、冠状动脉畸形、糖尿病性心肌病、心肌梗死后综合征、心脏肿瘤、心肌炎、缺血性心肌病、先天性心脏病、心脏神经症、心脏损伤、致心律失常性右心室心肌病、心肌致密化不全、心肌桥、抗磷脂综合征、急性左心衰竭、感染性心内膜炎;胃食管反流病、食管憩室、食管裂孔疝、食管贲门黏膜撕裂综合征、上消化道出血、急性胃炎、十二指肠溃疡、急性阑尾炎、上消化道穿孔、肠梗阻、肝癌、药物性肝炎、急性化脓性胆管炎、胆囊炎、胰腺癌、胰心综合征、脾破裂、脾动脉瘤、膈疝;肺炎、睡眠呼吸暂停低通气综合征、咳嗽变异型哮喘胸膜炎、肺肉瘤、嗜铬细胞瘤、慢性淋巴细胞性甲状腺炎、高渗性高血糖状态、甲状旁腺功能亢进症、胸腺瘤;多发性骨髓瘤、骨髓继发恶性肿瘤、原发性血小板增多症、真性红细胞增多症;多发性肌炎、一氧化碳中毒、二甲基甲酰胺中毒、放射性损伤、蜂蜇伤、急性酒精中毒戒断综合征、低钾血症、系统性红斑狼疮、系统性硬化症;肾综合征出血热、恙虫病、艾滋病、狂犬病;肾小管酸中毒、肾梗死;脑出血、脊髓血管畸形、迷走神经亢进等。

表 8-2-4　容易误诊为急性心肌梗死的疾病

确诊疾病	例　数	百分比(%)	确诊疾病	例　数	百分比(%)
主动脉夹层	699	29.28	急性胰腺炎	16	0.67
肺栓塞	583	24.42	Brugada 综合征	14	0.59
病毒性心肌炎	184	7.71	缺血性肠病	13	0.54
早期复极综合征	139	5.82	低血糖症	12	0.50
肥厚型心肌病	123	5.15	扩张型心肌病	12	0.50
应激性心肌病	86	3.60	有机磷农药中毒	10	0.42
自发性气胸	85	3.56	自发性食管破裂	10	0.42
甲状腺功能减退症	85	3.56	蛛网膜下腔出血	9	0.38
颈心综合征	30	1.26	双硫醒反应	8	0.34
心包炎	23	0.96	主动脉瘤	7	0.29
带状疱疹	22	0.92	腺垂体功能减退症	7	0.29
胆心综合征	22	0.92	糖尿病酮症酸中毒	6	0.25
焦虑症和抑郁症	21	0.88	毒蜘蛛咬伤	6	0.25

　　4. 医院级别　本次纳入统计的 7 840 例 AMI 误诊 7 952 例次,其中误诊发生在三级医院 2 038 例次(25.63%),二级医院 5 348 例次(67.25%),一级医院 497 例次(6.25%),其他医疗机构 69 例次(0.87%)。

　　5. 确诊手段　本次纳入的 7 840 例 AMI 中,除 12 例(0.15%)经尸体解剖确诊,余均根据心电图、心肌损伤标志物和(或)冠脉造影检查确诊。

　　6. 误诊后果　本次纳入的 7 840 例 AMI 中,5 412 例的文献描述了误诊与疾病转归的关联,2 428 例预后与误诊关联不明确。按照误诊数据库对误诊后果的分级评价标准,可统计误诊后果的病例中,4 683 例(86.53%)为Ⅲ级误诊后果,未因误诊误治造成不良后果;85 例(1.57%)造成Ⅱ级后果,因误诊误治造成不良后果;因 AMI 病情变化多端,救治需争分夺秒,延误诊断会影响患者预后,故 644 例(11.90%)造成Ⅰ级后果,均为死亡。

四、误诊原因分析

　　依据本次纳入的 485 篇文献分析的误诊原因出现频次,经计算机统计归纳为 12 项,以经验不足而缺乏对 AMI 的认识、未选择特异性检查项目、问诊及体格检查不细致为主要原因,见表 8-2-5。

表 8-2-5 急性心肌梗死误诊原因

误诊原因	频次	百分率(%)	误诊原因	频次	百分率(%)
经验不足,缺乏对该病的认识	324	66.80	多种疾病并存	46	9.48
未选择特异性检查项目	231	47.63	并发症掩盖了原发病	30	6.19
缺乏特异性症状、体征	223	45.98	以罕见症状、体征发病	21	4.33
问诊及体格检查不细致	184	37.94	病人主述或代述病史不确切	18	3.71
诊断思维方法有误	170	35.05	医院缺乏特异性检查设备	10	2.06
过分依赖或迷信辅助检查结果	59	12.16	病人或家属不配合检查	2	0.41

1. 经验不足而缺乏对 AMI 的认识 缺乏对 AMI 的认识是最常见的误诊原因,66.80%的文献提及误诊与此因有关。根据典型的临床表现,特征性的心电图改变以及实验室检查发现,诊断本病并不困难。但不典型 AMI 临床症状复杂、多变,很多患者就诊时在非心脏专科,由于临床专业分科过细,临床医生的诊疗经验往往仅限于本专业疾病,思路狭窄,临床经验少,是造成误诊的主要原因。此外,近年来 AMI 发病年龄越来越年轻化,很多医师往往对这一新的发病特点缺乏警惕性。一部分超急性期 AMI 患者的心电图暂时正常化,未动态进行心电图观察而导致误诊。

2. 未选择特异性检查项目 文献报道,约 30%的 AMI 患者缺乏心电图的特异性改变,需结合心肌标志物确诊。未及时检测血清心肌损伤标志物或在时间窗外检测而又未动态观察,此为 AMI 误诊原因第二位。对于不典型 AMI,当疼痛部位出现变异时,接诊医师未考虑到 AMI 可能,未及时行心电图及心肌损伤标志物检查,导致诊断延误;也可能仅行 12 导联心电图,未做 18 导联心电图检查而漏诊正后壁及右室 AMI。在基层医院,尤其是乡村诊所,由于医疗条件有限,加上基层医生对 AMI 认识不足,这一点更加突出。

3. 缺乏特异性症状、体征 此为 AMI 位居第 3 位的误诊原因,47.96%的文献提及误诊与此有关。部分 AMI 患者缺乏典型的胸痛或(和)心电图改变,尤其是首诊患者。部分患者病程长,冠脉粥样硬化进行性加重,长期缺血、缺氧,致心肌损害,心肌收缩力减退,在潜在或既往的心功能不全基础上,一旦发生 AMI,心力衰竭的症状则成为主要临床表现,很容易误诊为心力衰竭;当 AMI 发生时,迷走神经应激性反应出现上消化道症状时易误诊为消化系统疾病;因心排血量减少和严重心律失常,使脑供血不足,当患者出现失语、肢体活动障碍时很容易误诊为急性脑血管病;由于心肌坏死,代谢紊乱,局部心肌缺氧及高血钾,使心肌细胞电生理异常,激动传导障碍,患者可出现各种心律失常,易被单纯诊断为心律失常;糖尿病患者动脉硬化发生广泛,心肌灌注量少,且神经不敏感,发生 AMI 时多无典型症状,易误诊;当心肌缺氧时,酸性代谢产物刺激心交感神经传入纤维,有时放射咽部、颈椎等部位,个别患者出现咽痛、颈部痛,很容易误诊为咽炎和颈椎病、牙病。

4. 其他常见误诊原因 由于 AMI 的临床表现多种多样,因此问诊及体格检查不细致,诊断思维方法有误,过分依赖或迷信辅助检查结果,多种疾病并存,并发症掩盖了原发病,以罕见症状、体征发病,病人主诉或代诉病史不确切,医院缺乏特异性检查设备,病人或家属不配合检查,均有可能造成 AMI 的误诊。

五、防范误诊措施

1. 提高对 AMI 复杂多样临床表现的认识 临床医生尤其是急诊医生,要提高对 AMI 的认识。随着生活水平和方式的改变,心脑血管疾病逐渐年轻化,不能再认为 AMI 是老年病。AMI 的临床表现复杂、多样,要认识到部分患者尤其是老年人无典型胸痛,可能是老年人机体反应降低,痛觉阈值高,对痛觉不敏感,或以其他表现如心力衰竭、心律失常等掩盖了胸痛,也可能由于长期慢性冠脉供血不足或糖尿病,引起心脏神经病变,减弱或中断了神经传导。各级医院应定期组织各专科临床医生开展 AMI 诊疗进展的继续教育培训,掌握 AMI 复杂多样的不典型表现,日常诊疗工作中时刻保持警惕性,及早识别,早期诊断,以提高救治成功率。

2. 详细询问病史了解 AMI 高危因素　临床医生在病史询问时既要注重临床症状的演变,也要注重既往史、家族史等的询问。查体时要全面而细致,特别要注意心脏杂音的听诊,关注血压变化。对于年轻患者,尤其应注重采集青年冠心病的危险因素,如吸烟、超重、高胆固醇血症、高血压、冠心病家族史等;以及诱发因素,如大量吸烟、酗酒、暴饮暴食、过度劳累、精神紧张、情绪激动等。

3. 及时捕捉与 AMI 有关的临床征象　对于老年患者突发不适,特别是遇到下列临床症状时一定要警惕 AMI 可能:① 突发性心力衰竭或慢性心力衰竭突然加重。② 无明显原因出现周围循环衰竭。③ 突然出现严重的心律失常伴大汗、恶心、呕吐,经抗心律失常治疗不见好转。④ 突然发生的抽搐、意识障碍等脑循环障碍症状。⑤ 突然发作上腹痛,颈、肩、臂、牙、咽痛无相应局部体征,伴胸闷、大汗、恶心、呕吐。⑥ 不明原因低热。遇到上述情况,一定要全面分析病情,拓宽诊断思路,及时完善相关检查。

4. 及时行心电图和心肌损伤标志物检查　由于 AMI 病情危急,及时准确的诊断与治疗,对于预后至关重要。对于可疑患者,要及时行心电图及心肌损伤标志物检查,并且动态观察。新版全球统一定义 AMI 的诊断标准规定:血清心肌标志物(主要是肌钙蛋白)升高(至少超过 99% 参考值上限),再次强调了心肌损伤标志物在 AMI 诊断中的重要地位。

典型的 ST 段抬高性 AMI(STEMI)心电图表现为:面向心肌坏死区,ST 段抬高呈弓背向上型;宽而深的 Q 波;T 波倒置。背向心肌坏死区导联则出现相反的改变,即 R 波增高,ST 段压低和 T 波直立并增高。新版心肌梗死全球统一定义强调新发生的缺血性心电图改变,即新的 ST - T 改变或 LBBB。一般来说,有疑似症状并新出现的 LBBB 就应按 STEMI 来治疗。

有学者提示下列几点心电图改变对诊断早期不典型 AMI 颇有价值:① Ⅲ 导联 Q 波达到病理性 Q 波的诊断标准,aVF 导联 Q 波宽度≥0.02 s,Ⅱ 导联能看到小 Q 波即可肯定下壁心肌梗死的诊断。② 小 Q 波:深度不及后继 R 波 1/4,但宽度>0.04 s,且粗钝切迹,虽未达到病理性 Q 波诊断标准,但与病理性 Q 波有同等价值。③ 进展型 Q 波:观察过程中 Q 波出现动态变化,Q 波加深加宽或原来无 Q 波的导联出现小 Q 波。④ 发病最初几小时,ST 段轻度抬高应引起重视,需监测心电图变化,发病 1~2 天复查心电图出现 R 波较前降低及病理性 Q 波即可确诊。⑤ 发病最初在超早期可有高大对称 T 波,监测心电图变化,若出现 T 波低平,而后倒置等 T 波演变过程也可确诊。⑥ 当存在 LBBB 图形时,AMI 的心电图诊断较困难,此时与 QRS 波同向的 ST 段抬高和至少 2 个胸导联 ST 段抬高>5 mm,强烈提示 AMI。

此外,应同时完善其他基本的实验室检查,包括血、尿、便常规,血生化,D-二聚体,凝血功能,血气分析,X 线胸片,以全面了解患者的基本状况,明确是否合并其他疾病。

5. 合理应用针对性的影像学检查　在及时行心电图和相关实验室检查同时,应进一步行超声心动图、冠脉 CT、冠脉造影等影像学检查,做好诊断和鉴别诊断。

(1) 超声心动图:超声心动图是一种很好的实时的影像学检查方法,具有无创、安全、方便、低价、可反复进行等特点,其时间与空间的分辨率都较好。它的长处在于可以很好的反映心肌的厚度、室壁的运动情况、有无肥厚、乳头肌功能和是否存在心室缺血坏死性穿孔等,尤其是通过组织多普勒的方法更具优势。声学对比剂的应用能够更加清楚的显示心内膜的情况,通过使用声学对比剂对心肌梗死的研究正在不断深入。M型超声心动图主要表现为室壁节段性运动异常。一般AMI后12 h即可出现相应梗死区的心肌运动异常:前壁及前间壁心肌梗死多有室间隔矛盾运动或右室前壁运动异常,下壁及后壁AMI有左室后壁幅度减低或消失。室壁的厚度也会随之发生变化:主要表现为收缩期室壁变薄、室间隔收缩期增厚减低和运动异常、收缩期间隔变薄等。而正常心肌部分则表现为代偿性运动增强、收缩增厚和幅度增加。室壁节段性运动异常在切面超声心动图中也可清晰显示。在发生AMI时,心电图上病理性Q波所代表的部位均有左室壁节段性运动异常,其中心尖部运动异常发生率最高,表现为矛盾运动或局部运动消失。在有关AMI并发症的诊断方面,超声心动图也独具优势。

(2)冠脉CT检查:近年来,随着多排螺旋CT(multislice spiral computed tomography,MSCT)技术的迅速发展,时间分辨率及空间分辨率有大幅提高,应用MSCT进行冠脉造影已成为无创的评价冠脉解剖结构的一项重要手段。CTA提供的解剖学信息不但可以较准确的判断冠脉狭窄程度,而且可以检测粥样硬化斑块的性质及范围,在临床上可用来准确地排除冠心病的诊断。但是CTA无法确定相关病变是否导致心肌缺血,对冠心病的诊断缺乏功能学方面的评价,故无法最终决定治疗的方案,在AMI中应用较少。多排螺旋CT灌注成像(multislice spiral computed tomography perfusion imaging,MSCTP)在静息状态下可以检测心肌梗死,在延迟增强时可以评价心肌的存活性。最近已开始应用药物负荷下行MSCT来评价心肌缺血的存在。

(3)冠脉造影:目前冠脉造影是诊断冠脉粥样硬化性心脏病(冠心病)的一种常用而且有效的方法。选择性冠脉造影就是利用血管造影机,通过特制定型的心导管经皮穿刺入下肢股动脉(经桡动脉途径和股动脉相比,是又一理想途径),沿降主动脉逆行至升主动脉根部,然后探寻左或右冠脉口插入,注入造影剂,使冠脉显影。这样就可清楚地将整个左或右冠脉的主干及其分支的血管腔显示出来,可以了解血管有无狭窄病灶存在,对病变部位、范围、严重程度、血管壁的情况等作出明确诊断,决定治疗方案(介入、手术或内科治疗),还可用来判断疗效。这是一种较为安全可靠的有创诊断技术,现已广泛应用于临床,被认为是诊断冠心病的"金标准"。

6. 注意与易混淆疾病的鉴别诊断　本次文献分析提示,无论是对AMI的误诊疾病进行数据分析,还是全数据库中统计的容易误诊为AMI的疾病,发现AMI与主动脉夹层、肺栓塞等数种急性心血管疾病相互之间多有交叉误诊。

(1)急性胃肠炎:本次文献研究中AMI被误诊为急性胃肠炎的比率最高(19.79%)。急性胃肠炎是胃肠黏膜的急性炎症,临床表现主要为恶心、呕吐、腹痛、腹泻、发热等。本病常见于夏秋季,其发生多由于饮食不当,暴饮暴食,或食入生冷腐馊、秽浊不洁的食品。本病易与疼痛部位不典型的AMI相混淆而引起误诊。心脏感觉纤维进入脊髓后,与上腹部传来的感觉纤维共同汇聚于神经元,经同一传导途径上传,因而心脏感觉冲动传入丘脑和大脑皮质后,使患者产生上腹痛的错觉;由于心肌梗死时酸性代谢产物刺激迷走神经产生对胃的反射作用,表现为腹痛、恶心、呕吐的症状。多见于急性下壁心肌梗死,可根据病史、腹部体征(急性胃肠炎常常为剑突下或脐周压痛)、心电图和(或)血清酶学检查加以鉴别。

(2)主动脉夹层:主动脉夹层常产生类似MI的胸痛。其胸痛的部位常较高,近胸的出口处;呈撕裂状;起病常较AMI更为突然;疼痛迅速达高峰且范围广泛,常反射到背、腰、腹和小腿;疼痛多持续不缓解,虽可有休克症状,但病程中常伴有高血压。主动脉夹层可产生压迫症状,致使双侧上肢的血压不一致,单或双侧脉搏、颈动脉搏动减弱等。X线和超声心动图检查可发现主动脉明显增宽,无AMI心电图及血清酶学的特征性改变。为肯定主动脉夹层,常需做超声波检查主动脉造影和(或)磁共振检查。如主动脉夹层侵及冠脉时可出现MI,但很少见。大约5%～10%的主动脉夹层患者没有胸痛。

（3）不稳定型心绞痛：其疼痛部位和性质虽与 AMI 相似，但心绞痛发作时间一般不超过半小时；多不伴有恶心、呕吐、休克等；无血清酶学的特征性变化（心肌肌钙蛋白 T 可以增高）；发作时虽有 ST 段和 T 波改变，但为一过性，心绞痛发作时 ST 段明显下降，或伴有 T 波倒置，应注意与非 ST 段抬高型 MI 鉴别。变异性心绞痛发作时，ST 段明显抬高，T 波直立，并可伴有室性心律失常或缓慢性心律失常，对应导联 ST 段明显下降，类似 AMI 早期图形，但发作缓解后，ST 段很快回到等电位线上。心绞痛发作时一般不出现病理性 Q 波。动态观察血清酶学及心肌肌钙蛋白 T 的变化是鉴别诊断的要点之一。

（4）肺动脉栓塞：肺动脉栓塞起病突然，有胸痛、气急、发绀、咯血或休克等表现，如无咯血症状有时极似 AMI。但前者的发热与白细胞增高多在 24 h 内出现；心脏体征方面可发现肺动脉瓣区第二心音亢进；肺动脉栓塞心电图改变较 AMI 快速而短暂，其心电图呈急性电轴右偏，右室扩大及 S Ⅰ Q Ⅲ T Ⅲ，Ⅰ 导联新出现 S 波，异常 Q 波在 Ⅲ 导联甚或 aVF 导联伴有 T 波倒置，但 Ⅱ 导联不出现 Q 波，有明显顺钟向转位；血清乳酸脱氢酶总值可增加，但其同工酶（LDH1）和磷酸肌酸激酶同工酶（CK－MB）不升高。放射性核素肺灌注扫描有助于确诊。

（5）急性心包炎：本病常急性起病，伴有较剧烈而持久的心前区疼痛和 ST 段抬高。但心包炎病人在胸痛发生前或同时常有发热、白细胞增高，胸痛于咳嗽、深呼吸时加重，在坐位并前倾时减轻，AMI 时疼痛与呼吸和体位无关。前者在发病当天甚至数小时内即可听到心包摩擦音，AMI 引起的心包摩擦音多出现于发病后 2~5 d，有时持续时间很短；急性心包炎引起的心电图改变为普遍导联 ST 段呈弓背向下抬高，它不引起 Q 波，伴有心包积液时出现低电压；急性心包炎无血清酶学的特征性变化；超声心动图可观察心包积液的情况，AMI 并有心包炎很少有积液，常见其梗死区室壁运动异常。

（6）急腹症：急性胆囊炎与胆石症、溃疡病穿孔、急性胰腺炎等常有上腹疼痛伴恶心、呕吐或休克，易与疼痛部位不典型的 AMI 相混淆而引起误诊。可根据病史、腹部体征（急腹症常有上腹明显压痛或反跳痛）、心电图和（或）血清酶学检查加以鉴别。需注意的是，冠心病患者常并有胆石症，当发作胆绞痛时，易诱发心绞痛和心肌缺血的心电图改变。

（7）食管破裂：食管穿孔或破裂可引起严重的胸痛，常很快致死。紧急手术治疗可将病死率降低到 30%。食管破裂的 75% 是由器械操作引起，此外也可因异物或存留导管、钝器伤或穿刺伤、胃溃疡或食管癌产生压迫性坏死所致。饱餐后干呕或呕吐也可引起食管自动破裂。病人的疼痛多位于剑突下且反射到肩胛间区，常伴有呼吸困难、大汗和发绀。接着出现苍白、心动过速和休克以及纵隔气体的体征（在胸壁、颈部和锁骨上窝触及捻发音）。心前区听诊可发现纵隔听诊摩擦音，即所谓 Hamman 征。食管破裂的诊断基于呕吐或食管机械操作后的症状和体征。站立位胸部 X 线检查可发现纵隔气体和胸腔积液。吞钡 X 线检查可肯定破裂的位置。有时破裂处可被封闭而不能由 X 线发现，此时做胸腔穿刺抽出酸性液体可说明有食管破裂。

（8）应激性心脏病：应激性心脏病最初被称为 Tako-Tsubo 心肌病，由日本学者首次报道。1991 年日本学者 Dote 等报道心理或躯体应激状态可以诱发一过性左心室功能不全，患者左心室造影呈现一种特殊的心肌运动不协调，即左心室心尖和前壁下段运动减弱或消失，而基底部心肌运动代偿性增强。由于在收缩末期左心室造影呈底部圆隆、颈部狭小的图像，类似日本古代捕捉章鱼的篓子，而被命名为"Tako-Tsubo"（章鱼篓）心肌病。后来，法国学者报道了 2 例类似的病例，指出在应激状态时儿茶酚胺水平升高和该病明显相关，并且提出了应激性心脏病的概念。该病发作突然，绝大部分患者表现类似急性心肌梗死的剧烈胸痛。应激性心肌病在症状发病前数分钟或数小时，往往存在明显的心理或躯体应激情况，常常在某种突然的情绪激动（例如突发事件、亲人去世、激烈争吵和过度兴奋等)或是由于脑血管意外、癫痫发作等原有疾病加重情况下诱发。该病最重要的特征是发病初期左室收缩功能严重受损,但心功能常在1周内恢复。总的来说,应激性心脏病有以下主要特点:患者以中老年女性居多;在发病前有强烈的心理或躯体应激状态;症状和心电图表现类似急性心肌梗死(典型表现为ST段抬高、广泛T波倒置、出现异常Qs波等),但是绝大多数患者冠脉造影无明显的固定狭窄;心肌酶和受累心肌节段不平行现象(酶释放较少、运动异常节段相对广泛)。在急性期,患者心脏收缩功能低下,超声心动图和心室造影表现为节段性室壁运动异常(累及较低的前壁和心尖部),但心功能常在短时间内恢复。

总之,不典型AMI隐匿性强,临床症状、体征不典型,因此临床医生要对AMI首发症状变异有足够认识,对疑似AMI的患者应立即进行心电监测或心肌酶学动态性观察,避免临床误诊、漏诊的发生,以便及时给予有效的治疗,降低病死率。

(刘亚萍　余剑波　李少波)

第三节　早期复极综合征

一、概述

早期复极综合征(early repolarization syndrome,ERS)系指外观健康和无症状人群出现ST段抬高的心电现象,以ST段呈凹面向上或上斜型抬高为特征。1936年Shipley和Hallaran最早对ERS进行了报道;1951年Grant等命名了这一现象,并确立了心电图诊断标准;1953年Osborn在低温实验中描述了经典J波,进一步完善了ERS的概念。ERS被发现70多年来,一直被认为是一种预后良性的心电图表现,其临床意义主要在于和其他病理性ST段抬高的情况(如急性心肌梗死、心包炎等)进行鉴别诊断。近10年来,陆续有文献报道ERS与恶性心律失常有关,并且《新英格兰杂志》上3篇论文的发表,使ERS与心脏性猝死的相关性初步得到认可,逐渐颠覆了其良性预后的认识。ERS与恶性心律失常的关系成为当今心脏科医生的研究热点之一。

早期复极变异是心电图中一种常见的临床表现。国外文献其患病率为男性4.8%,女性0.5%。国内调查其患病率与国外相似,男性3.99%,女性0.46%。亦有文献报告其患病率高达9.1%。早期复极变异通常认为是良性心电图表现。但是,实验室研究推测了其潜在的致心律失常性,早期复极变异和Brugada综合征(BrS)可以相互转换。早期复极综合征是一种与离子通道基因异常有关的原发性心电疾病,属心源性猝死的高危人群。有报道指出早期复极变异与SCD有关。Gussak等人建议将早期复极综合征定义为原发性早期复极变异合并有晕厥、恶性心律失常或心源性猝死等临床症状者,以避免混淆早期复极变异无症状患者。

ERS多数无任何症状,但部分可有胸痛和心律失常,由于酷似变异型心绞痛、急性心肌梗死、急性心包炎,易误诊为器质性心脏病。少数患者有自主神经功能紊乱。迷走神经占优势的患者常感头晕、心悸、易疲劳、心前区不适,心前区刺痛或挤压痛,有时可放射至左肩、臂,疼痛与体力应激无关,服硝酸甘油类不能缓解。少数患者可表现为晕厥,甚至发生猝死。X线胸片、冠状动脉造影及超声心动图和各种实验室检查一般无明显异常。

本病心电图特征:心室除极结束就是复极的开始,心电图上的转折点即是J点。J点是QRS波末端和ST段起点交界处。J点抬高形成穹隆状即称为J波。J点移位>0.1mV,QRS-ST间的切迹即J波,常出现在下壁和侧壁导联,伴或不伴有ST段抬高与QRS波异常,通常T波直立,部分患者可出现恶性心律失常。随着年龄的增加,早期复极变异可渐渐消失。

目前尚无一级预防的大规模对照研究,仅限于小的系列研究和病例报道,也没有一级预防的有效方法。二级预防包括:① 埋藏式起搏器植入适用于心脏骤停幸存者(Ⅰ类推荐);既往有晕厥史的 ERS 患者的家族成员中,有症状且 12 导联心电图中至少两个下壁和/或侧壁导联 ST 段抬高≥1 mm(Ⅱb 类推荐);不明原因猝死家族史,伴或不伴致病基因突变的青少年家庭成员,有 ERS 的心电图特征的高危患者(Ⅱb 类推荐);单纯 ERS 表现的无症状者不需 ICD(Ⅲ类推荐)。② 输注异丙肾上腺素可抑制 ERS 患者发生电风暴(Ⅱa 类推荐);奎尼丁可辅助 ICD,用于 ERS 患者发生室颤的二级预防(Ⅱa 类推荐)。③ 消融诱发室早可能是治疗药物反应差的早复极室颤患者的潜在方法,但目前缺乏长期随访结果的证据支持。④ 接受上述药物治疗并植入 ICD 的患者,心律失常电风暴顽固发作,也可选择左心辅助装置或心脏移植。

二、诊断标准

1. ST 段抬高　多见于 $V_2 \sim V_5$ 导联,以 $V_3 \sim V_4$ 导联明显,抬高幅度一般<0.2 mV,偶可抬高达 0.6 mV,有时 $V_3 \sim V_5$ 导联与Ⅱ、Ⅲ、aVF 导联 ST 段抬高同时出现,偶尔可见于右侧心前区导联或下壁导联,aVR 无 ST 段抬高。ST 段抬高为凹面向上型,长期持续存在,可随年龄增长而降低。

2. QRS波及 J 点变化　分3种类型:① 有明显的"胚胎型"J 波,以心前区导联明显。② R 波降支粗钝模糊。③ 有明确的 J 点。以上 3 型可见于同一幅心电图中,亦可在多次描记中出现。

3. T 波变化　T 波振幅在 $V_2 \sim V_6$ 导联增高,呈对称型,尤其是 $V_3 \sim V_5$ 导联以后 T 波振幅逐渐变小。

三、误诊文献研究

1. 文献来源及误诊率　2004—2013 年发表在中文医学期刊并经遴选纳入误诊疾病数据库的 ERS 误诊文献共 51 篇,累计误诊病例 650 例。12 篇文献可计算误诊率,误诊率 54.91%。

2. 误诊范围　ERS 的心电图变异往往给临床诊断带来困扰,尤其伴有明显胸痛症状和自主神经功能失调的病例,鉴别诊断较为困难。本次纳入的 650 例 ERS 误诊为 22 种疾病 665 例次,大多数误诊为冠心病(69.77%)。较少见的误诊疾病包括主动脉夹层、胸膜炎、肋间神经痛、肋软骨炎、胃十二指肠溃疡、胆囊炎。8 例次仅作出胸痛待查症状诊断,1 例次漏诊。主要误诊疾病见表 8-3-1。

表 8-3-1　早期复极综合征主要误诊疾病

误诊疾病	误诊例次	百分比(%)	误诊疾病	误诊例次	百分比(%)
冠心病[a]	464	69.77	肺栓塞	3	0.45
心包炎	52	7.82	心肌病	3	0.45
心脏神经症	44	6.62	胃食管反流病	2	0.30
心肌炎	30	4.51	胃炎	2	0.30
室壁瘤	13	1.95	脑心综合征	2	0.30
高钾血症	12	1.80	Brugada 综合征	2	0.30
脑梗死	10	1.50	右束支传导阻滞	2	0.30
高血压病	9	1.35			

注:a 其中 200 例误诊为急性冠状动脉综合征。

3. 医院级别　本次纳入统计的 650 例 ERS 误诊 665 例次,其中误诊发生在三级医院 359 例次(53.98%),二级医院 297 例次(44.66%),一级医院 3 例次(0.45%),其他医疗机构 6 例次(0.90%)。

4. 确诊手段　本次纳入的 650 例 ERS 均经心电图检查诊断。

5. 误诊后果　按照误诊疾病数据库对误诊后果的分级标准评价,本次纳入的 650 例 ERS 误诊误治后均未造成不良后果(Ⅲ级误诊后果)。临床研究证实,大多数 ERS 预后良好,尽管误诊为冠心病等,但给予相应药物治疗后,对病情没有产生直接不良影响。如果将本病误诊为器质性心脏病反复治疗,则会造成医源性心脏病和经济损失,且给患者的心理造成负担。曾有报道 ERS 患者诊断为急性心肌梗死而抢救,接受静脉溶栓治疗,给患者带来更大的痛苦。

四、误诊原因分析

依据本次纳入的 51 篇文献分析的误诊原因出现频次,经计算机统计归纳为 7 项,以经验不足而缺乏对该病的认识为主要原因,见表 8-3-2。

表 8-3-2　早期复极综合征误诊原因分析

误诊原因	频　次	百分率(%)	误诊原因	频　次	百分率(%)
经验不足,缺乏对该病的认识	45	88.24	缺乏特异性症状、体征	4	7.84
诊断思维方法有误	11	21.57	未选择特异性检查项目	4	7.84
问诊及体格检查不细致	10	19.61	多种疾病并存	1	1.96
过分依赖或迷信辅助检查结果	4	7.84			

1. 经验不足,缺乏对 ERS 的认识　ERS 是一种正常的心电图变异,但常伴随胸闷、心悸、心前区疼痛等症状。临床医生对此认识不足,采集病史时未详细询问胸痛的特点,思路狭窄,只将患者的临床症状与 ST 段抬高联系起来分析,导致误诊。误诊的疾病主要为有胸痛症状和 ST 段抬高的心脏急症,如急性心肌梗死超急期、变异型心绞痛、急性心包炎等。临床常注意胸痛和 ST 段抬高,而忽略必要的其他辅助检查,也未对临床各种资料仔细、全面的进行分析,故导致误诊。

2. 对心电图特征缺少动态观察　ERS 是一种以 ST 段抬高为特点并有心电图其他改变的一组综合征,其典型心电图表现除 ST 段凹面向上抬高外,还有 R 波降支与 ST 段连接处有"胚胎 r 波(J 波)",ST 段抬高的导联 T 波对称性增高,运动试验 ST 段可降至等电位线,直立试验 ST 段抬高更为明显,ST 段抬高持续而缺乏演变规律,无对应性 ST 段降低等。临床医生如对这些特征认识不足,则极易误诊,遇可疑病例时严密观察心电图的动态改变常可确诊。

3. 鉴别诊断　ERS 误诊的主要原因是临床因素,由于在临床上对该病的特点认识不足,往往在鉴别诊断时思维方法不当,以致发生误诊。

(1) ERS 误诊为变异性心绞痛:ERS 的心电图表现为 ST 段抬高及 T 波高耸,当伴有明显胸痛、心悸症状时鉴别较为困难。本次文献分析中,误诊为冠心病者占 70% 左右,其中误诊为变异性心绞痛者居多。变异性心绞痛是冠状动脉痉挛引起的心肌缺血性疼痛,单纯从症状上与 ERS 的疼痛性质和持续时间鉴别较为困难,由于患者以急性胸痛为主要表现,接诊医师容易先入为主,考虑冠心病心绞痛的诊断。

(2) ERS 误诊为急性心肌梗死:ERS 的胸痛有时十分剧烈,疼痛时间长,口服硝酸甘油不缓解,注射吗啡、哌替啶才能奏效,疼痛时可伴有大汗,酷似急性心肌梗死,极易误诊。本次文献分析中,20.90% 的 ERS 一度误诊为急性心肌梗死,甚至有报告 56 例 ERS 中有 25% 疑诊为急性心肌梗死,部分病例还给予静脉溶栓治疗。ERS 的心电图表现为 ST 段抬高凹面向上,不伴有对应导联

ST段降低,无急性心肌梗死的心电图规律性变化及心肌酶学变化,对心电图特征缺乏仔细分析和动态观察,不结合心肌坏死标志物检查结果,草率做出诊断,是导致误诊为急性心肌梗死的误诊原因。

五、防范误诊措施

1. 提高对 ERS 的认识　ERS临床并不少见,临床医生应对本病引起足够重视,认真采集病史,仔细分析心电图特征,放宽诊断思路,全面分析,可最大限度地减少和避免误诊。虽然本征为正常生理变异,但60%患者可有不同程度症状,甚至可产生剧烈胸痛,极易误诊为急性心肌梗死、变异型心绞痛和急性心包炎等器质性心脏病。因此,遇有ST段抬高的不典型胸痛症状患者,特别是一般情况良好、无冠心病史或冠心病高危因素者,应注意排除ERS可能,及时行运动试验等检查鉴别。对急性胸痛就诊者,要从疼痛的性质、特点全面分析;当心电图疑似心肌损伤或缺血型改变时,要观察其动态改变,并结合心脏超声、心肌酶谱、肌钙蛋白、肌红蛋白等检查综合判断。如无心脏病诊断依据,且ST段抬高无动态改变,应考虑ERS可能。

2. 掌握 ERS 的临床特点　ERS的临床表现虽然与某些器质性心脏病相似,但它有其本身的特点,临床医生要抓住这些特点。ERS患者的临床症状多以自主神经功能紊乱,迷走神经张力增高的表现为主,类似于心脏神经官能症,主要症状包括有头晕、心悸、胸闷、疲劳、心前区不适、心前区刺痛或闷痛,少数可向左肩胛区或腋部左胸部放射。但胸痛症状不典型,多无恶心、呕吐及大汗淋漓等伴随症状,一般无休克和心力衰竭,与体力活动无关,服用硝酸甘油不缓解,而服用地西泮、谷维素或阿托品有效。根据上述胸痛特点和心电图特征,及时进行运动试验和(或)立位试验、超声心动图等检查鉴别。

3. 全面认识 ERS 的心电图特点　ERS的心电图有其本身的特点,临床医生应熟悉这些特点,正确识别各种引起ST段抬高疾病的心电图特征,结合病史和体征,仔细分析,动态观察,从而避免误诊。对于临床表现及心电图较难鉴别的患者,应动态观察ST段抬高与胸痛的关系,心肌酶的异常变化及动态改变,必要时辅以超声心动图、放射性核素检查等。由于ERS抬高的ST段有运动或心率提高时可回到等电位线之特点,瞬间心电图不一定能捕捉到,故漏诊者较多。有报道,24 h的12导联同步记录动态心电图能清楚显示ERSJ波及ST段特征性动态变化:夜间、中午睡眠及安静休息时J波明显,ST段自J点处抬高;白天上楼、散步、如厕等活动时心率上升,J波消失,ST段降低回到等电位线或J波变小,ST段虽未回到等电位线但较前下移。可见12导联同步动态心电图监测也是诊断ERS简便、易行的方法。

4. 合理应用运动试验及其他检查方法　由于心室肌中交感神经占优势,运动可使心脏自律性增高,心率加快,动作电位时间缩短,不应期缩短,传导速度加快,加上自主神经调节,使心室肌的除极和复极顺序变得正常,消除了旁路的加速传导,而使ERS特征性心电图变化消失。因此,目前国内外学者公认,运动试验后ST段回降等电位线有助于ERS的诊断,国内报道运动试验后ERS患者ST段回复率达98%~100%,是鉴别ERS的一种简便、实用、有效的方法。

运动试验方法可采用二级梯试验、踏车运动试验、活动平板试验、床边快速下蹲30次等方法,但以活动平板试验最佳,因为平板运动是等长、等张两种运动类型的有机结合,可产生最佳的效果。判定标准:① 运动时抬高的ST段全部或部分回到等电位线。② 运动时J波振幅减少或消失。③ 运动时T波从高大回复为正常形态,或从倒置变为直立型。以上改变运动停止后又恢复至原状。上述3项任何一项改变均可认为阳性。但是,运动时ST段无改变,甚至抬高时,亦不能否定ERS的诊断,还应结合临床进行连续的心电图随访,综合分析才能作出正确诊断。

5. 注意 ERS 的鉴别诊断

（1）心绞痛：关键在于动态观察 ST 段抬高与胸痛的关系。ERS 胸痛发作时 ST 段抬高，缓解后恢复正常，且疼痛发作时 ST 段抬高伴有 T 波高耸，对应导联 ST 段降低；心绞痛则 ST 段呈持续性抬高，无胸痛时 ST 段抬高和缓解后 ST 段降低的特点，心电图立位试验和运动试验可进一步鉴别。

（2）急性心肌梗死：急性胸痛时如心电图无法鉴别心肌梗死与 ERS，可急诊做超声心动图检查，了解有无室壁运动障碍，有运动障碍则支持心肌梗死诊断，反之则支持 ERS 诊断。必要时做冠状动脉造影检查。

（3）冠心病无症状性心肌缺血：一般 ERS 的心电图表现为 ST 段抬高，T 波直立高大。但极少数 ERS 可表现为 T 波低平和倒置，称为变异型 ERS。这种变异的以"孤立性 T 波倒置"为特征的 ERS，极易与无症状性心肌缺血相混淆。此时应用氯化钾或溴丙胺太林，若是 ERS 所致，则多数 T 波可变为直立。如无变化则可能为冠心病无症状性心肌缺血，应进一步行运动平板试验等检查。ERS 的心电图改变虽有明显特点，但仅凭此作出诊断，特别是伴有胸痛的患者，尚有不妥之处，需排除变异型心绞痛、急性心肌梗死和急性心包炎。

（4）急性心包炎：急性心包炎的心电图表现为 ST 段凹面向上的抬高，与 ERS 表现相似，但心包炎时 V_1、V_2 导联 ST 段可能降低，ST 段抬高导联的 PR 段压低，V6 导联的 ST/T>0.25，可有明显心动过速；体格检查可闻及心包摩擦音等，以此可与 ERS 相鉴别。超声心动图检查也有助于心包炎和室壁瘤的鉴别诊断。

此外，本病尚需与应激性心肌病、病毒性心肌炎、Brugada 综合征、高钾血症等相鉴别。

6. 注意与器质性心脏病并存的 ERS　ERS 可与冠心病等器质性心脏病并存，此时诊断比较困难，关键是要提高警惕，特别是对有典型胸痛症状而心电图表现为 ERS 者，要考虑到两病并存的可能：① ERS 合并变异型心绞痛的诊断要点：心电图有典型的 ERS 特征；胸痛发作时服用扩血管药物有效；胸痛发作或加重时 ST 段进一步抬高，缓解后恢复到原来状态；胸痛发作时有室性心律失常。② ERS 合并冠心病的诊断要点：运动试验时单纯 ERS 者，抬高的 ST 段可下降到等电位线，运动试验停止其 ST 段又恢复至原状，若合并冠心病 ST 段可下降到等电位线以下 0.1 mV；胸痛时用扩血管药单纯 ERS 者无效，合并冠心病者则有效。极少数患者仍不能确诊时，可借助放射性核素心肌扫描、冠状动脉造影等检查确诊。

（郭照军　李少波）

第四节　感染性心内膜炎

一、概述

感染性心内膜炎（infective endocarditis，IE）是指因细菌、真菌和其他微生物（如病毒、立克次体、衣原体、螺旋体等）直接感染而产生心内膜或心室壁内膜的炎症，有别于由于风湿热、类风湿、系统性红斑狼疮等疾病所致的非感染性心内膜炎。近年来，随着医学发展，抗生素广泛应用和病原微生物的变化，心血管器械检查及心脏手术的广泛开展等种种原因，导致 IE 的临床表现变得不典型，症状复杂多变，缺乏特异性，不少病例常因其不典型的临床表现而被误诊。IE 病死率高，治疗难度大，因此早期诊断、及时有效的治疗甚为关键。

1. 流行病学   IE 的发病率因国家或地区的不同而难以比较。国外 10 个大规模调查显示 IE 占住院患者总数的 0.016%～0.54%。在我国,北京协和医院的统计资料显示,1964—1985 年 IE 占内科住院病人总数的 0.28%。IE 以往多见于年轻心脏瓣膜病(风湿性心脏病为主)患者,目前多见于无明确瓣膜疾病、但与医疗活动有关的老年患者及人工心脏瓣膜置换者。随着年龄增长,其发病率逐渐增加,并在 70～80 岁时达到最高,约为 14.5 例/10 万人次,男女比例为 2∶1。女性患者预后差、接受瓣膜置换术的概率相对小。最新资料显示,人工心瓣膜病、二尖瓣脱垂并发 IE 的发生率不断增加,而风湿性疾病相关 IE 发病率不断下降。一些新的发病因素如心瓣膜修补术后、退行性瓣膜钙化、静脉注射吸毒等也不断增加,而这些多与临床侵入性医疗操作导致的菌血症有关。

目前已知感染人类的细菌大部分可引起 IE,但大部分 IE 是由少数几种革兰阳性细菌引起,以链球菌和葡萄球菌占优势。但据《2009 欧洲感染性心内膜炎防治指南》介绍,近年 IE 的病原菌学也有变化,葡萄球菌位居首位,链球菌已退至第二位,其次为肠球菌。但这种变化在不同地区可能不同,发展中国家的变化较小,发达国家如美国的葡萄球菌性心内膜炎增长较快。长期血液透析、糖尿病、血管侵入性检查、静脉注射吸毒是金黄色葡萄球菌性心内膜炎的主要因素。

2. 发病机制   IE 易发的血流动力学因素是:① 异常高速喷射血流。② 血流自高压腔射向低压腔。③ 两个心腔内有相对窄小的孔道。在上述情况下血流必然形成湍流冲击内皮层而造成损伤,赘生物也常形成于此。同时非细菌血栓性心内膜炎及免疫因素也是 IE 发病的影响因素。

3. 临床特点   临床表现从一过性菌血症到 IE 症状发生之间的时间间隔长短不一,大约 80% 以上的自体瓣膜心内膜炎患者估计在 2 周内出现症状,某些人工瓣膜心内膜炎潜伏期可达 2～5 个月或更久。本病最常见的临床表现为发热,最常见的并发症为心力衰竭。而皮肤淤点、栓塞、脾大、Osler 结节等 IE 典型表现的发生率很低。

发热约在 74.3% 的患者中可出现。80%～85% 的患者有心脏杂音,典型的杂音强度和性质的变化,或出现新杂音仍为本病特征性表现。由于腱索断裂或瓣膜穿孔引发的瓣膜关闭不全,易导致慢性心功能不全,从而成为 IE 的主要死因。IE 的赘生物一旦脱落可导致动脉栓塞现象,临床上可栓塞至脑、四肢动脉、心、肾、肺、脾、肠系膜动脉等部位,从而产生相应的临床症状。血培养是确认 IE 的微生物学方法,是诊断 IE 的两项主要指标之一,并可为治疗提供依据。超声心动图检出赘生物的敏感性为 60%～75%,对 IE 的诊断有很大意义,并有助于确定治疗方案。

IE 的诊断既往主要根据发病情况和病程分为急性 IE 和亚急性 IE。目前常用的分类分法应包括病因学、感染的解剖部位及有关致病危险因素。现今国际上常将 IE 分为如下三类:自体瓣膜心内膜炎、人工瓣膜心内膜炎及静脉用药者心内膜炎。

本病治疗原则为抗病原微生物治疗,关键在于杀灭心内膜或心瓣膜赘生物中心病原菌,抗菌治疗的原则为:① 早期应用。② 应用杀菌性抗微生物药物。③ 采用最大治疗剂量。④ 给药次数多。⑤ 疗程至少 4～6 周。⑥ 部分患者需配合手术治疗。同时,进行全身支持治疗和并发症的处理。必要时手术治疗,IE 早期手术的 3 个主要指征为心力衰竭、难治性感染和发生血栓事件。

IE 未经治疗而自行痊愈者罕见,且并发症和病死率仍然很高,未经治疗的急性起病者几乎在 4 周内死亡,而亚急性起病者从症状出现到死亡平均时间大约 6 个月。住院的 IE 患者死亡率约 9.6%～26%。影响 IE 预后主要因素包括:患者的病情特征、是否有心脏和非心脏并发症、病原微生物种类、超声心动图征象。有心力衰竭(心衰)、血管周围炎、金黄色葡萄球菌感染之一者,其死亡风险极大,如三者并存,风险达 79%,常需在 IE 急性期实施手术。Ⅰ 型糖尿病、左心室功能不全、脑卒中、持续感染、肾衰竭等,均为 IE 预后不良的重要因素。目前,约 50% 患者在住院期间接受外科手术。有外科指征而手术风险较高、无法实施手术者预后差。

二、诊断标准

根据 2009 欧洲感染性心内膜炎诊疗指南,IE 的诊断应遵循以下原则。

1. 临床特征　根据致病微生物、有无基础心脏病及临床特点,推断临床诊断。以下临床表现者应怀疑 IE:① 新出现的心脏杂音,原有心脏病体征,若原有杂音性质突然改变或出现新杂音,常是本病特征性表现。由于瓣膜损害严重,易于发生心力衰竭。② 原因不明的栓塞事件。③ 原因不明的败血症。④ 与下列有关的发热:心脏人工材料包括人工心瓣膜、起搏器、埋藏式心脏复律除颤器(ICD)、导管侵入检查等;既往 IE 史;瓣膜病或先天性心脏病。其他易患因素包括免疫缺陷疾病、近期菌血症、慢性心力衰竭、新发心脏传导阻滞、血培养阳性或慢性 Q 热血清学阳性、血栓现象(如 Roth 斑、Janeway 损害、Osler 结等)、非特异性神经系统表现、肺部栓塞或浸润征(右心 IE)、原因不明的周围组织脓肿等。

栓塞事件常因赘生物脱落引起,多见于治疗不及时者:① 皮肤和黏膜表现:睑结膜、口腔黏膜、胸前及四肢皮肤出现细小淤点,压之不褪色,中心呈灰白色。有时指(趾)末端掌面、大小鱼际或足底出现隆起的紫红色结节,直径 2~15 mm,有压痛,称 Osler 小结。指甲下可有条状出血及压痛,并有水肿性甲床现象。可有眼底中心发白的小出血点,称 Roth 点。② 脑栓塞:表现为栓塞性脑膜炎,可有头痛、偏瘫、失语、昏迷、抽搐以及脑脊液等变化。③ 其他:肾栓塞时有腰痛、血尿、蛋白尿。脾栓塞时有左上腹部剧痛、发热、脾区摩擦音。肠系膜动脉栓塞时有急腹症表现、黑便等。四肢动脉栓塞时栓塞部位以下肢体苍白、麻木、疼痛、动脉搏动减弱或消失。肺栓塞多见于先天性心脏病(左至右分流),可有突然剥裂性胸痛、气急、咯血以及有关胸部 X 线和心电图表现。

2. 超声心动图　在 IE 的诊疗及随访过程中,经胸超声心动图(敏感性 40%~60%)和经食管超声心动图(敏感性 90%~100%)检查很重要。其主要征象包括赘生物、脓肿及新发生的人工瓣膜裂孔。金黄色葡萄球菌的毒力强,临床破坏性大,对其感染者应常规行超声心动图。已有瓣膜病变如二尖瓣脱垂、严重瓣膜钙化、人工瓣膜者及赘生物<2 mm 或无赘生物者,超声诊断较难。某些病变可能类似赘生物,如瓣膜黏液变、系统性红斑狼疮、类风湿疾病等。故对初始超声检查阴性者,如高度怀疑 IE,可于 7~10 d 后复查。此外,CT、MRI、正电子断层扫描(PET)和放射性核素扫描(ECT)在 IE 的诊断中也逐渐应用,但其临床疗效待定。

3. 微生物学诊断　血培养阳性仍是诊断 IE 的基石,药敏试验结果也为治疗提供依据。阳性率 70%~80%。在使用抗生素前或发热前 2 h,估计体温上升或寒战时采血,24 h 内可取血标本 3~6 次,急性患者可在 1 h 内多次血培养。每次血量 5~10 mL。培养 2~3 周。若疑有厌氧菌、真菌等感染时,应做特殊培养。血培养阴性者 2.5%~31%,常见原因是临床已用抗生素治疗。如结果不明且患者病情允许,可考虑暂停抗生素并复查血培养。有些病原体在常规培养条件下增殖受限,或需特殊培养方法。

4. 病理学检查和免疫学检查　手术切除的瓣膜组织及赘生物应行病理学检查,明确其病原微生物,以利于临床治疗。电子显微镜有助于描述新的微生物特征。一般病原微生物如葡萄球菌、军团菌可通过血清间接免疫荧光试验或酶联免疫法确诊。尿免疫分析法用于检测微生物降解产物。但上述方法尚未纳入目前的诊断标准中。

5. 分子生物学技术　聚合酶链反应(PCR)可为病原微生物难以培养和无法培养的 IE 患者提供快速、可靠的检验结果。该技术已用于接受手术的 IE 患者瓣膜组织检测。切除的瓣膜组织或栓塞标本的 PCR 结果有助于术后血培养阴性患者的诊断。

三、误诊文献研究

1. 文献来源及误诊率　2004—2013 年发表在中文医学期刊并经遴选纳入误诊疾病数据库的

IE 误诊文献共 41 篇,累计误诊病例 194 例。5 篇文献可计算误诊率,误诊率 36.00%。

2. 误诊范围　IE 是以心脏病变为主的全身性疾病,临床表现复杂,全身并发症多,范围十分广泛,本次纳入的 194 例 IE 误诊为 39 种疾病 202 例次,以呼吸系统疾病、心血管疾病居多,居前三位的误诊疾病为肺炎、上呼吸道感染、心力衰竭。少见的误诊疾病包括伤寒、疟疾、猩红热、肾综合征出血热、黑热病、先天性心脏病、心脏神经症、脑结核瘤、脑脓肿、急性阑尾炎、酒精性肝病、化脓性关节炎、脊柱骨关节病、脊柱结核、结缔组织病、风湿性多肌痛、过敏性紫癜、系统性血管炎、高脂血症、痛风、淋巴结炎、淋巴瘤、离心性环状红斑、支气管炎。3 例次仅作出发热待查诊断。主要误诊疾病见表 8-4-1。

表 8-4-1　感染性心内膜炎主要误诊疾病

误诊疾病	误诊例次	百分比(%)	误诊疾病	误诊例次	百分比(%)
肺炎	34	16.83	风湿性心脏病	4	1.98
上呼吸道感染	31	15.35	冠心病[a]	4	1.98
心力衰竭	21	10.40	溶血性贫血	3	1.49
脑炎	15	7.43	心肌炎	3	1.49
肺结核	10	4.95	中毒性脑病	2	0.99
脑血管病	9	4.46	幼年特发性关节炎	2	0.99
风湿热	8	3.96	心脏黏液瘤	2	0.99
败血症	6	2.97	类风湿性关节炎	2	0.99
肾炎	6	2.97	二尖瓣脱垂	2	0.99
泌尿系感染	4	1.98	成人 Still 病	2	0.99
风湿性关节炎	4	1.98			

注:a 其中 2 例误诊为急性心肌梗死。

3. 确诊方法　超声检查是确诊 IE 的重要手段,但血培养仍是 IE 的诊断基石。本次纳入的 194 例 IE 中,169 例(87.11%)经超声检查确诊,17 例(8.76%)经实验室特异性生化免疫学检查确诊,7 例(3.61%)手术病理检查确诊,1 例(0.52%)尸体解剖确诊。

4. 误诊后果　IE 是可以治愈的感染性心脏病,一旦诊断本病,应用抗生素最为重要,如早期、大剂量、长疗程治疗,则患者预后良好。如误诊未能应用抗生素等药物治疗,感染病情往往加重,导致发生严重并发症,则可以造成患者死亡。由于 IE 的误诊主要为肺炎、上呼吸道感染等,在临床上往往采用抗生素治疗,虽然感染部位没有得到明确诊断,但这些药物对本病也可能会产生不同程度的控制作用,从而减轻病情。本次纳入的 194 例 IE 中,116 例文献描述了误诊与疾病转归的关联,78 例预后与误诊关联不明确。按照误诊数据库对误诊后果的分级评价标准,可统计误诊后果的病例中,108 例(93.10%)为Ⅲ级后果,未因误诊误治造成不良后果;8 例(6.90%)造成Ⅰ级后果,均为死亡。

四、误诊原因分析

依据本次纳入的 41 篇文献分析的误诊原因出现频次,经计算机统计归纳为 11 项,以经验不足而缺乏对该病的认识、诊断思维方法有误、问诊及体格检查不细致为主要原因,见表 8-4-2。

表 8-4-2　感染性心内膜炎误诊原因

误诊原因	频次	百分率(%)	误诊原因	频次	百分率(%)
经验不足,缺乏对该病的认识	29	70.73	药物作用的影响	3	7.32
诊断思维方法有误	15	36.59	并发症掩盖了原发病	1	2.44
问诊及体格检查不细致	13	31.71	对专家权威、先期诊断的盲从心理	1	2.44
缺乏特异性症状体征	12	29.27	多种疾病并存	1	2.44
未选择特异性检查项目	10	24.39	医院缺乏特异性检查设备	1	2.44
过分依赖或迷信辅助检查结果	3	7.32			

1. 经验不足而缺乏对 IE 的认识　IE 是由于各种原因造成病原微生物直接侵犯心内膜、心瓣膜感染引起的一系列临床表现。首先要详细询问病史,仔细查体,从许多杂乱的临床表现中找出主要矛盾。如患者出现发热、心脏杂音、充血性心力衰竭等感染和心脏方面的表现,常规抗感染和(或)纠正心力衰竭治疗无效时就应该重新考虑 IE 的诊断,进行一些有鉴别意义的检查。许多 IE 的患者发病时无心脏瓣膜病变,使其临床表现变得不典型,加之近年无基础心脏瓣膜病的患者比例增加,临床表现不典型的患者,往往就诊于非心内科。本次文献分析的误诊范围可见,误诊疾病涉及专科非常广泛,如传染病、呼吸内科、结核病、风湿免疫科、骨科、血液科、神经内外科、皮肤科、消化内科、普外科等等,可见非专科医师对 IE 缺乏足够的警惕性,对本病心脏外表现认识不足,是造成误诊最重要的原因。

2. 临床表现不典型患者增多　IE 常发于心瓣膜病和先天性心脏病,起病时通常并无心脏症状,病情隐匿,有时突然出现各脏器的栓塞,成为本病的首发症状;有时发病数周或数月后,出现免疫功能障碍所引起的各种征象。如果对本病缺乏警惕性,未能及时考虑到本病,极易造成误诊。如梁庆祥等报道误诊 311 例,误诊病种达 31 种之多;黄永麟报道称约 3%～15%病例并无发热。这主要见于老年或心、肾衰竭者,也可见于曾用过抗生素但不充分的患者。心脏杂音是诊断本病的主要依据,近年来约 15%的患者发病开始时没有心脏杂音,而在治疗期间出现杂音,少数患者直至 2～3 个月才出现杂音,偶见治愈后多年一直无杂音出现患者。皮下瘀斑、甲床下出血、Osler 结节是亚急性 IE 的皮下征象。近年来由于抗生素的广泛应用,皮下瘀斑出现率已由 85%下降至 19%～40%,而且很多出血性疾病都有类似征象。Osler 结节也极少见。有文献报道皮肤淤点、栓塞、脾大、Osler 结节等 IE 典型表现的发生率仅为 18.6%～21.4%。

3. 不熟悉常见误诊疾病的临床特点　问诊及体格检查不细致,不熟悉常见误诊疾病的临床特点,往往在鉴别诊断分析时思维方法不当,先入为主,或思维狭窄,满足于某一系统症状体征的认识,未应用一元论诊断思维,以致发生误诊。

(1)误诊为呼吸系统疾病:亚急性 IE 的临床表现多样,早期以发热为主,伴有呼吸系统表现,心脏特征不明显,容易误诊为呼吸道感染性疾病和结核病变等。亚急性 IE 患者的许多临床征象并不具有特异性,又因多次接受过抗生素治疗,血培养阳性率低,给早期诊断和治疗带来困难。部分患者开始时没有心脏杂音,如果医师忽视病情观察,不定期全面仔细查体,也可能遗漏病程中新出现的心脏杂音,从而难以想到心脏病变。

(2)误诊为肾小球肾炎:IE 患者可出现水肿、蛋白尿、血尿、高血压等肾损害,而这些也是肾小球肾炎的常见临床表现,故常误诊为肾小球肾炎。以往认为 IE 的肾损害主要是由于菌栓脱落发生肾动脉栓塞所致,而近年来研究证明主要是机体对感染微生物产生的相应抗体形成免疫复合物,沉积在肾小球引起的免疫性损伤所致,可表现为局灶性或弥散性肾小球肾炎、肾病综合征,当有大量蛋白尿、镜下血尿时往往容易误诊为原发性肾小球疾病。

4. 特异性检查项目的局限性

(1) 血培养阳性率低:血培养阳性是诊断本病的主要指标,但是 IE 的培养阳性率仅约 50% 左右。培养前即使使用抗生素 2 d,也可使培养结果成为阴性而细菌仍存在于病灶中。因此,只满足于 1~2 次血培养阴性是导致误诊的原因之一。血培养阴性的心内膜炎(BCNE)诊断治疗困难,文献报道其发生原因:① 血培养前已应用抗生素。② 生长缓慢的苛氧菌,即在普通环境中不能或难以生长,体外培养需特别营养成分(如新鲜血液、X 或 V 因子、活性炭)或需要特别的物理环境(低氧、一定量二氧化碳)。如厌氧菌、HACEK 族(H 代表嗜血杆菌属,A 代表放线杆菌属,C 代表心杆菌属,E 代表艾肯菌属,K 代表金杆菌属)、布鲁杆菌属感染。③ 专性细胞内致病微生物如立克次体、衣原体、Tropheryma whippelii(惠普尔养障体)或病毒感染。④ 霉菌感染。⑤ IE 病程 3 个月以上方采血进行血培养。⑥ 亚急性右心感染性心内膜炎。⑦ 感染性心内膜炎慢性病程中并发尿毒症。⑧ 室间隔缺损、心肌梗死后血栓形成或起搏器相关性感染导致的心室壁感染性心内膜炎。

(2) 超声心动图的局限性:超声心动图检查对本病的诊断具有非常重要的意义,但其检出率为 80%,受仪器条件、操作技术等因素影响较大。有文献报道超声心动图漏误诊率为 18%,其原因是赘生物直径<2 mm 未检出;手术时间与超声检查时间相隔较长;瓣叶脱垂、穿孔等不表现为赘生物等。临床上有时即使考虑到 IE,但往往满足于经胸超声心动图未发现赘生物者即排除 IE 诊断,超声检查技师如果不结合临床资料,对可疑 IE 患者作多方面仔细扫查,不注意瓣膜有无脱垂等细微征象,也可能遗漏重要征象,做出阴性报告,从而误导临床诊断。

5. 老年与小儿 IE 病情的复杂性　老年人 IE 的患病率近年来有明显增高的趋势,但早期诊断常常很困难,主要原因是:① 主要症状与老年人的常见多发病的表现相似,容易混淆。② 经常与其他疾病伴发,易将 IE 症状误认为是伴发疾病的表现。③ 心脏杂音不如中青年患者典型,如果机械地沿用经典的诊断标准,易导致误诊。

小儿 IE 近年来多发生于基础心脏病的患儿,主要见于院内交叉感染、免疫系统疾病及长期使用免疫抑制者。婴幼儿症状不典型,尤其是 2 岁以下患儿往往因全身中毒症状掩盖 IE 的症状。有些患儿其他系统症状过于突出,掩盖本病。婴幼儿的心脏杂音变化大,引起心脏杂音的变化情况很多,如心力衰竭、贫血、胸腔或心包积液、心动过速等,很难定性。

6. 其他误诊原因　此外,早期应用抗生素掩盖了重要病情,并发症表现为主而掩盖原发病,或老年患者多种疾病并存等误诊原因,均与对 IE 认识不足、思维方法局限等有关。对于缺乏心脏超声、血培养等 IE 诊断条件的基层医院,对通过临床表现高度怀疑本病者,应及时转上级医院,以免延误诊断。

五、防范误诊措施

1. 提高对 IE 不典型临床表现的认识　近年来,IE 的临床表现已发生了许多变化,给早期诊断带来了困难。因此,各相关专科临床医生都要提高对 IE 复杂多样临床表现的认识,加强基本功训练,对病史、症状、体征应全面分析,做好鉴别诊断。对于不能正确描述以往心脏杂音的强度的患者和无心脏病病史的患者,必须对照其住院期间心脏杂音的强度,认真、细致、反复观察患者心脏体征的变化。

不仅要熟知 IE 的临床典型表现,还要了解非典型的临床表现,遇到下列情况者,应高度怀疑 IE:① 如原无心脏杂音而突然出现心脏杂音,或原有心脏杂音短期内发生变化或出现新的心脏杂音。② 有器质性心脏病,不明原因发热 1 周以上者。③ 不明原因的动脉栓塞者;心脏病患者出现皮下淤点、脾大、进行性贫血、杵状指（趾）。④ 有长期原因不明发热，近期心脏出现杂音或出现不明原因的心力衰竭且进行性加重者。本病常见并发肾病变，血尿可作为本病肾损害的依据，其发生率高达 37%～93%。心脏病患者伴有难以解释的持续性尿液异常和（或）氮质血症，特别是有发热的，应注意本病的可能性。对婴幼儿败血症及系统性重症感染，即使不伴基础心脏病，合并顽固心力衰竭及不明原因休克者，要及早识别 IE。

2. 重视血培养检查并掌握时机与技巧　细菌培养是诊断 IE 的最直接方法。改善血培养致病菌技术是提高亚急性 IE 诊断能力重要的环节。怀疑本病时首先做血培养。一般宜在用抗生素之前，连做 4～6 次血培养。每次采血 10～15 mL，采血时间以寒战或体温骤升时为佳，并将标本分别接种在需氧及厌氧两种培养基上。

一般认为，对发热、有心脏杂音的患者，两次血培养结果为同一种致病菌（常见的 IE 致病菌），IE 的诊断即可成立，即使患者住院过程中无发热，也未闻及明显的杂音，仅出现个别器官损害，如肾小球肾炎、大动脉栓塞、不明原因的贫血等，两次血培养结果为同一种 IE 常见的致病菌，也应高度怀疑亚急性 IE。

对用过青霉素者，宜加对氨苯甲酸以利细菌生长。如果应用抗生素仅 2～3 d，则停用 48 h 后再做血培养。如果已长期应用，则应停用抗生素 1 周或更长期时间，培养才能获得阳性结果。阴性结果作为排除本病的依据。临床上多数患者病情不允许等待这么长的时间，对临床高度怀疑 IE 而血培养阴性时，只能根据经验采用试验治疗。

3. 提高超声心动图检查诊断水平　超声心动图是 IE 的首选检查方法，它能直接显示赘生物的附着部位，累及的瓣膜，赘生物的数目、大小形态、活动方式，瓣膜穿孔，腱索断裂等征象及相应血流动力学变化；对临床表现不典型，未曾怀疑心内膜炎的患者，能及早发现瓣膜损害，能够发现 >2 mm 的赘生物，并能准确定位。因超声检查有一定的局限性，追踪进行超声心动图检查是提高诊断正确率的重要策略。IE 早期（病程 2 周内）超声心动图难以发现赘生物，因此临床高度怀疑 IE，一次超声心动图检查未发现赘生物，绝不能排除 IE，必须进行追踪观察。经胸超声心动图对赘生物的检出率明显低于经食管超声，赘生物过小、赘生物位置不易被超声束所探及。对于临床怀疑 IE 的患者，动态复查超声心动图对于血培养阴性者更具有诊断价值。有学者认为 IE 的某些超声心动图表现出现在血培养之前，且较心脏杂音变化敏感性高。

对临床高度怀疑感染性心内膜炎，但 TTE 检查未发现赘生物者，可及时行经食管超声心动图，其在诊断及评价人工瓣膜心内膜炎方面有重要价值，早期检出人工瓣膜心内膜炎的敏感性是 TTE 的 2～3 倍，尤其检出赘生物、脓肿、瓣周损害的敏感性高、特异性强，但人工瓣膜心内膜炎时仍有 20% 超声心动图检查为阴性。

4. 重视对并发症的诊断

（1）心力衰竭：亚急性 IE 常可使心瓣膜产生新的损害，促使心功能减退，诱发急性心力衰竭。原有器质性心脏病患者发热后心功能减退，发生急性心力衰竭时不要把注意力仅放在心力衰竭治疗方面，还要进一步追寻发热病因。虽然各种感染都可能诱发心力衰竭，但是最常见的病因是风湿活动（如原有风湿性心脏病）、亚急性 IE 和肺栓塞。当亚急性 IE 引起心力衰竭时，临床表现已较明显，如皮肤黏膜瘀点、脾大、显微镜下血尿都是提示亚急性 IE 的诊断线索，但确诊还要依靠血培养和超声心动图发现赘生物。

（2）大动脉栓塞：大动脉栓塞是 SIE 的常见并发症，以脑梗死常见，青壮年脑梗死患者一定要排除亚急性 IE 的可能，不要简单地归咎于脑动脉硬化、高血压，一定要全面地观察病情，注意有无发热、心脏杂音，进行超声心动图检查，必要时抽血培养致病菌。

（3）肾小球肾炎：临床上遇到肾炎、肾病综合征患者也要注意排除亚急性 IE。免疫复合物肾小球肾炎与一般的肾炎表现颇为相似,可出现面部和全身水肿,蛋白尿及显微镜下血尿,有相当数量的亚急性 IE 以"肾炎"为首发表现,临床医师应注意患者有无发热、心脏杂音,常规行超声心动图检查,以排除亚急性 IE 的可能。

5. 必要时采用抗生素诊断性治疗　如果血培养、超声心动图检查阴性,或条件所限不能做血培养及超声心动图检查,在有明确心脏杂音及其他征象时,可应用抗生素做诊断性试验治疗。

总之,临床医师应全面问诊、查体并综合分析病情,对长期不明原因发热的患者合并下列任一症状时,包括难以解释的贫血、卒中发作、心脏病突然发展为难治性心力衰竭、栓塞、肾小球肾炎、动脉瘤以及心脏手术后发热等,均应怀疑本病可能。此外,抗生素治疗有效,且不能除外感染所致发热的患者亦应想到本病可能。

(陈　武　李少波)

第五节　病毒性心肌炎

一、概述

心肌炎(myocarditis)指心肌本身的炎症病变,有局灶性或弥漫性,也可分为急性、亚急性或慢性,总的分为感染性和非感染性两大类。感染性可有细菌、病毒、螺旋体、立克次体、真菌、原虫、蠕虫等所引起。很多病毒都可能引起心肌炎,其中以肠道病毒包括柯萨奇 A、B 组病毒、孤儿(ECHO)病毒、脊髓灰质炎病毒等为常见,尤其是柯萨奇 B 组病毒(coxsackie virus B, CVB)占 30%～50%。病毒性心肌炎是指嗜心肌性病毒感染引起的,以心肌非特异性间质炎症为主要病变的心肌炎,可累及心肌细胞、间质组织及血管成分和心包,最后可导致整个心脏结构损害。其发病近年来呈增多趋势。由于急性病毒性心肌炎的临床表现复杂多变,有关病毒学、免疫学及组织病理学技术诊断条件不一,使目前临床诊断心肌炎仍有相当的困难,误诊及漏诊率高。

病毒性心肌炎的发病机制为病毒的直接作用,包括急性病毒感染及持续病毒感染对心肌的损害;病毒介导的免疫损伤作用,主要是 T 细胞免疫以及多种细胞因子和一氧化氮等介导的心肌损害和微血管损伤,这些变化均可损害心脏功能和结构。病毒性心肌炎有以心肌病变为主的实质性病变和以间质为主的间质性病变。典型改变是以心肌间质增生、水肿及充血,内有多量炎性细胞浸润等。按病变范围有弥漫性和局灶性之分。心内膜心肌活检可以提供心肌病变的证据,但有取材局限性和伪差的因素存在,因而影响诊断的准确率。

病毒性心肌炎临床表现常取决于病变的广泛程度,轻重变异很大,可完全没有症状,严重者可以猝死。约半数于发病前 1～3 周有病毒感染前驱症状,如发热,全身倦怠感,即所谓"感冒"样症状,或恶心、呕吐等消化道症状。然后出现心悸、胸痛、呼吸困难、水肿,甚至 Adams-Stokes 综合征。

病毒性心肌炎的治疗主要是综合治疗。轻症患者嘱其卧床休息,进食富含维生素及蛋白质的食物。心力衰竭时使用利尿剂、血管扩张剂、血管紧张素转换酶(ACE)抑制剂等。严重心律失常者采用抗心律失常药物,高度房室传导阻滞、快速室性心律失常或窦房结功能损害而出现晕厥或明显低血压时可考虑使用临时性心脏起搏器。目前不主张早期使用糖皮质激素,但在有房室传导阻滞、难治性心力衰竭、重症患者等情况下可慎用。

大多数患者经过适当治疗后能痊愈。患者在急性期可因严重心律失常、急性心力衰竭和心源性休克而死亡。部分患者经过数周至数月后病情可趋稳定但可能留有一定程度的心脏扩大、心功能减退、伴或不伴有心律失常或心电图异常等,经久不愈,形成慢性心肌炎甚至演变为扩张型心肌病。

二、诊断标准

根据诊断标准,病毒性心肌炎多采用以下诊断流程。

1. 前驱病毒感染史　凡发病前 1～4 周有上呼吸道感染或肠道病毒感染,排除了其他引起心肌损害的原因(如风湿性心脏病、冠心病等)。

2. 心肌损害表现　出现下述心肌损害表现者均应考虑心肌炎:① 全身软弱、明显乏力、头晕、心前区不适、隐痛或绞痛、心悸、气短、恶心、呕吐,甚至发生心力衰竭、休克、抽搐或猝死。② 血压下降、脉压小、交替脉、脉搏过快(或过慢)与体温不一致,心浊音界大,心尖冲动微弱而弥散,第一心音减弱或呈胎心音,出现奔马律,伴心包摩擦音,有心律失常。③ 心电图异常:肢体导联与左心导联 ST 段压低、T 波平坦、双相或倒置;房室传导阻滞、束支传导阻滞、QT 间期延长;心律失常,以窦性心动过速和各类期前收缩多见。心肌病变较重者可有类似心肌梗死的图形,但缺乏心肌梗死特有的演变过程,进行动态心电图对比观察更有价值。④ 心肌酶学改变:血清天冬氨酸转氨酶、乳酸脱氢酶、磷酸肌酸激酶及其同工酶升高,肌钙蛋白异常。

3. 明确病因　明确心肌损害后,需进一步完善检查明确病因:① 血清病毒中和抗体测定:通常检测柯萨奇 B 病毒中和抗体,如起病 2～4 周后的抗体效价比起病初期升高 4 倍或其中一次≥1∶640,提示近期感染。② 咽、肛拭病毒分离。③ PCR 法检测粪便、血清或心肌组织中病毒RNA。④ 必要时心肌活检病理检查。

三、误诊文献研究

1. 文献来源及误诊率　2004—2013 年发表在中文医学期刊并经遴选纳入误诊疾病数据库的病毒性心肌炎误诊文献共 59 篇,累计误诊病例 388 例。7 篇文献可计算误诊率,误诊率 34.86%。

2. 误诊范围　本次纳入的 388 例病毒性心肌炎误诊为 30 种疾病共 394 例次,居前三位的误诊疾病为冠心病(以急性心肌梗死居多)、胃肠炎、上呼吸道感染。较少见的误诊疾病包括扩张型心肌病、先天性心脏病、癔症、食管炎、上消化道出血、肠道寄生虫病、维生素 D 缺乏性手足搐搦症、电解质紊乱、糖尿病性昏迷、脓毒症、支气管哮喘、肾炎、生长痛;8 例次仅作出消化道疾病、贫血、晕厥等原因待查诊断;4 例次初诊诊断不明确。主要误诊疾病见表 8-5-1。

表 8-5-1　病毒性心肌炎主要误诊疾病

误诊疾病	误诊例次	百分比(%)	误诊疾病	误诊例次	百分比(%)
冠心病[a]	181	45.94	感染性休克	4	1.02
胃肠炎	91	23.10	胸膜炎	4	1.02
上呼吸道感染	28	7.11	支气管炎	3	0.76
急性胰腺炎	11	2.79	急性细菌性痢疾	3	0.76
胆囊炎	9	2.28	肋间神经痛	3	0.76
急性阑尾炎	8	2.03	肺栓塞	3	0.76
肺炎	6	1.52	肠梗阻	2	0.51
急腹症[b]	5	1.27	肠系膜淋巴结炎	2	0.51
中枢神经系统感染[b]	5	1.27			

注:a 其中 174 例为急性心肌梗死,5 例为急性冠状动脉综合征;b 仅作出此类疾病诊断。

3. 容易误诊为病毒性心肌炎的疾病　经对误诊疾病数据库全库检索发现,有 220 篇文献 67

种疾病742例曾误诊为病毒性心肌炎,涉及12个系统或专科,以循环系统、内分泌系统、呼吸系统疾病居多,误诊疾病系统分布见图8-5-1。最易误诊为病毒性心肌炎的疾病为心脏神经症(31.81%),主要疾病见表8-5-2。另有20例最终确诊为:心脏恶性肿瘤、限制型心肌病、感染性心内膜炎、克山病、颈心综合征、结核性脑膜炎、脑胶质瘤、韦尼克脑病、Reye综合征、上呼吸道感染、特发性肺含铁血黄素沉着症、产后甲状腺炎、甲状旁腺功能减退症、EB病毒感染、莱姆病、肋软骨炎、脂质沉积性肌病、二甲基甲酰胺中毒、有机磷农药中毒。

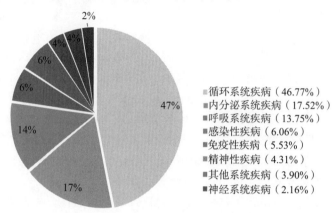

图8-5-1　容易误诊为病毒性心肌炎的疾病系统分布图

表8-5-2　容易误诊为病毒性心肌炎的疾病

确诊疾病	例 数	百分比(%)	确诊疾病	例 数	百分比(%)
心脏神经症	236	31.81	致心律失常性右心室心肌病	5	0.67
甲状腺功能亢进性心脏病	92	12.40	过敏性紫癜	4	0.54
肺炎	79	10.65	并殖吸虫病	4	0.54
心律失常	36	4.85	咳嗽变异型哮喘	4	0.54
早期复极综合征	23	3.10	血吸虫病	4	0.54
甲状腺功能减退性心脏病	23	3.10	糖尿病酮症酸中毒	4	0.54
癔症	20	2.70	Poncet病	3	0.40
扩张型心肌病	16	2.16	Guillain-Barrés综合征	3	0.40
川崎病	15	2.02	肌营养不良症	3	0.40
风湿热	12	1.62	亚硝酸盐中毒	3	0.40
传染性单核细胞增多症	10	1.35	应激性心肌病	2	0.27
恙虫病	10	1.35	肠套叠	2	0.27
肺栓塞	10	1.35	急性胰腺炎	2	0.27
抑郁症	10	1.35	胃心综合征	2	0.27
多发性肌炎	9	1.21	二尖瓣狭窄	3	0.27
维生素 B_1 缺乏症	7	0.94	多发性大动脉炎	2	0.27
急性冠状动脉综合征	7	0.94	房间隔缺损	2	0.27
血管迷走性晕厥	7	0.94	伤寒	2	0.27
肥厚型心肌病	7	0.94	副伤寒	2	0.27
亚急性甲状腺炎	6	0.81	成人Still病	2	0.27
心内膜弹力纤维增生症	6	0.81	系统性红斑狼疮	2	0.27
肾综合征出血热	6	0.81	嗜铬细胞瘤	2	0.27
结核性胸膜炎	5	0.67	自发性气胸	2	0.27
麻疹	5	0.67	抑郁症	2	0.27

4. 医院级别　本次纳入统计的 388 例病毒性心肌炎误诊 394 例次,其中误诊发生在三级医院222 例次(56.35%),二级医院 105 例次(26.65%),一级医院 65 例次(16.50%),其他医疗机构 2例次(0.51%)。

5. 确诊方法　本次纳入的 388 例病毒性心肌炎中,361 例(93.04%)根据前驱感染史、心电图及心肌酶学检查诊断,15 例(3.87%)经病理学检查诊断,12 例(3.09%)经尸体解剖明确诊断。

6. 误诊后果　本次纳入的 388 例病毒性心肌炎中,364 例文献描述了误诊与疾病转归的关联,24 例预后与误诊关联不明确。按照误诊数据库对误诊后果的分级评价标准,可统计误诊后果的病例中,304 例(83.52%)为Ⅲ级后果;9 例(2.47%)造成Ⅱ级后果,因误诊误治导致不良后果;51 例(14.01%)造成Ⅰ级后果,均为死亡。

病毒性心肌炎主要是针对病情对症处理,急性患者,如果误诊,对症处理如抗炎、扩张血管等治疗后,病情大多可得到缓解,故从上述分析看,大多数患者虽误诊误治但未造成不良后果。但也值得注意,本组因误诊造成死亡和不良后果的比例也较高。如果心肌炎发生误诊,延误病情导致心力衰竭、休克等严重并发症并给予不恰当的治疗,尤其是不恰当的补液,则可能进一步加重病情,引起死亡。

四、误诊原因分析

依据本次纳入的 59 篇文献分析的误诊原因出现频次,经计算机统计归纳为 9 项,以经验不足而缺乏对该病的认识和问诊及查体不细致为主要原因,见表 8-5-3。

表 8-5-3　病毒性心肌炎误诊原因

误诊原因	频　次	百分率(%)	误诊原因	频　次	百分率(%)
经验不足,缺乏对该病的认识	38	64.41	过分依赖或迷信辅助检查结果	8	13.56
问诊及体格检查不细致	30	50.85	病人主述或代述病史不确切	5	8.47
诊断思维方法有误	22	37.29	并发症掩盖了原发病	1	1.69
缺乏特异性症状、体征	17	28.81	病人或家属不配合检查	1	1.69
未选择特异性检查项目	13	22.03			

1. 对病毒性心肌炎缺乏足够的认识　由于临床医师对病毒感染症状未引起足够的重视,对心肌炎的多样化表现的认识不足,特别是对胃肠道病毒感染的心肌炎往往缺乏认识,以致不少病例误诊为胃肠炎、急腹症、急性胰腺炎、胆囊炎。轻度心肌炎的临床表现较少且常为全身性症状所掩盖,诊断较困难。对于首发表现即出现胸闷、胸痛、心悸、气短等心脏表现的病毒性心肌炎来说,主要容易误诊为其他心脏病,例如心肌病、冠心病等。心肌炎的临床表现可轻,如局灶性感染所致的无症状状态,重者可有弥散性心肌炎引起的暴发性、致命性充血性心力衰竭,应注意观察病情变化。

2. 问诊及体格检查不细致　病毒性心肌炎实际上可以认为是全身感染的一部分,临床表现多样化,大多数患者有近期感染的病史或征兆,例如上呼吸道感染或胃肠道感染。而临床医生片面强调某一方面的症状或体征,而且容易受到患者的主观影响,忽视对病史全面分析,是导致误诊的第二位的原因。轻症患者或疾病早期,可能主要表现为上呼吸道感染或胃肠道感染症状,仅伴有心悸、乏力等非特异性表现,此时,与体温升高不成比例的心动过速可提示本病的可能,而临床医生仅看到局部症状,误诊为胃肠炎和呼吸道感染。此外,病毒性心肌炎患者的体征也缺乏特异性,在病程早期或轻症患者,并无心音低钝、奔马律等典型体征,即使有这些体征,对病毒性心肌炎的诊断也仅能提供一定的诊断线索。

3. 诊断思维方法有误　由于临床医师对该病的特点认识不足,往往在鉴别诊断分析时思维方法不当,以致发生疾病误诊。

(1) 误诊为急性心肌梗死:本次文献分析中,居首位的误诊疾病为急性心肌梗死。研究已经表明,心肌炎时心肌受累可为局灶性或弥散性,但心肌损害在心脏中的分布是随机的。急性病毒性心肌炎的心电图表现主要为 ST 段和 T 波异常,通常无特征性。相当一部分患者的临床表现可酷似急性心肌梗死,如明显的胸闷、胸痛,心肌酶明显增高,初始心电图改变具有心肌受损的特异性定位改变及节段性室壁运动异常等,在中老年患者,极易先入为主诊断为急性心肌梗死。随着疾病的自然进程,心电图表现的心肌受累范围不断扩大,这可能说明心肌炎时心肌损伤的出现不是同时的,而是从某一个局限病灶逐渐发展的。个别患者呈暴发型,病情迅速进展而猝死,尸检可发现有心肌坏死(坏死性心肌炎)。

(2) 误诊为消化系统疾病:病毒性心肌炎大多数为肠道病毒所致,以柯萨奇 B 组病毒占大多数。部分患者发病前有肠道病毒感染史,就诊时腹痛、腹胀等消化道症状为主诉,掩盖了乏力、胸闷、气短等轻微的心脏受损情况,由于临床医师对病毒性心肌炎可以消化道症状为主的特点认识不足,只注意局部症状、体征,片面强调某一异常实验室检查结果,而误诊为急性胃肠炎。

(3) 误诊为呼吸道感染:引起上呼吸道感染的病毒如流感病毒、柯萨奇病毒、腮腺炎病毒、腺病毒等均为嗜心肌性病毒,病毒性心肌炎病原体多首先侵犯作为机体与外界屏障的上呼吸道黏膜,扩散入血引起相应症状,进而感染心肌,导致心肌炎。急性心肌炎早期或心脏功能代偿期心脏症状不明显,没有特异诊断指征,往往首发表现为发热、倦怠、咳嗽、头痛、头晕等,这些也多为上呼吸道感染的表现,此时患者也大多就诊于社区卫生中心或乡镇医院,或门急诊,临床医师因对心肌炎重视不足、或工作量大时工作疏忽,忽视全面查体、仔细的心脏听诊,满足于患者主诉,草率作出上呼吸道感染的诊断。

五、防范误诊措施

1. 提高对病毒性心肌炎的认识　临床医生遇到感染性疾病,尤其是上呼吸道感染、胃肠道疾病等嗜心肌病毒感染时,应想到病毒进一步侵犯心肌的可能,只有认真询问病史,才能发现容易被忽视的轻度非特异性症状。同时要避免先入为主,对于任何疾病都要进行全身细致查体。

病毒性心肌炎临床表现变异范围较大,大多数患者的心肌受累都属亚临床性,但是少数可表现为重症心肌炎。最近的前瞻性资料提示在青壮年猝死组中心肌炎占 8.6%～12%,有较大样本的前瞻性调查发现因心肌炎导致的扩张型心肌病占 9%。分子生物学技术也提示炎症的自身免疫过程影响心肌并最终导致急性或慢性扩张型心肌病。因此,临床遇有下列表现应考虑本病的可能:① 发热、胃肠道症状、呼吸道症状同时伴有某些心脏症状,例如胸闷、心悸、心力衰竭、晕厥等。② 心电图提示各种心律失常,如频发室性早搏、短阵室性心动过速、房室传导阻滞、束支传导阻滞、窦性心动过速伴 ST-T 改变等,尤其发现与体温升高不成比例的心动过速提示本病的可能。

2. 注意捕捉心电图的异常改变　首发表现为非心脏症状而血流动力学异常者,应立即行心电图检查,任何形式的心电图异常均应警惕重症病毒性心肌炎的可能,有条件者均应行动态心电图检查,可发现发作性 ST-T 改变及量化心律失常发生的频度及时间,亦可反映心率变异性,其临床价值优于单次或多次心电图检查。有学者建议在疑诊为心肌炎而心电图表现为大致正常或未达到心肌炎诊断标准时更应行动态心电图检查。

3. 完善心肌损伤相关实验室检查　病毒性心肌炎的心电图诊断缺乏特异性,对疑似病例应常规检查肌酸激酶、肌酸激酶-同工酶、肌钙蛋白 I 或肌钙蛋白 T。肌酸激酶、肌酸激酶同工酶预测价值较低,肌钙蛋白 T 诊断心肌缺血、坏死具有高敏感性、高特异性,且诊断窗口期长,是及时反映心肌损伤的良好的观察指标,同时也在病毒性心肌炎的治疗转归和预后判断方面具有重要意义。血清肌钙蛋白 I 仅存在于心肌细胞内,检测肌钙蛋白 I 可除外骨骼肌损伤的干扰,其浓度变化不受年龄、性别、病变部位的影响,被公认为高敏感、高特异性反映心肌损伤的血清指标。

4. 注意与相似疾病的鉴别诊断　临床医师应注意鉴别重症病毒性心肌炎与急性心肌梗死,二者治疗原则截然不同。从本次文献分析看,相对一部分病毒性心肌炎临床表现酷似急性心肌梗死,目前随着生活水平的提高,冠心病的发病率不断上升,心肌梗死成为心脏病患者的主要死因。因此,临床医师对冠心病的诊断似乎更加敏感,尤其对于中年以上的患者,冠心病往往是我们首先考虑的疾病。虽然依靠心内膜心肌活检是诊断病毒性心肌炎的可靠标准,但有创检查难以普及。临床可以根据病史、临床症状、心电图演变和心肌酶谱变化等与急性心肌梗死鉴别,近期上呼吸道感染、胃肠道感染的病史可高度提示病毒性心肌炎。对于鉴别诊断困难的病例,应及时行冠状动脉造影明确诊断。

此外,在诊断病毒性心肌炎时必须排除甲状腺功能亢进症、二尖瓣脱垂综合征,行超声心动图和甲状腺功能检查以资鉴别。同时,切忌将不明原因的心律失常均诊断为病毒性心肌炎。临床上最常见的心律失常为室上性和室性心律失常,多为功能性,可能由于过度劳累、情绪刺激、饮酒、摄用咖啡因过多等引起自主神经功能紊乱而诱发。对于初次发作早搏患者,如超声心动图未见明显异常改变,心电图除早搏外无明显改变,或仅有非特异性 ST-T 改变,最好只诊断为室性或房性心律失常,即使患者发病前有过上呼吸道感染,也不要轻易作出病毒性心肌炎的诊断。

(郭照军　李少波)

第六节　肥厚型心肌病

一、概述

肥厚型心肌病(hypertrophic cardiomyopathy,HCM)是以心肌的非对称性肥厚、心室腔变小为特征,以左心室血液充盈受阻、舒张期顺应性下降为基本改变的一种心肌病,主要病理生理改变:左室流出道梗阻、舒张功能异常、心肌缺血。

1. 发病原因　本病病因不明,常有明显的家族史(约占 1/3),目前被认为是常染色体显性遗传疾病。但有些患者无家族史,其发病可能和后天因素有关;有学者认为交感神经系统异常和儿茶酚胺增高可促使发病或病情加重,也有人认为心肌钙代谢异常与发病有关。HCM 病变以心肌肥厚为主,心脏重量增加。心肌肥厚可见于室间隔和左心室壁,以前者为甚,常呈不对称(非同心)性肥厚(即心室壁各处肥厚程度不等)。部位以左心室为常见,右心室少见。室间隔高度肥厚向左心室腔内突出,收缩时引起左心室流出道梗阻者,称为肥厚型梗阻性心肌病。

2. 临床表现　HCM 临床表现差别较大,患者可能完全无症状,只是根据心脏杂音、异常心电图作出诊断,或通过超声心动图作出诊断。梗阻性 HCM 主要为左室流出道梗阻的症状如呼吸困难、心悸、心前区疼痛或心绞痛、疲乏、头昏、晕厥甚至猝死。查体心界多向左下扩大,心尖冲动呈抬举性,有时呈双重性心尖冲动。胸骨左缘第 3～4 肋间和心尖内侧可听到收缩中、晚期杂音。杂音是左室流出道梗阻所引起,可传导至腋部,但极少传导至颈部。杂音的强度时有变化,杂音响度与左室和流出道间收缩期压力阶差程度有关,压力阶差大者杂音响,压力阶差小者杂音较轻。运用某些药物或生理动作,提高或降低压力阶差,使杂音响度发生相应的变化,可协助诊断。非梗阻性 HCM 症状较轻,有时有心悸,劳累后气短、胸痛或心前区压迫感。查体可见心尖冲动呈双峰状,常可闻及第三心音和第四心音。有心力衰竭时心浊音界可增大。

3. 治疗与预后　HCM 治疗包括药物治疗和非药物治疗。药物治疗可改善左心室舒张期充盈进而减少心肌缺血。由于缺乏大型随机试验,药物治疗是基于经验推荐,其目的是改善功能,减轻症状和延缓疾病进展。对于有症状的左室流出道梗阻的患者,其目的是通过药物、外科手术、酒精消融和起搏治疗等手段改善症状。对于有症状而无左室流出道梗阻的患者,其治疗集中在治疗心律失常、降低左心室充盈压和治疗心绞痛。对于药物难治性进行性进展的左室收缩或舒张功能障碍的患者,应考虑心脏移植。新版指南对于非药物治疗更为开放和积极,更为强调减轻 HOCM 患者的临床症状。

HCM 病程发展缓慢,预后不定,可以稳定多年不变,但一旦出现症状则可以逐步恶化,猝死与心力衰竭为主要的死亡原因。HCM 是突发心源性猝死的主要病因之一,猝死率为 1%,多见于青少年患者或患有 HCM 的竞赛运动员。因此,接诊 HCM 患者后,对其进行猝死危险评估,有助于该类疾病的治疗和预后判断,2014 版欧洲指南最大的创新之处在于用简单临床指标组成的新型风险计算工具评估患者 5 年心源性猝死的风险。

二、诊断标准

2014 年 9 月欧洲心脏病学会(ESC)年会公布了《2014 肥厚型心肌病诊断及治疗指南》,这是继 2003 年美国心脏病学会(AHA)/美国心脏协会(ACC)、ESC 肥厚型心肌病专家共识、2011 年 AHA/ACC 肥厚型心肌病诊断和治疗指南之后,对肥厚型心肌病诊治的又一次重要更新。该指南对成人中 HCM 的定义为:任何心脏影像学检测手段,包括超声心动图(UCG)、心脏磁共振成像(MRI)或计算机断层扫描(CT)等检测显示,左心室心肌某节段或多个节段室壁厚度≥15 mm,且不能单纯用心脏负荷异常引起心肌肥厚解释的一类心肌疾病。而对于那些室壁轻度增厚(13~14 mm)的患者,需要根据其家族史、心外因素、心电图表现、实验室检查以及多模式心脏成像明确或排除 HCM。

尤为值得注意的是,2014 版指南提出对于 HCM 患者的一级亲属,如果心脏影像学检测发现左心室壁某节段或多个节段厚度≥13 mm,但无明确病因的即可确诊 HCM。这与我们既往临床认为左心室壁厚度 13~14 mm 仅为疑诊不同,更加凸显了 HCM 相关致病基因及家族遗传史在本病诊断中的重要性。

大多数 HCM 患者是无症状的,然而有些患者在心电图或者超声心动图提示心肌肥厚许多年后出现症状。二维超声心动图、多普勒超声心动图和动态心电图通常足以明确症状的最可能原因,评估左心室流出道是否梗阻是对 HCM 患者病情评估的重要组成部分。

三、误诊文献研究

1. 文献来源及误诊率　2004—2013 年发表在中文医学期刊并经遴选纳入误诊疾病数据库的 HCM 误诊文献共 86 篇,累计误诊病例 591 例。12 篇文献可计算误诊率,误诊率 50.00%。

2. 误诊范围　HCM 较少见,临床上容易误诊为其他心脏病,本次纳入的 591 例 HCM 误诊为 17 种疾病共 595 例次,以心脏病居多,其中又以冠心病为主(74.45%),123 例次误诊为急性心肌梗死,5 例次漏诊。误诊疾病见表 8-6-1。

表 8-6-1 肥厚型心肌病误诊疾病

误诊疾病	误诊例次	百分比(%)	误诊疾病	误诊例次	百分比(%)
冠心病[a]	443	74.45	脑血管病[b]	9	1.51
高血压性心脏病	46	7.73	乳头肌功能不全	5	0.84
先天性心脏病	17	2.86	扩张型心肌病	4	0.67
心力衰竭	13	2.18	病态窦房结综合征	2	0.34
心律失常	12	2.02	主动脉狭窄	2	0.34
风湿性心脏病	10	1.68	癫痫	1	0.16
病毒性心肌炎	9	1.51	肺源性心脏病	1	0.16
神经源性晕厥	8	1.34	胃下垂	1	0.16
心脏瓣膜病	7	1.18			

注:a 其中误诊为急性心肌梗死 123 例,陈旧性心肌梗死 22 例,急性冠状动脉综合征 22 例;b 其中误诊为短暂性脑缺血发作 6 例。

3. 医院级别　本次纳入统计的 591 例 HCM 误诊 595 例次,其中误诊发生在三级医院 165 例次(27.73%),二级医院 421 例次(70.76%),一级医院 6 例次(1.01%),其他医疗机构 3 例次(0.50%)。

4. 确诊方法　本次纳入的 591 例 HCM 以超声检查确诊为主,具体确诊手段见表 8-6-2。

表 8-6-2 肥厚型心肌病确诊手段

确诊手段/检查项目	例　数	百分比(%)	确诊手段/检查项目	例　数	百分比(%)
尸体解剖	1	0.17	超声检查	510	86.29
影像学诊断	590	99.49	心室造影	23	3.21
磁共振检查	7	1.18	具体方法不详	49	8.79
CT 检查	1	0.17			

5. 误诊后果　本次纳入的 591 例 HCM 中,588 例文献描述了误诊与疾病转归的关联,3 例预后与误诊关联不明确。按照误诊数据库对误诊后果的分级评价标准,可统计误诊后果的病例中,585 例(99.49%)为Ⅲ级后果;3 例(0.51%)造成Ⅰ级后果,均为死亡。

HCM 的许多患者病程较缓慢,可多年无症状长期生存,目前针对 HCM 的治疗主要应用 β 受体阻滞剂及对症处理,而临床误诊的疾病主要是冠心病,按照误诊疾病应用的扩冠药物或钙拮抗剂等也可能对改善病情有益,因此大多数患者并未因误诊误治造成不良后果。但如应用强心药物则可能导致病情加重而发生严重室性心律失常,甚至死亡。

四、误诊原因分析

依据本次纳入的 86 篇文献分析的误诊原因出现频次,经计算机统计归纳为 9 项,以经验不足而缺乏对该病的认识和未选择特异性检查项目为主要原因,见表 8-6-3。

表 8-6-3 肥厚型心肌病误诊原因

误诊原因	频　次	百分率(%)	误诊原因	频　次	百分率(%)
经验不足,缺乏对该病的认识	70	81.40	诊断思维方法有误	31	36.05
未选择特异性检查项目	41	47.67	问诊及体格检查不细致	25	29.07

续表

误诊原因	频次	百分率(%)	误诊原因	频次	百分率(%)
缺乏特异性症状、体征	20	23.26	影像学诊断原因	4	4.65
过分依赖或迷信辅助检查结果	16	18.60	多种疾病并存	1	1.16
医院缺乏特异性检查设备	5	5.81			

1. 对 HCM 缺乏认识　HCM 临床少见,临床医生对其缺乏认识,忽略了对病史的详细询问和认真查体,或诊断思路狭窄,仅满足于常见病、多发病的诊断,是导致 HCM 误诊的主要原因。加之 HCM 缺乏特异性症状、体征,从无症状至晕厥、心律失常、心力衰竭乃至猝死,这种表现上的差异可能与等位基因或非等位基因的异质性有关。HCM 患者由于心肌数量的增加,虽也可出现氧供需不平衡而引起相应症状,但冠状动脉长期代偿性扩张,使其缺血症状不如冠心病明显。而劳累性胸痛、心悸、气促与冠心病的症状类似,长期以来,临床医师已习惯性接受了"冠状 T 波"的概念,并将其视为冠心病心肌缺血的特征性表现,再加上如为中年以上患者,并有高血压、糖尿病、肥胖及吸烟等冠心病易患因素时,临床医师对梗死性 Q 波及非梗死性 Q 波的鉴别要点不了解,往往先入为主诊断为冠心病。本次文献分析提示,约 74% 的 HCM 患者误诊为冠心病。因为先入为主考虑冠心病等,进而忽视超声心动图等对 HCM 有重要诊断价值的检查,因此造成的误诊在本次文献分析中约占 20%。

2. 临床表现缺乏特异性　HCM 临床常见表现有胸痛、胸闷、喘憋、心悸、晕厥等,这些症状既可单独出现,亦可兼而有之,大多情况下以某一症状为突出表现。由于上述这些症状无特异性,其他常见的心脏疾病如冠心病、高血压性心脏病、扩张型心肌病以及某些神经系统疾病也常以上述症状为突出表现,如临床医师对病情不全面考虑,细加分析,则极易误诊。

HCM 诊断具有不对称室间隔肥厚,室间隔/左心室后壁之比大于 1.3∶1;二尖瓣前叶收缩期前移;左心室腔缩小流出道狭窄;左心室舒张功能障碍,顺应性降低。此要到成年后方表现出来。有收缩压力阶差的患者左心室肥厚更多见,对高血压患者以胸痛、胸闷、心悸症状就诊时,听诊胸骨左缘 3、4 肋间或心尖区可出现 3 级收缩期杂音,加之心电图有 ST 降低、T 波倒置,易误诊为高血压性心脏病引起的继发性 ST-T 改变。

3. 不了解 HCM 心脏杂音的特点　一些临床医生不了解 HCM 心脏杂音的特点。本病与风湿性心瓣膜病二尖瓣关闭不全和先天性心脏病室间隔缺损均可在胸骨左缘心尖区听到收缩期杂音,但 HCM 的杂音在胸骨左缘 3、4 肋间最强,呈喷射状,为 2 或 3 级收缩期杂音,多不向左腋下传导,而可向心尖区或心底部传导。这些特点与风湿性心瓣膜病二尖瓣关闭不全之心尖区收缩期吹风样杂音,向左腋下传导不同;与先天性心脏病室间隔缺损之响亮而粗糙的全收缩期吹风样反流性杂音亦有别。若混淆三者心脏杂音的特点,就易造成误诊。

4. 过分依赖心电图检查报告　HCM 与冠心病的心电学表现极为类似,极易混淆。首诊医生如缺乏对 HCM 的认识,过分依赖心电图检查报告,仅根据心电图提示的 ST-T 改变或病理性 Q 波,误诊为心绞痛、心肌梗死,有些即使查体闻及心脏杂音,亦未想到 HCM 的可能。

HCM 的心电图常有左心室肥厚伴劳损、心房颤动、完全性左束支传导阻滞等,但这些心电图特征缺乏特异性,也常见于其他心血管疾病,如高血压性心脏病、扩张型心肌病、病毒性心肌炎、单纯性心律失常等。因此,临床若不全面分析病情资料,过分依赖心电图检查结果,就会造成误诊。

5. 其他误诊原因　此外,临床医师不熟悉与 HCM 容易混淆疾病的临床特点,诊断思维方法狭隘,或基层医院缺乏超声心动图等检查条件,或影像学报告误导,患者多种疾病并存等,都可能造成 HCM 的误诊,但究其原因还是对疾病的认识不足。

五、误诊防范措施

1. 全面获取病情资料　临床医生应加强对 HCM 的认识,在采集病史、体格检查时尽可能详细全面,使诊断有尽可能多的依据。询问病史需包括既往诊断和治疗经过,尤其是对曾诊断为某病而治疗效果不佳者,更应全面分析病情,仔细检查各个检查环节,判断诊断是否有误。HCM 患者多有家族遗传史,且青壮年发病常见,故应注意询问患者家族史。对中青年患者出现室性心动过速应首先考虑心肌病。HCM 的心房收缩力对于维持心室充盈特别重要,心房颤动使心排血量下降,病情恶化,而且容易形成心房血栓栓塞,故心房颤动患者要注意排除 HCM,查体时除注意心尖区杂音外,还要特别注意胸骨左缘的收缩中期喷射音。

2. 充分利用心脏影像学检查　任何心脏影像学检查手段,包括超声心动图(UCG)、心脏磁共振成像(MRI)或计算机断层扫描(CT)等均有助于 HCM 的确诊,只要提示左心室心肌某节段或多个节段室壁厚度≥15 mm 且不能单纯用心脏负荷异常引起心肌肥厚解释,则 HCM 诊断成立。超声心动图由于无创、经济、方便、可重复检查等,可显示室间隔、左心室壁呈非对称性肥厚及其厚度之比,是诊断本病的重要手段。临床上凡遇原因不明的心悸、胸闷、胸痛、憋气或上腹部疼痛等非特异性症状,心电图见异常 Q 波和(或)ST－T 改变,鉴别诊断中除应考虑冠心病外,也应将 HCM 纳入鉴别诊断疾病之中,及时行超声心动图等心脏影像学检查以鉴别。

3. 掌握与相似疾病的鉴别要点　HCM 临床表现虽与许多疾病有相似之处,但也有一定的特点,若能掌握这些特点,注意鉴别诊断,即可减少或避免误诊。

(1)冠心病:HCM 进展缓慢,有相当一部分患者出现症状时已进入老龄期。而本病症状与冠心病、高血压性心脏病相似,且老年人多有高血压、高血脂、糖尿病等冠心病危险因素和相关疾病存在,易混淆。HCM 由于流出道梗阻,导致心排血量急剧减少,或肥厚心肌需氧量增加而冠状动脉供血相对不足或冠状动脉痉挛,室内小血管受肥厚心肌挤压或管腔增厚而狭窄,加之心肌异常增厚造成氧的供需不平衡,易引起心绞痛发作,而且不易缓解。本病与心肌梗死均可出现病理性 Q 波,但 HCM 的病理性 Q 波多深而窄,较少超过 0.03s,且多在Ⅱ、Ⅲ、aVF 或 V4、V5 导联上出现,同时伴有同导联正向 T 波,无 ST 段改变。而心肌梗死的 Q 波多深而宽,且同导联可出现巨大倒置的 T 波或 ST 段改变等变化。心尖肥厚型心肌病的心电图改变类似急性心内膜下心肌梗死,此时需借助心肌损伤标志物检查鉴别。此外,进行动态心电图观察也有助于鉴别,急性心肌梗死的ST－T 改变呈动态改变,而心尖肥厚型心肌病的心电图可数年内无明显改变。

(2)高血压性心脏病:HCM 与高血压性心脏病均可致左心室非对称性肥厚,但本病可伴流出道梗阻和二尖瓣前叶收缩期向前运动现象,而高血压性心脏病则无该特征,若能掌握这一特点,则不难对两者作出鉴别。

(3)心脏瓣膜病:HCM 的心脏杂音有时容易与心脏瓣膜病所致杂音混淆。但本病杂音特点为在胸骨左缘 3～4 肋间最强,呈喷射状,呈 2～3 级收缩期杂音,不向左腋下传导;风湿性心瓣膜病二尖瓣关闭不全之吹风样杂音向左腋下传导,先天性心脏病则为响亮而粗糙的全收缩期吹风样反流性杂音,掌握这些特点有助于鉴别诊断。

(4)室间隔缺损:HCM 的查体所见与室间隔缺损极为相似,HCM 与室间隔缺损的收缩期杂音虽然都很粗糙,均为全收缩期,并可触及收缩期震颤,但仔细分析 HCM 的杂音为喷射性,呈递增-递减型,而室间隔的收缩期杂音为一贯性。另外,HCM 的心电图可能出现深而窄的 Q 波和同导联 T 波直立,也具有相当的特异性。

(陈　武　李少波)

第七节　扩张型心肌病

一、概述

扩张型心肌病(dilated cardiomyopathy，DCM)是一种心脏综合征，是以单侧或双侧心腔扩大及心肌收缩功能障碍为主要特征的原因不明的心肌疾病，也是除冠心病和高血压以外导致心力衰竭的主要疾病之一，其临床表现以进行性心力衰竭、室性或室上性心律失常、血栓栓塞或猝死为基本特征，且可发生于任何阶段。但其临床表现和辅助检查缺乏特异性，属于排他性心脏疾病，临床上容易被误诊，临床医生应该引起重视。5 年病死率为 15%～50%，患病率为 1/2 500。

DCM 的分类，包括特发性 DCM、家族遗传性 DCM 和继发性 DCM。DCM 可能代表着由各种迄今未确定的因素所造成的心肌损害的一种共同表现，主要的可能机制包括家族遗传、病毒感染及自身免疫异常。另外，心肌能量代谢紊乱、交感-肾上腺素能系统以及肾素-血管紧张素系统功能紊乱等可能与 DCM 的发生发展有关。病理检查肉眼可见心腔扩张，而且心室的扩张更甚于心房；室壁多变薄，可见纤维瘢痕，且常伴有附壁血栓形成。

DCM 起病缓慢，患者多在临床症状明显时方就诊。最突出的症状是左心衰竭，部分患者有胸痛。体征可有心脏扩大及心力衰竭的相应表现。超声心动图对 DCM 具有形态学诊断和血流动力学评判意义，在诊断和鉴别诊断上具有重要价值，对于左心室或双心室扩大和心室收缩功能受损为特征的患者可以诊断为 DCM。

目前对 DCM 尚缺乏有效而特异的治疗手段，主要目标为阻止基础病因介导的心肌损害，有效的控制心力衰竭和心律失常，预防栓塞和猝死，提高 DCM 患者的生活质量和生存率。对内科治疗无效者，有条件时可行外科治疗，如心脏移植、左心室成形术等。目前对于小儿扩张型心肌病，有采用干细胞移植疗法的临床应用。

DCM 的病程长短不一，一旦发生心力衰竭则预后不良。死亡原因多为心力衰竭、严重心律失常和血栓栓塞，不少患者猝死。以往认为症状出现后 5 年生存率在 40% 左右，近年来随着治疗手段的进步，存活率有明显提高。

二、诊断标准

1. 症状与体征　心尖部与胸骨左缘闻及二尖瓣或三尖瓣相对闭锁不全的收缩全期杂音等；合并心力衰竭时，有劳力性气喘、疲乏、肝大和水肿等症状和体征；脉搏细速，可出现各种类型心律失常；有动脉栓塞体征。

2. 医技检查　临床上主要以超声心动图作为诊断依据，X 线胸片、心脏核素扫描、心脏计算机断层扫描有助于诊断，磁共振检查对于一些心脏局限性肥厚的患者，具有确诊意义。诊断标准如下：① 左心室舒张期末内径＞5.0 cm(女性)和＞5.5 cm(男性)。② 左心室射血分数＜40%或左心室缩短率＜25%。排除标准：① 高血压病。② 冠心病(长期过量饮酒史)。③ 长期过量饮酒(持续性快速室上性心律失常)。④ 系统性疾病。⑤ 心包疾病。⑥ 先天性心脏病。⑦ 肺心病。DCM 和心衰相关特别大，晚期大多会引起心衰，所以可以将心衰标志物 BNP 和 NT‐pro‐BNP 引入检查，作为治疗和预后的一项指标。

三、误诊文献研究

1. 文献来源及误诊率　2004—2013 年发表在中文医学期刊并经遴选纳入误诊疾病数据库的

DCM 误诊文献共 31 篇,累计误诊病例 344 例。15 篇文献可计算误诊率,误诊率 19.03%。

2. 误诊范围　本次纳入的 344 例 DCM 误诊为 24 种疾病,虽然误诊疾病以各种心脏病居多,但也涉及呼吸系统、消化系统、神经系统等系统。少见的误诊疾病包括心律失常、上呼吸道感染、急性肝炎、病毒性脑炎、围生期心肌病、系统性红斑狼疮、甲状腺功能亢进性心脏病、支气管炎,1 例次仅作出晕厥待查诊断。主要误诊疾病见表 8 - 7 - 1。

表 8 - 7 - 1　扩张型心肌病主要误诊疾病

误诊疾病	误诊例次	百分比(%)	误诊疾病	误诊例次	百分比(%)
冠心病[a]	150	43.60	心包炎	13	3.78
风湿性心脏病	45	13.08	结核性胸膜炎	9	2.62
肺源性心脏病	27	7.85	先天性心脏病	5	1.45
病毒性心肌炎	21	6.10	二尖瓣脱垂	4	1.16
缺血性心肌病	20	5.81	脑梗死	3	0.87
肺炎	16	4.65	胃肠炎	3	0.87
高血压性心脏病	13	3.78	支气管哮喘	3	0.87

注:a 其中 14 例误诊为急性冠状动脉综合征。

3. 容易误诊为 DCM 的疾病　经对误诊疾病数据库全库检索发现,有 211 篇文献 36 种疾病共 581 例确诊前误诊为 DCM,其中近一半为甲状腺相关性心脏病,主要疾病见表 8 - 7 - 2。尚有 12 例最终确诊为:肺癌、白塞病、病毒性心肌炎、利什曼病、克山病、急性重症胰腺炎、甲状旁腺功能减退症、自发性气胸、纵隔非霍奇金淋巴瘤、直背综合征、限制型心肌病、维生素 B_1 缺乏症。

表 8 - 7 - 2　容易误诊为扩张型心肌病的疾病

确诊疾病	例　数	百分比(%)	确诊疾病	例　数	百分比(%)
甲状腺功能亢进性心脏病	178	30.64	肥厚型心肌病	4	0.69
甲状腺功能减退性心脏病	104	17.90	应激性心肌病	3	0.52
心肌致密化不全	97	16.70	尿毒症	3	0.52
缺血性心肌病	39	6.71	嗜铬细胞瘤	2	0.34
肺栓塞	26	4.48	系统性红斑狼疮	2	0.34
急性心肌梗死	21	3.61	心包炎	2	0.34
先天性心脏病	19	3.27	心脏黏液瘤	2	0.34
致心律失常性右心室心肌病	15	2.58	主动脉夹层	2	0.34
酒精性心肌病	15	2.58	淀粉样变病	2	0.34
风湿性心脏瓣膜病	12	2.07	毒性弥漫性甲状腺肿	2	0.34
心律失常性心肌病	11	1.89	多发性大动脉炎	2	0.34
退行性心脏瓣膜病	4	0.69	多发性肌炎	2	0.34

4. 医院级别　本次纳入统计的 344 例 DCM 误诊 344 例次,其中误诊发生在三级医院 140 例次(40.70%),二级医院 165 例次(47.97%),一级医院 39 例次(11.34%)。

5. 确诊方法　原发型 DCM 目前尚无特异性诊断方法,因临床表现缺乏特征性,易与引起心力衰竭的其他心脏病相混淆,临床上多为排除性诊断,基本是在排除冠心病、高血压性心脏病、风湿性心脏病、心包疾病后,方能确诊。本次纳入的 344 例 DCM 均经影像学诊断确诊,其中 138 例(40.12%)经超声检查确诊,206 例(59.88%)原文献未说明具体影像检查手段。

6. 误诊后果　DCM 目前尚无特异有效的治疗方法,其预后较差。误诊病例的死亡原因也与该病的病情程度及其进展有关。因 DCM 大多数误诊为其他心脏病,这些疾病的主要治疗药物与一般情况下 DCM 的应用药物基本相同,虽然对 DCM 的治疗效果不大,但不会产生明显的不良后果。本次纳入的 344 例 DCM 中,314 例文献描述了误诊与疾病转归的关联,30 例预后与误诊关联不明确。按照误诊数据库对误诊后果的分级评价标准,可统计误诊后果的病例中,303 例(96.50%)为Ⅲ级后果;11 例(3.50%)造成Ⅰ级后果,均为死亡。

四、误诊原因分析

依据本次纳入的 31 篇文献分析的误诊原因出现频次,经计算机统计归纳为 9 项,以经验不足而缺乏对 DCM 的认识、未选择特异性检查项目、问诊及体格检查不细致为主要原因,见表 8 - 7 - 3。

表 8 - 7 - 3　扩张型心肌病误诊原因

误诊原因	频次	百分率(%)	误诊原因	频次	百分率(%)
经验不足,缺乏对该病的认识	24	77.42	诊断思维方法有误	5	16.13
未选择特异性检查项目	16	51.61	对专家权威、先期诊断的盲从心理	1	3.23
问诊及体格检查不细致	16	51.61	多种疾病并存	1	3.23
缺乏特异性症状、体征	11	35.48	医院缺乏特异性检查设备	1	3.23
过分依赖或迷信辅助检查结果	5	16.13			

1. 对 DCM 认识不足　DCM 的病因至今尚未明确,其发病可能涉及较多的致病因素,包括病毒性心肌炎、免疫机制、家族和遗传因素等。临床医师往往对近年发病率增加的各种心肌病认识不足,诊断思维狭隘,往往单一考虑某一系统症状,没有把其他症状综合考虑。临床病史采集不详细,多数误诊病例都存在忽视患者的既往病史、家族史的询问,主观臆断的现象。DCM 出现心力衰竭前有一段慢性过程,逐渐出现体力下降、胸闷、气短等症状,但均可出现心脏扩大的体征,如医生询问病史不详细,对整个病程不进行系统回顾,则会造成误诊。

2. 未选择特异性检查项目　DCM 主要表现为心脏扩大,心脏超声检查是目前发现本病的重要手段。但本组资料显示,20% 的患者因未选择超声心动图等心脏影像学检查而误诊。分析原因,本病症状、体征和冠心病、部分心脏瓣膜病相似,临床医师对以心脏症状主诉的中老年患者,发现心电图异常后,即先入为主作出冠心病诊断,未进一步行超声心动图等影像学检查,导致误漏诊。

3. 对病情缺乏全面分析　DCM 的临床表现和诊断方法没有特异性,而多数患者很难进行心肌病理活检,临床上只能根据症状、体征、心电图和影像学检查综合分析作出诊断。如体格检查不全面,忽视查体发现的病理性体征,片面强调某些突然出现的症状、体征,对病情缺乏整体考虑,就会导致误诊。如在心尖区听到杂音就考虑风湿性心瓣膜病。心电图出现病理性 Q 波、ST - T 改变,超声心动图示心肌的节段运动异常,及心肌酶、肌钙蛋白Ⅰ增高,就先入为主考虑冠心病,实际上其他引起心肌耗氧增加的疾病也都会出现这些改变。

4. 不熟悉常见误诊疾病的临床特点

(1) 误诊为冠心病:DCM 发病时冠状动脉微血管系统血管扩张储备力下降,也可以出现类似心绞痛的表现,有的患者心电图提示 ST - T 的改变,超声心动图有前壁节段性室壁运动减弱;有的患者以进行性加重的心力衰竭为突出表现,左心室大为主,心电图出现左束支传导阻滞,心脏超声检查提示主动脉钙化,加之有中老年男性、肥胖、高脂血症等冠心病高危因素时,往往易首诊为冠心病。

（2）误诊为风湿性心瓣膜病：当 DCM 的一侧心室或双心室扩大时，由于二、三尖瓣环扩大并有异常运动，乳头肌相对缩短而致二、三尖瓣关闭不全，导致反流出现收缩期杂音，超声心动图显示二尖瓣前叶曲线呈城墙样变化，同时因左心房、室明显扩大、瓣口相对狭窄。DCM 的心脏杂音在心力衰竭时较响，心力衰竭纠正后减轻或消失；风湿性心瓣膜病与此相反。此时，如不了解 DCM 的心脏杂音特点及鉴别要点，则易误诊为风湿性心脏病，此为本次文献分析居第二位的误诊疾病。

（3）误诊为肺源性心脏病：DCM 可因左心室舒张末压增高、左心房压亦增高、肺循环静脉压增高和淤血，最终导致肺小动脉病变和反复肺小动脉血栓栓塞，出现肺动脉高压，使右心衰竭更明显。老年患者由于心脏扩大、心力衰竭，特别是伴有咳嗽、气短等呼吸道症状，加上老年人常合并慢性阻塞性肺疾病，这两类患者均有心悸、气短、胸闷、呼吸困难及右心功能不全等症状，很容易误诊为肺源性心脏病，尤其是合并有肺内感染者就更难以鉴别，本次文献统计的 344 例中，27 例误诊为肺源性心脏病。

五、防范误诊措施

1. 充分认识 DCM 的临床特点　DCM 属原因不明的一种心肌病，各年龄均可发病，以青年多发，起病多缓慢，早期可无症状，心脏逐渐扩大，收缩功能逐渐减低，多到老年才发病，且病情严重。临床医师首先要熟悉本病的临床特点，当患者出现心悸、气促、心脏扩大或心力衰竭而无其他病因可解释时，均应考虑到 DCM 可能。做细致全面的病史采集，尤其要重视初发症状的调查，仔细查体，从复杂多样的症状、体征中找出主要矛盾。不能过分依赖某些辅助检查，避免以偏概全，分析问题要全面，切忌先入为主。

其次要了解 DCM 的病理形态学特点为"大、软、重"，心脏体积普遍增大呈球形，以心脏扩大为主，心脏房室均显著扩张，尤以左心室显著，心肌肥厚不显著，其他各类心脏病罕见有四个心腔普遍中、重度扩大，如重视这点即不难与其他类型心脏病相鉴别。

此外，要重视发病前的病毒感染史。在 DCM 的发病中，病毒尤其是肠道病毒、呼吸道病毒的持续感染近年已经被证实。在 DCM 患者的心肌活检组织中，心肌炎检出率为 67％。为此，积极防止病毒性心肌炎转化为心肌病非常重要，当病毒性心肌炎患者有心悸、胸闷等不适，查体及医技检查发现不明原因的心脏扩大、心律失常、心力衰竭等表现时，应想到 DCM 的可能。

2. 选择合理的医技检查手段　DCM 的诊断必须根据起病时间、症状和体征以及有关实验室检查，并排除其他心脏病而确定。由于诊断 DCM 一般依靠排除其他常见的心脏病，早期诊断比较困难。在疾病早期即无症状阶段，体检可以正常，但 X 线检查心影可以轻度增大，心电图有非特异性改变。超声心动图对本病的诊断有一定价值，凡 X 线胸片示中、重度普大型心脏，心电图出现室内传导阻滞者，要考虑 DCM 的诊断，常规行超声心动图检查。DCM 超声心动图表现为各房室内径普遍扩大，室间隔及左心室后壁搏动幅度减弱，左心室流出道增宽，二尖瓣前后叶开放幅度低等，有一定特异性。如超声心动图测定左心室横径为 5～6.5 cm，左心室射血分数 40％～50％，有时闻及第 4 心音，此时在临床上应高度怀疑 DCM。心肌活检为本病诊断及鉴别诊断的有力手段，但目前难以广泛开展，有创检查也应用受限。实验室检查可检测血清中抗心肌肽类抗体。

DCM 可呈家族性发病，遗传方式包括常染色体遗传、X 连锁遗传和线粒体遗传。心肌病致病基因的确定，不仅使早期确诊患者成为可能，还可鉴别表型正常的致病基因携带者，并在临床症状出现前作出患病风险预测及预后估计，而后者对那些看似健康的年轻个体尤为重要，因为猝死往往是其首发表现。同时基因诊断将提供更为有效的基因治疗方案。

3. 注意与其他器质性心脏病鉴别

（1）冠心病：冠心病所致左心室仅中度扩大，常有急性冠脉综合征的表现，早期出现心房颤动，晚期才出现室性奔马律，冠状动脉造影可见冠状动脉狭窄证据，多数有冠心病的易患因素，如高血压、糖尿病、高脂血症等。如出现上述表现者无高血压、高脂血症，超声心电图显示左心室、左心房扩大，右心室稍大，室壁运动减弱，则尽早行冠状动脉造影以排除冠心病。

（2）肺源性心脏病：① 体征：DCM 心尖冲动较为弥散，在剑突下多看不到搏动；肺源性心脏病则多于剑突下心尖冲动明显。② X 线胸片：DCM 心影普遍增大者多见，右下肺动脉干无增宽；肺源性心脏病均可见右下肺动脉干增宽，且肺纹理增粗和肺气肿征等表现均较前者明显。③ 心电图：DCM 可见左心室高电压，ST 段降低，T 波低平或双向或倒置，少数患者可有病理性 Q 波，束支传导阻滞及心律失常；肺源性心脏病者则肺性 P 波及右心室肥厚较多见。④ 血气分析：DCM 患者可有轻度低氧血症，无二氧化碳潴留；而肺源性心脏病通常有明显的 CO_2 潴留及严重的低氧血症。仔细分析上述临床资料，可资鉴别。

（李少波　李春雨　陈　彦）

第八节　应激性心肌病

应激性心肌病（stress induced cardiomyopathy，SCM）是一种与精神或躯体应激相关的，以暂时性左室（也可能累及右室）室壁运动功能异常为主要表现的心脏疾患，其心电图表现和临床表现与急性冠状动脉综合征非常相似，是近十余年新近认识的疾病，故许多临床医师对此特殊心脏疾病了解尚少，误诊误治时有发生。

一、概述

1. 疾病命名　早在 1980 年 Cebelin 和 Hirsch 报道了 11 例因躯体应激而猝死的尸检患者，但直到 1991 年日本学者 Dote 及其同事才对此病进行了较系统描述，并依照其独特的收缩末期底部圆隆、颈部狭小的左心室造影表现，将其命名为 Tako-Tsubo 心肌病（Tako-Tsubo 为日本捕章鱼的坛型器皿）；相继有学者根据其发病早期独有的特征表现——心尖部收缩功能障碍，将其分别命名为左心室心尖部气球样变综合征（left ventricular apical ballooning syndrome）、圣瓶样心肌病（ampulla cardiomyopathy）或心尖球囊样综合征，本病在国际疾病分类编码（ICD-10）中的对应疾病心尖球囊样综合征（I42.801）。2006 年 Maron 等结合该病患者发病前恒定有明显心理或是躯体应激情况存在，且发病时患者血浆儿茶酚胺等应激性物质水平明显增高的特点，将该病命名为 SCM，至此，SCM 的命名逐步成为趋势，被学术界认可。2006 年美国心脏病学会将 SCM 划分为一种获得性心肌病；2008 年 1 月欧洲心脏病学会（ESC）关于心肌病分类的最新声明，将其列入未分类心肌病中。但关于本病的命名仍存在变迁中。

2. 发病机制　SCM 好发于女性，特别是绝经后妇女，占 78.0%～85.7%。患者常突然发病，明显心理或躯体应激情况为其诱发因素，例如听到某人的死讯或不幸消息、聚会上受到惊吓、与人激烈争吵及被公司解雇等。患者通常伴有某些躯体疾病，如高血压病、嗜酸粒细胞增多症、心肌炎、高胆固醇血症、甲状腺功能减退症、食欲缺乏、肿瘤、多发性硬化症、慢性阻塞性肺疾病、肺气肿、哮喘、贫血、心房颤动、脑外伤及嗜铬细胞瘤史等，但是缺乏冠心病的证据。SCM 的发病机制及病理生理过程尚不清楚，目前提出可能的发病机制有：① 超生理剂量儿茶酚胺的心脏毒性。② 冠状动脉微血管功能障碍。③ 炎症。④ 雌激素缺乏。现最被认可的机制是超生理剂量儿茶酚胺对心脏的毒性作用。

3. 临床表现　SCM 的主要临床表现为类似心绞痛的症状,类似急性心肌梗死的心电图改变,但临床无心肌梗死或冠心病的证据。患者发病前多有明显的精神刺激,常突然出现胸痛、胸骨后疼痛类似心绞痛的症状,持续时间较长,可达数小时;临床检查可无特殊异常,患者可呈痛苦面容,紧张,面色苍白,心动过速,严重病例可出现肺水肿、心力衰竭、收缩压下降,甚至心源性休克,部分病例可出现肺栓塞、心室颤动。SCM 发作时心电图多数正常,常在症状发作 4~24 h 方出现心电图 ST - T 改变(ST 段抬高,伴或不伴 T 波倒置),部分患者可出现 QT 间期延长,心电图改变可持续数小时至数天。心肌损伤标志物升高幅度较小,与大面积左室运动障碍不成比例,且峰值低而提前,缺乏急性心肌梗死的曲线变化规律。冠状动脉造影检查常显示冠状动脉无狭窄或狭窄程度<50%,或狭窄血管非室壁运动障碍区域支配的血管。左室造影、心脏超声、MRI 及核素扫描等检查可见左室心尖部、左室中部室壁运动低下或消失,而左室基底部室壁运动增强,在收缩期左室心尖部形似球囊或圣瓶。与心肌梗死后室壁瘤不同,这些改变是可逆性的,一般在数天至数周可恢复病变前状态。该病一般临床特征与急性冠状动脉综合征相似,但是冠状动脉造影检查不能发现有血流动力学意义的冠状动脉狭窄性病变存在。

4. 治疗原则　目前 SCM 无特效治疗方法,无症状者不需要特殊治疗;有明显症状者主要是对症和支持治疗。由于与急性冠状动脉综合征鉴别有相当大的难度,未确诊前应按急性冠状动脉综合征处理。有研究表明对于 SCM 来说静脉溶栓治疗也是允许且安全的。SCM 一旦确诊,应停用阿司匹林(除非并存冠心病)。鉴于过高的儿茶酚胺刺激及儿茶酚胺毒性可能是造成本病发生的重要原因之一,建议早期及长期应用 β 受体阻滞剂;心力衰竭者可使用利尿剂及血管紧张素转换酶抑制剂等,应避免使用 β 受体激动剂;有明显血流动力学紊乱的患者可采用主动脉内球囊反搏治疗(IABP);对严重左心室收缩功能障碍患者,为预防血栓栓塞应考虑抗凝治疗,直至左心室功能恢复正常。该病一般预后良好,左室功能常常在数天或数周恢复正常。

二、诊断标准

关于 SCM 的诊断标准,目前还没有能被广泛接受的全球标准,目前临床诊断基本采取排除性诊断。在 2004 年,美国 Mayo 医学中心提出了 SCM 的诊断标准:① 左心室心尖和中部区域室壁运动短暂、可逆的收缩丧失或障碍的异常超出单一血管供血范围。② 无冠状动脉管腔直径狭窄>50% 或血管造影无急性斑块破裂的证据。③ 出现新的 ST 段抬高或 T 波倒置的心电图异常。④ 除外最近的头部外伤、颅内出血、嗜铬细胞瘤、阻塞性心外膜冠状动脉疾病、心肌炎、肥厚型心肌病。

Mayo 标准于 2008 年又进行了修订:① 典型左心室收缩改变为左室中段一过性收缩减低、无收缩或反常收缩,伴有或不伴有心尖部分运动异常及左室基底段的收缩增强;超出单支冠状动脉(左前降支、左旋支和右冠状动脉)分布区的局限性室壁运动障碍;经常存在应激性诱发因素(也可没有)。② 无阻塞性冠状动脉疾病或无急性斑块破裂的血管显像证据。③ 新出现的 ECG 异常(ST 段抬高和/或 T 波倒置),或肌钙蛋白轻度升高。④ 无近期头部外伤、颅内出血、嗜铬细胞瘤、心肌炎或肥厚性心肌病。但是,该标准存在一些局限性,首先是不典型左室收缩模式也可有超出单支冠状动脉(左前降支、左旋支和右冠状动脉)分布区的局限性室壁运动障碍;其次,应激性心肌病也可发生于稳定的冠状动脉疾病,其阻塞性冠状动脉病变可以存在,但不会导致应激性心肌病;另外,与颅内出血和嗜铬细胞瘤相关的类似应激性心肌病表现的综合征,和应激性心肌病存在同样的病理生理机制,可认为是同一疾病。

实际上这些标准的出发点都是基于其临床特征确定的,随着人们对其临床实践的不断探索,一些新的诊断指标层出不穷,故其诊断标准处在不断的修订与争议中。笔者建议可采用除外诊断法,即符合应激因素、和(或)心电图改变、和(或)心肌功能改变三联征者,如不能用"应激"以外因素解释者,均应考虑为 SCM。其次,在医学概念命名中,冠以"病"的多数是指那些病因和发病机制均较明确、诊断和治疗有完整理论体系的疾患,一些发展中的、认识尚较浅薄的,命名时多冠以"综合征",故目前 SCM 的概念更符合 Takotsubo 综合征的内涵,后者似乎更确切些。

根据 SCM"心室气球样"改变的形态,目前临床上将其分为四型:① Takotsubo 型:左室心尖区重度运动减低或无运动,伴左室基底段过强收缩(hypercontraction)。② 反 Takotsubo 型:左室基底段重度运动减低或无运动,伴左室心尖区过强收缩。③ 中段心室型:左室中段收缩期"气球样"改变,伴基底段/心尖区过强收缩。④ 局灶型:存在于 Takotsubo 样左室功能不全时的任何左室壁节段性"气球膨胀"(segmental ballooning)型改变。但是近来研究发现该病同样可累及右室,在 26% 的应激性心肌病中观察到右室室壁运动障碍,其中有 89% 发生于右室心尖区和侧壁,右室前侧壁占 67%,下壁节段也占 67%。

三、误诊文献研究

1. 文献来源及误诊率　2004—2013 年发表在中文医学期刊并经遴选纳入误诊疾病数据库的 SCM 误诊文献共 28 篇,累计误诊病例 114 例。28 篇文献均未涉及误诊率。

2. 误诊范围　本次纳入的 114 例 SCM 误诊为 10 种疾病共 116 例次,居前三位的误诊疾病为急性冠状动脉综合征 98 例次(84.48%),其中急性心肌梗死 86 例次(74.14%),不稳定性心绞痛 12 例次(10.34%)。其他少见的误诊疾病包括急性心肌炎 5 例次(4.31%)、扩张性心肌病 3 例次(2.59%)、病毒性心肌炎、冠心病及心力衰竭各 2 例次(各占 1.72%),急性心包炎、肺炎、肺水肿和糖尿病酮症酸中毒各 1 例次(各占 0.86%)。

3. 确诊手段　本次纳入的 114 例 SCM 中,75 例(65.79%)经超声检查明确诊断,39 例(34.21%)经冠状动脉造影检查排除冠状动脉急性闭塞后,经左心室造影明确诊断。

4. 误诊后果　按照误诊疾病数据库对误诊后果的分级评价标准,本次纳入的 114 例 SCM,误诊后果均为Ⅲ级,即发生误诊误治未造成不良后果。

四、误诊原因分析

依据本次研究纳入的 28 篇文献提供的 SCM 误诊原因出现频次,经计算机统计归纳为 6 项,其中缺乏特异性症状和体征 25 频次(89.29%),经验不足而缺乏对该病认识 12 频次(42.86%),未选择特异性检查项目 5 频次(17.86%),问诊及体格检查不细致 4 频次(14.29%),诊断思维方法有误 3 频次(10.71%),过分依赖或迷信医技检查结果 1 频次(3.57%)。

1. 缺乏特异性症状和体征　SCM 主要临床表现为急性胸痛、心电图有 ST 段抬高和 T 波倒置、血清心肌损伤标志物升高,以上表现与急性心肌梗死或其他急性冠状动脉综合征的临床表现很相似。另外,该病患者通常伴有高血压及高胆固醇血症等躯体疾病,发病前多有精神刺激或情绪上剧烈变化,这些也是冠心病的危险因素和急性心肌梗死、其他急性冠状动脉综合征的诱发因素。SCM 多见于绝经期女性,绝经期也是冠心病的重要危险因素之一;SCM 的严重病例可以表现为心力衰竭、心室颤动、心源性休克,甚至心脏破裂,以上也是急性心肌梗死的常见严重并发症,故临床常将 SCM 误诊为急性心肌梗死或其他急性冠状动脉综合征。

2. 缺乏对 SCM 认识　SCM 从发现到现在不过 30 余年,目前所报道的病例主要集中在日本、欧洲、美国及拉丁美洲等有少量报道,我国目前报道的病例仅百余例,尚缺乏该病的系统研究资料和文献,对其病因及病理、生理机制的研究还不明确;确诊本病所需的检查技术如冠状动脉造影、左心室造影、MRI以及核素扫描等在基层医院很难普及。同时并非所有患者都需进行上述检查,如误诊为急性心肌梗死、其他急性冠状动脉综合征、冠心病、心肌病、心肌炎的患者,临床在给予对症支持治疗后症状改善,医患均不会再去行进一步的大型有创检查。以上种种原因,造成了临床医生对 SCM 普遍缺乏认识,更谈不上临床经验了。

3. 未选择特异性检查项目 2007 年 Mayo Clinic 的 SCM 诊断标准中提出:① 左心室心尖和中部区域室壁运动短暂,超出单一血管供血范围的可逆性收缩功能丧失或异常。② 血管造影检查示冠状动脉管腔直径狭窄<50%,或无急性斑块破裂的证据。满足这 2 条的检查项目有心脏超声、冠状动脉造影、左心室造影、MRI 以及核素扫描等,以上这些项目中除心脏超声外,其他并非临床常规检查项目,同时受到经济条件、身体因素、患者意愿及普及性的影响,并非每位急性胸痛患者都能进行上述检查,故本病极易漏诊和误诊。本次纳入研究的 114 例 SCM 误诊病例中,经超声检查明确诊断 75 例(65.79%);经冠状动脉造影检查排除冠状动脉急性闭塞后,经左心室造影明确诊断 39 例(34.21%)。

4. 问诊及体格检查不细致 SCM 常表现为突然胸痛,有明显的心理或躯体应激情况作为诱发因素;患者胸痛的特点表现为持续时间较长,可达数小时,但在胸痛初期没有心电图表现,心电图 ST-T 改变多在症状出现后 4 h 以上才出现。这一特点,是与急性心肌梗死时胸痛、心电图的改变有区别的。在临床接诊过程中,如果没有正确系统问诊胸痛的性质、特点,没有认真分析引起胸痛的原因,没有动态观察胸痛发作时心电图的演变,对本病的漏诊和误诊在所难免。尤其当接诊患者较多,问诊时间较短,且遇到急性胸痛伴有类似急性心肌梗死样改变的心电图患者时,问诊检查不细致,临床观察不仔细,诊断思路狭隘单一,极易将 SCM 误诊为急性心肌梗死。

5. 诊断思维方法有误 SCM 常见临床表现为急性胸痛。胸痛是临床最常见的症状之一,常涉及许多疾病的鉴别,临床医师面对"同症异病"时,诊断思维单一,常首先考虑常见病、多发病,再考虑少见病、疑难病。急性心肌梗死或其他急性冠状动脉综合征是导致急性胸痛的常见病,也是危重病,在临床上遇到急性胸痛伴有心电图改变的患者,首先考虑为急性冠状动脉综合征是可以的,但在疾病的诊治过程中,需要对病情进行动态观察、反复评估,应注意开拓诊断思维、修正诊断、重新评估,而不是固守原有诊断,牵强解释临床现象,以惯性思维模式局限于常见病、多发病的诊断上,忽略了其他疾病,导致漏诊、误诊。

6. 过分依赖或迷信医技检查结果 急性心肌梗死的传统诊断标准是必须具备下列 3 条标准中的 2 条:① 缺血性胸痛的临床病史。② 心电图的动态演变。③ 心肌坏死的血清心肌标志物浓度的改变。SCM 恰恰可以有类似急性心肌梗死样的胸痛,酷似急性心肌梗死的心电图改变,还可以有心肌酶学的升高。如果临床医师过分依赖和迷信心电图改变和心肌酶学指标升高这些医技检查结果,而不注意动态观察、认真分析,也极易将 SCM 误诊为急性心肌梗死。

五、防范误诊措施

虽然 SCM 的发病率不高,临床预后也比较好,但其主要临床表现急性胸痛却是急诊科医师和心内科医师接诊的常见症状之一。同样或相似的急性胸痛,临床可以是许多疾病所致,即"异病同症"。随着不断突破主客观因素对 SCM 认识的限制,临床实践中在对急性胸痛进行鉴别诊断时,应拓展思维,树立正确的临床诊断思维,在鉴别急性心肌梗死、急性肺栓塞、急性主动脉夹层破裂及张力性气胸等疾病时,还要考虑到 SCM 可能,尤其是在心电图异常反映的心肌缺血范围超过了由心肌标志物所反映的心肌坏死程度,冠状动脉造影证实不存在有意义的冠状动脉狭窄性疾病时,应动态观察病情变化,以免将 SCM 误诊为急性心肌梗死或其他疾病,给患者带来不必要的精神及经济上的负担。为更好的防范 SCM 误诊,笔者提出如下建议。

1. 加强 SCM 知识教育,提高认知能力　急性胸痛等急性症状鉴别诊断与急救处理的培训,是临床医生基础理论与基本知识培训的基本功,也是对临床医生进行横向思维的锻炼。既往对急性胸痛鉴别诊断的培训中,更多的是强调对急性心肌梗死、急性肺栓塞、急性主动脉夹层破裂及张力性气胸等疾病的鉴别,没有或少有提及对 SCM 的鉴别,造成临床医生对该病不认识或不熟悉,以至于即使在临床中遇到该病也想不到。故需要加强对 SCM 知识的继续教育,提高认识和鉴别诊断能力,促使临床医生在临床实践中能考虑到本病,进而主动鉴别,有效减少漏诊和误诊。由于SCM 初期临床表现类似于急性心肌梗死,故在培训中应强调遇到以下情况时需考虑到本病的可能并加以鉴别:① 由严重心理或生理因素诱发疾病。② 冠心病的低危人群如发生与急性心肌梗死相似的临床表现时,及时完善心电图、心肌标志物及心脏超声等相关检查,条件允许者行冠状动脉造影及左心室造影检查更可靠。③ 左心室造影或心脏超声检查心尖部有特异性球囊样改变。④ 绝经期女性应激状态下出现急性心肌梗死症状。⑤ 有明显严重应激诱因的患者,诊治中出现低血压,临床予儿茶酚胺类升压药治疗效果不佳。

2. 认真细致询问病史,动态观察病情变化　SCM 的临床表现虽然与急性心肌梗死类似,但起病形式、诱因和胸痛的特点仍然会有一些不同,抓住该病的特征性改变有助于鉴别诊断:① 该病患者起病前有明确的心理或躯体应激病史,如有明确的受惊吓病史,则提示本病。② 仔细询问胸痛的特点,会与急性心肌梗死有所不同。该病胸痛可持续数小时,且心电图检查初期可无改变,这与急性心肌梗死明显不同。动态观察心电图、心肌损伤标志物及病情变化,会发现 SCM 心肌损伤标志物升高程度明显低于急性心肌梗死患者,且不符合急性心肌梗死的序列改变,其升高的峰值不随病情的好转或恶化而改变。③ 该病心脏超声有特征性的改变,表现为发作时左室心尖部及中段呈气球样改变,运动明显减弱或消失或呈矛盾运动,左室基底部则代偿性运动增强,左室收缩功能轻中度下降,左室射血分数在 20%～40%,且恢复非常迅速。以上特征性改变往往可作为发现和诊断本病的依据。本病发病早期血浆脑钠肽(brain natriuretic peptide, BNP)水平明显升高,随后迅速下降,这与左室收缩功能的快速恢复相一致,但 BNP 水平的变化与预后无关。④ 心电图检查可表现为 ST 段抬高和 T 波倒置,但常常表现为 V_4～V_6 ST 段抬高＞V_1～V_3 ST 段抬高,且抬高的 ST 段可快速回降,而急性心肌梗死的 ST 段抬高以 V_2 和 V_3 导联最明显,且 ST 段回降与再灌注有关。SCM 与急性心肌梗死的主要鉴别点:SCM 多发生于绝经后女性,常有应激因素,心肌酶轻中度升高,冠状动脉造影检查提示血流通畅,超声心动图检查提示左室心尖部球样改变,左室射血分数 2 周左右恢复,预后良好;急性心肌梗死以中老年男性高发,心肌酶升高,冠状动脉造影检查提示罪犯血管急性闭塞,超声心动图检查提示节段性心肌运动异常,左室射血分数难以恢复。抓住了以上的蛛丝马迹,加上翔实的临床资料以及对疾病的动态观察,仔细分析,可有效帮助临床医师减少对本病的漏诊和误诊。

3. 强调早期进行相关医技检查,并客观分析结果　SCM 临床表现无特异性,目前以排除性诊断为主,临床最易误诊为急性心肌梗死。故临床接诊胸痛症状不典型、心电图改变不能用一处血管病变解释、心肌损伤标志物改变与病情不相符患者,应尽快行心脏超声、冠状动脉造影及左心室造影等检查。由于心脏超声具有无创、便携、价格适宜、普及性高、可重复操作及方便动态观察等优势,建议早期优先选用,如心脏超声检查表现出本病特有的改变,动态观察心脏收缩功能很快改善,则有助于对本病的早期诊断,积极干预。有条件的情况下,可尽快完善冠状动脉造影和左心室造影,有助于早期确诊。

同时,要客观分析心电图和心肌损伤标志物的改变。过去的研究表明,有 70%～80% 的 SCM患者心电图存在类似 ST 段抬高型急性心肌梗死样改变,伴有 T 波异常者占 64%,一过性病理性

Q 波者占 32%,还可出现前壁导联 R 波幅度减低或消失,新出现的束支传导阻滞和矫正 QT 间期延长等改变。故多数学者认为心电图不是 SCM 诊断的可靠指标,但有学者报道其 ST 改变的幅度不像 ST 抬高型急性心肌梗死那样明显,如采用下列心电图诊断指标,胸前 $V_3 \sim V_5$ 导联中至少一个导联 ST 段 $\geqslant 1$ mm,同时没有 V_1 导联的 ST 段抬高,其诊断 SCM 的敏感性为 74.2%,特异性为 80.6%。

既往多认为 SCM 的心肌损伤标志物应在正常范围,如出现升高现象,则不支持其诊断;近来的观察发现应激性心肌病的心肌损伤标志物(包括肌钙蛋白)可呈轻度升高,但其升高幅度低于 ST 段抬高性急性心肌梗死,也无急性心肌梗死后随时间变化的典型动态演变过程,故心肌损伤标志物升高,不应成为 SCM 的排除标准;如无明显升高,也不应成为 SCM 的诊断标准。

4. 未明确诊断前,先按急性冠状动脉综合征处理　虽然 SCM 的临床预后良好,但急性冠状动脉综合征的预后则不同,故临床接诊酷似急性心肌梗死的患者,在未确诊前应先按照急性冠状动脉综合征处理,并与急性心肌梗死患者一样严密监护,在无法完成超声心动图、冠状动脉造影检查的情况下,静脉溶栓治疗是允许的,也是安全的。药物治疗中注意禁用 β 受体激动剂和儿茶酚胺类正性肌力药物(多巴胺、多巴酚丁胺)。虽然目前的研究多认为 SCM 主要累及左心室,然而已有研究发现 SCM 也可累及右心室,并常伴有胸腔积液,分析可能与左心收缩功能重度受损有关。随着心肌影像学的快速发展,SCM 诊断率的提高,其发病率亦会相应增加。

(何春来　孟庆义)

第九节　心肌致密化不全

一、概述

心肌致密化不全(noncompaction of the ventricular myocardium,NVM)是一种临床少见的先天性心脏疾病,发病率为 0.014%。本病病因尚不明确,研究表明,NVM 多为散发,有家族发病倾向,遗传连锁分析其相关基因定位于 X 染色体的 Xq28 区段上,G4.5 基因突变是产生左心室肌致密化不全的始因。NVM 可孤立存在,或与其他先天性心脏畸形并存。

NVM 主要的病理改变为受累的心室腔内多发、异常粗大的肌小梁和交错深陷的隐窝,病变可不同程度地累及心室壁的内 2/3,称为非致密心肌。非致密心肌多明显增厚,肌束明显肥大并交错紊乱,呈不均匀性肥大,细胞核异形,纤维组织主要出现在心内膜下,其间可见炎症细胞浸润,外层致密心肌厚度变薄,肌束走行及形态学基本正常,细胞核大小均匀。

本病可发生于任何年龄和性别,出现症状的年龄早晚不等,临床表现亦轻重不一。NVM 临床上可出现心脏瓣膜的损害、血流动力学改变、心功能不全、心律失常及各系统的栓塞,根据病变部位可分为左心室型、右心室型及双心室型,以左心室型多见。NVM 临床表现不典型,患者就诊时首发表现多为进展性心力衰竭、心律失常,甚至体循环栓塞,可表现为阵发性胸闷、气短、头晕、晕厥;心脏体征为心界扩大及心音低钝、心尖部收缩期杂音、心律失常等。约 30% 的儿童时期发病的 NVM 可呈特殊面容,如前耳际低、额宽大、颚弓高等。超声心动图能直接显示 NVM 的心肌结构异常特征,是诊断本病的重要手段。婴儿海绵状心肌的诊断主要依靠超声等影像学检查,结合临床可明确诊断。MRI 亦可见特征性影像改变。

营养心肌、对症治疗是 NVM 的主要治疗方法。置入式心脏除颤器(ICD)可用于反复发作的心动过速者；预防血栓或栓塞时应用抗凝药物，有栓塞发生时应用溶栓药；对于严重心力衰竭的NVM患者，如果应用药物治疗困难时，可进行心脏移植。

心功能情况与NVM患儿的预后有关，总体预后较差。心功能正常的患者可有一段长时间的无症状期，严重室性心律失常是本病猝死的主要原因。大部分NVM患者需进行心脏移植，否则预后不好。

二、诊断标准

1. 临床表现　NVM症状的首发年龄差别很大，多数患者早期无症状，于中年发病，以渐进性的心功能障碍、心脏血栓形成和系统循环血栓栓塞、心律失常为临床表现，可伴有或不伴有先天性心脏畸形。心力衰竭发现的早晚及严重程度与病变范围大小有关，早期以舒张功能障碍为主，晚期出现收缩功能障碍加舒张功能障碍。心电图表现以室性心律失常和传导阻滞多发。

2. 影像学检查　超声心动图目前已成为筛查和确诊NVM的手段，特征性表现有：① 心腔内多发、过度隆突的肌小梁和深陷其间的隐窝，形成网状结构，病变以近心尖部1/3室壁节段最为明显，可波及室壁中段，一般不累及基底段。多累及后外侧游离壁，很少累及室间隔。② 病变区域室壁外层的致密化心肌明显变薄呈中低回声，局部运动减低；而内层强回声的非致密化心肌疏松增厚，肌小梁组织丰富。研究显示，非致密心肌加致密心肌的最大厚度发生于病变最严重的区域即心尖部，而乳头肌、二尖瓣口水平以及室间隔的室壁厚度依次减低。③ 彩色多普勒可测及隐窝间隙之间有低速血流与心腔相通。④ 晚期受累心腔扩大，舒张及收缩功能依次受损，心功能减低。⑤ 少数患者可于病变区域的心腔内发现附壁血栓。⑥ 伴发的其他疾病，如NVM伴发主动脉瓣关闭不全、房间隔缺损、主动脉瓣二叶瓣畸形、动脉导管未闭、永存右位上腔静脉、完全性心内膜垫缺损、永存主动脉干等。⑦ 并发症：由于本病易使乳头肌受累，多侵及左心室前外侧乳头肌、右心室前组乳头肌，表现为乳头肌基底疏松，可见蜂窝，导致房室瓣脱垂，造成房室瓣关闭不全，引起大量反流。

MRI检查可见肌小梁过多、粗大，并突入心室腔，排列紊乱，其间可见深陷的小梁间隙。室壁外层的心肌密度均较内层明显增高，内层心肌组织疏松呈"网格状"改变，左室腔明显扩大，疏松部位的心室壁明显增厚。

三、误诊文献研究

1. 文献来源及误诊率　2004—2013年发表在中文医学期刊并经遴选纳入误诊疾病数据库的NVM误诊文献共29篇，累计误诊病例174例。7篇文献可计算误诊率，误诊率81.37%。

2. 误诊范围　本次纳入的174例NVM误诊为17种疾病175例次，半数以上患者误诊为扩张型心肌病。少见的误诊疾病包括肺源性心脏病、缺血性心肌病、室间隔缺损、房间隔缺损、围生期心肌病、脑血管病、肝硬化。2例次仅作出晕厥、贫血原因待查诊断。主要误诊疾病见表8-9-1。

表8-9-1　心肌致密化不全主要误诊疾病

误诊疾病	误诊例次	百分比(%)	误诊疾病	误诊例次	百分比(%)
扩张型心肌病	97	55.43	高血压性心脏病	6	3.43
肥厚型心肌病	15	8.57	退行性心脏瓣膜病	5	2.86
冠心病	13	7.43	心律失常	4	2.29
心力衰竭	8	4.57	心肌炎	4	2.29
心内膜弹力纤维增生症	7	4.00	风湿性心脏病	4	2.29

3. 确诊方法　超声检查是确诊 NVM 最重要的手段。本次纳入的 174 例 NVM 中,141 例 (81.03%)经超声检查确诊,22 例(12.64%)经磁共振检查确诊,10 例(5.75%)原始文献未明确具体影像学检查方法;1 例(0.57%)经手术病理检查确诊。

4. 误诊后果　本次纳入的 174 例 NVM 中,160 例文献描述了误诊与疾病转归的关联,14 例预后与误诊关联不明确。按照误诊数据库对误诊后果的分级评价标准,可统计误诊后果的病例中,151 例(94.38%)为Ⅲ级后果;9 例(5.63%)造成Ⅰ级后果,均为死亡。

NVM 主要误诊为扩张型心肌病、肥厚型心肌病、冠心病以及心力衰竭等。按上述误诊疾病的治疗方法及其药物应用后,病情虽不能得到明显改善,但基本不会加重病情的演变,部分治疗药物也可能对病情有益,起到改善心肌代谢、心功能的作用,故大多数患者误诊并未造成严重不良后果。

四、误诊原因分析

依据本次纳入的 29 篇文献分析的误诊原因出现频次,经计算机统计归纳为 8 项,以经验不足而缺乏对该病的认识和缺乏特异性症状、体征为主要原因,见表 8-9-2。

表 8-9-2　心肌致密化不全误诊原因

误诊原因	频次	百分率(%)	误诊原因	频次	百分率(%)
经验不足,缺乏对该病的认识	25	86.21	问诊及体格检查不细致	4	13.79
缺乏特异性症状、体征	11	37.93	诊断思维方法有误	2	6.90
未选择特异性检查项目	8	27.59	对专家权威、先期诊断的盲从心理	1	3.45
过分依赖或迷信辅助检查结果	4	13.79	影像学诊断原因	1	3.45

1. 经验不足、对 NVM 缺乏足够的认识　NVM 是少见的先天性心肌病,发病年龄跨度大,在儿童和年轻人中均有发病,该病成人发病较少,基层医师遇到的病例更少,对本病不了解,缺乏足够的认识,加之与临床上常见的心脏病症状、体征相似,接诊医师按照疾病诊断概率的思维,往往首先考虑扩张型心肌病、肥厚型心肌病和冠心病等,这是导致误诊最主要的原因。

2. 缺乏特异性症状、体征　NVM 临床表现差异较大,从无症状到严重的心力衰竭、心律失常、血栓栓塞事件甚至心源性猝死等,有文献报道本病从症状发作到准确诊断的平均时间约 3.5 年。心力衰竭是 NVM 患者最常见的表现,舒张功能不全可能是由于多数突出的小梁引起松弛异常和充盈限制导致,而收缩功能不全可能起因于心内膜下心肌缺血和微循环障碍,如正电子发射断层扫描发现的结果。非致密化和致密化心肌间的机械失同步可能导致整体左心室功能障碍。

本病与扩张型心肌病等心脏病的临床表现相似,均有左心功能不全、室性心律失常和栓塞等表现,且普通超声可表现为心腔增大,运动幅度减弱;收缩期增厚率减弱,故易造成延迟诊断或误诊为扩张型心肌病、心内膜弹力纤维增生症、心尖肥厚型心肌病、致心律失常型右室心肌病和心肌炎等;部分患者累及乳头肌,出现二尖瓣关闭不全,易误诊为心脏瓣膜病;心尖部位增厚但呈低密度,被认为是心尖附壁血栓;有高血压病史的患者可能被诊断为高血压左心室肥厚;部分患者甚至诊断为左心室假腱索。有的患者在心力衰竭后出现消化系统表现,易误诊为肝硬化失代偿期。有些对患者按扩张型心肌病治疗,应用利尿剂、扩血管、强心剂后病情暂时得到缓解,也使临床医师产生治疗有效的错觉。

3. 未合理选择辅助检查项目　常规检查对 NVM 诊断帮助不大,心电图、X 线胸片均缺乏特异性改变,超声心动图是目前诊断 NVM 的首选方法,但临床上发生的误诊,部分因临床医师未选择心脏超声检查,满足于心电图提供的有限证据而误诊。另一方面,超声科医师对本病的声像图特征认识不清,不熟悉本病诊断标准,扫查切面有限,仪器调节不当等检查因素,也是导致 NVM 漏诊、误诊的原因。NVM 的超声心动图多有不同程度的心腔增大、心室壁运动幅度减弱的特点,与心脏常见病、多发病的表现十分类似,易被先入为主误诊为扩张型心肌病等。典型 NVM 的超声心动图显示心室腔可见多个突起的肌小梁,受累部位在心尖和心室中部及无数与心腔相通的深陷隐窝,其间见血流信号。在疾病早期左心室不扩张,室壁内隐窝不明显,声像图表现不典型,易漏诊和误诊。此外,心脏 MRI 或超高速 CT 检查可对心脏超声难以明确的不典型病例提供进一步确诊依据,但这些检查在基层医院尚未能普及,也是导致部分患者误诊的原因之一。

五、防范误诊措施

1. 提高对 NVM 的认识 临床医师和相关影像科医师都要加强对 NVM 相关知识学习,提高对该病认识。临床上应详细询问病史特别是家族史,遇年轻人和儿童的心力衰竭、心律失常、栓塞患者,又无明确的关节炎、高血压、冠心病等病史,应想到本病可能,详细了解家族史,及早行彩色多普勒超声心动图检查,并提醒超声医师、磁共振医师注意了解该病的特点。

2. 正确分析超声检查结果 超声检查采取重点观察左心室心尖部及邻近的下壁和侧壁,局部放大,有无粗大的肌小梁及交错深陷的隐窝,室壁结构及分层,再计算内外两层的比值,因其他心肌病缺乏这些特征性结构改变,只要严格遵循 NVM 影像学诊断标准,鉴别诊断不难。通过超声心动图检查还可以评价室壁运动、瓣膜结构、是否合并其他心脏畸形,但是对于右室病变、心尖部局限病变、肥胖及肺气肿患者检查时容易漏诊。三维超声心动图及组织多普勒技术可提高诊断的准确性。

有学者通过对比超声检查和尸检结果后,总结出 NVM 的声像图特点:① 心肌明显分为两层,即薄而致密的心外膜层和厚而致密不全的心内膜层。心内、外膜厚度之比>2。② 彩色多普勒显示,收缩期心腔内血液直接进入深的小梁间隙。③ 由于超声近场伪像的影响,心尖段图像往往显示欠佳,心尖段致密不全易与心尖部肥厚型心肌病,心尖部占位等相混淆。如果采用将聚焦调至近场的方法或应用谐波显像技术增加心内膜边缘与心腔的对比度,则有利于鉴别。④ 左室声学造影技术可清晰显示心腔与心内膜边界,造影剂可完全充填肌小梁间隙,从而有利于提高 NVM 诊断的准确性。

3. 了解 MRI 的特征性影像 有学者总结 NVM 的 MRI 影像特征如下:① 突出于左心室内多条粗大肌小梁和深陷的隐窝,收缩期小梁隐窝可以萎缩、消失,显示隐窝内的血液与心腔血液相通,不与冠状动脉相通。② 病变处心肌内外分为截然不同的两层,外层较薄,表现为信号均匀的致密层,内层心肌致密化不全表现为增厚稀疏,呈网格状或栅栏状,于左心室舒张期测量非致密化肌层与致密肌层的比率(NC/C)>2.3。③ 病变主要累及部位为心尖部及其邻近的游离壁,室间隔近中段无受累。④ 心脏增大,有不同程度心脏增大,左心室舒张末期最大长径达 71 mm,可以合并其他心脏畸形。⑤ 伴不同程度室壁运动功能减弱。

但值得注意的是,不应将无症状偶发的肌小梁肥大误诊为病理性心肌致密化不全。无症状患者偶发的心肌致密化不全改变,可见粗大的肌小梁,舒张期一定程度上 NC/C 比率接近 2.3,但局部室壁收缩和舒张功能正常,致密的肌层无变薄,应注意鉴别。

4. 注意与相似疾病的鉴别诊断

(1)扩张型心肌病:扩张型心肌病与 NVM 两者晚期症状相似,单从临床上不能鉴别。扩张型心肌病表现为心室腔扩大、室壁均匀变薄、心内膜光滑,病变区域心室壁的厚度不增加,心内膜表面光滑,心肌细胞肥大,但排列规则,血管周围间质纤维化多见;扩张型心肌病可出现过度的心肌小梁化特征,但程度轻,其非致密层与致密层比值,一般<2.3,其发病部位心尖很少受累,据此可与 NVM 鉴别。NVM 患者心室壁节段性双层结构样增厚,内层回声疏松,病变部位运动减弱。

(2)肥厚型心肌病:肥厚型心肌病患者室壁增厚以室间隔致密性增厚多见,或室壁弥漫性增厚,心室腔内径正常或缩小,心室内膜也可见隆起肌小梁,但无深陷的隐窝,易与 NVM 鉴别。NVM 则是以左心室心尖段和中部心腔段受累为主,下壁和侧壁多见。

(3)心室负荷增高引起的心脏病:心室负荷增高引起的心脏病如陈旧性心肌梗死、主动脉瓣病变等引起左心室腔扩张,心脏负荷增加引起心室肥厚肌小梁增粗,室壁增厚呈致密性,心肌功能增强,当心肌功能失代偿时病变区域致密化心肌变薄可有粗大的肌小梁,但缺乏深陷的隐窝。NVM 的病变是非致密心肌逐渐取代致密心肌的病理过程,病变相关区域的致密心肌常变薄。

(4)缺血性心肌病:缺血性心肌病具有 NVM 特有的超声表现,病变部位运动减弱,室壁节段性变薄,但冠状动脉造影检查多显示冠状动脉不同程度的病变,NVM 冠状动脉造影检查则多正常。缺血性心肌病患者可以有特征性的心绞痛病史,亦为鉴别要点之一。

(5)心内膜弹力纤维增生症:以婴幼儿多见,心腔呈球形增大,室壁均匀变薄,心内膜增厚,回声增强,光滑连续,病变可累及心瓣膜和各节段心肌。

(李少波 郭照军)

第十节 心包炎

一、概述

急性心包炎(acute pericarditis)常为全身疾病的一部分或由邻近器官炎症蔓延引起,心包炎可与心脏的其他结构如心肌或心瓣膜的炎症同时存在,常常是某种疾病表现的一部分或为其并发症,故常被原发病所掩盖。虽然各种病因所致的急性心包炎有着共同的病理生理学改变,但其临床表现多样,症状及病因均缺乏特异性,因此易被误诊、漏诊。国外文献报道,尸体解剖研究显示急性心包炎发病率1%～6%,而在住院患者中的统计其确诊率不到0.1%。非心肌梗死性胸痛的急诊患者,其生前诊断率统计为5%左右。

1. 发病原因 急性心包炎可由细菌、病毒、肿瘤、自身免疫、物理、化学等因素引起。近年来,病毒感染、肺病、尿毒症及心肌梗死性心包炎发病率明显增多。

缩窄性心包炎(constrictive pericarditis)是心包炎症致心包脏层和壁层广泛粘连、增厚、瘢痕收缩和(或)钙化,妨碍心室在舒张期扩张,回心血量减少。一方面引起每搏心排血量及每分心排血量降低,另一方面引起中心静脉压明显升高,构成缩窄性心包炎症状和体征的基础。缩窄性心包炎继发于急性心包炎,其病因在我国仍以结核性为最常见,其次为急性非特异性心包炎、化脓性或创伤性心包炎演变而来。由于病因不同,心包积液可为纤维蛋白性、浆液性、脓性或血性。

2. 临床表现 依据病理变化,急性心包炎可以分为纤维蛋白性和渗出性两种。急性纤维蛋白性心包炎或少量积液不致引起心包内压升高,故不影响血流动力学。但如液体迅速增多,即可引起心脏受压,构成急性心脏压塞的临床表现。急性心包炎后,随着渗液逐渐吸收可有纤维组织增生,心包增厚粘连,壁层与脏层融合钙化,使心脏及大血管根部受限。心包缩窄使心室舒张期扩张受阻,心室舒张期充盈减少,使心搏量下降。

纤维蛋白性心包炎主要表现心前区疼痛、心包摩擦音。渗出性心包炎表现取决于积液对心脏的压塞程度,重者则出现循环障碍或衰竭。快速心包积液时可引起急性心脏压塞。心包缩窄多于急性心包炎后 1 年内形成,常见症状为呼吸困难、疲乏、食欲缺乏、上腹胀满或疼痛。超声心动图对诊断心包积液迅速可靠,可见心包增厚。心包穿刺可证实心包积液的存在并对抽取的液体作生物学、生化、细胞分类的检查。

3. 治疗与预后　急性心包炎的治疗取决于病因。如出现心脏压塞综合征,均应行心包穿刺以缓解症状。特发性、病毒性、创伤后和心肌梗死后心包炎一般为自限性,病程持续 2～6 周自行吸收、消失。心包炎亦可因对心脏的压迫而造成威胁生命的并发症,如心脏压塞、心包慢性缩窄。慢性缩窄性心包炎不及时治疗,预后很差,多在半年至 1 年后死于心力衰竭合并感染,如能早期诊疗,及时实施心包剥离或切除手术,预后大为改观。

二、诊断标准

1. 急性心包炎

(1) 临床表现:除原发病表现外,有心前区疼痛,闻及心包摩擦音时,可确诊为干性心包炎。有心脏浊音界增大,心尖冲动微弱、心音降低或遥远时,应疑有心包积液。

(2) 心脏压塞:心包内液体迅速积聚后,心包腔内压急剧升高,静脉回流受阻,心排血量骤降,可出现呼吸困难呈浅表而急促、发绀、烦躁不安、咳嗽、脉搏细数、血压进行性下降、脉压小、静脉压急剧升高、心动过速等急性心脏压塞征。心包积液速度较慢者,积液量大时可出现明显静脉回流受阻表现,如气急、颈静脉怒张、肝大、腹水、水肿和奇脉等表现,这时应和心肌病或心脏瓣膜病引起的心力衰竭相鉴别。

(3) X 线检查:心影扩大,呈球形或三角形,搏动微弱,肺野清晰。

(4) 心电图:除 aVR 导联外,各导联 ST 段均抬高及弓背向下,经数日或数周后恢复,继而有 T 波低平、双相或浅倒置,可伴有低电压与窦性心动过速。少数患者可并有心房扑动或心房颤动。

(5) 超声心动图:前胸壁与右心室前壁间,以及左心室后壁与心包之间,存在液性暗区。

(6) 心包液检查:心包液分为炎性渗出液、血性、化脓性,并可进行细菌培养及病理检查。

(7) 病因诊断:① 非特异性心包炎:病因未明,可能由病毒感染及其过敏反应所引起,一般有上呼吸道感染样表现,多同时伴有心肌炎。② 结核性心包炎:常同时伴有其他部位结核灶,和全身结核中毒症状。③ 肿瘤性心包疾病:以转移性多见,常同时伴有其他部位肿瘤,如乳腺癌、肺癌。④ 化脓性心包炎:常与脓毒症和其他化脓病灶并存,心包液为脓液,培养有致病菌生长。⑤ 风湿性心包炎:多同时有风湿性心肌炎和心内膜炎并存。⑥ 其他原因:尿毒症、心肌梗死、心脏创伤、系统性红斑狼疮等风湿免疫性疾病等均可并发本症。

2. 缩窄性心包炎

(1) 病史:有急性心包炎后出现心包缩窄的症状和体征。但结核性引起者往往起病隐蔽,可缺乏明确的急性心包炎史。

(2) 症状:可有不同程度的呼吸困难、乏力、头晕、食欲缺乏、腹胀、肝区疼痛等。

(3) 体征:颈静脉怒张多较明显。心浊音界正常或略增大,心音减轻,心动过速,可有房性早搏或心房颤动。血压低,脉压变小,脉搏细弱,可有奇脉。肝大明显,可并有腹水及明显下肢水肿。

(4) X 线检查:心影正常或稍大,透视下心搏微弱,心缘僵直不规则。有时一侧心缘僵直,而另一侧膨出;部分患者或见心包盔甲样钙化影。

(5) 心电图:QRS 低电压,ST 段轻度下降,T 波低平、倒置,早期心动过速,晚期可出现心房颤动。

(6) 超声心动图:心包钙化者可见反光增强。

（7）右心导管检查：各心腔舒张压增高，右心房压力曲线呈 W 或 M 形，右室压力曲线呈舒张早期下陷、后期高压波。

（8）实验室检查：可有肝功能受损，低蛋白血症；胸腹水检查提示为漏出液。

三、误诊文献研究

1. 文献来源及误诊率　2004—2013 年发表在中文医学期刊并经遴选纳入误诊疾病数据库的心包炎误诊文献共 39 篇，累计误诊病例 189 例。4 篇文献可计算误诊率，误诊率 58.05%。

2. 误诊范围　急性心包炎由于病因种类较多，部分心包炎特别是表现为心包积液时缺乏特异性临床表现，或被同时存在的心脏外表现所掩盖，故误诊较常见。急性心包炎的误诊率受人群特点、各地区感染性疾病流行特点以及经济、医疗水平等因素影响，易被误诊为急性心肌梗死、心绞痛、心肌炎、急腹症等。慢性缩窄性心包炎常被误诊为肝硬化、冠心病、心肌病等。急性心包炎的病因也易被误诊，最常见的情况是将肿瘤性心包炎误诊为结核性心包炎。本次纳入的 189 例心包炎误诊为 24 种疾病 192 例次，居前三位的误诊疾病为冠心病、肝硬化和心肌炎。少见的误诊疾病包括下肢深静脉血栓形成、上呼吸道感染、肺炎、甲状腺功能减退症、甲状腺功能亢进症、新生儿破伤风、新生儿脐炎、营养不良性水肿。1 例次化脓性心包炎误诊为结核性心包炎，3 例次仅做出发热待查诊断，5 例次漏诊（见表 8-10-1）。

表 8-10-1　心包炎主要误诊疾病

误诊疾病	误诊例次	百分比（%）	误诊疾病	误诊例次	百分比（%）
冠心病[a]	66	34.38	肺源性心脏病	3	1.56
肝硬化	34	17.71	先天性心脏病	3	1.56
心肌炎	21	10.94	Budd-Chiari 综合征	2	1.04
结核性胸膜炎	16	8.33	肺栓塞	2	1.04
心肌病	8	4.17	肝豆状核变性	2	1.04
心力衰竭	5	2.60	肝炎	2	1.04
肾炎	5	2.60	结核性腹膜炎	2	1.04
风湿性心脏病	4	2.08			

注：a 其中 31 例误诊为急性冠状动脉综合征。

3. 容易误诊为心包炎的疾病　经对误诊疾病数据库全库检索发现，205 篇文献 33 种疾病共 462 例曾误诊为心包炎，居前三位的疾病为甲状腺功能减退症、早期复极综合征、系统性红斑狼疮，主要病种见表 8-10-2。尚有 14 例最终确诊为扩张型心肌病、应激性心肌病、心内膜弹力纤维增生症、心脏黏液瘤、乳糜性心包积液、Brugada 综合征、甲状腺功能亢进症、流行性脑脊髓膜炎、Sheehan 综合征、原始神经外胚层瘤、肝硬化、系统性硬化症、胸腺瘤、慢性肾衰竭（见表 8-10-2）。

表 8-10-2　容易误诊为心包炎的疾病

确诊疾病	例　数	百分比（%）	确诊疾病	例　数	百分比（%）
甲状腺功能减退症	239	51.73	急性心肌梗死	12	2.60
早期复极综合征	52	11.26	急性白血病	8	1.73
系统性红斑狼疮	47	10.17	非霍奇金淋巴瘤	5	1.08
肺癌	28	6.06	肺栓塞	5	1.08
主动脉夹层	14	3.03	Budd-Chiari 综合征	4	0.87
并殖吸虫病	13	2.81	惊恐障碍	3	0.65

续表

确诊疾病	例　数	百分比(%)	确诊疾病	例　数	百分比(%)
颈椎病	3	0.65	胃食管反流病	2	0.43
限制型心肌病	3	0.65	纵隔恶性肿瘤	2	0.43
心包间皮瘤	3	0.65	慢性淋巴细胞性甲状腺炎	2	0.43
心肌淀粉样变性	3	0.65			

4. 确诊方法　本次纳入的 189 例心包炎中,57 例经手术病理检查确诊,105 例经影像学诊断确诊,确诊手段见表 8 - 10 - 3。

表 8 - 10 - 3　心包炎确诊手段

确诊手段	例　数	百分比(%)	确诊手段	例　数	百分比(%)
影像学诊断	105	55.56	具体影像学方法不详	49	25.93
磁共振检查	13	6.88	手术病理检查	57	30.16
CT 检查	12	6.35	根据症状体征及辅助检查	20	10.58
X 线检查	1	0.53	尸体解剖	3	1.59
超声检查	30	15.87	心包穿刺	4	2.12

5. 误诊后果　本次纳入的 189 例心包炎中,173 例文献描述了误诊与疾病转归的关联,16 例预后与误诊关联不明确。按照误诊数据库对误诊后果的分级评价标准,可统计误诊后果的病例中,147 例(84.97%)为Ⅲ级后果;23 例(13.29%)造成Ⅱ级后果,因误诊、误治导致不良后果;3 例(1.73%)造成Ⅰ级后果,均为死亡。

心包炎的预后主要与病因及病变严重程度有关。该病发生大量心包积液或缩窄性心包炎,如不及时处理或手术治疗,则预后不良。如误诊病例病情较轻,部分经过对症处理也可能自愈。缩窄性心包炎病情演变缓慢,有的虽然误诊为肝硬化,但对症处理应用的药物也不会直接影响病情在短时间内加重。急性心包炎误诊将延误心包炎的治疗,可导致心脏压塞等并发症或演变为慢性缩窄性心包炎。有时急性心包炎是某些危重疾病的首发表现,延误诊断可导致患者死亡。急性心包炎误诊为急性心肌梗死、急腹症等急诊情况可导致给患者进行不必要甚至有害的检查和治疗,如冠状动脉造影、溶栓、外科手术等。国内外均有将急性心包炎误诊为急性心肌梗死而行经皮介入治疗或溶栓治疗的报道,经皮介入治疗除增加患者经济负担和有一定创伤外,可能不至于引起严重不良后果,但溶栓治疗则可导致心包积血和心脏压塞。

慢性缩窄性心包炎误诊的患者不能得到及时手术治疗,随着时间的延长,缩窄的心包影响心脏的活动和代谢,导致心肌萎缩、纤维变性、脂肪浸润和钙化,心肌萎缩所致的低心排血量综合征是缩窄性心包炎患者围术期死亡的主要原因。严重的心肌萎缩致心包不能完全切除,其预后与未手术者一样,病情逐渐恶化,多数患者在 6 个月至 2 年间因心功能不全或并发感染而死亡,少数患者可在虚弱、衰竭的状态下病情迁延多年。

四、误诊原因分析

依据本次纳入的 39 篇文献分析的误诊原因出现频次,经计算机统计归纳为 8 项,以经验不足而缺乏对该病的认识、未选择特异性检查项目、问诊及查体不细致为主要原因,见表 8 - 10 - 4。

表 8 - 10 - 4 心包炎误诊原因分析

误诊原因	频 次	百分率(%)	误诊原因	频 次	百分率(%)
经验不足,缺乏对该病的认识	31	79.49	诊断思维方法有误	9	23.08
未选择特异性检查项目	18	46.15	缺乏特异性症状、体征	7	17.95
问诊及体格检查不细致	16	41.03	并发症掩盖了原发病	1	2.56
过分依赖或迷信辅助检查结果	9	23.08	影像学诊断原因	1	2.56

1. 经验不足而缺乏对心包炎的认识 急性心包炎在更多的情况下是作为多系统疾病的一部分或由邻近器官的病变累及所致,患者因原发病或心脏症状就诊,故首诊医生特别是并非心血管医生,缺乏对急性心包炎多样临床表现尤其是非心血管方面表现的认识,不能客观全面地检查及观察疾病的动态演变过程,导致误诊。

慢性缩窄性心包炎的病程可长达数十年,且其所致体循环淤血表现不同于一般右心衰竭,腹腔积液较皮下水肿出现早并且量大,如临床医生对这些特点了解不够,往往导致误诊。此外,缩窄性心包炎缺乏相对特异性的临床表现,反而可以表现出其他疾病的特征如心尖区舒张期杂音。如不了解缩窄性心包炎临床表现与缩窄部位、程度、病因及其时期的关系,可将表现为房室环、大血管缩窄的病例误诊为风湿性心脏瓣膜病、先天性心脏病、冠心病等。

2. 未选择特异性检查或过分依赖检查报告 心包炎的诊断需依靠多种医技检查结果的综合分析,如对常规检查提示的心包炎诊断线索未加以重视,未进一步选择超声心动图、心包穿刺抽液等特异性检查手段提供更重要的诊断依据,是导致误诊的第二位原因。但心包炎时心电图、超声心动图等许多医技检查改变也为非特异性,各自有一定的局限性,如果临床医师盲从检查报告,不全面分析病情资料,或以一次阴性检查结果即排除诊断,也是造成误诊的原因之一。

缩窄性心包炎时心电图大多数有非特异性广泛 T 波改变,约 20% 的患者 QRS 波群低电压,同时有 T 波改变和 QRS 波群低电压对疑似缩窄性心包炎的患者是很好的辅助诊断证据,但也有临床医师常常只关注 T 波异常而忽视同时存在的 QRS 波群低电压,将心包炎误诊为冠心病或心肌病。

缩窄性心包炎患者胸部 X 线改变呈非特异性,如心影呈缩小、正常或增大,60% 的患者有胸腔积液,5%~50% 患者可见心包钙化。心包钙化检出率的高低与各种病例中结核性心包炎所占的比例大小有关。透视下心脏的一侧或两侧搏动微弱或消失,搏动最微弱的地方及心左缘最易找到钙盐沉着,在左侧位及斜位易找到。如有心影缩小或心包钙化可提示缩窄性心包炎,但缺乏这些征象或检查时如果采取的不是最佳投照体位,就可能遗漏这些重要征象。

超声心动图诊断心包积液极其有用,但对心包缩窄的诊断价值较小。典型病例可有心房扩大、心包增厚钙化、左心室后壁舒张期平直等相对特异性表现,但后者出现的概率仅为 40%~70%。严重类型的心包缩窄由于左右心室相互作用增强,在超声心动图上可见到室间隔的反常回弹,及二尖瓣口血流速度吸气时下降,虽然该征象在缩窄性心包炎中不少见,但非本病特有,不能作为诊断指标。心脏超声测到心包增厚是缩窄性心包炎的直接影像证据,但是当没有积液时难以准确测量心包厚度,有文献报道有 4%~18% 经手术证实的缩窄性心包炎患者心包并不增厚。CT 和 MRI 在评估心包增厚及钙化方面优于心脏超声,但对于无心包增厚的缩窄性心包炎诊断价值有限。此外,部分患者有心包增厚,但不引起心包缩窄。

对于心包积液的病因诊断,临床医生常寄希望于心包穿刺抽液检查。一组收集 231 例心包积液的研究表明,心包穿刺对诊断心包积液的病因作用很有限。心脏压塞加血性积液、结核菌素试验阳性,固然有助于诊断结核性心包炎,但特发性心包炎亦可出现此类结果。血性心包积液固然有提示肿瘤的意义，而特发性心包炎出现血性积液亦不少。另一个常被临床医生关注的检查是血清肌钙蛋白，因其为诊断急性心肌梗死的必备条件之一，故不少医生将其作为鉴别急性心包炎和急性心肌梗死的指标，就可能将肌钙蛋白阳性的急性心包炎误诊为急性心肌梗死。

3. 诊断思维局限　急性心包炎误诊原因一方面固然与病情复杂有关，但是也不能否认因临床医生思维僵化、思维方式局限和问诊查体不细致所致。一些慢性缩窄性心包炎误诊的病例，由于接诊医生忽视颈静脉的检查、检查方法不正确或因患者体形肥胖，导致遗漏颈静脉怒张这一重要的提示缩窄性心包炎的线索，片面地根据肝大、腹水、黄疸等临床表现诊断为肝硬化。由于传统上认为缩窄性心包炎的特点是"小而静"，对于心脏大小正常或扩大、肺部有湿啰音、颈静脉怒张、下肢水肿的缩窄性心包炎患者，临床上易将它误诊为心肌病。对于一些体征的错误解释也是误诊的常见原因，如心包叩击音是缩窄性心包炎的特异性体征，有时将心包叩击音判断为第三心音而误诊为心肌病，或将其判断为开瓣音而误诊为二尖瓣狭窄。部分病例以胸、腹腔积液为突出表现，因体检不全面，遗漏体循环静脉压升高的表现，被误诊为胸膜炎或腹膜炎。

4. 临床表现缺乏特异性　急性心包炎的临床表现可大致分为如下几种情况：① 心包作为多系统疾病的受累器官之一，或因邻近器官病变的波及而受累，在原发病症状、体征的基础上出现心脏方面的表现。② 心包疾病的血流动力学改变导致的非心脏表现，如低血压、腹痛、呼吸困难等。③ 所谓原发性心包疾病仅表现急性心包炎的症状、体征。但这三方面并不是孤立不变的，如开始时表现为急性心包炎，间隔一段时间后才出现系统性疾病或原发病的表现，已有白血病、炎症性肠病、主动脉夹层、带状疱疹、非心脏肿瘤等首先表现为急性心包炎的报道，在这种情况下容易误判急性心包炎的病因。反之，也可以先出现原发病表现，继之出现急性心包受累的表现，然后表现出血流动力学异常。若原发病表现及心脏外表现突出，而急性心包炎的表现隐匿，易导致误诊。如化脓性心包炎并发心脏压塞时，因发热及低血压表现突出，往往误诊为感染性休克。有时原发疾病的临床表现不典型，如少数结核性心包炎患者以急性高热、胸痛及呼吸困难起病，或无发热、盗汗、消瘦、乏力等结核中毒表现，以及肿瘤性心包炎无明确的原发病灶，虽然急性心包炎或心包积液的表现明显，也可导致不同病因的心包炎误诊。

因心包慢性炎症增生的部位、范围、程度差别极大，导致患者临床表现极其多样，可以从全无症状、偶尔于检查或手术中发现到表现为严重的循环功能不全，多数起病隐匿，缺乏心包急性炎症阶段的临床表现，数月至数年发生心包缩窄。肝淤血所致的肝大和腹水，实验室检查肝功能也可出现异常，易被误诊为肝硬化。本次文献分析误诊疾病第二位即为肝硬化，李复红等报道的88例缩窄性心包炎中，64例误诊为肝硬化。临床医师对临床表现和检查结果分析不仔细，未充分理解缩窄性心包炎的病理生理学特点，以一般的心力衰竭的规律去套用，是引起误诊或漏诊的重要原因。

因心包缩窄导致心肌萎缩、纤维化或心包缩窄主要累及左心室，临床表现以心排血量下降及肺淤血为主，易被误诊为心肌炎或原发性心肌病。缩窄性心包炎形成的局限性瘢痕钙化带，因狭窄的部位不同，临床表现更是多种多样。左右心房室沟缩窄表现为类似风湿性心脏瓣膜病的症状和体征，心底大血管处缩窄带压迫上腔静脉出现颜面部水肿、颈胸静脉怒张，易误诊为纵隔肿瘤、上腔静脉阻塞综合征，压迫下腔静脉可表现为下腔静脉阻塞综合征，压迫冠状动脉可被误诊为冠心病，压迫肺动脉可被误诊为先天性心脏病。

五、防范误诊措施

1. 全面采集病史和细致查体　缩窄性心包炎的病因多种多样，几乎所有的急性心包炎病例都可产生不同程度的心包缩窄。约半数患者病因不能明确，然而就全球范围内的发病而言，结核病依然是缩窄性心包炎的主要病因,国内报道约占 42%。其他病因包括特发性、放射治疗、心脏直视手术、创伤、各种原因引起的心包积血等。缩窄性心包炎的发病过程隐匿,在患者出现不明原因劳累性气短、心悸伴周围性水肿、肝大、腹水或不明原因体循环淤血时,应注意询问结核病或结核中毒症状病史,以及外伤、手术、胸部放射治疗病史。查体注意有无颈静脉怒张、心包叩击音等体征,可做简易的外周静脉压测定。

2. 充分了解各类心包炎的临床特点　在心前区听到心包摩擦音,则急性心包炎的诊断即可确定。如缺乏急性心包炎的临床特点,只要有典型的由阶段Ⅰ至阶段Ⅳ的心电图演变,也可诊断急性心包炎。在可能并发心包炎的疾病过程中,如出现胸痛、呼吸困难、心动过速和不明原因的体循环静脉淤血或心影增大,应考虑为心包炎伴渗液的可能。急性心包炎诊断确立后,尚需进一步明确其病因,并评估需特殊处理的基础病变。如急性纤维蛋白性心包炎有特征性的胸痛、心包摩擦音表现;结核性心包炎起病隐匿,往往明确诊断时已发展成缩窄性心包炎;化脓性心包炎的表现多被原发疾病所掩盖,故应强调当出现原发疾病不能解释的静脉压增高表现时,注意有无合并心包积液或积脓。

心脏压塞可出现严重的血流动力学表现,早期诊断能为治疗患者改善预后赢得宝贵时间。诊断心脏压塞时应注重临床表现,不可拘泥于超声心动图检查结果。

慢性缩窄性心包炎的体、肺循环淤血表现明显不同于其他常见心脏病导致的体、肺循环淤血表现,与其特殊的病理生理机制有关。缩窄性心包炎病例在相当长的时期内,心肌萎缩、纤维化并不十分突出,心室的收缩功能和心肌内在的收缩状况保持正常或基本正常,部分患者通过应用利尿剂可以无症状生存多年或仅表现为颈静脉怒张和外周水肿。77%～100%的缩窄性心包炎患者有淤血性肝大,在 70%的患者中可以发现显著的与颈静脉搏动一致的肝搏动。其他肝功能不全的表现包括腹水、黄疸、蜘蛛痣和肝掌也可见于缩窄性心包炎患者,通常是由于肝淤血和心排血量下降所致。长期肝静脉回流受阻及心排血量减少导致肝小叶中央区肝细胞因缺氧而萎缩、消失,慢慢形成肝内网状支架的塌陷与纤维组织增生。随着时间的延长,纤维化向邻近小叶发展并与邻近的中央静脉周围纤维组织彼此连接起来,包围原有的门脉区,形成反常小叶,产生心源性肝硬化。有人估计缩窄性心包炎致肝淤血持续时间达到 6 个月即可导致心源性肝硬化。但淤血所致的肝细胞变性、坏死、间质增生较其他肝病轻,进展慢,且腹腔积液较皮下水肿出现早并且量大。

3. 合理选择医技检查手段　超声心动图检查有助于确诊,CT、磁共振亦可检出和定量评估心包积液。X线胸片发现心包钙化高度提示缩窄性心包炎,但应注意用多个体位投照或透视下观察。没有心包钙化时,一些间接表现如心缘僵直、搏动减弱、上腔静脉影增宽等也有重要提示意义,不应疏忽。超声心动图检查在大多数情况下是一种有价值的检查手段。M 型超声心动图可显示心包增厚,但当不存在心包积液时,其敏感性和特异性均有限。M 型超声的其他表现如舒张早期或晚期室间隔的异常切迹(室间隔矛盾运动)、左心室后壁舒张早期快速弛缓及突然停止,均有一定诊断价值。超声心动图检查的意义还在于区分缩窄性心包炎之外的其他情况如心包积液、心肌肥厚、心脏瓣膜病变,以及评估心脏腔室形态及左、右心室的收缩功能。多普勒超声心动图可以评价缩窄性心包炎的充盈异常以及呼吸对充盈的影响。多普勒二尖瓣血流频谱分析显示 E 峰速度明显增加、减速加快,A 峰速度减慢,同时有随呼吸时相的增减变化,后者有助于对缩窄性心包炎作出诊断。对于临床上不能排除缩窄性心包炎而 X 线、超声心动图等检查未提示有意义的改变者,应进一步做心包 CT、磁共振或心导管检查。

4. 提高鉴别诊断水平

(1) 心肌梗死:急性心包炎可出现下列临床表现中的至少 2 种表现:胸痛、心包摩擦音以及心电图改变。胸痛见于 50%患者,特发性者 90%有胸痛。胸痛的性质、部位、放射部位、严重程度均多变,与急性心肌梗死的临床表现颇类似,但其治疗原则又有根本性的分歧,因此,两者不容混淆。鉴别点:① 胸痛:急性心包炎的胸痛绝大多数为胸膜性,而急性心肌梗死的胸痛罕有呈胸膜性。② 摩擦音出现时间:心包摩擦音于胸痛发作时即出现,高度提示急性心包炎;而急性心肌梗死的心包摩擦音于胸痛发作后 24～48 h 方能出现,一般在 48 h 之后出现,这是因为心内膜坏死波及心外膜和心包层至少需 24～48 h。曾有报道,无症状性心肌梗死累及心包时方出现胸痛,容易与急性心包炎相混淆,但此种类型心肌梗死十分少见,而且心电图多出现病理性 Q 波。③ 心电图改变:急性心包炎的特征性心电图改变为多数导联(aVR、V_1 除外)出现 ST 段抬高,凹面向上或呈直线状,同时伴有 P－R 段压低,见于 60%～80% 的患者,始于起病后数小时,持续几小时至数日,系由心外膜下心肌炎症性损伤所致。以后,随着 ST 段降低至等电位线,T 波变低平或倒置,T 波恢复正常需数周至数月。不出现异常 Q 波及无 R 波振幅降低。急性心肌梗死则少见这类表现。超声心动图对两者的鉴别诊断也有相当的价值。

(2) 肝硬化:如患者表现为肝大、腹水、颈静脉怒张和静脉压显著升高等体循环淤血体征,而无显著心脏扩大或心脏瓣膜杂音时,应考虑慢性缩窄性心包炎。结合急性心包炎病史、心尖冲动减弱、听到心包叩击音、脉压差较小、奇脉和下肢水肿,X 线检查发现心包钙化常可明确诊断。进一步可行 CT 和磁共振检查有无心包增厚。个别不典型病例需进行心导管检查。

(3) 胸膜炎:胸腔积液是缩窄性心包炎常见体征之一,其发生与静脉回流受阻使静脉压升高,以及心脏充盈受损致舒张期顺应性和心排血量降低、肾对水和钠潴留增加有关。在病程中迟早会出现胸水,有报道 60% 的缩窄性心包炎患者有胸腔积液,大部分为对称性双侧积液,右或左侧单侧积液均可发生,多发生在右侧胸腔。胸水通常为漏出液,但使用利尿剂或大量放液导致血容量不足时可使其呈现渗出液的表现。有些患者胸水呈乳糜性,可能是由于静脉压升高使淋巴液生成增加以及胸导管淋巴回流淤积所致。当积液为渗出液时往往考虑局限于浆膜腔的炎症,以及当积液表现为乳糜性或有胸腔积液而无皮下水肿时,均易导致误诊。

(4) 限制性心肌病:限制型心肌病的临床表现和血流动力学改变与本病很相似,鉴别可能十分困难,必要时可通过心内膜活检进行鉴别。近年来有报道介绍应用多普勒超声技术可有助于诊断,尤其是经食管超声根据较大的肺静脉收缩期/舒张期流速和较大的肺静脉流速呼吸改变诊断心包缩窄。

(李少波　郭照军)

第十一节　主动脉夹层

一、概述

主动脉夹层(aortic dissection,AD)指血液通过主动脉内膜裂口进入主动脉壁并造成正常动脉壁延伸分离形成真假腔的一种凶险疾病。其起病急,病情凶险,以突发剧烈撕裂样疼痛(胸、背或腹部)、休克表现和血肿压迫相应主动脉分支血管时出现脏器缺血症状为主要表现,如未及时诊治,25% 患者在起病后 24 h 内死亡,约半数患者在起病后 48 h 内死亡。近年随着医学影像技术进步及药物、介入治疗、外科手术发展,该病患者生存率较前明显改善,但因其相对少见,临床表现复杂多变,误诊率、漏诊率仍较高,而由此导致的短期内死亡风险及相关不良后果则很严重。

AD 年发病率(2.6～3.5)/10 万,近年有增加趋势,约 2/3 为男性,好发年龄 50～70 岁。高血压是 AD 最常见病因,其他病因包括动脉粥样硬化、伴结缔组织异常先天性心血管疾病(如 Marfan 综合征、主动脉瓣二叶畸形)等。外伤和医源性因素如主动脉球囊反搏也可引起本病。AD 常采用 2 种分型方法:① Debakey 分型:Ⅰ型为 AD 起源于升主动脉并累及降主动脉;Ⅱ型为 AD 局限于升主动脉;Ⅲ型为 AD 起源于降主动脉,向下未累及腹主动脉者称为Ⅲ型 A,累及腹主动脉者称为Ⅲ型 B。② Stanford 分型:A 型为 AD 病变累及升主动脉而不论其起病位置;B 型为 AD 不累及升主动脉。Stanford A 型相当于 Debakey Ⅰ型和Ⅱ型,Stanford B 型相当于 Debakey Ⅲ型。恰当、准确分型能为 AD 治疗方案选择提供依据。

二、诊断标准

患者有突发剧烈撕裂样疼痛(胸、背或腹部),主动脉分支血管受累出现的脏器缺血症状和体征,D-二聚体迅速而明显升高,超声心动图、多排螺旋 CT 血管造影或 MRI 检查可见主动脉内膜有撕裂、游离的内膜片段和 AD 的真假腔即可诊断。

三、误诊文献研究

1. 文献来源及误诊率　2004—2013 年发表在中文医学期刊并经遴选纳入误诊疾病数据库的 AD 误诊文献共 504 篇,累计误诊病例 3 776 例。157 篇文献可计算误诊率,误诊率 38.62%。

2. 误诊范围　本次纳入的 3776 例 AD 误诊范围非常广泛,误诊疾病达 100 余种,涉及 12 个系统或专科,对误诊疾病的系统分布统计可见,误诊疾病主要集中在心脑血管疾病和急腹症方面,见图 8-11-1。居前 3 位的误诊疾病为急性冠状动脉综合征(其中急性心肌梗死占总误诊病例的 19%)、脑血管病、急性胰腺炎。主要误诊疾病见表 8-11-1,少见的误诊疾病见表 8-11-2。39 例次仅作出晕厥、腰背痛、胸痛、意识障碍等症状查因诊断。25 例次入院初期诊断不明确。19 例次漏诊 AD。

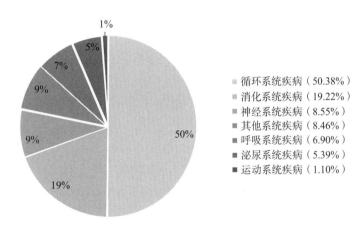

图 8-11-1　主动脉夹层误诊疾病系统分布图

表 8-11-1　主动脉夹层主要误诊疾病

误诊疾病	误诊例次	百分比(%)	误诊疾病	误诊例次	百分比(%)
急性冠状动脉综合征[a]	1 687	44.10	急腹症	185	4.84
脑血管病	254	6.64	胆囊炎胆石病	180	4.71
急性胰腺炎	243	6.35	泌尿系结石	171	4.47

误诊疾病	误诊例次	百分比(%)	误诊疾病	误诊例次	百分比(%)
急性胃肠炎	122	3.19	消化道出血	21	0.55
肺栓塞	88	2.30	腹膜炎	19	0.50
结核性胸膜炎	82	2.14	消化道穿孔	18	0.47
心脏瓣膜病	55	1.44	高血压性心脏病	16	0.42
急性脊髓炎	48	1.25	缺血性肠病	16	0.42
肠梗阻	43	1.12	腹部肿物	15	0.39
心力衰竭	43	1.12	肺癌	13	0.34
胃十二指肠溃疡	35	0.92	多发性大动脉炎	12	0.31
肺炎	35	0.92	胃食管反流病	12	0.31
下肢动脉栓塞	34	0.88	急性阑尾炎	11	0.29
心包炎	31	0.81	上呼吸道感染	10	0.16
休克	29	0.76	气胸	9	0.24
肾衰竭	23	0.60	颈椎病	7	0.18
腰椎退行性病变	22	0.58	肾动脉栓塞	6	0.16
高血压病	22	0.58	周围神经病	6	0.16
纵隔肿瘤	20	0.52	心肌病	5	0.13

注:a 其中 699 例误诊为急性心肌梗死。

表 8-11-2　主动脉夹层少见误诊疾病

疾病系统	误诊疾病
循环系统	病态窦房结综合征、心肌炎、感染性心内膜炎、颈心综合征、低血压、主动脉窦动脉瘤破裂、上肢静脉血栓形成、锁骨下盗血综合征、雷诺综合征
呼吸系统	支气管扩张、支气管哮喘、胸壁挫伤、胸膜恶性肿瘤、创伤性血胸、急性纵隔炎
消化系统	食管炎、食管癌、自发性食管破裂、食管裂孔疝、胆管蛔虫病、肠痉挛、脾周围炎、胰腺癌、肝癌、急性细菌性痢疾
神经系统	肋间神经痛、继发性癫痫、周期性瘫痪、神经痛、病毒性脑炎
内分泌代谢	低血糖症、糖尿病酮症酸中毒、甲状腺腺瘤
运动系统	脊柱肿瘤、肋软骨炎、骨质疏松症、脊柱骨关节病
泌尿系统	肾炎、高血压性肾病、自发性肾破裂、多囊肾
其他	多发性骨髓瘤、真性红细胞增多症、骨髓增生异常综合征、多发性浆膜腔积液、败血症、食物中毒、药物不良反应、盆腔炎、异位妊娠、牙周炎、咽鼓管炎、视网膜炎等

3. 医院级别　本次纳入统计的 3 776 例 AD 误诊 3 860 例次,其中误诊发生在三级医院 1 959 例次(50.75%),二级医院 1 834 例次(47.51%),一级医院 63 例次(1.63%),其他医疗机构 4 例次(0.10%)。

4. 确诊手段　本次纳入的 3 776 例 AD 中,72 例(1.91%)经尸体解剖确诊,7 例(0.19%)经手术确诊,3 697 例(97.91%)经影像学检查确诊,其中 MRI 检查 565 例,CT 检查 940 例,超声检查 298 例,血管造影检查 220 例。

5. 误诊后果　本次纳入的 3 776 例 AD 中,仅 2 221 例文献描述了误诊与疾病转归的关联,1 555 例预后与误诊关联不明确。按照误诊数据库对误诊后果的分级评价标准,可统计误诊后果的病例中,1 687 例(75.96%)为Ⅲ级误诊后果,未因误诊、误治造成不良后果;4 例(0.18%)造成Ⅱ级后果,因误诊导致手术扩大化或不必要的手术;由于 AD 病情凶险,延误诊断容易造成预后不佳,故 530 例(23.86%)造成Ⅰ级后果,其中死亡 529 例,后遗症 1 例。

四、误诊原因分析

分析误诊文献发现,本病误诊原因众多,依据本次纳入的 504 篇文献分析的误诊原因出现频次,经计算机统计归纳为 12 项,以经验不足而缺乏对该病认识、未选择特异性检查项目和问诊及体格检查不细致为主要原因,见表 8-11-3。

表 8-11-3　主动脉夹层误诊原因

误诊原因	频次	百分率(%)	误诊原因	频次	百分率(%)
经验不足,缺乏对该病的认识	404	80.16	医院缺乏特异性检查设备	27	5.36
未选择特异性检查项目	246	48.81	并发症掩盖了原发病	24	4.76
问诊及体格检查不细致	203	40.28	病人或家属不配合检查	5	0.99
缺乏特异性症状、体征	176	34.92	多种疾病并存	4	0.79
诊断思维方法有误	142	28.17	病人主述或代述病史不确切	3	0.60
过分依赖或迷信辅助检查结果	69	13.69	以罕见症状、体征发病	2	0.40

1. 经验不足、缺乏对该病认识　此为本病最常见的误诊原因。AD 相对少见,而临床表现却呈现多样化特征(除剧烈胸、腹痛外),很多医生尤其基层医院的医生或是临床工作经历较短的年轻医生缺乏诊治该病的经验,加之临床诊疗方面所倡导的"多发病与常见病"优先的思维模式,由此产生的漏诊、误诊在所难免。但应值得警惕的是,随着 AD 发生的基础如人口老龄化的迅速进展,高血压、动脉粥样硬化和糖尿病患者群体的不断扩大,近年来该病的发病呈增高态势。

2. 未选择针对性检查项目　此为 AD 位居第 2 位的误诊原因。AD 的诊断主要依靠影像学检查,因此选择针对性的医技检查是确诊的基石。但本研究显示,居误诊疾病前几位的为急性心脑血管疾病和急腹症,提示临床医师对急性胸腹疼痛患者大多选择心电图、头颅 CT 或 MRI、腹部超声、心肌标志物、淀粉酶及血生化等检查手段,而恰恰忽略对 AD 有针对性的检查手段。

3. 其他常见误诊原因　由于 AD 内膜破口的位置、夹层剥离的范围和持续时间不同,假腔内的压力高低和对分支血管的影响不同,临床表现错综复杂,除了剧烈胸腹痛的突出表现外,往往伴有多样化的器官受累的继发性表现。如冠状动脉开口受累可导致急性心肌梗死;夹层破裂至心包可导致心包压塞;累及颈动脉、无名动脉造成脑缺血,甚至发生缺血性脑卒中;累及喉返神经引起声带麻痹、声音嘶哑;累及脊髓前根动脉,出现截瘫,大小便失禁;夹层破裂至胸腔可致胸腔积液甚至死亡;累及肠系膜上动脉可出现腹痛、恶心、呕吐等症状,类似急腹症;累及肾动脉可出现腰痛或肾区叩痛,肾功能损害;累及左锁骨下动脉或股动脉可导致无脉症等。因此,问诊及体格检查不细致、缺乏特异性症状和体征、诊断思维方法有误就成为造成 AD 误诊的常见原因。

五、防范误诊措施

1. 提高对 AD 警惕性　临床医生尤其是急诊医生要认识到 AD 发病近年有增多趋势,不能再持"AD 罕见"的意识,要在表现类同的病症鉴别诊断中想到该病的可能,不断加强本病相关理论知识的学习,工作中时刻保持警惕性。

2. 详细询问病史　临床医生在病史询问时既要注重对疼痛特点及其演变过程的询问,也要注重对继发性器官受累症状的询问,要全面分析病情,拓宽诊断思路,既要考虑常见病,又不能仅限于常见病,尤其是不能诊断思维先入为主,简单地把器官受累表现一味地认定是该器官原发性改变,当不能解释同时存在的严重的撕裂样胸腹痛时,务必应想到存在其他疾病如 AD 的可能。

3. 耐心细致体格检查　查体时要全面而细致,特别要注意心脏杂音、大动脉血管杂音的听诊,更不能忽略双侧肢体动脉血压和脉搏的对比检查。下列几项应当被认为是 AD 的高危特征:① 高风险基础疾病或情况:包括 Marfan 综合征(或其他结缔组织病)、主动脉疾病家族史、已知主动脉瓣疾病、已知胸主动脉瘤、曾行主动脉操作(包括外科手术)。② 高风险疼痛性质:胸、背或腹部疼痛表现为突发剧烈疼痛,疼痛呈撕裂样、尖锐性。③ 高风险体格检查结果:脉搏不对称或无脉、双上肢收缩压差＞20 mmHg、局灶性神经病变体征(伴疼痛)、新出现主动脉瓣反流杂音、低血压或休克表现。

4. 注意与其他疾病鉴别

(1) 急性冠状动脉综合征:AD 最常误诊为急性冠状动脉综合征尤其是急性心肌梗死,两者有相同的危险因素,如高血压、动脉粥样硬化、高脂血症、糖尿病、老龄化等,症状也都以急性胸痛为主要表现,疼痛性质和部位有类似之处,当夹层累及冠状动脉开口处时心电图会有心肌梗死的表现。但应注意:① 急性心肌梗死的疼痛通常是逐渐加重的,多位于胸骨后或心前区,向左上肢及左肩背放射,阿片类药物止痛有效;而 AD 为突发深部撕裂样、刀割样剧烈胸痛,一开始即达到高峰,疼痛沿血管内膜撕裂方向转移或游走是本病的特征之一,可涉及头、颈、后背部、腹部、腰部甚至下肢,阿片类止痛药一般无效。② 急性心肌梗死有典型的心电图和心肌损伤标志物的动态演变特征,而 AD 一般没有,除非夹层累及主动脉根部使冠状动脉受累。③ 急性心肌梗死和 AD 都可以出现休克样表现,此时前者往往表现"真正"的心源性休克,血压降低;而后者一般血压不低甚至升高,除非发生心脏压塞、重度主动脉瓣关闭不全或夹层破裂出血。

(2) 急性脑血管病:当 AD 血肿沿着无名动脉或颈总动脉向上扩展或累及锁骨下动脉、椎动脉时,可出现类似脑卒中的诸多表现,若是同时合并难以解释的胸痛、颈痛、肢体疼痛者,要考虑 AD 的可能,因为一般情况下,脑卒中患者不会出现这些疼痛的表现,可资鉴别。

(3) 急腹症:当 AD 累及腹主动脉及其大分支可以引起各种急腹症样临床表现,很容易误诊为急性胃肠炎、急性胰腺炎、胆石症和(或)胆囊炎、泌尿系结石、肠系膜动脉栓塞等。这些急腹症在症状、体征以及医技检查方面都有各自的特点。如急性胃肠炎往往有不洁饮食史,多为阵发性痉挛性腹痛,伴有恶心、呕吐和腹泻;急性胰腺炎患者往往有胆石症病史,发病前多暴饮暴食,腹痛多表现为中上腹部持续性刀割样痛或钝痛,伴有呕吐、腹胀,血、尿淀粉酶升高,腹部 CT 提示胰腺有水肿或坏死样改变;胆石症和(或)胆囊炎患者往往有胆绞痛史,疼痛位于右上腹,可向右肩放射,Murphy 征阳性,腹部 B 超和 CT 可以诊断;泌尿系结石患者往往突然出现一侧腰部剧烈的绞痛,并向下腹及会阴部放射,伴有腹胀、恶心、呕吐及程度不同的血尿,尿常规、腹部 B 超和 CT 有助于诊断;肠系膜动脉栓塞多见于心房颤动患者,突然发生腹部持续性剧烈绞痛,伴有频繁呕吐,腹部体征与腹痛程度不相称,往往当患者呕吐血性水样物或排出暗红色血便而腹痛有所减轻时,却出现腹部压痛、反跳痛、腹肌紧张,直至发生休克,腹腔穿刺可抽出血性液体,D-二聚体升高,多排螺旋 CT 血管造影可以诊断。

(4) 及时行针对性医技检查:临床上一旦怀疑有 AD 可能应尽快进行超声心动图(最好床旁)、多排螺旋 CT 血管造影或 MRI 检查以明确诊断,避免延误治疗,同时应完善其他基本的实验室检查如血、尿、便常规,血型,血生化,心肌标志物,D-二聚体,凝血功能,血气分析等以及心电图、腹部 B 超等检查以全面了解患者的基本状况,明确是否合并其他疾病。

根据"(2014)欧洲心脏病协会主动脉疾病诊疗指南",在实验室检查方面对 AD 诊断比较有意义的是 D-二聚体检测,当 AD 发生时,D-二聚体会迅速升高到很高水平。因破损的内膜激活凝血系统,血液进入假腔易引起血栓,血栓形成后又激活纤溶系统,受累的动脉范围越广泛,激活的凝血反应及纤溶反应越激烈,产生的 D-二聚体越多。故急性严重胸腹痛患者若 D-二聚体明显而迅速升高,要高度警惕 AD。

AD 影像学检查方面,X 线胸片可有主动脉影增宽、双主动脉影、主动脉影内假腔等表现,但多不具有确诊价值。经胸超声心动图安全无创、费用低廉,能发现主动脉根部夹层病变及有无心包积液、主动脉瓣关闭不全等,但不能观察主动脉全程状况,易漏诊,对于病变范围的判断有很大局限性,适合早期筛查使用。经食管超声心动图的敏感性和特异性更高,可以发现升主动脉末端到降主动脉的夹层病变,但由于操作过程中可能引起恶心、呕吐、心动过速、高血压等,因此对急性期病情不稳定的患者风险较大,临床应用视技术水平而异。MRI 和多排螺旋 CT 血管造影目前均属诊断 AD 的特异性方法,能准确反映内膜撕裂的部位,清楚显示游离的内膜片段和 AD 的真假腔,还可以准确评估病变范围以及严重程度,从而准确分型。不足之处在于 MRI 扫描时间较长,不适合病情不稳定的急诊患者,体内有金属物置入的患者也不适宜该检查;而多排螺旋 CT 血管造影更适合急性期患者,但由于使用较多造影剂,对于肾功能不全患者有一定限制。除非正在进行冠状动脉造影或介入治疗,主动脉造影已不再用于诊断 AD。新近提出的三重排除法是指对急诊不明原因胸痛患者进行心电门控下多排螺旋 CT 胸部血管造影检查,同时对 3 个主要的胸痛病因进行快速鉴别,这 3 个病因是 AD、肺栓塞和急性冠状动脉综合征,阴性预测率很高。

总之,AD 病情凶险,误诊率高,一旦误诊短期内死亡风险很高。AD 早期正确诊断对每一位临床医生都是严峻的挑战,但只要思想上保持警惕性,突出"在胸痛患者中首先筛查危重症如急性冠状动脉综合征、肺栓塞、AD"的临床思维方法,认真掌握本病相关知识,全面细致地询问病史和查体,及时正确地选择针对性检查手段,可减少误诊与漏诊的发生,提高 AD 诊断的正确率与救治的成功率。

(温　伟　张新超　李少波)

第十二节　心脏神经症

一、概述

心脏神经症是由于神经性因素引起的心前区隐痛、心悸、气促、疲倦、眩晕等以心血管系统症状为主的一组综合征。本病一般无器质性病变的证据,但易与器质性心脏病相混淆,甚至误诊为器质性心脏病,给患者的身心健康带来更大的危害。本征人群患病率约为 4.7%~13.7%,约占心血管症状患者的 10% 以上。年龄多 20~40 岁,女性多于男性,据报道女性患者占 15.7%,男性仅 4.6%。

心脏神经症的发病是心理社会应激和易患素质的相互作用所引起,应激主要是以心血管反应来表达。患者存在一定的宿因加上诱因,导致中枢神经和自主神经功能紊乱,产生各种心血管系统的症状。主要病因为患者中枢神经本质比较敏感或脆弱,不少患者本人或其亲属有不同程度的精神异常表现。诱因主要是各种外来的精神压力、不良刺激、脑力和体力过劳、情绪激动、焦虑等。本病多见于青壮年,女性多于男性,尤其是伴围绝经期综合征患者。一般由于生活工作过度紧张、焦虑或与人发生尖锐矛盾产生创伤所致。神经类型呈内向型,喜静少动,过分注意心脏而致病,亦有部分因医务人员将非器质性心脏病误诊为心脏病而引起患者精神负担过重而发病。

主要症状和体征：① 心血管表现：心悸最常见，是患者感觉到心跳、心前区搏动和心前区不适，运动或情绪激动时显著。心前区疼痛亦常见，疼痛部位多变、不固定，甚至可放射至左前臂外侧及手指尖，历时数秒、数小时甚至数日，疼痛与劳力无关，活动、精神疲劳后甚至休息时也出现疼痛。呼吸困难，患者常感空气不足，喜深呼吸。查体可见心率增快，第一心音亢进，心尖区可闻及 $1/6\sim2/6$ 级收缩期杂音，或胸骨左缘第 $2\sim3$ 肋骨可闻及收缩期杂音。Ⅱ，Ⅲ，aVF 导联 T 波低平或轻度倒置，心电图运动试验部分阳性。普萘洛尔试验大多数能使心率减慢、心电图 ST－T 改变恢复正常、运动试验转为阴性。② 神经系统表现：以焦虑为主，亦可有抑郁、恐惧、强迫等，大多与强烈的疑病恐惧有关，可伴不同程度失眠，严重者表情紧张、头晕、手掌多汗、双手颤抖等。

根据心功能测定结果，分如下两型：① 交感神经兴奋性增高型，约占 3/4，表现为心率快，血压偏高。② 迷走神经兴奋性增高型，约 1/4，表现为心率慢，血压低。

治疗原则上应重视心理治疗。主要是精神治疗，方法应个体化。药物治疗的目的是解除患者的焦虑和忧郁，消除心血管系统症状。治疗的原则应是严格掌握适应证，使用药物的剂量和用药时间应有所限制。适当参加体力活动，进行体育疗法。

心脏神经症患者虽然病程长，严重的影响工作和生活质量，有的患者在各种精神心理或躯体疾病诱因下症状可再次复发，部分病例症状反复持续时间较长，但绝大多数预后良好，严重病例可出现抑郁症。

二、诊断标准

临床上根据与精神心理因素密切相关的如下心血管系统功能失调症状，加上明确的神经症表现，经过详细的全身和心血管系统方面的检查证实并无器质性心脏病诊断证据时，应考虑心脏神经症诊断。

心脏神经症一般无器质性心脏病证据，但亦有极少部分与器质性心脏病（冠心病患者多见）并存。当检查器质性心脏病程度并不严重，但症状多而显著，二者不相称时，应考虑二病并存的可能。

三、误诊文献研究

1. 文献来源及误诊率　2004—2013 年发表在中文医学期刊并经遴选纳入误诊疾病数据库的心脏神经症误诊文献共 38 篇，累计误诊病例 592 例。3 篇文献可计算误诊率，误诊率 56.90%。

2. 误诊范围　本次纳入的 592 例心脏神经症误诊为 11 种疾病共 600 例次，其中误诊为病毒性心肌炎和冠心病者占 95.33%，误诊疾病见表 8－12－1。4 例次仅作出胸闷待查的诊断。

表 8－12－1　心脏神经症误诊疾病

误诊疾病	误诊例次	百分比（%）	误诊疾病	误诊例次	百分比（%）
病毒性心肌炎	302	50.33	神经症	2	0.33
冠心病	270	45.00	癔症	2	0.33
心律失常	6	1.00	癫痫	1	0.17
甲状腺功能亢进性心脏病	5	0.83	偏头痛	1	0.17
风湿热	3	0.50	肺结核	1	0.17
高血压性心脏病	3	0.50			

3. 医院级别　本次纳入统计的 592 例心脏神经症误诊 600 例次，其中误诊发生在三级医院 272 例次（45.33%），二级医院 324 例次（54.00%），一级医院 4 例次（0.67%）。

4. 确诊方法　本次纳入的 592 例心脏神经症均根据症状、体征及辅助检查,排除器质性心脏病后,确诊为心脏神经症。

5. 误诊后果　按照误诊疾病数据库对误诊后果的分级标准,本次纳入的 592 例心脏神经症中,584 例(98.65%)为Ⅲ级后果,误诊、误治后未造成不良后果;8 例(1.35%)为Ⅱ级后果,因误诊、误治导致病情迁延。

心脏神经症属于功能性心血管疾病,预后良好。虽然心脏神经症与病毒性心肌炎有许多相似临床症状,但长期护心、营养心肌、休息等综合治疗效果欠佳,有些患者为了限制活动而休学、休假。只有提高对此病的认识和了解,才能做有倾向性的检查。长期不能及时诊断,可引起患者精力不集中,记忆力下降而影响工作、学习,造成患者恐惧心理。一旦确诊,用 β 受体阻滞药治疗,并配合心理疏导、镇静等治疗可好转或治愈。本病在误诊后由于药物治疗对病情没有积极的作用,也不会产生加重的影响。但按误诊的冠心病、心肌炎治疗,往往会加重患者的精神负担,不利于病情恢复。

四、误诊原因分析

依据本次纳入的 38 篇文献分析的误诊原因出现频次,经计算机归纳为 6 项,以经验不足、缺乏对本病的认识为主要原因,见表 8-12-2。

表 8-12-2　心脏神经症误诊原因

误诊原因	频次	百分率(%)	误诊原因	频次	百分率(%)
经验不足,缺乏对该病的认识	27	71.05	未选择特异性检查项目	11	28.95
问诊及体格检查不细致	13	34.21	诊断思维方法有误	9	23.68
缺乏特异性症状、体征	12	31.58	过分依赖或迷信辅助检查结果	6	15.79

1. 经验不足而缺乏对本病认识　心脏神经症大多误诊为冠心病和病毒性心肌炎等器质性心脏病,可见误诊主要发生在心内科,分析原因为临床医师对本病认识不足,对以因心悸、胸痛为主诉者,心电图一旦发现心肌缺血或心律失常,诊断思维先入为主,忽视了诱发因素和伴随的神经精神症状,对本病缺乏诊断经验,从而导致误诊。

2. 对病情未作全面分析　心脏神经症缺乏特异性症状、体征,具有多样性、易变性,易受精神、环境因素的影响,主要表现为心悸、胸闷、胸痛、头昏、乏力、汗多、失眠。体格检查可有心动过速,高血压,第一心音亢进,心尖区 2 级收缩期杂音。但临床医生对本症缺乏全面认识,常将本症误诊为心肌炎、冠心病等。

心脏神经症患者心率增快,心肌收缩力增强、心排血量增加、心肌耗氧量增加,可引起心肌发生相对缺血,而出现胸痛和心电图 ST-T 改变,如患者年龄较大时,极易误诊为冠心病。

当心脏 β 受体对刺激反应性增高时,则出现心率增快、传导加速、不应期缩短、心肌收缩力增强,心脏指数增加。临床表现为心悸、气短、胸闷、烦躁、易激动、头昏、乏力、多汗等症状,体格检查有心率增快、心尖区可闻及 2 级收缩期杂音,心电图有轻度 ST-T 改变。这些表现与心肌炎表现极为相似,临床医生碰到有上呼吸道感染病史,且有循环系统症状及心电图的 ST-T 改变,心肌酶(除肌酸激酶同工酶)偏高的中青年患者,易误诊为病毒性心肌炎。

3. 对心电图检查结果缺乏正确分析　心电图的 ST-T 改变并不是器质性心脏病特征表现,其影响因素很多。一般认为 ST-T 改变是慢性冠状动脉供血不足的表现,但这种改变属于非特异性,据报道占综合性医院异常心电图的 50%。对年龄偏大患者,当心电图显示 ST-T 改变,如果临床医师过分依赖心电图检查,易被误诊为冠心病。对年轻患者的非特异性 ST-T 改变,则首先考虑病毒性心肌炎。

五、防范误诊措施

1. 提高对心脏神经症病因的认识　心脏神经症的病因分原发性和继发性,原发性病因不清楚,继发性原因多见于机体内环境改变或精神心理创伤。临床医生要提高对心脏神经症的认识,临床遇有下列情况者要考虑本病可能:① 青中年患者,尤其是女性,症状多由于情感波动或内分泌功能紊乱出现。② 心悸、胸闷、左乳区或左胸疼痛、头昏、乏力、多汗、手抖、麻木。③ 血压稍高,安静时心率＞90 次/分以上,心音增强,甲状腺不大。④ 心电图示 ST－T 改变。⑤ 超声心动图检查心排血量增加。经相关检查,如超声心动图、甲状腺功能、抗链球菌溶血素"O"、红细胞沉降率等排除其他疾病后,普萘洛尔试验阳性,可诊断心脏神经症。

儿童心脏神经症较多见,由于症状多样性、易变性,缺乏特异性,临床上遇到学龄儿童,尤其是女性患儿,出现交感神经增强所具有的多样性的循环和神经系统症状时,心音正常或亢进,心电图仅有 ST－T 改变,且多局限于 Ⅱ、Ⅲ、aVF 导联,Ⅰ、V_5 导联少见,在排除器质性心脏疾病及内分泌疾病等后,应考虑心脏神经症的可能。

2. 重视辅助检查的诊断意义　经相关检查排除器质性心脏病、高度怀疑心脏神经症患者,应尽早行口服普萘洛尔试验和(或)多巴酚丁胺试验。普萘洛尔试验是诊断心脏神经症的主要指标,阳性即可确诊。有条件的医院在超声下做多巴酚丁胺试验,阳性者更支持该病,并可排除病毒性心肌炎。

其他检查手段的诊断意义:① 体位改变时心率的变化是诊断心脏神经症的线索,典型者卧位时心率不快,站立时明显快,但不典型者可以在卧位和站立位心率都增快,或卧位与站立位差别不明显。② 超声心动图可排除其他器质性疾病。③ 心肌酶肌酸激酶同工酶正常,血儿茶酚胺、抗链球菌溶血素"O"、红细胞沉降率可正常。④ 动态心电图监测对鉴别诊断有意义。

3. 注意与相似疾病的鉴别诊断

(1) 冠心病:心脏神经症虽多有胸痛,但大多为针刺样痛,持续数秒钟,或为闷痛或钝痛,持续数小时或数天,胸痛部位不固定,多在左乳区或左上胸,无放射痛,含服硝酸甘油无效,多在休息时发作,分散注意力可减轻等。这些特点与典型心绞痛不同,冠心病患者心绞痛发作时呈压榨性,部位固定,可有放射痛,含服硝酸甘油可缓解,而心脏神经症胸痛时硝酸甘油不能缓解。冠心病的心电图 ST－T 有动态改变(正常或缺血性改变),冠状动脉造影显示冠状动脉狭窄,一般冠心病患者体位改变或昼夜节律不影响 ST－T 变化,老年男性多见,普萘洛尔试验和(或)多巴酚丁胺试验均阴性,冠状动脉造影可资鉴别。对于老年人,具有典型缺血性 ST 段降低,首先要考虑冠心病,明确冠心病诊断并给予相应治疗后,症状无完全改善,可以考虑与心脏神经症合并存在。

(2) 病毒性心肌炎:病毒性心肌炎与心脏神经症均有循环系统症状,偶有心肌酶增高,心电图 ST－T 改变等,易于混淆。在心电图改变方面,心率较快伴 ST－T 改变,体位改变时心率明显变化,一般无房室传导阻滞,普萘洛尔试验和(或)多巴酚丁胺试验阳性。病毒性心肌炎虽有 ST－T 改变,但体位改变时心率无明显变化,更重要的是多有心律失常,如多发性室性早搏、房室传导阻滞等;在心肌酶学方面,心脏神经症患者肌酸激酶同工酶和肌钙蛋白正常;心肌炎心肌酶学增高,心肌核素扫描有一个或多个部位的心肌放射性分布稀疏改变;心脏听诊方面,心脏神经症第 1 心音增强,心脏不大;心肌炎时心脏听诊心尖区第 1 心音减弱,心脏扩大。

(3) 其他:心脏神经症亦可被误诊为风湿性心脏瓣膜病、甲状腺功能亢进症、嗜铬细胞瘤等。心脏神经症与甲状腺功能亢进均有循环和神经系统症状,且多为青中年人,该病甲状腺不大,甲状腺功能正常,注意查甲状腺功能不难鉴别。心脏神经症可在心尖区闻及 2 级收缩期吹风样杂音,多属于功能性,但有时可误诊为风湿性心瓣膜病,超声心动图可鉴别。

4. 注意对并存器质性心脏病的诊断　心脏神经症与器质性心脏病并存时,给诊断增加困难。心脏神经症多见于青、中年,50 岁以上相对少见,但年龄并非是唯一标准,有报道心脏 β 受体功能亢进症最大年龄 64 岁。但是心脏神经症与冠心病可以同时并存,综合考虑临床症状及相关检查后,如明确诊断冠心病,且按冠心病治疗后症状不能完全缓解,可考虑做普萘洛尔试验,阳性者为合并心脏神经症。有报道病毒性心肌炎各期均可出现 β 受体功能改变,若已确诊病毒性心肌炎且常规按照心肌炎治疗后症状不能完全缓解,此时对病毒性心肌炎患者应常规进行 β 受体功能测定,如阳性可诊断为两者并存。

(陈　武　李少波)

第十三节　胡桃夹综合征

一、概述

胡桃夹综合征(nutcracker syndrome,NCS)是指左肾静脉在汇入下腔静脉的行程中,穿过腹主动脉和肠系膜上动脉之间的夹角或腹主动脉和脊柱之间的间隙,受到挤压而引起肉眼或镜下血尿、蛋白尿及精索静脉曲张等一系列症状的临床综合征。

1971 年 Chait 等首先使用"胡桃夹"一词,1972 年 De Schepper 报告了 NCS 引起的左肾出血,并通过膀胱镜留取尿液证实。在正常解剖时,左肾静脉穿行于腹主动脉和肠系膜上动脉之间,并汇入下腔静脉。一般肠系膜上动脉从腹主动脉呈直角(80°～100°)发出,向下走行于肠系膜上动脉和腹主动脉之间。当腹主动脉与肠系膜上动脉之间的夹角＞35°时,一般不会出现血尿、蛋白尿等症状,当该夹角＜16°时就会出现 NCS 相关表现。

根据左肾静脉的解剖位置,临床上 NCS 分为前 NCS 征和后 NCS 两型,前者是指左肾静脉从腹主动脉和肠系膜上动脉之间穿过并受到压迫;后者是指左肾静脉从腹主动脉和脊柱之间穿过,并受压于腹主动脉和椎体。后 NCS 本身是一种较为常见的左肾静脉解剖位置异常,在人群中异位的左肾静脉发病率为 1.0%～3.2%。

NCS 的临床表现及其病理生理机制为:① 血尿:由于左肾静脉受挤压后扩张淤血,黏膜下静脉窦内压力上升导致破裂出血,同时淤血的静脉系统和尿收集系统发生异常交通;肾盏穹隆部黏膜的炎症水肿,引起非肾小球性出血。② 疼痛:是生殖腺静脉系统疼痛综合征的一种表现,主要表现为腹痛或腰部疼痛,同时可放射到大腿后中部。③ 蛋白尿:发生具体原因尚不清楚。④ 慢性疲劳综合征:其机制可能是由于肾静脉与下腔静脉之间的压力梯度升高,导致肾内血管床充血,从而影响肾素-血管紧张素-醛固酮系统而致。⑤ 精索静脉曲张:由于左侧精索静脉回流入左肾静脉,当左肾静脉发生回流障碍时,左侧精索静脉即可发生曲张。研究发现有精索静脉曲张的患者,50% 的患者有左肾静脉受压的现象。

关于 NCS 的治疗,对于轻度无症状血尿、年龄＜18 岁的年轻患者倾向于保守观察治疗。对于症状明显者可采取手术治疗,开放手术方式主要有肠系膜上动脉移位术、自体肾脏移植术、左肾静脉下移与下腔静脉端侧吻合术,也有学者介绍腹腔镜下行肾静脉血管外支架置入术,在腹腔镜协助下,解除左肾静脉受压,此方法较为新颖,创伤小。近来,左肾静脉扩张支架植入术有取代传统手术的趋势,进一步减少了手术创伤。

二、诊断标准

胡桃夹现象和 NCS 易于混淆,Shin 等指出胡桃夹这一解剖结构并非总是引起临床症状,也有认为"胡桃夹"结构或许是一个正常变异,所以 NCS 的诊断一般是典型的临床症状和可证明的"胡桃夹"结构的存在。目前 NCS 的诊断标准较多,莫衷一是,但我们推荐采用 Markus 的诊断标准,较简洁明了。其具体标准:① 排除其他引起血尿的肾病。② 证明"胡桃夹"现象的存在:左肾静脉远端和狭窄段前后径之比,平卧位>3,直立位>5;或左肾静脉狭窄段血流速度>100 mm/s;或左肾静脉狭窄远端与下腔静脉压力差≥3 mmHg;MRA 显示肠系膜上动脉与腹主动脉夹角<30°。

三、误诊文献研究

1. 文献来源及误诊率 2004—2013 年发表在中文医学期刊并经遴选纳入误诊疾病数据库的 NCS 误诊文献共 19 篇,累计误诊病例 339 例。3 篇文献可计算误诊率,误诊率 43.86%。

2. 误诊范围 本次纳入的 339 例 NCS 误诊为 23 种疾病,主要误诊为各型肾炎,包括隐匿性肾炎、慢性肾炎、紫癜性肾炎、IgA 肾病、间质性肾炎等,占 71.76%。居前三位的误诊疾病为 IgA 肾病、隐匿性肾炎和慢性肾炎;少见的误诊疾病包括间质性肾炎、癫痫、高钙血症、前列腺炎、肾血管瘤、肾血肿等。主要误诊疾病见表 8-13-1。

表 8-13-1 胡桃夹综合征主要误诊疾病

误诊疾病	误诊例次	百分比(%)	误诊疾病	误诊例次	百分比(%)
肾炎[a]	108	31.76	紫癜性肾炎	5	1.47
隐匿性肾炎	65	19.12	腰椎间盘突出症	4	1.18
慢性肾炎	46	13.53	肾囊肿	2	0.59
泌尿系结石	25	7.35	尿道肿瘤	2	0.59
泌尿系感染	23	6.76	盆腔淤血综合征	2	0.59
急性肾炎	18	5.29	功能失调性子宫出血	2	0.59
特发性血尿	13	3.82	肾病综合征	2	0.59
精索静脉曲张	8	2.36	肾盂积水	2	0.59
泌尿系结核	6	1.76			

注:原文献误诊疾病仅提示肾炎诊断,未分型。

3. 医院级别 本次纳入统计的 339 例 NCS 误诊 340 例次,其中误诊发生在三级医院 235 例次(69.12%),二级医院 104 例次(30.59%),一级医院 1 例次(0.29%)。

4. 确诊手段 本次纳入的 339 例 NCS 均通过影像学检查确诊,其中 332 例(97.94%)经超声检查确诊,7 例(2.06%)经血管造影检查确诊。

5. 误诊后果 按照误诊数据库对误诊后果的分级评价标准,本次纳入的 339 例 NCS 中,336 例(99.12%)为Ⅲ级后果,未因误诊、误治造成不良后果;3 例(0.88%)造成Ⅱ级后果,为手术扩大化。

由此可见,绝大多数 NCS 的误诊病例并未因误诊、误治造成不良后果。分析原因如下:① 因为大多数病例并无特异症状发生,首发现象仅为尿常规结果异常,一般而言,从血尿、蛋白尿的出现到获得确切诊断往往会历经长期的曲折的诊断过程。② 该病本身为慢性发展病程,从目前临床经验来看,不会发生短期内的快速进展甚至恶化,即并不会因为确诊曲线的时间跨度耽误疾病的治疗时机。实际上,临床中对于多数病程短、症状轻的患者,往往采用保守治疗,加强营养、增强体质等。③ 从误诊疾病来看,主要误诊为肾炎及肾病,而且近年越来越多研究发现 NCS 与 IgA 肾病、隐匿性肾炎并存的现象,按照肾炎给予糖皮质激素、抗感染等药物治疗,也符合临床诊疗原则,短期内对脏器无较大损伤,仅极少数误诊为泌尿系结石者可能涉及不必要的创伤性操作。

四、误诊原因分析

依据本次纳入的 19 篇文献分析的误诊原因出现频次,经计算机统计归纳为 10 项,以经验不足而缺乏对该病认识和未选择特异性检查项目为主要原因,见表 8 - 13 - 2。

表 8 - 13 - 2　胡桃夹综合征误诊原因

误诊原因	频次	百分率(%)	误诊原因	频次	百分率(%)
经验不足,缺乏对该病的认识	16	84.21	过分依赖或迷信辅助检查结果	2	10.53
未选择特异性检查项目	11	57.89	影像学诊断原因	2	10.53
缺乏特异性症状、体征	4	21.05	病人或家属不配合检查	1	5.26
问诊及体格检查不细致	4	21.05	多种疾病并存	1	5.26
诊断思维方法有误	4	21.05	医院缺乏特异性检查设备	1	5.26

1. 经验不足而缺乏对本病认识　本次文献分析中,16 篇(84.21%)文献提及误诊与认识不足、缺乏诊断经验有关。虽然到目前为止,医学界对于"胡桃夹"现象和 NCS 这种疾病已经有了充足的认知,但 NCS 本身是一种少见病,是位置在后腹膜的血管解剖异常引起的相关症状、体征,病变隐蔽,病程缓慢。患者一般在呼吸道感染、腹泻等疾病基础上作尿常规检查时发现,极易让临床医生考虑为病毒感染后的急性肾炎,当基础疾病治愈后仍有镜下血尿、蛋白尿时,与泌尿系统的常见病相似,按照"先常见病、后罕见病"的大数概率诊断原则,一般临床医生对血尿的分析常常从肿瘤、炎症、结石、高尿钙等原因进行考虑。相当多的患者以慢性肾炎、隐匿性肾炎、IgA 肾病、肾病综合征等长期保守治疗,甚至多次住院,病情无改善时,仍未能引起临床医师重视,重新考虑诊断正确与否,以至于患者误诊时间较长,本组误诊时间最长达 10 年之久。

2. 未选择特异性检查项目　NCS 的诊断必须依靠彩色多普勒超声、血管造影等检查,以及尿液红细胞位相分析排除肾小球疾病。对血尿的重要鉴别诊断手段之一是尿液位相分析。提示尿红细胞形态大体正常,基本可排除肾小球源性疾病,但即便是尿液常规和位相镜检均提示红细胞形态为正常,并不能凭借尿红细胞形态来完全排除肾小球性血尿的可能。

超声检查受检查前准备、体位、周围血管搏动、呼吸、探头压力等因素影响,须反复多次的观察检测。超声检查技师往往只注重双侧肾脏形态、回声改变,而忽视腹主动脉旁左肾静脉管径变化,加之临床医生在开检查单时如果只要求做泌尿系超声而不要求做肾脏血管检查,则易遗漏"胡桃夹"现象。有的患者二维 B 超诊断为肾积水,进一步行彩色多普勒检查后证实为扩张静脉。当 B 超检查肾、输尿管、膀胱无异常时,临床上通常诊断为肾炎,未进一步行腹主动脉、肠系膜上动脉、左肾静脉的 B 超检查。

多层螺旋 CT 平扫加增强在诊断"胡桃夹"综合征方面具有明显的优越性,对怀疑患者可作为临床筛选的一种简易方法。但是,如果没有正确的诊断思维,临床医师常常忽视对血尿患者进一步行尿液位相分析及肾脏血管方面的检查,自然难以选择特异性检查项目,而延误诊断,所以未选择特异性检查项目是造成 NCS 误诊的第二位原因,本次文献分析中,11 篇(57.89%)文献提及误诊与此有关。

3. 缺乏特异性症状、体征　无特征性表现是本病误诊不可忽视的原因。NCS 以反复发作性血尿或蛋白尿为主要表现,但这些是肾内科、泌尿外科临床常见的症状,发生血尿的病因很多,有肾实质性的各种肾炎肾病综合征,肾血管性的血管畸形,肾动脉狭窄,泌尿系畸形,结石,前列腺疾病等,临床医生凭经验诊断,常易误诊为各型肾炎。而且,近年越来越多的研究发现,胡桃夹现象可与肾小球疾病并存,在肾小球疾病患者中有较高的检出率,这进一步增加了临床鉴别诊断的难度。

4. 问诊和查体不细致　NCS 出现肉眼血尿时,蛋白尿发生率为 10% 左右,一般在 100 μg/L 左右,蛋白尿休息时消失,站立位或活动后加重;血尿也容易在剧烈运动尤其是立定跳远、打篮球等反复背伸动作后诱发或病情加重。问诊时满足于既往诊断,忽视重要的诱发因素,也是造成误诊的原因。如有 14 例出现站立位相关的蛋白尿,却误诊为肾小球肾炎 3 个月到 1 年之久,后经 B 超和 MRI 检查确诊;1 例青年男性每于打完篮球后出现发热、茶色尿,长期误诊为隐匿性肾炎,每次复诊均忽视发病诱因;1 例长期误诊为隐匿性肾炎者,确诊时,医师仔细翻阅既往就诊病历,多次查尿常规十项及肾功能,却未行一次尿液位相分析,曾行泌尿系超声检查 8 次均结果正常,却未曾扫查过肾脏血管。3 例表现为精索静脉曲张,未查明静脉曲张的原因,即行精索静脉高位结扎术,待患者 1 个月后出现肉眼血尿时,始引起重视,行进一步检查确诊。

五、防范误诊措施

1. 提高对 NCS 的认识　提高肾内科、泌尿外科和儿科医师尤其县级以下医院相关专科医师对"胡桃夹"现象及 NCS 的认知水平,是减少本病误诊的根本措施。NCS 多见于儿童和青少年,男性多见,体型瘦长者,临床表现主要有血尿、蛋白尿、胁腹部疼痛、精索静脉曲张等。血尿的主要原因是左肾静脉高压,静脉血淤滞导致静脉窦与肾盏间出现异常交通支而出血。对于非肾小球性血尿的患者,应先除外结石、高血钙、肿瘤、炎症等其他病因。对临床上反复出现血尿、体型较瘦长者,且发作多与剧烈活动、体位相关者,要高度怀疑 NCS 的可能。

2. 对血尿患者完善血管疾病相关检查　对于反复发作血尿疑似 NCS 的患者建议通过下列检查顺序以确诊:① 尿中红细胞形态学检查正常(>90%)。② 肉眼血尿发作时,膀胱镜检查可见血尿从左输尿管流出即可确诊单侧性上尿路出血。③ 彩色多普勒检查应取各种不同体位检查,经上腹部横断面配合纵断面扫描,仔细观察肠系膜上动脉和主动脉夹角变化,观察左肾静脉受压情况,测量左肾静脉受压及扩张部位直径及流速;仰卧位时左肾静脉肾门段扩张的直径超过夹角段直径 2 倍以上即可确诊。④ 静脉造影并测定左肾静脉和下腔静脉之间压力差,压力差>5 mmHg 对诊断 NCS 有意义,典型的"胡桃夹"现象可在肾静脉跨过肠系膜上动脉附近出现造影剂中断。⑤ 磁共振血管成像可直观地显示左肾静脉受压情况,测量肠系膜和腹主动脉之间夹角的度数,可基本替代血管造影。

3. 注意与易误诊疾病鉴别

(1) IgA 肾病:IgA 肾病是在肾小球系膜区出现 IgA 或包括 IgA 的免疫复合物沉积,须病理检查确诊。其临床表现为血尿和(或)蛋白尿,血尿是最重要的表现。腰痛和肉眼血尿均可在 NCS 和 IgA 肾病中出现。IgA 肾病一般在上呼吸道感染后肾小球性血尿加重,出现蛋白尿和尿颗粒管型;而单纯 NCS 患者尿中红细胞为非肾小球性,但靠红细胞形态检查难以完全鉴别,需行肾活检来明确鉴别。

(2) 其他肾脏器质性疾病:NCS 引起的血尿、蛋白尿往往是间断性的,而肾脏器质性疾病引起的尿液改变多是持续性的。另外,为区分血尿来源,可行尿液红细胞位相检查。正常形态红细胞偏多,则主要原因是 NCS;若异常形态红细胞偏多,则由肾脏器质性疾病引起。有蛋白尿者,分别做静卧状态下以及活动状态下的 24h 尿蛋白定量检查,部分"胡桃夹"综合征患者差别较大。B 超提示轻度肾积水者,应用彩色 B 超可以鉴别扩张的左肾静脉和肾盂积水;对急性肾炎若经治疗其他症状和体征均恢复仅血尿不消失,要行脊柱前突试验和彩色 B 超检查,以确定是否合并 NCS。

4. 注意与他病并存的现象,避免漏诊　值得一提的是,文献资料中可见"胡桃夹"现象与肾脏器质性疾病合并存在的情况,通过超声方法多数可得出"胡桃夹"现象的诊断,但仍需谨慎注意肾脏实质脏器是否同时存在疾病,不可"矫枉过正"。因此正确评价 B 超等影像学检查结果应结合患者的临床表现及尿红细胞形态等综合判断,尤其不应忽视与 NCS 并存的肾小球疾病,以免延误诊断与治疗。

此外,部分 NCS 患者与肠系膜上动脉压迫所致的十二指肠淤积综合征并存,对同时存在上腹部胀满不适的 NCS 患者,必要时完善上消化道造影检查,避免漏诊。笔者经治过 1 例 31 岁女性,以进食后上腹部不适 1 年,加重 6 月入院。患者长期误诊为慢性胃炎等,入院完善影像学检查明确病变。肾静脉彩色多普勒超声检查见:腹主动脉与肠系膜上动脉夹角为 13°,走行于二者之间的左肾静脉受压变窄,前后径约 0.09 cm,受压处血流紊乱。左肾静脉远心端内径 0.78 cm,血流充盈满意,频谱平坦。右肾静脉未见明显回声,血流通畅,充盈满意。左肾静脉受压,符合"胡桃夹"现象。上消化道造影示:十二指肠降段及水平段近端略扩张,水平段可见压迹影,造影剂可见通过。考虑肠系膜上动脉压迫。根据上述影像学检查确诊为 NCS 并十二指肠淤积综合征。行屈氏韧带松解、肠系膜上动脉转位术,术后进食恢复。术后 6 月门诊随访,超声检查提示明确压迫解除,尿蛋白及血尿等消失。

(任华亮　郑月宏)

参考文献

[1] Abdulla I, Ward MR. Takotsubo cardiomyopathy: how stress can mimic acute coronary occlusion [J]. MJA, 2007, 187 (6):357 - 360.

[2] Abhiram P, Amir L, Rihal CS. Apical ballooning syndrome (Tako-Tsubo or stress cardiomyopathy): a mimic of acute myocardial infarction [J]. Am Heart J, 2008,155(3):408 - 417.

[3] Ali-El-Dein B, Osman Y, Shehab E A, et al. Anterior and posterior nutcracker syndrome: a report on 11 cases[J]. Transplant Proc, 2003,35(2):851 - 853.

[4] Authors/Task Force members, Elliott P M, Anastasakis A, et al. 2014 ESC guidelines on diagnosis and management of hypertrophic cardiomyopathy: the Task Force for the Diagnosis and Management of Hypertrophic Cardiomyopathyof the European Society of Cardiology (ESC)[J]. Eur Heart J, 2014,35(39):2733 - 2779.

[5] Buchholz S, Rudan G. Tako-tsubo syndrome on the rise: a review of the current literature[J]. Postgrad Med J, 2007,83(978):261 - 264.

[6] Bybee KA, Kara T, Prasad A, et al. Systematic review: transient left ventricular apical ballooning: a syndrome that mimics ST-segment elevation myocardial infarction[J]. Ann Intern Med, 2004,141(11):858 - 865.

[7] Chait A, Matasar KW, Fabian CE, et al. Vascular impressions on the ureters[J]. Am J Roentgenol Radium Ther Nucl Med, 1971,111(4):729 - 749.

[8] Davis CJ, Lundberg GD. Retroaortic left renal vein, a relatively frequent anomaly[J]. Am J Clin Pathol, 1968,50(6):700 - 703.

[9] de Schepper A. "Nutcracker" phenomenon of the renal vein and venous pathology of the left kidney[J]. J Belge Radiol, 1972,55(5):507 - 511.

[10] Deepa M. Gopal and Flora Sam New and Emerging Biomarkers in Left Ventricular Systolic Dysfunction-Insight into Dilated Cardiomyopathy[J]. J Cardiovasc Transl Res, 2013,6(4):516 - 527.

[11] Desmet WJ, Adriaenssens BF, Dens JA. Apical ballooning of the left ventricle: first series in white patients[J]. Heart, 2003,89(9):1027 - 1031.

［12］Elesber A，Lerman A，Bybee KA，et al. Myocardial perfusion in apical ballooning syndrome correlate of myocardial injury［J］. Am Heart J，2006，152(3):469.

［13］Erbel R，Aboyans V，Boileau C，et al. 2014 ESC Guidelines on the Diagnosis and Treatment of Aortic Diseases［J］. Rev Esp Cardiol (Engl Ed)，2015，68(3):242.

［14］Friedrich MG，Cocker MS. Stress-induced cardiomyopathy:a syndrome of the susceptible patient? ［J］. Expert Rev Cardiovasc Ther，2012，10(3):271－273.

［15］Gianni M，Dentali F，Grandi AM，et al. Apical ballooning syndrome or takotsubo cardiomyopathy:a systematic review［J］. Eur Hear J，2006，27(13):15231529.

［16］Grant RP，Estes EH Jr，Doyle JT. Spatial vector electro-cardiography;the clinical characteristics of S-T and T vec-tors［J］. Circulation，1951，3(2):182－197.

［17］Haghi D，Athanasiadis A，Papavassiliu T，et al. Right ventricular involvement in Takotsubo cardiomyopathy［J］. Eur Heart J，2006，27(20):2433－2439.

［18］Hohenfellner M，D'Elia G，Hampel C，et al. Transposition of the left renal vein for treatment of the nutcracker phenomenon:long-term follow-up［J］. Urology，2002，59(3):354－357.

［19］Johnson TR，Nikolaou K，Wintersperger B J，et al. ECG gated 64 MDCT angiography in the differential diagnosis of acute chest pain［J］. AJR Am J Roentgenol，2007，188(1):76－82.

［20］Litmanovich D，Bankier AA，Cantin L，et al. CT and MRI in diseases of the aorta［J］. AJR Am J Roentgenol，2009，193(4):928－940.

［21］Marcu C，Balf D，Donohue T. Medical image. Takotsubo cardiomyopathy (left ventricular apical ballooning)［J］. N Z Med J，2005，118(1208):1269.

［22］Maron B J，Towbin JA，Thiene G，et al. Contemporary definitions and classification of the cardiomyopathies:an American Heart Association Scientific Statement from the Council on Clinical Cardiology，Heart Failure and Transplantation Committee;Quality of Care and Outcomes Research and Functional Genomics and Translational Biology Interdisciplinary Working Groups;and Council on Epidemiology and Prevention［J］. Circulation，2006，113(14):1807－1816.

［23］Mehmood Z，Nalyaka S，Paul S，et al. Takotsubo cardiomyopathy:a diagnostic challenge ［J］. Postgrad Med J，2011，87(1023):51－59.

［24］Mestroni L，Taylor MR. Genetics and genetic testing of dilated cardiomyopathy:a new perspective［J］. Discov Med，2013，15(80):43－49.

［25］Meszaros I，Morocz J，Szlavi J，et al. Epidemiology and clinicopathology of aortic dissection［J］. Chest，2000，117(5):1271－1278.

［26］Ohwada R，Hotta M，Kimura H，et al. Ampulla cardiomyopathy after hypoglycemia in three young female patients with anorexia nervosa［J］. Intern Med，2005，44(3):228－233.

［27］Osborn JJ. Experimental hypothermia;respiratory andblood pH changes in relation to cardiac function ［J］. Am J Physiol，1953，175(3):389－398.

［28］Oteki T，Nagase S，Hirayama A，et al. Nutcracker syndrome associated with severe anemia and mild proteinuria［J］. Clin Nephrol，2004，62(1):62－65.

［29］Piran S，Liu P，Morales A，et al. Where genome meets phenome:rationale for integrating genetic and protein biomarkers in the diagnosis and management of dilated cardiomyopathy and heart failure［J］. J Am Coll Cardiol，2012，60(4):283.

［30］Pison L，De Vusser P，Mullens W. Apical ballooning in relatives［J］. Heart，2004，90(12):67.

［31］Priori SG，Wilde AA，Horie M，et al. HRS /EHRA/APHRS expert consensus statement on the diagnosis and management of patients with inherited primary arrhythmia syndromes:document endorsed by HRS，EHRA，and APHRS in May 2013 and by ACCF，AHA，PACES，and AEPC in June 2013［J］. Heart Rhythm，2013，10(12):1932－1963.

［32］Reis RH，Esenther G. Variations in the pattern of renal vessels and their relation to the type of posterior vena cava in man［J］. Am J Anat，1959，104：295－318.

［33］Richardson P，McKenna W，Bristow M，et al. Report of the 1995 world health organization/international society and federation of cardiology task force on the definition and classification of cardiomyopathies［J］. Circulation，1996，93（5）：841－842.

［34］Rogers AM，Hermann LK，Booher AM，et al. Sensitivity of the aortic dissection detection risk score，a novel guideline-based tool for identification of acute aortic dissection at initial presentation：results from the international registry of acute aortic dissection［J］. Circulation，2011，123（20）：2213－2218.

［35］Sato H，Tateishi H，Uchida T，et al. Takotsubo-like left ventricular dysfunction due to multivessel coronary spasm. In Kodama K，Haze K，Hon M（eds）. Clinical aspect of myocardial injury：from ischemia to heart failure（in Japanese）［M］. Tokyo：Kagakuhyouronsya，1990：56－64.

［36］Sealove BA，Tiyyagura S，Fuster V. Takotsubo cardiomyopathy［J］. J Gen Intern Med，2008，23（11）：1904－1908.

［37］Selem SM，Kaushal S，Hare JM. Stem cell therapy for pediatric dilated cardiomyopathy［J］. Cuur Cardiol Rep，2013，15（6）：369.

［38］Sharkey SW，Lesser JR，Zenovich AG，et al. Acute and reversible cardiomyopathy provoked by stress in women from the United States［J］. Circulation，2005，111（4）：472－479.

［39］Shin JI，Lee JS. Nutcracker phenomenon or nutcracker syndrome？［J］. Nephrol Dial Transplant，2005，20（9）：2015.

［40］Shipley RA，Hallaran WR. The four lead electrocardiogramin 200 normal men and women［J］. Am Heart J，1936，11：325－345.

［41］Tamura A，Watanabe T，Ishihara M，et al. A new electrocardiographic criterion to differentiate between Takotsubo cardiomyopathy and anterior wall ST-segment elevation acute myocardial infarction［J］. Am J Cardiol，2011，108（5）：630－633.

［42］Thygesen K，Alpert JS，Jaffe AS，et al. Third universal definition of myocardial infarction［J］. Eur Heart J，2012，33（20）：2551－2567.

［43］Ueyama T，Hano T，Kasamatsu K，et al. Estrogen attenuates the emotional stress-induced cardiac responses in the animal model of Tako-tsubo（Ampulla）cardiomyopathy［J］. J Cardiovasc Pharmacol，2003，42（Suppl 1）：117－119.

［44］Unlu M，Orguc S，Serter S，et al. Anatomic and hemodynamic evaluation of renal venous flow in varicocele formation using color Doppler sonography with emphasis on renal vein entrapment syndrome［J］. Scand J Urol Nephrol，2007，41（1）：42－46.

［45］Wittstein IS，Thiemann DR，Lima JA，et al. Neurohumoral features of myocardial stunning due to sudden emotional stress［J］. N Engl J Med，2005，352（6）：539－548.

［46］Xu D，Liu Y，Gao Y，et al. Management of renal nutcracker syndrome by retroperitoneal laparoscopic nephrectomy with ex vivo autograft repair and autotransplantation：a case report and review of the literature［J］. J Med Case Rep，2009，3：82.

［47］Zhang Q，Zhang Y，Lou S，et al. Laparoscopic extravascular renal vein stent placement for nutcracker syndrome［J］. J Endourol，2010，24（10）：1631－1635.

［48］曾令勇，钱冉. 不典型急性心肌梗死17例误诊分析［J］. 咸宁学院学报（医学版），2012，26（4）：302－303.

［49］陈灏珠，林果为. 实用内科学［M］. 14版. 北京：人民卫生出版社，2014：1489.

［50］陈灏珠. 实用心脏病学［M］. 4版. 上海：上海科学技术出版社，2007：1086－1088.

［51］陈林祥，梁伯进，谭文锋. 现代老年心脏病学［M］. 长沙：湖南科学技术出版社，2006：191－209.

［52］慈书平，王福军，张理义，等. 心律失常与相关疾病［M］. 南京：江苏科学技术出版社，2000：228－230.

［53］笪玉荣，赵媛. 主动脉夹层患者的心理社会因素分析［J］. 海南医学院学报，2010，16（1）：62－64.

［54］邓万俊.血培养阴性的感染性心内膜炎研究进展［J］.国外医药·抗生素分册,2011,32(2):53-59.

［55］丁玉琴.不典型心肌梗死20例诊断及误诊分析［J］.中国误诊学杂志,2009,6(10):1368-1369.

［56］聂鹏,刘霞红.急性心肌梗死29例分析［J］.中国煤炭工业医学杂志,2008,11(5):756-757.

［57］樊贞玉.不典型急性心肌梗死45例临床误诊讨论［J］.临床误诊误治,2010,23(10):967.

［58］葛均波,徐永健.内科学［M］.8版.北京:人民卫生出版社,2013:242.

［59］葛晓燕,胡建强.心电图STT改变对心肌缺血的评价作用［J］.南通大学学报·医学版,2005,25(2):117,119.

［60］宫海英,张春亮.青年急性心肌梗死的临床特点—附107例分析与研究［J］.中国心血管病杂志,2008,13(2):115-117.

［61］红凤林,吴明祥.青年冠心病的危险因素及造影分析［J］.临床心血管病杂志,2002,18(12):651.

［62］侯秉凡.肥厚型心肌病13例误诊原因分析［J］.海南医学,2005,16(12):167.

［63］胡大一,黄峻.实用临床心血管病学［M］.北京:科学技术文献出版社,2009.

［64］胡大一.心血管内科学［M］.北京:人民卫生出版社,2009.

［65］胡贵珍.老年人非典型心肌梗死16例临床分析［J］.山西医药杂志,2010,39(9):856-857.

［66］胡喜田.早期复极综合征的研究进展［J］.实用心电学杂志,2015,24(1):24-30.

［67］胡亚民,胡亚力,姚丽,等.应激性心肌病的临床特点分析［J］.河北医药,2010,32(18):2512-2513.

［68］黄成龙,张红.老年人不典型心肌梗死5例分析［J］.疑难病杂志,2011,10(12):942-943.

［69］黄永麟.感染性心内膜炎的诊断失误［J］.实用内科杂志,1991,11(2):64-65.

［70］焦塑.非典型急性心肌梗死14例误诊原因分析［J］.齐鲁医学杂志,2005,20(5):439.

［71］康丽娟.青年急性心肌梗死误诊78例分析［J］.中国误诊学杂志,2011,11(10):2413.

［72］李凤鸣,孟庆义.从误诊病例思考应激性心肌病诊治现状:附3例报告［J］.临床误诊误治,2016,29(2):611.

［73］李复红,李文革,吕凌,等.慢性缩窄性心包炎误诊88例临床分析［J］.实用心脑肺血管病杂志,2006,14(11):911-913.

［74］李高平.实用内科学(下册)［M］.14版.北京:人民卫生出版社,2013:1613-1615.

［75］李慧彬,代晓飞,张杰,等.急性心肌梗死46例临床分析［J］.中外医疗,2012,31(12):68.

［76］李军丽.平板运动试验及动态心电图在诊断早期复极综合征的应用价值［J］.中国现代药物应用,2011,5(22):47-48.

［77］李琪,高秀玲.感染性心内膜炎抗菌药物的应用［J］.新医学,2004,35(3):140-141.

［78］李少波,陈武.女性心脏病用药策略［M］.北京:人民军医出版社,2014.

［79］李少波,姚震.实用心脏病预后学［M］.北京:中国医药科技出版社,2003.

［80］李少波.心脏病的误诊与防范［M］.北京:中国医药科技出版社,2008.

［81］李万强,彭珍山,张钱友,等.胡桃夹综合征的相关解剖学研究［J］.解剖与临床,2007,12(5):313-314.

［82］李晓洪,李伟华.急性心肌梗死首诊误诊42例分析［J］.内科急危重症杂志,2012,18(3):191-192.

［83］李晓龙.老年不典型急性心肌梗死诊疗体会［J］.临床合理用药,2011,4(4A):104.

［84］梁峰,胡大一,沈珠军,等.左心室心肌致密化不全心肌病［J］.中华临床医师杂志·电子版,2014,8(11):2093-2098.

［85］梁庆祥,黄绵清.不典型感染性心内膜炎的诊断失误［J］.中国实用内科杂志,1998,8(2):112-113.

［86］刘东辉.不典型急性心肌梗死28例临床处理分析［J］.中国医药指南,2012,10(24):469-470.

［87］刘欣,刘静.中青年症状不典型急性心肌梗死误诊原因分析［J］.临床误诊误治,2011,24(4):21-22.

［88］卢家忠.非典型急性心肌梗死的早期诊断［J］.中国实用医刊,2009,36(22):35-36.

［89］卢拥华,曾知恒.心肌致密化不全影像学诊断的研究进展［J］.中国临床新医学,2011,4(2):189-192.

［90］陆再英,钟南山.内科学［M］.7版.北京:人民卫生出版社,2011:347-351.

［91］马国辉.早期复极综合征的心电图变化特点及鉴别诊断［J］.内蒙古中医药,2014,33(16):90.

［92］梅长林,李兆申,朱樑.内科手册［M］.7版.北京:人民卫生出版社,2013.

[93] 缪媛媛,刘刚,张志强,等.表现为长期发热的感染性心内膜炎三例误诊分析[J].临床误诊误治,2013,26(4):11-14.

[94] 浦介麟,张开滋,李翠兰,等.遗传性心律失常[M].北京:人民卫生出版社,2010:265270.

[95] 佘进.应激性心肌病1例[J].中国临床医生,2010,38(9):79.

[96] 沈周俊,陈善闻,金晓东,等.左肾静脉下移术治疗左肾静脉胡桃夹综合征[J].浙江大学学报(医学版),2004,33(3):261-263.

[97] 宋光民.主动脉夹层的临床分型进展[J].山东医药,2009,49(18):111-112.

[98] 宋全军,张红.30岁以下青年急性心肌梗死11例误诊分析[J].中国综合临床,2012,28(9):993-994.

[99] 苏靖琳,郭子源,刁鸿英.永久性起搏器植入术后突发应激性心肌病1例[J].疑难病杂志,2013,12(1):70-71.

[100] 童晓明,李波,葛志明.特殊类型心肌病——心肌致密化不全的研究进展[J].心血管病学进展,2006,27(4):475-478.

[101] 王东琦,苏现明.急性心肌梗死超极期J波综合征的临床特征[J].中国心脏起搏与心电生理杂志,2008,22(1):31-33.

[102] 王菲.老年人不典型慢性左心力衰竭误诊38例分析[J].中国误诊学杂志,2005,5(15):2918.

[103] 王洪静,袁晓利,孙洪昌,等.应激性心肌病的诊断与治疗[J].临床荟萃,2010,25(15):1372-1373.

[104] 王吉耀.内科学[M].2版.北京:人民卫生出版社,2012:378.

[105] 王俊英,刘凤珍,崔涛.小儿感染性心内膜炎18例临床分析[J].山西医科大学学报,2008,39(8):736-737.

[106] 王乐,周玉杰,杨士伟.《2014年ESC肥厚型心肌病诊断和管理指南》解读[J].中国循环杂志,2014,29(11):45-50.

[107] 王庆茹,刘仁光.心肌梗死第三次全球统一定义——2012ESC/ACCF/AHA/WHF专家共识要点解读[J].中国心脏起搏与心电生理杂志,2013,27(3):269-270.

[108] 王秀英,刘东海,许毅.儿童感染性心内膜炎174例临床分析[J].中国实用儿科杂志,2006,21(6):433-435.

[109] 王振华,陈林祥.心血管病综合征[M].长沙:湖南科学技术出版社,2001:360-361.

[110] 相世峰,杨素君,宋利宏,等.左心室心肌致密化不全的MRI诊断[J].医学影像学杂志,2014,24(1):56-58.

[112] 谢灿茂.内科临床手册[M].北京:人民军医出版社,2006:336-337.

[112] 谢烨卿,陈瑞珍.2014欧洲心脏病学会肥厚型心肌病诊断及治疗指南更新要点[J].上海医药,2015,36(2):79.

[113] 邢莉.27例非典型下壁心肌梗死的诊断分析[J].中华中西医结合杂志,2004,4(3):52.

[114] 许敏,郭金成,马长生,等.主动脉夹层54例临床分析[J].中国心血管病研究,2009,7(10):764-766.

[115] 杨晓娟,邓肖群,谢静,等.心肌致密化不全超声诊断方法及鉴别诊断[J].卫生职业教育,2013(3):140-141.

[116] 于维汉.心肌病学[M].北京:科学出版社,2006.

[117] 俞卫东,杜国庆,田家玮,等.超声及CTA对主动脉夹层Stanford细化分型的诊断价值[J].首都医科大学学报,2014,35(2):173-174.

[118] 张宝华,李敬群,徐爱萍.扩张型心肌病误诊30例[J].中国社区医师,2002,8(7):67.

[119] 张鸿坤,沈来根,李鸣,等.左肾静脉胡桃夹征六例的诊断及治疗[J].中华普通外科杂志,2001,16(8):511.

[120] 张莉,史力生.急性病毒性心肌炎误诊为急性心肌梗死2例[J].临床误诊误治,2004,17(2):111-112.

[121] 郑宏健,卢新政.2009欧洲感染性心内膜炎防治指南解读[J].心血管病学进展,2010,31(40):512-515.

[122] 中华医学会心血管病学分会,中华心血管病杂志编辑委员会.中国心力衰竭诊断和治疗指南2014[J].中华心血管病杂志,2014,42(2):98-122.

[123] 中华医学会心血管病学分会.中国部分地区 1980、1990、2000 年慢性心力衰竭住院病例同顾性调查[J].中华心血管病杂志,2002(30):450-454.

[124] 周熹.致密化不全性心肌病的临床分析研究[J].中国医学创新,2012,9(7):37-39.

[125] 朱平辉,欧阳秀革,刘春艳.早期复极综合征 56 例临床特点与误诊分析[J].临床心电学杂志,2006,15(3):193-194.

第九章

血液系统疾病

第一节　巨幼细胞性贫血

一、概述

1. 发病原因　巨幼细胞性贫血(megaloblastic anemia，MA)是由于造血原料叶酸、维生素 B_{12} 缺乏所致的血细胞 DNA 合成障碍所致的一种贫血。叶酸和维生素 B_{12} 是细胞核 DNA 合成的原料，其缺乏势必造成细胞核发育障碍。我国 MA 以营养型为多见，其中以叶酸缺乏为主，内因子缺乏所致者罕见。MA 多见于女性，随着年龄的增加而增加，在胃肠道疾病的患者中维生素 B_{12} 缺乏的发生率更高。叶酸、维生素 B_{12} 摄入不足、吸收障碍、消耗增加以及药物作用是导致 MA 的病因。人类通过进食蔬菜、水果和肉类而获得叶酸、维生素 B_{12}，当饮食不足、烹饪不当、素食、酗酒可导致摄入不足；胃肠道慢性炎症、胃大部切除术后、肠段切除术后、内因子缺乏等是引起叶酸、维生素 B_{12} 吸收障碍的原因；生长迅速、妊娠、肿瘤、慢性溶血、甲状腺功能亢进等，可造成叶酸、维生素 B_{12} 相对不足；某些药物(甲氨蝶呤、巯嘌呤、阿昔洛韦、氟尿嘧啶、羟基脲、抗惊厥药、口服避孕药、二甲双胍、奥美拉唑等)也是导致叶酸、维生素 B_{12} 缺乏的原因之一 。

2. 临床表现　MA 起病隐匿，病情发展缓慢。血液系统表现以贫血为主，如头昏、乏力，活动后心悸、气促等，部分患者可有轻度黄疸。非血液系统表现主要涉及消化和神经系统。消化系统表现为食欲不振、腹胀、腹泻或便秘、舌炎等，后者表现为舌痛、舌质红绛(状如草莓或牛肉)、舌乳头萎缩。神经系统可出现周围神经病变和脊髓联合病变，表现为四肢远端麻木、深感觉障碍、共济失调(闭目难立)、锥体束征阳性，并可出现抑郁、记忆力下降、精神异常等。

3. 治疗原则　明确病因，针对病因治疗是治疗是否成功的关键。补充叶酸时可口服叶酸，5～10 mg，3 次/d；对叶酸吸收障碍者，用四氢叶酸钙肌肉注射，3～6 mg，1 次/d，至贫血纠正。如合并维生素 B_{12} 缺乏，同时补充维生素 B_{12}，否则会加重神经系统损害。维生素 B_{12} 肌内注射 0.1～0.5 mg，1 次/d，直至血常规恢复正常。如患者缺乏内因子或存在内因子抗体，需维持肠道外给药，即每月肌肉注射维生素 B_{12} 1 次。一般说来，叶酸、维生素 B_{12} 单药或联合治疗后 MA 预后良好，对于肿瘤患者所致 MA 的预后，取决于原发病是否可以根治。

二、诊断标准

有叶酸或维生素 B_{12} 缺乏的病因及症状和体征。血液实验室检查大细胞性贫血，MCV>100 fL，成熟红细胞大多为卵圆形，网织红细胞常减少；白细胞和血小板常减少，可见胖大的杆状粒细胞和过多分叶的中性粒细胞；骨髓增生活跃，红细胞系统增生明显，可出现粒细胞系：红细胞系统比例倒置，幼红细胞>10%，幼红细胞核发育落后于细胞质；巨核细胞和不成熟的粒细胞巨幼样变。生化检查：血清叶酸<6.91 nmol/L 或<3 ng/mL，红细胞叶酸<227 nmol/L 或<100 ng/mL；血

清维生素 B_{12} <74～103 pmol/L 或<100～140 ng/mL。恶性贫血时维生素 B_{12} <29.6 pmol/L 或<40 ng/mL。血清内因子阻断抗体阳性;维生素 B_{12} 吸收试验阳性(24 h 尿中排出量<4%,加服内因子后,恢复正常);仅有同位素标记的维生素 B_{12} 吸收试验不正常可见于萎缩性胃炎患者,必须在加服内因子后维生素 B_{12} 吸收恢复正常,才能确诊为内因子缺乏所致的恶性贫血。

三、误诊文献研究

1. 文献来源及误诊率　2004—2013 年发表在中文医学期刊并经遴选纳入误诊疾病数据库的 MA 误诊文献共 22 篇,累计误诊病例 248 例。7 篇文献可计算误诊率,误诊率 34.46%。

2. 误诊范围　根据本次纳入的 248 例 MA 误诊病例看,MA 的误诊疾病多种多样,涉及血液、消化、神经精神和心血管疾病等系统,共 29 种 250 例次,居前三位的误诊疾病为骨髓增生异常综合征、再生障碍性贫血、脑血管病。较少见的误诊疾病包括舌炎、胃癌、慢性结肠炎、胰腺癌、结肠癌、胸腔积液、HELLP 综合征、弥散性血管内凝血、病毒性脑炎、多发性骨髓瘤。主要误诊疾病见表9-1-1。

表 9-1-1　巨幼细胞性贫血主要误诊疾病

误诊疾病	误诊例次	百分比(%)	误诊疾病	误诊例次	百分比(%)
骨髓增生异常综合征	50	20.00	胃、十二指肠溃疡	6	2.40
再生障碍性贫血	40	16.00	神经性呕吐	6	2.40
脑血管病	31	12.40	缺铁性贫血	6	2.40
冠心病	25	10.00	多发性周围神经病	6	2.40
胃肠炎	13	5.20	肝病[a]	4	1.60
消化系统肿瘤[a]	11	4.40	黄疸	4	1.60
溶血性贫血	11	4.40	白血病	3	1.20
溶血性黄疸	8	3.20	精神疾病[a]	3	1.20
血小板减少性紫癜	8	3.20	胃肠功能紊乱	3	1.20

注:a 仅作出此类疾病诊断。

3. 确诊手段　本次纳入的 248 例 MA 中,246 例(99.19%)根据骨髓细胞学检查确诊,2 例(0.81%)根据实验室特异免疫生化检查确诊。

4. 误诊后果　按照误诊疾病数据库制定的误诊后果评价标准,本组 247 例(99.60%)MA 均为Ⅲ级误诊后果,发生误诊但未造成不良后果;1 例(0.40%)为Ⅱ级误诊后果,因误诊造成病情迁延。

四、误诊原因分析

依据本次纳入的 22 篇文献分析的误诊原因出现频次,经计算机统计归纳为 7 项,以经验不足而缺乏对该病认识、未选择特异性检查项目为最主要原因,见表9-1-2。

表 9-1-2　巨幼细胞性贫血误诊原因

误诊原因	频次	百分率(%)	误诊原因	频次	百分率(%)
经验不足,缺乏对该病的认识	16	72.73	缺乏特异性症状、体征	5	22.73
未选择特异性检查项目	14	63.64	多种疾病并存	3	13.64
问诊及体格检查不细致	9	40.91	过分依赖或迷信辅助检查结果	1	4.55
诊断思维方法有误	7	31.82			

1. 经验不足,缺乏对该病的认识　接诊医师经验不足缺乏对该病的认识是造成误诊的根本原因。对疾病的正确诊断依赖于对疾病临床表现和实验室检查特征的把握,即对它的特殊性的认识,同时还要清楚它与其他疾病的共性,而具有共性的这些疾病是诊断时必须排除的疾病。从本组误诊疾病范畴看,不仅血液科医生要面对 MA,更多的非血液科医生要面对 MA 患者,而后者往往对 MA 缺乏全面深刻的认识,医生分科太细以及专病专治,专科医生普通内科知识欠缺,都可能造成 MA 的误诊。

2. 未选择特异性检查项目　实验室检查是确诊 MA 必不可少的手段。由于对 MA 缺乏全面深刻的认识,接诊医生不会有意识地选择确诊 MA 的特异性检查,如血液叶酸、维生素 B_{12} 测定等,仅根据血常规检查做出贫血或缺铁性贫血的诊断;部分患者误诊是因所在医院缺少施行这些检查的设备和条件,因此,也会造成 MA 的误诊。

3. 问诊及体格检查不细致　详细的问诊和突出重点的系统查体,是全面掌握疾病临床表现特征的必要手段,是做出正确疾病诊断的基础。本组资料显示,病史收集的残缺和体征遗漏,是造成 MA 误诊的第三大原因。如对既往胃大部切除历史的忽略,对慢性胃肠道疾病的不知晓,对镜面舌与牛肉舌的视而不见,对闭目难立等神经体征的失察,又怎么能把握 MA 临床表现特点? 缺乏对 MA 临床表现特点的认识,又怎么能做出正确的诊断呢?

4. 诊断思维方法有误　要正确地诊断 MA,必须要有正确的诊断思维。深入调查研究,获得充分的临床资料,通过去粗取精、去伪存真,由此及彼,由表及里的综合分析的逻辑思维,才能作出准确诊断。从误诊的各种疾病来看,多与临床医师对 MA 众多的临床症状、体征和实验室检查结果在诊断中的作用和内在联系缺乏正确的认识有关,一叶障目,不见泰山,抓住一点不及其余,对病情缺乏全面综合分析,将与 MA 相似疾病的共性过度夸大,作为疾病的本质性特征,而作出骨髓增生异常综合征、再生障碍性贫血、脑血管病、胃肠炎等等错误的诊断。

5. 缺乏特异性症状和体征　在未明确贫血的诊断之前,盲目使用叶酸和维生素 B_{12} 进行补血,甚至输血,亦是造成 MA 误诊不可忽视的原因。补充叶酸或输血之后,血清叶酸水平的检查正常,而又未对红细胞内的叶酸水平进行检测,血清叶酸水平正常,就会掩盖 MA 的诊断。在补充维生素 B_{12} 两天之后,骨髓细胞的巨幼样变和中性粒细胞的过度分叶就会消失,以此时骨髓形态学来进行诊断同样会造成 MA 的漏诊。

6. 多种疾病并存　老年人是 MA 的高危人群,他们在罹患 MA 同时并存多种疾病,而 MA 临床表现的系统性和非特异性,往往是造成 MA 误诊的重要原因。海门市中医院对 98 例老年贫血患者的原因进行分析,由血液病引起者 40 例(40.8%),其中 20 例为 MA,占这组病例的 20.4%。任桂梅报告老年性 MA,其中合并消化系统疾病 92.3%,心脑血管病 84.6%,容易误诊为这些系统的疾病,误诊率高达 46.2%。老年 MA 患者往往并存多种疾病,而这些疾病有与 MA 相似的临床表现,如果医生缺乏 MA 和并存病的认识及它们之间的区别,就很容易忽略 MA,将其误诊老年人的常见病和多发病,如根据全血细胞减少被诊断为骨髓增生异常综合征或白血病,MA 老年患者出现痴呆、神经精神症状被误诊为神经精神疾病,出现头昏、乏力、心悸,活动能力下降被误诊为心脑血管疾病,将 MA 引起的消化道症状诊断为消化道常见的良恶性疾病等。

7. 其他原因　过分依赖实验室检查,缺乏对实验室诊断指标在 MA 诊断中缺陷性的认识,亦是造成误诊的重要原因之一。MCV 增大(>100 fL)是诊断 MA 的形态学指标。但在酗酒、肝脏疾病、肿瘤化疗期间、骨髓肿瘤(多发性骨髓瘤、淋巴瘤、转移肿瘤)、骨髓疾病(再生障碍性贫血、纯红细胞再生障碍性贫血、骨髓增生异常综合征等)、溶血(网织红细胞增多)等疾病状态下的增加,却没有叶酸或维生素 B_{12} 的缺乏,如果不认识这一点,就可能将上述疾病诊断为 MA,或将 MA 诊断为上述疾病。血清维生素 B_{12} 水平降低是诊断维生素 B_{12} 缺乏引起的 MA 的金标准之一,但某些情况下,患者并无维生素 B_{12} 或叶酸缺乏,如果单凭血清维生素 B_{12} 水平低就诊断 MA,势必造成误诊。如正常妊娠、口服避孕药、多发性骨髓瘤、转钴胺蛋白缺乏、缺铁性贫血以及同位素、抗生素、氯丙嗪等药物均可以使血清维生素 B_{12} 水平检测值降低。

五、防范误诊措施

1. 掌握 MA 临床特点和诊断标准　"人之为学有难易乎,学之则难者亦易矣;不学,则易者亦难矣。"知之者,见之则识;不知者见之则不识,诊断则误。因此,对于内科医生应加强对 MA 病因、发病机制、临床表现特点、实验室检查特征、诊断与鉴别诊断等的学习,全面、深刻掌握 MA 相关的理论和知识,特别是 MA 临床表现和实验室检查的特点,及其与之存在共性的疾病的鉴别。同时还要在临床中总结诊断治疗成功的经验和误诊误治的教训,不断提高临床实践能力。

复习 MA 误诊文献,可以看出 MA 误诊为骨髓增生异常综合征、再生障碍性贫血占误诊病例的 36%。分析其原因是这 3 种疾病都可能出现全血细胞减少和红细胞的 MCV 增大。因此,有必要对此 3 种疾病仔细鉴别:骨髓增生异常综合征为肿瘤性疾病,有三系血细胞病态造血、染色体与基因的改变;再生障碍性贫血最突出的特点是骨髓造血组织明显减少,非造血组织,特别是脂肪组织增加。而 MA 则为良性疾病,骨髓以代偿性红系增生和中性粒细胞过度分叶为特点,它们之间存在本质的区别。

2. 问诊与查体要全面且突出重点　对于一个可能是 MA 的患者,除了系统问诊外,应特别加以询问其饮食习惯、胃肠道疾病史、有无胃肠道手术历史、特殊药物的服用等。除了进行系统无遗漏的查体外,医生还应该特别注意对口腔和神经系统的检查,诸如有无镜面舌、牛肉样舌或草莓样舌,有无闭目难立、浅感觉障碍等。通过全面的问诊和突出重点的系统查体,就能准确把握 MA 的临床表现特点,这是作出正确的临床判断的基础。

3. 正确的临床思维是避免误诊的基础　临床诊断应遵循三步骤:首先是调查研究,收集资料(要求真实、系统、完整);其次,分析与综合,抽象与概括,形成诊断假设(初步设想);然后,进行有针对性的实验室检查。在充分占有临床和实验室资料的基础上,进行全面系统的综合分析,通过应用类比诊断法和排外诊断法,最后做出 MA 的诊断。所谓类比诊断法,即将医生所获得的临床和实验室资料与 MA 的诊断标准进行比对,如果符合的就考虑疾病为 MA;同时排除与之相似的骨髓增生异常综合征、再生障碍性贫血、溶血性疾病、白血病等。遵循正确的临床思维,就可以避免临床诊断中因"瞎子摸象"和"张冠李戴"导致的误诊。尤其需要注意的是,老年人 MA 容易与多种疾病并存或发生多系统并发症,而首诊于消化科、神经内科、心血管内科等,相关专科临床医师,对老年患者必须树立全面的诊断思维,对老年人发生的贫血应更多地考虑 MA 的诊断。

4. 把握 MA 实验室指标的临床意义及其局限性　红细胞的 MCV 增高是 MA 患者红细胞的特点,这往往提示 MA 的诊断。但在 MA 患者输血后,或合并缺铁性贫血时,MCV 可能是正常的;嗜酒者、肝脏疾病、肿瘤化疗、骨髓本身肿瘤(如骨髓增生异常综合征、多发性骨髓瘤、淋巴瘤、骨髓增生性肿瘤等)和骨髓转移性肿瘤、溶血性贫血、骨髓良性疾病(再生障碍性贫血、纯红细胞增生障碍性贫血)、甲状腺功能减退等 MCV 亦可以增高。一些特殊情况,如血中存在冷凝集素、明显的血糖增高、白细胞增多,可以引起电子计数误差性增高。因此,血细胞涂片发现大的卵圆形红细胞、中性粒细胞过度分叶,对 MCV 增高的解释是必要的。血清维生素 B_{12} 水平缺乏是 MA 诊断的实验室依据,但在正常妊娠、口服避孕药、多发性骨髓瘤、转钴胺蛋白缺乏、缺铁性贫血、抗生素使用的情况下亦可以出现血清维生素 B_{12} 水平的降低。血清叶酸水平的降低是诊断叶酸缺乏的 MA 的实验室标准之一,但受检测前叶酸使用和输血的影响,测定红细胞内叶酸水平才能真正反映叶酸储备的减少。如果 MA 患者在骨髓检查前 2 天使用了维生素 B_{12},骨髓细胞的巨幼样变和过度分叶可以消失，对此应有所认识。内因子阻抑抗体阳性是诊断恶性贫血的依据，但它可以出现在甲状腺功能降低、糖尿病和萎缩性胃炎，对此必须结合 MA 临床诊断标准、大红细胞存在、中性粒细胞过度分叶、骨髓巨幼红细胞以及维生素 B_{12} 吸收试验才能加以确诊。

（曾　敏　羊裔明）

第二节　急性白血病

一、概述

急性白血病(acute leukemia，AL)是一种异质性的造血干/祖细胞恶性克隆性肿瘤性疾病。机体在内外因素的影响下，发生染色体和 DNA 等遗传物质的改变，从而导致涉及干/祖细胞增殖、分化与凋亡的癌基因和抑癌基因的激活、突变及细胞信号途径的异常。最终形成具有无控增殖、分化停滞和凋亡受阻的克隆性的白血病干细胞。临床上，AL 患者以贫血、出血、感染和组织器官浸润为特点。病程进展快，如不治疗，患者在数周或数月内死亡。AL 包括两种细胞类型，急性髓细胞白血病(acute myeloid leukemia，AML)和急性淋巴细胞白血病(acute lymphoblastic leukemia，ALL)。

1. 发病机制　白血病的病因尚未明了。它的发病与病毒感染、化学物品或药品、放射线辐射、免疫缺陷及遗传因素相关，这些因素作为诱因引起白血病。细胞与分子遗传学异常是 AL 发病机制的基础。遗传学的异常主要表现为抑癌基因的突变、失活或丢失，癌基因的表达增高或突变激活。AML 患者中，常常有 Ras、KIT 和 FLT3 癌基因的突变激活，其与恶变细胞的增殖与生存优势有关；P53、Myc 和 Rb 等抑癌基因的突变失活使细胞周期停滞与凋亡受阻。染色体的特异性易位或基因重排，使转录基因、造血发育必需基因、造血细胞分化基因、同源功能基因及凋亡相关基因形成融合基因及相应的融合蛋白，进而导致涉及基因的功能异常，最终引起造血干/祖细胞恶性转化、异常增生、分化停滞和凋亡受阻。AL 的发病是多步骤的过程，是多种发病机制协同作用的结果，是多因素、多基因、多阶段的复杂的病理过程。其根本原因是内外源致癌因素诱发正常遗传物质(染色体和 DNA)损伤，使癌基因激活和抑癌基因失活，最终导致造血干/祖细胞恶性变，形成白血病干细胞。

2. 发病率　白血病发病率因地区、人种、性别与年龄的不同而不同。我国 20 世纪 80 年代调查年发病率为 2.76/10 万。其中 AML 的年发病率 1.6/10 万，ALL 为 0.69/10 万，CML 0.36/10 万，CLL 0.05/10 万；男、女比 1.18∶1。成人以 AML 为常见，小儿以 ALL 为常见。近年我国白血病有升高的趋势。上海 AML 男 2/10 万，女 1.5/10 万；ALL 男 1.6/10 万，女 1.0/10 万。香港 AML 男 3.3/10 万，女 2.5/10 万；ALL 男 2.2/10 万，女 1.6/10 万。美国、澳大利亚和新西兰的 AL 发病率明显高于我国。澳大利亚 AML 男 5.6/10 万，女 3.6/10 万；ALL 男 6.2/10 万，女 3.6/10 万。新西兰 AML 男 5.0/10 万，女 3.7/10 万；ALL 男 9.5/10 万，女 4.9/10 万。美国 1973—1998 年的调查显示，白血病年发病率出生～19 岁 3.6/10 万，20～44 岁 3.0/10 万，45～64 岁 14.4/10 万，64 岁以上 54.5/10 万；ALL 各年龄段的发病率分别为 2.7/10 万、0.5/10 万、0.6/10 万和 14/10 万；AML 各年龄段的年发病率分别为 0.7/10 万、1.2/10 万、4.2/10 万和 15.0/10 万。

3. 临床表现

(1) 正常造血干细胞受抑的临床表现：由于正常造血干细胞受抑，红细胞、血小板和粒细胞生成减少及免疫功能低下,引起贫血、皮肤黏膜的出血、感染发热等。

(2)白血病细胞增殖与浸润的临床表现:白血病细胞增殖与浸润引起肝脏、脾脏及淋巴结肿大,骨关节疼痛;AML 患者偶有眼眶周围绿色瘤;球后浸润可引起眼球突出。AML M4 和 M5 可引起牙龈增生;皮肤浸润可表现为皮肤丘疹、红斑与结节,为紫红色或紫蓝色。中枢神经系统浸润表现为中枢神经系统白血病(CNSL),以 ALL 为多见。轻者表现为头痛、头晕,重者有呕吐、颈强直、抽搐,或脑神经麻痹。男性 ALL 患者可有睾丸肿大。

4. 治疗原则

(1)支持治疗:支持治疗是 AL 患者化疗、生物治疗、造血干细胞移植是否成功的基本保证。它包括营养卫生、心理支持、感染防治、成分输血等。白血病患者处于高消耗,化疗药物又影响消化道功能,可导致营养不良。因此,应给患者高蛋白、高热量、富含维生素、洁净、易消化的食物;并保持居所和个人的清洁卫生,以防感染。心理支持可缓解患者的忧虑和紧张情绪,正确对待疾病,增强战胜疾病的信心,保持良好的心态,积极主动配合医生和护士的诊疗与护理。免疫功能低下和中性粒细胞的减少或缺乏,使得 AL 感染十分常见。如发生感染应及时经验性地给予高效、广谱的抗生素治疗,同时做细菌培养和药物敏感试验,并根据敏感试验结果加以调整。做好患者的清洁卫生、消毒隔离。粒细胞减少或缺乏患者可注射粒细胞集落刺激因子(G-CSF)。重度贫血、血小板减少的患者可输注 RBC、血小板,对有凝血功能障碍出血的患者输注新鲜冰冻血浆。肿瘤溶解综合征及尿酸性肾病的防治亦不可忽视。

(2)化学治疗:早期、联合、足量、间歇、巩固、维持、个体化是化疗的基本原则。① 诱导缓解治疗:ALL 用 DVP 或 LDVP,柔红霉素(DNR)30 mg/m^2,静脉滴注第 1、2、3、15、22 天;长春新碱(VCR)2 mg,静脉推注第 1、8、15、22 天;泼尼松(Pred)30 mg,2 次/日,第 1～14 天,20 mg,2 次/日,第 15～28 天;门冬酰胺酶(L-ASP)5 000～10 000 U/d,静脉滴注,第 22～28 天,或第 15 天开始,1 次/日,连续 10 次。AML:DA 3+7 方案[DNR 45mg/m^2,静脉滴注第 1～3 天;阿糖胞苷(Ara-C)100～150 mg/m^2,静脉滴注第 1～7 天];DAE 3+7+7[DA 同上;依托泊苷(Etopside)100 mg,静脉滴注,第 1～7 天,适合 AML M4、M5]。② 强化巩固和维持治疗:对于 ALL 可用 DVP 或 LDVP 方案强化巩固,其中 DNR 可以其他蒽环类药物替代。维持治疗多使用 MTX 和 6-MP。对于 AML 用中到大剂量的 Ara-C 联合蒽环类药物可以延长完全缓解(CR)期和无疾病存活(DFS)。③ CSNL 的防治:ALL 患者 CR 后每周 2 次,共 4 次椎管内注射 MTX(10～15 mg/次)、Ara-C(50 mg/次)和地塞米松(5 mg/次),以后每 6～8 周一次。如发生 CSNL,则每天一次或隔天一次椎管内注射,至脑脊液正常,并做颅脑、脊髓放疗。

(3)APL 的治疗:诱导缓解用 ATRA (all-trans retinoic acid) ATRA 45/m^2/d 和(或)三氧化二砷(As$_2$O$_3$)10mg/d ivgtt 直至 CR;CR 后去甲氧柔红霉素(IDA)+Ara-C 3 个疗程巩固治疗。PML-RARA 转阴后使用 ATRA、As$_2$O$_3$ 和 MTX 维持治疗 2 年。

(4)造血干细胞移植(HSCT):对预后差的患者,诱导缓解后,通过一定时间的巩固与强化治疗,应进行异基因造血干细胞移植(Allo-HSCT)或自体造血干细胞移植(Auto-HSCT)。

(5)络氨酸酶抑制剂:B-ALL Ph 阳性患者伊马替尼或达沙替尼联合 DLP 治疗;FLT 突变阳性患者在化疗的基础上加索那菲尼治疗。

5. 预后　AL 的预后取决于患者年龄、细胞和分子遗传学、初诊时的白血病计数、患者对化疗的反应等。年龄是 AL 的重要预后因素。儿童的 ALL 预后明显优于成人,70%～80%的患者可以用化疗治愈,而成人 ALL,特别是老年的 ALL 预后差,化疗的治愈率低。AML 老年患者由于并发症、多药耐药、化疗承受力差的特点,缓解率极低。白血病细胞分子遗传学特点是决定患者预后的根本因素,是患者个体化治疗选择的依据。80%以上的 ALL 患者都存在染色体的改变,基因异常,可以根据染色体改变分为预后好、中等和预后差三个预后组。具有 t(8;21)、t(15;17)或 inv(16)的 AML 患者缓解和长期生存率高,为预后好组;有－5、－7、t(9;22)或复杂的染色体核型改变者属预后差组,而介于二者间者为中等预后组。高白细胞白血病患者一般预后不良。患者对诱导缓解化疗的反应与预后密切相关,诱导化疗一个疗程 CR 的患者预后较好,2 个或 2 个以上 CR 或未 CR 者预后不良。

二、诊断标准

1. 临床表现　贫血、出血、发热与浸润是 AL 临床表现特点,如果患者具有这些特点,往往提示该病的可能。

2. 实验室检查(形态学、免疫表型、细胞遗传学和分子生物学诊断,即 MICM)

(1) 法美英协作组诊断标准(FAB 标准):全骨髓有核细胞计数(ANC)中,原、幼红细胞≥50%,非红系骨髓有核细胞(NEC)≥30%,为 AML－M6;ANC 中原、幼红细胞≤50%,NEC 中原始细胞/原始粒细胞/原幼单核细胞≥30%,可诊断为 AML－M0－M5、M7;ANC 中原幼淋巴细胞≥30%,即可诊断为 ALL。

(2) 世界卫生组织诊断标准(WHO 标准):① 血或骨髓原始粒细胞或单核细胞≥20%,可诊断为 AML。② 当患者被证实有重现性染色体异常 t(8;21)(q22;q22)、inv(16)(p13;q22)或 t(16;16)以及 t(15;17)(q22;q12)时,即使原始细胞<20%也应诊断为 AML。③ 伴有多细胞系病态造血的 AML 及治疗相关性 AML 和 MDS,分别单独划分为独立亚型。④ 骨髓中幼稚淋巴细胞>25%的诊断为 ALL。

(3) WHO 的 AL 分类:见表 9－2－1。

表 9－2－1　急性白血病的 WHO 分类

AML	ALL
(1) 伴重现性染色体异常的 AML	(1) B－ALL,NOS
t(8;21)(q22;q22);(RUNX1－RUNX1T1)/AML	
inv(16)(p13;q22)或 t(16;16)(p13;q22);(CBFβ－MYH11)/AML	(2) 伴重现性遗传异常的 B－ALL
t(15;17)(q22;q21);(PML－RARα)/APL 及其变异型	t(9;22)(q34;q11.2);BCR－ABL1
t(9;11)(p22;q23)(MLL);(MLLT3－MLL)/AML	t(v;11q23);MLL 重排
t(6;9)(p23;q34)(DEK－NUP214)/AML	t(12;21)(p13;q22);TEL－AML1
inv(3)(p21;q26.2)或 t(3;3)(q21;q26.2);RPN1－EVI1	伴超二倍体的 B－ALL
原始巨核细胞白血病伴 t(1;22)(p13;q13);RBM15－MKL1	伴亚二倍体的 B－ALL
AML 伴 NPM1 或 CEBPA 突变	t(5;14)(q31;q32);IL3－IGH
(2) 伴髓系病态造血相关形态改变的 AML	t(1;19)(q23;p13.3);E2A－PBX1
继发于 MDS 或 MDS/MPN	(3) T－ALL
无前趋 MDS 历史	(4) 侵袭性 NK 细胞白血病
(3) 治疗相关的 AML 和 MDS	
烷化剂相关	
拓扑异构酶Ⅱ抑制剂相关	
其他药物相关	
(4) AML 非特指(NOS)	
微分化型	
不成熟型	

续表

AML	ALL
成熟型 急性粒-单核细胞白血病 急性原始单核细胞白血病和急性单核细胞白血病 急性红白血病	

三、误诊文献研究

1. 文献来源及误诊率 2004—2013 年发表在中文医学期刊并经遴选纳入误诊疾病数据库的 ALL 误诊文献共 56 篇,累计误诊病例 108 例。1 篇文献可计算误诊率,误诊率 54.17%。AML 的误诊文献共 37 篇,误诊例数 69 例,均无误诊率。本组延误诊断时间最短 3 d,最长 8 个月。

2. 误诊范围

(1) ALL:108 例 ALL 误诊为 59 种疾病共 134 例次,涉及 10 个系统或专科,主要集中在风湿免疫与骨关节病、感染性疾病和其他血液病。居前三位的误诊疾病为营养性贫血、幼年特发性关节炎、关节炎。少见的误诊疾病包括血小板减少性紫癜、骨髓增生异常综合征、心包炎、心脏继发恶性肿瘤、支气管炎、肺炎、结核病、恶性胸腺瘤、系统性红斑狼疮、痛风、多发性肌炎、硬膜外血肿、脑震荡后综合征、脑脊髓炎、神经病理性疼痛、病毒性脑炎、婴儿骨皮质增生症、川崎病、骨质疏松症、骨肉瘤、骨关节病、感染性肌炎、化脓性脊柱炎、肩关节脱位、颈椎病、颌下腺炎、鼻窦炎、淋巴结炎、阑尾炎、多发性浆膜腔积液、高钙血症。2 例次仅作出全血细胞减少、腹痛待查诊断。误诊疾病见表 9-2-2。

表 9-2-2 急性淋巴细胞性白血病误诊疾病系统及病种分布

疾病系统	病种数	误诊疾病	误诊例次	百分比(%)
风湿免疫性疾病	12		42	31.34
		幼年特发性关节炎	13	9.70
		关节炎	13	9.70
		强直性脊柱炎	4	2.99
		风湿热	2	1.49
		风湿性关节炎	2	1.49
		类风湿性关节炎	2	1.49
		其他(6 种)	6	4.48
血液系统疾病	5		25	18.66
		营养性贫血	18	13.43
		再生障碍性贫血	4	2.99
		其他(3 种)	3	2.24
运动系统疾病	11		16	11.94
		骨结核	3	2.24
		骨髓炎	2	1.49
		肩周炎	2	1.49
		腰椎间盘突出症	2	1.49
		其他(7 种)	7	5.22

续表

疾病系统	病种数	误诊疾病	误诊例次	百分比(%)
呼吸系统疾病	8		15	11.19
		上呼吸道感染	4	2.99
		肺结核	3	2.24
		结核性胸膜炎	2	1.49
		肺癌	2	1.49
		其他(4 种)	4	2.99
神经系统疾病	7		10	7.46
		面神经炎	3	2.24
		脑炎	2	1.49
		其他(5 种)	5	3.73
感染性疾病	5		9	6.72
消化系统疾病	3		5	3.73
循环系统疾病	3		5	3.73
其他	4		4	2.99
泌尿系统疾病	1		3	2.24

（2）AML：69 例 AML 误诊为 43 种疾病 75 例次，误诊疾病主要是其他血液病、感染性疾病和消化系统疾病，居前三位的误诊疾病为消化道出血、特发性血小板减少性紫癜、再生障碍性贫血。少见的误诊疾病包括肾功能不全、慢性粒细胞性白血病、朗格汉斯组织细胞增生症、纤维组织炎、风湿热、风湿性关节炎、幼年特发性关节炎、胸壁恶性肿瘤、结膜炎、眶内炎性假瘤、甲状腺相关性眼病、化脓性腮腺炎、椎管内占位性病变、急性脊髓炎、功能失调性子宫出血、急性胆囊炎、Crohn病、急性心包炎、结核性胸膜炎、脑膜瘤、脑膜炎、皮炎、荨麻疹、上颌窦肿物。3 例次仅作出贫血、发热、眼底出血待查诊断，1 例次漏诊。误诊疾病见表 9-2-3。

表 9-2-3　急性髓系白血病主要误诊疾病

误诊疾病	误诊例次	百分比(%)	误诊疾病	误诊例次	百分比(%)
消化道出血	8	10.67	肝硬化	2	2.67
特发性血小板减少性紫癜	7	9.33	血小板减少症	2	2.67
再生障碍性贫血	6	8.00	牙周炎	2	2.67
支气管炎	3	4.00	肾炎	2	2.67
肺炎	3	4.00	粒细胞减少症	2	2.67
脓肿	2	2.67	上呼吸道感染	2	2.67
扁桃体炎	2	2.67	肺结核	2	2.67
面神经炎	2	2.67			

3. 确诊手段　本次纳入的 108 例 ALL 中，均经骨髓穿刺检查确诊；69 例 AML 中，经骨髓片检查确诊 68 例(98.55%)，1 例(1.45%)尸检确诊。

4. 误诊后果　本次纳入 177 例 AL 的误诊后果均为Ⅱ级后果，恶性肿瘤延误诊断。

四、误诊原因分析

依据本次纳入的 93 篇 AL 文献分析的误诊原因出现频次，经计算机统计归纳为 11 项，以未选择特异性检查项目、经验不足缺乏对该病的认识和诊断思维方法有误为主要原因，见表 9-2-4。

表 9-2-4　急性白血病误诊原因

误诊原因	频次	百分率(%)	误诊原因	频次	百分率(%)
未选择特异性检查项目	98	56.98	药物作用的影响	8	4.65
经验不足,缺乏对该病的认识	97	56.40	病理诊断错误	7	4.07
缺乏特异性症状和体征	57	33.14	对专家权威、先期诊断的盲从心理	4	2.33
诊断思维方法有误	49	28.49	医院缺乏特异性检查设备	4	2.33
问诊及体格检查不细致	39	22.67	病理组织取材不到位	3	1.74
过分依赖或迷信辅助检查结果	26	15.12	多种疾病并存	3	1.74
并发症掩盖了原发病	21	12.21	病人或家属不配合检查	2	1.16

1. 医生缺乏对 AL 全面深刻认识　医生缺乏对 AL 全面深刻的认识是造成误诊的主要原因。AL 是染色体结构变化和基因突变所致造血干/祖细胞克隆性肿瘤疾病。白血病干细胞增殖失控、凋亡受阻,使正常造血明显受抑。患者以贫血、出血、感染和组织器官浸润为主要临床表现。疾病的本质是基因突变,白血病细胞无控制增生以及正常造血受抑。这三方面分别存在特殊的病理改变和临床特征,是构成该类疾病的整体和共同特点。只有掌握了 AL 的本质和特点,才能在纷繁的临床表现面前,吹沙见金,减少或杜绝误诊。本文收集资料显示,"经验不足,缺乏对该病的认识"是 ALL 和 AML 主要误诊原因。对该类疾病的无知或知之不全,犹如"盲人骑瞎马",哪有不跌下深渊的呢?

2. 不熟悉 AL 的鉴别诊断　AL 是一类异质性血液肿瘤性疾病,其临床表现以贫血、出血、感染和浸润为特点,但这些临床表现(浸润)和某些血象的改变(原幼细胞)又是特异的。在诊断时需要排除一些与其相似的疾病,否则将造成误诊。ALL 误诊前 5 位的疾病依次为营养性贫血、幼年性特发性关节炎、关节炎、各种结核和强直性脊柱炎;AML 往往误诊为上消化道出血、再生障碍性贫血(AA)、特发性血小板减少症(ITP)和肺部感染。ALL 在儿童发病最多。由于白血病细胞对骨关节的浸润,常常表现为骨关节的疼痛,有 25% 的儿童患者以关节症状起病。因此,易误诊为有类似症状的儿童常见疾病,如幼年性特发性关节炎、关节炎和强直性脊柱炎。如果患病儿童以贫血为突出表现,就会被误诊为小儿常见的营养性贫血。李怀玉等报告 48 例 ALL 中有 16 例被误诊为营养性贫血。从 AML 误诊的情况看,AML 往往误诊为与之有些相似的其他血液疾病,如 AA、ITP,出血性疾病和感染性疾病如上消化道出血和肺部感染。陆晔等研究了 AL 外周血特点及其临床误诊关系,指出全血细胞减少容易诊断为 AA,血小板减少合并轻度贫血易误诊为 ITP,白细胞增多易误诊为慢性粒细胞性白血病等。总之,我们应该掌握与 AL 有某些类似临床表现和血象改变疾病的鉴别要点,以免造成误诊。

3. 未全面应用 AL 的诊断手段　AL 的诊断依赖于 MICM,缺一不可。从本文收集的资料看来,造成误诊的根本原因是未能全面应用 MICM 诊断手段。"未选择特异性检查项目"是 ALL 和 AML 的主要误诊原因。造成这种原因可能与接诊医生对该病认识不足和所在单位缺少诊断 AL 的设备和条件有关。从本文所收集误诊文献 AL 患者确诊手段来看,确诊手段仅仅是骨髓和周围血片的形态学,存在极大的缺陷。如果没有 ICM,即没有免疫分型、细胞遗传学和分子遗传学的检测,将会在细胞类型、伴重现性染色体异常的 AL、MDS 等的诊断上,造成误诊。

4. 临床医生缺乏正确的临床思维　医生是疾病诊断的主体,临床思维的错误,将会将其带入歧途,造成误诊。医生缺乏正确的临床思维是误诊的决定因素。医生缺乏正确的临床思维表现为:过分依赖或迷信辅助检查结果、诊断思维有误、问诊查体不仔细、对专家权威、先期诊断的盲从心理等等。患者临床表现的特点和实验室检查的结果是客观存在的,是医生临床诊断的依据,如果不能全面的获知这些信息,综合分析,判断推理,就必然会造成误诊。将伴有贫血的 AL 诊断为儿童常见的营养性贫血;将具有骨关节疼痛 AL 患者诊断为幼儿特发性关节炎或关节炎;将具有全血细胞减少的患者诊断为 AA 或 MDS;将血小板减少的 AL 诊断为 ITP 等,就是这方面的典型表现。

五、防范误诊措施

1. 提高对 AL 的认识 上述分析显示,医生缺乏 AL 的认识是造成误诊的根本原因。因此,提高对 AL 的认识是正确诊断的关键。AL 是造血干/祖细胞克隆性肿瘤疾病,以白血病细胞无控性增殖、凋亡受阻及正常造血明显受抑为疾病本质。临床上表现的贫血、出血、感染与浸润与此密切相关,前三者是正常造血受抑的结果,浸润则是肿瘤细胞在造血和非造血组织无控增殖的表现。MICM 正是揭露其本质的手段。因此,医生应该掌握 AL 的发病机制、临床表现和实验室检查(即MICM)的特点、诊断标准与鉴别诊断,这样才能做出肯定或否定的诊断。临床医生除了提高对AL 的理论认识,还必须将理论应用于临床实践,从实践中不断地总结诊断成功的经验和失败的教训。从实践中发现问题,又回到理论中去寻找答案。只有这样反复的理论—实践—理论—再实践,才能逐渐深化 AL 的认识和诊断水平。

2. 增强 AL 的鉴别诊断意识 鉴别诊断是正确诊断的前期过程,鉴别意识的缺失与薄弱,必然会造成误诊。AL 患者正常造血功能受抑表现出来的贫血、出血与感染发热,与 AA、MDS、ITP、各种严重的感染性疾病、风湿免疫等疾病有相似之处;而 AL 的浸润引起的淋巴结、肝脾肿大容易与淋巴瘤、肝硬化、肝炎混淆。因此,在诊断时应仔细鉴别。但是 AL 是骨髓弥漫性肿瘤疾病,与AA、ITP、各种感染性疾病和风湿免疫疾病引起的全血细胞减少存在本质区别,骨髓形态学的表现与 AL 明显不同,易于鉴别。成人常见的 MDS 与 AL 的根本区别在于前者存在骨髓细胞病态造血现象,并且原始细胞的数量不超过 20%。NHL 以淋巴结肿大为主要临床病理学改变,后期可波及骨髓成为淋巴肉瘤白血病;而 AL 起源于骨髓,淋巴结是其浸润的继发表现。二者的临床过程截然不同。儿童 AL 因骨关节疼痛和贫血被误诊为幼年特发性关节炎或风湿性关节炎和营养性贫血较为常见,究其原因在于忽视了这些疾病与 AL 本质的区别,它们与 AL 很容易通过骨髓形态学区别开来。总之,有鉴别才会有诊断。抓住 AL 的本质就可以在复杂的鉴别中立于不败之地。

3. 综合应用 AL 诊断手段 随着细胞遗传学和分子生物学检查手段的普及,MICM 已经成为AL 诊断的常规手段。综合应用这些手段,就能保证 AL 诊断的准确性,而避免误诊。骨髓细胞形态学是 AL 最基本的诊断手段,是确定 AL 必不可少的。但在确定诸如急性早幼粒细胞白血病(APL)等有重现性染色体和融合基因异常的白血病,显然是不够的。如 APL 和 AML－M2,只要存在 t(15;17)(q22;q12),t(8;21)(q22;q22)及其相应的融合基因,即便是骨髓原始幼稚细胞达不到 20% 的情况下,也应诊断为 APL 和 AML－M2。如果不做染色体和基因的检测,仅凭形态学结果,就会误诊为 MDS。免疫表型的流式分析,可以更准确地确定 AL 的细胞类型及其细胞与相应正常细胞本质的区别,对于 AL 的诊断和治疗后残留白血病的评估是必不可少的手段。AL 的基因检测在 AL 诊断、个体化治疗决策和预后的判断上,日益显示出其优越性。总之,只有综合应用 MICM 诊断手段,才能做到 AL 精确诊断和精准治疗。

4. 掌握正确的临床思维 正确的临床思维是正确诊断和治疗的根本保证。正确的临床思维的关键是全面地占有患者临床和实验室检查的客观资料,在此基础上进行综合分析和判断。临床思维的片面性和定势思维是诊断中最易犯的错误。如将小儿白血病贫血诊断为营养性贫血,关节疼痛诊断为幼年特发性关节炎或风湿性关节炎,将有血小板减少的 AL 诊断为常见病 ITP,将有全血细胞减少的 AL 诊断为 AA 等,这些都是思维片面性和定势思维造成的。因此,在 AL 的诊断过程中,我们一定要客观地分析包括临床表现和 MICM 揭示的所有资料,全面综合分析这些资料,揭示 AL 的本质,最后是不难做出正确的诊断的。

(刘　丽　羊裔明)

第三节　非霍奇金淋巴瘤

一、概述

淋巴瘤(lymphoma)是起源于淋巴结或结外淋巴组织的免疫系统的恶性肿瘤,其发生与机体免疫应答过程中淋巴细胞增殖、分化阶段的恶性变相关。临床上,以进行性、无痛性淋巴结肿大、发热、消瘦、盗汗为特点。按肿瘤细胞的形态和免疫表型,淋巴瘤分为霍奇金淋巴瘤(Hodgkin lymphoma,HL)和非霍奇金淋巴瘤(non-Hodgkin lymphoma,NHL)两大类。HL 占淋巴瘤的 30%,而其余 70% 为 NHL。淋巴瘤是一种常见的恶性肿瘤,占每年新发肿瘤的 4%。

1. 病因及发病机制　NHL 多数病因不明。其发生与机体免疫应答过程中淋巴细胞增殖、分化阶段恶性变相关。环境、病毒或细菌以及免疫缺陷可能诱发了调控淋巴细胞增殖、分化相关的基因突变。有机农药、射线的接触增加了 NHL 的发病;NHL 一些类型与病毒或细菌感染相关。EBV 感染可引起数种 NHL,100% 流行性和 15%~35% 散发的 Burkitt 淋巴瘤、结外 NK/T 淋巴瘤、儿童系统性 T 细胞淋巴增殖性病和痘疹样 T 细胞淋巴瘤、成人 EBV+T 细胞淋巴瘤等存在 EBV 感染;人类疱疹病毒-8(HHV-8)感染与 HIV 感染患者的 Kaposi 肉瘤、原发性渗出淋巴瘤和多中心 Castleman 病相关;成人 T 细胞淋巴瘤(ATL)与人类 T 细胞白血病病毒 I 型(human T-cell leukemia virus type I,HTLV-I)感染相关;HCV 感染与某些淋巴浆细胞淋巴瘤、脾边缘带淋巴瘤和弥漫大 B 细胞淋巴瘤有关。幽门螺杆菌(HP)与胃黏膜相关淋巴组织(MALT)淋巴瘤的发生相关。免疫功能低下与淋巴瘤的发生关系密切,遗传性免疫缺陷、HIV 感染、长期使用免疫抑制剂的组织或器官移植患者和自身免疫疾病患者 NHL 发病率明显增多。

2. 发病率　NHL 是常见的血液肿瘤,占肿瘤疾病的 4%,其发病率有逐年增多的趋势。我国淋巴瘤年发病率,男性 1.39/10 万,女性为 0.84/10 万;发病年龄最小 3 个月,最大 82 岁,以 20~40 岁的年轻人多,约占 50%;大多为 NHL,而 HL 仅占 8%~11%。欧美淋巴瘤的发病率较高,美国 SEER 调查显示,淋巴瘤年发病率为 33.65/10 万,其中 B 细胞淋巴瘤 26.13/10 万,T 细胞淋巴瘤 2.79/10 万,HL 2.67/10 万。

3. 临床表现　临床主要表现在三个方面。① 全身症状,为疾病晚期,多见发热、盗汗、消瘦(半年之内体重降低 10% 以上)。② 深、浅部淋巴结呈无痛性、进行性肿大,严重者可引起邻近器官、组织受压的表现。③ 淋巴结外组织受累在 NHL 较为常见。韦氏环受累占 10%~15%,多发生在软腭、扁桃体,其次为鼻腔和鼻窦;可表现为吞咽困难、鼻塞、鼻出血。纵隔和肺门淋巴亦常受累,严重者压迫气管,引起呼吸困难;部分患者胸膜受累,出现胸水。消化道以胃部和回肠受累为常见,表现为腹痛、腹泻、腹部包块、肠梗阻等;有 25%~50% 的患者肝脏和脾脏受累。大约 1/3~1/2 出现骨髓浸润,晚期 20% 发展为淋巴肉瘤白血病。皮肤受累者,表现为皮肤红斑、溃疡、结节等。

4. 临床分期　Ann Arbor 分期将 NHL 分为 4 期。I 期:单个区域淋巴结受侵(I 期)或一个淋巴结外器官受侵(I E 期);II 期:横膈一侧两个或两个以上淋巴结区域受侵(II 期)或者一个淋巴结外器官受侵合并横膈同侧区域淋巴结受侵(ⅡE 期);Ⅲ期:横膈两侧的淋巴结区域受侵(Ⅲ),合并局部结外器官受侵(ⅢE),或合并脾受侵(ⅢS),或结外器官和脾同时受侵(ⅢS+E);Ⅳ期:一个或多个结外器官(如骨髓、肝和肺等)广泛受侵,伴或不伴淋巴结肿大。另外,各期患者还可以按症状分为 A、B 两类。A 代表无症状;B 是指出现 6 个月内不明原因的体重下降>10%,原因不明的发热(38℃以上)或盗汗。

5. 治疗原则　NHL 是异质性极大的一组淋巴瘤。有高度侵袭性的,亦有惰性的;有预后好的,有预后差的;有初期的,有晚期的。必须根据患者具体情况,进行个体化的治疗。

(1) 化疗和放疗:联合化疗是 NHL 的基础治疗,对局部包块和中枢神经系统淋巴瘤(CNSL)应该辅以放疗。化疗药包括环磷酰胺、阿霉素、长春新碱或长春碱、泼尼松等组成的 COP 或 CHOP 方案是常用的化疗方案,每三周一疗程。

(2) 生物治疗:① 80% 的 NHL 是 B-细胞来源,肿瘤细胞大多表达 CD20。美罗华是一种针对 CD20 的人-鼠嵌合的单克隆抗体,凡是肿瘤细胞表达 CD20 的患者均可以单独或联合化疗药物进行治疗。如弥漫大 B 细胞淋巴瘤(DLBCL)患者,在 CHOP 方案的基础上加上美罗华,使得病人预后得到了大大的改观。② 干扰素对蕈样霉菌病和部分惰性 NHL 有一定的疗效。③ Car - T 细胞治疗为通过基因工程技术将携带识别肿瘤特殊抗原的基因转入自身细胞毒 T-细胞,然后回输给患者,可以杀死肿瘤细胞,对于耐药或者复发患者有效。

(3) 抗幽门螺杆菌治疗:对胃 MALT 淋巴瘤,可以用针对 HP 的抗生素(替硝唑、阿莫西林、克拉霉素)质子泵抑制剂治疗,使肿瘤得到控制。

(4) 造血干细胞移植:对于预后差、缓解期短、易于复发的患者,达到缓解后可以进行自体或异基因造血干细胞移植。

(5) 手术治疗:对于包块压迫周围器官、肠梗阻或肠穿孔、脾边缘带淋巴瘤的患者,可以进行手术切除治疗。

6. 预后与转归　NHL 的预后取决于肿瘤细胞类型、患者年龄、体能状态、临床分期、有无节外病变和血清 LDH 水平。NHL 国际预后指数(IPI)将年龄>60 岁、临床分期Ⅲ和Ⅳ期、结外病变一处以上、卧床或生活不能自理和血清 LDH 增高各记为 1 分,根据积分将预后分为低危(0~1 分)、低中危(2 分)、高中危(3 分)和高危(4~5 分)。IPI 与 NHL 的治疗完全缓解率(CR)及 5 年生存率(OS)密切相关。

二、诊断标准

1. 临床表现　① NHL 多有无痛性淋巴结肿大。② 病变也可以首发于节外,几乎可以侵犯任何器官和组织,常见部位有消化道、皮肤、韦氏咽环、甲状腺、骨、骨髓、神经系统等。分别表现为相应的肿块、压迫、浸润或出血等症状。③ 全身症状:发热、体重减轻、盗汗。

2. 实验室检查　可见一系或全血细胞减少。骨髓侵犯时,涂片可见淋巴瘤细胞。中枢神经系统受累时,有脑脊液异常。血清 LDH 升高可以作为预后不良的指标。

3. 病理学检查　是确诊本病的主要依据,NHL 的病理特点为淋巴结或受累组织的正常结构被肿瘤细胞破坏;恶性增生的淋巴细胞形态呈异型性,无 R - S 细胞;淋巴结包膜被侵犯。

4. 流式细胞术检测　细胞免疫表型异常、细胞遗传学检测或 FISH 发现染色体异常、分子生物学测定基因重排突变等,皆可协助判断淋巴细胞增生的克隆性,确定 NHL 的诊断。

三、误诊文献研究

1. 文献来源及误诊率　2004—2013 年发表在中文医学期刊并经遴选纳入误诊疾病数据库的

NHL 误诊文献共 400 篇,累计误诊病例 2 574 例。71 篇文献可计算误诊率,误诊率 61.27%。

2. 误诊范围 本次纳入的 2 574 例 NHL 误诊疾病谱颇为广泛,达 238 种疾病,累计误诊 2 704 例次,误诊疾病涉及 15 个系统或专科,其中消化系统疾病 50 种,占所有误诊病例的 38.72%。居前三位的误诊疾病为胃癌、胃溃疡、鼻炎,误诊疾病主要为消化道肿瘤性疾病(胃癌和大肠癌)和非肿瘤性疾病(胃溃疡、胃炎和阑尾炎)、鼻咽部炎性疾病(扁桃腺炎、鼻窦炎和鼻炎)与结核病。30 例次分别作出发热、脾大、血尿、腹部肿物性质待查等症状查因诊断,漏诊 5 例次,3 例次初诊诊断不明确。误诊疾病系统及疾病分布见表 9-3-1,少见误诊疾病见表 9-3-2。

表 9-3-1 非霍奇金淋巴瘤主要误诊疾病

疾病系统	病种数	误诊疾病	例 次	百分比(%)
消化系统疾病	50		1 047	38.72
		胃癌	317	11.72
		胃溃疡	152	5.62
		胃炎	112	4.14
		大肠癌	80	2.96
		阑尾炎	76	2.81
		Crohn 病	41	1.52
		肠炎	37	1.37
		肠梗阻	28	1.04
		肠结核	21	0.78
		溃疡性结肠炎	20	0.74
		消化道出血	19	0.70
		肠道肿瘤[a]	13	0.48
		肠套叠	11	0.41
		其他(37 种)	120	4.44
耳鼻喉科疾病	30		670	24.78
		鼻炎	127	4.70
		扁桃体炎	115	4.25
		鼻窦炎	97	3.59
		鼻咽癌	70	2.59
		鼻息肉	68	2.51
		扁桃体癌	44	1.63
		咽喉炎	35	1.29
		鼻腔鼻窦癌	17	0.63
		腺样体肥大	11	0.41
		鼻中隔偏曲	10	0.37
		其他(20 种)	76	2.81
神经系统疾病	14		202	7.47
		脑瘤	106	3.92
		颅内占位性病变[a]	24	0.89
		脑继发恶性肿瘤	24	0.89
		椎管内肿瘤	9	0.33
		脑血管病[a]	8	0.30
		中枢神经系统感染	8	0.30
		其他(8 种)	23	0.85

续表

疾病系统	病种数	误诊疾病	例　次	百分比(%)
呼吸系统疾病	11		193	7.14
		肺结核	41	1.52
		肺炎	40	1.48
		肺癌	36	1.33
		胸膜炎	39	1.44
		上呼吸道感染	17	0.63
		支气管炎	11	0.41
		其他(5种)	9	0.33
循环系统疾病	5		106	3.92
		淋巴结炎	99	3.66
		感染性心内膜炎	2	0.07
		其他(3种)	4	0.14
运动系统疾病	18		88	3.25
		骨肿瘤[a]	21	0.78
		骨结核	15	0.55
		骨肉瘤	11	0.41
		骨髓炎	8	0.30
		腰椎间盘突出症	8	0.30
		其他(13种)	25	0.92
感染性疾病	9		61	2.26
		淋巴结结核	34	1.26
		伤寒	6	0.22
		败血症	5	0.18
		病毒性肝炎	5	0.18
		其他(5种)	11	0.41
口腔科疾病	12		58	2.14
		腮腺炎	19	0.70
		腮腺肿瘤	14	0.52
		牙龈炎	7	0.26
		其他(9种)	18	0.67
风湿性疾病	17		46	1.70
		风湿热	9	0.33
		脂膜炎	6	0.22
		类风湿性关节炎	5	0.18
		其他(14种)	26	0.96
内分泌系统疾病	12		45	1.66
		甲状腺炎	15	0.55
		胸腺瘤	5	0.18
		甲状腺肿	5	0.18
		其他(9种)	20	0.74
皮肤科疾病	19		41	1.52
		蜂窝织炎	11	0.41
		湿疹	5	0.18
		结节性红斑	3	0.11

续表

疾病系统	病种数	误诊疾病	例次	百分比(%)
		组织细胞增生性坏死性淋巴结炎	3	0.11
		其他(15种)	19	0.70
眼科疾病	10		36	1.33
		眶内炎性假瘤	13	0.48
		眼良性肿瘤	7	0.26
		泪囊炎	5	0.18
		其他(7种)	11	0.41
乳腺疾病	5		27	1.00
血液系统疾病	9		26	0.96
泌尿系统疾病	12		21	0.78
妇产科疾病	5		11	0.41

注:a 仅作出此类疾病诊断。

表9-3-2 非霍奇金淋巴瘤少见误诊疾病

疾病系统	误诊疾病
感染性疾病循环系统疾病	传染性单核细胞增多症、结核病、喉结核、麻风、疟疾、肾综合征出血热、肺包虫病、心肌病、结核性心包炎、冠心病
血液系统疾病	多发性骨髓瘤、白血病、骨髓增生异常综合征、血小板减少症、噬血细胞综合征、缺铁性贫血
内分泌系统疾病	甲状腺功能亢进症、甲状腺腺瘤、甲状腺癌、胸骨后甲状腺肿、肾上腺癌、嗜铬细胞瘤、肾上腺肿瘤、先天性胸腺肥大、乳腺炎、乳腺纤维腺瘤、乳腺结核
消化系统及腹部疾病	肠穿孔、胆囊炎、腹膜炎、胃肠道间质瘤、小肠肿瘤、肠道蛔虫病、胃巨皱襞症、上消化道穿孔、胃平滑肌肉瘤、胰腺炎、肝脓肿、肝硬化、肠阿米巴病、肠痉挛、肠坏死、幽门梗阻、肠易激综合征、食管癌、酒精性肝炎、肝血管瘤、胆囊癌、胃食管反流病、腹膜后肿瘤、胰囊肿、脾破裂
风湿免疫性疾病	系统性红斑狼疮、风湿性关节炎、肉芽肿性多血管炎、结节病、成人 Still 病、皮肌炎、白塞病、抗磷脂综合征、幼年特发性关节炎、多发性肌炎、结节性多动脉炎、类风湿性肺病、木村病
运动系统疾病	骨继发恶性肿瘤、横纹肌肉瘤、化脓性关节炎、骨软骨炎、生长痛、病理性骨折、骨嗜酸性粒细胞性肉芽肿、颈椎病、筋膜炎、滑膜炎、软组织损伤
神经系统疾病	结核性脑膜炎、脊髓炎、颅内炎性肉芽肿、病毒性脑炎、周围神经病、抑郁症
泌尿系统疾病	睾丸癌、附睾结核、附睾良性肿瘤、附睾炎、附睾精子肉芽肿、阴囊炎、肾癌、泌尿系感染、急性肾衰竭、过敏性紫癜性肾炎
皮肤疾病	软组织感染、丹毒、药疹、皮下囊肿、皮炎、荨麻疹、毛囊炎、皮肤炎性肉芽肿、急性发热性非化脓性结节性脂膜炎、坏疽性脓皮病、带状疱疹、皮肤溃疡
耳鼻咽喉疾病	鼻前庭炎、鼻出血、鼻硬结病、鼻恶性黑色素瘤、鼻中隔穿孔、鼻中隔溃疡、鼻甲肥大、鼻中隔肉芽肿、鼻部疖、喉囊肿、梅尼埃病
眼疾病	葡萄膜炎、脉络膜炎、视网膜母细胞瘤、继发性青光眼、感染性眼内炎、结膜炎
口腔疾病	软腭癌、颌下腺炎、腮腺恶性肿瘤、舌恶性肿瘤、腮腺脓肿、牙龈癌、颌面间隙感染、涎腺恶性肿瘤、三叉神经痛、颌骨骨纤维异样增殖
其他	支气管结核、支气管哮喘、纵隔肿瘤、盆腔炎、卵巢癌、子宫肌瘤、子宫肉瘤

3. 医院级别 本次纳入统计的 2 574 例 NHL 误诊 2 704 例次,其中误诊发生在三级医院 2 046 例次(75.67%),二级医院 642 例次(23.74%),一级医院 13 例次(0.48%),其他医疗机构 3 例次(0.11%)。

4. 确诊手段 本次纳入的 2 574 例 NHL 中,2 572 例(99.92%)为病理学检查确诊,其中 1 166 例(45.30%)手术病理检查确诊,277 例(10.76%)经皮穿刺活检确诊,123 例(4.78%)内镜下活检确诊,9 例(0.35%)骨髓检查确诊,1 例(0.04%)尸体解剖确诊,996 例(38.69%)未交代具体病理学诊断方法。2 例(0.08%)经胸穿胸腔积液发现 NHL 细胞而确诊。

5. 误诊后果 按照误诊数据库对误诊后果的分级评价标准,本次纳入的 2 574 例 NHL 均为 Ⅱ级后果,即恶性肿瘤病情延误。

四、误诊原因分析

依据本次纳入的 400 篇文献提供的误诊原因出现频次,经计算机统计归纳为 16 项,其中经验不足而缺乏对该病的认识、缺乏特异性症状和体征、未选择特异性检查项目为主要原因,见表 9-3-3。

表 9-3-3 非霍奇金淋巴瘤误诊原因

误诊原因	频 次	百分率(%)	误诊原因	频 次	百分率(%)
经验不足,缺乏对该病的认识	301	75.25	病人或家属不配合检查	8	2.00
缺乏特异性症状、体征	140	35.00	药物作用的影响	6	1.50
未选择特异性检查项目	138	34.50	并发症掩盖了原发病	5	1.25
过分依赖或迷信辅助检查结果	88	22.00	对专家权威、先期诊断的盲从心理	5	1.25
病理组织取材不到位	75	18.75	多种疾病并存	2	0.50
病理诊断错误	56	14.00	医院缺乏特异性检查设备	2	0.50
诊断思维方法有误	54	13.50	病人主述或代述病史不确切	1	0.25
问诊及体格检查不细致	52	13.00	手术中探查不细致	1	0.25
影像学诊断原因	23	5.75			

1. NHL 高度异质性和临床表现的非特异性 NHL 高度异质性和临床表现的非特异性是误诊的根本原因。NHL 是一组高度异质性的淋巴细胞恶性肿瘤性疾病,B、T 或 NK 淋巴细胞从母细胞到成熟细胞发育的各个阶段都可能发生克隆性病变,按 WHO 的分类有好几十种,各自均有不同的临床表现、病理学形态、细胞免疫表现及其细胞和分子遗传学特点。NHL 诊断的金标准是病理学诊断,而病理学诊断复杂,涉及临床表现、病理学形态、细胞免疫表型及其细胞和分子遗传学四个方面。即使是资深病理学医生,在受到主、客观因素的影响下亦会造成误诊。NHL 分类项目对来自全世界 9 个研究点 1 403 例 NHL 治疗前的标本,由 5 个血液病理学家分别按照 ILSG 分类重新复习 20% 随机样本。每一例都达到诊断共识,但诊断的准确性和可重复性仅达到 85%。美国 NCCN 有 5 个三级中心的血液病理学家对指定医学中心确定为 B 细胞 NHL731 例(结内 64.7%、结外 35.3%)淋巴瘤的病例进行复核,95% 的 DLBCL 和滤泡型淋巴瘤(1、2 级)的一致性达到 95%,有 6%(43/731)的细胞类型诊断不一致,并对其中的 35 例按修正的病理学诊断修改了治疗方案。这些资料说明病理学医生对淋巴瘤和淋巴瘤细胞类型诊断都难免存在一定程度的误诊。而且,NHL 临床表现的非特异性和复杂性,可以模拟全身各个系统的多种疾病,使得缺乏 NHL 认知和经验的临床医生对 NHL 的误判。

2. 缺乏结外 NHL 的认识 缺乏结外 NHL 的认识是造成误诊的主要原因。NHL 可发生于淋巴结和结外淋巴组织,而结外 NHL(EDNHL)是诊断淋巴瘤的陷阱。EDNHL 占 NHL 的 30%~40%,其中胃肠道是 EDNHL 最好发的部位,占所有 NHL 的 10%~15%,EDNHL 的 30%~40%。其次是头颈部淋巴瘤,占 EDNHL 的 18%~28%;而土耳其和印度报道头颈部 EDNHL 占 36%~51%。发生 CNS 的 EDNHL 占 3%~5%。其临床表现的系统性、复杂性、可变性及其非特异性的特点十分突出,使得临床诊断 NHL 举步维艰,极其容易失误。病理学的诊断是 NHL 诊断的金标准,但深在的淋巴结以及结外淋巴组织取材困难,往往造成活检取材不当;加之,NHL 细胞涉及 T、B 细胞及 NK 细胞分化发育的各个阶段,对其细胞肿瘤性质的鉴定和分类极其复杂,为病理学的诊断增加了难度,极易误诊。

3. 病理标本取材的失误 病理学诊断是 NHL 诊断的金标准。因此,合格的病理标本,就成为正确诊断淋巴瘤的关键。如果没有合格的病理标本,必然会造成漏诊和误诊。结内淋巴瘤患者可以出现多个淋巴结肿大,但并非每个肿大淋巴结就是病变组织,如果选择不当,就会差之毫厘、失之千里。结内淋巴瘤的诊断,要求选择肿大明显、丰满、质地中等硬度的淋巴结,并要求结构完整,尽量避开颌下和腹股沟易受炎症干扰的淋巴结。对于结外淋巴瘤由于部位隐蔽、深在、多病灶、弥漫分布,病变组织的获取更为困难,误诊更为多见。王旭等的报告显示,韦氏环病变误诊 37.5%,胃肠道的 75% 误诊为胃癌、胃溃疡等,胸部病变的误诊率达到 55.6%。实际上,取材不当造成误诊的比例会更高。

4. 未能综合应用恰当的诊断手段 NHL 的诊断是借助多手段的综合诊断,涉及临床信息、病理形态、肿瘤细胞的免疫表型和遗传学改变。只有临床医生和血液病理学医生充分利用上述检查手段提供的所有信息,综合分析和评估,才能做出淋巴瘤和细胞类型的准确诊断。如果缺少上述任何一个方面的信息,去进行诊断,都会造成误诊。本文资料因"未选择特异性检查项目""病人主述或代述病史不确切"及"医院缺乏特异性检查设备",均属未能综合应用恰当的诊断手段造成的误诊,是误诊原因中不可忽视的重要因素。

5. 临床医生缺乏正确的临床思维 医生缺乏正确的临床思维是误诊的主要原因之一。医生缺乏正确的临床思维表现为:经验不足、缺乏对该病的认识、过分依赖或迷信辅助检查结果、诊断思维有误、问诊查体不仔细、对专家权威、先期诊断的盲从心理等,实在是值得人们警醒!也进一步说明了正确的临床思维对疾病诊断是何等的重要。虽然 NHL 的误诊在所难免,但只要我们认真总结误诊的原因和规律,采取针对性的措施,就可以尽量做到少误诊,最后做到不误诊。

五、防范误诊措施

1. 提高对 NHL 的认识 上述分析显示,缺乏对 NHL 的认识是造成误诊的主要原因。因此,加强并深化对 NHL 的认识是正确诊断的关键。NHL 是最为异质性的一组淋巴增殖性肿瘤,不仅可起源于淋巴结,还可发端于全身广泛的结外淋巴组织。可以说,全身的组织和器官都可以受累。为了对 NHL 做出正确的诊断,临床医生和病理医生必须加深 NHL 理论的认识,不断深入临床实践,做到理论与实践有机结合,认真总结诊断成功和失败的经验与教训,逐步提高对 NHL 的认识和诊断水平,就能做到少误诊、少漏诊。

2. 加深结外 NHL 的认识 EDNHL 占 NHL 的 30%~40%,由于受累部位的特殊性,极易造成误诊。为了提高 NHL 的诊断准确率,加深 EDNHL 的认识就显得十分重要。EDNHL 好发的部位依次为胃肠道、头颈部和 CNS,分别占 30%~40%,18%~28% 和 3%~5%。结外淋巴瘤临床表现的非特异性和多变性十分突出,在面对疑似患者,必须保持高度警惕。胃肠道结外淋巴瘤 (GIEDL)最常见于胃部,占 GIEDL 的 60%~75%。GIEDL 常表现为腹痛、消化不良、恶心与呕吐、厌食、消瘦。对于表现为上述症状的患者,应进行胃肠镜检查与活检。原发头颈部淋巴瘤,韦氏环 63%、口腔 12%、甲状腺 9%、鼻旁窦 6%、鼻腔 6% 及喉部 4%,其临床表现与部位有关,最常见的表现是局部肿胀。对于这些部位有肿胀者,如疑为淋巴瘤者,应进行精准和多点活检。CNSL 临床表现与损伤的神经解剖定位有关,60% 的患者有认知、运动或体质性症状,30% 的患者有视力方面的症状,20% 的有癫痫样发作,20% 无症状。眼内淋巴瘤可有受累眼的视物不清、视敏感度降低、眼疼和漂浮物感。由于 CNSL 临床症状和体征的非特异性,其诊断更为困难的。增强 MRI 在 95% 的病例有一致性的增强,很少有坏死,这一特征有助于与神经胶质母细胞瘤区分。眼前房液和脑脊液的细胞形态学和免疫表型的流式分析往往能找到肿瘤的蛛丝马迹。通过加深 EDNHL 的认识,提高其诊断水平,就为减少 NHL 的误诊设置了一道厚厚的防线。

3. 获取合格的病理组织标本　NHL 诊断取决于病变组织的病理学检测。因此,获取合格的病理组织标本,就成为正确诊断淋巴瘤的先决条件。NHL 病变涉及淋巴结或结外淋巴组织,由于受累淋巴结或淋巴组织不均一性和多灶性,活检时很容易漏掉病变组织,造成漏诊和误诊。为获取合格的病理组织必须采取正确的活检方法。对于淋巴结活检,要求选择肿大明显、丰满、质地中等硬度、完整的淋巴结,尽量避开颌下和腹股沟易受炎症干扰淋巴结。对于高度疑似的患者,需要多次、多点的病理活检。EDNHL 最易发生于胃部,内镜下的活检是获取病理组织的必然途径。内镜的主要发现是溃疡型 60%、肥厚型 13%、突起型 10%、出血型 5%、黏膜正常 10%;病变分布于胃窦 37%、胃底 44%、弥漫性分布 18%。因此,对于患者病变胃黏膜,甚至看上去正常的黏膜,应尽可能多点活检,以获取阳性标本。PET-CT 对于确定病变部位,提高活检的阳性率,降低活检脱靶大有帮助。对那些没有浅表淋巴结肿大的患者,骨髓活检与抽吸,深藏部位介入穿刺亦是获取病变组织和细胞样本的有效手段。临床多学科的协作,使用一切可能的手段,去获取充足与合格的病变组织标本,必将大大减少 NHL 诊断的误诊。

4. 综合应用 NHL 诊断手段　淋巴瘤的诊断是基于临床、细胞形态学与免疫表型和遗传学的诊断,只有综合应用所有这些方面的信息,才能精准地确定疾病和细胞类型的诊断。形态学和免疫分型足以诊断绝大多数淋巴瘤。细胞遗传学和基因的检测与分析在淋巴瘤的诊断中发挥着越来越大的作用,特别是 PCR 对 IGH 和 TCR 基因重排的研究,以及原位杂交(FISH)在确定 T、B 细胞的克隆性和反应性增生的鉴别是有价值的诊断手段。结内淋巴瘤的诊断强调获取完整的病变淋巴结,但对于无法获得的患者,退而求其次的是淋巴结针吸活检。并对获取的细胞样本进行免疫细胞组化和 PCR 的检测,可以确定那些怀疑为 NHL、非典型增生和反应性增生患者的淋巴瘤诊断和亚型诊断。只有综合应用 NHL 所有诊断手段,才能最大限度地避免误诊。

5. 掌握正确的临床思维　正确的临床思维是正确诊断的基础。正确的临床思维包括四个阶段,第一,调查研究,收集资料;第二,初步的分析与综合,抽象与概括,形成诊断假设;第三,进行有针对性的综合实验室检查;最后,在充分掌握临床和实验室所有信息的基础上,进行全面系统的综合分析,通过应用类比诊断法和排外诊断法,最后做出 NHL 的诊断。所谓类比诊断法,即将医生所获得的临床和实验室资料与 NHL 的诊断标准进行比对,符合的就考虑疾病为该诊断。排外诊断法,即将与之相似临床表现的疾病进行一一的鉴别,透过表面现象看实质。从上述误诊的种种原因分析可以看出,临床思维的错误导致误诊的比例在 50% 以上。正确的临床逻辑思维的第一要素,是对所诊断疾病的深刻认识;第二,是充分地掌握患者临床表现的特点及实验室检查的信息;第三,是根据所掌握的患者所有信息,进行综合与分析、去粗取精、去伪存真、判断与推理。对疾病的认知和对患者全面真实信息的把握,是临床逻辑思维的基础。对于 NHL 这样一类高度不均一而又极其复杂的一组疾病,在我们没有充分掌握包括临床、细胞形态学与免疫分型及细胞与分子遗传学方面信息的情况下,绝不能轻易做出诊断,否则将犯误诊误治的错误。

加深 NHL 的认识，勤于实践，善于总结经验，从误诊中吸取失败的教训，不断地提高诊断 NHL 的水平，我们就能最大限度地避免误诊。

（刘　丽　羊裔明）

第四节　多发性骨髓瘤

一、概述

1. 流行特点　多发性骨髓瘤（multiple myeloma，MM）是骨髓中一种克隆性浆细胞疾病。由于机体遗传学的异常导致的基因突变、甲基化改变、基因和 mRNA 失调以及造血微环境的改变，导致克隆性浆细胞在骨髓中无控性增殖、凋亡受阻。以骨质破坏、造血受抑、免疫功能下降、肾脏损害等临床表现为特点，是威胁人类生命的一种常见的血液肿瘤。MM 病因不明，可能与遗传、射线接触、慢性炎症、自身免疫疾病、病毒感染等有关。在血液肿瘤中排名第二，占肿瘤的 1％，占血液肿瘤的 15％。欧美的年发病率为 4/10 万，我国的年发病率为 1/10 万。高发年龄为 50～60 岁，90％的患者年龄超过 50 岁，男性略多于女性，男：女＝1.4：1。

2. 发病机制　MM 的发病机制涉及引起肿瘤克隆形成的基因改变和肿瘤细胞所处的骨髓微环境——基质细胞间的相互作用。MM 基因的不稳定性是肿瘤细胞突出的特点，事实上几乎所有 MM 患者存在遗传学异常。目前认为 IGH 易位和超二倍体是 MM 发病机制的初始事件，现已发现 5 个重现性易位染色体，包括 t（4；14）、t（6；14）、t（11；14）、t（14；16）和 t（14；20）引起了 IGH 基因重排。超二倍体常涉及 3、5、7、9、11、15、19 和 20 号染色体。新近对骨髓瘤细胞的基因测序发现，骨髓瘤存在体细胞突变。最常见的突变为 NARS（23％）和 KRAS（26％），其次为 FAM46C、KDM6A、TP53 等。NF-κB 受体活化剂的配体（RANKL）对于破骨细胞的形成、活性和生存很重要，参与 MM 破骨和骨质吸收。

3. 临床表现　患者起病隐匿，病情发展缓慢，往往从意义不明的单克隆免疫球蛋白增高（MUGS）、经过冒烟性 MM（SMM）阶段，最后进展为有临床表现的 MM。

（1）MM 细胞浸润骨骼等组织器官的表现：骨质疏松或溶骨性病变引起 65％～70％的患者骨痛或病理性骨折；椎体压缩性骨折可导致截瘫或神经根损伤；肿瘤细胞在具有造血功能的扁骨和中柱骨增殖、浸润引起 65％的患者出现贫血；20％的患者出现高钙血症。

（2）MM 细胞髓外浸润的临床表现：40％～50％患者肝、脾大，部分患者淋巴结大；3％～5％出现多发性神经病变；同时出现多发性神经病变（polyneuropathy）、器官肿大（organomegaly）、内分泌病变（endocrinopathy）、单克隆蛋白（monoclonal protein）和皮肤病变（skin change）者，称之为 POEMS 综合征。浸润骨髓外软组织，形成包块，称之为髓外浆细胞瘤；MM 细胞进入血循环，如果 >2.0×10⁹/L，称为浆细胞白血病。

（3）M 蛋白导致的临床表现：由于免疫球蛋白减少为主的免疫功能障碍，患者易发生肺和泌尿道细菌感染，疱疹病毒感染；M 蛋白导致的高黏滞度综合征，表现为昏晕、眼花、耳鸣、手脚麻木等；M 蛋白影响血小板功能、凝血因子活性和血管脆性，因此引起出血；少数患者可出现心肌，胃肠道、肾脏、周围神经淀粉样变，导致这些器官的功能障碍。

（4）肾功能损害的临床表现：20％～30％的患者有蛋白尿、少尿、尿素和血肌酐升高、肾小球肌酐清除率下降，严重者需要血液透析治疗；50％的患者尿酸增高。

4. 治疗原则

（1）骨病和高钙血症治疗：双膦酸盐能抑制破骨细胞，促进钙质在骨的沉积。帕米膦酸二钠或唑来膦酸静脉滴注，每月 1 次；有肿瘤对胸腰椎破坏，引起脊髓压迫，或脊柱结构不稳定者，可采用外科或放射治疗；有高钙血症的患者，可用地塞米松、降钙素治疗。

（2）高黏滞度综合征的治疗：可采用血浆交换治疗。

（3）化疗和免疫治疗：为达到快速和深度的缓解，硼替佐米（bortezomib，V）、地塞米松（dexamethasone，D）、沙利度胺（thalidomide，T）、雷那度胺（lenalidomide，I）和环磷酰胺（cyclophosphamide，C）已成为当今治疗 MM 的主要药物。这些药物的三药联合，VTD、RVD 或 CVD 是 MM 诱导治疗的首选方案。总体反应率（ORR）非常好，达到 $80\%\sim100\%$。部分缓解率（VGPR）$60\%\sim75\%$，完全缓解率 $30\%\sim40\%$。

（4）自体造血干细胞移植（autologous stem cell transplantation，ASCT）：凡是适合 ASCT 患者，到达 CR 或 VGPR 后，经过 4～6 个疗程的巩固治疗，即可进行 ASCT。通过有效的诱导治疗和 ASCT，有 $50\%\sim70\%$ 的 MM 患者可达 CR。

5. 预后与转归　一般说来，MM 是一种不能治愈的疾病，自然病程 6～12 个月。Del17p、t（4；14）、t（14；16）、t（14；20）、1q21 扩增、13 号染色体缺失或亚二倍体属高危组，预后差，这部分患者占 25%；具有超二倍体、t（11；14）或 t（6；14）、β_2 微球蛋白 $\leqslant 3.5$ mg/L，正常的 LDH 的患者属标危组，预后较好。经过化疗、支持治疗、自体造血干细胞移植，可明显延长患者的寿命。对于年轻的患者，通过异基因造血干细胞移植可以治愈。

二、诊断标准

1. 国内诊断标准

（1）骨髓中浆细胞>15%，并有原始或幼稚浆细胞，或组织活检证实为浆细胞瘤。

（2）血清克隆性免疫球蛋白（M 蛋白）IgG>35 g/L；IgA>20 g/L；IgM>15 g/L；IgD>2 g/L；IgE>2 g/L；尿克隆性免疫球蛋白轻链（本周蛋白）>1 g/24 h。

（3）广泛骨质疏松和（或）溶骨性病变。

符合第 1 和第 2 项即可诊断为 MM。符合上述 3 项的为进展期 MM。诊断 IgM 型 MM 时，要求符合上述 3 项及其他 MM 相关临床表现。符合第 1 和第 3 项而缺少第 2 项者，属不分泌型 MM，应除外骨髓转移癌。

2. WHO 诊断标准　MM 的诊断需具备下列 1 项主要指标和 1 项次要指标，或者具备下列 3 项次要指标，但必须包括第 1 和第 2 项次要指标，并且患者应有 MM 相关临床表现。

（1）主要诊断指标：① 骨髓中浆细胞增多，>36%；② 骨髓活检病理检查证实为浆细胞瘤；③ 存在 M 蛋白，IgG>35 g/L；IgA>20 g/L；尿本周蛋白>1 g/24 h。

（2）次要诊断指标：① 骨髓中浆细胞增多，10%～30%；② M 蛋白存在，但水平低于主要诊断指标；③ 有溶骨性病变；④ 正常免疫球蛋白减少（<正常的 50%）：IgG<6 g/L；IgA<1 g/L；IgM<0.5 g/L。

（3）MM 的临床分期标准：Durie-Salmon 分期标准见表 9-4-1；国际骨髓瘤基金会的国际分期标准见表 9-4-2。

表 9 - 4 - 1　多发性骨髓瘤 Durie - Salmon 分期标准

分期	标准	浆细胞数/m²
Ⅰ	符合下列各项：① Hb>100 g/L；② 血钙正常；③ X线检查骨骼正常或只有孤立的浆细胞瘤；④ M蛋白 IgG<50 g/L；IgA<30 g/L；尿本周蛋白<4 g/24 h	<0.6×10¹²
Ⅱ	介于Ⅰ期和Ⅲ期之间	(0.6~1.2)×10¹²
Ⅲ	符合下列一项：① Hb<85 g/L；② 血钙>2.98 mmol/L；③ 多处进行性溶骨病变；④ M蛋白 IgG>70 g/L；IgA>50 g/L；尿本周蛋白>12 g/24 h	>1.2×10¹²

表 9 - 4 - 2　国际骨髓瘤基金会的多发性骨髓瘤国际分期标准

分　期	标　准
Ⅰ	β_2 微球蛋白<3.5 mg/L，白蛋白>35 g/L
Ⅱ	介于Ⅰ期和Ⅲ期之间
Ⅲ	β_2 微球蛋白>5.5 mg/L

三、误诊文献研究

1. 文献来源及误诊率　2004—2013 年发表在中文医学期刊并经遴选纳入误诊疾病数据库的 MM 误诊文献共 231 篇，累计误诊病例 3 230 例。70 篇文献可计算误诊率，误诊率 55.13%。

2. 误诊范围　本次纳入的 3 230 例 MM 误诊疾病谱颇为广泛，误诊疾病达 131 种，共 3 488 例次，涉及 16 个系统或专科，以运动系统和泌尿系统疾病居多。居前三位的误诊疾病为肾炎、肾功能不全、骨质疏松症。主要误诊疾病见表 9 - 4 - 3，少见误诊疾病见表 9 - 4 - 4。102 例次仅作出贫血、昏迷、腹水待查诊断，42 例次初诊诊断不明确。

表 9 - 4 - 3　多发性骨髓瘤主要误诊疾病

疾病系统	病种数	误诊疾病	例　次	百分比(%)
运动系统疾病	21		1 331	38.16
		骨质疏松症	299	8.57
		骨折	231	6.62
		腰椎间盘突出症	235	6.24
		腰肌劳损	130	3.73
		骨质增生	123	3.53
		骨继发恶性肿瘤	100	2.87
		骨结核	48	1.38
		骨肿瘤	36	1.03
		骨关节炎	33	0.95
		颈椎病	25	0.72
		肋软骨炎	19	0.54
		肩关节周围炎	13	0.37
		腰椎退行性变	8	0.23
		坐骨神经痛	7	0.20
		筋膜炎	4	0.11

疾病系统	病种数	误诊疾病	例 次	百分比（%）
		其他（6种）	20	38.16
泌尿系统疾病	8		789	22.62
		肾炎	332	9.52
		肾功能不全	309	8.86
		肾病综合征	74	2.12
		泌尿系感染	61	1.75
		泌尿系结石	9	0.26
		其他（3种）	4	22.62
呼吸系统病	10		346	9.92
		肺炎	256	7.34
		胸膜炎	33	0.95
		上呼吸道感染	20	0.57
		肺癌	11	0.32
		胸膜间皮瘤	8	0.22
		支气管炎	7	0.20
		肺结核	5	0.14
		其他（3种）	6	0.17
血液疾病	14		265	7.60
		营养性贫血	79	2.26
		再生障碍性贫血	41	1.18
		血小板减少性紫癜	35	1.00
		缺铁性贫血	32	0.92
		肾性贫血	21	0.60
		巨幼细胞性贫血	11	0.32
		急性白血病	11	0.32
		浆细胞增多	8	0.23
		骨髓增生异常综合征	7	0.20
		溶血性贫血	5	0.14
		其他（4种）	15	0.43
风湿免疫疾病	8		167	4.79
		类风湿性关节炎	57	1.63
		风湿性关节炎	55	1.58
		痛风	16	0.46
		强直性脊柱炎	15	0.43
		风湿热	14	0.40
		系统性红斑狼疮	7	0.20
		其他（2种）	3	0.09
神经系统疾病	15		128	3.67
		脑血管病	54	1.55
		肋间神经痛	30	0.86
		神经病理性疼痛	11	0.32
		多发性周围神经病	9	0.26

续表

疾病系统	病种数	误诊疾病	例　次	百分比（%）
		脊髓占位性病变	8	0.23
		脑瘤	5	0.14
		其他（9种）	11	0.32
消化系统疾病	11		107	3.07
		肝硬化	45	1.29
		胃肠炎	28	0.80
		胆囊炎胆石病	9	0.26
		胃十二指肠溃疡	4	0.11
		肠梗阻	4	0.11
		其他（6种）	17	0.49
循环系统疾病	12		117	3.35
		冠心病	75	2.15
		心力衰竭	11	0.32
		高血压性肾病	10	0.29
		心肌病	7	0.20
		其他（8种）	14	0.40
其他	29		94	2.69
		甲状旁腺功能亢进症	15	0.43
		糖尿病性肾病	12	0.34
		营养不良	7	0.20
		甲状腺功能亢进症	5	0.14
		带状疱疹	5	0.14
		其他（24种）	50	1.43

表9-4-4　多发性骨髓瘤少见误诊疾病

疾病系统	误诊疾病
感染性疾病	败血症、钩虫病、传染性单核细胞增多症
循环系统疾病	心肌炎、心源性晕厥、心脏神经症、心律失常、病态窦房结综合征、高血压病、感染性心内膜炎、肺栓塞、下肢静脉血栓形成
血液系统疾病	骨髓纤维化、淋巴瘤、免疫相关性全血细胞减少症、巨球蛋白血症、脾功能亢进
消化系统疾病	胰腺炎、上消化道出血、肠道肿瘤、肠结核、阑尾炎、十二指肠憩室、胃息肉
神经系统疾病	多发性脑神经炎、肺性脑病、肝性脑病、前庭神经炎、Guillain-Barre综合征、癫痫、病毒性脑膜炎、硬膜外血肿
运动系统疾病	胸椎结核、脊柱炎、骨髓炎、脊髓炎、截瘫、骨囊肿、骨软骨炎、股骨头缺血性坏死、骨嗜酸性粒细胞性肉芽肿、臀部良性肿瘤、软组织肉瘤、软组织损伤、纤维织炎
妇产科病	功能失调性子宫出血、围绝经期综合征、子宫内膜癌、子宫内膜炎、子宫肌瘤
其他	间质性肺疾病、肺脓肿、慢性阻塞性肺疾病、甲状腺功能减退症、糖尿病、高渗性高血糖状态、乳腺癌、肾动脉硬化、肾癌、黄色瘤、淀粉样变病、牙龈炎、眼眶肿瘤、鼻出血、鼻窦炎、皮下囊肿

3. 医院级别　本次纳入统计的3 230例MM误诊3 488例次，其中误诊发生在三级医院2 524例次（72.36%），二级医院946例次（27.12%），一级医院17例次（0.49%），其他医疗机构1例次

（0.03%）。

4.　**确诊手段**　本次纳入的 3 230 例 MM 中，2 128 例（65.88%）经骨髓检查确诊，1 085 例（33.59%）经实验室特异性生化免疫学检查确诊，17 例（0.53%）经手术病理检查确诊。

5.　**误诊后果**　本次纳入的 3 230 例 MM，均为Ⅱ级误诊后果，因为 MM 为恶性肿瘤，故一旦误诊病情必然导致拖延，提醒临床医生对 MM 的诊断愈加重视。

四、误诊原因分析

依据本次纳入的 231 篇文献分析的误诊原因出现频次，经计算机统计归纳为 11 项，以经验不足而缺乏对该病认识、未选择特异性检查项目和诊断思维方法有误为主要原因，见表 9-4-5。

表 9-4-5　多发性骨髓瘤误诊原因

误诊原因	频　次	百分率（%）	误诊原因	频　次	百分率（%）
经验不足，缺乏对该病的认识	195	84.42	并发症掩盖了原发病	19	8.23
未选择特异性检查项目	98	42.42	多种疾病并存	2	0.87
诊断思维方法有误	89	38.53	医院缺乏特异性检查设备	2	0.87
缺乏特异性症状和体征	83	35.93	病人或家属不配合检查	1	0.43
问诊及体格检查不细致	63	27.27	药物作用的影响	1	0.43
过分依赖或迷信辅助检查结果	23	9.96			

1.　**经验不足，缺乏对该病的认识**　MM 虽然临床表现复杂，涉及多系统。但它仍然有其特点，首诊医生缺乏对该病临床表现特殊性认识是误诊的主要原因之一。MM 临床多表现为高钙血症（hypercalcemia）、肾功能不全（renal insufficiency）、贫血（anemia）和骨病（bone lesions），被称之为CRAB。这些症状和体征是肿瘤性浆细胞的数量效应，肿瘤细胞和基质细胞克隆性球蛋白产物或细胞因子所致。而这些症状和体征是以症候群方式出现。很有意思的是"crab"的英文意义为"蟹或捕蟹"，如果我们只抓住螃蟹一条腿，就会被它抓伤；正如我们只见到 MM 的个别症状和体征，就做出诊断极易误诊。从本统计可以看出，误诊单病种前 10 位的依次是肾炎、肾功能不全、骨质疏松症、肺炎、骨折、腰椎间盘突出症、腰肌劳损、骨质增生、骨继发恶性肿瘤、贫血待查。上述常见误诊的 10 种疾病就像是医生分别抓住螃蟹的 10 条腿，要正确地诊断 MM，就得抓住整个"螃蟹（CRAB）"。

2.　**未选择特异性检查项目**　MM 的诊断更多是依赖实验室检查，以此找到肿瘤性浆细胞及其克隆性球蛋白产物。医生必须通过纷繁的临床表现，抓住 MM 的实验室检查的特点，才能做出正确的诊断。从表 9-4-5 可以看出，"未选择特异性检查项目"是误诊的第二位原因，这反映出首诊医生缺乏对 MM 特异性实验检查特点的认识。张天弼和廖建军对 117 例 MM 患者误诊科室按误诊率由高到低排序，依次为骨科、肾内科、泌尿外科、呼吸科等，说明误诊与 MM 的骨病、肾脏损害、肺部感染的患者就诊取向，以及这些非血液科医生缺乏 MM 特异实验检查的认识密切相关。MM特异性的实验检查包括：骨髓涂片与活检的形态学、病理学和流式细胞术检查发现肿瘤性浆细胞、血与尿的蛋白电泳、免疫固定电泳和游离轻链检测找到 M 蛋白的依据。骨髓形态学和病理学检查是 MM 最根本的诊断依据，在一般的医院均可完成；而后者需要较高的设备和条件，在较大的医院才能完成，但这无关紧要。一篇涉及 112 例 MM 误诊原因分析的文章显示，MM 多误诊为骨骼肌肉疾病和肾脏疾病，占 60.7%，最终选择骨髓涂片形态学检查而诊断，可见简便易行的骨髓形态学检查具有特殊性诊断意义。

3.　**诊断思维方法有误**　医生缺乏正确的临床思维是误诊的主要原因之一，分别表现为诊断思维有误、问诊查体不仔细、过分依靠医技检查以及不能透过并发症和药物影响看到疾病的本质。从上述误诊的种种原因分析可以看出，误诊有如下临床思维的错误。首先是缺乏深入的调查研究，缺乏对病情的全面掌握，根据支离破碎的临床表现就做出临床诊断；其二，为临床表面现象所迷惑，没有抓住疾病的本质；其三，"瞎子摸象"，缺乏对临床现象综合思考；其四，不按类比的诊断方法去把握诊断，犯了"主观臆断"的错误。前面已经提到，MM 的临床表现好像有 10 条腿的螃蟹，绝大多数的误诊都是医师仅触摸到了螃蟹的 1 条腿，就妄加诊断，而这些诊断往往是症状性的，未接触到疾病的本质。正可谓"一叶障目不见泰山""抓住一点不及其余"。

五、防范误诊措施

疾病的误诊是在所难免。"失败乃成功之母"，总结误诊的原因和规律，采取针对性的措施，就可以尽量做到少误诊，最后做到不误诊。根据循证医学依据和临床经验，提出如下防范误诊启示。

1. 深化对 MM 的认识　从上述误诊原因的分析中，可以看出缺乏对 MM 的认识是造成误诊的主要原因。因此，加强并深化临床各相关专科医师对 MM 的认识是正确诊断的关键。MM 是骨髓的克隆性浆细胞肿瘤，是中老年的常见疾病。它以骨质破坏、克隆性球蛋白增加以及全身多系统损害为其临床表现特点，临床上多出现骨质疏松、骨质破坏、病理性骨折、肾功能损害、贫血、感染、高钙血症、高黏滞度综合征等复杂的临床征象。对于中老年患者，若出现任何这些表现，均应高度怀疑 MM 的可能性。形态学和生化检查可揭示特征性肿瘤性浆细胞及其克隆性免疫球蛋白。对于非血液科医生，往往缺乏对该疾病的认识，当他们又不得不面对时，易被 MM 的各种各样的临床表象所迷惑，而做出错误的诊断。要正确地诊断 MM，除了加深对其病理生理、发病机制、临床表现、特殊的实验室检查的认识，别无他法。

2. 掌握 MM 诊断标准　疾病的诊断标准是临床正确诊断的指南，因此，掌握 MM 的诊断标准是正确诊断的前提。纵观 MM 诊断标准，不外乎两个方面：第一是肿瘤性浆细胞的存在；第二是肿瘤性浆细胞产生的克隆性免疫球蛋白。MM 临床表现虽然多样、纷繁、复杂，但均与肿瘤性浆细胞和克隆性免疫球蛋白密切相关。临床表现是 MM 的表征，抓住了肿瘤性的浆细胞及其克隆球蛋白，才是抓住了疾病的本质。对于中老年患者，如有 CRAB 往往提示 MM 的可能性，就应进一步确定是否存在肿瘤性浆细胞及其克隆性球蛋白，如此，才不会被 MM 的个别或组合的临床征象所迷惑，做出正确的诊断。

3. 选择针对性的实验室检查手段是诊断 MM 的关键　为抓住 MM 的疾病本质，应用特殊的实验室检测是必不可少的。特殊的实验室检查包括两个方面。一是从形态学、病理学的角度，寻找肿瘤性浆细胞；二是生化学的角度，找到肿瘤细胞生产的克隆性免疫球蛋白。骨髓穿刺涂片与活检通过细胞形态、免疫组化染色以及骨髓细胞流式细胞术分析可以发现肿瘤性浆细胞；对患者的血清和尿液的蛋白电泳和免疫固定电泳，以及血清游离轻链的检测可以找到克隆性免疫球蛋白存在的依据。特别是后者，对于非分泌的 MM 是必要的。MM 是骨髓组织的肿瘤，它对患者骨质存在不同程度的破坏。骨质疏松、溶骨性改变和病理性骨折是常见的，可以通过包括骨骼的 X 线照片、CT 扫描、MRI 等影像学检查加以揭示。MM 的骨质破坏是非特异的，但溶骨性病变可以作为 MM 的次要诊断条件。总之，寻找肿瘤性浆细胞及其克隆性球蛋白是诊断 MM 的关键。

4. 培养正确的临床思维　正确的临床思维是正确诊断的基础。临床诊断应遵循三步骤：首先是调查研究，收集资料；其二，分析与综合，抽象与概括，形成诊断假设（初步设想）；其三，进行有针对性的实验室检查；最后，在充分掌握临床和实验室及医技检查资料的基础上，进行全面系统的综合分析，通过应用类比诊断法和排外诊断法，最后做出临床诊断。所谓类比诊断法，即将所获得的临床和实验室及医技检查的资料与 MM 的诊断标准进行比对，如果符合的就考虑疾病为 MM。临床医生只有深入了解病情,进行正确的临床思维才可能避免误诊。

综上,MM是常见的血液肿瘤,只要我们把握它的临床和实验室检查的特点及其诊断标准,应用正确的临床思维,就可以避免误诊,做出正确的诊断和治疗。

(曾　敏　羊裔明)

第五节　过敏性紫癜

一、概述

1. 发病特点　过敏性紫癜是一种小血管受累的多系统血管炎性疾病,受累血管的部位、大小、损伤范围及潜在的病理学决定其表型和严重性。以非血小板减少的可触摸的紫癜、腹痛、关节炎、肾炎等为其临床表现特征。为纪念 Schonlein 和 Henoch 对其发现所作的贡献,故又被称之为 Henoch-Schonlein 紫癜(Henoch-Schonlein purpura,HSP)。本病主要见于儿童,成人患病较少。HSP 大多发生于儿童,17 岁以下儿童年发病率为 20/10 万,发病高峰年龄为 4~6 岁,多见于男性,男:女的比例为 2:1。大多流行于冬春两季。

2. 发病机制　HSP 的病因尚不能完全确定。受到细菌、病毒、真菌、寄生虫感染,摄入牛奶、鸡蛋、海鲜等食物,以及在某些药物(抗生素、磺胺、非甾体消炎药)、虫咬、预防接种等致敏因素的作用下,有过敏体质者产生变态反应,中性粒细胞向血管壁趋化,并释放炎性介质和蛋白酶,引起小血管(毛细血管、毛细血管前动脉和毛细血管后静脉)炎症和通透性增高。免疫荧光染色显示受累血管壁有 IgA 为主和免疫复合物的沉积,或者 IgM、IgG 及其相应的免疫复合物的沉积。有明显血尿的患者,可检出抗系膜细胞抗原的 IgG 型抗体。

3. 临床表现　HSP 的临床表现涉及多个系统,主要包括:① 前驱症状为多数患者发病前 1~3 周出现上呼吸道感染。② 皮肤表现:几乎所有患者均可出现高出皮肤的紫癜,其对称分布于下肢、上肢伸面皮肤,以及臀部两侧。紫癜总是出现在外踝,并且许多时候是唯一出现的部位。头皮、面部和手脚可发生水肿。皮下出血可发生于任何部位,但常见于阴囊、眼睑和结膜。③ 关节表现:全身大小关节均可受累,表现为疼痛,可伴有水肿或压痛,最易累及踝关节和膝关节,但并不遗留关节永久性损害。④ 消化道表现:2/3 的患者有消化道受累,恶心、呕吐、腹泻、脐周疼痛和血便是主要的腹部症状。有 14%~36% 腹部症状先于皮肤紫癜出现。严重的腹部并发症发生率为 5%,其中以肠套叠为最常见,偶见肠缺血性坏死、肠穿孔、瘘管形成、急性阑尾炎、上消化道出血、胰腺炎、假膜性肠炎等并发症。⑤ 泌尿系表现:30%~80% 患者肾脏受累,主要表现为镜下血尿和蛋白尿,少部分患者为肉眼血尿,严重者可发生肾病或肾炎综合征,很少发生肾功能不全。肾脏受累严重者缓解后有 25% 的患者复发,且与上呼吸道感染相关。泌尿系的病变往往发生在皮肤、关节和胃肠道症状之后 4~8 周,个别患者的血尿可作为 HSP 的首发表现。

4. 治疗原则　治疗原则主要为 3 方面:① 祛除诱因:防治上呼吸道感染;清除慢性局部病灶,如扁桃体炎、鼻窦炎、龋齿等;驱除肠道寄生虫,避免接触致敏的食物、药物及环境。② 对症支持治疗:对于大多数患者,为自发缓解过程,无需特殊处理。通过休息、水电解质平衡、营养、饮食调理等支持治疗即可痊愈。③ 药物治疗:对有荨麻疹和神经性皮炎者可给予抗组胺药和静脉补充钙剂;对于腹痛者给予阿托品或山莨菪碱解痉镇痛;对于消化道出血者可使用质子泵抑制剂和止血药;对于关节疼痛者可予以非甾体消炎药。对于上述药物,对症支持治疗效果差的关节痛、腹痛、消化道严重出血或肾脏损害患者给予糖皮质激素静脉冲击治疗或持续口服维持治疗。对于糖皮质激素治疗效果不理想者可以加用硫唑嘌呤、环磷酰胺等免疫抑制剂。大部分患者在 2～3 周内恢复，少部分患者可反复发作，大约 2% 的患者可出现肾衰竭。

二、诊断标准

发病前 2 周有上呼吸道感染症状及全身不适；皮肤出现大小不一的丘疹样、可触摸的紫癜，以双下肢为明显，呈对称性分布，偶可伴荨麻疹、多形性红斑；病程中可出现出血性肠炎、关节痛、紫癜性肾炎。有以上临床表现，血小板计数及凝血图正常，受累部位病理学检查显示小血管炎，其周围有中性粒细胞聚集，免疫荧光染色见血管炎病灶内有 IgA 和补体 C3 沉积，排除其他引起血管炎的疾病如冷球蛋白综合征、高球蛋白性紫癜、毛细血管扩张性紫癜、色素沉着性紫癜性苔藓样皮炎等后，即可确诊 HSP。

三、误诊文献研究

1. 文献来源及误诊率　2004—2013 年发表在中文医学期刊并经遴选纳入误诊疾病数据库的 HSP 误诊文献共 291 篇，累计误诊病例 3 240 例。77 篇文献可计算误诊率，误诊率 20.19%。

2. 误诊范围　通过对误诊文献分析发现，本次纳入的 HSP 误诊范围非常广泛，误诊疾病达 72 种，共 3 284 例次，涉及 13 个系统或专科，以消化系统疾病居多，误诊疾病系统分布及主要误诊疾病见表 9-5-1。居前三位的误诊疾病为胃肠炎、阑尾炎、肠系膜淋巴结炎。少见的误诊疾病包括泌尿系感染、肾结核、急性肾衰竭、肾挫伤、睾丸扭转、睾丸炎、结核性腹膜炎、肠坏死、胆管蛔虫病、病毒性肝炎、幽门梗阻、腹部创伤、十二指肠恶性肿瘤、肌肉损伤、骨关节炎、皮炎、皮肤溃疡、生长痛、血管神经性水肿、多形红斑、Poncet 病、幼年特发性关节炎、急性白血病、伤寒、流行性腮腺炎、支气管哮喘、痛经、脑血管病、食物中毒、药物过敏反应、药疹。7 例次初诊诊断不明确。

表 9-5-1　过敏性紫癜误诊疾病及系统分布

疾病系统	病种	误诊疾病	例　次	百分比（%）
消化系统疾病	28		2 740	83.43
		胃肠炎	779	23.72
		阑尾炎	545	16.60
		肠系膜淋巴结炎	199	6.06
		胃十二指肠溃疡	169	5.15
		消化道出血	160	4.87
		肠道蛔虫病	135	4.11
		肠痉挛	133	4.05
		急性出血性坏死性肠炎	110	3.35
		肠梗阻	111	3.38
		急性胰腺炎	102	3.11
		肠套叠	98	2.98
		急性糜烂出血性胃炎	40	1.22
		溃疡性结肠炎	29	0.88
		腹膜炎	20	0.61
		胃黏膜病变	19	0.58
		胆囊炎	18	0.55
		梅克尔憩室	16	0.49

续表

疾病系统	病种	误诊疾病	例 次	百分比(%)
		Crohn 病	15	0.46
		消化道穿孔	13	0.40
		其他(9 种)	29	0.88
感染性疾病	5		131	3.99
		细菌性痢疾	119	3.62
		败血症	7	0.21
		其他(3 种)	5	0.15
泌尿系统疾病	9		113	3.44
		急性肾小球肾炎	73	2.22
		泌尿系结石	20	0.61
		肾病综合征	8	0.24
		其他(6 种)	12	0.37
风湿免疫性疾病	5		112	3.41
		风湿性关节炎	76	2.31
		风湿热	26	0.79
		类风湿性关节炎	8	0.24
		其他(2 种)	2	0.06
运动系统疾病	6		53	1.61
		关节炎	39	1.19
		化脓性关节炎	8	0.24
		肌肉损伤	3	0.09
		其他(3 种)	3	0.09
皮肤疾病	5		27	0.82
神经系统疾病	3		27	0.82
呼吸系统疾病	3		17	0.52
血液系统疾病	2		7	0.21
循环系统疾病	2		6	0.18
中毒性疾病	1		2	0.06
妇产科疾病	1		1	0.03

3. 容易误诊为过敏性紫癜的疾病 经对误诊疾病数据库全库检索发现,116 篇文献 41 种疾病共 244 例曾经误诊为 HSP,居前三位的疾病为系统性红斑狼疮、干燥综合征和肺炎支原体肺炎,主要病种见表 9-5-2。尚有 39 例最终确诊为:狼疮性肾炎、艾滋病、流行性脑脊髓膜炎、感染性心内膜炎、变应性血管炎、结节性多动脉炎、风湿热、急性发热性非化脓性结节性脂膜炎、幼年特发性关节炎、缺血性肠病、黑斑息肉病、急性出血性坏死性肠炎、胆管蛔虫病、病毒性肝炎、药疹、急性白血病、多发性骨髓瘤、溶血尿毒综合征、血栓性血小板减少性紫癜、朗格汉斯细胞组织细胞增生症、白色萎缩、肺结核、甲状腺功能减退症、有机磷农药中毒、寻常型银屑病、蕈样肉芽肿、水痘、组织细胞增生性坏死性淋巴结炎。

表 9-5-2　容易误诊为过敏性紫癜的疾病

确诊疾病	例　数	百分比(%)	确诊疾病	例　数	百分比(%)
系统性红斑狼疮	50	20.49	麻疹	10	4.10
干燥综合征	38	15.57	肾综合征出血热	9	3.69
肺炎支原体肺炎	26	10.66	嗜酸性粒细胞性胃肠病	8	3.28
肠套叠	15	6.15	新生儿气胸	5	2.05
维生素 C 缺乏	15	6.15	手足口病	3	1.23
急性阑尾炎	12	4.92	月经疹	3	1.23
肝豆状核变性	11	4.51			

4. 医院级别　本次纳入统计的 3 240 例 HSP 误诊 3 284 例次,其中误诊发生在三级医院 1 668 例次(50.79%),二级医院 1 480 例次(45.07%),一级医院 101 例次(3.08%),其他医疗机构 35 例次(1.07%)。

5. 确诊手段　本次纳入的 3 240 例 HSP 中,3 216 例(99.26%)根据症状体征及辅助检查确诊,24 例(0.74%)经内镜下肉眼所见确诊。

6. 误诊后果　本次纳入的 3 240 例 HSP 中,3 227 例文献描述了误诊与疾病转归的关联,13 例预后与误诊关联不明确。按照误诊数据库对误诊后果的分级评价标准,可统计误诊后果的病例中,3 006 例(93.15%)为Ⅲ级后果,未因误诊误治造成不良后果,215 例(6.66%)造成Ⅱ级后果,其中 210 例行不必要的手术,5 例因误诊误治导致不良后果;6 例(0.19%)造成Ⅰ级后果,均为死亡。

四、误诊原因分析

依据本次纳入的 291 篇文献分析的误诊原因出现频次,经计算机统计归纳为 8 项,以经验不足而缺乏对该病认识、问诊及体格检查不细致为主要原因,见表 9-5-3。

表 9-5-3　过敏性紫癜误诊原因

误诊原因	频　次	百分率(%)	误诊原因	频　次	百分率(%)
经验不足,缺乏对该病的认识	217	74.57	未选择特异性检查项目	50	17.18
问诊及体格检查不细致	192	65.98	过分依赖或迷信辅助检查结果	37	12.71
诊断思维方法有误	105	36.08	病人主述或代述病史不确切	3	1.03
缺乏特异性症状和体征	100	34.36	并发症掩盖了原发病	1	0.34

1. 缺乏对 HSP 复杂多样表现的认识　HSP 是全身小血管受累的多系统血管炎性疾病,临床表现的系统性、多样性和复杂性,加上接诊医师经验不足、缺乏对该病的认识是造成误诊的根本原因。HSP 的病变常常涉及皮肤、胃肠道、关节、肾脏,少数患者出现咯血、癫痫等呼吸系统和神经系统症状。大多数患者以典型的皮肤症状首发,容易做出正确的诊断,误诊较少;而对以胃肠道、肾脏或关节症状为首发临床表现者,误诊率较高,特别是以胃肠症状首发者为甚。所以特别是消化科医师也应掌握 HSP 的发病特点及临床表现,以减少误诊。本次文献对 24 篇文献的误诊率统计显示,HSP 的平均误诊率为 21.12%。单组文献报道显示,HSP 整体误诊率为 10.64%~31.25%。以胃肠道症状首发者误诊率最高,误诊率在 51.52%~93%;以关节症状首发的误诊率为 20%,以皮肤和肾脏症状首发者的误诊率分别为 4%。

2. 问诊及体格检查不细致　HSP 典型的皮肤症状和体征,或先或后终将出现,这是一个不争的规律。以皮肤表现为首发亦占绝大多数。国内报道以皮肤症状首发者 60.9%~80.9%。但一些医生问诊和查体不细致,诊断思维方法偏颇,遗漏了先于胃肠道、关节、肾脏表现的皮肤紫癜的病史,或忽视患者双侧踝部、臀部或耳后等隐匿部位的皮肤紫癜,也造成了部分患者的误诊。

3. 缺乏特异性症状体征　HSP 临床表现的系统性和多样性,导致了该病缺乏特异性症状和体征,加之缺乏简便易行的特殊检查手段,临床诊断往往依靠临床症状和体征,容易造成误诊。该病较为典型的临床症状和体征是其无血小板减少的皮肤对称性、突出于皮面的紫癜,多见于双下肢和臀部皮肤。如果这些皮肤的症状和体征出现于学龄前和学龄儿童,并且有一定的诱发因素,做出 HSP 的诊断一般不会出错。首发于胃肠道、关节、肾脏的 HSP 患者,在典型的皮肤症状和体征出现之前,有些经验不足的医生在缺少针对性检查和检验的情况下,容易误诊为消化道、关节和肾脏的疾病。

4. 其他原因导致的误诊　HSP 血管特殊的病理学改变,应该是 HSP 诊断的金标准,但其难以成为诊断的常规手段,这也是造成 HSP 误诊的重要原因。HSP 患者在致敏因素的作用下,产生变态反应,中性粒细胞向血管壁趋化,并释放炎性介质和蛋白酶,引起小血管(毛细血管、毛细血管前动脉和毛细血管后静脉)炎症和通透性增高,这是 HSP 的致病机制和临床表现的原因,通过病理学检查进行诊断,是准确诊断的基石。但 HSP 临床诊断治疗的紧迫性,以及病理学检查的有创性和费时,使得该项检查难以为临床医生和病人及其家属所接受,这也为 HSP 的误诊留下了伏笔。

五、防范误诊措施

1. 深化对 HSP 临床特点和诊断标准的认识　深化对 HSP 的认识,全面掌握 HSP 的诊断标准,了解鉴别诊断要点,是防范 HSP 误诊的关键。HSP 是全身性、系统性血管炎性疾病,好发于学龄前和学龄儿童。77.05%～82.34% 发生于冬春两季。有明确诱因者高达 83.14%,其中上呼吸道感染和肠道感染 70.79%。患者在病程中都会出现特征性皮疹,皮疹呈紫癜性对称分布于下肢和上肢伸面皮肤以及臀部的两侧。紫癜性皮疹总是出现在外踝,并且许多时候只出现在外踝;5 岁以下的儿童开始可能为全身性荨麻疹,后来发展为紫癜性阶段。常见于头皮、面部和手足的水肿,以及阴囊、眼睑和结膜的皮下出血。2/3 的患者胃肠道受累,并常常表现为腹痛,有 14%～36% 的患者消化道症状先于皮疹出现。3/4 的患者可有关节肿痛,主要涉及膝关节和踝关节,以关节痛首发者为 2.8%。肾脏受累的 30%～80%,以显微镜下血尿或蛋白尿为主要表现;一般说来,多在其他系统症状出现之后,以肾脏症状首发相应少见。

2. 全面问诊和系统的体格检查　全面问诊和系统的体格检查是掌握 HSP 临床表现特点必不可少的手段,是防范误诊的可靠保证。其实,在临床工作中,HSP 往往需要紧急诊断,主要靠临床的诊断和鉴别诊断。病理学的检查是诊断的金标准,但由于其损伤性和报告的滞后性而难以开展。因此,临床医生应特别留意有无前驱感染、特殊药物与食物的摄入、特殊环境的接触、预防接种等诱发因素。有 1/3 的患者可反复发作,部分患者皮疹为一过性。因此,不能遗忘询问患者有无一过性的皮疹以及高出皮面紫癜的反复发作史。查体时,应注意隐蔽部位的体征,如耳后和臀部皮疹、阴囊皮下出血;要特别注意外踝有无紫癜。亦不可忽视 HSP 患者少见的临床表现,如阴囊、眼周和手足水肿、肺出血、癫痫、中风、意识改变。病史的遗漏、体征的失察是造成 HSP 误诊的主要原因,如果客观、全面地掌握了患者的病史和体征,就可以减少 90% 以上的误诊。

3. 掌握 HSP 误诊的规律　HSP 误诊有一定的规律,掌握它的规律,就可以防患于未然。HSP 的误诊往往发生于先于皮肤发作的胃肠型、关节型和肾脏型 HSP,特别是以胃肠症状首发者误诊率极高,而以皮肤首发者误诊很少。文献报道以胃肠症状首发者误诊率 51.52%～93%。因此,对于有胃肠道症状 HSP,特别是以胃肠道症状为首发症状的患者,尤其对发生于冬春季恶心、呕吐、腹痛和便血的学龄前和学龄儿童,在排除消化道常见疾病和急腹症的情况下,应首先考虑

HSP 的可能,绝不能掉以轻心,妄加诊断。HSP 的胃肠道症状以恶心、呕吐、腹痛和血便为主,发生严重的胃肠道并发症不超过 5%。胃肠道症状重、而体征轻是 HSP 临床表现的特点。但必须判断真正需要外科处置的并发症,如肠套叠、阑尾炎、缺血性肠坏死、肠穿孔等。为避免 HSP 合并急腹症的误诊和误治,对有下列情况者应及时进行剖腹探查:① 腹痛进行性加剧,伴腹膜炎体征者;② 腹腔穿刺抽出血液或脓液,被怀疑为肠坏死或穿孔者;③ 肠梗阻样症状不缓解,而怀疑为肠梗阻者;④ 消化道大出血,经支持治疗无缓解,并伴休克或腹膜炎体征者。

4. 进行必要的实验室检查和辅助检查 为了确保 HSP 的诊断准确性,进行一些实验室检查和影像学检查是必要的。首先,应进行血、尿和粪便常规及粪便隐血检查。血常规检查可揭示有无血小板减少,HSP 患者血小板计数正常,如有血小板减少则不诊断 HSP;部分患者嗜酸性粒细胞比例升高;消化道出血重者,血红蛋白可能下降。粪便常规可排除细菌性痢疾的诊断;94.64% HSP 腹型患者粪便隐血试验阳性。发现血尿和蛋白尿,对于捕捉 HSP 的肾脏损害是极为必要的。第二,对于以消化道症状首发的患者,进行胃肠内窥镜检查,可以发现 HSP 胃肠道特征性病变,对于以消化道首发者的检出率可达到 100%,有助于作出正确的诊断。HSP 时胃肠道内窥镜下表现为黏膜充血、水肿、红斑、黏膜下出血、糜烂和多发性溃疡,整个胃肠道均可受累,但以十二指肠降部和回肠的病变最为突出。第三,对于怀疑有急腹症的患者,钡灌肠 X 线造影、B 超、CT 等影像学检查对确定有无外科急腹症是必要的。对于疑难病例可行受累部位的病理学检查,以助诊。

(曾　敏　羊裔明)

参考文献

[1] A Clinical Evaluation of the International Lymphoma Study Group of Non-Hodgkin's Lymphoma. The Non-Hodgkin's Lymphoma Classification Project[J]. Blood, 1997,89(11):3909-3918.

[2] Andriani A, Zullo A, Di Raimondo F, et al. Clinical and endoscopic presentation of primary gastric lymphoma: a multicentre study[J]. Aliment Pharmacol Ther, 2001,23(6):721-726.

[3] Cornelissen JJ, Blaise D. Hematopoietic stem cell transplantation for patients with AML in first complete remission[J]. Blood, 2016,127(1):62-70.

[4] Curado MP, Edward B, Shin H R, et al. Patterns of leukemia incidence in five continents Vol. IX[M]. Lyon:IARC Scientific Publications,2009:642-657.

[5] Dombret H, Gardin C. An update of current treatments for adult acute myeloid leukemia[J]. Blood, 2016,127(1):53-61.

[6] D'Amore F, Christensen B E, Brincker H, et al. Clinicopathological features and prognostic factors in extranodal non-Hodgkin lymphomas[J]. Eur J Cancer, 1991,27(10):1201-1208.

[7] Estey EH. Acute myeloid leukemia:2013 update on risk-stratification and management[J]. American Journal of Hematology, 2013,88(4):318-327.

[8] Fielding AK. How I treat Philadelphiachromosomepositive acute lymphoblastic leukemia[J]. Blood, 2010,116(18):3409-3417.

[9] Gardner-Medwin JM, Dolezalova P, Cummins C, et al. Incidence of Henoch-Schonlein purpura, Kawasaki disease, and rare vasculitides in children of different ethnic origins[J]. Lancet,2002,360(9341):1197-1202.

[10] James L. Rubenstein, Neel K, et al. How I treat CNS lymphomas[J]. Blood, 2013,122(14):2318-2330.

[11] Kaushansky K, Lichtman M A, Beutler E, et al. Willians Hematology (Eight Edition)[M]. New York: McGraw-hill Companies, 2011:1651-1681.

[12] Kawasaki Y, Ono A, Ohara S, et al. Henoch-Schonleinpurpura nephritis in childhood: Pathogenesis

prognostic factors and treatment[J]. Fukushima J Med Sci, 2013,59(1):1522.

[13] Khanduri U, Sharma A. Megaloblastic anaemia: prevalence and causative factors[J]. Natl Med J India, 2007,20(4):172 - 175.

[14] LaCasce AS, Kho ME, Jonathan W. Comparison of Referring and Final Pathology for PatientsWith Non-Hodgkin's Lymphoma in the National Comprehensive Cancer Network[J]. J Clin Oncol, 2011,26(31):5107 - 5112.

[15] Lindenbaum J. Status of laboratory testing in diagnosis of megaloblastic anemia[J]. Blood, 1983,61(4): 624 - 627.

[16] Mertsoylu H, Muallaoglu S, Besen AA, et al. Primary Extranodal Non-Hodgkin's Lymphoma: Clinico-pathological Features, Survival and Treatment Outcome in Two Cancer Centers of Southern Turkey[J]. Asian Pac J Cancer Prev, 2014,15(17):7207 - 7211.

[17] Mishra P, Das S, Kar R, et al. Primaryextranodal non-Hodgkin lymphoma: A 3-year record-based descriptive study from a tertiary care center in Southern India[J]. Indian J Pathol Microbiol, 2015,58(3):296 - 300.

[18] Psyrri A, Papageorgiou S, Economopoulos T. Primary extranodal lymphomas of stomach: clinical presentation, diagnostic pitfalls and management[J]. Annals of Oncology, 2008,19(12):1992 - 1999.

[19] San Miguel J. Multiple myeloma: a model for scientific and clinical progress[J]. Hematology Am Soc Hematol Educ Program, 2014,2014(1):1 - 7.

[20] Seckinger A, Hose D. Dessecting the clonal architecture of multiple myeloma[J]. Hematology Education, 2015,9(1):173 - 179.

[21] Shima N, Kobashi Y, Tsutsui K, et al. Extranodal non-Hodgkin's lymphoma of the head and neck[J]. Cancer, 1990,66(6):1190 - 1197.

[22] Song IC, Lee HJ, Kim HJ, et al. A multicenter retrospective analysis of the clinical features of pernicious anemia in a Korean population[J]. J Korean Med Sci, 2013,28(2):200 - 204.

[23] Stewart K, Richardson PG, San-Miguel JF. How I treat multiple myeloma in younger patients? [J]. Blood, 2009,114(27):5436 - 5443.

[24] Swerdlow SH, Campo E, Harris NL, et al. WHO Classification of Tumours of Heamatopoietic and Lymphoid Tissues[M]. Lyon: IARC Press,2008.

[25] Venkatraman L,Catherwood MA, Patterson A, et al. Role of polymerase chain reaction and immunocytochemistry in the cytological assessment of lymphoid proliferations[J]. J Clin Pathol, 2006,59(11):1160 - 1165.

[26] Walker BA, Morgan GJ. From monoclonal gammopathy of undetermined significance to symptomatic multiple myeloma:genetic heterogeneity on all levels[J]. Hematology Education, 2013,7(1):211 - 215.

[27] Wang YH, Yan F, Zhang WB, et al. An investigation of vitamin B12 deficiency in elderly inpatients in neurology department[J]. Neurosci Bull, 2009,25(4):209 - 215.

[28] Weiss PF. Pediatric vasculitis[J]. Pediatr Clin North Am, 2012,59(2):407 - 423.

[29] Wouters BJ, Delwel R. Epigenetics and approaches to targeted epigenetic therapy in acute myeloid leukemia[J]. Blood, 2016,127(1):42 - 52.

[30] Xie Y, Davies SM, Xiang Y, et al. Trends in Leukemia Incidence and Survival in the United States (19731998)[J]. Cancer, 2003,97(9):2229 - 2235.

[31] Yang WC, Chen C, Wu HP. Etiology of nontraumatic acute abdomen in pediatric emergency departments [J]. World J Clin Case, 2013,16(9):297 - 284.

[32] 蔡群,赵建英,吴蕙芳. 儿童过敏性紫癜 178 例临床分析[J]. 交通医学,2007,21(23):307 - 308.

[33] 方贞花,徐海莲,金红梅. 腹痛为首发症状的过敏性紫癜临床分析 34 例[J]. 中国医药指南,2010,8(32): 95 - 97.

[34] 福建省医学会血液学分会临床协作组. 2011—2012 年福建省新发成人急性白血病发病情况调查[J]. 2015,36(9):733 - 738.

[35] 黄献文,林希平. 过敏性紫癜 25 例误诊分析[J]. 华夏医学,2007,20(6):1354 - 1355.

［36］简敦炳,吴双红,黄荣华,等.鼻 NK/T 细胞淋巴瘤 11 例临床分析［J］.临床耳鼻咽喉科杂志,2005,19(14):638-639.

［37］姜波,蒋志勇,张海军.临床输血与检验多发性骨髓瘤实验室特点及误诊分析［J］.临床输血与检验,2010,7(12):268-269.

［38］金春姬.小儿腹型过敏性紫癜误诊分析［J］.中国实用医药,2007,2(29):58.

［39］李怀玉,郑琦,梁丽俊.48 例儿童淋巴细胞白血病分析［J］.宁夏医学院学报,2007,29(2):168-170.

［40］李向东.老年人贫血原因及误诊分析［J］.现代医药卫生,2007,23(3):185.

［41］刘美英,舒桂华,吴震.小儿过敏性紫癜 26 例误诊原因分析［J］.临床误诊误治,2005,18(5):309.

［42］陆晔,李蓉,潘丁寿,等.急性白血病外周血特点及其临床误诊关系研究［J］.现代医药卫生,2005,21(11):14-21.

［43］罗桂平,叶小汉,炼文华.122 例过敏性紫癜临床分析［J］.国际医药卫生导报,2008,14(17):43-45.

［44］任桂梅.老年人巨幼红细胞性贫血 52 例临床分析［J］.广西医科大学学报,2010,27(5):805-806.

［45］邵荣昌,邹翠蓉.儿童腹型过敏性紫癜 80 例临床特点分析［J］.中国中西医结合儿科学,2012,4(4):363-364.

［46］王吉耀,廖二元,胡品津.内科学［M］.北京:人民卫生出版社,2005.

［47］王旭,姜美珍,李刚,等.79 例非霍奇金淋巴瘤误诊分析［J］.吉林大学(医学版),2005,31(2):214.

［48］吴瑞萍,胡亚美,诸福棠.实用儿科学［M］.7 版.北京:人民卫生出版社,2002.

［49］易纯慧,尹强.腹型紫癜误诊与小儿急腹症［J］.临床小儿外科杂志,2007,6(5):77-78.

［50］殷慧玲,裴敬平,朱连成.消化道症状首发的过敏性紫癜 26 例分析［J］.中国乡村医生杂志,2005,12(9):51.

［51］尹艳秋,赵学良,张小飞,等.过敏性紫癜胃镜特征与临床分析［J］.实用儿科杂志,2006,21(11):691-692.

［52］张莉,段丽萍,吕玉敏.腹型过敏性紫癜的临床和内镜表现［J］.中华消化内镜杂志,2005,22(1):25-28.

［53］张天弼,廖建军.多发性骨髓瘤 117 例分析［J］.中国基层医药,2006,13(6):1018-1019.

［54］张西亮.成人腹型过敏性紫癜的临床分析［J］.中国医药导报,2006,30(3):20-21.

［55］张之南,沈悌.血液病诊断及疗效标准［M］.3 版.北京:科学出版社,2007.

［56］周伟.33 例小儿过敏性紫癜误诊分析［J］.医学临床研究,2006,23(6):913-914.

［57］朱跃华.腹型过敏性紫癜 30 例误诊分析［J］.江苏大学学报,2005,15(5):455-456.

第十章　呼吸系统疾病

第一节　肺结核病

一、概述

肺结核病(pulmonary tuberculosis)是结核分枝杆菌引起的慢性肺部感染性疾病。肺结核是目前全球最严重、造成死亡人数最多的单一传染性疾病,严重影响人民健康,是我国重点防治疾病之一。对肺结核病及时、准确的诊断和彻底治愈患者,不仅在于恢复患者健康,更是消除传染源、控制结核病流行的重要措施。近年来随着细菌学、影像学、免疫学等诊断技术的进展,短程化学疗法的广泛应用和老龄患者、耐药损害等肺结核患者、合并糖尿病患者的增多,使肺结核的诊断和治疗日趋复杂。

临床上有以下临床表现应考虑肺结核的可能,应进一步行痰和胸部 X 线检查:① 咳嗽、咳痰 3 周或以上,可伴有咯血、胸痛、呼吸困难等症状。② 发热(常午后低热),可伴盗汗、乏力、食欲缺乏、体重减轻、月经失调。③ 结核变态反应引起的过敏反应,如结节性红斑、泡状结膜炎和 Poncet 病等。④ 结核菌素(PPD - C 5TU)皮肤试验:我国是结核病高流行国家,儿童普种卡介苗,阳性对诊断结核病意义不大,但对未种卡介苗儿童则提示已受结核分枝杆菌(简称结核菌)感染或体内有活动性结核病。当呈强阳性时表示机体处于超过敏状态,发病概率高,可作为临床诊断结核病的参考指征。⑤ 肺结核患者肺部体征常不明显。肺部病变较广泛时可有相应体征,有明显空洞或并发支气管扩张时可闻及中小水泡音。康尼峡缩小提示肺尖有病变。同时应注意约有 20% 活动肺结核患者也可以无症状或仅有轻微症状。

二、诊断

1. 病原学诊断　标本来源可有痰液、超声雾化导痰、下呼吸道采样、支气管冲洗液、支气管肺泡灌洗液(BALF)、肺及支气管活检标本。涂片检查采用 Ziehl-Neelsen 抗酸染色和荧光染色法。集菌法阳性率高于直接涂片法。涂片染色阳性只能说明抗酸杆菌存在,不能区分是结核菌还是非结核分枝杆菌。由于我国非结核分枝杆菌发病较少,故检测出抗酸杆菌对诊断结核病有极重要的意义。直接涂片方法简单、快速,但敏感性不高,应作为常规检查方法。涂片阴性不能排除肺结核,连续检查≥3 次,可提高其检出率。

2. 血清学诊断　血清学诊断可成为结核病的快速诊断手段,但由于血清抗结核抗体检查特异性欠强,敏感性较低,尚需进一步研究。

3. 影像学诊断　肺结核的 X 线表现并无特征性改变,可有如下特点:① 多发生在肺上叶尖后段、肺下叶背段、后基底段;② 病变可局限,也可多肺段侵犯;③ X 线影像可呈多形态同时存在(即同时呈现渗出、增殖、纤维和干酪性病变),也可伴有钙化;④ 易合并空洞;⑤ 可伴有支气管播散灶;⑥ 可伴有胸腔积液、胸膜增厚或粘连;⑦ 呈球形病灶(结核球)时直径多在 3 cm 以内,周围可有卫星病灶,内侧端可有引流支气管征;⑧ 病变吸收慢(1 个月以内变化较小)。

胸部 CT 扫描对以下情况有补充性诊断价值:发现胸内隐匿部位病变(包括气管、支气管内病变);早期发现肺内粟粒阴影;诊断有困难的肿块阴影、空洞、孤立结节和浸润阴影的鉴别诊断;了解肺门及纵隔淋巴结肿大情况,鉴别纵隔淋巴结结核与肿瘤;少量胸腔积液、包裹积液、叶间积液和其他胸膜病变的检出;囊肿和实体肿块的鉴别。

4. 菌阴肺结核的诊断　菌阴肺结核是指 3 次痰涂片及 1 次痰培养阴性的肺结核,其诊断标准为:① 典型肺结核临床症状和胸部 X 线表现;② 抗结核治疗有效;③ 临床可排除其他肺结核性肺部疾病;④ PPD(5U)试验强阳性,血清抗结核抗体阳性;⑤ 痰结核菌 PCR＋探针检测呈阳性;⑥ 肺外组织病理学检查证实结核病变;⑦ BALF 检出抗酸分枝杆菌;⑧ 支气管或肺部组织病理证实结核病变。具备上述 1～6 中 3 项或 7～8 条中任何 1 项可确诊。

5. 结核病分类　参照 1999 年结核病分类标准,临床上将结核病分为:① 原发性肺结核:为原发结核感染所致的临床病症,包括原发综合征及胸内淋巴结结核。② 血行播散型肺结核:包括急性血行播散型肺结核(急性粟粒型肺结核)及亚急性、慢性血行播散型肺结核。③ 继发型肺结核:是肺结核中的一个主要类型,包括浸润性、纤维空洞及干酪性肺炎等。④ 结核性胸膜炎:临床上已排除其他原因引起的胸膜炎,包括结核性干性胸膜炎、结核性渗出性胸膜炎、结核性脓胸。⑤ 其他肺外结核:按部位及脏器命名,如骨关节结核、结核性脑膜炎、肾结核、肠结核等。

在诊断肺结核时,可按上述分类名称书写诊断,并应注明范围(左、右侧、双侧)、痰菌和初、复治情况。

三、误诊文献研究

1. 文献来源及误诊率　2004—2013 年发表在中文医学期刊并经遴选纳入误诊疾病数据库的肺结核病文献共 670 篇,总误诊病例 18 240 例。174 篇文献可计算误诊率,误诊率 37.01%。

2. 误诊范围　本次纳入的 18 240 例肺结核误诊疾病达 130 余种,共误诊 18 512 例次。误诊疾病涉及近 20 个系统或专科,以呼吸系统、循环系统和感染性疾病居多,见表 10-1-1。因各型肺结核误诊范围差异较大,误诊单病种分布情况按肺结核分型统计阐述。

表 10-1-1　肺结核病误诊疾病系统分布

疾病系统	误诊例次	百分比(%)	疾病系统	误诊例次	百分比(%)
呼吸系及胸部疾病	17 118	92.47	代谢性疾病	15	0.08
循环系疾病	174	0.94	妇产科疾病	13	0.07
感染性疾病	164	0.89	运动系疾病	13	0.07
耳鼻咽喉疾病	132	0.71	血液及淋巴系疾病	12	0.06
神经系疾病	105	0.57	泌尿系疾病	11	0.06
风湿免疫疾病	78	0.42	内分泌疾病	10	0.05
消化系及腹部疾病	59	0.32	其他	608	3.28

3. 医院级别　本次纳入统计的 18 240 例肺结核误诊 18 512 例次,其中误诊发生在三级医院 8 404 例次(45.40%),二级医院 8 721 例次(47.11%),一级医院 1 127 例次(6.09%),其他医疗机构 260 例次(1.40%)。

4. 确诊手段　本次纳入的 18 240 例肺结核,以病理学诊断和细胞学诊断居多,分别占 37.49% 和 35.43%,见表 10-1-2。

表 10 - 1 - 2 肺结核确诊手段

确诊手段	检查方法	例 数	百分比(%)
病理学诊断		6 838	37.49
	内镜下活检	4 695	25.74
	手术病理检查	1 062	5.82
	经皮穿刺活检	506	2.77
	尸体解剖	8	0.04
	具体方法不明的病理学诊断	567	3.11
细胞学诊断		6 463	35.43
	分泌物排泄物脱落细胞检查	6 359	34.86
	胸腔穿刺	104	0.57
实验室特异性生化免疫学检查		1 990	10.91
影像学诊断		1 701	9.33
	X线检查	489	2.68
	CT检查	294	1.61
	具体方法不明的影像学诊断	918	5.03
根据症状和体征及辅助检查		365	2.00
临床试验性治疗后确诊		883	4.84

5. 误诊后果 本次纳入的 18 240 例肺结核中，17 984 例(98.59%)的文献描述了误诊与疾病转归的关联，256(1.40%)例预后与误诊关联不明确。按照误诊数据库对误诊后果的分级评价标准，可统计误诊后果的病例中，17 601 例(97.87%)为Ⅲ级误诊后果，即未因误诊误治造成不良后果，见表 10 - 1 - 3。

表 10 - 1 - 3 肺结核误诊后果

误诊后果级别	误诊后果	例 数	百分比(%)
Ⅰ级		136	0.76
	死亡	88	0.49
	后遗症	48	0.27
Ⅱ级		247	1.37
	因误诊误治导致病情迁延或不良后果	148	0.82
	手术扩大化或不必要的手术	99	0.55
Ⅲ级	发生误诊误治未造成不良后果	17 601	97.87

四、误诊原因分析

依据本次纳入的 678 篇文献提供的误诊原因中出现频次，经计算机统计归纳为 16 项，居前三位的误诊原因是缺乏特异性症状和体征、经验不足而缺乏对本病认识及未选择特异性检查项目，见表 10 - 1 - 4。

表 10 - 1 - 4　肺结核病误诊原因

误诊原因	频次	百分率(%)	误诊原因	频次	百分率(%)
缺乏特异性症状和体征	393	57.96	药物作用的影响	38	5.60
经验不足,缺乏对该病的认识	303	44.69	并发症掩盖了原发病	26	3.83
未选择特异性检查项目	294	43.36	医院缺乏特异性检查设备	18	2.65
过分依赖辅助检查结果	241	35.55	病人主述或代述病史不确切	9	1.33
诊断思维方法有误	152	22.42	病人或家属不配合检查	9	1.33
问诊及体格检查不细致	136	20.06	病理诊断错误	4	0.59
多种疾病并存	84	12.39	对专家权威、先期诊断的盲从心理	4	0.59
影像学诊断原因	83	12.24	病理组织取材不到位	2	0.29

　　典型性肺结核根据典型的症状、体征和肺部影像表现及痰检出抗酸杆菌易于诊断;不典型性肺结核症状和体征不典型,胸部影像学改变和部位易变,病菌检出率不高,易于被其他疾病的症状所掩盖,加之临床诊断过程的不规范,极易出现误诊或漏诊,延误治疗、增加肺结核播散。

　　肺结核病的患者症状差异性较大,典型者可有咳嗽、咳痰并伴有咯血、胸痛、呼吸困难等呼吸系统症状,以及发热(常午后低热)、盗汗、乏力、食欲降低、体重减轻、月经失调等全身症状。PPD 及 T - spot 的阳性虽能说明受试者有可能感染了结核分枝杆菌,但在我国这样的结核病高流行国家、儿童普遍接种卡介苗,二者的阳性对诊断结核的意义并不大。因此仅通过临床症状和常规检查难以做到准确诊断,常常需要一些操作较复杂的检查来确诊,加之如果病情危重或医院条件所限,患者很难去做这些操作风险较大的检查。可见,提高对非典型肺结核的认识、保持对结核警惕、及时采用特异性检查是减少肺结核误诊的有效手段。

五、各型肺结核误诊概况

　　1. 肺结核球　肺结核球多由干酪样病变吸收和周边纤维膜包裹成干酪样空洞阻塞而成,80%以上有卫星灶。临床表现缺乏特异性,尤其老年患者易误诊为周围型肺癌。

　　670 篇文献中,肺结核球误诊文献 20 篇共 167 例病例,其中 5 篇文献可计算误诊率,误诊率 33.74%。167 例肺结核球共误诊为 5 种疾病 168 例次,其中以肺癌居多,占 88.69%(149/168),其他误诊疾病依次为肺错构瘤(8 例,4.76%)、肺炎性假瘤(6 例,3.57%)、非继发性恶性肿瘤(3 例,1.79%)和支气管炎(2 例,1.19%)。

　　2. 结核性胸膜炎　结核性胸膜炎是结核菌由近胸膜的原发病灶直接侵入胸膜,或经淋巴管血行播散至胸膜而引起的渗出性炎症。临床主要表现为发热、咳嗽伴病侧胸痛、气急等,临床上常分为干性胸膜炎、渗出性胸膜炎、结核性脓胸 3 种类型,后者少见。

　　670 篇文献中,结核性胸膜炎误诊文献 24 篇共 291 例病例,其中 3 篇文献可计算误诊率,误诊率 47.74%。此组病例延误诊断时间最短 3 天,最长 3 个月。

　　291 例结核性胸膜炎共误诊为 25 种疾病 292 例次,居前三位误诊疾病为癌性胸腔积液、上呼吸道感染、支气管炎。少见误诊疾病包括消化不良、胃肠炎、结节性非化脓性脂膜炎、阑尾炎、扁桃体炎、化脓性胸膜炎、肺癌、急性肾衰竭、骨关节病、Meigs 综合征、伤寒等,5 例次漏诊,2 例次仅作出胸腔积液待查诊断。主要误诊疾病见表 10 - 1 - 5。

表 10 - 1 - 5　结核性胸膜炎主要误诊疾病

误诊疾病	误诊例次	百分比(%)	误诊疾病	误诊例次	百分比(%)
癌性胸腔积液	96	32.88	肋间神经病理性疼痛	8	2.74
上呼吸道感染	53	18.15	类风湿性肺病	7	2.40
支气管炎	36	12.33	低蛋白血症	6	2.05
心力衰竭	16	5.48	病毒性心肌炎	5	1.71
冠心病	13	4.45	肺炎	5	1.71
胆囊炎	10	3.42	结缔组织病	3	1.03
系统性红斑狼疮	8	2.74	胰腺炎	3	1.03

　　但与此同时,也有相当多的疾病容易误诊为结核性胸膜炎。经研究者对误诊疾病数据库全库检索发现,515 篇文献 62 种疾病共 2 518 例曾经误诊为结核性胸膜炎,其中以肺癌及心力衰竭居多,主要疾病见表 10 - 1 - 6。尚有 20 例最终确诊为:急性发热性非化脓性结节性脂膜炎、胸膜良性肿瘤、肉芽肿性多血管炎、脾淋巴瘤、腹膜恶性肿瘤、自身免疫性肝炎、嗜酸粒细胞增多综合征、噬血细胞综合征、动脉导管未闭、胃癌、药物性肝炎、自发性食管破裂、心包囊肿、心肌梗死后综合征、支气管哮喘、空蝶鞍综合征、糖尿病性肾病、结核性脑膜炎、新型隐球菌性脑膜炎、气管异物、带状疱疹、侵蚀性葡萄胎、胸腺瘤、维生素 B_1 缺乏症、马尔尼菲青霉病及伤寒。

表 10 - 1 - 6　容易误诊为结核性胸膜炎的疾病

确诊疾病	例　数	百分比(%)	确诊疾病	例　数	百分比(%)
肺癌	1 101	43.73	扩张型心肌病	9	0.36
心力衰竭	274	10.88	白血病	7	0.28
胸膜间皮瘤	246	9.77	膈疝	6	0.24
癌性胸腔积液	204	8.10	主动脉夹层	6	0.24
肺吸虫病	190	7.55	艾滋病	6	0.24
肺栓塞	124	4.92	慢性肾衰竭	6	0.24
系统性红斑狼疮	56	2.22	成人 Still 病	6	0.24
肺非霍奇金淋巴瘤	48	1.91	皮肌炎	5	0.20
恙虫病	21	0.83	布鲁杆菌病	5	0.20
甲状腺功能减退症	20	0.79	畸胎瘤	4	0.16
肺炎	18	0.71	肝脓肿	4	0.16
肝硬化	18	0.71	多发性大动脉炎	4	0.16
心包炎	17	0.68	胰腺炎	3	0.12
多发性骨髓瘤	16	0.64	退行性心脏瓣膜病	3	0.12
肝癌	15	0.60	卵巢癌	3	0.12
肺结节病	12	0.48	血气胸	3	0.12
Meigs 综合征	11	0.43	支气管肺囊肿	3	0.12
肺包虫病	9	0.36	干燥综合征	3	0.12

　　从表 10 - 1 - 5 和表 10 - 1 - 6 可见,结核性胸膜炎、心力衰竭、癌性胸腔积液、胸膜间皮瘤等疾病存在容易互相误诊的现象,值得临床上鉴别诊断时加以重视。

　　3. 血行播散型肺结核　结核菌一次或反复多次进入血液循环,造成肺部病变以及相应的病理、病理生理学改变和临床表现者称为血行播散型肺结核,造成全身多脏器病变时则称血行播散型结核病。血行播散型肺结核是一种危重结核病,由原发型肺结核发展而来,也可由其他结核干酪样灶破溃到血源引起。该病多见于儿童,成人亦可发生。随着人口老龄化和老年人寿命的延长以及结核病疫情的回升,老年血行播散型肺结核病有增多趋势。

2004—2013年发表在中文医学期刊并经遴选纳入误诊疾病数据库的血行播散型肺结核病误诊文献共27篇,累计误诊病例655例。14篇文献可计算误诊率,误诊率44.85%。

655例血行播散型肺结核共误诊为64种疾病888例次,误诊疾病涉及13个系统或专科,但以呼吸系统疾病居多,误诊疾病系统分布见表10-1-7。居前三位的误诊疾病为肺炎、上呼吸道感染和肺癌,共占43.47%,主要误诊疾病见表10-1-8。少见误诊疾病包括恙虫病、病毒性肝炎、川崎病、肺源性心脏病、特发性肺含铁血黄素沉着症、气胸、淋巴瘤、过敏性紫癜、肝硬化、系统性红斑狼疮、幼年特发性关节炎、类风湿性关节炎、骨关节炎、风湿性关节炎、喉癌、精神障碍、面神经麻痹、口腔溃疡、肠梗阻、阑尾炎、急性肾炎、附睾炎、肾结核、药疹。漏诊4例次,14例次仅作出发热、贫血、失明等症状待查,8例次初诊诊断不明确。

表 10-1-7 血行播散型肺结核误诊疾病系统分布

疾病系统	误诊例次	百分比(%)	疾病系统	误诊例次	百分比(%)
呼吸系统疾病	586	65.99	血液及淋巴系疾病	11	1.24
感染性疾病	94	10.59	运动系统疾病	7	0.79
神经系统疾病	69	7.77	泌尿系统疾病	6	0.68
循环系统疾病	27	3.04	代谢性疾病	6	0.68
耳鼻咽喉疾病	24	2.70	妇产科疾病	3	0.34
消化系统疾病	12	1.35	其他	32	3.60
风湿免疫疾病	11	1.24			

表 10-1-8 血行播散型肺结核病主要误诊疾病

误诊疾病	误诊例次	百分比(%)	误诊疾病	误诊例次	百分比(%)
肺炎	211	23.76	营养不良	6	0.68
上呼吸道感染	94	10.59	白血病	6	0.68
肺癌	81	9.12	扁桃体炎	6	0.68
支气管炎	73	8.22	结肠炎	5	0.56
间质性肺疾病	60	6.76	腰椎退行性病变	5	0.56
伤寒	48	5.41	心肌炎	4	0.45
脓毒症	32	3.60	胃肠炎	4	0.45
化脓性脑膜炎	29	3.27	风湿热	4	0.45
病毒性脑炎	26	2.93	产褥期感染	3	0.34
尘肺	23	2.59	肺继发恶性肿瘤	3	0.34
淋巴结炎	21	2.36	肺结节病	3	0.34
咽喉炎	17	1.91	急性呼吸窘迫综合征	3	0.34
慢性阻塞性肺疾病	13	1.46	泌尿系感染	3	0.34
肺脓肿	12	1.35	流行性乙型脑炎	3	0.34
脑血管病	10	1.13	脑瘤	3	0.34
热射病	8	0.90	支气管哮喘	3	0.34
细菌性痢疾	7	0.79			

4. 支气管结核 支气管结核是指病灶发生在气管、支气管黏膜、黏膜下层,还可侵犯其肌层甚至软骨的结核病变。成人支气管结核最常见的感染途径是肺内病灶中结核分枝杆菌直接植入支

气管黏膜,其次肺内病灶也可通过支气管周围组织侵及支气管黏膜;结核分枝杆菌也能经血行播散和淋巴引流首先侵袭支气管黏膜下层,然后累及黏膜层。儿童支气管结核多因邻近纵隔淋巴结核侵蚀支气管,引起结核性支气管炎。原发性支气管结核极少见。单纯支气管结核因临床表现缺乏特异性,早期胸部 X 线甚至 CT 检查基本正常,往往造成漏诊、误诊。多数患者是在出现气管狭窄或肺不张时,进行气管镜检查才发现。

在 670 篇肺结核误诊文献中,气管支气管结核误诊文献 134 篇共 3 985 例误诊病例,40 篇文献可计算误诊率,误诊率 60.40%。

3 985 例支气管结核误诊为 21 种疾病共 4 042 例次,居前三位误诊疾病为支气管炎、肺癌、肺炎,占 64.61%,主要误诊疾病见表 10 - 1 - 9。80 例次分别作出发热、咯血、胸闷待查的症状诊断;125 例次漏诊,43 例次初诊诊断不明确。

表 10 - 1 - 9　支气管结核主要误诊疾病

误诊疾病	误诊例次	百分比(%)	误诊疾病	误诊例次	百分比(%)
支气管炎	971	24.02	肺结节病	11	0.27
肺癌	827	20.46	尘肺	6	0.15
肺炎	814	20.14	肺脓肿	5	0.12
支气管哮喘	654	16.18	纵隔淋巴瘤	5	0.12
支气管扩张	260	6.43	肺中叶综合征	4	0.10
咽喉炎	97	2.40	冠心病	2	0.05
上呼吸道感染	64	1.58	间质性肺疾病	2	0.05
支气管异物	21	0.52	麻疹	1	0.02
胸膜炎	18	0.45	肉芽肿性多血管炎	1	0.02
慢性阻塞性肺疾病	16	0.40	胃食管反流病	1	0.02
肺不张	14	0.35			

六、防范误诊措施

1. 高度警惕肺结核病　临床上对感染性疾病尤其是肺部感染性疾病要时刻注意排除有无结核感染的可能,对出现以下症状者更应高度怀疑肺结核病的可能:① 咳嗽、咳痰≥3 周,伴有咯血、胸痛、呼吸困难等症状者;② 发热(常午后低热),伴盗汗、乏力、食欲降低、体重减轻、月经失调者;③ 结核变态反应引起的过敏表现,如结节性红斑、泡性结膜炎等。

2. 加强对肺结核病临床特点的认知　临床医师对肺结核的特征应了然于胸,对各种医技检查的意义要有全面认识。肺结核胸部影像表现多有如下特点:① 多发于肺上叶尖后段、肺下叶背段、后基底段;② X 线影像可呈多形态表现,同时呈现渗出、增殖、纤维和干酪性病变,也可伴有钙化;③ 易合并空洞;④ 呈球形病灶时直径多<3 cm,周围可有卫星病灶,内侧端可有引流支气管征;⑤ 病变吸收慢(<1 个月变化较小)。

及时的胸部 CT 扫描有利于发现胸内隐匿部位病变、少量胸腔积液、包裹积液、叶间积液及早期肺内粟粒阴影,亦有利于了解肺门、纵隔淋巴结增大情况,以及鉴别肿块阴影、空洞、孤立结节和浸润阴影。

结核菌素试验及 T - spot 试验结果并非高度特异,许多因素可以影响实验结果,但其在临床应用上仍有意义,成人强阳性应提示活动性结核可能,应进一步检查;阴性者、特别是高浓度结核菌素试验仍阴性者则可排除结核;菌阴性肺结核诊断时除典型 X 线征象外多需结核菌素试验阳性加以佐证。

3. 反复痰检及诊断性治疗的重要意义 对鉴别确实存在困难者,反复痰检、侵入性检查及试验性抗结核治疗等更有必要。痰菌检查虽然阳性率不高(有研究报告痰菌阳性率仅为 30%),但反复痰涂片、痰培养(特别是晨起痰、混有血丝痰)或纤维支气管镜刷检均能有效提高检出率。对有胸腔积液的患者,应尽早明确积液的理化性质,必要时可行经皮肺穿刺、支气管镜活检、EBUS-TBNA、手术等进行病理及病理学检查。经反复完善检查仍不能确诊者,而临床上高度怀疑结核病,对其他治疗无效或效果不明显者,应及时给予诊断性抗结核治疗,症状及病变在 2～4 周内均有不同程度的改善者可确诊。

4. 重视鉴别诊断

(1) 肺炎:多起病急骤,有高热、寒战、肌肉关节疼痛、胸痛、气急等症状,普通细菌感染者影像学提示病变常局限于一个肺叶或肺段,血常规有白细胞及中性粒细胞增多,常规抗生素治疗有效,在很多时候有助于鉴别。但在主要表现为渗出性病变及干酪性肺炎时则鉴别相对困难,尽早取得病原学证据是鉴别结核与其他病原体感染的关键。

(2) 肺癌:肺门淋巴结结核与中心型肺癌、结核球与周围型肺癌应注意鉴别。肺癌以 40 岁以上吸烟男性多见,多数患者并无感染中毒症状,而以刺激性咳嗽、胸痛、消瘦等症状常见;胸部 CT 扫描肺癌者常有切迹、毛刺,结核球可有钙化、卫星灶,因此 CT 扫描常对鉴别有所帮助,并结合痰结核菌、脱落细胞、纤支镜检查及活检常能及时鉴别。

(3) 支气管炎:支气管炎尤其是慢性支气管炎在症状上与继发型肺结核高度相似,随着人口老龄化、人群免疫水平下降,老年人结核发病率逐渐增高,针对老年患者及免疫力低下者发生的支气管炎应高度警惕结核的存在,胸部 CT 检查与反复多次痰检有助于二者鉴别。

(4) 支气管扩张者:支气管扩张与肺结核均可以咯血为主要表现,多可于 HRCT 检查时发现支气管扩张、支气管管壁增厚、鼠尾征消失、"双轨征"及"印戒征"的表现,与肺结核鉴别,但应警惕化脓性支气管扩张时可并发结核感染,此时细菌学检查等有助于明确。

(5) 肺脓肿:肺脓肿易与空洞型肺结核相混淆,但仔细分析病情亦可有鉴别点:① 发病部位:肺脓肿空洞多见于肺下叶、脓肿周围浸润或纤维包裹重、空洞内常有气液平;结核空洞多发生在肺上叶、壁薄、气液平少见或浅平。② 症状、体征:肺脓肿起病急,高热,咯大量脓(臭)痰,白细胞及中性粒细胞升高,抗生素治疗有效;但在慢性纤维空洞性肺结核并发感染时与慢性肺脓肿鉴别十分困难,治疗效果、病理、反复痰检有助于鉴别。

综上所述,临床医生要警惕肺结核的流行现状,既要熟悉肺结核临床症状、体征,还要重视病史、胸部 X 线片及 CT 等影像检查、实验室检查以及一些特殊检查,如手术、支气管镜检查、胸腔穿刺病理活检等,辅以诊断性治疗,方可确实提高肺结核的临床诊断精确性。

(董霄松)

第二节　气道异物

一、概述

1. 定义及诱因 气道异物(Airway Foreign Body)指各种物体意外进入到喉、气管、支气管内造成气道的阻塞。较大的异物吸入引起中心气道(喉、气管及主支气管)阻塞可引起急性窒息,甚至危及生命;异物进入外周的支气管可引起急慢性咳嗽、反复发生的肺炎、肺不张、支气管狭窄、咯血、肺脓疡、脓胸、气胸和纵隔气肿等各种并发症;尖锐或有刺激性、腐蚀性的异物还可造成呼吸道的直接损伤。

气道异物在儿童较多见。在美国80%气道异物发生于15岁以下儿童,80%儿童气道异物发生于3岁以下的儿童。成人中气道异物病例较少见,多发生于75岁以上的老人。危险因素包括各种原因引起的意识障碍、吞咽和咳嗽功能障碍以及各种老年退行性神经系统疾病等。

2. 临床表现　气道异物的临床表现取决于异物的大小和性质、异物对气道的阻塞程度、阻塞的部位以及异物在气道内的时间。大的异物阻塞中心气道常表现为急性窒息,但更常见的是异物吸入下肺引起远端气道阻塞。异物在气道内存在较长时间时可造成较严重的长期并发症,可表现为类似其他疾病的症状,易误诊为其他良、恶性疾病。儿童气道异物常表现为呼吸窘迫、发绀以及意识改变,成人气道异物的表现一般不明显,常常表现为下呼吸道远端阻塞引起的急慢性咳嗽、喘息、发热、胸痛、呼吸困难和咯血等,偶尔也会有大的异物阻塞上呼吸道引起急性窒息。体格检查可发现弥漫或局限性哮鸣、局限性呼吸音减低、支气管呼吸音、羊鸣音、语音震颤增强等体征,约57%的患儿可表现为喘鸣、咳嗽、呼吸音减低三联征。

3. 影像学表现　气道异物的影像学表现取决于异物的性质、在气道内的位置,以及检查的时间。大多数气道异物在X线下不能显影,普通X线胸片常表现为阻塞性肺炎、肺实变、肺不张、气胸、一侧肺过度充气等。据报道儿童气道异物X线胸片诊断的敏感性约为70%～80%,成人的结果也相似。胸部CT因为分辨率较高,较普通X线胸片的敏感性高,常能发现气道异物。气道异物的胸部CT表现还包括并发症的征象,如过度充气、支气管扩张、肺叶实变、胸腔积液、纵隔淋巴结肿大、异物附近的支气管壁增厚等。但有时CT扫描的层厚也会影响较小异物的发现,气道炎症较重时也难以分辨有机异物。影像学检查未见异常不能除外气道异物。用高速多排CT数据进行三维重建的虚拟支气管镜技术可能提高气道异物的发现率。

气道异物的影像学诊断敏感性差,因此呼吸道内镜是诊断气道异物的重要方法。中心气道异物引起危及生命的窒息时应在保证气道通畅的情况下立即行喉镜或支气管镜检查以确定诊断和取出异物解除梗阻。气管或主支气管异物,一般需要硬质支气管镜进行检查治疗。在无危及生命的窒息时可选用可弯曲支气管镜进行诊断和治疗。一旦气道异物的诊断成立应立即取出异物以防黏膜炎症和肉芽组织生成。

二、诊断与鉴别诊断

1. 诊断标准　详细的病史、体格检查和影像学检查常可提供气道异物诊断的线索。支气管镜是明确诊断和治疗气道异物的重要方法。

对发生于儿童的阻塞大气道的异物,诊断和治疗常同时进行,通常采用全身麻醉下硬质支气管镜检查。对于疑诊气道异物的患儿,尽快行支气管镜检查可减少并发症和降低病死率。有经验的医生也可对非急诊的气道异物患儿行可弯曲支气管镜检查,这样可以避免全身麻醉和节省费用,但多数情况下难以成功取出异物。

对于成人非致命性的气道异物,可弯曲支气管镜是诊断的常用选择。可弯曲支气管镜可准确发现和定位小的气道异物,有经验的医生常可在诊断的同时采用可弯曲器械取出异物。

2. 鉴别诊断

(1)肺炎:气道异物容易引起肺炎,常在同一部位反复发生肺炎或抗感染治疗效果不好,一般以肺段、叶分布,发热等炎症反应较轻而影像学表现较重者,有时可发展为肺脓肿、脓胸等。对这类肺炎病例应及早进行支气管镜检查。

(2)支气管哮喘:气道异物有时可引起呼吸困难及哮鸣,类似哮喘发作的症状。但异物引起的呼吸困难一般为吸气性,引起局限性哮鸣音,用支气管舒张剂不能缓解症状,常规抗哮喘治疗效果不好。

(3)慢性阻塞性肺疾病急性加重:长期大量吸烟的老年患者,表现为慢性咳嗽、咳痰,进行性呼吸困难,常有感染诱因,体征一般为双肺弥漫性干啰音,常规治疗有效。

(4)肺癌:发病年龄较大,常有吸烟史或慢性肺病史,表现为乏力、纳差、咳嗽、痰中带血及体重减轻等,影像学检查可见肺内结节或肿块,常有毛刺和分叶现象,并可见纵隔淋巴结肿大。当气道异物阻塞引起阻塞性肺不张、阻塞性肺炎,或气道内异物引起气道黏膜肉芽增生时,需与肺部肿物鉴别。支气管镜下组织活检常可明确诊断。

三、误诊文献研究

1. 文献来源及误诊率 2004—2013 年发表在中文医学期刊并经遴选纳入误诊疾病数据库的气道异物误诊文献共 216 篇,累计误诊病例 3 545 例。50 篇文献可计算误诊率,误诊率 27.56%。

2. 误诊范围 本次纳入的 3 545 例气道异物误诊为 27 种疾病 3 618 例次,居前三位的误诊疾病为肺炎、支气管炎、支气管哮喘。少见误诊疾病包括肺真菌感染、肺中叶综合征、支气管结石、特发性肺含铁血黄素沉着症、喉梗阻、喉软骨软化病、喉肿瘤、闭合性颅脑损伤、脓胸。6 例次仅作出呼吸困难、咯血、抽搐待查症状诊断。主要误诊疾病见表 10-2-1。

表 10-2-1 气道异物主要误诊疾病

误诊疾病	误诊例次	百分比(%)	误诊疾病	误诊例次	百分比(%)
肺炎	1 516	41.90	上呼吸道感染	29	0.80
支气管炎	1 154	31.90	食管异物	27	0.75
支气管哮喘	230	6.36	胸膜炎	13	0.36
急性喉炎	193	5.33	肺脓肿	11	0.30
肺癌	163	4.51	百日咳	10	0.28
肺结核	74	2.05	心源性哮喘	7	0.19
肺不张	58	1.60	气胸	5	0.14
肺气肿	48	1.33	慢性阻塞性肺疾病	4	0.11
支气管扩张	48	1.33	支气管囊肿	4	0.11

3. 医院级别 本次纳入统计的 3 545 例气道异物误诊 3 618 例次,其中误诊发生在三级医院 1 891 例次(52.27%),二级医院 1 468 例次(40.57%),一级医院 257 例次(7.10%),其他医疗机构 2 例次(0.06%)。

4. 确诊手段 本次纳入的气道异物主要在各种条件下的肉眼所见确诊,确诊手段见表 10-2-2。

表 10-2-2 气道异物的确诊手段

确诊手段/检查项目	例 数	百分比(%)	确诊手段/检查项目	例 数	百分比(%)
肉眼所见	3 454	97.43	影像学检查	91	2.57
具体方法不明	37	1.04	CT 检查	41	1.16
手术肉眼所见	68	1.92	X 线检查	50	1.41
内镜下肉眼所见	3 349	94.47			

5. 误诊后果 本次纳入的 3 545 例气道异物中,3 535 例文献描述了误诊与疾病转归的关联,10 例预后与误诊关联不明确。按照误诊数据库对误诊后果的分级评价标准,可统计误诊后果的病

例中,3 501 例(99.04%)为Ⅲ级后果,未因误诊误治造成不良后果;28 例(0.79%)造成Ⅱ级后果,其中 9 例行不必要的手术,19 例因误诊误治导致不良后果;6 例(0.17%)造成Ⅰ级后果,其中 5 例死亡,1 例有后遗症。

四、误诊原因分析

依据本次纳入的 216 篇文献分析的误诊原因出现频次,经计算机统计归纳为 13 项,其中问诊及体格检查不细致、患者主述或代述病史不确切、经验不足而缺乏对该病认识为主要原因,见表 10-2-3。

表 10-2-3　气道异物误诊原因

误诊原因	频次	百分率(%)	误诊原因	频次	百分率(%)
问诊及体格检查不细致	140	64.81	患者故意隐瞒病情	27	12.50
患者主述或代述病史不确切	125	57.87	影像学诊断原因	25	11.57
经验不足,缺乏对该病的认识	97	44.91	并发症掩盖了原发病	11	5.09
未选择特异性检查项目	77	35.65	患者或家属不配合检查	10	4.63
过分依赖医技检查结果	66	30.56	医院缺乏特异性检查设备	8	3.70
诊断思维方法有误	42	19.44	多种疾病并存	1	0.46
缺乏特异性症状和体征	41	18.98			

1. 问诊及体格检查不细致　本组中占第一位的误诊原因为医生问诊、体格检查不细致,以致遗漏关键症状和体征所致。虽然很多气道异物患者不能回忆异物吸入的病史,但如果仔细询问症状发生前的病史,大多数患者仍可回忆起相关的情况,或回忆起一些线索,比如很多患者可清晰地记得某一症状发生的具体时间,有时家属可提供发病前后患者的呛咳线索,很多患者经提醒后可回忆起异物吸入的经过等。报道显示,如果仔细询问,80%~90%确诊气道异物的患者可问出呛咳的病史。同样,尽管大多数情况下气道异物吸入因缺乏特异的体征而常易与其他症状相似的疾病相混淆,但如果查体认真,也可以发现一些特别的表现。比如,有的气道异物患者有哮喘病史,喘息时极易误诊为哮喘急性发作,但仔细查体可能发现与一般哮喘发作不一样的体征,如吸气性啰音、局限性哮鸣音、吸气性三凹征等指示较大气道的阻塞。

2. 患者主述或代述病史不确切　气道异物常发生于儿童及老年人,常常不能提供清晰的病史,大多数患者的临床表现轻微且不特异,因此常易造成误诊或诊断延迟。很多气道异物的患者难以回忆异物吸入的病史,老人、儿童,特别是幼儿常不能正确地描述病史,有时患者甚至故意隐瞒病情,加之成人气道异物的症状一般很轻微且缺乏特异性(比如咳嗽),多数情况下以并发症如肺炎的临床表现为主。

3. 经验不足,缺乏对该病的认识　经验不足、对气道异物缺乏认识时,诊断延误并不少见,有时数周甚至数年都不能作出正确的诊断。例如一些有机异物,如花生等坚果可在吸入后迅速引起气道局部黏膜的炎症和肉芽组织形成,几周后开始反复发生肺炎,最后发展为支气管扩张。如果不能及时考虑到气道异物的可能性,极有可能会长期延误诊断。本组误诊的病例中,大多数都误诊为气道异物的并发症,如肺炎、肺部肿物、肺不张、支气管扩张等,或症状类似的其他疾病,如急性咽喉炎、支气管炎、支气管哮喘、肺气肿等。但这类病例一般都有反复发生、常规治疗方法效果差,或者某些症状无法用现有疾病解释等特点。

4. 未选择特异性检查项目　气道异物大部分难以通过常规 X 线胸片发现,或仅表现为阻塞性肺炎等并发症,易造成误诊。胸部 CT 的分辨率虽然较高,但容易漏诊较小的和有机异物,或因并发症的表现掩盖了异物。因此,不能因为影像学检查未能发现异物就轻易否定气道异物的诊断。支气管镜下发现异物是诊断和治疗气道异物的主要方法。有时在不能直接看到异物时,也能看到气道异物的一些间接征象,如气道内肉芽组织生成、局部脓肿等。在治疗效果不佳或反复发生的肺炎、不明原因的喘息、肺部占位、常规治疗无效的慢性阻塞性肺病或哮喘急性加重等情况下,应考虑支气管镜检查。如果临床高度疑诊气道异物,不论影像学是否支持,都应该进行支气管镜检查。

五、防范误诊措施

对于无法解释的和对常规治疗无明显效果的常见疾病,应考虑到气道异物的可能。① 年幼的儿童、老人尤其是合并各种原因引起的意识障碍、吞咽和咳嗽功能障碍以及各种老年退行性神经系统疾病等的老人突然发生下呼吸道症状,或常规治疗无效的肺炎、哮喘或哮吼、慢性阻塞性疾病急性加重等应考虑异物吸入的诊断。② 详细的有针对性的问诊和体格检查常可减少误诊的发生。③ 多数气道异物在影像学检查中不能显影,影像学检查未发现异物不能除外气道异物的诊断。④ 支气管镜是明确诊断和治疗气道异物的重要方法,如果临床高度疑诊气道异物,不论影像学是否支持都应该进行支气管镜检查。

(章　巍)

第三节　慢性阻塞性肺疾病相关并发症

一、概述

慢性阻塞性肺疾病(chronic obstructive pulmonary disease,COPD,简称慢阻肺)是一种以持续气流受限为特征的可以预防和治疗的疾病,其气流受限多呈进行性发展,与气道和肺组织对烟草烟雾等有害气体或有害颗粒的慢性炎症反应增强有关,这是一种严重危害人类健康的常见病、多发病,严重影响患者的生命质量,病死率较高,并给患者及其家庭以及社会带来沉重的经济负担。我国流行病学调查显示 40 岁以上人群中慢阻肺的患病率高达 8.2%。据"全球疾病负担研究项目(The Global Burden of Disease Study)"估计,2020 年慢阻肺将位居全球死亡原因的第 3 位。世界银行和世界卫生组织的资料表明,至 2020 年,慢阻肺将位居世界疾病经济负担的第 5 位。慢阻肺主要累及肺脏,但也可引起全身(或称肺外)的不良效应,可存在多种合并症,由于基础疾病的存在,引起急性合并症时容易漏诊误诊,本节重点探讨慢阻肺合并自发性气胸、急性心肌梗死和肺栓塞时的漏诊问题,以期引起呼吸科医师和急诊科医师的重视。

1. 发病机制　慢阻肺的发病机制尚未完全明了,吸入有害颗粒或气体可引起肺内氧化应激、蛋白酶和抗蛋白酶失衡及肺部炎症反应。慢阻肺患者肺内炎症细胞以肺泡巨噬细胞、中性粒细胞和 CD_8^+ T 细胞为主,激活的炎症细胞释放多种炎性介质,包括白三烯 B_4、IL-8、肿瘤坏死因子-α(TNF-α)等,这些炎性介质能够破坏肺的结构和(或)促进中性粒细胞炎症反应。自主神经系统功能紊乱,如胆碱能神经受体分布异常等,也在慢阻肺的发病中起重要作用。

2. 病理学表现　慢阻肺特征性的病理学改变存在于气道、肺实质和肺血管。在中央气道黏液分泌增加。在外周气道内,气道壁损伤和修复的过程导致气道壁结构重塑,胶原含量增加及瘢痕组织形成,引起固定性气道阻塞。肺实质破坏表现为小叶中央肺气肿,涉及呼吸性细支气管的扩张和破坏。血管改变以血管壁增厚为特征。慢阻肺晚期继发肺源性心脏病(肺心病)时,部分患者可见多发性肺细小动脉原位血栓形成。

3. 临床表现

(1)症状:慢阻肺的特征性症状是慢性和进行性加重的呼吸困难、咳嗽和咳痰。常见症状:① 呼吸困难:这是慢阻肺最重要的症状,活动后气短是慢阻肺最具特征的临床表现。早期仅在劳力时出现,例如登楼,提重物或快速步行时。之后逐渐加重,以致日常活动,包括穿脱衣服、洗漱等最基本生活,甚至休息时也感到气短。② 慢性咳嗽:通常为首发症状,初起咳嗽呈间歇性,早晨较重,以后早晚或整日均有咳嗽,但夜间咳嗽并不显著。③ 咳痰:咳嗽后通常咳少量黏液性痰,部分患者在清晨较多,合并感染时痰量增多,常有脓性痰。④ 喘息和胸闷:这不是慢阻肺的特异性症状,部分患者特别是重症患者有明显的喘息,听诊有广泛的呼气相哮鸣音,胸部紧闷感常于劳力后发生,与呼吸费力和肋间肌收缩有关。⑤ 其他症状:在慢阻肺的临床过程中,特别是程度较重的患者可能会发生全身性症状,如体重下降、食欲减退、外周肌肉萎缩和功能障碍、精神抑郁、乏力、焦虑等。

(2)体征:慢阻肺的早期体征可不明显,随着疾病进展,常出现以下体征:① 视诊及触诊:桶状胸,呼吸变浅,频率增快、辅助呼吸肌参加呼吸运动,重症患者可见胸腹矛盾运动,患者不时用缩唇呼吸以增加呼出气量,呼吸困难加重时常采取前倾坐位,低氧血症患者可出现黏膜和皮肤发绀,伴有右心衰竭的患者可见下肢水肿和肝脏增大;② 叩诊:肺过度充气可使心浊音界缩小,肺肝界降低,肺叩诊可呈过清音;③ 听诊:双肺呼吸音可减低,呼气延长,可闻及干性啰音,双肺底或其他肺野可闻及湿啰音,心音遥远,剑突部心音较清晰响亮,合并肺心病时剑下可触及右心室搏动。

二、诊断与鉴别诊断

1. 诊断标准 慢阻肺的诊断应根据临床表现、危险因素接触史、体征及实验室检查等资料,综合分析确定。诊断慢阻肺需要进行肺功能检查,吸入支气管舒张剂后 $FEV_1/FVC<70\%$ 即明确存在持续的气流受限,除外其他疾病后可确诊为慢阻肺。持续存在的气流受限是诊断慢阻肺的必备条件。肺功能检查是诊断慢阻肺的金标准。

2. 鉴别诊断

(1)支气管哮喘:典型的支气管哮喘和慢阻肺很容易鉴别,例如哮喘多在儿童或青少年起病,常伴有过敏体质、过敏性鼻炎和(或)湿疹等,部分有哮喘家族史,间断发作,发作间期症状消失,肺功能恢复正常,极少有肺心病。但是,少数患者可以同时患有这两种疾病,具有这两种疾病的临床表现和病理生理特征,致使鉴别诊断相当困难。

(2)充血性心力衰竭:该病患者患有重症心脏病,如高血压性心脏病、风湿性心瓣膜病、冠心病等;呼吸困难在坐位或立位减轻,卧位时加重;肺底部可闻及湿啰音;X线检查心影增大,肺门及其附近充血,或兼有肺水肿征。肺功能提示限制性通气功能障碍。

(3)支气管扩张症:该病患者咳大量脓痰,痰液静置后分三层;上层为泡沫状黏液,中层为清亮的浆液,下层为脓液。支气管扩张症好发于下肺,可闻及固定性湿啰音,常有杵状指。胸部 CT 可以显示支气管扩张和管壁增厚。

(4)弥漫性泛细支气管炎(DPB):几乎所有患者都有慢性副鼻窦炎病史,20～40 岁的男性多见;慢性咳嗽、多痰和活动性呼吸困难;胸部 CT 显示弥漫性小叶中央性小结节,可见细支气管扩张,管壁增厚;肺功能为阻塞性通气功能障碍。

三、慢阻肺合并气胸

1. 概述 气胸是呼吸科的常见病。需要及时诊断和处理,否则将引起肺功能损害,甚至危及生命。慢阻肺及肺气肿、肺心病是气胸常见病因之一,由于支气管狭窄引起空气潴留,肺泡内压力增高,导致肺泡破裂,空气通过肺间质进入胸膜腔和纵隔。气胸的临床表现取决于气胸发生的速度、肺部受压程度以及肺部原有病变的情况。气胸发生越慢,症状越轻;肺受压体积越大,症状越重。肺部原有病变严重时,即使小量气胸也会出现严重表现。慢阻肺患者因平时就有不同程度的呼吸困难、气短、喘息,因而即使发生气胸常常只表现为原有症状的加重,在程度上很难比较出差异,加之这些患者对呼吸困难感受比较迟钝,因此容易漏诊。

2.误诊概况　慢阻肺和气胸虽然是常见呼吸系统疾病,但由于二者均有呼吸困难的临床表现,临床上容易混淆;加之,多种疾病均存在呼吸困难的临床表现,缺乏特异性,因此存在较高的漏诊率和误诊率。

(1)文献来源及误诊率:2004—2013年发表在中文医学期刊并经遴选纳入误诊疾病数据库的慢阻肺合并自发性气胸文献共86篇,累计误诊病例1 575例。有69篇文献可计算误诊率,误诊率27.32%。

(2)误诊范围:本次纳入的1 575例慢阻肺合并自发性气胸共误诊为20种疾病1 594例次,最常被诊断为慢阻肺急性加重期而漏诊气胸,其次最容易误诊为哮喘急性发作和心源性哮喘。主要误诊疾病见表10-3-1。少见误诊疾病包括急性呼吸窘迫综合征、上呼吸道感染、急性胃炎、肋间神经病理性疼痛、食管肿瘤、感染性休克、急腹症、泌尿系结石。

表 10-3-1　慢阻肺合并自发性气胸误诊疾病

误诊疾病	误诊例次	百分比(%)	误诊疾病	误诊例次	百分比(%)
慢性阻塞性肺疾病急性加重	856	53.70	呼吸衰竭	23	1.44
支气管哮喘	274	17.19	支气管炎	23	1.44
急性心力衰竭	127	7.96	肺大泡	19	1.19
肺源性心脏病	80	5.02	肺栓塞	10	0.63
冠心病[a]	78	4.89	肺炎	9	0.56
肺性脑病	51	3.20	高血压	6	0.38

注:a 其中43例误诊为急性心肌梗死。

(3)误诊后果:本次纳入的1 575例慢阻肺合并自发性气胸中,1 411例(89.59%)文献描述了误诊与疾病转归的关联,164例(10.41%)预后与误诊关联不明确。按照误诊数据库对误诊后果的分级评价标准,可统计误诊后果的病例中,1 344例(95.25%)为Ⅲ级误诊后果,即未因误诊误治造成不良后果;因慢阻肺合并气胸时部分患者病情危重,延误诊断会影响患者预后,故67例(4.75%)造成Ⅰ级后果,均为死亡。

3.误诊原因分析　依据本次纳入的86篇文献分析的误诊原因中出现频次,经计算机统计归纳为12项,其中缺乏特异性症状和体征、多种疾病并存、问诊及查体不细致为主要原因,见表10-3-2。

表 10-3-2　慢阻肺合并自发性气胸误诊原因

误诊原因	频次	百分率(%)	误诊原因	频次	百分率(%)
缺乏特异性症状和体征	64	74.42	诊断思维方法有误	17	19.77
多种疾病并存	35	40.70	经验不足,缺乏对该病的认识	13	15.12
问诊及体格检查不细致	34	39.53	影像学诊断原因	10	11.63
未选择特异性检查项目	31	36.05	并发症掩盖了原发病	7	8.14

续表

误诊原因	频 次	百分率(%)	误诊原因	频 次	百分率(%)
过分依赖辅助检查结果	5	5.81	病人或家属不配合检查	1	1.16
病人主述或代述病史不确切	2	2.33	医院缺乏特异性检查设备	1	1.16

(1) 临床医师对本病认识不足:临床工作中见到慢阻肺患者出现胸痛、呼吸困难、胸闷、发绀等症状,未详细了解病史,未进行细致的查体,主观臆断为比较常见的慢阻肺急性加重、肺心病、心源性哮喘等。严重肺气肿掩盖患侧胸廓饱满、叩诊呈鼓音等典型气胸体征;而局限性呼吸音减低在体格检查时被忽视,在缺乏双侧仔细对比时易被认为是其基础病的一般体征。

(2) 多种疾病并存:慢阻肺本身就有不同程度的呼吸困难、胸闷、发绀等症状,一旦发生气胸,其症状、体征常被原发病掩盖,如果对病情缺乏认真的观察,临床上往往误认为是慢阻肺急性加重,以致误诊。

(3) 症状和体征不典型:由于老年人痛阈高,当发生气胸时胸痛往往不明显,临床表现不典型而引起误诊。

(4) 未及时行特异性医技检查:因慢阻肺患者肺功能差,往往病情危重,病情不允许行 X 线胸片或 CT 检查等,如不具备床旁 X 线检查条件时,往往难以及时确诊。

(5) 影像学表现不典型:慢阻肺患者 X 线胸片常表现为肺大泡或局限性肺气肿的特点,如两肺野的透亮度增加,有时可见局限性透亮度增高,因此对于病情严重的局限性气胸或少量气胸患者,仅进行床旁 X 线胸片,鉴别诊断难度较大,极易误诊。

4. 教训与建议 慢阻肺患者出现下列情况时应高度怀疑气胸可能:① 进行性加重的呼吸困难、发绀,不能用原发疾病解释者;② 肺部突发哮鸣音增多,双侧呼吸音减弱不对称者;③ 患者突发烦躁不安、大汗淋漓、发绀,有气管偏移、胸廓隆起、呼吸音不对称者;④ 患者胸痛、气促、心率加快、血压升高,经扩张血管药物治疗无效,不能用高血压、冠心病、心衰解释者;⑤ 慢阻肺尤其是合并肺大泡患者,突发神志改变、休克、低氧血症加重者;⑥ 无典型气胸体征,但症状明显加重,不能用其他疾病解释者;⑦ 呼吸衰竭,缺氧难以纠正者;⑧ 突发胸痛及刺激性咳嗽者。

慢阻肺合并自发性气胸多数病情凶险,死亡率高,因此,临床医师应当高度重视,当慢阻肺患者出现病情加重,应考虑气胸可能,认真仔细体格检查气管有无偏移,双侧胸部对比叩诊、听诊,并做常规 X 线胸片、心电图检查,对于 X 线胸片未发现气胸征象而不能用其他疾病解释者可考虑行胸部 CT 检查,紧急情况下,急行诊断性胸腔穿刺术抽出气体可以确诊,以降低其误诊率,使患者得到及时的救治。

四、慢性肺源性心脏病合并急性心肌梗死

1. 概述 慢性肺源性心脏病(肺心病)是由肺组织、肺血管或胸廓的慢性病变引起肺组织结构和(或)功能异常,产生肺血管阻力增加,肺动脉压力增高,使右心扩大和(或)肥厚,伴或不伴右心功能衰竭的心脏病。急性心肌梗死患者既往多有冠心病、心绞痛病史,胸痛一般在胸骨后,呈压榨性或窒息性,并有一定的放射部位;心电图呈特征性进行性改变,出现异常 Q 波,血清心肌酶谱和心肌坏死标志物明显升高。典型急性心肌梗死不难鉴别。

2. 误诊概况 通过对误诊疾病数据库收录的急性心肌梗死误诊数据的检索分析,311 例慢阻肺及肺心病患者并发急性心肌梗死而漏诊。

3. 误诊原因 由于肺心病与急性心梗临床表现有许多相似之处,如果二者并存时只用单一解释而诊断,容易造成漏误诊。慢性肺心病合并感染时表现为咳嗽、咳痰、气促、胸痛等,使得医生容

易忽视心肌梗死的表现。另外,肺心病由于心脏顺钟向转位,心电图可表现为 $V_1 \sim V_4$ 导联甚至 V_5、V_6 导联呈 QS 波,Ⅱ、Ⅲ、aVF 导联可出现深 Q 波,所以肺心病患者并发急性心肌梗死时,很容易仅满足于肺心病的诊断,而漏诊急性心梗。

4. 教训与建议　肺心病并发急性心梗一旦误诊势必进一步加重病情。当肺心病患者出现下列情况时应考虑肺心病并发急性心梗的可能:通过常规治疗患者胸闷无缓解,或胸闷进一步加重,或出现心前区疼痛;患者在原发病的基础上出现低血压状态或休克;心电图有特异性改变,或心肌酶、肌钙蛋白升高;超声心动图提示有室壁运动异常。这时应动态观察心电图、心肌酶、肌钙蛋白变化,结合临床表现尽快明确诊断。

五、慢阻肺合并肺栓塞

1. 概述　尸检材料证实,慢阻肺患者肺栓塞的发生率为 $28\% \sim 51\%$,慢阻肺合并肺心病患者多发性肺细小动脉原位血栓发生率为 89.8%,且多发性肺细小动脉原位血栓形成是慢阻肺急性加重期患者常见的病理学改变。血栓形成的基础是血管内凝血三要素,即血管内膜损伤、血流停滞和血液高凝状态。慢阻肺合并肺栓塞也是多种危险因素共同作用的结果。吸烟是静脉血栓栓塞症的独立危险因素。卧床、支气管和肺部反复感染、右心衰竭、静脉回流障碍、下肢肿胀等均会增加静脉血栓的发生。

2. 误诊概况　肺栓塞易误诊为慢阻肺或慢阻肺急性加重,同时慢阻肺合并肺栓塞时也容易漏诊。通过对误诊疾病数据库收录的肺栓塞误诊数据的检索分析,369 例误诊为慢阻肺急性加重,221 例误诊为肺心病,分别占肺栓塞误诊病例的 4.68% 和 2.81%。分析上述情况,多为慢阻肺和肺心病患者发生肺栓塞时被漏诊。

3. 误诊原因分析　肺栓塞易误诊为慢阻肺或慢阻肺急性加重,主要由于本病不典型的较多,可被原发病掩盖或未引起重视。不同患者之间临床表现差异大,轻重不一,重者进展快、易猝死。典型表现胸痛、咯血、呼吸困难三联征仅占 28%,73% 的肺动脉栓塞面积较小时可无症状,或症状体征不典型,故容易混淆。

慢阻肺患者合并肺栓塞时可无特殊的临床症状,患者可有慢阻肺急性加重表现,如呼吸困难、咳痰增多或咳脓痰,也可伴有胸痛、呼吸急促、心悸和发热等症状,无论患者是否合并肺栓塞,上述症状都没有明显差别,故造成鉴别诊断困难。

4. 教训与建议　慢阻肺急性加重患者出现以下表现时应高度怀疑是否为肺栓塞:① 突发性胸膜性疼痛,且与呼吸、咳嗽有关;② 临床难以解释的突发性呼吸困难、活动后呼吸困难,呼吸频率加快且无呼吸系统感染征象时;③ 原因不明的肺动脉高压(慢性)、右心功能不全;④ 不明原因的突发性晕厥;⑤ 原因不明的突发恐惧并胸部不适、呼吸困难。

综上,对怀疑肺栓塞的慢阻肺患者应及时进行增强胸部 CT、超声心动图、D-二聚体、血气分析、心电图和双下肢静脉超声等检查,遵循相关指南客观、科学地进行病情危险度分层,以及早明确诊断,避免不良后果。

(张荣葆)

第四节　支气管哮喘

一、概述

支气管哮喘(简称哮喘)是一种常见慢性呼吸系统疾病,其本质是多种细胞和细胞组分参与的气道慢性炎症,导致气道高反应性,患者在接触过敏原或其他诱因时可出现广泛多变的气流受限,从而出现反复发作的喘息、气短、胸闷、咳嗽等症状。哮喘导致的气流受限多为可逆性,多数患者可自行缓解或经治疗后缓解。哮喘是一种异质性很强的疾病,在不同的个体及疾病发作的不同时间,患者气流受限的程度及相应的症状严重程度有显著差别。

1. 流行病学特点　全球范围内哮喘的患病率自1%～18%不等,在不同国家及地区有很大差别。2010年流行病学调查显示,我国14岁以上居民支气管哮喘患病率为1.24%,0～14岁儿童患病率为3.02%。无论是成人还是儿童,患病率较前均有显著升高。究其原因,一方面由于接触变应原、饮食、肥胖、儿童早期微生物暴露减少等原因;另一方面也与哮喘诊断水平和认知水平的提高有关。

2. 临床表现　支气管哮喘患者症状往往反复发作,且多与吸入过敏原、上呼吸道感染等诱因有关,常在夜间和(或)清晨发作、加剧,发作时在双肺可闻及散在或弥漫性、以呼气相为主的哮鸣音,呼气相延长。多数患者可自行缓解或经治疗缓解,缓解期患者可没有任何自觉症状。根据其症状发作性、可逆性及与过敏原的相关性等典型特征,不难做出诊断。不典型患者可通过支气管激发试验、支气管舒张试验、呼气流量峰值(PEF)变异率等检查协助诊断。

3. 治疗原则　作为一种慢性疾病,哮喘目前尚不能根治,但规律应用抗炎药物可使将近80%患者病情得到良好控制。目前常用的哮喘治疗药物分为控制性药物和缓解性药物。控制性药物是指需长期每天使用的药物,主要通过抗炎作用维持哮喘临床控制,代表性药物为吸入糖皮质激素(ICS),其他抗炎药物包括白三烯调节剂、茶碱等。缓解性药物是指按需使用的药物,通过迅速解除支气管痉挛使症状缓解,代表性药物为吸入性速效β受体激动剂。

全球哮喘防治创意(GINA)将哮喘长期治疗方案分为5级(见表10-4-1),临床工作中应当根据哮喘病情控制制订治疗方案,并规律随访,连续评估哮喘控制水平,及时调整治疗方案,达到并维持哮喘控制。

表 10-4-1　全球哮喘防治创意:根据哮喘病情控制分级制订治疗方案

← 降　级		治疗级别		升　级 →
第1级	第2级	第3级	第4级	第5级
哮喘教育、环境控制				
按需使用短效β₂受体激动剂	按需使用短效β₂受体激动剂			

续表

第1级	第2级	第3级	第4级	第5级
控制性药物	选用1种	选用1种	加用1种或以上	加用1种或2种
	低剂量的ICS	低剂量的ICS加LABA	中高剂量的ICS加LABA	口服最小剂量的糖皮质激素
	白三烯调节剂	中高剂量的ICS	白三烯调节剂	抗IgE治疗
		低剂量的ICS加白三烯调节剂	缓释茶碱	
		低剂量的ICS加缓释茶碱		

二、诊断与鉴别诊断

(一)诊断标准

2008年我国颁发的《支气管哮喘防治指南》明确了支气管哮喘的诊断标准,包括下述条件:

1. 反复发作喘息、气急、胸闷或咳嗽,多与接触变应原、冷空气、物理、化学性刺激、病毒性上呼吸道感染、运动等有关。

2. 发作时在双肺可闻及散在或弥漫性、以呼气相为主的哮鸣音,呼气相延长。

3. 上述症状可经治疗缓解或自行缓解。

4. 除外其他疾病所引起的喘息、气急、胸闷和咳嗽。

5. 临床表现不典型者(如无明显喘息或体征)应至少具备以下一项试验阳性:① 支气管激发试验:指通过吸入某些刺激物诱发气道收缩反应的方法,临床上多采用醋甲胆碱和组胺作为直接激发剂,也可采用运动、吸入冷空气、高渗氯化钠溶液等间接激发气道收缩。激发试验阳性,提示气道反应性增高。此试验适用于肺通气功能正常或仅有轻度气流阻塞者($FEV_1 \geq 70\%$预计值)。气道高反应性也可见于过敏性鼻炎、慢性支气管炎、心力衰竭患者及部分正常人,因此支气管激发试验结果为阳性时还应除外其他疾病,结果阴性有助于排除哮喘。② 支气管舒张试验:应用β_2受体激动剂等舒张支气管药物后$FEV1$增加$\geq 12\%$,且FEV_1增加绝对值≥ 200 mL者为阳性,反映气流阻塞的可逆性。适用于基础$FEV_1 < 70\%$预计值,且没有应用禁忌证的患者。③ 呼气流量峰值(PEF)变异率:PEF是反映大气道阻塞程度的一项指标,与FEV_1有良好相关性,患者可在家中应用便携式峰流速仪自行测定。因此在无法行支气管激发试验或舒张试验时,可监测PEF变异率,日内(或2周)昼夜变异率$> 20\%$(每日2次监测,$> 10\%$)可诊断哮喘。

符合1～4条或4、5条者,可以诊断为支气管哮喘。

(二)鉴别诊断

典型的支气管哮喘由于其具有反复发作性、可逆性等特征,不同于其他以呼吸困难、咳嗽为主要症状的疾病,但临床上仍需注意鉴别。

1. 心源性哮喘　心源性哮喘实为慢性左心功能不全急性发作期的表现,多为发作性喘憋、咳嗽,部分患者也可闻及喘鸣音,极易与支气管哮喘急性发作相混淆。但此类患者多为中老年患者,合并有高血压、冠心病、风湿性心脏病等基础疾病,发作间歇期也多有劳力性呼吸困难的症状。急性发作多以上呼吸道感染、劳累、输液量过多为诱因,表现为阵发性咳嗽、喘息,常咳出粉红色泡沫痰,尿量减少,两肺可闻及广泛的湿啰音和哮鸣音,同时合并左心界扩大,心率增快,心尖部奔马律等心脏病变的特征。胸部 X 线检查可见心脏增大,肺淤血征,血清 BNP 测定有助于鉴别。

2. 慢性阻塞性肺疾病　以慢性咳嗽、咳痰、活动后气短为主要表现,冬春季、上呼吸道感染后可有间歇的急性加重表现,表现为咳嗽、咳痰、喘息症状加重,查体也可闻及哮鸣音,不易与哮喘鉴别。但此类患者多为有长期吸烟史的中老年患者,急性发作间期呼吸困难亦不能完全缓解,肺功能检测提示为不完全可逆的气流受限,支气管舒张试验多为阴性,FEV1/FVC<70%,RV、TLC、RV/TLC 均增高,DLCO 可降低。影像学检查有肺气肿征象。但也有部分患者兼具有哮喘和慢性阻塞性肺疾病的特征,称为哮喘-慢性阻塞性肺疾病重叠综合征(Asthma and chronic obstructive pulmonary disease overlap syndrome, ACOS)。

3. 大气道阻塞　气道内良、恶性肿瘤及异物等均可导致支气管狭窄,可出现喘鸣或类似哮喘样呼吸困难,发作时可闻及哮鸣音,但上气道阻塞多为典型局限性吸气相哮鸣音,下气道阻塞哮鸣音的部位则相对固定,且此症状多为进行性加重,常无诱因,通过痰细胞学检查,胸部 X 线摄片、CT 或 MRI 检查或纤支镜检查常可明确诊断。

4. 支气管肺曲霉病　此病系肺泡、肺间质和支气管对曲霉抗原(主要是烟曲霉)产生的变态反应性炎症,是最常见的过敏性曲霉病。主要特征包括哮喘发作史、外周血嗜酸粒细胞水平增高、血清总 IgE 和血清烟曲霉特异性 IgE 抗体水平增高、肺部浸润影,典型患者 CT 影像可见中心型支气管扩张。因此对哮喘患者均应重视血嗜酸性粒细胞计数、血清总 IgE、曲霉菌过敏原皮试等检查,必要时进行相关影像学检查协助鉴别诊断。

5. 变应性肉芽肿性血管炎(Churg-Strauss syndrome, CSS)　CSS 患者起病早期常表现为哮喘,且病情较重,不易控制。因其可累及肺和肺外脏器的中小动脉、静脉,导致以嗜酸性粒细胞浸润、坏死性肉芽肿、血管炎为特征的病变,因此除哮喘症状外,多合并神经系统、皮肤、肌肉、心血管系统、肾脏等多系统损害。外周血嗜酸粒细胞、血清总 IgE 常有显著增高,抗中性粒细胞胞浆抗体(ANCA)阳性,胸部影像学也可见多变性肺部阴影。对哮喘患者合并多系统多器官损害者,应注意本病的可能,避免漏诊。

6. 其他嗜酸性粒细胞肺浸润性疾病　除 CSS 外,其他嗜酸性粒细胞肺浸润性疾病包括热带嗜酸性粒细胞增多症、单纯性肺嗜酸性粒细胞增多症、外源性变应性肺泡炎等。患者多合并过敏史,表现为咳嗽、咳痰、喘息等症状,但发病前多有花粉、化学药品、职业粉尘等接触史,或与寄生虫感染相关,同时合并发热、食欲缺乏等全身症状。胸部 X 线检查可见多发性、此起彼伏的淡薄斑片浸润阴影,可自行消失或再发。肺组织活检也有助于鉴别。

7. 与咳嗽变异型哮喘鉴别的疾病　以咳嗽为主要表现的咳嗽变异型哮喘还需与 ACEI 导致的咳嗽、上气道综合征、感染后咳嗽、胃食管反流性咳嗽、嗜酸粒细胞性支气管炎、变应性咳嗽等疾病相鉴别。

三、误诊文献研究

1. 文献来源及误诊率　2004—2013 年发表在中文医学期刊并经遴选纳入误诊疾病数据库的支气管哮喘误诊文献共 347 篇,累计误诊病例 13 898 例。137 篇文献可计算误诊率,误诊率 56.23%。

笔者所在团队曾详细分析了 1990—2000 年我国发表的有关哮喘流行病学调查的相关文献,研究涉及我国 17 个省、直辖市和自治区,漏诊率为 8.26%～85.86%,累积漏诊率为 44.55%;14 岁以下儿童漏诊率为 8.26%～85.86%,累积漏诊率为 49.55%;总人口漏诊率为 36.12%～77.06%,

累积漏诊率为 41.28%;咳嗽变异型哮喘的漏诊率更高达 90.00% 以上。在进行流行病学调查前,医师从未考虑过喘息性疾病的患者占 1.90%~43.40%。这一调查结果,与误诊疾病数据库进行的数据分析大致相同。

2. 误诊范围　我们的既往研究结果显示,儿童哮喘患者最常被误诊为喘息性支气管炎,其次为支气管炎、肺炎和上呼吸道感染;成人哮喘患者最常被误诊为支气管炎、咽炎和肺炎。本次纳入的 13 898 例哮喘误诊为 50 余种疾病共 14 179 例次,且误诊疾病涉及 12 个系统或专科,主要集中在呼吸系统、耳鼻咽喉疾病,误诊疾病系统分布见表 10-4-2。居前三位的误诊疾病为支气管炎、上呼吸道感染、咽喉炎,较少见的误诊疾病包括肺源性心脏病、肺动脉高压、肺不张、肺栓塞、肺含铁血黄素沉积症、矽肺、纵隔气肿、X 综合征、急性心肌梗死、心肌病、胃炎、胆囊炎、喉软骨软化病、钙缺乏、骨质疏松症、肌炎、焦虑症、脑出血等。24 例次仅作出咳嗽待查诊断,19 例次初诊诊断不明确,主要误诊疾病见表 10-4-3。

表 10-4-2　支气管哮喘误诊疾病系统分布

疾病系统	误诊例次	百分比(%)	疾病系统	误诊例次	百分比(%)
呼吸系统疾病	11 664	82.26	免疫系统疾病	34	0.24
耳鼻咽喉疾病	1 937	13.66	神经系统疾病	19	0.13
感染性疾病	234	1.65	精神疾病	17	0.12
循环系统疾病	176	1.24	运动系统疾病	16	0.11
消化系统疾病	55	0.39	其他	27	0.19

表 10-4-3　支气管哮喘主要误诊疾病

误诊疾病	误诊例次	百分比(%)	误诊疾病	误诊例次	百分比(%)
支气管炎	6 536	46.10	心肌炎	35	0.25
上呼吸道感染	3 306	23.32	免疫功能低下	34	0.24
咽喉炎	1 633	11.52	神经症	24	0.17
肺炎	1 318	9.30	心源性哮喘	23	0.16
肺结核	218	1.54	肺癌	21	0.15
鼻炎	196	1.38	支气管异物	20	0.14
百日咳	160	1.13	百日咳综合征	20	0.14
间质性肺炎	147	1.04	肋软骨炎	15	0.11
扁桃体炎	65	0.46	胸膜炎	14	0.10
支原体感染	54	0.38	高血压	12	0.08
胃食管反流病	52	0.37	ACEI 抑制剂咳嗽	12	0.08
冠心病	48	0.34	慢性阻塞性肺疾病	11	0.08
支气管扩张	40	0.28	肋间神经病理性疼痛	10	0.07
鼻后滴流综合征	40	0.28	心脏神经症	7	0.05
心力衰竭	39	0.28			

3. 医院级别　本次纳入统计的 13 898 例哮喘误诊 14 179 例次,其中误诊发生在三级医院 5 491 例次(38.73%),二级医院 6 919 例次(48.80%),一级医院 1 574 例次(11.10%),其他医疗机构 195 例次(1.38%)。

4. 确诊手段　本次纳入的 13 898 例哮喘,13 855 例(99.69%)根据症状、体征及辅助检查确诊,43 例(0.31%)根据临床试验性治疗确诊。

5. 误诊后果　本次纳入的 13 898 例哮喘中,13 881 例的文献描述了误诊与疾病转归的关联,17 例预后与误诊关联不明确。按照误诊数据库对误诊后果的分级评价标准,可统计误诊后果的病例中,13 858 例(99.83%)为Ⅲ级误诊后果,未因误诊误治造成不良后果;23 例(0.17%)造成Ⅱ级后果,因误诊误治导致病情迁延或造成不良后果。

四、误诊原因分析

依据本次纳入的 347 篇文献分析的误诊原因出现频次,经计算机统计归纳为 12 项,经验不足而缺乏对本病认识、问诊及查体不细致以及未选择特异性检查项目为主要原因,见表 10-4-4。

表 10-4-4　支气管哮喘误诊原因

误诊原因	频次	百分率(%)	误诊原因	频次	百分率(%)
经验不足,缺乏对该病的认识	314	90.49	医院缺乏特异性检查设备	29	8.36
问诊及体格检查不细致	226	65.13	过分依赖辅助检查结果	25	7.20
未选择特异性检查项目	163	46.97	并发症掩盖了原发病	8	2.31
诊断思维方法有误	79	22.77	对专家权威、先期诊断的盲从心理	2	0.58
缺乏特异性症状和体征	71	20.46	病人或家属不配合检查	2	0.58
药物作用的影响	53	15.27	多种疾病并存	1	0.29

由于哮喘是一种发作性疾病,发作间期患者可无症状,某些特殊类型的哮喘如咳嗽变异型哮喘临床表现不典型,支气管舒张/激发试验有助于诊断支气管哮喘,但这些检查手段需要一定的设备,尤其是支气管激发试验由于操作相对比较复杂,在国内尚未普遍应用,因此仍有相当一部分哮喘患者被误诊或漏诊。

心源性哮喘、慢性阻塞性肺疾病、大气道阻塞以及肺栓塞、间质性肺病等疾病虽可导致咳嗽、喘息等症状,但往往缺少典型的支气管哮喘反复发作性、可逆性等特征,仔细询问病史、体检不难鉴别。然而,支气管肺曲霉病、CSS、热带嗜酸性粒细胞增多症、单纯性肺嗜酸性粒细胞增多症、外源性变应性肺泡炎等疾病起病年龄、发作特征与支气管哮喘并无差别,尤其在其起病早期临床表现与单纯的支气管哮喘难以区分,进一步增加了鉴别诊断难度,这也是导致误诊的重要原因之一。

五、防范误诊措施

临床研究证实,早期诊断及治疗哮喘患者可以防止气道重构,减缓肺功能的恶化,改善患者预后。尤其是幼儿哮喘,若未及时诊断、治疗,成年后 70.00% 仍会发作;而早期诊断并规范治疗者,成年后 95.00% 不发作。长期误诊,不仅延误病情,而且还加重患者的经济负担,因此,采取针对性措施提高哮喘的诊断率甚为重要。为此,我们提出如下建议:① 加强医疗卫生人员特别是基层医师的继续教育,提高各级医院医师对哮喘的认识和诊治水平;② 大力提倡肺功能测定、支气管激发/舒张试验等客观指标在哮喘诊断中的应用,提高哮喘的早期诊断率;③ 重视哮喘诊治知识的普及教育,提高人们对哮喘的认识水平;④ 合理安排医疗资源,改善农村及边远地区医院的诊疗状况。

(马艳良)

第五节 肺 炎

一、概述

肺炎(pneumonia)指终末气道、肺泡和肺间质的炎症,可由病原微生物、理化因素、免疫损伤、过敏及药物所致。细菌性肺炎是最常见的肺炎,也是最常见的感染性疾病之一。由于细菌学检查阳性率低,培养结果滞后,病因分类在临床应用较为困难,目前多按肺炎的获得环境分为:社区获得性肺炎(CAP)、医院获得性肺炎(HAP)。根据典型临床症状、X线影像学表现,诊断一般并不困难。但影像学表现不典型者,如球形肺炎,初诊误诊率较高。

1. 发病情况 社区获得性肺炎和医院获得性肺炎发病率分别为 12/1 000 人口和(5～10)/1 000 住院患者,近年来发病率有增加的趋势。门诊患者肺炎病死率<1%～5%,住院患者平均病死率为 12%,入住重症监护病房者病死率约为 40%。发病率和病死率高的原因与社会人口老龄化、吸烟、伴有基础疾病和免疫功能低下有关,此外亦与病原体变迁、新病原体出现、医院获得性肺炎发病率增加、病原学诊断困难、不合理使用抗生素等导致细菌耐药性增加,尤其是多耐药(multidrug-resistant,MDR)病原体增加有关。

2. 病因和病理生理 正常的呼吸道免疫防御机制(支气管内黏液-纤毛运载系统、肺泡巨噬细胞等细胞防御的完整性等)使气管隆突以下的呼吸道保持无菌。是否发生肺炎取决于病原体和宿主两个因素。如果病原体数量多、毒力强和(或)宿主呼吸道局部和全身免疫防御系统损害,即可发生肺炎。病原体可通过下列途径引起社区获得性肺炎:① 空气吸入;② 血行播散;③ 邻近感染部位蔓延;④ 上呼吸道定植菌的误吸。医院获得性肺炎还可通过误吸胃肠道的定植菌(胃食管反流)和通过人工气道吸入环境中的致病菌引起。病原体直接抵达下呼吸道后,滋生繁殖,引起肺泡毛细血管充血、水肿,肺泡内纤维蛋白渗出及细胞浸润。

3. 临床表现 临床症状可轻可重,决定于病原体和宿主的状态。常见症状为咳嗽、咳痰,或原有呼吸道症状加重,并出现脓性痰或血痰,伴或不伴胸痛。病变范围大者可有呼吸困难、呼吸窘迫。大多数患者有发热。早期肺部体征无明显异常,重症者可有呼吸频率增快、鼻翼扇动、发绀。肺实变时有典型的体征,如叩诊浊音、语颤增强和支气管呼吸音等,也可闻及湿性啰音。并发胸腔积液者,患侧胸部叩诊浊音,语颤减弱,呼吸音减弱。

4. 诊治原则 抗感染治疗是肺炎治疗的关键环节,包括经验性治疗和抗病原体治疗。前者主要根据本地区、本单位的肺炎病原体流行病学资料,选择可能覆盖病原体的抗生素;后者则根据病原学的培养结果或肺组织标本的培养或病理结果以及药物敏感试验结果,选择体外试验敏感的抗生素。

5. 疾病转归 除了金黄色葡萄球菌、铜绿假单胞菌和肺炎克雷伯杆菌等可引起肺组织的坏死性病变易形成空洞外,肺炎治愈后多不遗留瘢痕,肺的结构与功能均可恢复。

二、诊断标准

1. 社区获得性肺炎的诊断 以下前 4 项中任何 1 项加上第 5 项,并除外肺结核、肺部肿瘤、非感染性肺间质性疾病、肺水肿、肺不张、肺栓塞、肺嗜酸性粒细胞浸润症、肉芽肿性血管炎等,可建立临床诊断:① 新近出现的咳嗽、咳痰或原有呼吸道症状加重,出现脓性痰,伴或不伴胸痛;② 发热;③ 肺实变体征和(或)湿性啰音;④ 外周血白细胞$>10\times10^9$/L 或$<4\times10^9$/L,伴或不伴核左

移;⑤ 胸部 X 线检查显示新出现的片状、斑片状浸润性阴影或间质性改变,伴或不伴胸腔积液。

2. 医院获得性肺炎的诊断

(1) 至少行两次 X 线胸片检查(对无心肺基础疾病,如呼吸窘迫综合征、支气管肺发育不良、肺水肿或慢性阻塞性肺病的患者,可行一次 X 线胸片检查),并至少符合以下 1 项:① 新出现或进行性发展且持续存在的肺部浸润阴影;② 实变;③ 空洞形成。

(2) 至少符合以下 1 项:① 发热(体温>38℃),且无其他明确原因;② 外周血白细胞>12×10^9/L 或<4×10^9/L;③年龄≥70 岁的老年人,没有其他明确病因而出现意识改变。

(3) 至少符合以下中的两项:① 新出现的脓痰或者痰的性状发生变化,指仅出现 1 次脓痰或 1次痰性状改变不具有意义,24 h 内多次出现脓痰更具有提示出现感染的意义。痰性状改变指颜色、持续时间、气味及数量的变化。或者呼吸道分泌物增多或者需要吸痰次数增多。② 新出现的咳嗽、呼吸困难或呼吸频率加快,或原有的咳嗽、呼吸困难或呼吸急促加重。③ 肺部啰音或支气管呼吸音。④ 气体交换情况恶化,氧需求量增加或需要机械通气支持。

医院获得性肺炎诊断应符合(1)+(2)+(3)的要求。

三、误诊文献研究

1. 文献来源及误诊率　2004—2013 年发表在中文医学期刊并经遴选纳入误诊疾病数据库的肺炎误诊文献共 91 篇,累计误诊病例 1 269 例。15 篇文献可计算误诊率,误诊率 29.58%。各类肺炎文献概况见表 10-5-1。

表 10-5-1　2004—2013 年肺炎误诊文献概况

疾病名称	文献篇数	病例总数	误诊例数	误诊率(%)	其他文献篇数	其他误诊例数	总文献数	总误诊数
军团菌肺炎	0	0	0	0.00	2	4	2	4
细菌性肺炎	1	31	10	32.26	16	75	17	85
社区获得性肺炎	2	633	91	14.38	3	48	5	139
肺炎[a]	5	498	185	37.15	50	668	55	853
球形肺炎	7	170	108	63.53	5	80	12	188
合计	15	1 332	394	29.58	76	875	91	1 269

注:a 指文献未明确类型的肺炎。

2. 误诊范围　本次纳入的 1 269 例肺炎误诊范围非常广泛,达 46 种疾病,共 1 275 例次。误诊疾病涉及 10 个系统或专科,主要集中在呼吸系统、消化系统和循环系统疾病,误诊疾病系统分布见表 10-5-2。居前三位的误诊疾病为肺结核、肺癌、胃肠炎。较少见的误诊疾病包括急性心肌梗死、高渗性高血糖状态、高血压病、过敏性休克、腹膜炎、癫痫、低血糖症、纵隔肿瘤、肺栓塞、脑炎、弥漫性肺疾病、泌尿系结石、前列腺炎、慢性肾功能不全、精神疾病、鼠疫、癔症、安眠药中毒、高热惊厥。10 例次仅作出呕吐、腹痛待查诊断,12 例次漏诊,5 例次初诊诊断不明确。主要误诊疾病见表 10-5-3。

表 10-5-2　肺炎误诊疾病系统分布

疾病系统	误诊例次	百分比(%)	疾病系统	误诊例次	百分比(%)
呼吸系统疾病	859	67.37	循环系统疾病	63	4.94
消化系统疾病	198	15.53	神经系统疾病	52	4.08

续表

疾病系统	误诊例次	百分比(%)	疾病系统	误诊例次	百分比(%)
感染性疾病	31	2.43	中毒性疾病	8	0.63
内分泌系统疾病	14	1.10	其他	50	3.92

表 10-5-3　肺炎主要误诊疾病

误诊疾病	误诊例次	百分比(%)	误诊疾病	误诊例次	百分比(%)
肺结核	464	36.39	急性阑尾炎	15	1.18
肺癌	242	18.98	胃十二指肠溃疡	14	1.10
胃肠炎	102	8.00	病毒性肝炎	11	0.86
支气管炎	50	3.92	肺继发恶性肿瘤	6	0.47
脑血管病	47	3.69	糖尿病	5	0.39
上呼吸道感染	36	2.82	胃肠功能紊乱	4	0.31
胆囊炎胆石病	35	2.75	食物中毒	4	0.31
心力衰竭	29	2.27	消化道出血	4	0.31
冠心病	28	2.20	肺脓肿	4	0.31
支气管扩张	26	2.04	肺炎[a]	4	0.31
胰腺炎	21	1.65	电解质紊乱	4	0.31
胸膜炎	17	1.33	支气管哮喘	4	0.31
休克	16	1.25	中毒性痢疾	4	0.31
肾综合征出血热	15	1.18			

注:a 细菌性肺炎误诊为非典型肺炎 1 例,军团菌肺炎误诊为其他细菌性肺炎 3 例。

3. 容易误诊为肺炎的疾病　经对误诊疾病数据库全库检索发现,有 2 329 篇文献 77 种疾病 15 188 例曾误诊为肺炎,涉及 13 个系统或专科,以呼吸系统疾病居多,确诊疾病系统分布见表 10-5-4。居前三位的疾病为肺结核、肺癌和支气管异物,主要疾病见表 10-5-5。尚有 98 例最终确诊为:病毒性脑炎、败血症、肺出血-肾炎综合征、胸膜间皮瘤、支气管结石、病毒性心肌炎、多发性大动脉炎、甲状腺功能亢进症、低钙血症、朗格汉斯细胞组织细胞增生症、急性中耳炎、先天性喉囊肿、泌尿系感染。

表 10-5-4　容易误诊为肺炎的疾病系统分布

疾病系统	例数	百分比(%)	疾病系统	例数	百分比(%)
呼吸系统疾病	12 043	79.29	内分泌系统疾病	157	1.03
感染性疾病	1327	8.74	中毒性疾病	144	0.95
循环系统疾病	439	2.89	神经系统疾病	135	0.89
自身免疫性疾病	437	2.88	耳鼻咽喉疾病	82	0.54
消化系统疾病	207	1.36	泌尿系统疾病	30	0.20
血液系统疾病	161	1.06	其他	26	0.17

表 10-5-5　容易误诊为肺炎的疾病

确诊疾病	例数	百分比(%)	确诊疾病	例数	百分比(%)
肺结核	5 108	33.63	支气管异物	1 456	9.59
肺癌	2 453	16.15	肺栓塞	1120	7.37

续表

确诊疾病	例　数	百分比(%)	确诊疾病	例　数	百分比(%)
支气管哮喘	696	4.58	糖尿病	26	0.17
恙虫病	601	3.96	肺结节病	25	0.16
肺炎支原体肺炎[a]	318	2.09	肺泡蛋白沉着症	25	0.16
川崎病	271	1.78	布鲁杆菌病	24	0.16
麻疹	266	1.75	肺隔离症	21	0.14
肺真菌病	227	1.49	肠套叠	21	0.14
心力衰竭	211	1.39	急性阑尾炎	21	0.14
急性心肌梗死	137	0.90	高渗性高血糖状态	20	0.13
农药中毒	132	0.87	纵隔肿瘤	20	0.13
特发性肺含铁血黄素沉着症	127	0.84	副伤寒	19	0.13
高原性肺水肿	126	0.83	尘肺	18	0.12
伤寒	126	0.83	白血病	17	0.11
多发性骨髓瘤	124	0.82	膈疝	16	0.11
血管炎	91	0.60	利什曼病	16	0.11
并殖吸虫病	84	0.55	肝癌	16	0.11
传染性单核细胞增多症	82	0.54	胆管炎	15	0.10
糖尿病酮症酸中毒	75	0.49	慢性肾衰竭	15	0.10
结核性脑膜炎	68	0.45	新型隐球菌性脑膜炎	14	0.09
胃食管反流病	68	0.45	先天性梅毒	14	0.09
肾综合征出血热	42	0.28	咽后脓肿	14	0.09
鼻后滴流综合征	40	0.26	多发性肌炎	14	0.09
弥漫性肺疾病	39	0.26	先天性消化道畸形	14	0.09
化脓性脑膜炎	36	0.24	马尔尼菲青霉病	13	0.09
艾滋病	36	0.24	婴儿闷热综合征	13	0.09
肺孢子菌肺炎	36	0.24	甲状腺功能减退症	13	0.09
系统性红斑狼疮	33	0.22	气管食管瘘	12	0.08
感染性心内膜炎	33	0.22	疟疾	12	0.08
肺非霍奇金淋巴瘤	31	0.20	成人 Still 病	11	0.07
血吸虫病	31	0.20	鼻窦炎	10	0.07
主动脉夹层	30	0.20	肝脓肿	10	0.07
自发性气胸	27	0.18			

注:a 确诊以前曾误诊为病毒性肺炎 60 例,细菌性肺炎 204 例,支气管肺炎 24 例,大叶性肺炎 30 例。

4. 医院级别　本次纳入统计的 1 269 例肺炎误诊 1 275 例次,其中误诊发生在三级医院 546 例次(42.82%),二级医院 634 例次(49.73%),一级医院 80 例次(6.27%),其他医疗机构 15 例次 (1.18%)。

5. 确诊手段　本次纳入的 1 269 例肺炎中,除 1 例(0.08%)尸体解剖后确诊,2 例(0.16%)胸 腔穿刺后确诊,余均根据实验室、影像学及病理检查确诊。

6. 误诊后果　本次纳入的 1 269 例肺炎中,1 197 例文献描述了误诊与疾病转归的关联,72 例 预后与误诊关联不明确。按照误诊数据库对误诊后果的分级评价标准,可统计误诊后果的病例 中,1 160(96.91%)例为Ⅲ级后果,未因误诊误治造成不良后果;20 例(1.67%)造成Ⅱ级后果,行 不必要的手术;17 例(1.42%)造成Ⅰ级后果,均为死亡。

四、误诊原因分析

依据本次纳入的 91 篇文献分析的误诊原因出现频次,经计算机统计归纳为 13 项,以问诊及体格检查不细致、未选择特异性检查项目和缺乏特异性症状和体征为主要原因,见表 10‐5‐6。

表 10‐5‐6　肺炎误诊原因

误诊原因	频次	百分率(%)	误诊原因	频次	百分率(%)
问诊及体格检查不细致	35	38.46	多种疾病并存	10	10.99
未选择特异性检查项目	33	36.26	并发症掩盖了原发病	3	3.30
缺乏特异性症状和体征	31	34.07	药物作用的影响	3	3.30
经验不足,缺乏对该病的认识	27	29.67	对专家权威、先期诊断的盲从心理	2	2.20
过分依赖辅助检查结果	25	27.47	医院缺乏特异性检查设备	2	2.20
诊断思维方法有误	21	23.08	病人主述或代述病史不确切	1	1.10
影像学诊断原因	14	15.38			

1. 问诊及体格检查不细致　临床医生在首诊时应详细询问病史(现病史、既往史),考虑疾病的发生、发展、转归的规律,详细体格检查。文献报道 8 例肺炎因未详细询问起病经过、时间(病程)和咯血情况及痰颜色,而误诊为支气管扩张;8 例肺炎病人,因未详细询问病史及了解病程、午后低热或食欲减退等,而误诊为肺结核;4 例肺炎病人,因未仔细询问病程,早期症状与肺脓肿相似,体温呈弛张热型,实变体征不明显,而误诊为肺脓肿;2 例因未详细询问病史及缺乏鉴别诊断思维,而误诊为心衰。

2. 未选择特异性检查项目　由于肺炎缺乏特异性症状和体征,痰检又存在滞后性,故需结合影像学检查进行诊断。肺炎早期的胸部检查多以胸部透视为主,随着医疗设备的提升,现在的胸部体检多以胸部 X 线平片或胸部 CT 为主。文献对肺炎性假瘤进行报道:X 线胸片首诊误诊率为 72.2%,CT 首诊误诊率为 53.1%,CT 在显示肺部病变的边缘情况及内部征象上明显优于 X 线,具有高分辨率、成像清晰、灵敏度高、无重叠、多层次等优点,发挥了有别于 X 线检查的巨大作用,为临床疾病的诊断提供了可靠的依据,降低了疾病的误诊率。然而也有研究数据表明,CT 检查的辐射量占所有含 X 线辐射的检查的总辐射量的 35% 左右,是一项高辐射检查。如今随着防辐射的意识的增强,加上低辐射剂量 CT 扫描的优越性,其应用也愈加广泛。然而多数基层医院未开展低辐射剂量 CT 检查,或者由于人们缺乏对低剂量 CT 的认识,拒绝行低辐射剂量 CT 检查,造成肺炎误诊率的增高。

3. 缺乏特异性症状和体征　肺炎有发热、咳嗽、咳痰等其他呼吸道感染皆有的症状,早期肺部体征无明显异常,肺实变时可有语颤增强,可闻及湿性啰音,症状、体征的非特异性是造成误诊的一大原因。特别是原有呼吸系统疾病,如肺结核、支气管扩张、慢性支气管炎时,往往轻率的考虑为原发病再发,导致误诊。此外,肺炎病人有时仅因发热就诊,因合并其他部位的感染而漏诊也是一个重要方面。

4. 其他常见误诊原因　由于肺炎临床表现多样,因此经验不足缺乏对该病的认识,过分依赖医技检查结果、诊断思维方法有误、影像学诊断原因、多种疾病并存、并发症掩盖原发病、药物作用的影响、对专家权威及先期诊断的盲从心理、医院缺乏特异性检查设备、病人主述或代述病史不确切,均有可能造成肺炎的误诊。

五、防范误诊措施

1. 详细询问病史及体格检查　尤其对老年性肺炎,由于许多老年患者叙述病情的能力有限,特别是合并脑血管病、痴呆的患者,而一些陪护人员由于缺乏相关的医学知识,不能及时准确地向医生反映患者的异常情况,这就需要临床医生在查房时,仔细地向患者及其陪护人员询问病史,包括有无新近出现的不适及异常表现,饮食、睡眠情况等,观察生命体征的变化。由于有些老年患者肺部体征不明显,这就更需要认真查体,如对长期卧床的患者要行背部听诊,不能因嫌麻烦而省去该环节,从而减少漏误诊的发生。此外,以腹痛为首发症状的肺炎为不典型的肺炎,临床误诊较多,部分老年患者可以腹痛为主要表现,伴有消化道症状,而呼吸道症状相对较轻,应注意鉴别,仔细询问病史,明确发热与腹痛的先后关系,注意患者的呼吸道症状,鉴别腹痛是否为肺炎刺激膈肌引起的牵涉痛。

2. 尽早完善痰培养、影像学检查(尤其是胸部CT)并注意复查　由于肺炎症状、体征的非特异性,而影像学检查是诊断肺炎的重要依据之一,因此有条件的单位,应尽早完善影像学检查,而CT检查具有X线不具有的优越性,因此条件允许,应完善CT检查。此外,痰培养简单方便易留取,为病原学诊断提供依据,但由于痰培养的滞后性,应尽早完善并注意多次复查。

3. 治疗无反应时应及时调整诊断思路　无反应性肺炎定义为经初始治疗72 h后,发热、咳嗽、咳痰、胸闷、胸痛等症状和心率、呼吸、氧饱和度、肺部啰音均未稳定,病情仍未缓解甚至加重,出现脓毒症、感染性休克。所有社区获得性肺炎患者中,对初始治疗反应不充分的比例在6%～15%之间。部分"肺炎"对治疗无反应的原因是误诊。初诊时患者可能会有发热、咳嗽、咳痰等呼吸道感染症状,影像学呈肺炎表现,临床特征酷似肺炎。但延长抗生素治疗时间、更换多种抗生素治疗无效,症状改善不明显,肺部浸润影不吸收,此时应调整诊断思路,警惕肺炎性肺结核、结缔组织病、血管炎等非感染性疾病,及时完善结核抗体、多次痰找结核杆菌、可提取的核抗原(ENA)14项、自身抗体(ANCA等)、气管镜等检查。

4. 结合临床综合分析,动态观察病情变化　尤其是球形肺炎,由于对其影像学特点不认识,放射科医师难免作出错误的判断,而临床医生未进行综合分析,过分依赖影像结论而导致误诊。最常见误诊为肺癌,应注意球形肺炎经系统抗感染治疗后吸收缩小,而肺癌抗感染治疗无效,短期复查常无变化或略有发展。因此应动态观察变化,但观察时间不可过长,否则易延误诊治时间。此外,当临床表现与病理检查不符合时,临床医师与病理医师要加强沟通,注意综合分析和鉴别,以提高诊断率。有文献报道:初诊社区获得性肺炎1例,经抗感染治疗症状好转,CT示病灶较前增大,行经皮穿刺病理检查提示肺结核,病理检查结果与临床表现不符,但考虑抗感染治疗有效故而未予抗结核治疗,出院后6个月复查胸部CT示病灶完全吸收,随访18个月未见复发,确诊社区获得性肺炎。因此临床接诊此类患者应结合临床特点(症状、体征、治疗效果)综合分析,不可盲目依赖影像学或病理学检查,应动态观察病情变化。

5. 注意与易混淆疾病的鉴别诊断　本次文献分析提示,无论是对肺炎的误诊疾病进行数据分析,还是全数据库中统计容易误诊为肺炎的疾病,都发现肺炎与肺结核、肺癌、肺血栓栓塞症等数种呼吸系统疾病相互之间多有交叉误诊。

(1) 肺结核:多有全身中毒症状,如午后低热、盗汗、疲乏无力、体重减轻、失眠、心悸,女性患者可有月经失调或闭经等。X线胸片见病变多在肺尖或锁骨上下,密度不匀,消散缓慢,且可形成空洞或肺内播散。痰中可找到结核分枝杆菌,一般抗感染治疗无效。

(2) 肺癌:多无急性感染中毒症状,有时痰中带血丝,血白细胞计数不高。但肺癌可伴发阻塞性肺炎,经抗生素治疗炎症消退后肿瘤阴影渐趋明显,或可见肺门淋巴结增大,有时出现肺不张。

如抗生素治疗后肺部炎症不见消散,或消散后于同一部位再次出现肺炎,应密切随访。对有吸烟史及年龄较大的患者,必要时做 CT、MRI、纤维支气管镜和痰液脱落细胞学等检查,以免贻误诊断。

（3）肺血栓栓塞症:多有静脉血栓的高危因素,如血栓性静脉炎、心肺疾病、创伤、手术和肿瘤等病史,可发生咯血、晕厥,呼吸困难较明显。X 线胸片示区域性肺血管纹理减少,有时可见尖端指向肺门的楔形阴影。动脉血气分析常见低氧血症及低碳酸血症。D-二聚体、CT 肺动脉造影、放射性核素肺通气(灌注)扫描和 MRI 等检查可帮助鉴别。

（4）急性肺脓肿:早期临床表现与肺炎链球菌肺炎相似。但随着病程进展,咳出大量脓臭痰为肺脓肿的特征,X 线显示脓腔及气液平,易与肺炎鉴别。

（5）非感染性肺部浸润:还需排除非感染性肺部疾病,如肺间质纤维化、肺水肿、肺不张、肺嗜酸性粒细胞增多症和肉芽肿性血管炎等。

总之,由于肺炎缺乏特异性症状和体征,且 X 线检查有时不典型,且可以肺外症状为首发表现,由于耐药性的增加,部分患者抗感染治疗效果差,导致误诊率较高,因此临床医生要提高对肺炎的认识,有条件者及时行 CT 及病原学培养并注意复查,动态观察影像学表现,密切联系临床实际,加强与放射科及检验科、病理科等科室的沟通、合作,避免误诊、漏诊,以便及时给予有效的治疗,降低病死率。

（王　强　罗　勇）

第六节　肺炎支原体肺炎

一、概述

肺炎支原体肺炎(mycoplasmal pneumonia)是由肺炎支原体(mycoplasmal pneumoniae,MP)引起的呼吸道和肺部的急性炎症改变,常同时有咽炎、支气管炎和肺炎。结合典型临床症状、X 线影像学表现及血清学检查结果,诊断一般并不困难。但肺炎支原体肺炎的早期诊断率不容乐观,有报道,成人支原体肺炎早期(2 周内)误诊率达 63%。

1. 发病情况　肺炎支原体肺炎占非细菌性肺炎的 1/3 以上,或各种原因引起的肺炎的 10%。秋冬季发病较多,但季节性差异并不显著。

2. 病因和发病机制　MP 是介于细菌和病毒之间、兼性厌氧、能独立生活的最小微生物。主要通过呼吸道传播,健康人吸入了患者咳嗽、打喷嚏时喷出的口、鼻分泌物而感染,引起散发感染或小流行。肺炎支原体肺炎以儿童及青年人居多,婴儿间质性肺炎亦应考虑本病可能。发病前 2~3 d 直至病愈数周,皆可在呼吸道分泌物中发现 MP。MP 通常存于纤毛上皮之间,不侵入肺实质,通过细胞膜上神经氨酸受体位点吸附于宿主呼吸道上皮细胞表面,抑制纤毛活动与破坏上皮细胞。MP 的致病性可能与患者对病原体或其代谢产物的过敏反应有关。

3. 病理改变　肺炎支原体肺炎肺部病变为支气管肺炎、间质性肺炎和细支气管炎。肺泡内可含少量渗出液,并可发生灶性肺不张。肺泡壁与间隔有中性粒细胞、单核细胞及浆细胞浸润。支气管黏膜充血,上皮细胞肿胀,胞质空泡形成,有坏死和脱落。胸腔内可有纤维蛋白渗出和少量渗出液。

4. 临床表现　肺炎支原体肺炎潜伏期约 2~3 周,起病较缓慢,症状主要为乏力、咽痛、头痛、咳嗽、发热、食欲缺乏、腹泻、肌痛、耳痛等。咳嗽多为阵发性刺激性呛咳,咳少量黏液。发热可持续 2～3 周,体温恢复正常后可能仍有咳嗽。偶有胸骨后疼痛。肺外表现更为常见,如皮炎(斑丘疹和多形红斑)等。体检可见咽部充血,儿童偶可并发鼓膜炎或中耳炎,颈淋巴结增大。胸部体检与肺部病变程度不相称,可无明显体征。

5. 诊治原则与疾病转归 早期使用敏感抗生素可减轻症状及缩短病程。本病有自限性,多数病例不经治疗可自愈。

二、诊断标准

肺炎支原体感染的诊断主要依靠病原学检查,肺炎支原体分离和培养是诊断的金标准,但检验技术要求高,耗时长,不利于早期诊断。血清特异性抗体测定是目前临床诊断肺炎支原体感染的最常用的实验室证据。急性期及恢复期的双份血清标本中,肺炎支原体特异性抗体效价呈 4 倍或以上增高或减低时,均可确诊为肺炎支原体感染,这是目前国际上公认的标准。PCR 具有快速、简便、敏感度高的特点,但感染后肺炎支原体的持续存在、无症状的肺炎支原体携带都可能造成假阳性。

三、误诊文献研究

1. 文献来源及误诊率 2004—2013 年发表在中文医学期刊并经遴选纳入误诊疾病数据库的肺炎支原体肺炎误诊文献共 64 篇,累计误诊病例 1 693 例。19 篇文献可计算误诊率,误诊率 28.02%。

2. 误诊范围 本次纳入的 1 693 例支原体肺炎共误诊为 53 种疾病 1 699 例次,涉及 13 个系统或专科,以呼吸系统疾病居多,误诊疾病系统分布见表 10-6-1。居前三位的误诊疾病为支气管炎、细菌性肺炎、肺结核。较少见的误诊疾病包括肺真菌病、间质性肺疾病、过敏性肺炎、肺癌、心力衰竭、冠心病、心脏神经症、缺铁性贫血、营养性贫血、自身免疫性溶血性贫血、白血病、原发性血小板减少症、急性淋巴结炎、肠痉挛、急性阑尾炎、腹膜炎、风湿热、肾病综合征、泌尿系感染、肌炎、猩红热、过敏性皮疹、荨麻疹、中毒性脑病、多发性周围神经病、抽动障碍、风湿性关节炎。8 例次仅作出发热、腹痛、贫血、偏瘫待查诊断。主要误诊疾病见表 10-6-2。

表 10-6-1 肺炎支原体肺炎误诊疾病系统分布

疾病系统	误诊例次	百分比(%)	疾病系统	误诊例次	百分比(%)
呼吸系统疾病	1 004	59.09	耳鼻咽喉疾病	83	4.89
感染性疾病	209	12.30	血液系统疾病	44	2.59
循环系统疾病	105	6.18	泌尿系统疾病	33	1.94
消化系统疾病	92	5.41	免疫系统疾病	28	1.65
神经系统疾病	89	5.24	其他	12	0.71

表 10-6-2 肺炎支原体肺炎主要误诊疾病

误诊疾病	误诊例次	百分比(%)	误诊疾病	误诊例次	百分比(%)
支气管炎	253	14.89	心肌炎	99	5.83
细菌性肺炎	241	14.18	脑炎	80	4.71
肺结核	210	12.36	胃肠炎	79	4.65
上呼吸道感染	161	9.48	病毒性肝炎	64	3.77

续表

误诊疾病	误诊例次	百分比(%)	误诊疾病	误诊例次	百分比(%)
病毒性肺炎	60	3.53	结核性胸膜炎	17	1.00
扁桃体炎	59	3.47	川崎病	16	0.94
肾综合征出血热	58	3.41	感染性贫血	9	0.53
传染性单核细胞增多症	55	3.24	伤寒	9	0.53
支气管哮喘	54	3.18	胆囊炎胆石病	9	0.53
肾炎	28	1.65	类风湿性关节炎	7	0.41
过敏性紫癜	26	1.53	百日咳	5	0.29
咽喉炎	24	1.41	Guillain-Barre 综合征	4	0.24
败血症	17	1.00			

3. 容易误诊为肺炎支原体肺炎的疾病　经对误诊疾病数据库全库检索发现,有 159 篇文献中 852 例曾误诊为肺炎支原体肺炎,以咳嗽变异型哮喘居多,主要疾病见表 10-6-3。尚有 20 例最终确诊为肺嗜酸性粒细胞增多症、弥漫性泛细支气管炎、特发性肺含铁血黄素沉着症、肺隐球菌病、肺泡蛋白沉着症、肺肉瘤、恙虫病、播散性组织胞浆菌病、布鲁杆菌病、胃食管反流病、急性阑尾炎、成人 Still 病、血管炎、幼年特发性关节炎、肌营养不良症。

表 10-6-3　容易误诊为肺炎支原体肺炎的疾病

确诊疾病	例　数	百分比(%)	确诊疾病	例　数	百分比(%)
咳嗽变异型哮喘	569	66.78	传染性单核细胞增多症	11	1.29
肺结核	183	21.48	结核性脑膜炎	6	0.70
川崎病	22	2.58	巨细胞病毒感染	4	0.47
鼻窦炎	19	2.23	EB 病毒感染	3	0.35
鼻后滴流综合征	12	1.41	肺结节病	3	0.35

4. 医院级别　本次纳入统计的 1 693 例支原体肺炎误诊 1 699 例次,其中误诊发生在三级医院 703 例次(41.38%),二级医院 855 例次(50.32%),一级医院 113 例次(6.65%),其他医疗机构 28 例次(1.65%)。

5. 误诊后果　按照误诊数据库对误诊后果的分级标准评价,纳入本次研究的 1 693 例肺炎支原体肺炎误诊后果均为Ⅲ级,未因误诊误治造成不良后果。

6. 确诊手段　本次纳入的 1 693 例肺炎支原体肺炎中,除 3 例(0.18%)临床试验性治疗后确诊,余 1 690 例(99.82%)均根据实验室特异性生化免疫学检查及症状、体征及医技检查综合分析确诊。

四、误诊原因分析

依据本次纳入的 64 篇文献分析的误诊原因出现频次,经计算机统计归纳为 11 项,以经验不足而缺乏对肺炎支原体肺炎的认识、缺乏特异性症状、体征和未选择特异性检查项目为主要原因,见表 10-6-4。

表 10-6-4　肺炎支原体肺炎误诊原因

误诊原因	频　次	百分率(%)	误诊原因	频　次	百分率(%)
经验不足,缺乏对该病的认识	40	62.50	未选择特异性检查项目	27	42.19
缺乏特异性症状、体征	32	50.00	诊断思维方法有误	24	37.50

误诊原因	频次	百分率(%)	误诊原因	频次	百分率(%)
过分依赖辅助检查结果	14	21.88	多种疾病并存	1	1.56
问诊及体格检查不细致	12	18.75	药物作用的影响	1	1.56
医院缺乏特异性检查设备	3	4.69	影像学诊断原因	1	1.56
对专家权威、先期诊断的盲从心理	1	1.56			

1. 经验不足而缺乏对肺炎支原体肺炎的认识 缺乏对肺炎支原体肺炎的认识是最常见的误诊原因(62.5%)。既往认为肺炎支原体肺炎以儿童及青少年发病居多,因此临床医师在考虑成人社区获得性肺炎时,较少想到肺炎支原体肺炎的诊断,未进一步完善肺炎支原体方面相关检查。而实际上近年来肺炎支原体肺炎发病率日渐增高,国内有报道显示,在成人社区获得性肺炎中,肺炎支原体肺炎占非细菌性肺炎的 1/3 以上,占各种原因引起肺炎的 10%,高于肺炎链球菌肺炎。很多患者在基层医院或非呼吸专科(如普通内科门诊、急诊)就诊,由于临床专业分科过细,临床医生的诊疗经验往往仅限于本专业疾病,思路狭窄,临床经验少,对本病认识不足,且在分析 X 线征象时只注重影像改变,不重视相关病史和流行病史的采集,对病情缺乏综合分析和动态观察,是造成误诊的主要原因。且近年来,随着结核病发病率的升高,各级政府以及结核防治机构加强了结核病的宣传和培训工作,提高了对结核病的警惕性,部分肺炎支原体患者有类结核中毒症状,当发现此类患者,且肺部病灶多发时,则首先考虑肺结核,是造成误诊的一个重要原因。

2. 缺乏特异性症状、体征 肺炎支原体肺炎通常起病缓慢,肺部表现明显,而临床症状及体征相对少,多数患者仅以低热、乏力为主,呼吸道症状以干咳最为突出,偶有胸痛及痰中带血症状,肺部常无阳性体征,少数患者可闻及干湿性啰音。基层医生对此常认识不足,往往诊断为一般咽炎、扁桃体炎,而选用 β-内酰胺抗生素治疗,且不能及时调整诊断思路而进行经验性治疗。此外肺炎支原体亦可直接进入血液,在呼吸系统以外部位增殖,而以肺外表现为首发症状,很多医生对此认识不足,思路局限于某系统常见疾病的诊断,从而误诊为其他系统疾病。

3. 未选择特异性检查项目 由于肺炎支原体肺炎缺乏特异性症状、体征,影像表现亦多样化,故需结合血清学检验,IgM 抗体一般出现在感染第 1 周末左右,2~4 周达高峰,以后逐渐下降,12~16 周转阴,感染 MP 后潜伏期一般为 14~21 d,常以上呼吸道感染起病,当患者出现症状就诊时,IgM 抗体已达到相当高的水平,所以 IgM 抗体阳性可作为急性期感染的诊断指标。故建议,如出现急性呼吸道感染 1 周以上,持续发热、刺激性咳嗽、经一般治疗无效者,应常规检测 MP-IgM 抗体。但多数基层医院未开展血清学检测,这就是说大部分肺炎支原体肺炎患者在现有的条件下并不能完全依赖实验室检查确诊,而本病影像学表现具有多样性,极易与肺结核误诊(发生在上肺的 MP 在 X 线上酷似浸润性肺结核,而下肺野的肺结核又可能误诊为 MP),PPD 试验是临床鉴别诊断必不可少的手段之一,PPD 试验一般阳性,应考虑支原体肺炎的可能;此外,影像学表现上,支原体肺炎病灶进展快,而肺结核进展较慢,故建议动态观察影像学改变。

4. 其他常见误诊原因 由于肺炎支原体肺炎临床表现多样,因此诊断思维方法有误、过分依赖医技检查结果、问诊及体格检查不细致、医院缺乏特异性检查设备、对专家权威、先期诊断的盲从心理、多种疾病并存、药物作用的影响、影像学诊断原因,均有可能造成肺炎支原体肺炎的误诊。

五、防范误诊措施

1. 提高对肺炎支原体肺炎的认识 在有呼吸道症状而肺部体征较少,X 线胸片有肺炎迹象,尤其是下肺或一侧下肺有肺炎征象,末梢血白细胞计数及分类多正常者,应考虑肺炎支原体肺炎。

由于大部分肺炎支原体肺炎患者临床表现不典型,症状较轻,有咳嗽、咳痰,而该症状为呼吸系统疾病共有症状,无明显特异性,基层医院医生往往对此认识不够,首先考虑细菌性或病毒性感染,容易误诊,因此基层医院应定期组织临床医生参加三级医院开展的呼吸系统疾病诊疗进展的继续教育培训,掌握肺炎支原体肺炎的诊治要点,日常诊疗工作中能够想到该疾病,及早识别,早期诊断,提高治愈率。

2. 详细询问病史,重视肺外表现 临床医生在病史询问时注意不要遗漏肺外表现。对痰培养阳性的社区获得性肺炎患者,如发现关节肌肉疼痛、腹泻、皮疹等肺外表现时,要打破一元论的诊断思维,想到细菌性肺炎和 MP 并存的可能性,及时完善相关检查。遇到以肺外表现为首发症状者,尤其是用细菌或病毒感染不能完全解释时,尤应首先考虑到肺炎支原体感染的可能,早期诊断,减少病灶迁延及多脏器的损害。

3. 结合病史分析影像报告 由于支原体肺炎的影像学表现复杂多样,且缺乏特异性,而影像医师对患者病史了解很少,因思维定势或局限的影响,检查报告常只提及支气管疾病、细菌性肺炎或结核等诊断,故临床医师应勿过度依赖胸部 X 线或 CT 检查结果,要结合病史全面分析。

4. 尽早完善血清肺炎支原体抗体(MP‑IgM)检测,并注意复查 在疾病的 1 周左右血中 MP‑IgM 即可呈阳性反应,既灵敏又特异,是诊断肺炎支原体肺炎的重要依据。有条件的单位均应开展特异性血清学检查,以提高肺炎支原体肺炎的早期诊断水平,但要注意宜在发病 2～4 周肺炎支原体达高峰时检测,若检测为阳性,则应间隔 7～14 天后再次采集血清标本对比抗体效价的变化,以排除假阴性和假阳性结果。

5. 重视诊断性治疗 对不能开展实验室检查的基层医院,如以发热、咳嗽为主要表现,胸部体征轻微,X 线胸片肺部炎症显著的可疑患者,可使用大环内酯类抗生素治疗进行验证,采取边治疗边复查 X 线胸片的方法可提高诊断率。

6. 注意耐药现象 对于肺炎支原体抗体阳性的患者,予大环内酯类抗生素治疗无效时,不要轻易排除肺炎支原体肺炎的诊断,应想到耐药的可能性,可换用氟喹诺酮类抗菌药治疗观察。另外,大环内酯类抗生素均存在胃肠道反应和肝脏损害的不良反应,易与肺炎支原体的肺外消化系统损伤表现出来的症状相重叠,所以临床用药时应综合分析。

7. 注意与易混淆疾病的鉴别诊断 本次文献分析提示,无论是对肺炎支原体肺炎的误诊疾病进行数据分析,还是全数据库中统计容易误诊为肺炎支原体肺炎的疾病,都发现肺炎支原体肺炎与肺结核、支气管炎、细菌性肺炎等数种呼吸系统疾病间多有交叉误诊。

(1) 肺结核:临床表现分为全身症状及呼吸道症状,全身症状主要表现为发热,多为午后潮热,乏力、盗汗、食欲缺乏及体重减轻。呼吸道症状为咳嗽、咳痰、痰中带血或咯血。可无体征,也可出现肺实变体征(触觉语颤增强、叩诊浊音、听诊闻及支气管呼吸音和细湿啰音)。诊断主要依靠病史、影像学表现及痰找结核菌检验。本病易与肺炎支原体肺炎混淆诊断,尤其是影像学表现为上肺病变,合并空洞或胸腔积液者,实验室检查均可出现血白细胞不高、血红细胞沉降率增快,甚至 PPD 阳性,鉴别要点主要为多次痰找抗酸杆菌及血清肺炎支原体抗体检查,动态观察 X 线或 CT 变化(肺结核动态变化慢)。

(2) 支气管炎:本次文献研究发现,肺炎支原体肺炎误诊为支气管炎比率最高,达 14.89%,肺炎支原体肺炎与急性支气管炎鉴别较易,可通过影像学(X 线或 CT)鉴别。主要为部分合并慢性支气管炎患者容易混淆诊断,发病时易误诊为慢性支气管炎急性发作,可通过肺炎支原体抗体检查及动态观察影像学改变进行鉴别。

(3) 细菌性肺炎:如常见的肺炎链球菌肺炎及葡萄球菌肺炎等。肺炎链球菌肺炎常急性起病,以高热、寒战、咳嗽、血痰及胸痛为特征,实验室检验血常规可见白细胞、中性粒细胞升高,X 线影像肺段或肺叶急性炎性实变。葡萄球菌肺炎典型表现为高热、寒战、胸痛、脓性痰,X线影像表现为坏死性肺炎,如肺脓肿、肺气囊肿和脓胸。细菌性肺炎临床表现较肺炎支原体肺炎重,X线的肺部浸润阴影也更明显,且血白细胞计数及中性粒一般明显升高。

（4）咳嗽变异型哮喘：又称咳嗽型哮喘,是指以慢性咳嗽为主要或唯一临床表现的一种特殊类型哮喘。咳嗽持续发生或反复发作一个月以上,常在夜间发生或清晨发作性咳嗽,运动后或吸入冷空气及接触变应原后症状加重。患者多有过敏性疾病史,实验室检查没有明显的感染征象或经过长时间的抗生素治疗无效,X线影像检查显示正常或可有肺纹理增加。非典型患者可通过支气管激发试验、支气管舒张试验阳性或呼气峰流速（PEF）24 h内变异率或昼夜波动率≥20%诊断。通过过敏性疾病史、X线影像学改变及支气管舒张试验可鉴别。

（5）病毒性肺炎：如流感病毒肺炎发生在流行季节,起病较急,肌肉酸痛明显,可能伴胃肠道症状;腺病毒肺炎多见于军营,常伴有腹泻。

综上,由于肺炎支原体肺炎缺乏特异性症状和体征,且影像学表现存在多样性、复杂性,且可以肺外症状为首发表现,加上耐药性的增加,部分患者大环内酯类治疗效果差,导致误诊率较高,因此临床医生要加强对肺炎支原体肺炎的重视,有条件者及时行肺炎支原体抗体检查并注意复查,动态观察影像学表现,基层医院要重视诊断性治疗,避免临床误诊、漏诊,以便及时给予有效的治疗,降低病死率。

（王　强　罗　勇）

第七节　肺曲霉病

一、概述

1. 发病概况　曲霉菌在自然界中无处不在,在全球范围内广泛分布。曲霉菌的分生孢子体积很小,只有2~4 μm,因此它很容易在空气中播散并经吸入而进入下呼吸道,所以,超过90%的侵袭性曲霉菌感染位于肺部。迄今为止曲霉菌属至少包括185种,其中20种对人类有致病性,而烟曲霉是最常见的致病菌种,占人类侵袭性曲霉菌病的65%,也是引起肺曲霉病（pulmonary aspergillosis）最常见的病原体。除了烟曲霉,较少见的致病曲霉还包括土曲霉、黄曲霉、构巢曲霉等。

众所周知,曲霉菌是条件致病菌,免疫健全宿主即使吸入了曲霉菌的孢子也很少罹患曲霉病,这得益于人体强大的免疫防御功能。首先呼吸道内的巨噬细胞能够识别并吞噬曲霉孢子;其次呼吸道中的中性粒细胞趋化并释放超氧阴离子可以杀灭曲霉的菌丝体。当由于原发或继发病因,宿主的巨噬细胞及中性粒细胞出现数量减少或功能障碍时,该宿主就成为侵袭性肺曲霉的高危人群。所以,侵袭性肺曲霉病主要见于免疫功能受损的人群。

2. 临床分型　临床肺曲霉病包括四种类型：① 侵袭性肺曲霉病（invasive pulmonary aspergillosis, IPA）：是一种严重进展性的肺部机会性感染,多见于免疫受损宿主。如果不及时并充分治疗,急性侵袭性肺曲霉菌感染患者不仅可能发生大咯血、呼吸衰竭等并发症,还可能发生血行播散而进展为多个器官受累的系统性曲霉菌感染,预后极差。② 慢性坏死性肺曲霉病（chronic necotizing pulmonary aspergillosis, CNPA）：主要发生于轻度免疫受损宿主（如糖尿病、慢性肝病、酒精中毒等）及慢性结构性肺病（如慢性阻塞性肺疾病、支气管扩张症、陈旧性肺结核、强直性脊柱炎）患者,病变在局部呈缓慢进展状态,引起肺实质慢性进展性坏死性改变,也有学者将此型称为半侵袭性肺曲霉病或亚急性侵袭性肺曲霉病。③ 曲霉球(aspergilloma):属于腐生寄生型肺曲霉病,曲霉球通常发生在基础结构性肺病形成的空腔或空洞性病灶中,是一种非感染性和非侵袭性的肺曲霉病。大部分患者曲霉球长期保持稳定,少数患者可自行缩小或自愈。④ 变态反应性支气管肺曲霉病(allergic broncho-pulmonary aspergillosis,ABPA):是机体对定植于支气管内的烟曲霉的抗原成分所产生的慢性变态反应性支气管肺疾病,属于非感染性肺曲霉病。

3. 临床表现　侵袭性肺曲霉病患者的临床表现无特异性,包括发热、乏力、咳嗽、咳痰、呼吸困难。由于曲霉菌感染极易侵蚀血管导致肺小动脉栓塞并继发小灶的肺梗死,因此患者可以出现胸痛及咯血,咯血量通常较小,偶见大咯血。急性侵袭性肺曲霉病患者高分辨率 CT 检查的典型表现如下:① 早期(发病第 1 周)为结节样实变影伴周围薄雾状渗出,即晕轮征(halo sign),代表出血;② 晚期(发病 1 周后)为实变影中出现半月形透光区,即空气半月征(air crescent sign),代表坏死。有学者报道,粒细胞缺乏患者侵袭性肺曲霉病的胸部 CT 的特征包括:边界不清的结节影(67%)、"毛玻璃样"浸润(56%)、实变影(44%),但影像学的不同特点与预后并不存在显著相关性。侵袭性肺曲霉病需要积极治疗,可供选择的抗真菌药物包括伏立康唑、伊曲康唑、卡泊芬净或米卡芬净、含脂质两性霉素 B。2008 年由美国感染病学会(IDSA)颁布的曲霉菌病临床治疗指南中,建议首选伏立康唑治疗。

慢性坏死性肺曲霉病多见于轻度免疫受损患者,例如糖尿病、酒精中毒、长期服用小剂量糖皮质激素、肝硬化、营养不良患者。此外,结构性肺病也是慢性坏死性肺曲霉病的高危因素,这些慢性基础肺病,包括慢性阻塞性肺疾病(COPD)、陈旧性肺结核、支气管扩张症、支气管囊肿、尘肺等。慢性坏死性肺曲霉病患者主要表现为低热、乏力、食欲缺乏、体重减轻、长期咳嗽或咯血,其影像学特点是多位于上叶的空洞性病变,其中可见球形块影,空洞周围有显著的渗出及纤维化,附近的胸膜肥厚并可形成支气管胸膜瘘。上述影像学表现在数周及数月内呈进展趋势是重要的特点。慢性坏死性肺曲霉病的治疗原则与侵袭性肺曲霉病基本相同。

大部分肺曲霉球患者没有症状,常见的症状是咯血,少数患者可发生致命性的大咯血。曲霉球在胸部 CT 上表现为上叶空洞大部分被致密块状影占据并可随体位变化而移动,空洞的其余部分则呈半月形或新月形透光区。只有当肺曲霉球引起临床症状时方需要治疗。反复咯血或大咯血时推荐手术切除;若因合并基础肺病或肺功能太差难以耐受手术可选择支气管动脉栓塞止血治疗。

ABPA 临床通常表现为激素依赖型哮喘或难治性哮喘,在急性发作期表现为顽固性喘息、发热、咳嗽、咳黏稠痰或脓性痰,慢性期表现为肺纤维化及支气管扩张症的症状和体征。胸部 CT 的特点包括:游走性片状浸润影、指套征(支气管黏液嵌塞)、中央型支气管扩张等。由于 ABPA 本质上属于变态反应,因此应用糖皮质激素是治疗的基石。在 2008 年 IDSA 颁布的曲霉菌病临床治疗指南中,推荐糖皮质激素联合伊曲康唑治疗 ABPA。研究表明联合用药有利于改善治疗效果、减少糖皮质激素用量、降低疾病急性发作的风险。

二、诊断标准

1. 侵袭性肺曲霉病的诊断标准　侵袭性肺曲霉病的诊断由宿主高危因素、临床特征、微生物学检查和组织病理学检查四部分组成,诊断级别分为确诊(proven)、临床诊断(probable)及拟诊(possible)3 个级别,见表 10-7-1。

宿主高危因素包括:① 粒细胞缺乏($<500 \times 10^9/L$,>10 d)或粒细胞功能障碍;② 移植(高危:肺移植和造血干细胞移植);③ 长期(>3 周)或大量应用糖皮质激素;④ 血液系统恶性肿瘤(高危:白血病);⑤ 细胞毒药物治疗;⑥ 进展期获得性免疫缺陷综合征。

临床特征包括:① 肺部感染的症状和体征;② 持续发热 96 h,经积极抗菌治疗无效;③ 影像学出现新的肺部浸润影;④ 胸部 CT 特征:早期出现胸膜下密度增高结节实变影,数天后病灶周围出现晕轮征,约 10～15 d 后实变部位出现空腔阴影或新月征。

微生物学检查包括:① 合格痰液经直接镜检发现曲霉菌丝,曲霉菌培养 2 次阳性;② 支气管肺泡灌洗液经直接镜检发现曲霉菌丝,曲霉菌培养阳性;③ 血液标本曲霉菌半乳甘露聚糖抗原(GM)(ELISA)检测连续 2 次阳性;④ 血液标本真菌细胞壁成分 1-3-β-D 葡聚糖抗原(G 试验)连续 2 次阳性。

表 10 - 7 - 1 侵袭性肺曲霉病的诊断标准

诊断级别	诊断条件
确诊	通过针吸活检或组织活检所获取的肺组织标本,经过组织病理学或细胞病理学方法见到曲霉菌丝,并可见到相应的肺组织损害 或无菌部位的标本(肺、胸水)曲霉培养阳性 及临床特征符合肺曲霉菌感染
临床诊断	宿主的高危因素 及微生物检查阳性 及临床特征符合肺曲霉菌感染
拟诊	宿主高危因素 及临床特征符合肺曲霉菌感染

之所以在诊断侵袭性肺曲霉病时设立三个诊断级别,是因为在临床中能够真正获得确诊并给予目标抗曲霉菌治疗的患者尚在少数。绝大多数罹患侵袭性肺曲霉病的患者属于免疫抑制宿主,病情通常进展迅速,往往没有条件甚至没有机会(如呼吸衰竭、血流动力学不稳定、血小板减少等)进行支气管镜、穿刺活检等侵入性或有创检查,因而侵袭性肺曲霉病的诊断多数是临床诊断或拟诊。设立临床诊断和拟诊的重要意义在于:鉴于侵袭性肺曲霉病的潜在进展风险,临床治疗决策不应是等待确诊之后才开始目标治疗,宜立足于临床诊断(拟诊)级别,早期开始先发性(经验性)抗曲霉菌治疗,以最大限度地改善预后。从这个意义上讲,充分认识侵袭性肺曲霉病发病的高危因素、掌握特征性的胸部影像学特点、积极开展微生物学检查非常重要。

2. 慢性坏死性肺曲霉病的诊断标准 诊断慢性坏死性肺曲霉病的金标准是通过组织病理学方法从肺组织标本中找到曲霉菌丝或无菌标本曲霉菌培养阳性。由于经支气管肺活检或针吸活检获取的肺组织较少,组织病理学检查及真菌培养的阳性率均较低,因此往往需要通过电视胸腔镜辅助肺活检或开胸肺活检来获取标本。慢性坏死性肺曲霉病的临床诊断是基于患者的临床表现、影像学特征及实验室检查三方面确立,见表 10 - 7 - 2。

表 10 - 7 - 2 慢性坏死性肺曲霉病的临床诊断标准

诊断条件	临床特征
临床表现	慢性(>1 个月)肺部或全身症状,至少包括下列一项: 体重减轻、咳痰、咯血 不存在血液系统恶性肿瘤、粒细胞缺乏、器官或造血干细胞移植等显著的免疫受损状况
影像学特点	肺部空洞性病变伴空洞周围渗出、纤维化 新的空洞形成、多发空洞、空洞随时间逐渐增大
实验室检查	炎症指标的水平显著升高:C 反应蛋白(CRP)、红细胞沉降率(ESR) 肺内空洞或胸腔积液中分离到曲霉菌 血清曲霉菌沉淀抗体阳性 排除可导致类似临床表现及影像学特点的其他病原菌感染,如分枝杆菌感染、地方性真菌病

3. 曲霉球的诊断标准　曲霉球的确诊主要依靠组织病理学检查。曲霉球的临床诊断主要依靠典型的影像学特征,即好发于肺上叶空洞内的可动的球形块影,周围可见新月征。与慢性坏死性肺曲霉病不同,曲霉球病灶的周围没有显著的肺组织炎症反应,包括渗出、纤维化等。50%的曲霉球患者从痰中可分离到曲霉菌,大部分患者血清特异性曲霉菌 IgG 效价升高,但长期服用糖皮质激素的患者特异性曲霉抗体效价并不升高。

4. ABPA 的诊断标准　临床 ABPA 分为两种类型:早期 ABPA 的确诊主要依靠血清学(serum,S)方法,因此这种类型又称为血清阳性型(ABPA - S),诊断标准包括:① 支气管哮喘;② 曲霉快速皮肤点刺试验阳性;③ 血清总 IgE 增高(>1 000 IU/mL);④ 血清烟曲霉特异性 IgE 或 IgG 水平增高。

随着 ABPA 病情不断进展,后期由于支气管发生重构导致中央型支气管扩张(central bronchiectasis, CB),这个阶段称为支气管扩张型(ABPA - CB),诊断标准包括:① 满足 ABPA - S 的诊断条件;② 胸部 CT 可见中央型支气管扩张。

ABPA 患者常同时伴有下列一种或多种临床表现,包括:① 可变性的肺浸润影;② 血清烟曲霉沉淀抗体阳性;③ 外周血嗜酸性粒细胞计数增高;④ 黏液痰栓。但这些条件并不构成诊断 ABPA 的必要条件。

三、鉴别诊断

1. 细菌性肺炎　纳入本次研究的误诊文献显示肺曲霉病最易误诊为细菌性肺炎,尤其是急性侵袭性肺曲霉病的临床表现无特异性,极易与细菌性肺炎混淆。鉴别诊断的要点是:① 当存在宿主高危因素时一开始就应注意肺曲霉病的可能。② 肺曲霉病广谱抗菌治疗无效。③ 肺曲霉病的高分辨率 CT 有动态演变的特点,应注意晕轮征、新月征等有意义的影像学征象,故应连续复查胸部 CT。④ 重视痰涂片检查,一旦显微镜下观察到典型的曲霉菌丝即 45°角分枝的有隔菌丝,经验治疗即可开始。通过支气管镜采集下呼吸道分泌物进行真菌涂片的阳性率更高。⑤ 痰培养可分离和鉴定曲霉菌种,但需要时间。⑥ 真菌感染的血清学指标包括 G 试验、GM 试验连续阳性,但也应注意 G 和 GM 试验的阳性预测值较低,注意排除假阳性。⑦ 必要时可通过经支气管肺活检、经皮肺穿刺获取肺组织标本进行组织病理学检查及病原学培养。

2. 肺结核　慢性坏死性肺曲霉病易误诊为肺结核,因为二者的临床特点有很多相似之处。病程:慢性迁延或慢性进展;高危人群:糖尿病、长期口服糖皮质激素、结构性肺病;临床表现:低热、咳嗽、咳痰、咯血;影像学特点:好发于肺上叶的空洞性病变伴周围渗出影等。由于肺结核和慢性坏死性肺曲霉菌具有共同的高危人群,因此不能排除两种疾病同时发生的可能,即肺结核合并慢性坏死性肺曲霉病。二者鉴别诊断的要点就是积极进行病原学检查,必要时通过活检来确诊。

曲霉球最常发生于肺结核空洞中,一项研究显示,544 例纤维空洞型肺结核患者中有 11% 根据影像学特征可临床诊断曲霉球。曲霉球患者多数没有临床症状、空洞周围无卫星灶,这点容易与肺结核鉴别,但肺结核合并曲霉球是鉴别诊断的难点。

3. 肺癌　慢性坏死性肺曲霉病和曲霉球都需要和癌性空洞进行鉴别诊断。影像学检查、微生物学培养和鉴定、组织病理学检查有助于鉴别诊断,常用的诊断方法包括胸部 HRCT、支气管镜检查、支气管超声内镜引导下针吸活检(EBUS - TBNA)、经皮肺穿刺、胸腔积液细胞病理学检查等。

4. 支气管哮喘　ABPA 是一种特殊类型的哮喘,通常需要应用糖皮质激素控制病情,因此 ABPA 在确诊前往往被长时间误诊为难治性哮喘、激素依赖型哮喘。ABPA 患者如不能获得早期诊断及恰当治疗,最终可能发生不可逆的气道重构及肺纤维化,预后不良。因此,在哮喘的诊断和长期管理过程中,当优化治疗措施仍难以达到哮喘的全面控制(症状控制＋长期稳定)时,或当哮喘患者合并中央型支气管扩张症、黏液痰栓、游走性肺浸润影、外周血嗜酸性粒细胞升高（＞10％）时，应注意排除 ABPA，及时检测血清总 IgE 及烟曲霉特异性 IgE。

5. 其他肺部真菌病　包括隐球菌肺炎、肺毛霉病、地方性真菌病（如肺组织胞浆菌病）等。肺部真菌病的临床特点与肺曲霉病有许多相似之处。鉴别的要点是提高各种肺部真菌病的知晓度，进行真菌培养鉴定和病理组织学检查。

四、误诊文献研究

1. 文献来源及误诊率　2004—2013 年发表在中文医学期刊并经遴选纳入误诊疾病数据库的肺曲霉病误诊文献共 91 篇，累计误诊病例 862 例。27 篇文献可计算误诊率，误诊率 56.64％。

2. 误诊范围　本次纳入的 862 例肺曲霉病误诊为 17 种疾病 944 例次，居前三位的误诊疾病为肺结核、肺癌及支气管哮喘。少见的误诊疾病包括肺栓塞、肺吸虫病、肾综合征出血热、肺大泡、肺隔离症。19 例次漏诊。主要误诊疾病见表 10 - 7 - 3。

表 10 - 7 - 3　肺曲霉病主要误诊疾病

误诊疾病	误诊例次	百分比（％）	误诊疾病	误诊例次	百分比（％）
肺结核	424	44.92	肺嗜酸性粒细胞增多症	10	1.06
肺癌	135	14.30	急性支气管炎	10	1.06
支气管哮喘	120	12.71	肺中叶综合征	7	0.74
肺炎	107	11.33	肺囊肿	5	0.53
支气管扩张	64	6.78	韦格纳肉芽肿	4	0.42
慢性阻塞性肺疾病	16	1.69	肺炎性假瘤	4	0.42
肺脓肿	12	1.27			

3. 医院级别　本次纳入统计的 862 例肺曲霉病误诊 944 例次，其中误诊发生在三级医院 673 例次（71.29％），二级医院 206 例次（21.82％），一级医院 59 例次（6.25％），其他医疗机构 6 例次（0.64％）。

4. 确诊手段　本次纳入 862 例肺曲霉病中，482 例（55.92％）经病理学检查确诊，104 例（12.06％）经细胞学诊断，确诊手段见表 10 - 7 - 4。

表 10 - 7 - 4　肺曲霉病确诊手段

确诊手段		例　数	百分比（％）
病理学诊断		482	55.92
	尸体解剖	1	0.12
	手术病理检查	371	43.04
	经皮穿刺活检	59	6.84
	内镜下活检	51	5.92
细胞学诊断	分泌物排泄物脱落细胞检查	104	12.06
实验室诊断	实验室特异性生化免疫学检查	225	26.10
临床诊断		51	5.92
	根据症状、体征及医技检查确诊	36	4.18
	临床实验性治疗后确诊	15	1.74

5. 误诊后果　本次纳入的 862 例肺曲霉病中，813 例文献描述了误诊与疾病转归的关联，49 例预后与误诊关联不明确。按照误诊数据库对误诊后果的分级评价标准，可统计误诊后果的病例

中,800例(98.40%)为Ⅲ级后果,未因误诊误治造成不良后果;5例(0.62%)造成Ⅱ级后果,其中1例行不必要手术,4例因误诊误治导致病情迁延;8例(0.98%)造成Ⅰ级后果,均为死亡。

本研究大部分病例误诊误治未给患者造成不良后果,急性侵袭性肺曲霉病的病例很少,因此不足以反映误诊误治对不同类型肺曲霉病临床预后的影响。需要特别强调侵袭性肺曲霉病在免疫受损宿主往往进展迅速,如果不及时治疗,预后极差。因此,当侵袭性肺曲霉病的高危人群以肺部感染就诊时,永远都不要轻易将此诊断排除在外,除非临床已有确凿的证据能够排除侵袭性肺曲霉病。

五、误诊原因分析

依据本次纳入的91篇文献分析的误诊原因出现频次,经计算机统计归纳为9项,以经验不足而缺乏对该病的认识居多,见表10-7-5。

表10-7-5　肺曲霉病误诊原因

误诊原因	频次	百分率(%)	误诊原因	频次	百分率(%)
经验不足,缺乏对该病的认识	52	57.14	多种疾病并存	8	8.79
缺乏特异性症状和体征	49	53.85	问诊及体格检查不细致	8	8.79
未选择特异性检查项目	33	36.26	影像学诊断原因	8	8.79
诊断思维方法有误	21	23.08	医院缺乏特异性检查设备	4	4.40
过分依赖医技检查结果	12	13.19			

通过分析原文,我们发现肺曲霉病误诊的主要原因包括两个方面:一是患者缺乏特异性的临床症状和体征,在诊断和鉴别诊断中容易被遗漏和忽视;二是由于临床医生对此类疾病的认识不足,未能积极实施有助于诊断的客观检查。例如,一女性患者10年来长期咯血,并一直被临床诊断为肺结核和支气管扩张,直至在最近一次大咯血后通过支气管镜检查找到曲霉菌丝方明确诊断,而此前患者仍在服用抗结核药。如前所述,咯血是肺曲霉病最常见的症状之一,鉴别诊断除了肺结核、肺癌、支气管扩张这些常见病因外,也应考虑到肺曲霉病;此外,当临床考虑到肺曲霉病可能时应积极通过各种检查手段来证实或排除诊断。由此看来,该患者如能够早期行支气管镜检查,也不至于误诊达10年之久。

六、防范误诊措施

综上所述,肺曲霉病各种临床类型的发病危险因素、临床表现、影像学特点、诊断标准、治疗原则、转归预后都完全不同,几乎可以看成四种完全不同的疾病。通过回顾分析肺曲霉病的误诊情况,再次厘清基本概念,以利于临床判断。再次强调,发生在免疫受损宿主的侵袭性肺曲霉病一旦误诊,后果几乎是致命的。因此,所有具有高危因素的免疫受损患者以肺部感染就诊时,都应考虑到肺曲霉菌病的可能。只要临床征象能够确立最低级别的拟诊,也宜早期启动经验治疗;而之后在治疗中不断跟进实验室和客观检查,以逐渐提高诊断的级别。虽然临床诊断或拟诊不是确诊,但仍是建立在缜密的临床思维基础之上的,要做到即使是临床诊断或拟诊也要有依据,即使是先发性或经验性治疗也要有把握,以避免或减少误诊误治。

(卢冰冰)

第八节　肺隐球菌病

一、概述

1. 发病概况　隐球菌是一种无菌丝带荚膜的酵母样真菌,迄今已鉴定出至少70个种属。在隐球菌属(*Cryptococcus spp*)中,能够引起人类隐球菌病(Cryptococcosis)的是新型隐球菌(*Cryptococcus neoformans*)和格特隐球菌(*Cryptococcus gattii*)两个独立的菌种,其中新型隐球菌是一种广泛分布于全球的机会致病菌,易感人群主要包括免疫受损宿主,例如获得性免疫缺陷综合征(AIDS)患者、接受大剂量糖皮质激素或单克隆抗体(如英夫利昔单抗)或其他免疫抑制剂治疗的患者。格特隐球菌因10多年前突然在加拿大温哥华岛及美国部分地区引发人与动物感染的暴发性流行而广受关注,我国学者近年来在11例非HIV感染患者体内也分离到11株格特隐球菌。目前认为格特隐球菌主要发生在健康个体,更多引起颅内感染和神经系统并发症。

新型隐球菌在自然界广泛存在,在城市中心、腐烂的木材、房屋的尘埃中均可发现隐球菌孢子,其中鸽粪被认为是重要的传染源。新型隐球菌感染人体的主要途径是通过吸入孢子首先进入下呼吸道,而宿主细胞免疫功能决定了感染的严重程度和转归。动物实验表明,当隐球菌进入肺泡后,肺泡巨噬细胞和$CD_4 - T$淋巴细胞会聚集在隐球菌酵母样细胞周围,巨噬细胞融合形成多核巨细胞并释放水解酶杀死真菌,同时肉芽肿形成有助于抑制隐球菌繁殖及防止突破血流屏障,而肉芽肿形成这个过程依赖于$CD_4 - T$淋巴细胞的辅助。因此,AIDS患者$CD_4 - T$淋巴细胞数目减少或功能下降时,隐球菌感染的风险将显著增加。新型隐球菌亦可感染免疫功能正常的宿主。以我国近期大规模回顾性调查为例,调查结果显示74例肺隐球菌病患者中大部分(53例,71.6%)无基础病,因此免疫抑制不是肺隐球菌病的必要条件。新型隐球菌从原发感染部位——肺可进一步播散至其他器官,尤其是脑,导致严重的、具有致命性的隐球菌脑膜炎及隐球菌脑膜脑炎。隐球菌对中枢神经系统的亲和力较高,但它是如何从肺播散至脑部,其具体过程迄今尚不明确。

2. 临床表现　临床隐球菌病最主要的类型包括脑膜隐球菌病和肺隐球菌病(pulmonary cryptococcosis),而脑膜隐球菌病是隐球菌病最严重的类型。因此,肺隐球菌病患者,无论是免疫受损宿主还是免疫健全宿主,均建议通过腰穿排除无症状或亚临床的中枢神经系统受累,尤其当血清隐球菌抗原检测结果为阳性时。

肺隐球菌患者的临床表现并不特异,有急有缓,包括从无症状的肺炎到重度急性呼吸窘迫综合征(ARDS)。主要症状包括发热、咳嗽、咳痰、胸痛,少数患者有咯血,免疫功能正常的患者甚至没有呼吸道症状。隐球菌肺炎的影像学特点为单发或多发结节样或团块状阴影,常位于胸膜下,周边可见毛刺或"晕"征。免疫健全宿主常见结节或团块内有空洞形成;其次可表现为肺实质浸润,多见于免疫受损宿主,与其他细菌性肺炎难以鉴别,若X线胸片或胸部CT显示弥漫性间质性肺炎则提示预后较差。

3. 治疗　隐球菌肺炎的治疗目标是:① 控制肺炎的症状和体征;② 避免播散至中枢神经系统;③ 痰和所有感染部位的标本真菌培养结果为阴性。根据罹患人群的免疫功能,肺隐球菌病的治疗分为无免疫抑制宿主的治疗及免疫抑制宿主的治疗。由于隐球菌清除较慢,即使在症状轻到中度的无免疫抑制患者,最短疗程也至少为6个月,首选药物为氟康唑,备选药物包括伊曲康唑、伏立康唑及泊沙康唑。

二、诊断标准

肺隐球菌病的确诊主要依靠组织病理学检查和(或)无菌部位标本(组织、体液、脓液)的病原学涂片和培养。例如经皮肺穿刺所获得的组织标本通过组织病理学方法可见肉芽肿病灶中典型的带荚膜无菌丝的酵母样真菌；或通过组织涂片查见厚壁孢子或真菌培养呈阳性结果,均有确诊意义。如痰、咽拭子或支气管肺泡灌洗液的标本真菌涂片或真菌培养阳性,或血清隐球菌荚膜多糖抗原乳胶凝集试验阳性,则可作出临床诊断。

血清及脑脊液隐球菌荚膜多糖抗原测定用于隐球菌病及隐球菌脑膜炎的筛查和临床诊断,其历史已有 30 多年,目前主要采用乳胶凝集试验(LA)或酶联免疫吸附试验(ELISA)两种方法,总体敏感性和特异性分别为 93%～100% 和 93%～98%。在隐球菌病感染的早期该方法可以出现假阴性,故临床上往往需要多次检测。此外,对于免疫功能正常、肺部病变范围小的轻到中度肺隐球菌病患者,血清隐球菌荚膜多糖抗原的阳性率不高,这时支气管肺泡灌洗液或胸腔积液中隐球菌荚膜多糖抗原的阳性率可能会高于血清。隐球菌荚膜多糖抗原的效价虽然具有预后价值,但并不能指导治疗,即隐球菌荚膜多糖抗原效价越高说明隐球菌感染的负荷越重,但其动态变化不能作为继续治疗或停药的依据。

三、鉴别诊断

1. **细菌性肺炎**　当肺隐球菌的影像学表现为肺实质浸润影时则不易与细菌性肺炎鉴别。鉴别诊断的关键线索是:尽管隐球菌肺炎患者在临床上具有感染性肺炎的临床表现,但抗感染治疗却完全无效、影像学持续进展,此时应尽快完善有诊断意义的无创性检查,如血清隐球菌荚膜多糖抗原测定。若痰或支气管肺泡灌洗液真菌培养及涂片阴性,则可通过经支气管肺活检(TBLB)或经皮肺活检进行组织病理学检查。

2. **肺癌**　当肺隐球菌病的影像学表现为单发结节或团块影时应注意与肺癌鉴别。我国学者总结了孤立结节型肺隐球菌病和肺癌的 CT 特点,结果显示孤立结节型肺隐球菌病中"晕征"的发生率(33.33%)明显高于肺癌(9.68%);孤立结节型肺隐球菌病结节内支气管多走行自然,未见明显管腔狭窄、扩张、中断等,而肺癌结节中支气管多表现为各种形态的狭窄、阻塞及中断。此外,肺癌的影像学可见引流区域肺门或纵隔淋巴结增大伴远处转移征象,这一特点也有助于二者的鉴别。值得注意的是,本文所总结的 299 例误诊患者中,125 例患者(41.80%)通过手术获得病理诊断,实际上这部分患者如果经过积极抗真菌治疗大部分是可以痊愈的。因此,临床高度怀疑肺隐球菌病,同时影像学表现为肿块或结节影的患者应尽量先选择肺穿刺活检,避免不必要的开胸手术。

3. **肺结核**　当肺隐球菌病发生在肺结核的好发部位,如上叶尖后段及下叶背段,尤其伴有空洞时,往往不易和肺结核鉴别。但肺结核的病灶通常呈小叶性分布,周围有卫星灶,可见"树发芽"征,短期内影像学变化不明显;而隐球菌肺炎的影像学常呈结节样或团块样分布,短期内影像学进展较明显。痰或肺泡灌洗液抗酸染色涂片、真菌涂片或培养有助于鉴别诊断,但阳性率不高。凡有条件者均应采用经皮或经支气管肺活检,进行组织涂片及培养或组织病理学检查。

4. **侵袭性肺曲霉病**　侵袭性肺曲霉病和肺隐球菌病在宿主因素、临床表现、影像学特征等方面都有很多相似之处,临床不易鉴别。但二者仍然存在一些细节上的差别,例如,影像学方面,"新月征"更多见于侵袭性肺曲霉病;血清学检验方面,急性侵袭性肺曲霉病患者的 $1-3-\beta-D$ 葡聚糖抗原(G 试验)及曲霉菌半乳甘露聚糖抗原(GM)试验常呈阳性,而肺隐球菌病患者的 G/GM 试验呈阴性而隐球菌荚膜多糖抗原呈阳性。毋庸置疑,下呼吸道标本进行真菌涂片或真菌培养、肺活检会更有利于准确地鉴别诊断。

四、误诊文献研究

1. 文献来源及误诊率　2004—2013 年发表在中文医学期刊并经遴选纳入误诊疾病数据库的肺隐球菌病误诊文献共 44 篇,累计误诊病例 299 例。6 篇文献可计算误诊率,误诊率 80.00%。

2. 误诊范围　本次纳入的 299 例肺隐球菌病误诊为 17 种疾病 306 例次,误诊疾病居前三位的是肺炎(80 例次,26.14%)、肺癌(79 例次,25.82%)、肺结核(55 例次,17.97%),较少见的误诊疾病包括肺继发恶性肿瘤、自主神经功能紊乱、肉芽肿性血管炎、包裹性胸腔积液、结节病、肺脓肿、肺曲霉病、梅尼埃病。2 例次仅作出胸腔占位性病变性质待查诊断。4 例次漏诊。

3. 确诊手段　纳入本次研究的肺隐球菌病 299 例误诊病例中,292 例(97.66%)经病理学检查确诊,余均根据病原学检查确诊。具体确诊手段见表 10-8-1。

表 10-8-1　肺隐球菌病确诊手段

确诊手段/检查项目	例　数	百分比(%)	确诊手段/检查项目	例　数	百分比(%)
病理学诊断	292	97.66	内镜下活检	13	4.35
尸体解剖	2	0.67	病原学诊断	7	2.34
手术病理检查	125	41.80	分泌物排泄物脱落细胞检查	2	0.67
经皮穿刺活检	152	50.84	实验室特异性生化免疫学检查	5	1.67

4. 误诊后果　本次纳入的 299 例肺隐球菌病中,291 例文献描述了误诊与疾病转归的关联,8 例预后与误诊关联不明确。按照误诊数据库对误诊后果的分级评价标准,可统计误诊后果的病例中,285 例(97.94%)为Ⅲ级后果,未因误诊误治造成不良后果;6 例(2.06%)造成Ⅰ级后果,均为死亡。

五、误诊原因分析

依据本次纳入的 44 篇文献分析的误诊原因出现频次,经计算机统计归纳为 8 项,以缺乏特异性症状、体征为主要原因,见表 10-8-2。

表 10-8-2　肺隐球菌病误诊原因

误诊原因	频　次	百分率(%)	误诊原因	频　次	百分率(%)
缺乏特异性症状、体征	40	90.91	影像学诊断原因	2	4.55
未选择特异性检查项目	17	38.64	诊断思维方法有误	2	4.55
经验不足,缺乏对该病的认识	15	34.09	病理诊断错误	1	2.27
过分依赖辅助检查结果	2	4.55	多种疾病并存	1	2.27

通过分析原文,我们发现肺隐球菌病误诊的主要原因包括以下几方面:一是患者缺乏特异性的临床症状和体征,在诊断和鉴别诊断中容易被遗漏和忽视;二是未选择特异性检查项目;三是经验不足,缺乏对该疾病的认识。在临床工作中通常更重视 HIV 感染、器官移植受者这类免疫抑制人群中隐球菌病的诊断和鉴别诊断,而忽视非免疫抑制人群罹患肺隐球菌病的可能。由于这部分人群不具备典型的宿主高危因素,因此在初诊时很难想到隐球菌肺炎,且痰涂片、痰培养、肺泡灌洗液涂片或培养等常规检查的阳性率均较低,也很难获得诊断线索;加上影像学的表现与肺炎、肺结核、肺癌、肺曲霉病等均有很多相似之处,造成误诊。多数情况下活检几乎是唯一能够确诊肺隐球菌病的方法,而临床上活检往往又是最后方采取的诊断方法,因此延迟了确诊时间、甚至耽误了

治疗时机。

六、防范误诊措施

发生在免疫受损宿主的肺隐球菌病往往进展迅速,易合并脑膜隐球菌病,临床医生的警惕性比较高,因此在诊断和鉴别诊断时比较易于想到本病。而本次文献回顾发现肺隐球菌病的误诊误治更多发生在免疫健全宿主,这部分患者可以没有症状或症状较轻,临床病程呈亚急性、血清隐球菌荚膜多糖抗原的阳性率不高、影像学的特点不具有诊断特异性、真菌涂片和培养的阳性率较低等,这些因素都使肺隐球菌病患者在临床中不易及时获得确诊,影响治疗效果和预后。因此,临床医生要充分认识到肺隐球菌在免疫功能正常群体中的发病特点,掌握鉴别诊断的要点。当临床高度怀疑肺隐球菌病时,只要条件允许都应尽量进行组织病理学检查,通过经皮肺穿刺或经支气管肺活检获取组织标本,以早期确诊及开展目标治疗。

(卢冰冰)

第九节　气管癌

一、概述

1. 流行特点　气管癌是指环状软骨以下、气管隆嵴以上部分气管内的恶性肿瘤。分为原发与继发,二者取决于肿瘤是生长在气管内,还是远处转移到气管或局部侵犯到气管。原发气管肿瘤比较少见,每年发生率仅为2/100万,是肺癌发病率的1/180。成人的原发气管肿瘤90%以上是恶性的,主要为鳞状细胞癌和腺样囊性癌。两者占了所有原发气管肿瘤的75%。目前,原发气管恶性肿瘤的疾病特异性的病死率以及全国病死率分别是73%和79%。

Gaissert HA等总结了美国麻省总医院(MGH)1962年至2002年40年间收治的360例原发气管肿瘤病例,其中恶性肿瘤为326例,占90.6%。腺样囊性癌(135例)及鳞状细胞癌(135例)占全部气管肿瘤的75%,占恶性肿瘤的82.8%;少见的有支气管来源的非鳞状细胞癌、黏液表皮样癌、肉瘤、类癌、淋巴瘤、黑色素瘤。326例气管恶性肿瘤患者的主要临床表现为呼吸困难、咳嗽、咯血、气喘、喘鸣、声音嘶哑、吞咽困难及发热(表10-9-1),延迟诊断时间平均为12个月。

表 10-9-1　气管恶性肿瘤患者的主要临床表现

症状	腺样囊性癌(例数)	鳞状细胞癌(例数)	症状	腺样囊性癌(例数)	鳞状细胞癌(例数)
呼吸困难	65	50	喘鸣	21	27
咳嗽	55	52	声音嘶哑	10	13
咯血	29	60	吞咽困难	7	7
气喘	44	27	发热	7	4

关于原发气管癌的报告,最大的一组数据来自于SEER研究(surveillance, epidemiology, and end results, SEER)该研究分析了31年间发生的578例原发气管癌,在这组病例中,平均年龄是63岁,男性患者占56%。诊断主要通过临床表现、胸片、CT、支气管镜检查等方法。治疗主要采取手术切除的方法,无法切除肿瘤的病人预后较差,但可以采取几种支气管镜下的治疗方法来缓解症状。

2. 病理分型

(1) 鳞状细胞癌:患者年龄多为50~70岁,男性为主(男：女约为3：1),几乎所有病例都与吸烟有关。原发性气管鳞状细胞癌可为外生性或溃疡性、局部生长或纵向侵犯,少数情况下还可见气管内多个病灶。浸润性鳞状细胞癌可位于乳头样瘤变区域的深部,活检即可发现这种原位癌。若肉眼即可见病灶,肿瘤可能侵犯到更广泛的范围。气管鳞状细胞癌可发生于气管和隆突的任意节段,表现为沿气管壁纵向及环状生长,并能穿过管壁浸润周围组织。邻近的喉返神经、食管可被直接侵犯。最常见的转移方式是侵犯邻近的气管旁淋巴结。许多肿瘤被发现时局部侵犯严重,已不能切除。血行转移少见,方式与肺癌相似,如肺、骨、肝、肾上腺等,复发常位于舌、扁桃体、喉、咽、气管、肺。对于可切除的鳞状细胞癌,5年生存率是39％,并受切除的完全程度、淋巴的侵犯以及甲状腺的侵犯的影响。

(2) 腺样囊性癌:腺样囊性癌男女发病率几乎一致,发病年龄从十几岁到九十几岁,且与吸烟无明显关联,仅约37％的患者为吸烟者。腺样囊性癌外观上差异较大,一些看似良性,边缘多清晰,且进展相对缓慢,即使未经治疗,肿瘤也呈缓慢或侵袭性进展;一些则边界不清晰,浸润周围组织。腺样囊性癌可发生于气管的任何节段,更多见于下段气管和隆突,少见于主支气管及更远端分支,多病灶发病极为罕见。腺样囊性癌的5年生存率是52％,相比鳞状细胞癌发展比较缓慢。

继发的气管肿瘤均为恶性,肿瘤通过直接扩散或通过血源转移的方式侵犯气管。直接扩散最常来源于肺、食管、甲状腺和纵隔,发生频率顺次减少。来源于肾细胞癌、肉瘤、乳腺癌、结肠癌以及黑色素瘤的远处转移也有报道。

3. 主要症状 气管癌的临床症状按肿瘤的部位大小和性质而异。常见的早期症状为刺激性咳嗽、痰少或无痰,有时可带有血丝。肿瘤长大逐渐阻塞气管腔50％以上时,则出现气短、呼吸困难、喘鸣、咯血等;气管恶性肿瘤晚期病例可呈现声音嘶哑,吞咽困难,气管食管瘘,纵隔器官组织受压迫,颈部淋巴结转移和肺部化脓性感染等症状。

4. 治疗方法 目前气管癌的治疗主要是手术和放疗。MGH报告了一组270例的气管癌病例,其中191例(71％)实施了手术,手术30天的病死率是7％～11％。气管鳞状细胞癌与腺样囊性癌术后放疗很常用,但由于缺少对照研究,目前还不能确定是否能够改善存活率。关于气管鳞状细胞癌的一组数据报告,135例中90例实施了手术(67％),其中41例(46％)接受了术后放疗,手术切除组5年及10年的生存率分别是39％和18％,未切除组5年及10年的生存率分别是7％和5％。关于气管腺样囊性癌的一组数据显示,101例腺样囊性癌患者实施了切除手术,其中70％术后加用了放疗,5年及10年生存率分别是52％和29％,34例未切除的病例5年生存率是33％。

二、诊断标准

1. 诊断依据 气管癌的诊断主要依据症状、体征及相关检查,症状、体征及相关检查结果大部分非本病唯一,需与有关疾病相鉴别,确定诊断仍需依靠病理学证据。气管癌起病隐匿,症状没有特异性,在作出正确诊断之前,许多患者被长期当作哮喘或慢性支气管炎进行治疗。

(1) X线检查:X线检查以气管断层片较有价值,常可显示管腔内占位性块影。气管侧位片对颈段气管显示较清,做吞咽动作可使气管上移,更易显露气管。隆突额面倾斜断层片可以显示胸部气管全貌。断层片上尚可观察气管壁增厚及是否平滑。借以判断出肿瘤侵犯的范围和深度。X线检查对气管肿瘤的范围及长度判断常较实际为小,因此不能以X线所示范围确切考虑治疗方案,仅是参考指标之一。

(2) CT检查:CT在诊断气管肿瘤上的作用日益重要。气管腔的直径、肿瘤的大小、气管受侵长度,及肿瘤的纵隔侵犯、压迫食管及与邻近解剖结构的关系都能在CT片上清晰显示。尤其是高分辨 CT,利用薄层扫描可准确测量气管病变的长度和范围,同时初步辨别病变的良恶性程度。CT 的三维立体结构重建技术,可提供更精确的气管结构解剖,尤其当气管阻塞严重,纤维支气管镜无法进入病变远端时,它可显示狭窄远端的情况,这对外科制定手术方案很有参考价值。

（3）气管镜检查:气管镜检查是诊断气管肿瘤的重要方法,可以直接观察肿瘤形态、部位、侵犯范围及长度,并经活体组织检查取得确切的病理诊断。纤维支气管镜检查多数情况下是安全的,但对气道严重梗阻者可引起窒息,故属禁忌。多数人认为纤维支气管镜检查应于检查当日,准备好各种抢救措施的情况下在手术室进行。万一发生窒息,可立即进行手术或气管切开抢救生命。纤维支气管镜不能窥及声门下区全貌,对此处是个盲区,故此处肿瘤易被漏诊,应特别注意。

（4）痰脱落细胞学检查:痰脱落细胞学检查对诊断有帮助,但不能明确肿瘤部位及发展程度。

（5）其他检查:由于气管和食管关系密切,有必要术前进行食管钡餐造影和食管镜检查。尤其在病人有吞咽困难或（和）肿瘤生长于气管后壁者。食管在肿瘤相应部位有蠕动障碍或僵直表现,应考虑肿瘤侵及食管的可能。食管镜检查还可鉴别原发肿瘤来自食管抑或气管,为制定手术方案提供必要的帮助。

2. 鉴别诊断

（1）支气管哮喘:本病主要症状为反复发作的带有哮鸣音的呼气性呼吸困难,持续时间一般较短,多在春秋季节发病,年龄多在 30 岁以下。气管肿瘤的喘鸣并非真正哮喘,一般症状出现缓慢,呈进行性加重,可随体位变动而加重或缓解。查体时,支气管哮喘多见胸廓饱满,呼吸动度变小,听诊双肺满布哮鸣音,且呼气末最明显;而气管肿瘤多无上述体征,其"哮鸣"多在胸骨区,平喘药物治疗效果不明显。CT 及气管镜检查可以进一步鉴别。

（2）支气管扩张症:本病患者在儿童时期常有百日咳或肺炎病史,主要临床症状包括咯血或痰中带血、大量脓痰及慢性咳嗽。多因长期感染而出现消瘦、贫血、低热及杵状指。查体可闻及局限性湿啰音。X 线检查仅肺纹理粗乱,胸部 HRCT 可确诊。气管肿瘤虽有痰中带血及咯血,但无上述其他表现及体征。胸部 CT 及气管镜检查有助于鉴别诊断。

（3）慢性气管炎和支气管炎:本病为呼吸系统常见病,主要表现为长期咳嗽、咳痰或伴有喘息症状,多在寒冷季节反复发作,一般痰量较多,很少有咯血。气管肿瘤多为刺激性咳嗽,多有痰中带血或咯血。气管炎时,多有肺部感染,偶伴有喘息,听诊双肺可闻及干湿性啰音及哮鸣音,但以呼气相明显。气管肿瘤双肺多无啰音,哮鸣音在胸骨区和吸气时明显。胸部 CT 及气管镜检查可以进一步鉴别。

（4）气管良性狭窄:除气管肿瘤外,气管良性狭窄可出现进行性呼吸困难等症状,但根据引起狭窄的原因不同尚有其特点。常见的有:气管损伤引起的狭窄,多有气管外伤、手术史;气管结核,可伴有结核中毒症状,如低热、盗汗、乏力、消瘦,痰中查到结核菌;气管硬结病,多伴有鼻硬结病,鼻腔分泌物中及黏膜浸润处可培养出鼻硬结菌。

三、误诊文献研究

1. 文献来源及误诊率　2004—2013 年发表在中文医学期刊并经遴选纳入误诊疾病数据库的气管癌误诊文献共 35 篇,累计误诊病例 215 例。7 篇文献可计算误诊率,误诊率 70.41%。

2. 误诊范围　本次纳入的 215 例气管癌误诊有 15 种疾病 228 例次,居前三位的误诊疾病为支气管哮喘、支气管炎、肺炎。较少见的误诊疾病包括上呼吸道感染、冠心病、肺气肿、肺继发恶性肿瘤。5 例咯血仅作出症状待查诊断。主要误诊疾病见表 10-9-2。

表 10-9-2 气管癌主要误诊疾病

误诊疾病	误诊例次	百分比(%)	误诊疾病	误诊例次	百分比(%)
支气管哮喘	73	32.02	肺结核	5	2.19
支气管炎	57	25.00	支气管结核	3	1.32
肺炎	41	17.98	结核性胸膜炎	2	0.88
咽喉炎	16	7.02	心肌炎	2	0.88
支气管扩张	10	4.39	纵隔肿瘤	2	0.88
肺癌	8	3.51			

3. 确诊手段　本次纳入的 215 例气管癌中,199 例(92.56%)经内镜下活检病理确诊;14 例(6.51%)经手术病理检查确诊;2 例(0.93%)经 CT 检查确诊。

4. 误诊后果　按照误诊疾病数据库制定的误诊后果评价标准,本次纳入分析的 215 例气管癌均为Ⅱ级误诊后果,即恶性肿瘤病情延误。

四、误诊原因分析

依据本次纳入的 35 篇文献分析的误诊原因出现频次,经计算机统计归纳为 9 项,以未选择特异性检查项目和缺乏特异性症状、体征为主要原因,见表 10-9-3。

表 10-9-3 气管癌误诊原因

误诊原因	频次	百分率(%)	误诊原因	频次	百分率(%)
未选择特异性检查项目	22	62.86	诊断思维方法有误	7	20.00
缺乏特异性症状、体征	21	60.00	多种疾病并存	1	2.86
经验不足,缺乏对该病的认识	18	51.43	药物作用的影响	1	2.86
过分依赖医技检查结果	10	28.57	影像学诊断原因	1	2.86
问诊及体格检查不细致	8	22.86			

1. 未选择特异性检查项目　常规胸片上最重要的征象是气管狭窄、内壁不整。由于纵隔影遮盖、X 线曝光不足,可致气管影观察不清。本组有 2 例因 X 线胸片曝光不足,且未摄侧位胸片,致气管观察不清而误诊。在侧位胸片上,下 1/3 的气管病变较易观察,可补充正位胸片的不足。气管断层摄影、140 kV 后前位胸片及 CT 扫描可观察肿瘤大小及向周围组织蔓延生长情况。胸部 X 线平片阳性率低,且易显示继发病和伴发病的征象,而引起误诊。

2. 缺乏特异性症状、体征　本病起病隐袭,症状不典型。咳嗽、咳痰、一过性痰中带血可能是最初的临床表现,但都不具有特异性,为多数肺部疾病所共有。症状的加重常因感染所诱发,经抗感染治疗后即可缓解,但不能完全控制,故易被此假象所掩盖。

3. 经验不足,缺乏对该病的认识　对原发性气管癌认识不足。一般来说,临床医师对原发性支气管肺癌的印象较深,而往往很少考虑到气管肿瘤,故对气管肿瘤的警惕性不高。对肿物阻塞气道所致的呼吸困难未加以仔细观察和分析,对体位性呼吸困难未能引起重视,对肺部哮鸣音不做具体分析,甚至采取人云亦云的态度,对治疗反应不做细致观察等等,都是造成误诊的主观原因。

4. 过分依赖医技检查结果　过分依赖胸部 X 线平片所见。因气管位于胸部 X 线片的纵隔阴影内,故常不能提供诊断线索,多因 X 线胸片阴性而放弃对气管肿物的怀疑。

五、防范误诊措施

由于气管癌起病隐匿,症状没有特异性,加之发病率较低,缺乏临床经验,导致误诊率高,治疗延误,使很多病人失去了好的治疗时机。因此,在临床上应对此类疾病引起重视。对原因不明的长期顽固性咳嗽伴有进行性呼吸困难者应提高警惕。对年龄在 40 岁以上,最近出现哮喘,变换体位能诱发、减轻或加重症状、抗哮喘治疗无效、伴有咯血和阵发性夜间呼吸困难而无心脏病史者,应考虑本病可能,进行必要检查,如 X 线气管断层、CT、气管镜、痰脱落细胞等,力争早期诊断,早期治疗,改善预后,降低病死率。

(吴丽娟)

第十节　支气管肺癌

一、概述

1. 流行特点　原发性支气管肺癌(primary bronchogenic carcinoma of lung)(简称肺癌)是一种最常见的恶性肿瘤,据 WHO 统计,全世界每年有超过 120 万的肺癌新发患者,死亡人数约为 110 万,而且发病率和病死率呈上升趋势。在我国,肺癌的发病率和病死率已跃居恶性肿瘤之首,男性肺癌发病率和病死率以及女性肺癌病死率均处于第一位,女性肺癌发病率仅次于乳腺癌。

肺癌的高发率与环境污染、吸烟等因素相关。在年龄分布上,以 65 岁以上居多,而且发病率随年龄增长而逐渐增高,这与不同年龄暴露于致癌物质时间长短有关。吸烟是肺癌的首要危险因素,全世界 80% 男性肺癌以及 50% 女性肺癌与吸烟有关,足以说明这一点。开始吸烟年龄越早,吸烟持续时间越长,吸烟量越多,肺癌的发病风险就越高。遗传因素是肺癌发病和死亡的主要危险因素。已经发现一些基因与尼古丁依赖性有关,参与了肺癌的形成。此外,环境污染也是肺癌发生的危险因素之一。致癌物如 NOx 等,与肺癌发生密切相关。此外,职业暴露与石棉、粉尘、煤气、放射性物质等,也能增加患肺癌风险。

2. 主要症状　肺癌的症状主要包括:① 咳嗽,是最常见的初发症状,多为刺激性干咳或者不可抑制的咳嗽;② 咯血,肺的咯血多为痰中带血或血痰,大量咯血相对少见;③ 喘鸣,肿瘤引起支气管狭窄,造成局部阻塞,可产生局限性喘鸣音;④ 胸闷、气急,当肺癌或纵隔淋巴结压迫主气道可出现气促、呼吸困难,当肺癌转移到胸膜时可引起大量胸腔积液,或者转移到心包发生心包积液,或者发生上腔静脉阻塞,均可引起胸闷、气急;⑤ 发热,肺癌导致的发热分为炎性发热和癌性发热,肺癌阻塞某一叶段支气管开口引起阻塞性肺炎时可出现炎性发热,而肿瘤坏死吸收可出现癌性发热。

3. 肺外症状　肺癌的肺外症状主要由转移、侵犯引起。包括:侵犯喉返神经时出现声嘶;侵犯上腔静脉出现面、颈、上肢及前胸部水肿,伴静脉扩张及青紫;侵犯胸膜或心包引起大量胸腔积液、心包积液,多为血性;侵犯胸膜及胸壁引起持续、尖锐的胸痛,不易被药物所控制;侵犯和压迫胸廓入口处出现 Horner 综合征;侵犯肺门或纵隔淋巴结进而膈神经麻痹,出现膈肌反常运动;侵犯脑实质出现头晕、恶心、眩晕以及视物不清等神经系统症状;侵犯肝脏出现右上腹痛、肝大、天门冬氨酸氨基转移酶、胆红素以及乳酸脱氢酶等升高;骨转移出现持续固定部位的骨痛、血钙以及碱性磷酸酶升高;肾上腺转移出现皮肤黏膜棕黑色色素沉着等 Addison 综合征等。

4. 医技检查 肺癌的影像学检查主要包括：X 线胸片、CT、MRI、超声、核素显像和 PET - CT 等。其中 X 线胸片是肺癌诊断和治疗的基本检查方法，当 X 线胸片有异常时应进一步行其他影像检查；而胸部 CT 是目前诊断、分期、评价疗效及随访时最常用的检查方法。肺癌的内窥镜检查包括支气管镜检查、超声支气管镜引导的经支气管针吸活检(endobronchial ultrasound-guided trans-bronchial needle aspiration，EBUS - TBNA)、胸腔镜、纵隔镜等。此外，痰细胞学检查、胸膜腔穿刺术、胸膜活检术也是常用的检查方法，有助于提高肺癌的诊断。

肺癌常用的肿瘤标志物包括癌胚抗原(CEA)、神经元特异性烯醇化酶(NSE)、细胞角蛋白片段 19(CYFRA21 - 1)、胃泌素释放肽前体(ProGRP)、鳞状上皮细胞癌抗原(SCC)等，其中 NSE 和 ProGRP 有助于诊断小细胞肺癌，而 SCC 和 CYFRA21 - 1 的升高与鳞癌相关。

5. 治疗原则 外科手术治疗仍然是治愈肺癌的主要方法，对于无手术适应证的肺癌，可以采取放疗、化疗相结合的办法。此外，分子靶向治疗可用于部分非小细胞肺癌，抑制肿瘤生长，延长生存期。

二、诊断标准

1. 诊断依据 肺癌的确定诊断仍需依靠病理学证据。病理学检查包括痰细胞学检查及内窥镜下检查留取组织标本进行病理和免疫组化鉴定检查。痰细胞学检查阳性率不高，与患者咳嗽方式、肿块部位、肿块大小以及病理医师的经验等多因素有关。为了增加痰细胞学阳性率，建议连续留取 3 d 标本。内窥镜检查包括：① 支气管镜下刷检、活检、针吸、支气管肺泡灌洗；② 经皮 CT 或超声引导下肺穿刺活检、胸膜腔穿刺、胸膜活检；③ 胸腔镜、纵隔镜下活检。此外，浅表淋巴结及皮下结节怀疑转移灶也可行针吸或活检。

2. 鉴别诊断

(1) 肺结核：临床表现多有发热、乏力、盗汗等中毒症状，咳嗽、咳白痰或血痰，上叶尖后段及下叶背段为肺结核好发部位，多为多叶段分布，病灶边缘模糊，病灶内密度分布不均一，可见钙化灶，周围有卫星灶，经规范足量抗结核治疗后 1 个月症状可以缓解，影像学检查可见病灶有吸收趋势。

(2) 肺炎：临床起病急，表现为发热、咳嗽、咳痰，伴或不伴有胸痛，血白细胞升高或降低，影像学可见单发或多发的，沿叶段分布的渗出、实变影，给予抗感染治疗后症状和影像可逐渐吸收。若影像吸收不良，即使临床症状缓解，也应积极行支气管镜或穿刺检查寻找肺炎吸收不良原因，排除肿瘤继发阻塞性肺炎或肺炎型肺癌的可能。

(3) 肺脓肿：发热、咳嗽、咳脓臭痰或血性痰，血白细胞升高、中性粒细胞升高伴有 C 反应蛋白、降钙素原、红细胞沉降率等升高，肺部影像可见单发或多发的浸润影伴坏死空洞及液平形成，痰培养可见细菌学证据，这些均是肺脓肿的典型表现。而肺癌合并坏死和感染时，也可出现上述表现，与感染形成的空洞相比，癌性空洞多以叶为分界，跨叶分布者少，直径>3 cm，具有空洞壁薄厚不均、凹凸不平、空洞呈分叶等特点，同时肺癌累及肺门或纵隔淋巴结时，淋巴结直径多>1 cm。

(4) 结核性胸膜炎：多急性起病，表现为发热、气短、与呼吸相关的胸痛，影像学可见胸腔积液，部分伴肺内病变，胸腔积液为渗出性，腺苷脱氨酶(ADA)≥45 U/L，经抗结核治疗及抽去积液治疗后中毒症状可迅速改善。如果胸腔积液为血性、反复出现、胸痛症状不能缓解应进一步排除肺癌累及胸膜和胸壁可能。

三、误诊文献研究

1. 文献来源及误诊率 2004—2013 年发表在中文医学期刊并经遴选纳入误诊疾病数据库的肺癌误诊文献共 643 篇，累计误诊病例 14 874 例。122 篇文献可计算误诊率，误诊率 28.25%。

2. 误诊范围 本次纳入的 14 874 例肺癌误诊疾病谱颇为广泛,达 162 种 14 994 例次之多,涉及 16 个系统或专科,其中呼吸系统疾病占 80% 以上,误诊疾病系统分布见表 10 - 10 - 1。居前三位的误诊疾病为肺结核、肺炎、结核性胸膜炎。189 例次漏诊,110 例次作出风湿免疫性疾病待查诊断,101 例次初诊诊断不明确,36 例次仅作出胸部肿物、内分泌失调、颅内压增高、肠道肿瘤、眼科疾病类别诊断。主要误诊疾病和少见误诊疾病见表 10 - 10 - 2、表 10 - 10 - 3。

表 10 - 10 - 1 肺癌误诊疾病系统分布

疾病系统	误诊例次	百分比(%)	疾病系统	误诊例次	百分比(%)
呼吸系统疾病	12 068	80.49	耳鼻咽喉疾病	67	0.45
神经系统疾病	988	6.59	感染性疾病	45	0.30
运动系统疾病	691	4.61	血液系统疾病	33	0.22
自身免疫性疾病	281	1.87	精神疾病	22	0.15
循环系统疾病	242	1.61	泌尿系统疾病	19	0.13
消化系统疾病	133	0.89	皮肤疾病	13	0.09
内分泌系统疾病	89	0.59	其他	303	2.02

表 10 - 10 - 2 肺癌主要误诊疾病

误诊疾病	误诊例次	百分比(%)	误诊疾病	误诊例次	百分比(%)
肺结核	6 145	40.98	肺良性肿瘤	46	0.31
肺炎	2 679	17.87	淋巴结炎	45	0.30
结核性胸膜炎	1 284	8.56	心包炎	36	0.24
支气管炎	672	4.48	周围神经病	36	0.24
脑血管病	441	2.94	淋巴结结核	31	0.21
肺脓肿	229	1.53	胃肠炎	28	0.19
肩关节周围炎	211	1.41	肺不张	28	0.19
支气管扩张	207	1.38	梅尼埃病	28	0.19
椎间盘突出症	193	1.29	腰肌劳损	26	0.17
颈椎病	140	0.93	结核性心包炎	24	0.16
脑肿瘤	133	0.89	声带息肉	24	0.16
上呼吸道感染	131	0.87	脑炎	24	0.16
咽喉炎	126	0.84	肺结节病	23	0.15
肺炎性假瘤	107	0.71	精神疾病	22	0.15
骨关节炎	103	0.69	尘肺	22	0.15
慢性阻塞性肺疾病	83	0.55	肺源性心脏病	21	0.14
间质性肺疾病	74	0.49	淋巴瘤	21	0.14
癫痫	69	0.46	肌无力综合征	21	0.14
冠心病	62	0.41	支气管肺囊肿	17	0.11
食管肿瘤	61	0.41	骨折	17	0.11
支气管哮喘	56	0.37	肺包虫病	16	0.11
肋间神经痛	52	0.35	高血压病	15	0.1
类风湿性关节炎	50	0.33	皮肌炎	15	0.1
重症肌无力	49	0.33	皮质醇增多症	14	0.09
骨质增生	49	0.33	心律失常	13	0.09
纵隔肿瘤	48	0.32	面神经炎	13	0.09

续表

误诊疾病	误诊例次	百分比(%)	误诊疾病	误诊例次	百分比(%)
肾炎	13	0.09	Guillian-Barre 综合征	11	0.07
周期性瘫痪	12	0.08	胸膜间皮瘤	11	0.07
皮炎	12	0.08	喉癌	11	0.07
糖尿病	12	0.08	食管炎	10	0.07
尿崩症	12	0.08	运动神经元病	10	0.07
骨质疏松症	12	0.08	抗利尿激素分泌异常综合征	10	0.07
心力衰竭	12	0.08	肺错构瘤	10	0.07
中枢性眩晕	11	0.07	骨肿瘤	10	0.07

表 10-10-3　肺癌少见误诊疾病

疾病系统	误诊疾病
感染性疾病	囊虫病、伤寒
循环系统疾病	弥散性血管内凝血、心肌炎、布-加综合征、扩张型心肌病
血液系统疾病	再生障碍性贫血、多发性骨髓瘤
内分泌系统及代谢疾病	低血糖症、低钾血症、低钠血症、高钙血症、男性乳房发育、结节性甲状腺肿、肾上腺肿瘤、嗜铬细胞瘤、胰岛素瘤、慢性肾上腺皮质功能减退症
呼吸系统及胸部疾病	肺肉芽肿、肺栓塞、肺隔离症、肺曲霉病、气胸、胸壁结核、肺泡蛋白沉积症、脓胸、液气胸、胸腺瘤、肺出血、肺钙化、肺真菌感染、肺肉瘤、肺大泡
消化系统疾病	肝癌、胆囊炎、肠易激综合征、胃食管反流病、胃十二指肠溃疡、慢性胰腺炎、肝硬化、食管裂孔疝、吸收不良综合征、食管癌、贲门失迟缓症、神经性呕吐、结核性腹膜炎、肝炎
风湿免疫性疾病	肉芽肿性血管炎、系统性红斑狼疮、韦格纳肉芽肿、营养不良、强直性脊柱炎
神经系统疾病	坐骨神经痛、小脑变性、阿尔茨海默病、脊髓炎、自主神经功能紊乱、肌萎缩侧索硬化症、神经炎、头皮良性肿瘤、Horner 综合征、神经病理性疼痛、硬膜外血管瘤、脊髓横贯性损伤、臂丛神经炎、脊髓半切综合征
运动系统疾病	股骨头缺血性坏死、肌筋膜炎、肋软骨炎、骨结核、骶髂关节炎、筋膜炎、腱鞘炎、椎管狭窄、滑膜囊肿、股外侧皮神经炎、软组织损伤
其他	肾结石、泌尿系统疾病、前列腺增生、咽旁隙感染、鼻炎、鼻咽癌、喉结核、乳腺癌、卵巢肿瘤、围绝经期综合征、带状疱疹、黑色素瘤、副肿瘤综合征

3. **容易误诊为肺癌的疾病**　经对误诊疾病数据库全库检索发现，有 928 篇文献 71 种疾病 5 638 例次曾误诊为肺癌，涉及 12 个系统或专科，以呼吸系统疾病占绝大多数，居前三位的确诊疾病为肺结核、肺炎性假瘤、支气管结核，疾病系统分布见表 10-10-4，主要确诊疾病见表 10-10-5。尚有 157 例最终确诊为：纵隔良性肿瘤、纵隔恶性肿瘤、膈疝、肺吸虫病、肺脓肿、支气管结石、支气管闭锁、结核性胸膜炎、自发性气胸、肺良性肿瘤、肺诺卡菌病、膈膨升、胸膜孤立性纤维瘤、肺泡蛋白沉着症、肺包虫病、肺血管畸形、肺不张、特发性肺含铁血黄素沉着症、类风湿性肺炎、急性白血病、艾滋病、肺放线菌病、滋养细胞疾病、马尔尼菲青霉病、华支睾吸虫病、钩端螺旋体病、新型隐球菌性脑膜炎、支气管类癌、胸腺瘤、鼻咽癌、淀粉样变病、心力衰竭、急性心肌梗死、咽喉结核、淋巴结结核、脑神经炎、皮肌炎、肾上腺外嗜铬细胞瘤、食管裂孔疝、食管良性肿瘤、胃癌、胃肠道间质瘤、自发性食管破裂、自身免疫性溶血性贫血、复发性多软骨炎、骨肉瘤、恶性黑色素瘤、带状疱

疹、Sheehan 综合征。

表 10‐10‐4   容易误诊为肺癌的疾病系统分布

疾病系统	例　数	百分比(%)	疾病系统	例　数	百分比(%)
呼吸系统疾病	5 487	97.32	耳鼻咽喉科疾病	5	0.09
循环系统疾病	64	1.14	内分泌系统疾病	4	0.07
消化系统疾病	47	0.83	血液系统疾病	4	0.07
感染性疾病	12	0.21	其他	8	0.14
妇产科疾病	7	0.12			

表 10‐10‐5   容易误诊为肺癌的疾病

确诊疾病	例　数	百分比(%)	确诊疾病	例　数	百分比(%)
肺结核	2 341	41.52	肺非霍奇金淋巴瘤	57	1.01
肺炎性假瘤	979	17.36	肺栓塞	56	0.99
支气管结核	773	13.71	肺支气管囊肿	51	0.90
肺真菌病[a]	288	5.11	主动脉夹层	23	0.41
肺炎	176	3.12	支气管哮喘	20	0.35
肺隔离症	122	2.16	肝癌	20	0.35
支气管异物	122	2.16	肠外阿米巴病	19	0.34
胸膜间皮瘤	97	1.72	Castleman 病	17	0.30
肺硬化性血管瘤	94	1.67	间质性肺炎	17	0.30
肺结节病	89	1.58	尘肺	16	0.28
肺错构瘤	89	1.58	血管炎[a]	15	0.27

注：a：此类疾病归类统计。

4. 医院级别　本次纳入统计的 14 874 例肺癌误诊 14 994 例次，其中误诊发生在三级医院 7 818 例次(52.14%)，二级医院 6 474 例次(43.18%)，一级医院 595 例次(3.97%)，其他医疗机构 107 例次(0.71%)。

5. 确诊手段　本次纳入统计的 14 874 例肺癌最终确诊手段以病理学诊断为主，具体确诊手段见表 10‐10‐6。

表 10‐10‐6   肺癌确诊手段

确诊手段/检查项目	例　数	百分比(%)	确诊手段/检查项目	例　数	百分比(%)
病理学诊断	13 026	87.58	细胞学诊断	1 360	9.14
内镜下活检	2 969	19.96	分泌物排泄物脱落细胞检查	737	4.95
手术病理检查	2 281	15.34			
经皮穿刺活检	1 645	11.06	胸腔穿刺积液检查	406	2.73
尸体解剖	13	0.09	其他	217	1.46
其他	6 118	41.13			

6. 误诊后果　按照误诊疾病数据库制定的误诊后果评价标准，本次纳入分析的 14 874 例肺癌均为Ⅱ级误诊后果，均为恶性肿瘤延误病情。

四、误诊原因分析

依据本次纳入的 643 篇文献分析的误诊原因，经计算机统计归纳为 17 项，以经验不足而缺乏对该病的认识、未选择特异性检查项目和缺乏特异性症状、体征为主要原因，见表 10 - 10 - 7。

表 10 - 10 - 7　肺癌误诊原因

误诊原因	频次	百分率(%)	误诊原因	频次	百分率(%)
经验不足,缺乏对该病的认识	450	69.98	多种疾病并存	18	2.80
未选择特异性检查项目	332	51.63	病理组织取材不到位	13	2.02
缺乏特异性症状、体征	211	32.81	病理诊断错误	9	1.40
诊断思维方法有误	188	29.24	病人或家属不配合检查	8	1.24
过分依赖医技检查结果	178	27.68	药物作用的影响	4	0.62
问诊及体格检查不细致	135	21.00	病人主诉或代述病史不确切	2	0.31
影像学诊断原因	65	10.11	病人故意隐瞒病情	1	0.16
并发症掩盖了原发病	23	3.58	对专家权威、先期诊断的盲从心理	1	0.16
医院缺乏特异性检查设备	19	2.95			

1. 经验不足,临床医生缺乏对该病的认识　肺癌主要临床表现是咳嗽、咳痰带血、胸痛,这些症状也是其他呼吸系统疾病如肺结核、肺炎等的常见临床症状,需要在诊治过程中仔细鉴别。肺癌早期多为刺激性呛咳,痰量较少或呈白色泡沫状,如果出现阻塞性肺炎或肿瘤组织坏死形成空洞并发细菌感染时,痰量可增多,而肺结核的咳嗽多为湿性,合并空洞时咳脓痰,当临床怀疑肺结核或肺炎并给予相应抗结核、抗感染治疗后,若肺部影像无明显改善吸收时,应怀疑有肺癌可能;肺癌出现的胸痛多为钝痛,伴有压迫感,不能准确定位,当出现胸膜转移时,可以出现剧烈锐痛,而肺结核和肺炎仅在出现胸膜炎时才会发生与胸廓活动相关的胸痛;痰中带血丝反复持续出现也是肺癌的特点之一,对于 45 岁以上患者,反复痰中带血,或按肺结核治疗 2～3 周症状无改善者,应怀疑肺癌可能,并进一步行支气管镜等检查。对于穿刺出血性胸腔积液的病例,应在抽取积液后行 CT 扫描,有条件者可行胸膜活检以获得病理证据,减少误诊。

2. 未选择特异性检查项目　单凭 X 线胸片作诊断依据,未进一步行痰和其他必要检查。X 线胸片是诊断肺癌的重要方法,但 X 线平片有其局限性,部分肺癌在早期表现为炎性浸润影,经抗感染或抗结核治疗病灶吸收延迟或反复出现,特别是在上叶,应该怀疑肺癌可能,进一步行胸部 CT 或支气管镜检查。此外,中等量胸腔积液液面曲线反常或者大量胸腔积液时纵隔和气管移位不一致、一侧肺部均匀被积液覆盖时,也应怀疑肺癌可能。肺上沟癌早期在胸片上可以表现为肺尖部胸膜增厚,下缘光滑,而肺尖有肋骨和锁骨叠加,所以普通 X 线胸片不易发现,对于颈肩痛、一侧上肢疼痛或麻木的患者,有条件时应尽早行胸部 CT 检查。

3. 缺乏特异性症状、体征　部分肺癌以肺外表现为首发症状。如表现为骨关节症状、四肢关节疼痛、腰腿痛、杵状指(趾)而被误诊为风湿性关节炎、腰肌劳损、肥大性骨关节病;表现为神经系统症状,头痛、眩晕、耳鸣、复视、失语、抽搐、运动障碍、肌无力等被误诊为脑血管意外、重症肌无力;表现为反应迟钝、乏力被误诊为顽固性低钠血症等。因部分肺癌可分泌肽类物质,作用于相应的内分泌靶腺受体,出现相应的异位激素综合征表现,如临床常见的类癌综合征(肿瘤产生 5 -羟色胺,出现皮肤潮红、哮喘、消化性溃疡样表现)、抗利尿激素分泌综合征(表现为低渗透压性顽固性低钠血症)、异位促性腺激素综合征(表现为男乳女化、月经失调)、异位生长激素综合征(血浆中生长激素明显升高伴四肢关节肿胀、骨膜增生、肢端肥大、杵状指等)以及异位甲状旁腺激素综合征引起的高钙血症、异位降钙素引起的低钙血症、异位胰岛素样物质引起的低血糖症等。

4. 诊断思维方法有误　近年来肺癌发病率上升,同时患病年龄下降,但临床医师片面考虑年龄与疾病的关系,对于 40 岁以下患者较少考虑患肺癌可能,加上患者症状不典型,易造成青年肺癌的误诊。而对于部分老年肺癌患者,因有基础慢性支气管炎病史,常有不同程度的咳嗽、咳痰,同时有慢性阻塞性肺气肿,平时就有活动后气促、胸闷表现,当合并肺癌时,易被误诊为慢性支气管炎加重等,给予抗感染、平喘、祛痰等对症治疗,而忽视了影像学的复查。

5. 过分依赖医技检查结果　对于同一部位反复发作肺炎的病例,X 线胸片和 CT 均提示肺炎,给予抗感染治疗后局部病灶可消减,未给予支气管镜检查,导致诊断延误,这也是常见的误诊原因。此外,也有病例属于临床怀疑肺癌,且经支气管镜检查未发现异常,CT 引导下经皮穿刺病理提示炎性病变,但经抗感染治疗,病灶未见改善,最后手术病理证实为肺癌。超声或 CT 引导下经皮肺穿刺活检本身存在一定的假阴性率,这与穿刺所取组织偏少、定位不够准确、穿刺到坏死组织等多因素有关,多点多向穿刺才能提高阳性率。所以对于医技检查结果应紧密结合具体病例进行分析,才能减少误诊。

五、防范误诊措施

重视对肺癌的认识是防止误诊的关键。临床工作中应加强对本病的警惕性。对于具有下述特征的患者应进一步选择恰当的影像和介入检查以明确诊断:同一部位反复肺部感染或肺部感染经抗感染治疗后影像迁延吸收不良;X 线胸片提示病变位于上叶,经诊治后症状缓解不良;青年肺癌的发病率在逐年升高;有基础肺部疾病的患者,再出现咳、痰、喘症状反复时应注意与肺癌鉴别;临床表现为各个系统症状,经过诊治效果差或不能用其他疾病解释临床现象时,应注意是否为肺癌的肺外表现。

（叶阮健　朴　瑛　周　宁）

第十一节　肺炎性假瘤

一、概述

1. 定义及发病机制　肺炎性假瘤并不是真正的肿瘤,属于肺内良性肿块,是由于某些炎性因素导致的,即肺实质非特异性炎性增生性瘤样病变。肺炎性假瘤并不少见,占据肺部良性肿瘤的第一或第二位。

肺炎性假瘤是肺内慢性炎症产生的肉芽肿、机化、纤维结缔组织增生及相关的继发病变形成的炎性肿块,由多种细胞、新生毛细血管和纤维结缔组织构成。肺炎性假瘤的成因目前仍不明了,为一种免疫反应过程,可能存在以下形成机制:① 由于肺部的非特异性炎症趋于慢性化,导致机化性肺炎,进而在原位形成瘤样肿块。近年来随着抗菌药物的大量使用,在一定程度上削弱了人体对病原菌的炎症反应能力,降低了体内纤溶酶的作用,大量纤维蛋白积存,致使结缔组织增生,炎性瘤块形成。② 某些病毒感染也易形成炎性假瘤。③ 有研究者认为,炎性假瘤的形成与机体免疫功能有关,可能是一种变态反应。

2. 病理表现　肺炎性假瘤多为单个球形或椭圆形孤立病灶,直径可为 3 cm 左右,有包膜,与周围正常组织分界清晰,大体标本切面呈灰白色或灰黄色,由多种细胞成分组成,包括淋巴细胞、浆细胞、成纤维细胞等,并混杂较多血管成分。不同病例或同一病例的不同部位,其组织结构和细胞成分可有较大差异,常分为以下 4 型:① 以肺泡上皮增生为主的乳头状增生型;② 成纤维细胞增生型;③ 血管和上皮乳头状增生为主的血管瘤样型;④ 以浆细胞增生为主的淋巴瘤样型。

3. 临床及影像学表现　临床上肺炎性假瘤可发生于任何年龄段,无明显性别差异,一半以上患者无呼吸道相关症状,仅在进行胸部影像学检查时发现病灶,仔细询问病史可发现部分患者既往有呼吸道感染病史,如肺炎、肺化脓性疾病等,部分患者可伴有咳嗽、咳痰、低热及痰中带血等呼吸道症状,个别患者可有胸痛、咯血症状,有的病程可达数年之久。

胸部 X 线检查常常能发现密度较低、质地均匀、边缘光滑清晰且轮廓较完整的球形或椭圆形阴影,有时肿块可有分叶出现,常为单个孤立病灶,有时边缘也可有毛刺,多为周围残留炎症所致。可发生于任何肺叶,多数位于肺野外周,可累及胸膜。支气管内的炎性假瘤少见。

4. 治疗原则　肺炎性假瘤药物治疗无效,需要及时开胸探查明确诊断,手术在尽可能保留正常肺组织前提下进行病灶切除,肺表浅部分的病灶可作楔形切除,位置较深的病灶则需要做肺叶切除。肺炎性假瘤手术切除效果良好,极少复发。

二、诊断与鉴别诊断

1. 诊断标准　肺炎性假瘤的临床表现和影像学缺乏特征性,需仔细询问病史和症状,并严密动态观察病灶的变化,寻找诊断线索,仔细阅读胸部影像学检查结果,肺炎性假瘤由于炎症包裹粘连、牵拉,形成"桃尖状"突起,称为"桃尖征",有学者认为是肺炎性假瘤较具特征性表现,有较高的诊断价值。另外,增强 CT 薄层扫描时,如果是肺癌病灶可见到异性血管强化征,而肺炎性假瘤则无此现象,此征可作为肺炎性假瘤与肺癌的鉴别点之一。必要时对外周病灶可在影像技术引导下进行穿刺活检,明确诊断。由于炎性假瘤病灶缺乏特征性,且可缓慢生长增大,难以与肺癌及肺部其他肿瘤进行鉴别,相当一部分病例需要手术后病理检查确诊。

诊断标准:① 既往肺炎、肺化脓性疾病或肺部慢性炎症的病史;② 影像学检查发现肺周边密度均匀、边界光滑清晰的单个孤立病灶;③ 手术后切除病灶病理证实为肺炎性假瘤。

2. 鉴别诊断　肺炎性假瘤需与周围型肺癌、肺结核球、其他肺内良性肿瘤(如肺错构瘤)进行鉴别。

(1)肺癌:肺炎性假瘤常被误诊为周围型肺癌,但肺癌大多发病年龄偏大,可有吸烟史,症状多为咳嗽、咳痰、痰中带血及体重下降等表现,胸部 CT 显示肺野结节或肿块,伴有毛刺和分叶现象,肿瘤呈膨胀性生长,累及血管和支气管,造成气道狭窄和阻塞,肿瘤如累及胸膜可出现胸膜凹陷征,另外,肺癌常有支气管周围淋巴结和纵隔淋巴结受累。痰脱落细胞检查可以提供诊断依据,但阳性率低且影响因素多,纤维支气管镜和经皮肺穿刺活检显得更为重要,如仍得不到诊断必要时需手术探查。

(2)肺结核球:多是由于结核病灶好转后局限化,纤维包裹而成,常位于结核好发部位(上叶尖后段及下叶背段),病灶边缘清晰,内部密度不均,可有钙化及小溶解区,周围有卫星灶及胸膜粘连。

(3)肺错构瘤:病灶大多位于肺周边胸膜下,呈圆形或椭圆形,界限清晰,边缘光滑,部分肿块可有浅分叶,周边可有多发小结节,病灶内部密度不均匀。病灶内可见片状钙化,典型者为"爆米花样"钙化。

三、误诊文献研究

1. 文献来源及误诊率　2004—2013 年发表在中文医学期刊并经遴选纳入误诊疾病数据库的肺炎性假瘤文献 71 篇,累计误诊例数 1 379 例。42 篇文献可计算误诊率,误诊率 72.75%。

2. 误诊范围　肺炎性假瘤临床上并不少见,往往无症状或症状轻微,胸部影像学检查时方才发现,其症状、体格检查,常易误诊为肺癌、肺结核等疾患,误诊率较高。本次纳入 1 379 例肺炎性假瘤误诊为 11 种疾病,居前三位的误诊疾病为肺癌、肺结核、肺良性肿瘤,误诊疾病见表 10 - 11 - 1。3 例次初诊诊断不明确。

表 10 - 11 - 1　肺炎性假瘤误诊疾病

误诊疾病	误诊例次	百分比(%)	误诊疾病	误诊例次	百分比(%)
肺癌	926	67.15	肺脓肿	5	0.36
肺结核	282	20.45	肺继发恶性肿瘤	5	0.36
肺良性肿瘤	119	8.63	纵隔肿瘤	3	0.22
肺囊肿	16	1.16	肺隔离症	1	0.07
肺错构瘤	11	0.80	肺曲霉病	1	0.07
肺炎	7	0.51			

3. 容易误诊为肺炎性假瘤的疾病　经对误诊疾病数据库全库检索发现,有 101 篇文献 13 种疾病共 329 例曾误诊为肺炎性假瘤,见表 10 - 11 - 2。

表 10 - 11 - 2　容易误诊为肺炎性假瘤的疾病

确诊疾病	例　数	百分比(%)	确诊疾病	例　数	百分比(%)
肺结核	111	33.74	肺结节病	14	4.26
肺癌	107	32.52	肺真菌病	10	3.04
肺错构瘤	25	7.60	肺炎	9	2.74
肺隔离症	25	7.60	支气管肺囊肿	5	1.52
肺硬化性血管瘤	18	5.47	其他[a]	5	1.52

注:a. 分别为肉芽肿性多血管炎、肺包虫病、尘肺、淋巴瘤。

4. 医院级别　本次纳入统计的 1 379 例肺炎性假瘤误诊 1 380 例次,其中误诊发生在三级医院 1 040 例次(75.36%),二级医院 314 例次(22.75%),一级医院 26 例次(1.88%)。

5. 确诊手段　本次纳入的 1 379 例肺炎性假瘤主要经病理学诊断确诊,具体确诊手段见表10 - 11 - 3。

表 10 - 11 - 3　肺炎性假瘤确诊手段

确诊手段/检查项目	例　数	百分比(%)	确诊手段/检查项目	例　数	百分比(%)
病理学诊断	1 375	99.71	内镜下活组织检查	1	0.07
手术病理检查	1 264	91.66	不明确具体方法	82	5.95
经皮穿刺活组织检查	28	2.03	临床试验性治疗后确诊	4	0.29

6. 误诊后果　按照误诊数据库对误诊后果的分级评价标准,本次纳入的肺炎性假瘤中,2 例(0.15%)造成Ⅱ级后果,即手术扩大化;1 377 例(99.85%)造成Ⅲ级后果,其中 1 023 例(74.18%)发生误诊误治未造成不良后果,354 例(25.67%)误诊但未误治。

四、误诊原因分析

依据本次纳入的 71 篇文献分析的误诊原因出现频次,经统计归纳为 9 项,其中缺乏特异性症状和体征、过分依赖医技检查结果、经验不足缺乏对该病认识为主要原因,见表 10 - 11 - 4。

表 10 - 11 - 4 肺炎性假瘤误诊原因

误诊原因	频　次	百分率(%)	误诊原因	频　次	百分率(%)
缺乏特异性症状和体征	42	59.15	诊断思维方法有误	12	16.90
过分依赖医技检查结果	25	35.21	问诊及体格检查不细致	10	14.08
经验不足,缺乏对该病的认识	20	28.17	病理组织取材不到位	3	4.23
影像学诊断原因	20	28.17	病理诊断错误	2	2.82
未选择特异性检查项目	18	25.35			

1. 临床症状少且缺乏特异性　肺炎性假瘤相当一部分病例无明显临床症状,容易被忽视,只在胸部影像学查体时方能发现肺部病灶,即便出现症状多数轻微,常表现为咳嗽、咳痰、胸部不适或胸痛、痰中带血等,缺乏特异性,易被误诊为其他疾病,如肺癌、肺结核、肺错构瘤等。

2. 临床医生对该病缺乏相应的理论知识和认识　肺炎性假瘤临床并不十分少见,但临床医生即便是呼吸专科医师普遍对该病缺乏应有的理论知识和深入了解,对该病的发生、发展,症状及体征缺乏足够的认识。临床上往往是由于临床医生没有想到该病而造成漏诊和误诊。有时追述病史可发现上、下呼吸道感染的病史,才能引起医务人员的警觉,问题可能就迎刃而解了。

3. 影像学复杂多样缺乏特异表现　该病影像学表现复杂确实给诊断带来困难,肺炎性假瘤是肺内炎症慢性化、机化和纤维组织增生的结果,影像学常表现为肺野外周单发的类圆形肿块,边缘锐利光滑,有时病灶周围残留炎症,边缘显示模糊或有毛刺,有时病变还有分叶、胸膜牵拉等现象,非常类似肺部肿瘤的表现,常常误诊为肺癌。肺炎性假瘤有多种组织细胞构成,病灶软硬程度不同,在一定时期内炎性细胞数量增加,病灶内毛细血管和肉芽组织增生,可使病灶有所扩大,这样更容易误诊为肺癌。病灶如发生在结核好发部位,有钙化表现,常被误诊为肺结核或结核球。另外,目前相当一部分临床医生过分依赖影像学检查的结论,自己不仔细询问病史,不结合病史和临床表现,也是误诊高发的原因。当然肺炎性假瘤的确诊的确有难度,最终诊断多数需要有创病理活检和手术证实,一旦误诊会给患者的心理、机体甚至家庭造成一定的损失和影响。

五、防范误诊措施

对疑为肺部炎性假瘤,特别是症状明显、全身抗感染治疗效果不满意和 40 岁以上男性患者,均应动员患者积极手术诊断和治疗,因为部分病例有慢性发展、癌变的可能,手术以采取肺叶切除为佳。原因为:① 术前术中均很难与肺癌鉴别。② 少数病例可演变为 Marjolin 溃疡。③ 如切除不彻底本病也可复发。经过手术治疗本病的预后是良好的。

(余　兵)

第十二节　气管支气管肺错构瘤

一、概述

1. 定义　气管支气管肺错构瘤(以下简称肺错构瘤)是肺内最常见的良性肿瘤,最早在 1904 年由 Albrecht 提出,1906 年 Hart 首次以"错构瘤"命名本病。其特点是发生在身体各部位器官内不正常组合、排列而形成的肿瘤样畸形,其构成成分可以是量的异常、排列异常、分化程度的异常,或三者均存在。

2. 流行病学　肺错构瘤占肺良性肿瘤的 41.9%(118/282),男性多于女性,男女之比为(2~3)∶1,以成年人为主,平均年龄约为 40 岁。肺错构瘤分肺野型和支气管内型,后者只占少数,据 Arrigoni 统计只占 3%(3/100)~19.5%(89/457)。Rubin 报告在 8 800 例成人尸检中发现肺错构瘤为 0.3%。Steele 于 1963 年报告 887 例肺良性圆形肿瘤中,肺错构瘤占 7.3%。1991 年 Murray 报告 47 000 例矿工中,肺错构瘤发生率达 0.75%。国内报告为 8%。一般发生于肺实质内的错构瘤只占 90%,发生于支气管内位 10%,罕见多发弥漫型。多发性肺错构瘤迄今只有数十例报道。

3. 病理特点　关于肺错构瘤的来源,目前比较容易被接受的假说认为,错构瘤是支气管的一部分组织在胚胎发育时期因某些原因倒转和脱落,被正常肺组织包绕,这一部分组织生长缓慢,也可能在一定时期内不生长,以后逐渐发展形成瘤。其病理学特征是正常组织的不正常组合和排列,这种组织学异常可能是器官组织在数量、结构或成熟程度上的错乱。瘤体有包膜,多呈圆形或椭圆形,主要组织成分有软骨、腺体、平滑肌、脂肪、上皮细胞纤维组织等,肿瘤内各成分比例不同,但多以软骨和纤维组织为主。肿瘤可发生钙化,多位于中心,分布较均匀。此种钙化结构常类似爆米花样。

4. 临床表现　肺错构瘤生长缓慢,病程长。绝大多数错构瘤(约 80% 以上)生长在肺周边部,紧贴于肺的脏层胸膜下,有时突出到肺表面,因此临床上一般没有症状,查体也没有阳性体征,多在体检时经 X 线胸片发现病灶,多位于叶或主支气管内。仅 20% 位于核心部位或支气管内,肺错构瘤可发生于肺实质和气管、支气管内,但后者所占比率不到 20%,只有当错构瘤发展到一定大小,足以刺激支气管或压迫支气管造成支气管狭窄或阻塞时才出现咳嗽、咳痰、胸痛、发热、气短、痰中带血甚至咯血等临床症状,这时可以出现相应的临床体征,如哮鸣音或管状呼吸音。支气管内错构瘤常常由于气道梗阻而较早引起咳嗽、咯血、呼吸困难和阻塞性肺炎等。当肿瘤位于主支气管或支气管内,患者可表现为肺部反复感染,出现咳痰、咳黄痰或脓痰,咯血、发热、胸痛等症状,患者常以肺部感染就诊。如肺错构瘤位于气管内,尤其是当病灶占气道总直径 60% 以上,患者会出现较严重的呼吸困难,气管腔内肿瘤可有喘鸣。这类肿瘤根部多有一细蒂与气管壁相连,因而其呼吸困难症状可因体位变化而加重,此为本病特征。

二、诊断与鉴别诊断

1. 诊断要点　肺错构瘤目前尚无大家公认的诊断标准,诊断主要依据影像学检查,薄层平扫或高分辨 CT 扫描诊断率可达 50%。

X 线胸片上表现呈现孤立圆形阴影,边缘清晰、光滑。结构可发生于肺的任何部位,但多位于肺周边部。单发错构瘤绝大多数为肺实质内型,支气管内型极少见。肺内"钱币状"块影密度不均匀,有时发现肿块内有点状或爆米花状钙化,病灶肿块周围无卫星灶与胸膜反应,动态观察肿块很少增大。

CT 扫描是错构瘤的主要影像学检查手段。病灶边缘光滑,多呈圆形或椭圆形,无毛刺,可有分叶。病灶特点为边缘光滑,多呈圆形或椭圆形,无毛刺,可有分叶,病灶多<5 cm。肺肿块多为软组织密度,其内多有脂肪密度区,为其典型 CT 征象,约 25% 病例可出现钙化,其中典型"爆米花"样钙化是肺错构瘤特征表现,然而临床实际上只有 10% 的患者出现此征象。肿块多位于肺内,少数可靠近肺门,亦可位于气管腔内,肺门及纵隔内无肿大淋巴结。增强后肿块无强化或仅轻度强化,动态增强扫描的时间—密度曲线无上升的改变。支气管内错构瘤的 CT 表现是伴有阻塞性肺炎的支气管内肿块,如果肿块内包含有脂肪或钙化,即可作出错构瘤的特异性诊断。腔内型肺错构瘤可以在纤维支气管镜检查中直接见到瘤体,其质地较硬,表面覆盖正常黏膜,肿物周边黏膜正常。如肿物带蒂,则呈现活动性改变。

2. 鉴别诊断　尽管肺错构瘤具有一定特征性影像学改变,但仅有10％的患者出现这些征象,这就导致了临床诊断有一定难度,相当多的患者经历漫长的诊断过程。余鑫报告16例肺错构瘤中,仅2例术前疑为肺错构瘤,其余均误诊为其他疾病或未作出诊断,主要误诊为肺癌(3例)、肺结核(5例)及肺炎性假瘤,因此,本病重点应与此3种疾病鉴别。鉴别要点:① 肺癌:周围型错构瘤有时缺乏典型的钙化或脂肪密度,形态又不规则时需要与周围型肺癌相鉴别。前者瘤体边缘光滑,无毛刺征象;后者多有短密毛刺,轮廓可呈分叶状,肿块内可见"空泡征""支气管充气征"或"胸膜凹陷征",并很少发生钙化。② 肺结核:肺错构瘤瘤体内有钙化时需要与结核球相鉴别。错构瘤的钙化多呈环状,或典型爆米花样钙化;结核球的钙化多呈斑片或不规则钙化,且密度较高,病灶周围常有卫星灶,可资鉴别。③ 肺炎性假瘤:肺炎性假瘤的X线表现为圆形或椭圆形,边缘光滑锐利的结节影,有时边缘模糊,似有毛刺或分叶,与肺癌难以鉴别,加之少数炎性假瘤可能恶变,故多主张及早手术切除。

三、误诊文献研究

1. 文献来源及误诊率　2004—2013年发表在中文医学期刊并经遴选纳入误诊疾病数据库的肺错构瘤文献18篇,累计误诊例数207例。8篇文献可计算误诊率,误诊率76.65％。

2. 误诊范围　本次纳入的207例肺错构瘤误诊为8种疾病209例次,以肺癌居多(127例,60.77％),其他依次为肺结核44例次(21.05％)、肺炎性假瘤25例次(11.96％)、其他肺良性肿瘤6例次(2.87％)、胸膜间皮瘤3例次(1.44％)、支气管腺瘤2例次(0.96％)、纵隔肿瘤和胸腔积液待查各1例次(0.48％)。

3. 确诊手段　本次纳入的207例肺错构瘤均经手术病理确诊。

4. 误诊后果　按照误诊数据库对误诊后果的分级评价标准,本次纳入的207例肺错构瘤中,63例(30.43％)造成Ⅱ级后果,均为手术扩大化;144例(69.57％)为Ⅲ级后果,即发生误诊误治未造成不良后果。

5. 误诊原因　依据本次纳入的18篇文献分析的误诊原因出现频次,经计算机统计归纳为8项,其中以缺乏特异性症状、体征和经验不足、缺乏对该病认识为主要原因,见表10-12-1。

表 10-12-1　肺错构瘤误诊原因

误诊原因	频　次	百分率(％)	误诊原因	频　次	百分率(％)
缺乏特异性症状、体征	9	50.00	影像学诊断原因	4	22.22
经验不足,缺乏对该病的认识	6	33.33	问诊及体格检查不细致	1	5.56
过分依赖辅助检查结果	4	22.22	医院缺乏特异性检查设备	1	5.56
未选择特异性检查项目	4	22.22	诊断思维方法有误	1	5.56

四、防范误诊措施

据报告肺错构瘤患者从发现症状到最后确诊平均时间达11个月,病程最长的是体检发现病灶,长达20年后才确诊。肺错构瘤本身为良性肿瘤,预后良好,如果体检时发现肺部占位病变,但是往往难以除外周围型肺癌,因而多需手术切除肿瘤,然后进行病理学检查以证实本病或除外肺癌及其他肿瘤。

大多数肺错构瘤可采用肿瘤摘除术或肺楔形切除术,必要时可进行肺叶切除,很少需作全肺切除。手术预后良好,均无复发。但要注意两种情况:① 患者反复出现肺部感染,除考虑患者具有结构性肺病(如支气管扩张)等基础病,或患有使机体免疫功能降低的其他疾病,如糖尿病、结核病、风湿免疫病等以外,应考虑到支气管腔内肺错构瘤,此时应及时进行纤支镜检查以除外本病。② 如果患者具有体位性呼吸困难、发绀者应当考虑本病,并及时行支气管镜检查,有助于明确病因。

总之,认真分析肺错构瘤的 CT 征象,结合病史仔细分析,是诊断肺错构瘤的有效方法。纤支镜检查对明确腔内型肺错构瘤有重要诊断意义,但由于肿瘤质地坚硬,不易取得满意组织行病理检查,故如果影像学检查已确诊为肺错构瘤,可以不必做活检。

（何权瀛）

第十三节　尘　肺

一、概述

1. 定义　尘肺是由于长期吸入生产性粉尘而引起的以肺组织弥漫性纤维化为主的全身性疾病,是最常见的一类职业病。我国已将 12 种尘肺如矽、煤、石墨、炭黑、石棉、滑石、水泥、云母、陶工、铝、电焊工、铸工尘肺列为职业病范畴。我国把煤肺与煤矽肺统称煤工尘肺。

矽肺是由于长期吸入游离二氧化硅（SiO_2）所致。当粉尘中的游离 SiO_2 含量低于 30%,接触工龄在 20～45 年发病。没有临床症状和肺功能损害的患者寿命并不受影响。当粉尘中的游离 SiO_2 含量在 40%～80% 之间可发生快进型矽肺,病变进展快,肺功能损害常较严重。

2. 发病机制　尘肺的发生、发展受多因素影响,目前发病机制仍不很清楚。当吸入粉尘的量超过人体自净能力或清除机制发生障碍时,粉尘在肺内蓄积并引起肺组织发生一系列的反应。终止接触粉尘后随着时间延长,尘肺进一步发展,肺气肿、肺纤维化逐渐加重,肺动脉高压形成,部分患者最终发展成肺源性心脏病（肺心病）、呼吸衰竭。尘肺最常见的病理改变有肺泡炎,灶状、结节性改变及大块纤维化,可伴有胸内淋巴结结构的改变或消失。

3. 临床表现　呼吸困难、咳嗽、咳痰及胸痛是尘肺患者主要的临床表现,当合并肺结核时可出现大咯血。胸痛以矽肺和石棉肺患者更常见,原因可能与胸膜的纤维化、胸膜增厚、脏层胸膜下的肺大泡的牵拉等有关。尘肺患者罕有大咯血。当上呼吸道长期慢性炎症引起黏膜血管损伤时可引起咳痰中带有少量血丝。当尘肺合并肺结核出现大咯血时,还应注意排除合并肺肿瘤的可能。

尘肺早期患者的体征一般较少。当继发肺气肿严重者可出现桶状胸、杵状指、发绀等,胸部叩诊可出现过清音,重症患者由于广泛肺纤维化及肺气肿,肺换气面积明显减少,肺循环障碍,可发生肺心病、呼吸衰竭,平卧受限甚至端坐呼吸,双肺可闻及干、湿啰音及心力衰竭的体征。

高千伏后前位 X 线胸片是尘肺的常规检查方法。典型 X 线表现为肺野出现圆形或不规则小阴影,随着病变发展,小阴影逐渐增大、增多、密集度增高,分布范围也逐渐扩大乃至全肺,部分融合呈大块状纤维影。当煤工尘肺并发结核后形成尘肺结核结节,圆形小阴影较快增大形成大阴影,边缘模糊,外缘光滑,周边形成肺气肿,病灶多位于上肺野,纤维收缩后上叶瘢痕性萎缩,肺门上移。CT 检查在观察大阴影方面优于高千伏 X 线片,但到目前为止尚无比较形态学指标及相应的比较基准片。

二、诊断与鉴别诊断

（一）诊断标准

我国制订的（GBZ70—2002）诊断标准明确规定了尘肺病的诊断原则，即应根据可靠的生产性粉尘接触史，以 X 线胸片表现作为主要依据，并排除其他原因引起的类似疾病，一般说诊断并不困难。

对生前未确诊尘肺的患者，可根据我国的《尘肺病理诊断标准（GBZ—25—2002）》规定进行病理诊断：尘肺指在生产活动中吸入粉尘而发生的以肺组织纤维化为主的疾病，本标准适用于尘肺的病理诊断。根据详细可靠的职业史及规范化的检查方法得出病理检查结果方可做出尘肺的病理诊断。患者历次 X 线胸片、病例摘要或死亡志及现场劳动卫生学资料是诊断的必需参考条件。

【诊断及分期标准】

1. 无尘肺：仅见有肺及肺引流区淋巴结出现粉尘反应；或肺及肺引流区淋巴结出现尘肺病变，其范围及严重度不够诊断为Ⅰ期尘肺。

2. Ⅰ期尘肺：① 全肺各切面眼观及镜检尘肺结节总数在 20 个以上；或 10 个以上，伴接近 1 级/1 度弥漫性肺纤维化；② 尘性弥漫性肺纤维化 1 级/1 度以上；③ 全肺尘斑，即气肿面积占 50％ 以上。

3. Ⅱ期尘肺：① 全肺各切面眼观及镜检尘肺结节总数＞50 个；或＞20 个伴 1 级/1 度以上弥漫性肺纤维化；② 尘性弥漫性肺纤维化 2 级/2 度以上；③ 全肺尘斑，即气肿面积占 75％ 以上。

4. Ⅲ期尘肺：① 肺内出现尘性块状纤维化，并伴有Ⅰ期以上尘肺病变基础；② 尘性弥漫性肺纤维化 3 级/3 度以上。

病变符合上述各期中各小项者均可做出分期诊断。正确使用本标准说明：① 本标准只适用于国家规定的无机尘肺的诊断，不适用于有机粉尘所致肺部疾患的诊断；只适用于尸体解剖和外科肺叶切除标本，不适用于小片肺组织活检、肺引流区淋巴结活检、肺穿刺、肺灌洗液等标本的尘肺病理诊断。② 根据中华人民共和国卫生部（84）卫防字第 16 号文第二章第七条规定的病理专业人员具有尘肺病理诊断权。③ 具有诊断权的病理专业人员在"尘肺病理检查申请单"及送检单位提供的资料齐备后，宜立即进行检查并提出诊断报告。尘肺病理诊断报告内容包括尘肺名称、分期、病理类型和并发病。尘肺病理诊断报告一式二份，一份存档，一份交送检单位同级尘肺诊断组处理。尘肺病理诊断可作为职业病待遇的依据。

（二）鉴别诊断

许多非职业性原因引起的疾病其 X 线胸片表现常与尘肺相混淆。单纯矽肺需要与急性粟粒性肺结核、肺含铁血黄素沉着症、肺结节病及肺泡微石症鉴别，复杂的尘肺需要与肺结核和肺癌相鉴别。

1. 急性粟粒性肺结核 急性粟粒性肺结核影像有时难与煤工尘肺鉴别。但前者常是全身粟粒性结核的一部分，有低热、乏力、食欲不振等结核中毒症状，X 线胸片或肺 CT 肺部结节影常呈大小、密度和分布"三均匀"的特点，可资鉴别。

2. 肺含铁血黄素沉着症 肺含铁血黄素沉着症是一种病因未明，肺内间歇出血的少见疾病。可表现两肺弥漫性斑片、斑点样影，以中下肺野和肺内带明显，有时可融合成大片状或云絮状阴影，常与煤工尘肺影像混淆。但多数病例肺部病变在 1～2 周内明显吸收，有的可反复出现，且反复出血可继发缺铁性贫血等特点,可与煤工尘肺鉴别。

3. 肺结节病 结节病胸部影像学检查显示双侧肺门及纵隔淋巴结对称增大,伴或不伴有肺内网格、结节状或片状阴影,有时难与尘肺鉴别。组织学活检病理检查证实有非干酪性坏死性肉芽肿,且抗酸染色阴性,血清血管紧张素Ⅰ转化酶(sACE)活性增高,结核纯蛋白衍生物(PPD)试验阴性或弱阳性,支气管肺泡灌洗液(BALF)中淋巴细胞>10%,且CD4+/CD8+比值≥3等特点可以鉴别两者。

4. 肺泡微石症 肺泡微石症可能为全身代谢性疾病的肺部表现,该病主要侵犯肺脏,X线胸片表现为弥漫性高密度片状阴影和网状改变,需与尘肺鉴别。胸部CT和高分辨CT(HRCT)能清楚地显示粟粒状、高密度边缘清楚的微结石阴影,也可发现小叶间隔增厚、纤维化等情况,与尘肺特点不同。

5. 肺结核及肺癌 复杂尘肺与肺结核、肺癌相鉴别,需根据患者接尘的经历,如井下作业的经历与时间、接尘种类、作业时粉尘浓度、通风状况及单位出具报告等,还有病情变化和影像空洞特点、卫星灶、肿块周边粗毛刺等征象和倍增时间等加以鉴别。

三、误诊文献研究

1. 文献来源及误诊率 2004—2013年发表在中文医学期刊并经遴选纳入误诊疾病数据库的尘肺文献24篇,累计误诊病例421例。2篇文献可计算误诊率,误诊率23.49%。

2. 误诊范围 本次纳入的421例尘肺误诊为肺结核408例次(96.91%),其他依次为肺结节病6例次(1.43%)、肺癌5例次(1.19%),肺炎性假瘤1例次(0.24%),漏诊1例次(0.24%)。

3. 医院级别 本次纳入统计的421例尘肺误诊421例次,其中误诊发生在三级医院22例次(5.23%),二级医院387例次(91.92%),一级医院12例次(2.85%)。

4. 确诊手段 本次纳入的421例尘肺主要根据症状、体征及医技检查确诊,见表10-13-1。

表 10 - 13 - 1 尘肺确诊手段

确诊手段/检查项目	例 数	百分比(%)	确诊手段/检查项目	例 数	百分比(%)
病理学诊断	21	4.99	影像学诊断	163	38.71
内镜下活检病理	15	3.56	X线检查	7	1.66
手术病理检查	5	1.19	具体方法不明确	156	37.05
具体方法不明确	1	0.02	根据症状、体征及医技检查	237	56.29

5. 误诊后果 本次纳入的421例尘肺中,414例(98.33%)文献描述了误诊与疾病转归的关联,7例预后与误诊关联不明确。按照误诊数据库对误诊后果的分级评价标准,可统计误诊后果的病例中,3例(0.72%)造成Ⅱ级误诊后果,即手术扩大化;411例(99.28%)造成Ⅲ级后果,即疾病本身的结果。尘肺的误诊会延误患者的治疗,造成过度检查或过度治疗,甚至给患者带来不必要的精神上的痛苦。

四、误诊原因分析

依据本次纳入的24篇文献分析的误诊原因出现频次,经计算机统计归纳为7项,其中经验不足、缺乏对该病认识居首位,见表10-13-2。

表 10-13-2　尘肺误诊原因

误诊原因	频次	百分率(%)	误诊原因	频次	百分率(%)
经验不足,缺乏对该病的认识	18	75.00	影像学诊断原因	4	16.67
问诊及体格检查不细致	14	58.33	过分依赖医技检查结果	2	8.33
缺乏特异性症状、体征	8	33.33	诊断思维方法有误	1	4.17
未选择特异性检查项目	4	16.67			

　　造成尘肺误诊原因有多种。近年来,由于大量农民工从事接尘工作,患者就诊时多选择综合性医院呼吸科或结核科,而这些专科医师对肺部弥漫性阴影鉴别诊断思路比较局限,不了解尘肺诊断基本原则,患者健康档案资料不全,当接诊医师询问病史时对患者的接尘职业史重视不够或病史调查遗漏,均会造成误诊或漏诊。影像医师经验不足,CT 扫描技术 X 线胸片检查存在差异等因素常常也是造成尘肺误诊或漏诊的原因之一。

　　此外,随接尘时间延长(可长达数十年)患者在单纯尘肺基础上合并结核、感染、肺癌等,影像学检查有很大变异,病变特点不典型,诊断难度增加,也容易造成漏、误诊。

五、防范误诊措施

　　提高非职业病专科医师对尘肺的认识是防止本病误诊的关键。临床工作中呼吸科和胸科医院医师应加强对尘肺的警惕性,对于具有下述特征的患者高度警惕尘肺:① 影像资料提示弥漫性间质改变,肺野出现圆形小阴影,随着病变发展小阴影逐渐增大、增多,密集度增高,分布范围也逐渐扩大乃至全肺,部分融合呈大块状纤维。② 职业中有密切粉尘接触史。对以上患者,应进一步选择恰当的影像检查以明确诊断,必要时手术病理检查取得确凿诊断依据。

(余春晓)

第十四节　肺栓塞

一、概述

　　1. 定义　肺栓塞(pulmonary embolism,PE)是内源性或外源性栓子阻塞肺动脉引起肺循环功能障碍的一组临床和病理生理综合征,包括肺血栓栓塞症、脂肪栓塞综合征、羊水栓塞、空气栓塞、肿瘤栓塞和细菌栓塞等。肺血栓栓塞症(pulmonary thromboembolism,PTE)是指来自静脉系统或右心的血栓阻塞肺动脉或其分支所致的疾病,以肺循环(含右心)和呼吸功能障碍为主要临床表现和病理生理特征,是最常见的肺栓塞类型。通常所称的肺栓塞即指 PTE。

　　2. 危险因素　80%的肺栓塞患者具有血栓形成的危险因素,详细询问病史对肺栓塞的疑诊和诊断有很大的提示作用。根据诱发风险大小,危险因素分为强诱发风险因素、中等诱发风险因素和弱诱发风险因素。常见的强诱发风险因素(odds ratio>10)有下肢骨折,近 3 个月因心力衰竭或心房颤动(或心房扑动)住院,髋关节或膝关节置换术,严重创伤,近 3 个月内心肌梗死,既往静脉血栓栓塞,脊髓损伤。中等诱发风险因素(odds ratio 为 2~9)有膝关节镜手术,自身免疫性疾病,输血,中心静脉插管,化疗,充血性心力衰竭或呼吸衰竭,近期应用红细胞生成刺激剂、糖皮质激素替代疗法(取决于药物配方),体外受精,感染(尤其肺炎、泌尿系感染、人类免疫缺陷病毒感染),炎症性肠病,肿瘤(肿瘤转移风险最高),口服避孕药治疗,瘫痪性卒中,产褥期,表浅静脉血栓形成,易栓症。弱诱发风险因素(odds ratio<2)有卧床>3 d,糖尿病,高血压,长时间坐位静止不动(如长时间汽车或飞机旅行),年龄增长,腹腔镜手术(如胆囊切除术),肥胖,妊娠,下肢静脉曲张。

原发性危险因素由遗传变异引起,包括 V 因子突变、蛋白 C 缺乏、蛋白 S 缺乏和抗凝血酶缺乏等,常以反复静脉血栓栓塞为主要临床表现,比较少见。但是如果遇到<40 岁的年轻患者无明显诱因或反复发生静脉血栓栓塞症(VTE),或呈家族遗传倾向,应注意做相关遗传学或抗心磷脂抗体检查。

3. 症状及体征　虽然肺栓塞的临床症状缺乏特异性,但其发病常常具有突发性,如患者突发呼吸困难、胸痛、咯血、右心功能恶化、晕厥和休克,不易用其他疾病解释,仍然对肺栓塞的诊断有意义,尤其是在有高危因素的病例出现以上症状对诊断更具有重要的提示意义。肺栓塞最典型的症状是所谓的"肺梗死三联征",即呼吸困难、胸痛及咯血,但临床上肺栓塞患者三联征都出现者不足 30%,有时还先后出现,在临床上对诊断的提示意义其实并不大。

对具有肺栓塞高危因素患者查体时主要是注意有无右心功能不全体征,如颈静脉充盈或怒张,肺动脉瓣区 P_2 亢进或分裂,$P_2 > A_2$,三尖瓣区收缩期杂音,肝大、压痛,下肢指凹性水肿等。血压对于判断肺栓塞的严重程度很重要,发病期间如果体循环收缩压<90 mmHg,或较基础值下降幅度≥40 mmHg 并持续 15 min 以上,除外心律失常、低血容量或感染中毒症所致血压下降,即考虑为大面积肺栓塞,需立即行溶栓治疗。

一般而言,症状、体征结合 D-二聚体、心电图、动脉血气分析、X 线胸片等基本检查,可以初步疑诊肺栓塞或排除其他疾病。D-二聚体敏感性高达 90%,但许多情况如外伤、手术、肿瘤、感染、心脑血管病都可能升高,所以 D-二聚体不升高或<500 ng/mL(ELISA 法)对肺栓塞只有除外诊断意义。肺栓塞的心电图典型改变为 $S_I Q_{III} T_{III}$,非特异性的改变为右束支传导阻滞、电轴右偏、胸前导联顺钟向转位、T 波改变等,但随病情及治疗的进展可有与急性心肌梗死不同的动态演变。动脉血气分析常为低碳酸血症、低氧血症,血二氧化碳分压($PaCO_2$)和肺泡-动脉血氧分压差($P_{A-a}O_2$)正常则肺栓塞可能性不大。X 线胸片多有异常,但缺乏特异性,如区域性肺血管纹理变细、稀疏或消失、部分肺野透亮度增加,右下肺动脉干增宽或伴截断征、肺动脉段膨隆、右心室扩大,肺不张或膨胀不全,病侧膈肌抬高,少到中量胸腔积液。尖端指向肺门的楔形阴影是肺梗死较特异的表现。对疑诊病例应及早进行胸部增强 CT,或核素肺通气/灌注扫描检查,极少数情况下做肺动脉造影可确诊。

肺栓塞有很高的发病率与病死率。高达 15% 的肺栓塞患者在患病后的第一个月内死亡,而幸存的 30% 患者在接下来的 10 年中会复发。不仅如此,肺栓塞如不能有效治疗会继发慢性血栓栓塞性肺动脉高压,发生率在肺栓塞发病 2 年后预计可达到 0.1%~4.0%。

二、诊断与鉴别诊断

(一)诊断及分层

2000 年欧洲心脏病学会(ESC)推出了第 1 版急性肺栓塞诊断和治疗指南,2008 年进行了更新,2014 年 ESC 年会上发布了第 3 版诊疗指南。与前两版比较,新指南明确了静脉血栓栓塞症的诱发因素,简化了肺栓塞临床预测规则,制定了年龄校正的 D-二聚体界限值,提出了亚段肺动脉栓塞,提出偶然、临床意外的肺栓塞,中危肺栓塞的细化风险分层,维生素 K 拮抗剂的启动治疗,新型直接口服抗凝剂对静脉血栓栓塞症的治疗和二级预防,中危患者再灌注治疗的效果和安全性,肺栓塞早期出院和家中的治疗,慢性血栓栓塞性肺动脉高压目前的诊断和治疗,妊娠和恶性肿瘤患者肺栓塞的正式治疗推荐。这些新的亮点与过去版本结合,尽可能对疑似或确诊肺栓塞的患者推荐最佳和客观证据证实的治疗策略。

我国于 2001 年发表的《肺血栓栓塞症的诊断与治疗指南(草案)》就将肺栓塞的诊断步骤分为疑诊、确诊和寻找肺栓塞成因和危险因素三部分,这是与其他疾病的诊断策略很不相同的。

2014 年 ESC 指南整合临床严重程度评分、Wells 评分和 Geneva 评分及简化版、超声心动图、CT 和生物标志物等,估测肺栓塞早期相关的死亡风险,即住院期间和 30 天肺栓塞相关的病死率确定患者危险分层,见图 10 - 14 - 1。

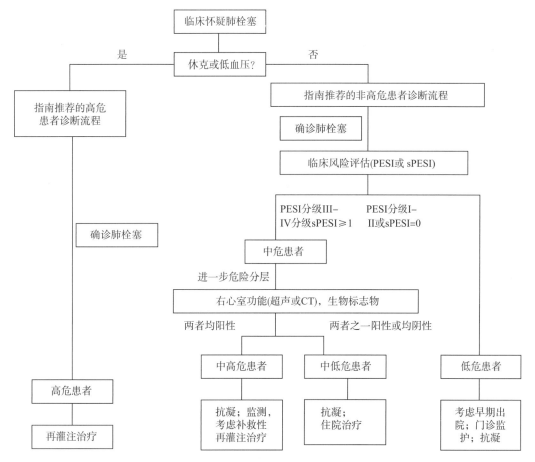

图 10 - 14 - 1　急性肺栓塞危险分层及诊疗策略

注:PESI 肺栓塞严重指数评分;sPESI 简化肺栓塞严重指数评分

以患者就诊时临床表现为依据,出现休克或持续低血压则疑似或确诊高危肺栓塞,不出现则为非高危肺栓塞。低血压定义为收缩压<90 mmHg,或收缩压下降≥40 mmHg,持续 15 min,而非新发的心律失常、低血容量,或脓毒症导致。对于高危患者,强调尽早行 CT 肺动脉造影(CT-PA)明确诊断,然后进行再灌注治疗,首选溶栓治疗(Ⅰ B)。非高危患者进一步分为高度和低中度临床可能性,对前者强调行 CTPA 明确诊断,后者可先行 D-二聚体检查,对阳性患者进一步行CTPA。新指南对中危患者进一步分层,根据右心功能和心肌损伤标志物分为中高危(二者均阳性)和中低危(两者之一阳性或均阴性)。新指南推荐中高危患者需密切监测,以便早期发现血流动力学失代偿征象并及时开始补救性再灌注治疗(Ⅰ C),首选溶栓治疗(Ⅱ a B),对有溶栓禁忌证或溶栓失败者,可行外科肺动脉血栓切除术(Ⅱ b C),也可推荐经导管近端肺动脉血栓切除术或碎

栓术（ⅡbB）。

亚段肺栓塞：CTA 检查可以确诊段或者近端血栓的肺栓塞。另一方面，亚段肺栓塞的 CT 血管造影的临床意义有待商榷，可以考虑进行进一步的研究。对于亚段肺栓塞，没有近端深静脉血栓形成，是否对患者进行治疗，应在个性化基础上，考虑到临床概率和出血风险。

偶然发现的肺栓塞：一部分专家认为通过 CT 检查偶然发现的肺栓塞应该积极治疗，尤其合并肿瘤和近端血栓时。但是该观点缺乏临床证据。

（二）鉴别诊断

肺栓塞有时可能完全无症状，而有时需与急性冠状动脉综合征、主动脉夹层、心力衰竭以及其他肺疾病鉴别。综合诱发因素、血气分析、胸部 X 检查、心电图有助于诊断和鉴别诊断。

1. 肺炎、胸膜炎　患肺炎、胸膜炎时可有胸痛、咳嗽、发热及肺部阴影，可与肺栓塞相混，但血气分析多无低碳酸血症、心电图也多无改变，D-二聚体正常，抗感染后吸收较快，肺灌注扫描、胸部增强 CT 可鉴别。

2. 急性心肌梗死　急性心肌梗死发生胸痛、心电图示 T 波改变、心律失常的概率较高，肌酸激酶等心肌坏死标志物升高，常有心绞痛病史，可出现心肌梗死的心电图及相应酶学演变。肺栓塞以 50 岁以下较常见，胸膜性胸痛、咳嗽、呼吸困难、发绀的比例较高。部分老年肺栓塞者心电图可出现Ⅱ、Ⅲ、aVF 导联 ST-T 改变，甚至 $V_{1\sim4}$ 导联出现"冠状 T 波"，常因胸痛、气短等症状而误诊为冠脉供血不全或心内膜下心肌梗死。但急性肺栓塞者，心电图常有肺型 P 波、电轴右偏、SⅠQ ⅢTⅢ等改变，核素心肌显相及肺同位素扫描可资鉴别。对疑诊病例应及早进行胸部增强 CT，或核素肺通气/灌注扫描检查，极少数情况下做肺动脉造影。

3. 慢性阻塞性肺疾病（COPD）　COPD 急性加重是指在疾病过程中，患者短期内咳嗽、咳痰、气短和（或）喘息加重，痰量增多，呈脓性或黏液脓性，可伴发热等炎症明显加重的表现。肺灌注扫描、胸部 CT 检查应为正常，咯血少见。

4. 肺不张　肺不张和肺栓塞在胸部 X 线上均可表现为片状阴影，血气改变也相近，但肺不张者肺灌注及下肢静脉检查正常，可据此鉴别。

5. 主动脉夹层　急性肺栓塞出现胸痛、上纵隔增宽（上腔静脉扩张）伴休克者，易与主动脉夹层相混淆。但主动脉夹层者多有高血压病史、肢体脉搏改变、双上肢血压不等等，超声或 CT 检查可见主动脉增宽、真假腔分离的现象，可资鉴别。

三、误诊文献研究

1. 文献来源及误诊率　2004—2013 年发表在中文医学期刊并经遴选纳入误诊疾病数据库的肺栓塞文献 524 篇，总误诊例数 7 623 例。219 篇文献可计算误诊率，误诊率 53.00%。

2. 误诊范围　本次纳入的 7 623 例肺栓塞误诊疾病达 86 种，共 7 878 例次，误诊疾病涉及十余个系统或专科，其中循环、呼吸系统疾病占 92.18%，误诊疾病系统分布见表 10-14-2。居误诊疾病前三位的是冠心病、肺炎、心力衰竭，冠心病中又以误诊为急性心肌梗死或急性冠脉综合征居多，主要误诊疾病见表 10-14-3。少见误诊疾病包括癔症、气胸、糖尿病、心源性脑缺血综合征、带状疱疹、排尿性晕厥、退行性心脏瓣膜病、病毒性脑炎、脑瘤、药物过敏反应、胰腺炎、纵隔肿瘤、围绝经期综合征、肾功能不全、腰椎病、尿潴留、肋间神经痛、丹毒、肝硬化、猝死、肌肉损伤、骨折、肺出血-肾炎综合征、低血糖症、低氧血症、弥散性血管内凝血、偏头痛、睡眠呼吸暂停低通气综合征、通气过度综合征。108 例次仅作出晕厥、咯血、胸痛、呼吸困难、头晕、休克待查等症状性诊断；101 例次诊断不明；34 例次漏诊肺栓塞。

表 10 - 14 - 2　肺栓塞误诊疾病系统分布

疾病系统	误诊例次	百分比(%)	疾病系统	误诊例次	百分比(%)
循环系统疾病	4 111	52.18	中毒性疾病	8	0.10
呼吸系统疾病	3 226	40.95	泌尿系统疾病	6	0.08
神经系统疾病	221	2.81	精神疾病	4	0.05
消化系统疾病	27	0.34	内分泌系统疾病	4	0.05
感染性疾病	14	0.18	其他	257	3.26

表 10 - 14 - 3　肺栓塞主要误诊疾病

误诊疾病	误诊例次	百分比(%)	误诊疾病	误诊例次	百分比(%)
冠心病[a]	2 626	33.33	主动脉夹层	17	0.22
肺炎	1 461	18.55	肺不张	16	0.20
心力衰竭	871	11.06	先天性心脏病	14	0.18
结核性胸膜炎	519	6.59	下肢静脉血栓形成	13	0.17
慢性阻塞性肺疾病	369	4.68	急腹症	13	0.17
肺源性心脏病	221	2.81	高血压病	12	0.15
脑血管病	182	2.31	肺脓肿	10	0.13
支气管炎	177	2.25	心包炎	9	0.11
支气管哮喘	126	1.60	高血压性心脏病	9	0.11
肺部肿瘤	123	1.56	胆囊炎	8	0.10
心肌病	102	1.29	感染性休克	8	0.10
支气管扩张	102	1.29	上消化道出血	7	0.09
心肌炎	85	1.08	血管迷走性晕厥	6	0.08
特发性肺动脉高压	83	1.05	支气管异物	6	0.08
肺结核	76	0.96	中毒性休克	6	0.08
急性呼吸窘迫综合征	50	0.63	失血性休克	5	0.06
风湿性心脏瓣膜病	36	0.46	败血症	5	0.06
心源性休克	34	0.43	急性胃肠炎	5	0.06
呼吸衰竭	24	0.30	感染性心内膜炎	5	0.06
癫痫	24	0.30	低血压	4	0.05
上呼吸道感染	23	0.29	泌尿系结石	4	0.05
癌性胸腔积液	20	0.25	脑膜炎	4	0.05
心源性晕厥	19	0.24	心脏黏液瘤	4	0.05
间质性肺疾病	18	0.23	神经症	4	0.05
心律失常	18	0.23	胃十二指肠溃疡	4	0.05

注:a:其中误诊为急性心肌梗死 583 例,心绞痛 569 例,急性冠脉综合征 437 例。

3. 容易误诊为肺栓塞的疾病　经对误诊疾病数据库全库检索发现,121 篇文献 31 种疾病共 202 例曾误诊为肺栓塞,主要病种见表 10 - 14 - 4。另有 15 例最终确诊为肺栓塞、颈椎病、POEMS 综合征、多发性骨髓瘤、纵隔良性肿瘤、甲状腺功能亢进性心脏病、乳酸性酸中毒、败血症、重症肌无力、肺结核、肺脓肿、慢性阻塞性肺疾病、脓胸、支气管哮喘、心包间皮瘤、心力衰竭。

表 10 - 14 - 4　容易误诊为肺栓塞的疾病

确诊疾病	例　数	百分比(%)	确诊疾病	例　数	百分比(%)
主动脉夹层	80	39.60	心脏黏液瘤	3	1.49
肺癌	26	12.87	早期复极综合征	3	1.49
多发性大动脉炎	22	10.89	病毒性心肌炎	3	1.49
急性心肌梗死	20	9.90	心包炎	2	0.99
自发性气胸	11	5.45	肺动脉畸形	2	0.99
自发性食管破裂	3	1.49	血管炎	2	0.99
肺炎	3	1.49	癌性胸腔积液	2	0.99
肺动脉高压	3	1.49	肺曲霉病	2	0.99

4. 医院级别　本次纳入统计的 7 623 例肺栓塞误诊 7 878 例次,其中误诊发生在三级医院 4 019 例次(51.02%),二级医院 3 535 例次(44.87%),一级医院 299 例次(3.80%),其他医疗机构 25 例次(0.32%)。

5. 确诊手段　本次纳入的 7 623 例肺栓塞主要经影像学检查确诊,确诊手段见表 10 - 14 - 5。

表 10 - 14 - 5　肺栓塞确诊手段

确诊手段/检查项目	例　数	百分比(%)	确诊手段/检查项目	例　数	百分比(%)
病理学诊断	54	0.71	超声检查	160	2.10
尸体解剖	48	0.63	磁共振检查	70	0.92
手术病理检查	6	0.08	具体方法不明确	1 494	19.60
影像学诊断	6 699	87.88	根据症状、体征及医技检查	858	11.26
肺动脉造影	1 980	25.97	死后根据提供的信息及表现	2	0.03
CT 检查	1 863	24.44	临床试验性治疗后确诊	10	0.13
放射性核素检查	1 132	14.85			

6. 误诊后果　本次纳入的 7 623 例肺栓塞中,4 497 例(58.99%)文献描述了误诊与疾病转归的关联,3 126 例预后与误诊关联不明确。按照误诊数据库对误诊后果的分级评价标准,可统计误诊后果的病例中,4 156 例(92.42%)为Ⅲ级后果,未因误诊误治造成不良后果;52 例(1.16%)造成Ⅱ级后果,因误诊误治导致病情迁延;肺栓塞病情危重且致死率高,故 289 例(6.43%)的患者因延误诊断而死亡,造成Ⅰ级误诊后果。如果得到及时的诊断和治疗,可使肺栓塞的病死率明显下降,因此快速诊断和鉴别诊断对于肺栓塞的预后有重要意义。

四、误诊原因分析

肺栓塞患者症状多种多样,不同病例常有不同的症状组合,严重程度有很大差别,可以从无症状到血压降低、晕厥,甚至猝死,但均缺乏特异性,单靠临床症状和常规的医技检查难以做到精确诊断,常常需要一些设备较昂贵、操作较复杂的检查。如果患者病情危重,或医院条件所限,患者很难去做某些需时较长、操作风险较大的检查去确诊,所以误诊率居高不下。依据本次纳入的 524 篇文献分析的误诊原因出现频次,经计算机统计归纳为 14 项,其中经验不足、缺乏对该病认识,缺乏特异性症状、体征为主要误诊原因,见表 10 - 14 - 6。

表 10 - 14 - 6 肺栓塞误诊原因

误诊原因	频 次	百分率(%)	误诊原因	频 次	百分率(%)
经验不足,缺乏对该病的认识	386	73.66	多种疾病并存	48	9.16
缺乏特异性症状、体征	321	61.26	影像学诊断原因	4	0.76
未选择特异性检查项目	183	34.92	并发症掩盖了原发病	2	0.38
诊断思维方法有误	133	25.38	患者主述或代述病史不确切	2	0.38
问诊及体格检查不细致	127	24.24	患者或家属不配合检查	1	0.19
医院缺乏特异性检查设备	68	12.98	对专家权威、先期诊断的盲从心理	1	0.19
过分依赖医技检查结果	59	11.26	以罕见症状、体征发病	1	0.19

五、防范误诊措施

提高对肺栓塞的认识是防止误诊的关键。临床工作中应加强对本病的警惕性,对于具有下述特征的患者应进一步选择恰当的影像检查以明确诊断。

1. 加强对肺栓塞初始表现的认识　患者突发呼吸困难、胸痛、咯血、右心功能恶化、晕厥和休克或持续低血压,不易用其他疾病解释,结合 D-二聚体、心电图、动脉血气分析、X 线胸片等基本检查,可以初步疑诊肺栓塞或排除其他疾病。尤其是在有诱发危险因素的患者出现以上症状时,确诊肺栓塞的可能性更大。

2. 对疑诊患者及时行特异性检查助诊　对疑诊肺栓塞患者应及早进行胸部增强 CT、核素肺通气/灌注扫描检查或肺动脉造影确诊,缺乏上述检查条件的医疗机构,可及早行肺超声检查,并及时转诊有条件的医疗机构,避免延误诊断。

3. 合理进行病情评估和危险分层　结合临床严重程度评分、Wells 评分和 Geneva 评分及简化版、超声心动图、CT 和生物标志物等确定患者危险分层,指导进一步的诊断和治疗。

（谭星宇）

第十五节　自发性气胸

一、概述

1. 定义　任何原因使胸膜破损,空气进入密闭的胸膜腔内称为气胸。最常见的气胸是因肺部疾病使肺组织和脏层胸膜破裂,或者靠近肺表面的肺大泡、细小气肿泡自行破裂,使肺和支气管内的空气逸入胸膜腔,称为自发性气胸。由胸外伤、穿刺治疗等所引起的气胸,称为外伤性气胸;用人工方法将滤过的空气注入胸膜腔,以便在 X 线下识别胸内疾病或压缩肺内空洞性病变有利于其闭合,称为人工气胸,此非本文讨论范畴。

2. 临床类型　根据壁层、脏层胸膜破口的情况以及发生后对胸腔内压力的影响,临床上将气胸分为以下三种类型:

(1) 闭合性(单纯性)气胸:在呼气时肺回缩,或因浆液渗出物使脏层胸膜破口自行封闭,不再有空气漏入胸膜腔。

(2) 张力性(高压性)气胸:胸膜破口形成活瓣性阻塞,吸气时开启,空气漏入胸膜腔;呼气时关闭,胸膜腔内气体不能再经破口返回呼吸道而排出体外。

（3）交通性（开放性）气胸：① 脏层胸膜破损所致开放性气胸：因两层胸膜间有粘连和牵拉,使脏层胸膜破口持续开放,吸气和呼气时肺内气体均可自由进出胸膜腔。② 脏层胸膜破损所致开放性气胸：锐器伤造成胸壁缺损创口,胸膜腔与外界大气直接相交通,空气可随呼吸自由进出胸膜腔。

3. 发病原因　继发性气胸常因肺部慢性病变引起,常见于如下疾病：① 肺结核：当肺部病变广泛,并发代偿性肺大泡时由于引流的细支气管炎症狭窄或分泌物阻塞,使肺内压升高而破裂,或肺组织坏死,形成空洞,直接溃破于胸膜腔,也可由于肺结核在愈合过程中由瘢痕组织或肺大泡形成粘连所致。肺结核为自发性气胸最常见的原因,约占61%,多见于21～30岁患者。② 慢性阻塞性肺部疾病：慢性阻塞性肺部疾病和肺气肿、肺心病也是气胸常见病因之一,也可见于支气管哮喘等。系由于支气管狭窄引起空气潴留,肺泡内压力增高,导致肺泡破裂,空气通过肺间质进入胸膜腔和纵隔。③ 肺化脓性病变：多见于金黄色葡萄球菌肺炎、肺炎杆菌性肺炎及肺脓肿等。④ 弥漫性肺间质病变：如肺间质纤维化、肺结节病、肺组织细胞增生症等。⑤ 胸膜恶性肿瘤：由于肿瘤累及脏层胸膜,引起胸膜支气管瘘。这种情况较少见,约占全部气胸的1%以下。⑥ 月经性气胸：系发生于月经期的气胸,主要是在胸膜或膈肌上存在子宫内膜异位,引起胸膜破裂,或在右膈上有直径1～5 mm的小孔,空气由输卵管经腹腔通过横膈小孔进入胸腔。

气胸的发生往往有一定诱因,如发生气胸前常有抬举重物等用力动作或咳嗽、喷嚏、屏气、用力大便、高喊、大笑、剧烈运动等诱发因素。但临床上可追溯到诱因的不过10%左右。其他因素有航空、潜水作业而无适当保护,从高压环境突然进入低压环境,持续正压人工呼吸以及胸部外伤等。

4. 临床表现　自发性气胸临床表现的程度取决于胸腔内气量、气胸发生的快慢、肺萎缩的程度及肺部原有病变的程度和性质。

（1）症状：表现为突然一侧胸痛、气急、憋气,可有刺激性咳嗽、少痰。小量闭合性气胸可有气急,但数小时后逐渐平稳,若胸腔积气量较大,或原有广泛肺部疾患,患者常不能平卧;张力性气胸患者表情紧张、胸闷、甚至心律失常、心动过速,常烦躁不安、气管移位、发绀、冷汗、脉快、虚脱,甚至严重缺氧立即昏迷;开放性气胸患者常在伤后迅速出现严重呼吸困难、惶恐不安、脉搏细弱频数、发绀和休克,可见通入胸腔的创口,并可听到空气随呼吸进出的"嘶……嘶"声音,如创口大于气管直径,不及时封住,常迅速导致死亡。迅速发生的气胸或张力性气胸即使肺被压缩20%,呼吸困难也会很明显;反之,缓慢发生的气胸、特发性气胸,即使一侧肺被压缩60%～70%,呼吸困难也可能不明显。

（2）体征：气胸体征视积气多少而定。少量气胸可无明显体征,气体量多时患侧胸部饱满,呼吸运动减弱,触觉语颤减弱或消失,叩诊鼓音,听诊呼吸音减弱或消失。肺气肿并发气胸患者虽然两侧呼吸音都减弱,但气胸侧减弱更明显,即使气胸量不多也有此变化,因此叩诊和听诊时注意左右对比和上下对比。大量气胸时纵隔向健侧移位。右侧大量气胸时肝浊音界下移,左侧大量气胸时心浊音界缩小或消失。当患者出现大汗、发绀、严重气促、心动过速和低血压时应考虑存在张力性气胸。液气胸时可听到胸内振水声。发生血气胸如失血过多会出现血压下降,甚至发生休克。

（3）辅助检查：气胸诊断主要通过影像学检查,X线检查是诊断气胸的重要方法,也是常规手段。若临床高度怀疑气胸而后前位胸片正常时,应该进行侧位胸片或者侧卧位胸片检查。气胸时X线胸片上大多有明确的气胸线,为萎缩肺组织与胸膜腔内气体交界线,呈外凸线条影,气胸线外为无肺纹理的透光区,线内为压缩的肺组织。大量气胸时可见纵隔、心脏向健侧移位。合并胸腔积液时可见气液面。局限性气胸在后前位X线检查时易漏诊,侧位胸片可协助诊断,X线透视下转动体位也可发现。肺结核或肺部炎症使胸膜多处粘连，发生气胸时多呈局限性包裹性气胸。如果并发胸腔积液则见液平面。若围绕心缘旁有透光带，应考虑有纵隔气肿。胸部 X 线检查是诊断气胸的金标准，应注意与巨大肺大泡相区别。CT 对于小量气胸、局限性气胸以及肺大泡与气胸的鉴别比 X 线胸片更敏感、更准确，气胸的基本 CT 表现为胸膜腔内出现极低密度的气体影，伴有肺组织不同程度的压缩萎陷改变。

二、诊断与鉴别诊断

1. 诊断标准　目前尚未见有本病的诊断标准，有以下几项供参考：① 突发性单侧胸痛、憋气、气急、刺激性咳嗽，少量气胸、发生缓慢的气胸患者可无症状或症状不明显。原有慢性呼吸疾病患者发生气胸后上述症状可能不显著，常表现为基础症状的不明原因加重。发作诱因仅供诊断时参考。② 典型的气胸体征包括视、触、叩、听四方面，但少量局限性气胸可无明显体征，双侧气胸时以及原有慢性肺病者气胸体征也可能不明显。③ 影像学检查包括 X 线胸片、X 线透视、胸部 CT 发现气胸征象是诊断气胸的金标准，尤其是少量气胸、局限性包裹性气胸以及原有慢性肺部疾病合并气胸时尤为重要。④ 确诊气胸后还必须尽早确定气胸的类型，特别是分辨出张力性气胸、交通性气胸、液气胸，尤其是血气胸，注意监测患者的心肺功能、血流动力学和氧合指数，发现问题及时处理，以免贻误抢救时机。

2. 鉴别诊断

（1）支气管哮喘急性发作和慢性阻塞性肺疾病急性加重：如有明确诱因和呼吸困难突然加重伴胸痛，应考虑伴发气胸，胸部 X 线检查可明确诊断。

（2）急性心肌梗死：常有急发胸痛、胸闷、甚至呼吸困难、休克等临床表现，患者多有高血压、动脉粥样硬化、冠心病史。体征、心电图和心肌损伤标志物和 CTA 检查、冠状动脉造影检查有助于鉴别诊断。

（3）肺栓塞：突然胸痛、呼吸困难和发绀等酷似自发性气胸，患者常有咯血和低热，并常有下肢或盆腔静脉血栓、骨折、术后长时间卧床、心房颤动等病史，体检和 X 线检查、心电图、超声心动图、D-二聚体测定、胸部 CT 增强扫描、肺核素扫描等检查有助于鉴别。

（4）肺大泡：肺周边部位的肺大泡或巨大肺大泡有时在 X 线下易被误认为气胸，胸部 CT 有助于鉴别。X 线胸片上肺大泡呈圆形或卵圆形，位于肺野内，可长时间无变化，动态观察可发现大泡向四周膨胀，将肺脏挤向肺尖、肋膈角或心膈角，即大泡周围常有被压缩的肺组织。肺大泡的腔壁内侧与胸壁间夹角>90°，而气胸时将肺压向肺门，其夹角<90°。

（5）其他疾病：食管裂孔疝、膈疝、胸膜炎和肺癌等，有时有突发的胸痛、上腹痛和气急等，注意与自发性气胸的鉴别，胸部 X 线检查可资鉴别。

三、误诊文献研究

1. 文献来源及误诊率　2004—2013 年发表在中文医学期刊并经遴选纳入误诊疾病数据库的自发性气胸文献共 182 篇，累计误诊病例 2 677 例。109 篇文献可计算误诊率，误诊率 25.46%。

2. 误诊范围　本次纳入的 2 677 例自发性气胸误诊为 36 种疾病 2 706 例次，居前三位的误诊疾病为慢性阻塞性肺疾病急性加重期、支气管哮喘、急性心力衰竭主要误诊疾病见表 10-15-1。少见误诊疾病包括感染性休克、心源性休克、扩张型心肌病、支气管肺发育不良、胸膜间皮瘤、肋软骨炎、食管肿瘤、急性胃炎、急腹症、胃肠痉挛、带状疱疹、低钙血症、癔症等。漏诊 31 例次（1.15%）。诊断不明确 7 例次（0.26%）。

表 10‑15‑1　自发性气胸主要误诊疾病

误诊疾病	误诊例次	百分比(%)	误诊疾病	误诊例次	百分比(%)
慢性阻塞性肺疾病急性加重期	1 247	46.08	肺栓塞	13	0.48
支气管哮喘	490	18.11	急性胆囊炎	13	0.48
急性心力衰竭	271	10.01	肺结核	10	0.37
冠心病[a]	167	6.17	结核性胸膜炎	9	0.33
肺源性心脏病	121	4.47	高血压	6	0.22
支气管炎	82	3.03	肋间神经疼痛	6	0.22
肺性脑病	63	2.33	肺癌	5	0.18
肺炎	45	1.66	矽肺	5	0.18
呼吸衰竭	43	1.59	急性呼吸窘迫综合征	4	0.15
肺大泡	25	0.92	泌尿系结石	3	0.11
上呼吸道感染	22	0.81	病毒性心肌炎	3	0.11

注:a 其中误诊为急性心肌梗死 85 例。

3. 医院级别　本次纳入统计的 2 677 例自发性气胸误诊 2 706 例次,其中误诊发生在三级医院 985 例次(36.40%),二级医院 1 593 例次(58.87%),一级医院 68 例次(2.51%),其他医疗机构 60 例次(2.22%)。

4. 确诊手段　本次纳入的 2 677 例自发性气胸中,2 502 例(93.46%)经影像学检查确诊,其中 1 462 例(54.61%)经胸部 X 线检查确诊,239 例(8.93%)经 CT 检查确诊,余原文献未交代具体影像学检查手段;174 例(6.5%)根据症状、体征和医技检查确诊;1 例(0.04%)月经性气胸经内镜活检发现子宫内膜异位而确诊。

5. 误诊后果　本次纳入的 2 677 例自发性气胸中,2 448 例(91.44%)的文献描述了误诊与疾病转归的关联,229(8.55%)例预后与误诊关联不明确。按照误诊数据库对误诊后果的分级评价标准,可统计误诊后果的病例中,2 364 例(96.57%)为Ⅲ级误诊后果,即未因误诊误治造成不良后果;因严重气胸病情危重,病情变化多端,延误诊断会影响患者预后,故 84 例(3.43%)造成Ⅰ级后果,均为死亡。

6. 误诊原因分析　依据本次纳入的 182 篇文献分析的误诊原因出现频次,经计算机统计归纳为 13 项,以缺乏特异性症状和体征、问诊及查体不细致以及多种疾病并存为主要原因,见表 10‑15‑2。

表 10‑15‑2　自发性气胸误诊原因

误诊原因	频次	百分率(%)	误诊原因	频次	百分率(%)
缺乏特异性症状和体征	98	53.85	过分依赖辅助检查结果	14	7.69
问诊及体格检查不细致	89	48.90	并发症掩盖了原发病	7	3.85
多种疾病并存	68	37.36	病人或家属不配合检查	3	1.65
未选择特异性检查项目	64	35.16	病人主述或代述病史不确切	2	1.10
经验不足,缺乏对该病的认识	51	28.02	对专家权威、先期诊断的盲从心理	2	1.10
诊断思维方法有误	49	26.92	医院缺乏特异性检查设备	1	0.55
影像学诊断原因	19	10.44			

四、防范误诊措施

1. 加强对自发性气胸发生与发展规律的认识　临床诊疗过程中,要注意症状出现的突然性,对突然出现的气喘、呼吸困难,尤其是原有反复发作的慢性肺疾病急性加重者,无论有无胸痛都应考虑到自发性气胸。原有慢性肺部基础疾病者,如慢性阻塞性肺疾病、特发性肺纤维化、慢性纤维空洞型肺结核患者,因其平时就有不同程度的呼吸困难、气短、喘息,所以即使发生气胸常常只表现为原有症状的加重,在程度上很难比较出差异,加之这些患者对呼吸困难感受比较迟钝,因此容易漏诊。

2. 认真进行胸部视、触、叩、听等检查　认真的体格检查是减少误诊漏诊的根本措施。应注意纵隔、气管的移位及肺肝界下移和心浊音界的消失。临床证明,胸膜摩擦音阴性对气胸有诊断价值,凡疑极有可能发生气胸者,都要进行此项检查。单侧肺或局限性呼吸音低,尤其是在原呼吸音清晰部位呼吸音突然减低,也有助于诊断。但应注意原有慢性肺疾病患者发生气胸时,患侧体征如呼吸音减弱可能不明显,尤其是慢性阻塞性肺疾病患者平时双肺呼吸音就可能已经减弱,肺肝界下移、叩诊过清音、心浊音界缩小,即使发生自发性气胸,其体征也可能不典型。如不仔细检查,极易漏诊,这样的教训屡见不鲜。

此外,变换体位叩诊有助于诊断。非固定性气胸患者卧位时由于气体分布于胸廓之前方,故而叩诊时叩诊音对比度不明显。这时如改变患者体位,嘱其坐起或立位叩诊,由于此时气体多会升到患者胸腔上方,所以叩诊时叩诊音变化会更明显。

3. 及时完善胸部影像学检查　对急性发作的呼吸困难、胸闷、胸痛患者,应及时进行对自发性气胸有特异性诊断价值的 X 线检查,即使对病情危重不宜搬动者也要尽可能行床边 X 线胸片,以及时明确诊断,避免延误诊断危及生命,造成死亡等不良后果。

4. 诊断时应注意双侧气胸的漏诊　双侧同时发生气胸比较少见,多见于肺部原有双肺弥漫性病变,肺气肿、粟粒性肺结核、金黄色葡萄球菌肺炎引起多发性小脓肿或肺大泡而形成的气胸。常因发病突然、病情危重,往往难以顾及 X 线等检查,查体时又缺乏典型的气胸体征,容易误诊为原发病加重导致的呼吸衰竭,应及时完善检查,以避免漏诊、误诊。

（何权瀛）

第十六节　胸膜间皮瘤

一、概述

胸膜间皮瘤是一种源于胸膜间皮组织的肿瘤,约占胸膜肿瘤的 5%,是胸膜肿瘤中最常见的原发肿瘤。间皮瘤除了发生在胸膜外还可以发生在腹膜、心包膜和睾丸鞘膜。胸膜间皮瘤占了整个间皮瘤的 50%。临床上常见的为弥漫性恶性胸膜间皮瘤。

在全球范围内间皮瘤的发生率在上升,胸膜间皮瘤的发生主要与某些特殊职业有关,在接触石棉粉尘的人群中间皮瘤的发生率比较高。间皮瘤患者的中位生存期为 8~14 个月。上皮型的预后要好于其他病理类型。

1. 临床表现　胸膜间皮瘤起病隐匿,因早期症状缺乏特异性常常被忽视。许多患者在常规查体时被发现。有石棉接触史者,平均潜伏期长达 35 年,最短潜伏期 10 年。

恶性胸膜间皮瘤年龄多发于 50~70 岁(平均诊断年龄约 60 岁),男性多于女性。临床症状主要为持续性胸痛和呼吸困难。在国内综合报道的 310 例胸膜间皮瘤中,男性 200 例,女性 110 例,中位年龄 44.2 岁,其中,只有 9 例有明确的石棉接触史。

胸膜间皮瘤的胸痛症状通常为非胸膜炎样疼痛,但有时也可为胸膜炎样疼痛。与结核性胸膜炎不同,随着胸膜腔液量的增加其疼痛不缓解,而是逐渐加重。胸痛多为单侧,常放射到上腹部、肩部和双上肢。胸痛表现为钝性和弥漫性,有时也呈神经性。有的间皮瘤患者以胸痛为首发症状,X 线胸片正常,其后几个月的随访中才出现胸腔积液。也有少数患者最初出现胸膜炎样疼痛和少量胸腔积液,在胸腔抽液后很长时间没有积液出现而被误认为良性胸膜炎,直到再次出现积液才被确诊。

呼吸困难也是间皮瘤的一个常见症状,早期与胸腔积液有关,后期主要与胸壁活动受到限制有关。

其他常见症状如发热、盗汗、咳嗽、乏力和消瘦等。有的患者可发现胸壁肿块,间皮瘤患者的杵状指发生率高。偶有副癌综合征出现,如间断性低血糖和肥大性骨关节病等。此外,可发生第二肿瘤,包括肺癌、肾细胞癌、直肠癌、胰腺癌和咽部癌。

胸部体征主要与胸膜增厚和胸腔积液有关。胸部扩张受到限制。病人可表现为呼吸困难,疾病进展时出现消瘦。有的患者可出现胸壁包块,可以发现杵状指。间皮瘤很少在就诊时出现颈部淋巴结肿大或远处转移相关的临床表现。心包积液时可出现心脏压塞表现。

2. 实验室及其他检查

(1) 一般检查:不少患者表现为血小板增多。有些出现血糖减低,甚至出现低血糖昏迷。

(2) 胸腔积液检查:胸膜间皮瘤出现的胸腔积液多为血性,也可为黄色渗出液,非常黏稠,容易堵塞穿刺针头。胸腔积液蛋白质含量高,葡萄糖和 pH 降低。胸腔积液中透明质酸和乳酸脱氢酶浓度高。细胞计数以间皮细胞增多为主,中性粒细胞和淋巴细胞多无明显增高。细胞学检查对间皮瘤的诊断率为 21.0%~36.7%。胸腔积液中癌标记物检查结果显示 CYFRA21-1 增高和癌胚抗原(CEA)不高对间皮瘤的诊断很有提示意义;而 CYFRA21-1 和 CEA 均增高或 CEA 单独增高提示间皮瘤的可能性较小,但支持为恶性胸腔积液。

(3) 胸膜活检和胸腔镜检查:胸膜活检可以帮助诊断。盲目胸膜活检的阳性率较低(30%),可以通过多次活检、及时处理标本提高诊断率,B 超和 CT 引导下胸膜活检会明显增加诊断阳性率(80%)。胸腔镜检查为诊断间皮瘤的最佳手段,可窥视整个视野,对肿瘤形态、大小、分布和邻近脏器受累情况了解较为充分,并可在直视下多个部位取到足够的标本,因此可以确诊大部分病人。

(4) 影像学检查:主要表现为胸腔积液、胸膜增厚和胸膜肿块,多为单侧病变。双侧病变在就诊时较罕见。在胸腔积液引流后 X 线胸片检查可以更好地发现胸膜肿块和胸膜增厚,也可能发现与石棉接触的其他证据,如胸膜斑。为了更好地显示胸膜病变,可在抽液注气后摄 X 线胸片。典型的表现为胸内弥漫性不规则胸膜增厚和突向胸膜腔内驼峰样多发性结节,呈波浪状阴影。并发大量胸腔积液时呈大片致密阴影,纵隔可向对侧移位。有时胸腔积液量较多但是并未发生纵隔移位。胸部 CT 检查可以更好地显示病变的范围和程度,以及脏器(胸壁、心包、膈、纵隔、大血管、淋巴结)受累情况,对于胸腔积液和盲目胸膜活检阴性的病人,CT 还可引导胸膜结节和肿块的穿刺活检。胸部核磁共振成像(MRI)在评价间皮瘤形态和病变范围方面与 CT 的价值相当或要更好一些。

(5) 超声检查:超声检查对于诊断胸腔积液和胸膜包块很有帮助,并可帮助胸腔积液穿刺定位和引导胸膜活检。

(6) 支气管镜检查:支气管镜检查在恶性胸腔积液和原因不明的胸腔积液的鉴别诊断中有辅

助诊断价值。

（7）病理学检查:病理学检查在胸膜间皮瘤的诊断中起到至关重要的作用。早期间皮瘤为小的圆形胸膜斑点或结节,主要发生在壁层胸膜。随着病情的发展小的肿瘤病灶融合成大的结节,并导致胸膜增厚、脏层和壁层胸膜粘连,并包裹整个胸腔。在晚期肿瘤通过淋巴管和血液转移。间皮瘤的局部转移很常见,如肺、纵隔、横膈和心包等部位。弥漫型恶性间皮瘤的组织形态分为上皮型、肉瘤型及混合型,在光镜下,间皮瘤细胞与其他恶性肿瘤有时较难鉴别,可采用免疫组织化学方法帮助鉴别。

二、诊断流程和诊断标准

1. 诊断流程(见图 10-16-1)

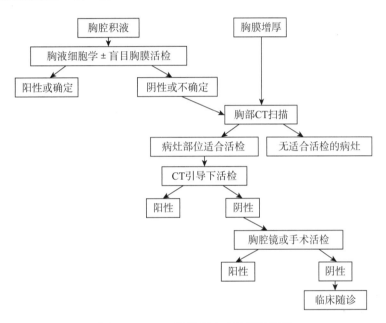

图 10-16-1 胸膜间皮瘤诊断流程图

2. 诊断标准 ① 可能有石棉接触史或其他致癌物接触史;② 胸痛、呼吸困难、胸壁肿块、大量胸液、胸膜增厚和结节;③ 病理学上有恶性胸膜间皮细胞。符合以上②、③项者可诊断胸膜间皮瘤。常用的分期方法为国际抗癌联盟制订的 TNM 分期法。

3. 鉴别诊断 引起胸腔积液的原因非常多。通常通过诊断性胸腔积液检查,了解胸液为漏出液还是渗出液。如果胸腔积液为漏出液应重点考虑相应的全身疾病。如果为渗出液应对胸腔积液作进一步分析,如 pH、细胞分类、细胞病理学、葡萄糖、淀粉酶及病原学检查(结核分枝杆菌和其他细菌等)。其后诊断措施应考虑胸膜活检。

结核性胸膜炎:在我国结核性胸膜炎很常见,不少胸膜间皮瘤患者开始时被当做结核性胸膜炎治疗,应注意如果临床上出现以下情况时需要对原诊断重新考虑:① 抗结核治疗后患者一般情况未见好转反而恶化,乏力、消瘦明显,胸部出现疼痛。② 胸膜腔穿刺多次,胸腔内注射药物后,胸痛不但不缓解,反而进行性加重,胸腔积液进行性增多。③ 胸腔穿刺处出现包块,有明显触痛。PPD 阳性及 ADA>45 u/L 有助于结核性胸膜炎的诊断。

腺癌:间皮瘤与其他转移性恶性肿瘤常难区分。上皮型间皮瘤需要和胸膜转移性肺腺癌区分。

三、误诊文献研究

1. **文献来源及误诊率** 2004—2013 年发表在中文医学期刊并经遴选纳入误诊疾病数据库的胸膜间皮瘤误诊文献共 52 篇,累计误诊病例 432 例。12 篇文献可计算误诊率,误诊率 73.37%。

2. **误诊范围** 本次纳入的 432 例胸膜间皮瘤误诊疾病为 18 种共 438 例次,居前三位的误诊疾病为结核性胸膜炎、肺癌、胸膜继发恶性肿瘤,主要误诊疾病见表 10-16-1。较少见的误诊疾病包括胸壁结核、胸膜良性肿瘤、血气胸、胸膜肺结节病、心绞痛、癫痫、肋骨良性肿瘤、结核性多浆膜炎、肺肉芽肿。1 例次初诊诊断不明确。

表 10-16-1 胸膜间皮瘤主要误诊疾病

误诊疾病	误诊例次	百分比(%)	误诊疾病	误诊例次	百分比(%)
结核性胸膜炎	250	57.08	肺结核	15	3.42
肺癌	96	21.92	纵隔肿瘤	12	2.74
胸膜继发恶性肿瘤	21	4.79	肺炎	8	1.83
脓胸	16	3.65	肋间神经痛	4	0.91

3. **医院级别** 本次纳入统计的 432 例胸膜间皮瘤误诊 438 例次,其中误诊发生在三级医院 237 例次(54.11%),二级医院 159 例次(36.30%),一级医院 42 例次(9.59%)。

4. **确诊手段** 本次纳入的 432 例胸膜间皮瘤均经病理检查确诊,其中 178 例(41.20%)经皮穿刺活检,94 例(21.76%)手术病理检查,85 例(19.68%)内镜下活检,58 例(13.43%)胸腔穿刺,3 例(0.69%)尸体解剖,14 例(3.24%)不明确具体的病理诊断方法。

5. **误诊后果** 按照误诊数据库对误诊后果的分级标准评价,纳入本次的 432 例胸膜间皮瘤中,均为 Ⅱ 级误诊后果,即恶性肿瘤病情延误。

四、误诊原因分析

依据本次纳入的 52 篇文献分析的误诊原因,经计算机统计归纳为 13 项,其中经验不足而缺乏对该病的认识、缺乏特异性症状和体征、未选择特异性检查项目为主要原因,见表 10-16-2。

表 10-16-2 胸膜间皮瘤误诊原因

误诊原因	频次	百分率(%)	误诊原因	频次	百分率(%)
经验不足,缺乏对该病的认识	28	53.85	病理组织取材不到位	2	3.85
缺乏特异性症状和体征	23	44.23	影像学诊断原因	2	3.85
未选择特异性检查项目	23	44.23	多种疾病并存	1	1.92
过分依赖辅助检查结果	15	28.85	问诊及体格检查不细致	1	1.92
诊断思维方法有误	11	21.15	药物作用的影响	1	1.92
医院缺乏特异性检查设备	10	19.23	以罕见症状、体征发病	1	1.92
并发症掩盖了原发病	2	3.85			

1. **临床医生对本病认识不足** 本病发现初期,临床表现与其他疾病有许多相似之处,如胸闷、胸痛等症状,由于临床医师经验不足,常常误诊为结核性胸膜炎等疾病。本病发病率不高,基层医院医师诊治此病较少,惯性思维常纠结于常见病及多发病,忽视了此病的诊断要点,造成误诊。

2. **缺乏特异性症状和体征** 本病的初期症状胸闷、气短、胸痛、低热等,也有咳嗽、咳痰等呼吸道疾病常见症状,查体有胸腔积液,但这些症状和体征都不具有特征性。如有病例胸水伴呼吸困难,结核菌素试验(+),临床医师的思维自然倾向于结核的诊断。胸膜间皮瘤如侵犯肺组织,可出现咳嗽、咯血痰,难以与肺癌相鉴别,尤其是影像学提示胸腔内有肿块者区别更加困难。

3. 未选择特异性检查项目　X线检查和B超检查没有特异性,基层医院很难进行病理检查和胸腔镜检查等,尤其是结核病防治专业医院,受医疗技术的限制,更没有胸腔镜、胸膜活检等检查技术。胸水细胞学检查对间皮瘤的诊断率很低,有病例在确诊前多次行胸水脱落细胞学检查,未找见恶性间皮细胞,从而造成误诊。

五、防范误诊措施

临床上出现以下情况需要注意间皮瘤的可能:① 胸腔积液伴有显著的胸痛症状,或骨关节疼痛、发热、低血糖、贫血等。② 胸腔积液抽出后又迅速出现明显的胸膜增厚,穿刺部位出现皮下结节。③ 胸部X线表现为胸膜孤立性肿块,胸膜多发性分叶状肿块,胸腔积液减少后出现显著胸膜增厚,尤其是肺尖出现胸膜增厚。④ 持续的诊断不明的胸腔积液。

虽然胸痛是一个常见症状,而且也是很具有提示诊断价值,但有相当多的患者在出现胸腔积液时不伴有胸痛。间皮瘤合并的胸腔积液通常为中到大量,单侧积液多,血性积液多,可呈草莓样,胸腔积液较为黏稠,抽液困难。对于任何怀疑间皮瘤的患者均需要仔细了解职业史,但对于没有石棉接触史的患者不要轻易除外间皮瘤。在我国很多间皮瘤患者并无明显石棉接触史。间皮瘤倾向于局部侵犯,而不是远处转移。出现症状时首先以远处转移为表现的少见。但后期远处转移并不少见。如果胸腔积液细胞学或胸腔活检多次检查阴性需要进一步检查,如B超或CT引导下行胸膜活检或胸腔镜检查。对于任何原因不明的胸腔积液均需要CT检查。CT检查对于了解胸膜情况以及肺、纵隔和心包的病变均有重要价值。间皮瘤的诊断需要临床、影像学、病理学和免疫组织化学等多种手段的综合运用,使用电镜做超微结构检查对间皮瘤与腺癌的鉴别诊断很有帮助。

(何权瀛)

第十七节　先天性支气管肺囊肿

一、概述

1. 定义　先天性支气管肺囊肿是胚胎发育时期气管、支气管树分支异常畸形。大部分畸形发生于胚胎发育的第26~40天,这是气道发育最活跃的时期。早期发生的多位于纵隔旁,稍晚发生于肺内。发生于肺门、降突和食管旁及纵隔的称为支气管囊肿,发生于肺内的称为肺囊肿。其中支气管囊肿大约占65%以上。男性发病多于女性。

2. 发病机制　肺囊肿是因胚胎发育过程中一段支气管从主支气管芽分隔出,其远端支气管分泌黏液聚积而成。如仅一支气管芽隔断,即形成一孤立性囊肿;如果几个支气管芽同时被隔断,即形成多发性囊肿。病理上可分为支气管源性,多位于纵隔;肺泡源性,多位于肺周围,部分位于肺实质内。

3. 临床表现　成人先天性支气管肺囊肿如果不合并感染,临床上通常无症状,大多在例行胸部X线检查时被发现。当囊肿较小或未发生感染时也多无阳性体征。

肺囊肿合并感染时有咳嗽、咳脓痰,严重时咳脓血痰。感染多为细菌性。囊肿若与支气管相通形成活瓣,可导致张力性气囊肿。巨大气囊肿压迫肺脏和纵隔可引起呼吸困难和心源性猝死。纵隔旁支气管囊肿产生的症状与囊肿所处的部位和大小相关,主要表现为邻近组织受压的症状,如活动后气短、喘息、咳嗽、胸痛、阵发性房颤、上腔静脉阻塞综合征和肺动脉狭窄,偶尔可以发生癌变。

二、诊断和鉴别诊断

1. 诊断要点　本病主要通过影像学检查确诊。典型的肺囊肿 X 线胸片表现为边缘清晰、密度均匀的圆形或卵圆形致密阴影,多分布于双下肺。孤立性肺囊肿多呈边界清晰的圆形致密影,孤立性含气囊肿呈圆形或椭圆形薄壁的透亮阴影。如囊肿与支气管相通,则可见薄壁含有气液平面的囊肿影。如不并发感染,囊肿的大小和形态在长时间内不会发生变化。但是,约 75％ 的肺囊肿会与气道相通而并发感染。感染时囊肿周围可见边缘模糊的密度增高影,囊内可见含气液平,囊肿的体积增大,感染控制后囊肿边缘变得清晰。少数囊肿壁可见钙化影。

CT、MRI 检查对肺囊肿的诊断帮助较大,可显示薄壁、边界清晰、均匀一致的低密度影,密度与水相似。纵隔旁支气管囊肿通常位于右主支气管、右肺门和隆突区,呈圆形或椭圆形,呼吸时其形态可有变化。与肺囊肿不同,它不与气道相通,故无感染征象。如果囊肿逐渐长大也可压迫邻近组织引起相应的征象。

总之,如果患者反复发生肺部感染或纵隔压迫症状,应当考虑到本病。胸部 X 线检查或 CT 检查有助于诊断,但有时确诊则需要手术证实。

2. 鉴别诊断　并非所有的先天性支气管肺囊肿有典型的影像学征象,故临床上需要与以下疾病进行鉴别:① 肺炎后肺大泡:多见于金黄色葡萄球菌等肺炎后,其特点为空腔大小及形状短期内多变,其出现及消失均较迅速。② 肺脓肿:肺脓肿壁较厚,其周围肺组织多有炎性浸润和纤维性变。③ 其他球形病灶:肺结核球、炎性假瘤、肺包虫病、肺吸虫病、肺动静脉瘘等皆可在肺部出现球形病灶,应与孤立性液性肺囊肿鉴别。先天性囊性腺瘤样畸形与多发性肺囊肿鉴别困难,二者均需手术切除治疗。④ 气胸:气胸是空气在胸膜腔,肺组织被推向肺门;而肺囊肿的含气是在肺实质内,肺尖、肺底和肋膈角仍可有含气或瘘陷的肺组织,仔细分析影像学特征有助于鉴别。

三、误诊文献研究

1. 文献来源及误诊率　2004—2013 年发表在中文医学期刊并经遴选纳入误诊疾病数据库的先天性支气管肺囊肿文献 60 篇,累计误诊例数 528 例。19 篇文献可计算误诊率,误诊率 37.11％。

2. 误诊范围　本次纳入的 528 例先天性支气管肺囊肿共误诊为 41 种疾病 536 例次,居前三位的误诊疾病为肺结核、肺脓肿和肺癌。少见误诊疾病包括肺隔离症、包虫病、肺曲霉病、肺神经源性肿瘤、肺其他良性肿瘤、毁损肺、胸膜炎、胸腺囊肿、支气管炎、支气管异物、支气管哮喘、新生儿肺透明膜病、咽喉炎、胸部皮脂腺囊肿、呼吸道感染、创伤性膈疝、骶前囊肿、颈部淋巴管瘤、甲状旁腺囊肿、甲状腺肿瘤、蛛网膜囊肿、脑胶质瘤、心脏继发恶性肿瘤、慢性浅表性胃炎、贲门失弛缓症、食管囊肿、先天性消化道畸形、食管平滑肌瘤。主要误诊疾病见表 10-17-1。

表 10 - 17 - 1　先天性支气管肺囊肿主要误诊疾病

误诊疾病	误诊例次	百分比(%)	误诊疾病	误诊例次	百分比(%)
肺结核	221	41.23	气胸	7	1.31
肺脓肿	92	17.16	脓气胸	6	1.12
肺癌	55	10.26	肺炎性假瘤	5	0.93
支气管扩张	42	7.84	颈部囊肿	3	0.56
肺大泡	35	6.53	肾上腺肿瘤	3	0.56
肺炎	13	2.43	甲状舌管囊肿	3	0.56
纵隔肿瘤	10	1.87			

3. 医院级别　本次纳入统计的 528 例先天性支气管肺囊肿误诊 536 例次,其中误诊发生在三级医院 434 例次(80.97%),二级医院 102 例次(19.03%)。

4. 确诊手段　本次纳入的 528 例先天性支气管肺囊肿中,509 例(96.40%)患者经病理学检查确诊,19 例(3.60%)经 CT 检查。

5. 误诊后果　本次纳入的 528 例先天性支气管囊肿中,527 例(99.81%)的文献描述了误诊与疾病转归的关联,1 例(0.19%)预后与误诊关联不明确。按照误诊数据库对误诊后果的分级评价标准,可统计误诊后果的病例中,526 例(99.81%)为Ⅲ级后果,即发生误诊误治未造成不良后果;1 例(0.19%)因延误诊断时间较长,病情危重而死亡,造成Ⅰ级后果。

6. 误诊原因　依据本次纳入的 60 篇文献分析的误诊原因出现频次,经计算机统计归纳为 10项,其中以缺乏特异性症状、体征和经验不足、缺乏对该病认识为主要原因,见表 10 - 17 - 2。

表 10 - 17 - 2　先天性支气管肺囊肿误诊原因

误诊原因	频　次	百分率(%)	误诊原因	频　次	百分率(%)
缺乏特异性症状、体征	33	55.00	诊断思维方法有误	8	13.33
经验不足,缺乏对该病的认识	24	40.00	影像学诊断原因	6	10.00
未选择特异性检查项目	21	35.00	并发症掩盖了原发病	1	1.67
过分依赖辅助检查结果	17	28.33	对专家权威、先期诊断的盲从心理	1	1.67
问诊及体格检查不细致	8	13.33	医院缺乏特异性检查设备	1	1.67

四、防范误诊措施

因为先天性支气管肺囊肿属于少见病,至今尚无相应的诊断标准。单纯性支气管肺囊肿因为本身无临床症状和体征,故临床上很难发现,即使漏诊也无大碍。但是如果囊肿与支气管相通、特别是发生感染时,或者由于囊肿较大、发生压迫症状时,如果临床医生没有想到本病,则很容易漏诊。关键是临床医生对于本病要有一定的认识,遇到可疑情况时想到本病,并能及时进行相关的检查以尽早确诊,以减轻患者因反复肺部感染带来的痛苦。

(何权瀛)

第十八节 肺隔离症

一、概述

1. 定义 肺隔离症(pulmonary sequestration，PS)是一种较少见的先天性肺发育异常，占肺先天畸形的 0.15%~6.4%。其特征有二：一是病变肺组织与正常肺分离；二是病变肺组织接受体循环动脉系统供血。PS 分叶内型和叶外型，前者与正常肺组织有共同胸膜，而叶外型病变部分有独自的胸膜。

早在 19 世纪 Huber 就报道解剖发现异常体循环血管供应肺的现象，其后 Rokitansky 用"副肺叶"来描写肺外的特殊肺组织。直到 1946 年 Pryce 用 Sequestration 来称谓这种病变，始为此病变定名。国内自 1954 年后陆续有报道。

2. 发病原因 本病发生原因尚未完全定论，多支持 Pryce 牵引学说，即胚胎初期在原肠及肺芽周围有许多内脏毛细血管与背主动脉相连，当肺组织发生脱离时，这些相连的血管即逐渐衰退和被吸收。由于某些原因，发生血管残存时就成为主动脉的异常分支，牵引一部分胚胎肺组织形成隔离肺。在胚胎早期肺组织与原肠发生分离时受到牵引，副肺芽位于胸膜内，则形成叶内型 PS；在分离后受到牵引的异常肺胚芽出现在胸膜已形成之后，则形成叶外型 PS。

3. 临床病理特点 近 2/3 的叶内型 PS 位于左下叶或右下叶后基底段椎旁沟内，男女发病率相近，左右侧比例(1.5~2):1，很少合并其他先天性畸形。有 1 个或多个囊腔，实质部分更多，囊内充满黏液。叶内型 PS 与正常肺组织被同一胸膜包裹，与正常肺组织间无明显界限，可与支气管相通或不相通，也可经 Kohn 孔相通，导致隔离肺的反复感染。多数在 10 岁以前出现反复肺部感染症状，发热、咳嗽、胸痛、咳脓痰甚至咯血，严重者还可出现全身中毒症状，与肺脓肿症状相似。感染时囊腔内为脓液。查体局部叩诊浊音，呼吸音减低，有时可听到湿啰音，部分患者有杵状指。体动脉多来自胸主动脉下部或腹主动脉上部，较为粗大，直径 0.5~2.0 cm，异常动脉多在下肺韧带内，经下肺韧带到达病变部位，均经(下)肺静脉回流。显微镜下显示类似扩张的支气管，偶有管壁内软骨板，有呼吸道上皮。异常肺组织伴有炎症、纤维化或脓肿。囊肿可单发或多发，大小不等。

叶外型 PS 较叶内型少见，男女之比约为 4:1；左右侧之比约 2:1，多位于下部胸腔下叶与膈肌之间邻近正常肺组织，也可位于膈下、膈肌内或纵隔。血液供应通常来自腹主动脉及其分支，静脉回流通常经由体静脉、下腔静脉、奇静脉或门静脉系统，产生左右分流。多合并其他先天性畸形，以先天性膈疝最为常见，约占 30%；其他有先天性支气管囊肿、先天性食管支气管瘘、肺不发育、先天性心脏病、异位胰腺及心包、结肠等脏器畸形等。病理改变：叶外型完全被胸膜包盖，切面呈海绵状黑褐色组织伴不规则排列的血管，通常在标本的一端更为显著，显微镜下呈正常肺组织无规律地异常排列，支气管数量很少，实质组织常发育不成熟。因其包有自己的胸膜，且不与支气管相通，除非与消化道相通，感染的机会很少。

4. 治疗原则 本病治疗目前主要采取手术。由于反复感染，隔离肺与正常肺不易分离，手术方式以肺叶切除为主，叶外型有时可行单纯隔离肺切除。手术时机应在感染控制期，如不合并感染，应尽早手术。手术中还应注意有否其他先天性畸形，以求同期矫治。术前务必明确病变组织血供来源，避免术中伤及大动脉，造成大出血。

二、诊断与鉴别诊断

（一）诊断标准

PS 的诊断以往主要依赖开胸手术，但影像学的迅速发展已能为临床医生提供足够的证据诊断本病，而对诊断最有价值的是异常供血动脉的显示。

在超声检查方面，PS 通常表现为一种界限清楚或不规则的均匀回声的实质性肿块，并有特征性的来自主动脉的异常体循环动脉，而彩色多普勒超声有助于分析供血动脉和引流静脉的血流。但是超声检查对于检出细小的异常体循环动脉较困难。此外，胸廓、正常充气的肺组织、囊肿中的空气可能限制了超声的充分应用。

CT 平扫通常表现为密度均匀或不均匀的实质性肿块，同时伴有或不伴有境界清楚的囊肿样改变，亦可以表现为充填着气体或液体的多个囊性病变的聚集物，或 1 个境界清楚的囊性肿块，或 1 个具有液气面的巨大囊腔。以两下肺好发，左侧多于右侧。由于周围空气的引流导致病变周围的肺气肿改变是 PS 特征性的 CT 征象。偶尔由于显著充气过度的肺泡，可表现为局部肺气肿。明显增粗的奇静脉系统（奇静脉或半奇静脉直径≥10 mm）伴有后基底段病变可能提示为 PS。

但 CT 平扫提供的信息多数可能是非特异性的。Franco 等报道增强横断螺旋 CT 影像足以诊断 PS，而三维重建能增加在 Z 轴解剖学的信息。多平面最大密度投影（maximum-intensity projection，MIP）重建可显示绝大多数 PS 异常供血动脉走行，并可明确其与病变结构的关系，而且可显示增粗迂曲的引流静脉；对血管走行迂曲者，多层面曲面重建（multiplanar curve reconstruction，MPCR）能更好显示血管与病变关系，不足的是有时不能显示周围正常解剖关系。表面遮盖技术（surface-shaded display，SSD）及容积再现（volume rendered，VR）可清晰显示异常血管起始、走行及其与周围血管的解剖关系，但不能显示肺结构。因此，应将多种 CT 重建技术联合应用。此外，因为大多叶内型 PS 需将受累及的肺叶或至少肺段切除，而通常经奇静脉引流的叶外型 PS 仅需切除异常组织，并不需切除正常肺组织。如果在术前通过引流的静脉来鉴别是否为叶内型 PS，就可以预先估计是否需要作肺切除，故 CT 血管造影技术还有助于预先手术方案的设计。

MRI 对 PS 的诊断也已显示出一定优势，特别是三维动态对比增强 MRA（3D dynamiccontrast-enhanced MRA，3D - DCE MRA）显示血管呈三维容积成像、覆盖范围大和空间分辨率高，使其较 CT 和平扫 MRI 在显示扭曲血管及其肺内走行具有更多的优点。因此，它可以非常好地显示肺隔离症的供血血管和引流静脉，帮助确诊和制订手术方案。缺点是对肺内病灶的评价仍不如 CT。

逆行性主动脉造影检查多可发现异常动脉血管与患部相连，诊断最为可靠。且能明确异常血管的起源、行程、数目及口径等，对手术帮助很大，条件具备的医疗机构应尽量行此项检查。

（二）鉴别诊断

1. 肺结核瘤 病灶易发于结核好发部位，即上叶尖后段及下叶背段。病灶直径较小，多数小于 3.0 cm，病灶边缘光滑，内有钙化及空洞。多数密度不均匀，周围有卫星灶。抗结核药物治疗 1～3 个月有效。

2. 肺错构瘤 大多位于脏层胸膜下，在近叶间裂的部位。多数界限清楚，边缘光滑无刺，但密度不均匀。病灶内钙化较多，呈点片状，典型者为爆米花样钙化。

3. 炎性假瘤 此类患者年龄大多在 40 岁左右，多数有呼吸道感染症状如咳嗽、咳痰及痰中带血。病灶均发生在肺边缘处，且与胸壁有不同程度粘连，密度均匀，少有钙化，边缘光滑锐利。肺门淋巴结不增大。生长缓慢。

4. 肺癌 肺癌发病年龄多比较大，常有吸烟史或慢性肺病史，表现为乏力、食欲缺乏、咳嗽、痰中带血及体重减轻，CT可见肺内结节或肿块，常有毛刺和分叶现象，偶呈囊性改变，借助纤维支气管镜或经皮肺穿刺活检行细胞学或组织学检查可获得诊断。

5. 肺脓肿 肺脓肿与肺隔离症合并感染临床表现相似，但无异常供血动脉及引流静脉，对比患者既往的胸部影像学资料亦可很好地鉴别二者。

6. 支气管扩张症 支气管扩张症亦好发于双肺下叶，囊柱状扩张的支气管常呈簇状分布，多有幼时细菌性或病毒性肺部感染史，无异常供血动脉及引流静脉是其不同于肺隔离症之处。

三、误诊文献研究

1. 文献来源及误诊率 PS临床上较为少见，其症状、体格检查及常规实验室检查等均缺乏特异性，易与一些常见病相混淆，存在较高的漏诊率和误诊率。2004—2013年发表在中文医学期刊并经遴选纳入误诊疾病数据库的PS误诊文献共95篇，累计误诊病例575例。25篇文献可计算误诊率，误诊率54.54%。

2. 误诊范围 本次纳入的575例PS误诊疾病25种587例次，居前三位误诊疾病为肺囊肿、支气管扩张、肺癌，主要误诊疾病见表10-18-1。较少见误诊疾病包括肺血管瘤、支气管囊肿、支气管炎、血胸、支气管哮喘、食管平滑肌瘤、肺内畸胎瘤、喉软骨软化病、急性喉炎、神经病理性疼痛、膈疝、冠心病、肺大泡。4例次漏诊。

表 10-18-1 肺隔离症主要误诊疾病

误诊疾病	误诊例次	百分比(%)	误诊疾病	误诊例次	百分比(%)
肺囊肿	138	23.51	肺炎性假瘤	25	4.26
支气管扩张	132	22.49	肺结核	17	2.90
肺癌	123	20.95	纵隔肿瘤	15	2.56
肺脓肿	43	7.33	脓胸	5	0.85
肺炎	34	5.79	多囊肺	4	0.68
肺部肿瘤[a]	30	5.11			

注：a 肺部其他良性肿瘤。

3. 医院级别 本次纳入统计的575例PS误诊587例次，其中误诊发生在三级医院473例次(80.58%)，二级医院98例次(16.70%)，一级医院1例次(0.17%)，其他医疗机构15例次(2.56%)。

4. 确诊手段 本次纳入的575例PS大多经病理学诊断确诊，具体确诊手段见表10-18-2。

表 10-18-2 肺隔离症确诊手段

确诊手段/检查项目	例数	百分比(%)	确诊手段/检查项目	例数	百分比(%)
病理学诊断	499	86.78	影像学诊断	14	2.43
尸体解剖	2	0.35	CT检查	11	1.91
手术病理检查	497	86.43	造影	3	0.52
手术肉眼所见	62	10.78			

5. 误诊后果 本次纳入的575例PS中，567例(98.61%)文献描述了误诊与疾病转归的关联，8例预后与误诊关联不明确。按照误诊数据库对误诊后果的分级评价标准，可统计误诊后果的

病例中,562例(99.12%)为Ⅲ级后果,即发生误诊误治未造成不良后果。4例(0.71%)造成Ⅰ级后果,因误诊死亡。1例(0.18%)造成Ⅱ级后果,因误诊致手术扩大化。

四、误诊原因分析

依据本次纳入的95篇文献分析的误诊原因出现频次,经计算机统计归纳为10项,其中以缺乏特异性症状、体征和经验不足、缺乏对该病认识为主要原因,见表10-18-3。

表 10-18-3 肺隔离症误诊原因

误诊原因	频 次	百分率(%)	误诊原因	频 次	百分率(%)
缺乏特异性症状、体征	57	60.00	影像学诊断原因	6	6.32
经验不足,缺乏对该病的认识	47	49.47	医院缺乏特异性检查设备	4	4.21
未选择特异性检查项目	29	30.53	并发症掩盖了原发病	2	2.11
过分依赖医技检查结果	14	14.74	多种疾病并存	1	1.05
诊断思维方法有误	8	8.42	问诊及体格检查不细致	1	1.05

1. PS临床表现缺乏特异性 该病多表现为感染症状,如咳嗽、咳痰、发热及胸痛,抗感染后症状可以缓解但常反复,不易与肺炎、肺脓肿、局限性脓胸等感染性疾病鉴别;一些患者可以表现为少量咯血或突然大量咯血,常被误诊为肺癌、支气管扩张症等。

2. 临床医生对本病认识不足 PS临床少见,临床医生特别是非专科医生对其病因、发病机制、症状及体征缺乏足够的认识。加之一些医生诊断思路狭窄,仅靠局部症状和体征作出诊断,导致误诊。

3. 影像学诊断误导临床诊断 PS X线胸片常表现为肺下叶圆形、椭圆形或不规则形肿块影或浸润征,多位于后基底段,可以长期不消失,易误诊为肺癌、炎性假瘤、后纵隔肿瘤等;有的呈囊性改变,可以有液平,易误诊为肺脓肿、肺囊肿等;个别病例表现为蜂窝状阴影,易误诊为支气管扩张症。文献报道中多因X线胸片误诊,主要原因是放射科医师和临床医师对PS的影像学特征了解不够,未能借助CTA、MRA及血管造影检查进一步明确诊断,仅在手术后方获得正确诊断。另外,相当一部分患者症状反复加重,迁延不愈,造成肺实变、机化、炎性假瘤等不同的病理变化,影像形态呈现多种多样,增加了诊断的难度。

4. 并发症或合并症掩盖了原发病 成人PS患者的特点是并发症的发病率明显增加,相当一部分患者以支气管胸膜瘘、大咯血、自发性血胸、气胸等并发症或合并症就诊,其严重程度远远超过PS本身,遮盖了原始病变。

五、防范误诊措施

提高对PS的认识是防止误诊的关键。临床工作中应加强对本病的警惕性。对于具有下述特征的患者应警惕PS:① 反复肺部感染症状,如咳嗽、咳痰、伴咯血,迁延不愈。② 影像资料提示病变位于下叶后、内基底段胸膜下,呈现为囊性、不规则形,与胸主动脉、脊柱或下肺静脉有条索状阴影相连。③ 合并有其他先天性发育畸形。④ 术中发现下肺韧带内有异常粗大的主动脉分支,或病变肺表面不断有液体渗出。一旦临床高度可疑PS,应进一步选择CTA、MRA等恰当的影像检查手段以明确诊断,减少误诊、误治。

(张志刚)

参考文献

[1] Alberg AJ, Ford JG, Samet JM. Epidemiology of lung cancer: ACCP evidence-based clinical practice guidelines(2nd edition)[J]. Chest,2007,132(3 Suppl):29S – 55S.

[2] Amchentsev A, Kurugundla N, Saleh AG. Aspergillus-related lung disease[J]. Respiratory Medicine CME,2008,1:205 – 215.

[3] Arancibia F, Ewig S. Martinez JA, et al. Antimicrobial treatment failures in patients with community-acquired pneumonia: causes and prognostic implications[J]. Am J Respir Crit Care Med,2000,162:154 – 160.

[4] Atkinson TP, Balish MF, Waites KB. Epidemiology,clinicalmanifestations,pathogenesis and laboratory detection of Mycoplnsma pneumoniae infection[J]. FEMS Microbiol Rev,2008,32:956 – 973.

[5] Au VW, Chan JK, Chan FL. Pulmonary sequestrationdiagnosed by contrast enhanced three-dimensional MRangiography[J]. Br J Radiol, 1999,72(859):709 – 711.

[6] Bhatnagar S, Nigam S, Mandal AK, et al. Inflammatory pseudotumor of lung[J]. Indian J Chest Dis Allied Sci, 2001,43(1):55 – 57.

[7] Boyd M, Chatterjee A, Chiles C, Chin R Jr. Tracheobronchial foreign body aspiration in adults[J]. South Med J,2009,102(2):171.

[8] Cevizci N, Dokucu AI, Baskin D, et al. Virtual bronchoscopy as a dynamic modality in the diagnosis and treatment of suspected foreign body aspiration[J]. Eur J Pediatr Surg,2008, 18:398.

[9] Ciftci AO, Bingöl-Kolog∨lu M, Senocak ME, et al. Bronchoscopy for evaluation of foreign body aspiration in children[J]. J Pediatr Surg,2003,38(5):1170.

[10] Denning DW, Riniotis K, Dobrashian R, et al. Chronic cavitaryand fibrosing pulmonary and pleural aspergillosis:case series, proposed nomenclature change, and review[J]. Clin Infect Dis, 2003, 37 (Suppl. 3): S265 – S280.

[11] Duan SC, Yang YH, Li XY, et al. Prevalence of deep venous thrombosis in patients with acute exacerbation of chronic obstructive pulmonary disease[J]. Chin Med J (Engl), 2010,123(12):1510 – 1514.

[12] Eren S, Balci AE, Dikici B, et al. Foreign body aspiration in children: experience of 1160 cases[J]. Ann Trop Paediatr,2003,23(2):31.

[13] Fabbri L, Pauwels RA, Hurd SS, et al. Global Strategy for the Diagnosis, Management, and Prevention of Chronic Obstructive Pulmonary Disease: GOLD Executive Summary updated 2003[J]. COPD, 2004,1(1): 105 – 141.

[14] Fang W, Fa Z, Liao W. Epidemiology of cryptococcus and cryptococcosis in China[J]. Fungal Genetics and Biology. 2015;78(5):715.

[15] Fang-Ching L, Po-Yen C, Fang-Liang H, et al Do serological testsprovide adequate rapid diagnosis of Mycoplasma pneumoniae infection[J]. Jpn J InfectDis, 2008, 61:397 – 399.

[16] Franco J, Aliaga R, Domingo ML, et al. Diagnosis of pulmonarysequestration by spiral CT angiography [J]. Thorax, 1998,53(12):1088 – 1089.

[17] Fraser RS. Diagnosis of diseases of the chest[M]. 4th ed,Philadelphia: WB Saunder Company, 1999.

[18] Frazier AA, Rosado de Christenson ML, et al. Intralobar sequestration:radiologicpathologiccorrelation [J]. Radiographics, 1997,17(3):725 – 745.

[19] Fumino S, Iwai N, Kimura O, et al. Preoperative evaluation of the aberrant artery in intralobar pulmonary sequestration using multidetector computed tomography angiography [J]. J Pediatr Surg, 2007, 42 (10): 1776 – 1779.

[20] Gaissert HA, Grillo HC, Shadmehr MB, et al. Long-term survival after resection of primary adenoid cystic and squamous cell carcinoma of the trachea and carina[J]. Ann Thorac Surg,2004,78(6):1889 – 1896.

［21］Gaissert HA，Burns J，The compromised airway. tumors，strictures，and tracheomalacia［J］. Surg Clin North Am，2010，90(5):1065 - 1089.

［22］Genne D，Kaiser L，Kinge TN，et al. Community-acquiredpneumonia:causes of treatment failure in patients enrolled in clinical trials［J］. Clin Micmbiol Infect. 2003. 9:949 - 954.

［23］Global Initiative for Asthma (GINA). Global Strategy for Asthma Management and Prevention［N］. 2014. http://www. ginasthma. com.

［24］Grillo HC，Mathisen DJ. Primary tracheal tumors:treatment and results［J］. Ann Thorac Surg，1990，49(1):69 - 77.

［25］Hess G，Hill JW，Raut MK，et al. Comparative antibiotic failure rates in the treatment of community-acquired pneumonia: Results from a claims analysis［J］. Adv Ther，2010，27(10):743 - 755.

［26］Jemal A，Bray F，Center MM，et al. Global cancer statistic［J］. CA Cancer J Clin，2011，61(2):69 - 90.

［27］Kang M，Khandelwal N，Ojili V，et al. Multidetector CT angiography in pulmonary sequestration［J］. J Comput Assist Tomogr，2006，30:926 - 932.

［28］Karakoç F，Karadag B，Akbenliog C，et al. Foreign body aspiration:what is the outcome? ［J］Pediatr Pulmonol，2002，34:30.

［29］Katanoda K，Sobue T，Satoh H，et al. An association between long-term exposure to ambient air pollution and mortality from lung cancer and respiratory diseases in Japan［J］. J Epidemiol，2011，21(2):132 - 143.

［30］Kousha M，Tadi R，Soubani AO. Pulmonary aspergillosis: a clinical review［J］. Eur Respir Rev，2011，20(121):156 - 174.

［31］Low DE，Mazzulli T，Marrie T. Progressive and nonresolving pneumonia［J］. Curr Opin Pulm Med，2005，ll(3):247 - 252.

［32］Lund ME. Foreign body removal. In: Principles and Practice of Interventional Pulmonology［J］. South Med J，2013，106(4):171.

［33］Macchiarini P. Primary tracheal tumours［J］. Lancet Oncol，2006，7(1):83 - 91.

［34］Mandeu LA，Wunderink RG，Anzueto A，et al. Infectious Diseases Society of America/American Thoracic Society Consensus Guidelines on the Management of Community-Acquired Pneumonia in Adults［J］. Clin Infect Dis，2007，44:S27 - S72.

［35］Martinot A，Closset M，Marquette CH，et al. Indications for flexible versus rigid bronchoscopy in children with suspected foreign-body aspiration［J］. Am J Respir Crit Care Med，1997，155(1):1676.

［36］Mehta AC，Khemasuwan D. A foreign body of a different kind: Pill aspiration［J］. Ann Thorac Med，2014，9(3):1.

［37］Meyers BF，Mathisen DJ. Management of Tracheal Neoplasms［J］. Oncologist，1997，2(4):245 - 253.

［38］Mu L，He P，Sun D. Inhalation of foreign bodies in Chinese children: a review of 400 cases［J］. Laryngoscope 1991，101(3):657.

［39］Muramatsu T1，Ozaki Y. European Society of Cardiology (ESC) congress report from Barcelona 2014［J］. Circ J. 2014;78(11):2610 - 2618.

［40］Murray JF，Nadel JA. Textbook of respiratory medicine［M］. 3rd ed，Philadelphia: WB Saunders Company.

［41］National Safety Council. Report on injuries［M］. Injury Facts，2011.

［42］NilssonAC，B jrkman P，Persson K. Polymerase chain react ion is superior to serology for the diagnosis of acute Mycoplasma pneumoniainfection and reveals a high rate of persistent infection［J］. BMC microbiol，2008，8:93.

［43］Perfect JR，Dismukes WE，Dromer F，et al. Clinical practice guidelines for the management of cryptococcal disease:2010 update by the Infectious Diseases Society of America［J］. Clin Infect Dis，2010，50:291 - 322.

［44］Pryce DM. Lower accessory pulmonary with intralobar sequestration oflung:report of sevencases［J］. J Pathol，1946，58(3):457 - 467.

［45］Rodrigues ML，Alviano CS，Travassos LR. Pathogenicity of Cryptococcusneoformans：virulence factors and immunological mechanisms［J］. Microbes and Infection，1999，(1)：293 - 301.

［46］Rosado de Christenson ML，Frazier AA，Stocker JT，et al. Extralobar sequestration：radiologic-pathologic correlation［J］. Radiographics，1993，13(2)：425 - 441.

［47］Savic B，Birtel FJ，Tholen W，et al. Lungsequestration：report of seven cases and review of 540 published cases［J］. Thorax，1979，34(1)：96 - 101.

［48］Sheung FK，Shu HN，Tze YL，et al. Noninvasive imaging of bronchopulmonary sequestration［J］. Am J Roentgenol，2000，175(4)：1005 - 1012.

［49］Tan HK，Brown K，McGill T，et al. Airway foreign bodies（FB）：a 10-year review［J］. Int J Pediatr Otorhinolaryngol，2000，56(13)：91.

［50］Tong B，Zhang L，Fang R，et al. 3D images based on MDCT in evaluation of patients with suspected foreign body aspiration［J］. Eur Arch Otorhinolaryngol，2013，270(1)：1001.

［51］Trigaux JP，Jamart J，Beers BV，et al. Pulmonary sequestration：visualization of an enlarged azygos system by CT［J］. Acta Radiol，1995，36(3)：265 - 269.

［52］Tuncozgur B，Ustunsoy H，Bakirk A，et al. Inflammatory pseudotumorof the inflammatory pseudotumor of the lung［J］. Thorac Cardiovasc Surg，2000，48：112 - 113.

［53］Urdaneta AI，Yu JB，Wilson LD. Population based cancer registry analysis of primary tracheal carcinoma［J］. Am J Clin Oncol，2011，34(1)：32 - 37.

［54］Walsh TJ，Anaissie EJ，Denning DW，etal. Treatment of Aspergillosis：Clinical Practice Guidelines of the Infectious Diseases Society of America［J］. Clinical Infectious Diseases，2008，46：327 - 360.

［55］Warris A. The biology of pulmonary aspergillusinfections［J］. Journal of Infection，2014，69：S36 - S41.

［56］Webb BD，Walsh GL，Roberts DB，et al. Primary tracheal malignant neoplasms：the University of Texas MD Anderson Cancer Center experience［J］. J Am Coll Surg，2006，202(2)：237 - 246.

［57］安瑞馥，张国安. 成人肺炎支原体肺炎误诊继发性肺结核 5 例分析［J］. 临床肺科杂志，2012，17(6)：1123

［58］柏明军，郭月飞，谢迷来，等. 误诊为肺癌的肺结核 CT、病理表现及误诊分析［J］. 中国 CT 和 MRI 杂志，2012，10(2)：52 - 54.

［59］蔡柏蔷，李龙芸. 协和呼吸病学［M］. 2 版. 北京：中国协和医科大学出版社，2011.

［60］曹若遇. 以炎性浸润为改变的肺癌 15 例 X 线影像误诊分析［J］. 临床误诊误治，2000，13(2)：144.

［61］曹仕鹏，尹柯，傅满姣. 成人支原体肺炎 55 例临床特点及误漏诊原因分析［J］. 临床误诊误治，2015，28(10)：41.

［62］曾志新. 2000 例小儿肺炎细菌学及耐药性分析［J］. 中国医学前沿杂志(电子版)，2014(5)：154 - 156.

［63］曾智萍，徐晔. 肺部炎性假瘤 32 例 CT 征象分析［J］. 放射学实践，2006，21(8)：781 - 782.

［64］陈刚，张志庸. 自发性气胸的病因学［J］. 临床肺科杂志，2008，13(3)：322 - 324.

［65］陈洋，蔡亲磊，李建军，肺炎性假瘤的影像诊断及误诊分析［J］. 海南医学，2010，21(12)：18 - 20.

［66］陈忠和，梁洪秀，刘奎兰，47 例肺炎支原体感染误诊分析［J］. 疾病控制杂志，2004，8(5)：475 - 476.

［67］崔允峰，任德印，武乐斌. 桃尖征：对肺炎性假瘤 X 线诊断的价值［J］. 临床放射学杂志，1998，7(1)：10.

［68］戴丽琴. 矽肺误诊为肺癌原因分析［J］. Joumal of Clinical Exper imental Medicine，2006，10：1596.

［69］丁爱莲. 以呼吸系统外症状首发的肺癌 39 例分析［J］. 临床误诊误治，2007，20(7)：46 - 47.

［70］丁嘉安，姜格宁，高文. 肺外科学［M］. 北京：人民卫生出版社，2011：383 - 396.

［71］董艳青，辛德莉. 肺炎支原体的耐药现状［J］. 中国全科医学，2013，16(32)：3770 - 3773，3777.

［72］杜广芬，李海亮，韩中山，等. 多层螺旋 CT 低剂量扫描的临床应用现状［J］. 中国辐射卫生，2012，21(2)：246 - 247.

［73］范碧君，王葆青，张含之，等. 不同免疫状态肺隐球菌病临床特点分析［J］. 中国真菌学杂志. 2013；8(4)：193 - 197.

［74］葛均波，徐永健，等. 内科学［M］. 8 版. 北京：人民卫生出版社，2013：49.

[75] 谷峰. 肺炎支原体肺炎 92 例分析[J]. 临床肺科杂志,2013,18(9):1690-1691.

[76] 洪瑞兰,裴新亚,林欣莉,等. 成人支原体肺炎 58 例误诊为肺结核临床探讨[J]. 临床误诊误治,2012,25(6):79.

[77] 侯晶晶,付磊,刘振珍,李铮,等.80 岁以上老年肺炎漏误诊 15 例分析[J]. 中国误诊学杂志,2005,5(3):529-530.

[78] 黄浩. 慢性阻塞性肺疾病并自发性气胸误诊分析[J]. 临床肺科杂志,2009,14(8):1103.

[79] 黄慧. 呼吸科与病理科医师面对面[J]. 中华结核和呼吸杂志,2013,36(8):636-638.

[80] 黄民强.16 层螺旋 CT 低剂量薄层肺部体检与常规胸片肺部体检对病变检出率的对比研究[J]. 河北医学,2014,20(11):1838-1840.

[81] 姜淮,王树军. 弥漫型胸膜间皮瘤延迟诊断一例[J]. 临床误诊误治,2009,22(1):49-50.

[82] 赖国祥,张玉华,林庆安. 国内 22 年肺隐球菌病回顾性分析[J]. 中国实用内科杂志. 2005;25(2):171-178.

[83] 雷少军. 早期肺癌的临床表现、诊断及治疗方法[J]. 中国医学创新,2010,12(36):166-167.

[84] 李龙芸. 肺错构瘤[M]//朱元珏,陈文彬. 呼吸病学. 北京:人民卫生出版社,2003:1057-1059.

[85] 李平,黄甫春荣,以肺外表现为首发症状的肺炎支原体肺炎 30 例误诊分析[J]. 临床肺科杂志,2009,14(5):687.

[86] 李铁一,急性单发局灶肺炎的 CT 诊断[J]. 中华放射学杂志,1999,33(6):369.

[87] 李燕明,王玉霞,孙铁英. 正确的诊断是规范治疗的前提——《肺炎诊断标准解读》[J]. 中国卫生标准管理,2012,3(12):58.

[88] 李子江.CT 诊断球形肺炎[J]. 实用放射学杂志,2000,16:215-217.

[89] 刘海平,陈国华. 顺德区伦教街道健康儿童血清肺炎支原体抗体水平分析[J]. 广东医学,2014(16):2601-2602.

[90] 刘又宁,陈民钧,赵铁梅,等. 中国城市成人社区获得性肺炎 665 例病原学多中心调查[J]. 中华结核和呼吸杂志,2006,29(1):38.

[91] 刘又宁,佘丹阳,孙铁英,等. 中国 1998 年至 2007 年临床确诊的肺真菌病患者的多中心回顾性调查[J]. 中华结核和呼吸杂志. 2011;34(2):86-90.

[92] 刘又宁,赵铁梅,姚婉贞,等. 北京地区成人社区获得性肺炎非典型病原体流行病学调查[J]. 中华结核和呼吸杂志,2004,27(1):27-30.

[93] 陆再英,钟南山. 内科学[M].7 版. 北京:人民卫生出版社,2012:25-26.

[94] 马艳良,何权瀛. 从哮喘的流调看我国哮喘诊断不足问题[J]. 中国呼吸和危重监护杂志,2004,3(1):10-14.

[95] 毛海霞,韩砆石,杨洋,等. 孤立结节型肺隐球菌病与肺癌的 CT 鉴别诊断[J]. 中华临床医师杂志(电子版).2014,8(17):3083-3087.

[96] 倪孔守,敖日影. 临床思维能力与动态病情观察是鉴别诊断的关键——病理提示肺结核的社区获得性肺炎临床分析[J]. 临床误诊误治,2015,28(5):62-65.

[97] 潘德超,孙亚林,赵金英,等. 低剂量 CT 引导下微创置管注入尿激酶治疗多房性胸腔积液 50 例[J]. 临床和实验医学杂志,2013,12(2):135.

[98] 庞保军,肺炎支原体实验室检测方法进展及其临床应用[J]. 临床肺科杂志,2004,9,(5):527.

[99] 侵袭性肺部真菌感染的诊断标准和治疗原则(草案)[J]. 中华内科杂志,2006,45(8):623-701.

[100] 邱娴,李理,徐虹,等. 氟喹诺酮类抗菌药物对肺结核诊断的影响——103 例误诊为社区获得性肺炎肺结核的临床分析[J]. 中国感染与化疗杂志,2013,13(4):261-265.

[101] 全国儿科哮喘协作组. 中国城区儿童哮喘患病率调查[J]. 中华儿科杂志,2013,51(10):729-735.

[102] 全龙娟.23 例不典型肺结核误诊分析[J]. 浙江医学,2013,35(6):457-459.

[103] 邵立新,陈中元,吴健彪,等,肺炎性假瘤的临床特点及外科治疗[J]. 中国癌症杂志,2001,11(6):534-535.

［104］邵苗,贾红兵,王靖,等.2013 年中日友好医院临床分离细菌耐药性分析［J］.中日友好医院学报,2014,28(4):198-203.

［105］佘巍巍,王昌明,曾锦荣,等.误诊为周围型肺癌的空洞型肺结核 18 例临床分析［J］.实用医学杂志,2011,27(13):2457-2459.

［106］苏楠,林江涛,刘国梁,等.我国 8 省市支气管哮喘患者控制水平的流行病学调查［J］.中华内科杂志,2014,53(8):601-606.

［107］孙辉,王敏,张洁,等.不同年龄段自发性气胸 262 例临床分析［J］.临床误诊误治,2009,22(6):16-17.

［108］孙辉.支原体肺炎误诊为菌阴肺结核 12 例分析［J］.中国实用医药,2008,3(5):75.

［109］孙莹,孙文青,郭帅,等.成人支原体肺炎误诊为肺结核 35 例分析［J］.中国误诊学杂志,2008,8(25):6138-6139.

［110］谭黎杰.胸膜肿瘤［M］//石美鑫.实用外科学:上册.2 版.北京:人民卫生出版社,2002:1815-1817.

［111］唐秀贞,吴珂,张有军.球形肺炎的 CT 表现［J］.实用放射学杂志,2000,16:212-214.

［112］汪洪波,王晓红.以反复低血糖昏迷为首发症状的胸膜间皮瘤误诊一例［J］.临床误诊误治,2009,22(3):67.

［113］王洪,陶华林.肺癌诊断方法的研究进展［J］.泸州医学院学报,2010,33(6):713-717.

［114］王丽芳,施毅,丁媛,等.肺隐球菌病 65 例回顾分析［J］.中华结核和呼吸杂志,2014,10(37):764-768.

［115］王淑英,张成生,苑玲,等.不典型肺结核误诊分析［J］.华北国防医药,2002,14(5):378-379.

［116］王学中,余述凤,吕莉萍,等.不典型肺结核 32 例临床分析［J］.临床肺科杂志,2012,17(7):1250.

［117］王雪莲.北京地区 1990 年至 1991 年支原体肺炎临床研究［J］.中华儿科杂志,1994,4:217.

［118］王志刚,李杰,张万青,等.双侧肺部炎性假瘤同期治愈 2 例［J］.中华胸心血管外科杂志,2002,18(2):44.

［119］魏巍,华东.非小细胞肺癌预后影响因素分析［J］.现代肿瘤医学,2008,16(9):1549-1551.

［120］魏伟,吴成,王滨,等.老年自发性气胸误诊为心绞痛［J］.临床误诊误治,2009,22(1):29.

［121］魏祥娟.不典型临床表现的 21 例肺癌误诊分析［J］.中华肿瘤防治杂志,2007,14(5):323.

［122］吴波,吴锐.以关节症状为首发表现的肺癌四例误诊［J］.临床误诊误治,2010,23(2):175.

［123］吴春玲,毛仁华.少年胸膜间皮瘤一例误诊分析［J］.临床误诊误治,2005,18(6):401.

［124］许山.152 例尘肺误诊为肺结核分析［J］.中国职业医学,2011,1:50.

［125］薛喜庆.煤工尘肺误诊为肺结核 64 例 X 线分析［J］.中国误诊学杂志,2006,23:4641-4642.

［126］严生兵,操乐杰,徐美清.肺结核 58 例误诊分析［J］.临床肺科杂志,2010,15(9):1330-1331.

［127］杨钧,马大庆.肺内炎性肿块与周围型肺癌的 CT 鉴别诊断［J］.中华放射学杂志,2002,36:235-239.

［128］叶远发.60 例肺炎误诊原因分析［J］.现代医药卫生,2005,21(16):2193.

［129］余佳平,黎志良.96 例老年性肺结核患者临床特征分析［J］.临床肺科杂志,2012,17(5):861-862.

［130］余鑫.肺错构瘤 16 例临床分析［J］.疑难病杂志,2007,6(2):110.

［131］俞森洋,孙宝君.呼吸内科临床诊治精要［M］.北京:中国协和医科大学出版社,2010:212.

［132］岳振东.巨大肺大泡误诊为自发性气胸［J］.临床误诊误治,2008,21(5):95.

［133］张敦华.胸膜间皮瘤［M］//陈灏珠.实用内科学:下册.12 版.北京:人民卫生出版社,2005,1771-1773.

［134］张建勇.不典型肺结核的误诊原因分析［J］.中国现代医生,2013,51(21):118-119.

［135］张楠,张敏,王洪阳,等.支气管镜技术在肺结核病诊治中的应用进展［J］.河北医药,2011,33(7):1057-1059.

［136］张鹏宇,索忠.以腹痛为首发症状的肺炎误诊 7 例分析［J］.中国实用乡村医生杂志,2012,19(7):30.

［137］张平,段文帅.球形肺炎 22 例临床误诊分析［J］.中国实用医药,2008,5(23):97-98.

［138］张艳军.胸膜间皮瘤误诊二例［J］.临床误诊误治,2006,19(5):66.

［139］赵英华,刘宏克,刘朝阳,等.37 例误诊为肺结核分析［J］.中国现代药物应用,2007,7:46-47.

［140］郑亚兵,方美玉,姜初明,等.Ⅰ期肺癌 448 例生存及预后分析［J］.中华肿瘤防治杂志,2010,17(10):777-778.

［141］中华人民共和国卫生部令第 91 号.职业病诊断与鉴定管理办法(2013 年修订版)［S］.2013.

［142］中华医学会呼吸病学分会.肺血栓栓塞症的诊断与治疗指南(草案)［J］.中华结核和呼吸杂志,2001,24(5):259－264.

［143］中华医学会呼吸病学分会.社区获得性肺炎诊断和治疗指南.中华结核和呼吸杂志,2006,29(10):651－655.

［144］中华医学会呼吸病学分会感染学组,《中华结核和呼吸杂志》编辑委员会.肺真菌病诊断和治疗专家共识［J］.中华结核和呼吸杂志.2007;30(11):821－834.

［145］中华医学会呼吸病学分会感染学组.成人肺炎支原体肺炎诊治专家共识［J］.中华结核和呼吸杂志,2010,33(9):643－645.

［146］中华医学会呼吸病学分会慢性阻塞性肺疾病学组.慢性阻塞性肺疾病诊治指南(2013 年修订版)［J］.中华结核和呼吸杂志,2013,36(4):255－264.

［147］中华医学会呼吸病学分会哮喘学组.支气管哮喘防治指南(支气管哮喘的定义、诊断、治疗和管理方案)［J］.中华结核和呼吸杂志,2008,31(3):177－185.

［148］中华医学会结核病学分会.肺结核诊断与治疗指南［J］.中华结核和呼吸杂志,2001,24(2):70－74.

［149］中华医学会心血管病学分会肺血管病学组,中国医师协会心血管内科医师分会.急性肺血栓栓塞症诊断治疗中国专家共识［J］.中华内科杂志,2010(1):74－81.

［150］中华真菌学杂志编辑委员会.隐球菌感染诊治专家共识［J］.中国真菌学杂志.2010,5(2):65－68.

［151］钟南山,刘又宁.呼吸病学［M］.2 版,北京:人民卫生出版社,2012,896－897.

［152］周庆涛,贺蓓.1966 年以来成人哮喘患病率增高可能与对哮喘的认知和诊断有关［J］.中华医学杂志,2010,90(12):852.

第十一章 消化系统及腹部疾病

第一节 食管癌

一、概述

1. 流行病学特点 食管癌是发生在食管上皮组织的恶性肿瘤,是一种常见的消化道恶性肿瘤,其位于全球肿瘤发病率的第8位,死亡率的第6位。我国食管癌的发病率和死亡率均居世界首位,严重威胁着人民的生命和健康。发病年龄以60~64岁组为最高,其次为65~69岁组,70岁以后逐渐降低。35岁以前死亡率很低,35岁以后,死亡率随年龄增长急剧上升。食管癌的发病高峰在高龄组,说明食管癌致癌因素和促癌因素的作用要经过长期慢性的积累过程。

2. 病因 饮食中的亚硝胺是食管癌病因之一。动物蛋白、新鲜蔬菜、水果摄入不足,造成维生素与微量元素等营养素不足,导致机体的免疫力低下,是食管癌又一发病原因。吸烟、饮酒等不良生活方式以及咀嚼槟榔,食用酸菜、烧烤食物,饮食粗糙,进食快,喜食烫食等均可增加罹患食管癌的危险性。对环境致癌和促癌因素的易感性也是食管癌发病与否的原因之一。正常食管组织在多种环境、生活方式等致癌及促癌因素以及机体易感因素的长期综合作用下,组织细胞发生萎缩,继而出现增生、化生等恶性变化,直至最终发生食管癌。

3. 临床表现 吞咽食物时有哽咽感、异物感、胸骨后疼痛一般为早期食管癌的症状,而吞咽困难一般提示食管病变为进展期。食管穿孔时可出现胸痛、咳嗽、发热等症状。大多数食管癌患者无明显相关阳性体征,出现远处转移的患者可出现相应的体征。

4. 治疗原则 食管癌的治疗采取多学科协助综合治疗,治疗方案应在外科、放疗科、肿瘤内科共同研究和讨论后决定。主要分为手术治疗、放射治疗和化学治疗。没有远处转移,食管局部病变未侵及主动脉及气管且一般状态能耐受手术者可首选手术治疗。目前常规手术是经胸食管癌切除术,胃是最常替代食管的器官,食管癌完全性切除手术应常规行区域淋巴结切除,最少切除11枚。食管癌放疗包括根治性放疗、同步放化疗、姑息性放疗、术前和术后放疗等。食管癌化疗分为姑息性化疗、新辅助化疗和辅助化疗。常用的化疗方案有:DDP+5-Fu(顺铂+氟尿嘧啶)、DDP+TXT(顺铂+多西紫杉醇)、DDP+PTX(顺铂+紫杉醇)、Oxaliplatin+5-Fu(奥沙利铂+氟尿嘧啶)。对于不能手术的患者,标准治疗是放射治疗,可以开展同步放、化疗。对于有远处转移的患者行化疗及姑息治疗。

二、诊断标准

吞咽食物时出现食管癌相关症状,食管造影发现食管黏膜局限性增粗、局部管壁僵硬、充盈缺损或龛影等表现,或是胸部CT检查发现食管管壁的环形增厚或不规则增厚,可临床诊断食管癌,但需经病理学检查确诊。纤维食管镜检查细胞学或活检阳性,或食管外病变(锁骨上淋巴结、皮肤结节)经活检明确诊断者,确诊为食管癌。

三、误诊文献研究

1. 文献来源及误诊率 2004—2013年发表在中文医学期刊并经遴选纳入误诊疾病数据库的食管癌误诊文献共39篇,累计误诊病例608例。5篇文献可计算误诊率,误诊率7.48%。

2. 误诊范围 本次纳入的608例食管癌误诊为32种疾病624例次。居前三位的误诊疾病为咽喉炎、食管炎、胃炎。少见的误诊疾病包括咽憩室、食管良性肿瘤、贲门癌、声带麻痹、十二指肠憩室、肝囊肿、肝内胆管炎、纵隔肿瘤、茎突综合征、尿毒症。1例仅作出贫血原因待查诊断。11例漏诊。主要误诊疾病见表11-1-1。

表11-1-1 食管癌主要误诊疾病

误诊疾病	误诊例次	百分比(%)	误诊疾病	误诊例次	百分比(%)
咽喉炎	208	33.33	肺结核	9	1.44
食管炎	71	11.38	肺气肿	9	1.44
胃炎	45	7.21	神经症	8	1.28
胃食管反流病	41	6.57	进行性延髓麻痹	7	1.12
支气管哮喘	39	6.25	假性球瘫痪	5	0.80
冠心病	34	5.45	贲门失弛缓症	5	0.80
淋巴结炎	30	4.81	肺炎	4	0.64
淋巴结结核	28	4.49	甲状腺炎	4	0.64
胆囊炎	15	2.40	上消化道出血	4	0.64
肋间神经痛	12	1.92	食管气管瘘	4	0.64
支气管炎	12	1.92	甲状腺腺瘤	5	0.80

3. 医院级别 本次纳入统计的608例食管癌误诊624例次,其中误诊发生在三级医院207例次(33.17%),二级医院411例次(65.87%),一级医院6例次(0.96%)。

4. 确诊手段 本组均经病理确诊为食管癌。其中191例(31.41%)手术病理检查确诊;320例(52.63%)内镜下活检病理检查确诊;97例(15.95%)原始文献未交代具体病理学诊断手段。

5. 误诊后果 按照误诊数据库对误诊后果的分级评价标准,608例均因误诊造成Ⅱ级后果,即恶性肿瘤病情延误。

四、误诊原因分析

依据本次纳入的39篇文献分析的误诊原因出现频次,经计算机统计归纳为9项,其中经验不足而缺乏对本病认识、缺乏特异性症状和体征、未选择特异性检查项目为最主要原因,见表11-1-2。

表11-1-2 食管癌误诊原因

误诊原因	频次	百分率(%)	误诊原因	频次	百分率(%)
经验不足,缺乏对该病的认识	16	41.03	问诊及体格检查不细致	9	23.08
缺乏特异性症状和体征	14	35.90	病理组织取材不到位	4	10.26
未选择特异性检查项目	14	35.90	对专家权威、先期诊断的盲从心理	1	2.56
诊断思维方法有误	12	30.77	医院缺乏特异性检查设备	1	2.56
过分依赖辅助检查结果	9	23.08			

1. 临床医生经验不足 食管癌是消化系统常见恶性肿瘤,但早期症状多不典型,易被误诊、漏诊。食管上段癌常表现为咽部不适、咽干、咽部异物感,与慢性咽炎容易混淆。早期食管癌引起咽部不适可能是由于食管病变反向运动引起咽食管括约肌收缩而产生的一种异常感觉。赵桂燕分析 14 例青年中上段食管癌的误诊原因,其中有 10 例患者早期诊断为咽炎。张广敬对 102 例误诊食管癌患者进行分析,其中有 32 例首诊为咽喉炎。食管癌侵犯主支气管时可出现刺激性咳嗽、咳痰,可有痰中带血,胸闷、气短及呼吸困难等症状,临床有时误诊为支气管哮喘。食管癌误诊为胃炎或胃食管反流病的误诊率高达 20% 以上。临床出现反酸、恶心、呕吐、消化不良等症状时,临床常首先考虑胃炎或胃食管反流病,而下段食管癌或食管胃结合部食管癌有时也可出现上述症状,加之早期无明显梗阻病灶,因进镜或钡餐速度过快、咽喉部应激反应剧烈等原因极易误诊为胃炎或胃食管反流病。胸痛是食管癌常见的临床症状之一,有些出现进食后胸骨后烧灼感或疼痛的患者因既往有冠心病病史,心电图提示冠状动脉供血不足,加之基层医院医生多对冠心病保持着高度警惕而被误诊为心绞痛发作。有些患者因癌变浸润或波及周围组织出现疼痛而被误诊为食管炎或肋间神经痛。临床医生经验不足,缺乏对食管癌的充分认识是食管癌误诊的首要原因,是临床医生需要改进的重要部分。

2. 缺乏特异性症状及体征 早期食管癌缺乏特异性症状,有些仅感到咽部不适或是胸部隐痛,有时自觉吞咽不畅,时而感觉哽噎,随后可消失,间隔数日或数月再出现,常被误诊为咽炎、食管炎、神经官能症或肋间神经痛。大多数食管癌无明显阳性体征,只有到晚期转移时才出现相应的临床体征。因食管癌症状不典型,不能引起患者足够的重视而及时就医,易造成漏诊。患者因出现咽部不适可能就诊于耳鼻喉科,出现反酸、嗳气等症状而就诊于消化科,出现胸痛症状的患者就诊于心内科,而出现咳嗽、咳痰及气短的患者可能就诊于呼吸科,其他学科的医生对于非本专业疾病易造成误诊。缺乏典型的症状和体征是导致食管癌误诊的另一主要原因。

3. 未选择特异性检查项目 吞咽食物时有哽咽感、异物感、胸骨后疼痛,或明显的吞咽困难等,考虑有食管癌的可能,应进一步检查。可疑食管癌时首选食管造影检查,应尽可能采用低张双对比方法。对隐伏型等早期食管癌无明确食管造影阳性征象者应进行食管镜检查,对食管造影提示有外侵可能者应进行胸部 CT 检查。CT 检查有助于食管癌的临床分期、确定治疗方案和治疗随访,增强扫描有利于提高诊断的准确性。超声检查主要用于发现腹腔脏器、腹腔及颈部淋巴结有无转移。内镜检查是食管癌诊断中最重要的手段之一,对于食管癌的定性、定位诊断和手术方案的选择有重要的作用,对拟行手术治疗的患者是必需的常规检查项目。内镜检查前必须充分准备,建议应用去泡剂和去黏液剂,仔细观察各部位,采集图片,对可疑部位应用碘染色和放大技术进一步观察,进行指示性活检,这是提高早期食管癌检出率的关键。

4. 过分迷信和依赖辅助检查结果 对于可疑食管癌的患者临床医生常常首选食管造影检查,消化道造影检查较难发现食管黏膜微小病变,有经验的放射科医师会令患者分次小口吞咽,多方位仔细观察和气钡双重造影,可能发现食管黏膜增粗、迂曲或虚线状终端,食管边缘发毛,小的充盈缺损或小的龛影,局限性管壁发僵,有钡剂滞留等较早期食管癌征象。缺乏经验的放射诊断科医生因受到设备条件及技术水平的限制,对于早期食管癌的 X 线影像学改变的特点可能认识不足,从而造成漏诊。纤维胃镜检查并黏膜活检是确诊食管癌最可靠的手段,但可能受到操作者技术水平和经验不足的限制导致取材不当,从而不能得到阳性结果而造成漏诊。对于隆起性病变,应首先在其隆起顶部活检,凹陷性病变应首先在其隆起、结节的内侧边缘活检,非溃疡性病变取材部位一般主张在病变的边缘和中心分别活检。要保证第 1 块活检标本的准确性,特别是病变范围较小的情况下,以免活检后出血影响随后的活检定位。对于某些黏膜下病变,癌细胞在食管壁深层弥漫浸润,黏膜水肿或结缔组织增生明显的病理活检阳性率较低,对于一些高度怀疑恶性病变,但病理结果不支持的患者,进一步可行黏膜剥离或超声内镜检查,可大大提高诊断率。专科医生技术水平不同,过分依赖辅助检查必将导致漏诊、误诊。

5. 其他原因　问诊及体格检查不细致和诊断思维方法有误。因病理组织取材不到位造成误诊。因医院缺乏特异性检查设备以及以罕见症状、体征发病。

五、防范误诊措施

1. 加强流行地区人口宣教工作　在食管癌高发地区特别是贫困农村地区,应大力开展食管癌医学科普知识的宣传教育工作,使人们正确认识食管癌,养成良好的生活习惯,戒烟戒酒,少吃烧烤类食物,少进食红肉。减少对食管癌的恐惧心理,出现咽部不适、胸痛、进行性吞咽困难等相关症状应警惕本病可能,及时到医院就医,准确地向医生提供相关症状表现,早期食管癌切除率高,而晚期食管癌预后较差,因此应争取获得早期诊治,减少漏诊、误诊。

2. 提高临床医师对食管癌的认识　临床医生应充分认识早期食管癌及特殊情况下食管癌的特点,遇到有咽部不适、咽喉部异物感、剑突下或胸骨后烧灼感、胸骨后疼痛、进食阻滞感,年龄大于40岁者应高度警惕和怀疑食管癌;遇到有咳嗽、胸痛的患者,除呼吸科疾患外也不能除外食管癌可能。老年冠心病患者出现胸骨后烧灼样疼痛在诊断冠心病时也不能完全排除食管疾患。出现上述情况,常规行消化道X线钡剂造影检查,若检查未见异常,应严密随诊观察,或进一步行纤维胃镜检查,以防误诊、漏诊食管癌。内镜检查医生应提高对食管癌特别是早期食管癌病变特点的认识,对于食管黏膜有糜烂、隆起、浅凹、不规则等微小或可疑病变,需进一步采用内镜下食管黏膜卢戈液-亚甲蓝双重染色等方法,以提高早期食管癌的诊断率。

3. 重视早期症状并尽早安排检查　食管癌早期常见症状有咽部不适、胸骨烧灼感,针刺样或牵拉样痛,进食阻滞或轻度哽噎感。中晚期症状有吞咽困难、呕吐、胸背疼痛、体重减轻、消瘦,以及肿瘤转移相关症状。下段食管癌可出现剑突下或上腹部不适、呃逆、嗳气。中晚期患者有约10%患者就诊时可无吞咽困难。临床医生充分认识食管癌,重视早期症状并尽早安排合适的检查,可减少漏诊及误诊的发生。

4. 拓展思维,避免片面　对咽部不适患者除考虑到咽喉炎外,还应考虑到食管癌也可有相似症状。相应检查排除咽喉炎后,还应尽早X线造影检查。对咳嗽、咳痰及呼吸困难患者除考虑呼吸系统疾病外,还应考虑到食管癌、食管气管瘘的可能,应尽早为患者安排胸部CT检查进一步明确诊断。对胸痛患者除考虑心脏、肺部、胸壁疾病外,还应考虑食管、纵隔疾病。如果患者治疗效果差并且症状持续存在,应尽可能找出病因,不可轻易诊断功能性疾病或拘泥于原有诊断,应短期或定期复查胃镜,并进行复诊及跟踪,尽可能做出早期诊断。

5. 内窥镜科医生应加强对早期食管癌的认识　早期食管癌是指局限于食管黏膜内及黏膜下层的食管癌,它的主要特征为局限性充血、浅表糜烂、粗糙不平等黏膜浅表病变,不易与良性病变鉴别。为提高活检阳性率,对于与良性病变难以鉴别的病灶必要时可进行染色。正常黏膜被染成棕褐色,呈鱼鳞状。癌灶区呈不染色区。食管炎及食管溃疡处形成浅染色区。在痊愈过程中逐渐恢复正常,由此可协助早期食管癌的鉴别诊断。食管黏膜的异型增生多数与早期食管癌表现十分相似,需借助内镜超声及病理活检才能鉴别。超声内镜检查帮助判断病变性质,协助选取合适的特殊活检方法如大块黏膜切除、挖凿样活检或超声内镜引导下细针抽吸活检术等,获得病理诊断,减少误诊。

(张冠中　郭　放　詹　鹏)

第二节　胃食管反流病

一、概述

1. 流行病学　胃食管反流病(gastroesophageal reflux disease，GERD)在全球有较高的患病率，但具有一定的地区差异性，就 GERD 的典型症状(如反流、胃灼热等)而言，患病率在北美为 18.1%～27.8%，南美约为 23.0%，欧洲为 8.8%～25.9%，中东为 8.7%～33.1%，澳洲约为 11.6%，亚洲为 6%～10%。GERD 可造成明显不适，保守治疗可能要求部分患者终生改变生活方式并服用药物，降低生活质量，并带来不小的经济负担。

由于 GERD 的食管外反流(extraesophageal reflux)研究和实践均未系统深入，其流行病学特点仍不清楚。从 GERD 和哮喘共患率来看，GERD 症状、pH 检查异常、食管炎和食管裂孔疝在哮喘患者中分别占 59.2%、50.9%、37.3% 和 51.2%，而 GERD 患者中哮喘患病率为 4.6%，高于对照人群 3.9%。另据估计，21%～41% 的慢性咳嗽与 GERD 相关。GERD 患者共患慢性鼻窦炎的比例为 20.7%，明显高于一般人群的 8.5%。有息肉的鼻窦炎合并哮喘的患者其卧位咽喉反流的阳性率高达 50%，立位咽喉反流的阳性率高达 97%。26.6% 的慢性阻塞性肺疾病(chronic obstructive pulmonary disease，COPD)患者有白天和(或)夜间 GERD 症状，据统计白天和夜间均有 GERD 症状的 COPD 患者中 31% 的急性发作是由缺乏规律抑酸治疗所致。COPD 人群共患 GERD 的比例显著高于非 COPD 人群，GERD 是 COPD 急性发作的显著危险因素。另外，特发性肺纤维化患者 GERD 的共患率亦显著高于对照人群。

若统计所有胃食管反流相关疾病，GERD 的患病率可能被低估。在我国 GERD 已成为常见慢性病。

2. 概念　2006 年基于循证医学的全球 GERD 共识将 GERD 定义为由胃内容物反流引起不适症状和(或)并发症的一种疾病。GERD 的临床表现由不适症状和并发症构成，因为表现部位不同分为食管症状综合征和食管外症状综合征(图 11-2-1)。自 2006 年后该定义认可度最高，并且被广泛使用。食管外反流在耳鼻喉科称为咽喉反流(laryngopharygeal reflux，LPR)，被定义为胃内容物反流至上食管括约肌以上的咽喉部。

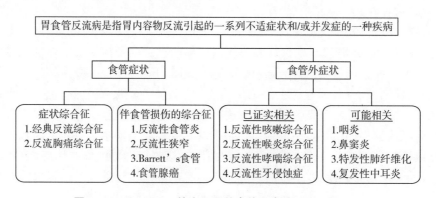

图 11-2-1　GERD 的定义及其食管及食管外症状综合征

2013 年 *The American Journal of Gastroenterology* 的 GERD 诊治指南将 GERD 定义为胃内容物反流至食管、口腔(包括咽喉)和(或)肺导致的一系列症状、终末器官效应和(或)并发症的一种疾病。此定义指出胃食管反流受累器官,进一步强调了 GERD 的食管外反流。

GERD 的临床表现多样,特别是食管外症状危害大,可被视为涉及多个学科的综合征,但常不被人们所诊断,从而失去对因治疗的机会。汪忠镐自 2006 年在胃食管反流相关严重呼吸道症状临床实践基础上提出"胃食管喉气管综合征"(gastroesophago-laryngotracheal syndrome,GELTS)概念:由反流引起的以咽喉部为核心的、常以呼吸道表现尤其是哮喘、喉气管痉挛为突出点的、涉及呼吸和消化两大系统和耳鼻口腔的一系列相应临床表现,或者是以胃食管交接处为启动器、以咽为反应器、以口鼻为效应器,以喉气道为喘息发生器的新的临床综合征,并将该综合征分为 4 期,即胃食管期(A 期)、咽期(B 期)、口鼻腔期(C 期)和喉气管期(D 期)。A 期包含 GERD 的典型和不典型症状,B、C、D 期则细化了食管外症状的发生部位和临床特点。此后在药物治疗、射频和胃底折叠治疗病例不断积累的基础上逐渐深入(图 11-2-2)。

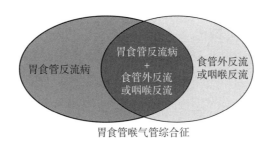

图 11-2-2　现有诊断手段所诊断的 GERD、食管外反流、咽喉反流和胃食管喉气管综合征之间的关系

3. GERD 的诊断　患者较轻的症状每周出现 2 d 或以上,中、重度症状每周出现 1 d 以上。胃镜显示明确的 GERD 并发症(反流性食管炎、Barrett 食管、消化性狭窄等)、和(或)食管内反流监测阳性、和(或)质子泵抑制剂(proton pump inhibitor,PPI)诊断性治疗有效,则可诊断 GERD。当胃食管反流的相关症状影响到人们的健康时称为不适症状(如果反流症状并没有使人感到不适,也无相关并发症,则不应诊断 GERD)。患者可能没有症状,但有反流性食管炎或 Barrett 食管等并发症,这样的情况也符合 GERD 的定义,应当诊断为 GERD。非糜烂性反流病(nonerosive re-flux disease,NERD)定义为出现不适的反流相关症状但缺乏内镜下黏膜损害的依据。

GERD 的食管外症状(extraesophageal symptom)正日益被重视,推动着 GERD 研究和认识的深入。由于食管外症状往往无典型 GERD 的表现(反酸、胃灼热或食管炎等),目前仍缺乏灵敏度和可信度均高的食管外症状检查手段,食管外反流的产生和食管外症状的发生机制与典型 GERD 有所不同且仍未完全明确,故食管外症状的诊断标准与典型 GERD 有所不同。对于食管,1 d 出现 50 次反流可以是正常的。但在咽喉部,1 周出现 3 次反流就可产生有意义的病理改变;pH<5 的反流也可能具有重要的意义,食管外症状仍没有一个较为明确的定义。目前食管外反流主要依据症状、喉镜检查(特异性不高)以及对 PPI 试验性治疗的反应性加以诊断,而食管内多通道反流监测或咽喉反流监测可作为重要参考。另外,气道病理组织病理学检查和分泌物检测也有望进入临床应用。

4. 发病机制　导致胃食管反流发生的机制包括:食管裂孔疝、下食管括约肌(lower esophage-al sphincter,LES)异常、一过性 LES 松弛(transient LES relaxation,TLESRs)、胃食管交界部松弛增宽、酸袋、肥胖、食管清除延长、胃排空障碍等,另外,引起腹压增高的咳喘等呼吸道症状也是导致或加重反流的重要原因。而导致食管症状综合征的可能机制包括:反流酸度、近端扩张、反流物含气、十二指肠胃食管反流、食管纵形肌收缩、黏膜完整性,以及外周和中枢感觉等(图 11-2-3)。另外广泛开展的对抗反流屏障造成破坏和增加反流的上消化道外科手术可造成大量的医源性反流病。

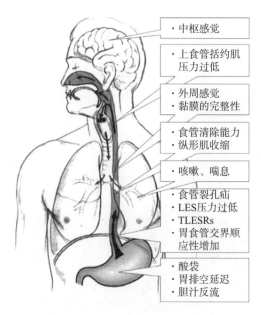

中枢感觉

上食管括约肌
压力过低

外周感觉
黏膜的完整性

食管清除能力
纵形肌收缩

咳嗽、喘息

食管裂孔疝
LES压力过低
TLESRs
胃食管交界顺
应性增加

酸袋
胃排空延迟
胆汁反流

图 11‐2‐3　胃食管反流发生的机制

胃食管反流与食管外症状或疾病的相互关系比较复杂,可分为三种关系:因果关系;不同程度的诱发或加重关系,即胃食管反流在原有呼吸道症状或疾病的基础上起作用;并存而无相互关系。结合火箭军总医院胃食管反流病中心收治患者的食管外症状抗反流疗效,其中属因果关系者为15%~25%,诱发或加重关系者为60%~70%,而无相关者为10%~20%。

食管外症状综合征产生的可能机制:当GERD形成食管高位反流,甚至突破上食管括约肌高压带构成的咽喷嘴,形成不同形式经咽喷洒,即3S现象(spilling、spraying、spurting),造成反流物微吸入,从而导致呼吸道即刻激惹和后继高敏状态,乃至防御功能完整性的破坏。通过神经反射途径或免疫炎症途径诱发或加重呼吸道症状(哮喘和咳嗽等)或疾病。

5. 临床表现　胃灼热和反流是GERD最常见的典型症状。胃灼热定义为胸骨后烧灼感,反流指胃内容物向咽部或口腔方向流动的感觉。胸痛、嗳气、胸骨后发堵、上腹痛、餐后饱胀感、上腹烧灼感、消化不良症状等为GERD的不典型症状。

GERD相关食管外症状可分为以下几类:① 咽部症状:反复清嗓动作、咽异物感、癔球症、咽喉疼痛、吞咽困难等。② 上呼吸道及耳鼻喉部症状:由反流物进入鼻腔、中耳、鼻泪管引起,主要表现为流清涕、鼻后滴流、鼻塞、喷嚏、声音嘶哑、咳嗽、流泪、耳鸣、突发性耳聋等过敏性鼻炎样症状。③ 下呼吸道症状:顽固性咳嗽、咳嗽晕厥、咳痰、喘息、胸闷、气短、乃至喉痉挛等哮喘样症状。此种由反流引起的咳喘痰表现多无季节性,无明确致发作的过敏源,多与饮食、体位、活动和冷空气、油烟等某些非特异性呼吸道刺激因素有关,另有部分患者与反流症状明显相关。夜间明显,多有夜间憋醒或反流物呛咳现象。④ 口腔症状:腐蚀性胃内容物长期停留在口腔可引起口腔特有疾病,如牙侵蚀症、口腔异味,烧灼感、复发性溃疡及慢性牙龈炎等。咽喉反流如未能及时有效治疗,可能并发或者进展为喉炎、声带息肉、声带小结、声带肉芽肿、声带麻痹、声带痉挛、喉咽部邻近神经纤维变性、喉狭窄甚至癌变等。在本中心诊治的主要表现为呼吸道症状而行GRED评估的病例中,绝大多数患者的肺部影像学检查无明显异常,仅有少数患者影像学表现有肺大泡、支气管扩张、肺纤维化以致肺毁损等。多个小样本研究表明,GERD还与晚期肺部病变相关,如特发性肺纤维化、肺囊性纤维化、结缔组织病、COPD和肺移植患者均有较高的GERD患病率,在肺移植患者的气道中还发现有反流物(胆盐)吸入的迹象,但由于检测手段、样本量和实验设计的不足尚不能得出更明确的结论。

由于食管外症状与 GERD 关系的隐秘性,内科治疗的不确定性及缺乏突破性研究等原因,临床医师容易忽视该疾病和对其缺乏认识,常可导致 GERD 的误诊和漏诊。

6. 治疗原则　约 50% 的 GERD 应考虑以慢性病管理,30%~35% 的 GERD 可视为外科疾病。生活方式的改变,如减肥、抬高床头、戒烟等对 GERD 可能有效,目前临床常用的改善生活方式的建议包括减轻体质量、抬高床头、戒烟/戒酒、避免睡前进食、避免食用可能诱发反流症状的食物如咖啡、巧克力、辛辣或酸性食物、高脂饮食,而进食一些含碳酸氢钠或碳酸钙的食物以及少量生花生则可改善部分症状。

质子泵抑制剂(PPI)仍是 GERD 治疗的首选药物,单剂量治疗无效可改用双倍剂量。一般推荐疗程为 8 周,可视缓解情况增减,其中一种 PPI 无效可尝试换用另一种,双倍剂量推荐两次分别于早晚餐前服用。对于合并食管裂孔疝以及重度食管炎(LA - B 级以上)的患者,剂量通常需要加倍,因多数停药后容易复发,通常需要 PPI 长程维持治疗。双倍剂量的 PPI 治疗 8~12 周后,胃灼热和(或)反流等症状无明显改善可认为是难治性 GERD,应积极检查寻找药物治疗不佳原因乃至考虑其他诊断,充分评估后可考虑手术治疗。焦虑和抑郁等心理障碍对于 GERD 患者的生活质量和反流的敏感性有明显的不良影响,必要时应进行心理干预。另外,H_2 受体拮抗剂、胃黏膜保护剂、胃肠促动力药和一些中药制剂也是 GERD 的重要辅助用药。而碳酸氢钠和碳酸钙等仍应作为 GERD 的抗反流用药的重要选择。

腹腔镜胃底折叠术与胃镜下食管腔内抗反流技术的原理相似,适用于:① 内科治疗失败;② 药物治疗有效但患者要求进一步积极治疗的;③ 存在明显反流相关症状和疝相关症状的食管裂孔疝(表 11 - 2 - 1);④ 有明显食管外症状,包括哮喘、喉痉挛、咳嗽、鼻咽喉症状和误吸等。对于符合上述情况,同时为年轻或高龄患者(<40 岁,>70 岁),惧怕手术,胃镜及食管动力检查显示食管结构和功能相对完好(无食管裂孔疝),食管内反流监测评分相对低的患者则相对适用于胃镜下腔内治疗,如合并食管裂孔疝、重度食管炎应采取腹腔镜胃底折叠术。反流性食管炎患者外科治疗优于内科治疗,GERD 相关食管狭窄在充分的药物治疗后应进行外科干预,对于术后仍有吞咽困难者再进行球囊扩张治疗可取得良好疗效。另外,对上消化道术后严重反流者,可通过腹腔镜施行 Roux - en - Y 改道术和特殊折叠方式。对于 GERD 合并重度酸反流和反流相关性哮喘患者可实施胃底折叠加高选择性迷走神经切断术,可显著提高缓解呼吸道症状的效果。应该加以强调的是,严重或顽固的哮喘和慢性咳嗽的患者应积极考虑到胃食管反流可能是其重要的诱发或加重因素,其诊断相对于典型 GERD 应相对放宽,并且其治疗不应止于 PPI 治疗,而要求更加严格的抗反流治疗(如手术治疗),以达到最佳的疗效。

表 11 - 2 - 1　有症状的食管裂孔疝临床表现

症　状	并发症	症　状	并发症
胃灼热	GERD 相关并发症	早饱	上消化道出血
反流	胃扭转	吞咽困难(轻度)	贫血
食管外反流	梗阻	饭后胸闷、气短	穿孔
胸痛(餐后)	绞窄		坏死
腹胀	缺血性溃疡		

探索新的 GERD 手术治疗方式仍处在探索阶段,最近 Ganz 等报道了 LINX 磁珠环装置治疗 100 例 GERD 典型症状的 5 年疗效,反流暴露、症状评分及 PPI 用药均有显著改善,吞咽困难发生

率为 6%。另外,Rodriguez 等报道了食管下括约肌慢性电刺激装置治疗 25 例 GERD 典型症状的 2 年疗效,酸反流暴露、症状评分及 PPI 用药均亦有显著改善,无装置相关胃肠道副作用或不良反应。这些新治疗方式目前价格昂贵,其疗效及不良反应仍需进一步研究和观察。

表 11-2-2　复杂胃食管反流病的情况

合并食管外症状,如哮喘、慢性咳嗽和明显的咽喉部症状等
双倍剂量的 PPI 治疗 8～12 周后胃灼热和(或)反流等症状无明显改善
长段 Barrett 食管、LA-B 级以上食管炎和(或)食管炎性狭窄等
合并食管裂孔疝
上消化道术后反流:包括贲门或食管癌手术,可导致胆汁反流的胃手术
十二指肠淤积症
明显的胆汁反流
硬皮病等自身免疫性疾病所致的食管功能障碍
合并明显焦虑和/或抑郁等心理障碍
合并腹胀等其他胃肠功能性疾病
口服 PPI 等药物维持治疗 1 年以上仍不能停药
口服 PPI 等药物维持治疗半年以上食管炎未愈合

二、误诊文献研究

1. 文献来源及误诊率　2004—2013 年发表在中文医学期刊并经遴选纳入误诊疾病数据库的 GERD 误诊文献共 182 篇,累计误诊病例 4 726 例。18 篇文献可计算误诊率,误诊率 24.68%。

2. 误诊范围　本次纳入分析的 4 726 例 GERD 误诊为 40 种疾病共 4 846 例次,以误诊为非消化系统疾病居多,提示相当一部分 GERD 患者因食管外症状就诊于非消化科,居前三位的误诊疾病为冠心病、支气管哮喘和咽喉炎。少见的误诊疾病包括高血压性心脏病、支气管扩张、新生儿呼吸暂停、肠道蛔虫病、胃十二指肠溃疡、胸膜炎、围绝经期综合征、癫痫、睡眠呼吸暂停低通气综合征、矽肺、新生儿惊厥、肋间神经痛、癔症、牙龈炎、风湿性心脏瓣膜病、胆心综合征、肺部肿瘤、肺结核、焦虑症、心包炎、突发性耳聋、百日咳、咽鼓管炎。5 例初诊诊断不明确,47 例仅作出胸痛、呕吐、呃逆、耳痛等症状待查诊断。主要误诊疾病见表 11-2-3。

表 11-2-3　胃食管反流病主要误诊疾病

误诊疾病	误诊例次	百分比(%)	误诊疾病	误诊例次	百分比(%)
冠心病	1 504	31.04	胃炎	16	0.33
支气管哮喘	963	19.87	自主神经功能紊乱	15	0.31
咽喉炎	961	19.83	慢性阻塞性肺疾病	14	0.29
支气管炎	955	19.71	食管癌	14	0.29
肺炎	86	1.77	心力衰竭	12	0.25
上呼吸道感染	62	1.28	营养不良	11	0.23
心肌炎	36	0.74	鼻窦炎	11	0.23
间质性肺疾病	23	0.47	胃肠痉挛	10	0.21
心脏神经症	21	0.43			

3. 容易误诊为 GERD 的疾病　经对误诊疾病数据库全库检索发现,有 103 篇文献 36 种疾病共 357 例曾经误诊为 GERD,居前三位的疾病为肋软骨炎、急性心肌梗死和食管癌,主要病种见表 11-2-4。尚有少数病例最终确诊为:食管裂孔疝、胰腺癌、早期复极综合征、胃扭转、急性胰腺炎、

睡眠呼吸暂停低通气综合征、支气管炎、抽动秽语综合征、肺癌、咽喉结核、支气管结核、艾滋病、肠阿米巴病、慢性肾功能不全、双硫醒反应、癫痫、多脑神经疾病、脑胶质瘤、胃肠道非霍奇金淋巴瘤、肠系膜上动脉综合征、蛔虫病、胃泌素瘤、胃憩室、食管痉挛。

表 11-2-4　容易误诊为胃食管反流病的疾病

确诊疾病	例　数	百分比(%)	确诊疾病	例　数	百分比(%)
肋软骨炎	69	19.33	抑郁症	11	3.08
急性心肌梗死	50	14.01	主动脉夹层	9	2.52
食管癌	41	11.48	躯体形式障碍	8	2.24
支气管哮喘	39	10.92	食物过敏反应	8	2.24
鼻后滴流综合征	35	9.80	颈椎病	6	1.68
甲状腺功能亢进症	21	5.88	胃癌	5	1.40
心绞痛	17	4.76			

4. 医院级别　本次纳入统计的 4 726 例 GERD 误诊 4 846 例次,其中误诊发生在三级医院 1 437 例次(29.65%),二级医院 2 963 例次(61.14%),一级医院 390 例次(8.05%),其他医疗机构 56 例次(1.16%)。

5. 确诊手段　本次纳入的 4 726 例 GERD 例中,3 423 例(72.43%)内镜下肉眼所见确诊,68 例(1.44%)内镜下活检确诊;227 例(4.80%)消化道钡剂造影检查确诊;255 例(5.40%)根据症状体征及医技检查;259 例(5.48%)经食管测酸、测压等特异性检查确诊;94 例(10.45%)临床试验性治疗后确诊。

6. 误诊后果　本次纳入的 4 726 例 GERD 中,4 672 例文献描述了误诊与疾病转归的关联,54 例预后与误诊关联不明确。按照误诊数据库对误诊后果的分级评价标准,可统计误诊后果的病例中,4 613 例(98.74%)为Ⅲ级后果,未因误诊误治造成不良后果;59 例(1.26%)造成Ⅱ级后果,因误诊误治导致病情迁延。由于 GERD 是一种良性疾病,部分患者为慢性疾病,故多数误诊误治未造成不良后果,但所收集的文献中尚不能准确反映因误诊而增加对患者工作、生活质量影响以及对经济负担等的影响。

三、误诊原因分析

依据本次纳入的 182 篇文献提供的误诊原因出现频次,经计算机统计归纳为 12 项,其中经验不足而缺乏对 GERD 的认识为最常见原因,见表 11-2-5。

表 11-2-5　胃食管反流病误诊原因

误诊原因	频　次	百分率(%)	误诊原因	频　次	百分率(%)
经验不足,缺乏对该病的认识	137	75.27	医院缺乏特异性检查设备	13	7.14
诊断思维方法有误	86	47.25	对专家权威、先期诊断的盲从心理	9	4.95
问诊及体格检查不细致	85	46.70	多种疾病并存	8	4.40
未选择特异性检查项目	66	36.26	患者主述或代述病史不确切	5	2.75
缺乏特异性症状、体征	48	26.37	药物作用的影响	3	1.65
过分依赖辅助检查结果	16	8.79	患者或家属不配合检查	1	0.55

1. 经验不足而缺乏对 GERD 的认识,诊断思维方法有误　GERD 是极具异质性的疾病,故有食管症状综合征、食管外症状综合征和胃食管喉气管综合征等概念。不同的患者往往具有不同的

症状和并发症组合。其症状除消化系统表现外,常突出表现于其他系统,如上气道、下气道和口腔,又由于食管大部分位于胸腔,故常极似心胸循环系统表现。患者往往就诊于症状表现的相关科室,由于分科过细,且医师缺乏跨学科临床思维,有相关知识但缺乏实践经验,极易导致患者反复求医却误诊、误治,疗效不佳。

本研究显示 GERD 误诊为支气管哮喘、支气管炎和咽喉炎等咽喉气道疾病的比例高达 59.41%。GERD 虽为一种常见病,但出现其引起的鼻咽喉、气道以至肺部表现,此类患者必然到呼吸或耳鼻咽喉科就诊,医师往往仅专注于明显影响患者健康的呼吸道症状,却忽略了 GERD 的诊断和相关性的探寻,故极易被误诊为呼吸系统、耳鼻咽喉等疾病。而消化科及反流专科又看不到主诉呼吸和耳鼻喉症状的患者。即使注意到了胃食管反流的情况,又因为给予 PPI 试验性治疗无明显疗效就过早得出与胃食管反流不相关的结论,殊不知 PPI 试验性治疗对于食管外症状的诊断敏感性是非常有限的,从而使患者失去了病因诊断和治疗的机会。

从本研究归纳的 GERD 误诊为冠心病高达 31.04%。由于食管、胃、十二指肠、肝、胆等器官的感觉神经纤维在体表和皮肤的定位相互重叠,且心脏感觉与胆、胃感觉神经纤维在感觉管理上有弥散,通过脊髓调节反射,消化系统疾病刺激迷走神经,可反射性地引起冠状动脉收缩,致使心肌血供受到影响而发生心绞痛,出现心电图改变。此外,由于消化系统病变的疼痛可放射至上胸部、颈部、下颌等部位,患者首诊于心内科,由于医生和患者更多警惕心绞痛,按照冠心病药物治疗往往无效,反复发作并反复检查,多数冠状动脉造影无明显异常,部分患者甚至进行了冠状动脉造影并放置了多枚支架,但症状仍不缓解。胸痛患者应先排除心脏因素后再进行胃食管反流评估,人群调查发现胸痛的发病率为 20.6%。非心源性胸痛的发病率约为 13%,50% 以上非心源性胸痛为胃食管反流所致且通常合并其他反流症状。故胸痛患者应积极考虑 GERD,需先排除心脏等因素后再进行胃食管反流评估,应详问可能合并的反酸、胃灼热等典型反流症状,PPI 试验性治疗被认为是简单有效的方法,敏感性和特异性均可达 85%,未能明确的患者可进一步行胃镜、食管高分辨率测压和反流监测等检查。

2. 问诊及体格检查不细致,缺乏特异性症状、体征　有明显典型胃食管反流症状的 GERD 诊断相对容易,而食管外症状缺乏特异性,其诊断相对困难。怀疑为食管外症状仍应从详细的病史询问开始。约 59.2% 的哮喘患者合并有反流、胃灼热等 GERD 典型症状。26.6% 的 COPD 患者有白天和(或)夜间 GERD 症状。国内对 69 例特发性肺纤维化患者的研究发现其中 49.3% 合并有胃灼热症状。

然而应该指出的是,有食管外症状的患者常无反酸、胃灼热症状,即所谓"静默反流(silent reflux)"。哮喘中对于不同哮喘严重程度和检测方法,无症状性的酸反流的发生率为 10%～62%。而约 75% 的胃食管反流相关性咳嗽无胃灼热等症状。故除详问病史外应寻求进一步的客观检查,以避免漏诊和误诊。

胃食管反流引起的胸痛常缺乏特异性的体征,而心血管系统疾病引起的胸痛常有明显的症状和体征,如果心血管系统体征阴性,进一步积极检查和治疗可排除心血管系统疾病。应同时或进一步问诊胃食管反流相关症状及 PPI 试验性治疗,必要时还应进行 GERD 专科检查。

3. 未选择特异性检查项目,过分依赖或迷信医技检查结果　GERD 的检查项目包括功能性的胃镜、钡剂造影和结构性的反流监测、食管测压、闪烁显像。胃镜及镜下活检可直观显示食管炎和 Barrett 食管等食管病变,还可观察贲门的松弛情况及食管裂孔疝,是 GERD 的基本检查。如有反流性食管炎则很自然诊断为 GERD,但其 GERD 合并食管炎的概率仅为 30%,而真性 NERD 却高达 40%,故应结合特异性较高的反流监测进一步确诊,见表 11-2-6。GERD 合并食管裂孔疝的患者较无食管裂孔疝的患者更易出现反流症状。55%～94% 的反流性食管炎患者合并有食管裂孔疝,明显高于 NERD 患者(13%～59%),而且严重食管炎患者合并食管裂孔疝的比例更高(图 11-2-4)。

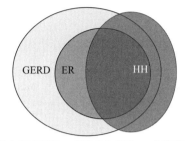

○胃食管反流病 ◐反流性食管炎 ●食管裂孔疝

图 11-2-4　胃食管反流病、反流性食管炎和食管裂孔疝相互关系

24 h pH 监测是目前使用最广泛并作为"金标准"的 GER 检测手段,单通道或双通道主要反映食管内酸性反流物的活动参数及与症状的相关性;阻抗-pH 检查则可进一步测出酸性和非酸性反流、反流物的性质(液体或气态)及反流的高度,有助于提高 GERD 诊断的敏感性以及难治性 GERD 的诊治,但事前必须明确仪器处于正常状态,否则导致更多误诊;而对于食管外反流,咽喉反流监测(oropharyngeal pH monitoring)显示出来较高的特异性,并有助于指导抗反流治疗。要知道咽喉反流是胃食管反流的中心部分,无非是掐头(胃食管)去尾(气道)。舒适度较好且可延长监测时间(72 h)的 pH 胶囊监测法可提高 GERD 诊断的阳性率,有助于鉴别 GERD 和功能性胃灼热等,但价格昂贵。

表 11-2-6　基于内镜和阻抗-pH 监测的 GERD 分类

胃食管反流亚分类(比例)
糜烂性 GERD(约 30%)
内镜下可见黏膜缺损
真性 NERD(约 40%)
有典型的 GERD 症状;镜检查阴性;阻抗-pH 检查示异常酸暴露
酸过敏感食管(约 20%)
内镜检查阴性;阻抗-pH 检查示酸暴露正常,而症状与酸反流相关(SI>50%,SAP>95%)
非酸过敏感食管(约 15%)
内镜检查阴性;阻抗-pH 检查示酸暴露正常,而症状与非酸反流相关(SI>50%,SAP>95%)
功能性胃灼热(约 25%)
胃灼热但对 PPI 无应答;内镜检查阴性;阻抗-pH 检查示酸暴露正常,而症状与各类反流均无相关(SI<50%,SAP<95%)

高分辨率测压可反映出食管功能的异常,显示出上下食管括约肌和食管体部压力及其传送和清除食管内容物的能力,多被推荐作为 GERD 的术前检查,以及鉴别各种食管动力性疾病,另外该检查对于食管裂孔疝的诊断也有较好的敏感性;上消化道造影也可反映食管功能、反流情况、食管裂孔疝以及排除上消化道梗阻和肿瘤等,但检查时间短,受检查者影响较大,敏感性不高。

PPI 试验简便、有效,可作为 GERD 的初步诊断方法。PPI 试验的敏感度可达 78%,但是特异度略低。该方法可操作性强,特别对于缺乏特异性检查手段的单位或患者惧怕检查的情况有较高的临床实践意义。同时值得注意的是 PPI 试验对于食管外症状的敏感性较低,PPI 试验阴性应进一步行胃食管反流筛查。

以上数种检查手段可准确反映食管的功能和胃食管反流发生的情况并准确诊断 GERD。另外应该指出的是,传统的内镜检查和食管内反流监测等方法用于 GERD 的诊断标准很大程度上已经不能适应食管外反流的诊断,这从某种程度上制约了对食管外症状的诊治和研究,但它们所提供的食管异常参数仍是 GERD 食管外症状抗反流治疗的重要依据。

四、防范误诊措施

1. 提高对本病的认识 本研究显示,误诊率随医院级别的下降而明显上升。这在一定程度上反映了对 GERD 认识率低,对其危害性不够重视,GERD 是一个发病率为 10% 左右的常见病,约 50% 的 GERD 应考虑以慢性病管理,30%~35% 的 GERD 可视为外科疾病。在医学生的教育中应把 GERD 作为一个重要的常见病进行介绍。加强流行地区人口卫生宣教工作,不断提高医师对 GERD 的认识。

2. 重视鉴别诊断 GERD 很容易误诊为其他疾病,反之有 GERD 相似表现的疾病亦可被首诊误诊成 GERD。通过对目前数据库提炼统计,本数据库中首诊误诊为 GERD 病例有 357 例,为 GERD 被误诊为其他疾病的病例数(4 726 例)的 7.6%,共涉及近 38 个病种。表明 GERD 相对较易被误诊为其他疾病,而其他疾病被误诊为 GERD 的情况也不可忽视。

本研究显示 GERD 引起的胸痛常被误诊为其他疾病,而其他疾病引起的胸痛也亦常被误诊为 GERD,如肋软骨炎(骨科疾病),急性心肌梗死和主动脉夹层(心血管疾病)等。呼吸系统和耳鼻喉疾病,亦可被误诊为 GERD 的食管外症状。消化系统疾病中的食管癌以消化道症状(如反酸、胃灼热等)为主要表现而吞咽困难等症状不明显,未经进一步检查可被误诊为 GERD。值得注意的是某些精神心理疾病(抑郁症、躯体形式障碍、抽动秽语综合征、癫痫等)可主诉为 GERD 相关症状,从而造成误诊。肠道症状为主要表现的甲亢首诊时也可因反酸、呕吐、腹胀等症状被误诊为 GERD,经抗反流治疗无效及后续甲亢检查而得以正确诊断。

本研究显示,被误诊为 GERD 的疾病的症状常与 GERD 交叉,对疾病的认识不足和检查不充分仍是造成误诊的重要原因。当以上消化道为突出表现,或表现为胸痛,或表现为食管外症状时可被误诊为 GERD,而后续的抗反流治疗往往无效,再经过相应的专科检查才得以纠正诊断。故对于诊断为 GERD,而抗反流效果不佳甚至加重的患者应考虑其他疾病的可能,并积极采取进一步的检查纠正诊断。

3. 选择恰当检查方法 本统计显示,特异性检查作为 GERD 诊断的方法仅为 5.48%,而内镜仍是用于 GERD 诊断的主要方法(占 72.43%)。另外,采用临床实验性治疗和钡餐造影等影像学检查确诊的比例也很低。可见特异性检查手段并未普及,原因可归结为对该病的认识率低造成特异性检查率低,检查舒适度差和价格昂贵也是重要原因。另外,现有的 GERD 检查手段对于食管外症状的诊断仍有明显的局限性,故仍需研究和发明更有效食管外反流的检查方法。

临床医生对于 GERD 食管外症状和不典型症状的认识最为不足。故对 GERD 的认识不能仅停留在反流、胃灼热等典型症状上。应认识到食管外症状和不典型症状亦是 GERD 的常见症状,深入认识和研究对人体健康和生活危害更大的食管外症状和不典型症状迫在眉睫。另外,一些以上消化道症状为首发症状、胸痛、耳鼻喉和呼吸道症状为主要表现的疾病应注意 GERD 的合并情况,注意鉴别诊断,在抗反流治疗效果不佳时考虑其他疾病可能,并进一步检查加以确诊。

(胡志伟 吴继敏)

第三节 食管裂孔疝

一、概述

1. 定义及发病率 食管裂孔疝是指腹腔内脏器(主要是胃)通过膈食管裂孔进入胸腔所致的疾病。食管裂孔疝是膈疝中最常见的,约占 90% 以上。食管裂孔疝多无症状或症状轻微,因而难以得出其确切的发病率。一般认为本病的发病率随年龄的增长而增加,有报道认为 40 岁以下的发病率为 9%,50 岁以上达 38%,60 岁以上高达 67%。本病女性多于男性,男女之比约为 1:(1.5~3),但也有报道男性略多于女性或者男女发病率相近。

2. 临床分型 本病有先天性和后天性两种,后者占绝大多数。先天性食管裂孔疝主要是由于发育不良所致,如膈肌右脚部分或全部缺失、膈食管裂孔较正常宽大松弛等。后天性食管裂孔疝往往因膈食管膜、食管周围韧带的松弛和腹腔内压力增高而诱发,常常由于年龄、腹腔内压力升高、食管痉挛、手术和外伤等造成。临床一般将其分为四型:① 滑动型裂孔疝:此型最常见,约占 80%~90%。腹段食管和胃底的一小部分疝入胸腔,也可回复,多在平卧时出现站立时消失。由于膈下食管段、贲门部经松弛的膈食管裂孔滑入胸腔,使正常的食管-胃交接锐角(His 角)变钝,同时食管下段正常的抗反流机制被破坏,故易并发不同程度的胃-食管反流而出现症状。② 食管旁裂孔疝:患者膈食管裂孔的左前缘薄弱或者缺如,而膈食管膜尚未破坏,通常表现为胃底大弯侧从食管的左前方疝入胸腔,腹膜和胃-结肠大网膜也可受牵拉,通过扩大的食管裂孔进入纵隔,形成完全性疝囊。③ 混合型裂孔疝:最为少见,通常是由膈食管裂孔过大引起,食管-胃连接处移位膈上,胃的疝入部分较大,有时可达胃的 1/3,甚至整个胃及部分网膜,偶尔有部分结肠随之疝入。④ 裂孔疝伴短食管:卧位或立位贲门均固定在膈上,疝囊呈钟形,食管过短通常由慢性食管炎引起,部分因食管下段切除术后将胃囊拉入胸腔引起。

3. 临床表现及治疗原则 临床表现为胃灼痛、反酸、吞咽困难及疼痛、上腹痛和各种压迫症状等,查体时巨大食管裂孔疝者可在胸部叩出不规则鼓音区和浊音区,饮水或被振动时,胸部可听到肠鸣音及振水音,同时可能会有反流性食管炎、上消化道出血、食管-冠状动脉综合征等并发症。本病诊断主要依据 X 线及内镜检查。滑动型食管裂孔疝可无症状,也不必采取特殊治疗,有反流性食管炎者可按胃食管反流病治疗。有症状者大多经过内科治疗后可以得到不同程度的缓解,外科手术可修补解剖缺损的食管裂孔疝。

二、诊断标准

凡具有上述症状且年龄较大,体型肥胖并有腹压增高因素者,应警惕本病。诊断主要依据 X 线及内镜检查。X 线钡剂造影检查对诊断食管裂孔疝有实用价值,但常需要手法帮助才能显示出疝,具体包括:① 直接征象:膈上出现疝囊、膈上可见食管胃环(Schatzki 环)、膈上见到胃黏膜、食管下括约肌升高收缩征。② 间接征象:膈食管裂孔增宽、功能收缩环收缩和上举、食管胃角变钝。上述直接征象若具备一项或一项以上时,滑动型裂孔疝的诊断即可确立。

内镜检查不作为诊断本病的常规方法,但以下几点可作为参考:① 齿状线上移,距膈裂压迹 3 cm 以上;② 贲门食管角变钝;③ 胃底变浅或消失;④ 食管下段黏膜充血或糜烂;⑤ 贲门口松弛,附近的胃底黏膜充血;⑥ 在恶心反胃时可见大块橘红色黏膜疝入食管腔内。

食管功能检查方法包括食管腔内测压、酸清除试验、酸灌注试验、pH 持续监测,这些检查均不能直接发现裂孔疝的存在,但有助于评估患者食管、胃的功能状态。研究已经证实食管裂孔疝患者的食管下括约肌压力降低。

三、误诊文献研究

1. 文献来源及误诊率　2004—2013 年发表在中文医学期刊并经遴选纳入误诊疾病数据库的食管裂孔疝误诊文献共 44 篇,累计误诊病例 273 例。3 篇文献可计算误诊率,误诊率 23.73%。

2. 误诊范围　本次纳入的 273 例食管裂孔疝误诊为 17 种疾病 274 例次,其中居前三位的误诊疾病为冠心病、胃炎、食管炎,少见的误诊疾病包括肺炎、肺癌、肺囊肿、纵隔肿瘤、先天性短食管、上消化道出血、急性胰腺炎,4 例漏诊。具体见表 11-3-1。

表 11-3-1　食管裂孔疝主要误诊疾病

误诊疾病	误诊例次	百分比(%)	误诊疾病	误诊例次	百分比(%)
冠心病[a]	139	50.73	围绝经期综合征	6	2.19
胃炎	31	11.31	胃食管反流病	4	1.46
食管炎	21	7.66	肺脓肿	4	1.46
消化性溃疡	19	6.93	肺炎	3	1.09
食管癌	17	6.20	肺癌	3	1.09
胆石病	8	2.92	肺囊肿	3	1.09
支气管炎	7	2.55			

注:a 其中 7 例误诊为急性冠状动脉综合征。

3. 确诊手段　本次纳入的 273 例食管裂孔疝中,115 例(42.12%)经内镜下肉眼所见确诊,经手术肉眼所见确诊 6 例(2.20%),151 例(55.31%)经 X 线钡剂造影检查确诊,1 例(0.37%)经 CT 检查确诊。

4. 误诊后果　按照误诊数据库对误诊后果的分级标准评价,纳入本次研究的 273 例食管裂孔疝误诊后果均为Ⅲ级,发生误诊、误治未造成不良后果。

四、误诊原因分析

依据本次纳入的 44 篇文献分析的误诊原因出现频次,经计算机统计归纳为 11 项,以经验不足而缺乏对该病的认识、未选择特异性检查项目为主要原因,见表 11-3-2。

表 11-3-2　食管裂孔疝误诊原因

误诊原因	频次	百分率(%)	误诊原因	频次	百分率(%)
经验不足,缺乏对该病的认识	32	72.73	患者主述或代述病史不确切	2	4.55
未选择特异性检查项目	23	52.27	并发症掩盖了原发病	1	2.27
问诊及体格检查不细致	15	34.09	对专家权威、先期诊断的盲从心理	1	2.27
诊断思维方法有误	13	29.55	药物作用的影响	1	2.27
过分依赖辅助检查结果	9	20.45	影像学诊断原因	1	2.27
缺乏特异性症状、体征	6	13.64			

1. 经验不足缺乏对该病的认识　食管裂孔疝与消化性溃疡、食管炎症状相似,但该病发病率不高,临床医生对其认识不足,一般教科书中亦无专门介绍,未能引起临床医生的重视,在诊断疾病时习惯于考虑常见多发病,而忽略本病的诊断。食管裂孔在第 10 胸椎水平、主动脉裂孔的左前

方,有食管和迷走神经左右干通过。一般由右膈脚的肌纤维环绕食管,膈肌收缩时可压迫食管远侧端,有助于防止胃内容物反流。本病易发生于 50 岁以上的中老年人,尤其在肥胖者或具有腹压增高因素者,如腹水、妊娠、习惯性便秘、脊柱后凸畸形、弯腰负重、长期咳嗽、腹部撞击史及胃大部切除手术、食管手术等易发生。

2. 未选择特异性检查项目 胃镜检查时未向胃内注入气体,或注入气体出现气腹征后只满足于常见的胃、十二指肠溃疡穿孔的诊断,没有想到有食管裂孔疝的可能,未选择消化道钡餐造影及有针对性的鉴别检查。而行上消化道 X 线钡餐透视时未采用特殊体位检查也易误诊。行 X 线钡餐透视检查需采用抬腿腹部加压法、卧位转换体位法、头低足高连续服钡法,其关键是头低位、右侧卧、深吸气时进行检查。

3. 问诊及体格检查不细致 因部分患者表现为腹痛,临床把注意力集中在腹部检查上,往往忽视了可能存在的病史和体征,忽略了对颈胸部的检查和胸部的 X 线检查。食管裂孔疝症状多为非特异性,特别当疝嵌入食管裂孔时,可有胸闷、憋气、胸痛的症状,酷似心绞痛,因而极易误诊为心血管疾病。

4. 其他误诊原因 有部分患者可能出现气喘、气急、咳嗽、发绀等压迫症状,容易误诊为支气管炎、肺癌、肺囊肿、肺炎等呼吸系统疾病;有些患者缺乏特异性症状、体征,且合并有其他疾病,掩盖了该病症状、体征也容易发生误诊。如食管裂孔疝有时可并发食管-冠状动脉综合征,易误诊为冠心病或者是急性冠状动脉综合征等具有胸前区不适症状的疾病。此外,诊断思维方法有误、过分依赖或迷信医技检查结果也是造成部分病例误诊的原因之一。

五、防范误诊措施

1. 重视与心血管疾病的鉴别 要减少对该病的误诊,临床首先要加强专业知识的学习,要对食管裂孔疝有全面详细的理解和认识;其次,对一些症状表现颇似心绞痛者,如胸骨后或剑突下烧灼感或烧灼痛,可扩散至背、左肩臂等处,且症状多在饱餐后发生,但症状可因站立、散步、呕吐食物而缓解,因平卧、弯腰、咳嗽而诱发或加重,需要与典型心绞痛相鉴别。分析原因可能是由于疝到膈上的胃牵拉膈右脚引起剑突深部锐痛,可放射到背部或左肋缘。当疝入胸内的胃直接压迫心脏,症状酷似心绞痛;也可能是疝囊疝入食管裂孔处移动、扭转,刺激迷走神经,反射性引起冠状动脉痉挛导致供血不足。通常此类胸痛发作时心电图、冠状动脉造影均正常;卧位时症状加重,立位时症状减轻或消失;使用 H 受体阻断剂和抗胃食管反流的药物可使胸痛缓解,硝酸甘油疗效不佳。

2. 加强与其他消化系统疾病的鉴别 如临床表现酷似食管炎、胃炎、食管癌或溃疡病,接诊此类患者需常规行消化道造影检查,往往能够提示本病的某些特点,倘若还是鉴别有困难可进一步行消化道内镜检查,必要时可取活检,往往能够取得较好的结果。另外,右上腹痛、恶心呕吐易误诊为胆囊炎、胆石症。右上腹痛是由于疝囊在膈食管裂孔上、下滑动,刺激迷走神经反射性引起右上腹痛,可通过相关的胆囊疾病的体征和症状进行鉴别。例如 Murphy 征阳性往往提示胆囊病变,而对于食管裂孔疝最佳的诊断方法需借助消化道造影(必要时采取特殊体位)和胃镜的检查。怀疑食管裂孔疝时选择 X 线检查要注意取头低脚高、卧位转体位、腹部加压等,注意选择效果良好的特异性检查项目,能够有效的诊断该病,并注意检查过程中体位的选择,以减少该病的误诊误治。

(陶开山 李 霄 蒲 猛)

第四节　自发性食管破裂

一、概述

1. 定义及发病率　自发性食管破裂是指非外伤性引起的、食管内压骤然增高而造成的食管壁局部或全层断裂,由荷兰医师 Hermann Boerhaave 于 1724 年首次描述,因此又被称布尔哈夫综合征(Boerhaave Syndrome)。该病是一种临床发病率很低的胸外科急症,发病率仅为 1/6 000。但因临床表现无特异性,易误诊而延误治疗,甚至死亡。

2. 病因　近年随着社会经济的发展、生活水平的提高及饮食习惯的改变,自发性食管破裂患者逐渐增多。在我国成年男性多见,病因主要为饮酒和饱餐后剧烈呕吐。由于食管缺乏浆膜结构,尤其下段食管壁肌层为较薄弱的平滑肌,同时食物也易停留于下段食管,因此,自发性食管破裂好发于食管下段 1/3 部位。下段食管毗邻左侧胸膜,故食管破裂穿孔多发生于左侧。若食管本身有炎症、溃疡等疾病时,更易发生破裂。

3. 临床表现　自发性食管破裂常见的临床表现包括剧烈胸痛、胸闷、呼吸困难、发热、液气胸、纵隔气肿或皮下气肿等,还可表现为少见的脓毒性休克、吞咽困难及上消化道出血等。该病主要表现为剧烈呕吐后出现剧烈胸痛、胸闷、呼吸困难、液气胸、纵隔气肿或皮下气肿等,其中呕吐、胸痛和皮下气肿为典型三联征。自发性食管破裂又分为食管壁间血肿、食管贲门黏膜撕裂(即 Mallory Weiss 综合征)、食管壁完全性破裂(Boerhaave 综合征)。患者发病前往往有暴饮暴食史,随后强迫性呕吐,出现严重的胸痛、低血压、休克等症状。

4. 治疗原则　早期确诊、及时手术是决定自发性食管破裂预后的关键因素。早期行食管修补手术是有效的手术方式。对于发病 24 h 以内的食管破裂口,若黏膜活力良好,清创缝合成功率较高,可直接修补。内镜下置入覆膜金属支架或蛋白胶封堵夹闭破裂口是目前治疗食管破裂的新方法,具有创伤小、费用低等优点。支架置入后可以封堵食管破裂口,同时开放饮食,既可保证肠内营养要素的供应,又可减少对破裂口的化学刺激,减轻炎性反应,利于破裂口的早期愈合。

但是多数自发性食管破裂确诊时已错过最佳手术时机,感染程度和食管壁的炎性水肿是影响预后更重要的因素。因此,一旦确诊或高度怀疑本病,应立即进行手术治疗,放宽手术指征,尽早手术。对于非急性、感染迹象少、影像学检查提示穿孔波及范围较局限、病情稳定的病例,可采取非手术治疗,密切观察病情变化。一旦症状恶化,必须及时采取手术治疗。但临床对手术方式有较大的争议。有主张行食管破裂切除食管胃吻合术即切除术,也有人主张行修补术、分流术。但国外有文献主张食管破裂后就诊时间在 12～24 h 者,应采用修补术;国内也有报道,如果破裂时间短、感染不严重,食管修补仍可以成功。对于确诊时间晚、全身情况差不能耐受开胸手术的患者,可采用非手术保守治疗,包括空肠造瘘、肠内营养支持、胸腔闭式引流处理脓胸、覆膜支架植入、积极应用广谱抗生素防治感染等。胸腔内注入纤溶酶原激活剂可通过溶解纤维蛋白,液化脓性物质,减少或清除胸膜粘连或间隔的形成,增加引流量。

二、诊断要点

本病诊断需依据病史、临床表现及影像检查作出。对于剧烈呕吐后急性发作的胸痛、上腹痛、呼吸困难、颈部皮下气肿、纵隔气肿及发热的患者应即刻行胸部 X 线检查,如发现胸腔积液或气胸、纵隔增宽等,应高度怀疑自发性食管破裂,此时行胸腔穿刺即可明确诊断。自发性食管破裂常用的确诊手段为食管碘剂造影、胸腔穿刺或引流及口服亚甲蓝染色、CT、内镜检查及剖胸探查等。发病48 h后胸部 X 线检查提示阶梯样液平面时，应及时行食管钡剂造影检查。胃疝多为孤立的胃泡影，而长跨度的孤立的阶梯状气液平面是纤维素膜分隔小房形成的 X 线特征。食管破裂 X 线征象可概括为：① 纵隔气肿及皮下气肿；② 纵隔增宽及纵隔内液气平面；③ 胸腔积液及液气胸；④ 肺不张及肺炎。上述征象缺乏特异性，无法明确诊断，且会出现假阴性。颈椎侧位检查对怀疑颈段食管破裂意义较大。

口服泛影葡胺食管造影可以确定破裂口的部位和长度，但由于食管破裂口的痉挛、组织水肿，仍有 10%～36% 的假阴性。CT 典型表现为破裂区食管周围可见不规则软组织块影，内见气体或液体积聚，局部食管管壁不规则增厚。与食管造影检查相比，CT 空间和密度分辨率高，对于脂肪间隙中的小气泡和包裹积液内的少量气体 CT 不宜遗漏；对于管腔外液体、血肿或脓肿鉴别，CT 更具有无可比拟的优势。此外，CT 可清晰显示食管周围、纵隔及胸腔积液性质及范围，是否合并肺部感染或胸膜增厚，是否有脓肿形成，指导临床合理选择手术或综合治疗方案。根据食管破裂部位、病因选择不同检查方法。怀疑食管异物引起食管破裂者应首选 CT 检查。因为 CT 对食管异物敏感性和特异性高，可清晰显示异物位置、形态、大小。对高度怀疑有食管破裂者，条件允许时可行胃镜检查评估食管情况。此外，胸腔引流液中出现食物残渣也是强有力的诊断证据。

三、误诊文献研究

1. 文献来源及误诊率　2004—2013 年发表在中文医学期刊并经遴选纳入误诊疾病数据库的自发性食管破裂误诊文献共 72 篇，累计误诊病例 319 例。22 篇文献可计算误诊率，误诊率 53.03%。

2. 误诊范围　本次纳入的 319 例自发性食管破裂误诊为 30 种疾病共 335 例次，居前三位的误诊疾病为脓胸、消化道穿孔、自发性气胸。少见的误诊疾病包括异位妊娠、支气管哮喘、肺癌、慢性阻塞性肺疾病、甲状腺功能亢进症、慢性肾功能不全、泌尿系结石、上消化道出血、神经症。从误诊疾病谱分析，较多病例仅作出脓胸、气胸、胸膜炎、肺脓肿等并发症的诊断，漏诊食管破裂。主要误诊疾病见表 11-4-1。

表 11-4-1　自发性食管破裂主要误诊疾病

误诊疾病	误诊例次	百分比（%）	误诊疾病	误诊例次	百分比（%）
脓胸	49	14.63	肺栓塞	4	1.19
消化道穿孔	48	14.33	急性胃肠炎	4	1.19
自发性气胸	47	14.03	肺炎	4	1.19
胰腺炎	47	14.03	乳糜胸	3	0.90
冠心病[a]	30	8.96	肠梗阻	3	0.90
液气胸	27	8.06	支气管断裂	2	0.60
胸膜炎	24	7.16	贲门癌	2	0.60
急腹症	10	2.99	食管贲门黏膜撕裂综合征	2	0.60
主动脉夹层	6	1.79	肺脓肿	2	0.60
腹膜炎	5	1.49	纵隔气肿	2	0.60
胆囊炎胆石病	5	1.49			

注：a 其中误诊为急性心肌梗死 10 例。

3. 医院级别　本次纳入统计的 319 例自发性食管破裂误诊 335 例次，其中误诊发生在三级医院 182 例次（54.33%），二级医院 122 例次（36.42%），一级医院 31 例次（9.25%）。

4. 确诊手段 本次纳入的 319 例自发性食管破裂中,120 例(37.62%)经手术肉眼所见确诊,79 例(24.76%)经胸腔穿刺确诊,16 例(5.02%)经内镜下肉眼所见确诊,102 例(31.97%)经 X 线造影检查确诊,2 例(0.63%)经 CT 检查确诊。

5. 误诊后果 本次纳入的 319 例自发性食管破裂中,279 例文献描述了误诊与疾病转归的关联,40 例预后与误诊关联不明确。按照误诊数据库对误诊后果的分级评价标准,可统计误诊后果的病例中,223 例(79.93%)为Ⅲ级后果,未因误诊、误治造成不良后果;7 例(2.51%)造成Ⅱ级后果,手术扩大化或不必要的手术;49 例(17.56%)造成Ⅰ级后果,均为死亡。

四、误诊原因分析

依据本次纳入的 72 篇文献分析的误诊原因出现频次,经计算机统计归纳为 6 项,其中经验不足而缺乏对该病认识为最主要原因,见表 11-4-2。

表 11-4-2 自发性食管破裂误诊原因

误诊原因	频 次	百分率(%)	误诊原因	频 次	百分率(%)
经验不足,缺乏对该病的认识	56	77.78	诊断思维方法有误	21	29.17
问诊及体格检查不细致	31	43.06	缺乏特异性症状、体征	16	22.22
未选择特异性检查项目	28	38.89	过分依赖辅助检查结果	12	16.67

1. 经验不足及缺乏对该病的认识 初诊医师经验不足,缺乏对该病的认识,对该病的发病原因、病理生理、临床表现和医技检查等缺乏足够的认识。饮酒和饱餐后剧烈呕吐是自发性食管破裂的主要诱因,但并非所有患者都具有典型的呕吐、胸痛等表现。自发性食管破裂的临床表现缺乏特异性,与急性心肌梗死、心绞痛、急性胰腺炎、消化道溃疡穿孔有相似处,极易误诊。

2. 问诊及体格检查不细致 问诊时未详细了解患者有无诱发自发性食管破裂的病史,如暴饮、暴食、剧烈呕吐等。自发性食管破裂的临床表现缺乏特异性:恶心、呕吐、上腹疼痛等症与急腹症、消化道溃疡穿孔、心绞痛与急性冠状动脉综合征的临床表现极为相似,易误诊。

3. 未选择特异性检查项目 如初诊医师接诊时过于关注其他疾病的表现,如忽略呕吐为自发性食管破裂的诱因及临床表现,片面强调胸痛、腹痛等症状可能是其他常见疾病所致,忽略自发性食管破裂也有这些症状、体征,未进行食管造影检查等特异性影像学检查,如或对检查结果未认真分析,对临床症状、体征及医技检查缺乏综合判断均可能导致误诊为脓胸、气胸及消化道穿孔等急腹症,造成误诊甚至误治。

4. 其他误诊原因 有文献提供的误诊病例中就有被误诊为急腹症(上消化道穿孔、急性坏死性胰腺炎)而行剖腹探查者,因术中探查未见原发病灶,转入胸外科方得以正确的诊治,故手术中探查不细致是本组部分病例误诊的原因之一。诊断思维局限,部分初诊医师虽然有可能考虑到患者的临床表现需要与自发性食管破裂鉴别,但行 X 线片或胸部 CT 检查后却未见病灶,此时初诊医师因过于依赖或迷信医技检查结果而误诊。

五、防范误诊措施

1. 提高对疾病的认识 本病的发病概率很低,但如果诊断不及时,发病超过 48 h,造成治疗的不及时,病死率高达 30%～67%。自发性食管破裂病情发展过程中若漏出的消化液侵及胸膜或纵隔,患者会出现急性加剧的症状;加之纵隔组织疏松,其内发生感染不易控制,极易扩散至患侧、整个胸腔乃至全身,同时多种因素综合作用会导致患者出现严重感染性休克,甚至危及生命。因而早期正确的诊断对患者预后尤为重要。

2. 提高非专科医生对食管破裂的诊断水平　非专科医生接诊,多为基层医生初诊,由于对这种少见的胸外科急症缺乏认识,导致误诊,所以要提高对此病的诊断水平。临床医师应加强对自发性食管破裂的认识,熟悉自发性食管破裂的临床症状、体征。对于急性起病,剧烈呕吐后出现的胸部疼痛、上腹部疼痛者,诊断思维不能仅局限于心肺等常见急重症,应警惕食管破裂的可能。诊断自发性食管破裂需结合临床病史,根据穿孔病因、部位、类型,早期采用非侵入性检查手段食管造影检查胸部 CT、口服亚甲蓝染色及胃镜等检查,可显著提高自发性食管破裂的确诊率。但口服亚甲蓝染色、食管造影均可能出现假阴性结果,临床诊断还需结合病史、体征、医技检查及患者病情变化综合分析。应注意观察患者是否有液气胸、胸腔积液中是否有食物残渣及口服亚甲蓝观察胸腔积液颜色以早期确诊。如临床确实存在疑问,应积极寻找其他方法证实。需要注意的是,自发性食管破裂偶可见上消化道出血、面部肿胀、声音嘶哑、吞咽困难等,需要与溃疡病穿孔、其他原因所致液气胸、急性胰腺炎、急性胸膜炎、急性胆囊炎、心肌梗死、心绞痛、食管憩室、肺动脉栓塞等疾病鉴别。

（牛　磊　费爱华　高刃奇）

第五节　胃　癌

一、概述

1. 流行病学　胃癌是最常见的胃肿瘤,一般认为与幽门螺杆菌感染、环境因素、遗传因素等有关,是源于上皮的恶性肿瘤。在胃的恶性肿瘤中,腺癌占 95%。胃癌发病率和病死率均为各类恶性肿瘤的第一位。亚洲日本、韩国及我国是胃癌高发区,据统计,胃癌排名第 4 位,每年新发病例约 93.3 万人,死亡约 70 万人。胃癌在任何年龄均可发病,但以 40～70 岁最为多见,占 68.1%～82.7%。我国是胃癌的高发区域,每年约有 40 万胃癌新发患者,占世界发病患者数的 42%,且新发胃癌患者呈年轻化趋势,近 5 年来,19～35 岁青年人胃癌发病率比 30 年前翻了一番。在我国大中城市,胃癌死亡率为男性 52.24/10 万,居恶性肿瘤第 2 位,女性 29.26/10 万,居恶性肿瘤的第 3 位,胃癌发病率有一个较恒定的性别比例,一般男女之比约为 2∶1,在青年人中,其性别比例约为 1∶1。胃癌是当前危害我国人民身体健康的重大疾病之一。

2. 发病机制　胃癌的发生、发展是一个多因素、多阶段的过程,从分子遗传学角度来看,分子机制涉及基因组不稳定性、癌基因激活、抑癌基因失活等。癌基因也称转化基因,是指其编码的产物与细胞的肿瘤性转化有关的基因。常见的癌基因包括 C-erbB-2、ras、c-myc 等,其中 C-erbB-2 阳性表达的胃癌细胞的转移性和侵袭性较强,肿瘤较易侵及浆膜层,且容易出现淋巴结转移和腹膜种植,5 年生存率低,预后较差。Wels 等研究发现在胃癌中常有 C-erbB-2 受体的过度表达,ras 基因族在胃癌中也较多见。抑癌基因:当抑癌基因发生突变、缺失而失活时,正常细胞极易在多因素的作用下发生癌变。p53 基因是目前研究最深、最广的抑癌基因,在胃癌中突变率最高。它的失活在胃癌的发生、发展中起着重要作用。

3. 临床表现　早期胃癌多无症状或仅有轻微症状。当临床症状明显时,病变已属晚期。因此,要十分警惕胃癌的早期症状,以免延误诊治。

（1）早期表现:上腹胀痛,食欲减退,消瘦,恶心,呕吐等。上腹不适是胃癌中最常见的初发症状,约 80% 患者有此表现,与消化不良相似,如发生腹痛,一般都较轻,且无规律性,进食后不能缓解。这些症状往往不被患者所重视,就医时也易被误认为胃炎或溃疡病。将近 50％ 胃癌患者都有明显食欲减退或食欲不振的症状,部分患者是因进食过多会引起腹胀或腹痛而自行限制进食的。原因不明的厌食和消瘦,很可能就是早期胃癌的初步症状,需要引起重视。早期胃癌患者一般无明显的阳性体征,大多数患者除全身情况较弱外,仅在上腹部出现深压痛。

(2) 晚期表现:进展期胃癌最早出现的症状是上腹痛,常同时伴有纳差、厌食、体重减轻。当胃癌发展扩大,尤其在浸润穿透浆膜而侵犯胰腺时,可出现持续性剧烈疼痛,并向腰背部放射。癌肿毒素的吸收,可使患者日益消瘦、乏力、贫血,最后表现为恶病质。癌肿长大后,可出现梗阻症状,贲门或胃底癌可引起下咽困难,胃窦癌引起幽门梗阻症状,腹部还可扪及肿块。癌肿表面形成溃疡时,则出现呕血和黑便。至于转移灶如直肠前触及肿块、脐部肿块、锁骨上淋巴结肿大和腹水的出现,更是晚期胃癌的证据。

4. 治疗原则　胃癌的治疗决策和预后是根据胃癌临床分期决定的,同时需参考患者的身体状况和个人意愿,术前状态和合并症是影响治疗抉择和预后的重要因素。早期胃癌和局部进展期胃癌(Ⅱ、Ⅲ期、Ⅳ期 M0)应采取以手术为主的综合治疗:IA 期胃癌(T1N0)可考虑选择黏膜下内镜切除或缩小根治术,术后不需要进行辅助化疗。IB 期胃癌(T1N1、T2N0)应行标准胃癌根治术,除非具有复发转移的高危因素,术后不需要进行辅助化疗。Ⅱ 期胃癌(T1N2、T2N1、T3N0)无论 T 和 N 状态,均应行标准的胃癌根治术,可行术后辅助化疗,但尚无公认的标准方案,需要临床研究确定标准的辅助治疗方案;可开展新辅助化疗的研究。Ⅲ A 期胃癌(T2N2,T3N1,T4N0)需根据 T 和 N 状态行胃癌根治术,可采用新辅助化疗和辅助化疗或进行相关的临床研究。对于 T4 期胃癌,有肉眼残留(R1 手术)的患者预后明显差于无残留者,建议联合脏器切除,以获得 R0 切除,并考虑辅助放化疗。Ⅲ B 期胃癌(T3N2)可根据 T 和 N 状态行标准或扩大的胃癌根治术,淋巴结分期为 N2 者行 D3 手术的生存价值尚不明确,可采用新辅助化疗、辅助化疗、辅助放化疗,或开展相关临床研究。Ⅳ 期胃癌(T4N1～2,N3,M1)采用以化疗为主的综合治疗,可采用姑息化疗、放化疗或最佳支持治疗,必要时进行姑息手术治疗:切除、短路、造口手术(出现肿瘤急症如穿孔、出血、梗阻或卵巢转移等)。

二、诊断标准

1. 纤维内窥镜检查　是诊断胃癌最直接准确有效的诊断方法。可以发现早期胃癌,确定胃癌的类型和病灶浸润的范围,镜检结合病理组织活检是确诊胃癌的金标准。

2. 实验室检查　早期可疑胃癌,游离胃酸低度或缺,如红细胞压积、血红蛋白、红细胞下降,大便隐血(＋)。血红蛋白总数低,白/球倒置等。水电解质紊乱,酸碱平衡失调等化验异常。

3. 影像学检查　X 线表现气钡双重造影可清楚显示胃轮廓、蠕动情况、黏膜形态、排空时间,有无充盈缺损、龛影等。检查准确率近 80％。B 超可了解周围实质性脏器有无转移。CT 检查了解胃肿瘤侵犯情况,与周围脏器关系,有无切除可能。

4. 脱落细胞学检查　有的学者主张临床和 X 线检查可疑胃癌时行此检查。应取胃冲洗液或胃液作沉渣标本,如找到癌细胞,则对诊断很有帮助。

三、误诊文献研究

1. 文献来源及误诊率　2004—2013 年发表在中文医学期刊并经遴选纳入误诊疾病数据库的胃癌误诊文献共 149 篇,累计误诊病例 2 530 例,延误诊断时间最短 7 d,最长 2.14 年。56 篇文献可计算误诊率,误诊率 32.23％。

2. 误诊范围　本次纳入的 2 530 例胃癌误诊为 65 种疾病 2 558 例次,涉及 12 个系统或专科,绝大多数误诊为消化系统疾病,误诊疾病系统分布见表11-5-1。居前三位的误诊疾病为胃炎、胃十二指肠溃疡、胆囊炎及胆石病。少见的误诊疾病包括幽门梗阻、结肠癌、胆囊切除术后综合征、原发性腹膜炎、胃下垂、胃息肉、胃肠道间质瘤、直肠癌、胰占位性病变、胰腺假性囊肿、胰腺癌、病毒性肝炎、布-加综合征、成人Still病、强直性脊柱炎、周围神经病、淋巴瘤、脑血管病、高血压病、胸膜炎、支气管扩张、上呼吸道感染、肺结核、肺癌、肺炎、败血症、腰肌劳损、急性肾衰竭、淋巴结结核、钩虫病、肠道蛔虫病、功能失调性子宫出血、盆腔脓肿、妊娠合并贫血、先兆子痫、先兆流产。83例仅作出贫血、腹痛、腹水、发热等症状查因诊断,24例漏诊,8例初诊诊断不明确。主要误诊疾病见表11-5-2。

表11-5-1 胃癌误诊疾病系统分布

疾病系统	误诊例次	百分比(%)	疾病系统	误诊例次	百分比(%)
消化系统疾病	2 252	88.04	自身免疫性疾病	9	0.35
妇产科疾病	69	2.70	泌尿系统疾病	8	0.31
血液系统疾病	57	2.23	神经系统疾病	7	0.27
循环系统疾病	55	2.15	感染性疾病	5	0.20
精神疾病	14	0.55	其他	72	2.81
呼吸系统疾病	10	0.39			

表11-5-2 胃癌主要误诊疾病

误诊疾病	误诊例次	百分比(%)	误诊疾病	误诊例次	百分比(%)
胃炎	929	36.32	肝硬化	11	0.43
胃十二指肠溃疡	842	32.92	食管炎	10	0.39
胆囊炎胆石病	139	5.43	阑尾炎	7	0.27
结核性腹膜炎	76	2.97	骨肿瘤	6	0.23
冠心病	53	2.07	肾结石	6	0.23
胃十二指肠溃疡伴穿孔	50	1.95	多发性骨髓瘤	6	0.23
妊娠呕吐	43	1.68	风湿性疾病[a]	6	0.23
贲门失弛缓症	36	1.41	卵巢囊肿	5	0.20
消化不良	33	1.29	胃食管反流病	5	0.20
上消化道出血	24	0.94	胃底静脉曲张	5	0.20
胰腺炎	17	0.66	肋间神经痛	4	0.16
卵巢肿瘤	14	0.55	贲门良性肿瘤	4	0.16
神经症	14	0.55	胃痉挛	4	0.16
胃肠炎	12	0.47	腹部肿瘤[a]	4	0.16
肝癌	12	0.47	肠梗阻	4	0.16

注:a 仅作出此类疾病诊断。

3. 容易误诊为胃癌的疾病 经对误诊疾病数据库全库检索发现,141篇文献32种疾病共717例曾经误诊为胃癌,其中胃肠道非霍奇金淋巴瘤占57.04%,主要病种见表11-5-3。还有13例最终确诊为:低血糖症、腹茧症、膈疝、肠套叠、脾脓肿、急性胰腺炎、胰腺癌、异位胰腺、慢性胃炎、胃平滑肌瘤、盆腔结核、肝结核、朗格-汉斯细胞组织细胞增生症。

表 11 - 5 - 3 容易误诊为胃癌的疾病

确诊疾病	例 数	百分比(%)	确诊疾病	例 数	百分比(%)
胃肠道非霍奇金淋巴瘤	409	57.04	巨大胃黏膜肥厚症	4	0.56
胃十二指肠溃疡	89	12.41	腹腔结核	4	0.56
胃嗜酸性肉芽肿	86	11.99	Crohn 病	3	0.42
胃肠道间质瘤	25	3.49	胃底静脉曲张	3	0.42
真菌性胃溃疡	23	3.21	钩虫病	2	0.28
甲状腺功能亢进症	20	2.79	内脏-冠状动脉反射综合征	2	0.28
结肠癌	11	1.53	十二指肠癌	2	0.28
胃结核	8	1.12	胆管癌	2	0.28
胃平滑肌肉瘤	5	0.70	巨幼细胞性贫血	2	0.28
嗜酸性粒细胞性胃肠病	4	0.56			

4. 医院级别 本次纳入统计的 2 530 例胃癌误诊 2 558 例次,其中误诊发生在三级医院 1 197 例次(46.79%),二级医院 1 253 例次(48.98%),一级医院 70 例次(2.74%),其他医疗机构 38 例次(1.49%)。

5. 确诊手段 本次纳入的 2 530 例胃癌中,均经病理学检查确诊,其中 761 例(30.08%)手术病理检查确诊,690 例(27.27%)胃镜下活检病理检查确诊,2 例(0.08%)尸体解剖确诊,1 077 例(42.57%)原文献未交代具体病理诊断手段。

6. 确诊后果 本次纳入的 2 530 例胃癌均造成 II 级误诊后果,为恶性肿瘤病情延误。

四、误诊原因分析

依据本次纳入的 149 篇文献提供的误诊原因出现频次,经计算机统计归纳为 16 项,其中经验不足而缺乏对该病的认识、未选择特异性检查项目、缺乏特异性症状和体征为最主要原因,见表 11 - 5 - 4。

表 11 - 5 - 4 胃癌误诊原因

误诊原因	频 次	百分率(%)	误诊原因	频 次	百分率(%)
经验不足,缺乏对该病的认识	106	71.14	并发症掩盖了原发病	8	5.37
未选择特异性检查项目	64	42.95	手术中探查不细致	8	5.37
缺乏特异性症状和体征	47	31.54	医院缺乏特异性检查设备	7	4.70
过分依赖辅助检查结果	38	25.50	患者或家属不配合检查	6	4.03
问诊及体格检查不细致	34	22.82	影像学诊断原因	6	4.03
诊断思维方法有误	32	21.48	多种疾病并存	5	3.36
病理组织取材不到位	24	16.11	药物作用的影响	3	2.01
病理诊断错误	14	9.40	对专家权威、先期诊断的盲从心理	1	0.67

1. 经验不足,缺乏对该病的认识 目前我国胃癌的流行病学现状为发病率高,早期诊断率、手术切除率和 5 年生存率较低。许多临床医生在临床疗效不佳时,缺乏对原因仔细分析,思维局限,盲目相信上一级医院或专科医院的诊断,忽略肿瘤诊断的可能性,贻误最佳治疗时机。国内资料显示,青年组早期诊断率低,平均误诊率达 44.6%,可见早期诊断、早期治疗意义重大。当然诊断受多种因素的影响,引起胃癌误诊、漏诊的原因也不尽相同。基层医院设备落后,无法开展活检,基层医师缺乏诊治早期胃癌的临床经验,部分放射科医师、胃镜室医师对胃癌特殊类型及非典型征象缺乏足够认识或识别能力差,从而对早期胃癌产生误诊。

2.　缺乏特异性生化检查项目　　胃癌以腺癌居多,目前腺癌的标志物主要有 CEA、CA199、CA724、CA50、CA242 等,但在早期胃癌中特异性较低,仅为 2%～23%,晚期胃癌中有的可达 50%～60%。

3.　缺乏特异性症状和体征　　胃癌早期临床症状缺乏特异性,起病隐匿,易被医生和患者本人所忽视,症状严重时多进入进展期。如上腹的规律性疼痛,早期对症治疗可暂缓,容易误诊为良性疾病而迁延。胃癌早期症状及体征不明显,进展期以上腹部疼痛为常见症状。以呼吸系统症状为首发表现的临床少见。需要详细追问病史,以免贻误诊治时机。

4.　过分依赖辅助检查结果　　内镜检查结合黏膜活检,是目前最可靠的诊断手段。有经验的内镜医师诊断准确率可高达 95%。进展期胃癌的诊断率可达 90% 以上。早期胃癌症状不明显,缺乏特异性,完善相关辅助检查后并未做病理组织活检以明确诊断。X 线钡剂造影检查虽对诊断胃癌有很大帮助,患者也易接受,但误诊率较高,且也会有假阴性结果。放射科医生对胃癌特殊类型及非典型征象缺乏足够认识及警惕性,对于各项影像检查的资料,忽视共同临床表现的联系。

5.　问诊及体格检查不细致　　随着现代医学技术的发展,医生往往更多依赖辅助检查而不重视询问病史及体格检查,而早期胃癌的症状与体征并不典型,易造成误诊、漏诊。如患者初诊时,经一般抗溃疡治疗后出血停止,满足于溃疡的诊断,则极有可能延误诊治,造成严重后果。提示对有活动性出血患者急诊胃镜检查前,最好冰盐水洗胃后再观察,尤其近年恶性肿瘤发病年龄前移,更值得注意。

6.　诊断思维方法有误　　青年胃癌发病率低,占同期胃癌总数的 2.2%～10.6%。片面强调年龄因素,加上思维方法的固化,也易造成误诊。由于胃癌发病高峰年龄 50～70 岁,所以习惯上对具有上消化道症状的青年人多只想到常见病和多发病,而较少考虑胃癌,加上对胃癌的胃外表现和转移症状认识不足,常不能及时做胃镜等检查;有的胃镜检查虽发现了胃内溃疡病灶,但因患者年轻未按常规行病理活检,最终仍导致误诊或漏诊。

7.　病理组织取材不到位及病理诊断错误　　胃镜检查时未能及时行活组织检查或取材不正确。一些患者在做胃镜检查时发现了胃溃疡,但患者不愿意做活检。溃疡较小、形态规则、溃疡面也相对干净时,内镜医师未能及时为患者做胃黏膜组织活检,或活检时每次钳取的标本较少、较小,或对溃疡面的坏死组织活检,导致胃癌漏诊。病理结果假阴性:一些早期胃癌、溃疡型胃癌主要靠活检,常用的检查方式为钳检,但病灶的部位、肿瘤的大小、生长方式及技术因素等均可影响活检结果,而技术因素中取材过少、过浅及组织严重挤压等在活检中较普遍,这些标本均无法作出正确的病理诊断,常误诊为良性病变。

8.　其他误诊原因　　胃癌症状缺乏特异性,尤其是早期胃癌。临床医师在小切口术中容易漏诊,如小切口胆囊切除术。原发病症状不典型,如患者具有高血压等冠心病的高危因素,容易误导临床医生。由于一些脏器的感觉神经纤维在体壁和皮肤上的定位相互重叠,故这些脏器病变难以从疼痛的部位进行鉴别。如以中上腹痛为首发症状的冠心病不典型心绞痛多有报道,临床医生往往对此类严重的心血管疾病给予高度重视,却忽略了消化系统原发病的可能性。所以临床医生一定要全面分析患者的病史,及时完善相关检查,以免误诊。

五、防范误诊措施

通过对误诊、漏诊的原因进行分析,对胃癌的早期发现、早期诊断、早期治疗是非常必要的,有助于胃癌的预防和治疗,有助于医生的诊疗水平的提高。

1.　加强流行地区人口卫生宣教工作　　加强宣传,提高全民防病的意识,尤其是有癌症家族史和胃溃疡的患者,应定期随诊或症状变化时随时就诊,并从预防入手,减少引起胃癌的某些环境因素和饮食因素(如不食霉变食品,少食腌菜、过热食物,多吃新鲜蔬菜等)。

2. 提高临床医师的医疗水平　医生应多阅读有关书籍,对青年胃癌要有清醒的认识。尤其是有消瘦、腹腔积液的患者,有条件者做胃镜检查;条件不具备者,如全身衰竭、心脏病患者可作上消化道造影、B超、CT等。因为目前随着超声仪器性能的提高,掌握正确的探测方法,利用口服胃显影剂,用B超扫描诊断胃癌是完全可行的,同时可以发现周围组织及腹膜淋巴结肿大,较CT便宜,较胃镜易耐受。

3. 重视病史询问　详细询问病史,认真全面地进行体检,临床医生及辅助科室的医生都应对此引起重视。既往有慢性萎缩性胃炎、残胃、十二指肠溃疡、胃溃疡、胃息肉、贫血、胃黏膜中重度不典型增生、肠上皮化生的患者应作为胃癌高危人群,定期随访复查,并及时进行上消化道造影或胃镜检查确定性质,进行病理检查。

4. 注意鉴别诊断　部分溃疡性胃癌患者经过抗酸等治疗,溃疡可一度缩小,甚至愈合,这是由于癌性溃疡表面坏死组织脱落后可被新生癌上皮覆盖形成假性愈合所致,即此时溃疡面外观已"愈合",但再生黏膜或黏膜下仍有癌组织埋伏。鉴别要点是要观察溃疡底与周边黏膜,良性溃疡底光滑,有无白苔、岛状黏膜残存,边缘黏膜有无凹凸不平,中断杵状、融合等特点,因此对于胃溃疡患者,必须复查并行直视下活检,并且注意与慢性胃炎和胃溃疡等疾病的鉴别诊断。

5. 寻找准确有效的检查手段　病理科医师对活检标本应多次切片,详细进行检查,提高显微镜下组织细胞学诊断技术也是防止漏误诊的关键之一;临床医师要提高对胃癌胃外表现的识别,从多角度进行临床分析、广泛联系,提高胃癌的检出率。胃镜医师除熟练操作外,在胃镜检查中必须提高镜下直观的辨病能力,必须熟悉上消化道常见疾病镜下表现和特点,才能减少或避免误诊。

6. 高度怀疑者的检查　对可疑病变应注意复查。有时怀疑为恶性病变,而病理检查未见明显异常,这可能是活检未取到病灶,或是蜡块包埋方向不准确错过了癌组织等,因此对疑有上述情况者,应重取活检或短期内复查。

7. 提高早期诊断率　胃癌由于临床症状不典型,无特异性,故早期诊断困难。建立多学科合作模式,才能有效提高早期胃癌诊断率。有学者提出多学科合作对提高消化道肿瘤的早期诊断率是一种重要的组织保障。吴巍等报道自开展学科群建设与合作,早期胃癌诊断率连续3年保持在20%左右。

(朴　瑛　张冠中　郭　放　詹　鹏　谢晓冬)

第六节　上消化道穿孔

一、概述

1. 病因及发病机制　上消化道穿孔通常是指胃十二指肠穿孔,多是由于胃十二指肠溃疡所导致的严重并发症。一般急性十二指肠溃疡穿孔多见于十二指肠球部前壁偏小弯侧;急性胃溃疡穿孔多发生在近幽门的胃前壁,也多偏小弯侧;溃疡穿孔直径一般为0.5 cm,其中胃溃疡穿孔一般较十二指肠溃疡穿孔直径略大。位于胃和十二指肠后壁的溃疡在向深部发展时,多逐渐与周围组织形成粘连,表现为慢性穿透性溃疡,故一般不易发生急性穿孔。溃疡发生穿孔后,食物、胃酸、十二指肠液、胰液、胆汁等具有化学性刺激的胃肠内容物流入腹腔引起化学性腹膜炎,导致腹部剧烈疼痛及大量腹腔渗液。6~8 h后细菌开始生长并逐渐转为细菌性腹膜炎。病原菌多为大肠埃希菌。

2. 临床表现　大多数急性穿孔的患者都有长期溃疡病史和近期加重病史。但约 10% 的患者无明确溃疡病史。饮食不当、情绪变化等可诱发。典型的溃疡急性穿孔表现为骤发性剧烈腹痛,如刀割样,呈持续性或阵发性加重。疼痛初始位于上腹部或剑突下,很快波及全腹但仍以上腹部为重。有时伴有肩部或肩胛部牵涉痛。若消化液沿右结肠旁沟流入右下腹,可引起右下腹痛。由于腹痛,患者可出现面色苍白、四肢冰凉、冷汗、脉搏快、呼吸浅等,常伴有恶心、呕吐。如未得到及时治疗,病情进一步发展,患者可出现发热、心率加快、血压下降、白细胞增高等全身感染中毒症状,腹胀、肠麻痹、腹水等也随之出现并越来越重。

查体时可见患者为急性痛苦面容,仰卧拒动,腹式呼吸减弱,全腹有压痛、反跳痛,腹肌紧张可呈"木板样"强直,上述体征以上腹部为重。约 75% 的患者肝浊音界不清楚或消失,移动性浊音可呈阳性。肠鸣音减弱或消失。立位腹部 X 线检查约 80% 的患者可见膈下游离气体。

3. 治疗原则　一般治疗方面根据病情可以选择非手术治疗和手术治疗。非手术治疗用于临床表现轻、腹膜炎体征趋于局限,空腹穿孔,全身状况差,难以耐受麻醉和手术者,不伴有其他并发症的溃疡穿孔等情况。接近一半患者的溃疡穿孔可自行闭合或经非手术治疗而闭合。手术治疗能够防止胃十二指肠内容物的外漏,并且彻底清除腹腔内的污染物,对于穿孔的治疗效果比较好。

二、诊断标准

根据患者有溃疡症状或溃疡病史,而且近期内有溃疡病活动症状,穿孔后表现为急剧腹痛和显著的腹膜刺激征。结合 X 线检查见到膈下游离气体,腹腔诊断性穿刺抽出含有内容物的消化液,一般不难做出正确的诊断。

三、误诊文献研究

1. 文献来源及误诊率　2004—2013 年发表在中文医学期刊并经遴选纳入误诊疾病数据库的上消化道穿孔误诊文献共 156 篇,累计误诊病例 582 例。15 篇文献可计算误诊率,误诊率 15.45%。

2. 误诊范围　本次纳入的 582 例上消化道穿孔误诊为 32 种疾病 589 例次,居前三位的误诊疾病为急性阑尾炎、急性胆囊炎、腹膜炎。少见误诊疾病包括嵌顿性腹股沟疝、胃溃疡、肠重复畸形、胆囊穿孔、肠扭转、肠系膜扭转、膈下脓肿、盆腔脓肿、肝癌、胃癌、胆管蛔虫病、食物中毒、胎盘早剥、卵巢囊肿蒂扭转、子宫穿孔、心绞痛、脓胸、精神分裂症。4 例漏诊。主要误诊疾病见表 11-6-1。

表 11-6-1　上消化道穿孔主要误诊疾病

误诊疾病	误诊例次	百分比(%)	误诊疾病	误诊例次	百分比(%)
急性阑尾炎	376	63.84	胆石病	9	1.53
急性胆囊炎	54	9.17	肺炎	9	1.53
腹膜炎	42	7.13	冠心病[a]	5	0.51
急性胰腺炎	32	5.43	肝囊肿	2	0.34
肠梗阻	24	4.07	胆囊癌	2	0.34
急性胃肠炎	10	1.70	Meckel 憩室	2	0.34

注:a 其中 2 例误诊为急性心肌梗死。

3. 医院级别　本次纳入统计的 582 例上消化道穿孔误诊 589 例次,其中误诊发生在三级医院 159 例次(26.99%),二级医院 326 例次(55.35%),一级医院 84 例次(14.26%),其他医疗机构 20 例次(3.40%)。

4. 确诊手段 本次纳入的 582 例上消化道穿孔中,手术肉眼所见确诊最多,占 60.48%,见表 11-6-2。

表 11-6-2 上消化道穿孔确诊手段

确诊手段	例 数	百分比(%)	确诊手段	例 数	百分比(%)
尸体解剖	2	0.34	X 线检查	6	1.03
手术病理检查	203	34.88	消化道钡剂造影检查	2	0.34
手术肉眼所见	352	60.48	根据症状、体征及辅助检查	8	1.37
内镜下肉眼所见	9	1.55			

5. 误诊后果 本次纳入的 582 例上消化道穿孔中,538 例文献描述了误诊与疾病转归的关联,44 例预后与误诊关联不明确。按照误诊数据库对误诊后果的分级评价标准,可统计误诊后果的病例中,496 例(92.19%)为Ⅲ级后果,未因误诊误治造成不良后果;27 例(5.02%)造成Ⅱ级后果,行其他部位不必要的手术;15 例(2.79%)造成Ⅰ级后果,均为死亡。

上消化道穿孔误诊后一般不会造成严重的不良后果。由于常见的误诊疾病一般是急性阑尾炎,常常引起右下腹的疼痛和腹膜炎的体征,常规要进行腹部平片检查。若无特殊情况,一般患者病情和体征表现比较重,能引起足够的关注和认识,常规的查体问诊会比较细致,而一旦穿孔后典型的膈下游离气体影一般不会导致严重的误诊。对于穿孔的定位问题,可能需要进一步的 CT 或者消化道造影检查。而且对于怀疑急性阑尾炎或者胆囊炎的患者,一旦有急诊手术指征,通常安排急诊手术,在术中一般能够较好的明确诊断,有些症状比较轻的患者可能会接受不必要的手术治疗。

四、误诊原因分析

依据本次纳入的 156 篇文献提供的误诊原因出现频次,经计算机统计归纳为 13 项,其中问诊及体格检查不细致、经验不足缺乏对本病认识、未选择特异性检查项目为最常见原因,见表 11-6-3。

表 11-6-3 消化性溃疡误诊原因

误诊原因	频 次	百分率(%)	误诊原因	频 次	百分率(%)
问诊及体格检查不细致	113	72.44	多种疾病并存	4	2.56
经验不足,缺乏对该病的认识	70	44.87	并发症掩盖了原发病	2	1.28
未选择特异性检查项目	63	40.38	医院缺乏特异性检查设备	2	1.28
诊断思维方法有误	59	37.82	影像学诊断原因	2	1.28
过分依赖辅助检查结果	34	21.79	手术中探查不细致	1	0.64
缺乏特异性症状和体征	33	21.15	药物作用的影响	1	0.64
患者主述或代述病史不确切	5	3.21			

1. 问诊及体格检查不细致 最常见的误诊原因是由于在临床工作中对于病情的问诊和体格检查不够细致,常常忽视了比较重要的体征和症状。在转移性右下腹痛症状出现较快较早的患者中,病史询问更应仔细详尽,如没有详细询问既往史和现病史,忽略了患者存在胃十二指肠溃疡病的病史,从而误诊为阑尾炎。

2. 经验不足,缺乏对该病的认识 医生由于惯性思维,对于胃肠道穿孔的临床经验和认识不足,常常是误诊的一大重要因素。上消化道穿孔初期,由于时间短、穿孔小,胃内容物及气体漏出较少,胃内容物沿着右结肠旁沟向下,可以引起极为类似的阑尾炎右下腹疼痛的体征而误诊。十二指肠前壁溃疡穿孔与后壁溃疡穿孔同时存在会给诊断带来更多困难。这时呕血、便血和失血性休克可能掩盖穿孔症状。此类最容易误诊为溃疡出血及癌性穿孔。部分病例穿孔口径较大,或穿孔位置在十二指肠、胃小弯前壁,因呼吸运动而不易形成粘连;加之穿孔时间比较长,腹膜炎由化学性腹膜炎转化成细菌性腹膜炎,当病情严重时,感染可迅速形成并扩散全腹形成弥漫性腹膜炎。腹腔脏器沉浸在炎性渗出液中,尤其是肠管呈高度充血、水肿、胀气,肠内容物瘀滞、蠕动减弱或消失,形成麻痹性肠梗阻。这是将溃疡病穿孔误诊为肠梗阻的主要原因。

3. 未选择特异性检查项目 有 1 例为饱食后发病,1 例为饮酒后发病,血清和腹腔渗液的淀粉酶均升高,误诊为急性胰腺炎。如结合多次测定血尿淀粉酶数值变化和胰腺 B 超,不难发现疑点。进一步口服泛影葡胺透视或胰腺 CT 检查应能明确诊断。

4. 缺乏特异性症状和体征 临床工作中,常见的误诊原因是由于本病的临床表现不典型。临床上相当部分的溃疡病穿孔患者就诊时否认有溃疡病史,或平时没有典型的溃疡病症状,特别是青少年十二指肠穿孔多数为急性穿孔,往往在接诊时不容易考虑到消化道穿孔。而高龄患者因网状内皮系统功能减退,机体免疫力下降,抗病能力差,对炎症反应迟钝,多数临床表现与实际病变不尽相符,即使是胃十二指肠穿孔,刺激性很强的胃液及食糜流入腹腔,也并不都立刻引起强烈的刀割样疼痛,只表现为一般性腹部钝痛,常未引起重视。当病变进一步发展,腹腔污染渐加重,临床表现才渐趋明显,故常就诊延迟。由于有些溃疡病穿孔入院时大多数表现为不同部位的局限性腹膜炎,而缺乏典型的腹膜炎体征,医生简单地根据腹部压痛的部位而考虑该压痛部位对应脏器的病变。

5. 其他误诊原因 诊断思路的不完善也是误诊的原因,往往对于腹痛患者诊断思路狭窄可能会导致误诊。部分误诊的原因可能是辅助检查的结果有误或疏漏,而临床医生并未引起足够的重视。另外部分患者缺乏特异性症状和体征,患者的主诉和代述病史不够确切也是引起误诊的原因之一。有些患者入院前不适当的使用镇静止痛药从而掩盖病变的症状和体征,入院时常给诊断带来困难,因此对于腹痛的患者在未明确病因前要慎用镇静止痛的药物。还可能是患者有其他多种疾病并存,而原发病的症状掩盖了穿孔的体征从而误诊。

五、防范误诊措施

1. 不可过分依赖辅助检查 在临床工作中有时医生往往对于 X 线腹部检查或立位腹部 X 线平片阴性的患者就否定溃疡病穿孔的存在,并且对无气腹症表现者缺乏综合分析,气腹征是消化道穿孔的特异性征象,如穿孔时间较早且穿孔小,穿孔处被食物或网膜堵塞,以及十二指肠球部溃疡穿孔后幽门痉挛阻止胃内气体进入十二指肠,腹腔游离气体较少,尚未集中,难以发现气腹征。另外,对于某些辅助检查结果不明的患者不可忽视补作腹腔诊断性穿刺的重要性。

2. 动态分析临床表现 对于某些穿孔小,或穿孔位置在十二指肠或幽门后壁,穿孔易自行愈合,或被大网膜及其周围组织粘连,使胃内容物停止溢出,这些患者剧烈腹痛时间较短,腹膜刺激较轻,或较快地好转,病情呈亚急性变化,临床常称为钝挫性穿孔,一般易误诊为胃炎、胃痉挛。慢性穿孔的患者,其溃疡位置在胃和十二指肠后壁,当溃疡穿透胃、十二指肠壁全层前已与邻近的结肠、胰腺等组织粘连。部分病例虽已全层穿透而不出现急腹症表现,其中穿透至胰腺的最多。他们常没有典型的溃疡病急性穿孔症状,而往往表现穿透器官的炎症症状,如胰腺炎、胆囊炎、胆管感染。少数胃后壁向小网膜囊内穿孔,溢出物可通过 Winslow 孔流入大腹腔而表现为急性腹膜炎。动态观察对比才能确定腹膜炎的存在和程度。若该孔粘连闭塞则溢出物不能流入大腹腔而局限在小网膜囊内,此时则腹膜炎体征不明显,小腹腔的感染同样可出现中毒性休克。后腹膜受到强烈刺激,而出现后腰区痛和麻痹性肠梗阻表现,治疗不当或吸收不全导致膈下脓肿。

3. 充分考虑个体差异 同样的病变由于个体间差别可能出现不同的临床表现。例如腹壁脂肪过多,经产妇腹壁松弛,消瘦者腹肌薄弱等,在患腹膜炎时,腹膜刺激征常较实际病理变化轻。此外,也与患者痛阈的高低有关。痛阈值高,对疼痛不敏感,反之,则对疼痛敏感。

4. 选择特异性辅助检查　早期诊断主要依靠病史,腹部体征,辅以站立位的腹部 X 线平片、诊断性腹腔穿刺或腹腔灌洗。反复多次腹腔穿刺,阳性率可能更佳。对意识不清、腹部感觉缺失或处于休克状态而反应差者上述方法对早期诊断更具有重要性。对高龄患者病史叙述不清,腹部症状轻,体征不典型,特别是腹部平片未显示膈下游离气体时,极易误诊、漏诊。此时腹腔穿刺常可给诊断提供有利依据。对于临床上表现为上腹部疼痛、腹膜刺激征的患者,要考虑到本病,腹部 X 线检查和腹腔穿刺两者联合应用,可提高诊断水平。

5. 重视鉴别诊断　常将溃疡病穿孔误诊为急性胆囊炎和急性阑尾炎。急性阑尾炎的体征和溃疡穿孔后消化液沿右结肠旁沟流到右下腹,引起右下腹痛和腹膜炎体征十分相似。但急性阑尾炎一般症状比较轻,发病时无上腹部剧烈疼痛,腹部体征也不以上腹部为主,X 线检查无膈下游离气体。急性胆囊炎通常表现为右上腹部绞痛或持续性阵发性加剧,伴畏寒、发热。体征主要为右上腹压痛和反跳痛,有时可触及肿大的胆囊,墨菲征阳性,超声提示结石性胆囊炎或非结石性胆囊炎。急性胰腺炎腹痛虽然比较突然,但是其发作一般不如溃疡病急性穿孔者急骤,有一个由轻转重的过程,多位于上腹部偏左并向背部放射,肌紧张程度也较轻。

因此临床上对于急腹症的患者,医生思想上不可轻视,不能因为急性阑尾炎是常见病、多发病,见多了而忽视其他疾病,轻易下结论,对于病史的采集不能马虎大意。同时要注意局部体征,更要全面检查,对尚未确诊病例,常规做胸、腹透视,血、尿、便常规检查可提供诊断参考,女性患者要仔细与妇产科疾病,如卵巢囊肿蒂扭转、宫外孕、右侧卵巢滤泡破裂等鉴别。

(陶开山　李　霄　蒲　猛)

第七节　消化性溃疡

一、概述

1. 流行特点　消化性溃疡通常是指发生在胃及十二指肠的慢性溃疡,也可发生在与酸性胃液相接触的其他胃肠道部位,包括食管下段,胃肠吻合术后的吻合口及其附近肠襻和含有异位胃黏膜的 Meckel 憩室。消化性溃疡以胃溃疡和十二指肠溃疡最常见。消化性溃疡是全球性常见病和多发病,估计约有 10% 的人患过本病。本病可发生于任何年龄段。十二指肠溃疡多见于青壮年,而胃溃疡则多见于中老年;前者发病高峰一般比后者早 10 年。临床上十二指肠溃疡多于胃溃疡,十二指肠球部溃疡与胃溃疡的发病率的比值约为 3∶1。无论是胃溃疡还是十二指肠球部溃疡均好发于男性。

2. 病因及发病机制　幽门螺杆菌感染是多数消化性溃疡患者的致病因素;长期服用 NSAIDs、糖皮质激素、氯吡格雷、化疗药物、双磷酸盐、西罗莫司等药物的患者可发生溃疡,一般非甾体类消炎药具有胃肠道毒性,轻者引起恶心和消化不良症状,重则导致胃肠道出血和穿孔;吸烟者患溃疡病及其并发症的危险性增加;部分消化性溃疡患者有该病的家族史,提示可能的遗传易感性;胃排空障碍导致的十二指肠-胃反流可能导致胃黏膜损伤。另外,应激、长期精神紧张、进食无规律等都是消化性溃疡发生的常见诱因。尽管胃溃疡和十二指肠球部溃疡同属于消化性溃疡,但胃溃疡在发病机制上以黏膜屏障功能降低为主要机制,十二指肠球部溃疡则以高胃酸分泌为主导作用。

多年来,溃疡病的病理生理机制一直被认为是损害因素与保护因素失衡所致。目前仍认为溃疡病的发生无单一的致病模式,是多种因素综合作用的结果,包括:胃酸分泌的增多、胃泌素分泌异常、黏膜屏障削弱、胃排空异常和黏膜血流减少等。

3. 临床表现 临床表现常以上腹痛或不适为主要症状,性质可有钝痛、灼痛、胀痛、剧痛、饥饿样不适,可能与胃酸刺激溃疡壁的神经末梢有关。发作时可有剑突下局限性压痛,缓解后无明显体征。

4. 治疗原则 去除病因,控制症状,促进溃疡愈合、预防复发和避免并发症。通常给予抑酸药、根除幽门螺杆菌感染、保护胃黏膜等治疗方式,同时合理科学规律的生活方式的建立能够有效地改善症状防止复发。大多数消化性溃疡不需要外科手术治疗,但当有手术适应证时可考虑手术。本病有效的药物治疗可使溃疡愈合率达到95%,青壮年患者消化性溃疡死亡率接近于0,老年患者主要死于严重的并发症,尤其是消化道大出血和急性穿孔,死亡率<1%。

二、诊断标准

通常慢性病程、周期性发作的、节律性上腹疼痛是拟诊消化性溃疡的重要病史,胃镜可以确诊。不能接受胃镜检查者,X线钡剂造影发现龛影,可以诊断溃疡,但难以区分其良性或恶性。① 病史:溃疡病的典型病史,疼痛的节律性和周期性及其缓解特点是诊断消化性溃疡的重要依据,但相当一部分溃疡病患者病史不典型,甚至有部分患者无症状,所以病史虽然是诊断的重要依据,但最后确诊还需要胃镜检查或钡剂造影检查。② 内镜检查:内镜是诊断消化性溃疡的最佳方法,其准确性优于X线检查。原则上首选胃镜检查,但对于那些不适合做胃镜检查者(如严重心、肺功能不全及不能合作者)则多用X线钡剂造影检查。③ X线钡剂造影检查是常用的一种诊断消化性溃疡的方法,当前多采用钡剂和空气双重对比造影技术,若在检查适应证方面与胃镜检查相结合或互补,乃是当前消化性溃疡诊断最理想的方法和手段。

三、误诊文献研究

1. 文献来源及误诊率 2004—2013年发表在中文医学期刊并经遴选纳入误诊疾病数据库的消化性溃疡误诊文献共43篇,累计误诊病例477例。6篇文献可计算误诊率,误诊率26.12%。

2. 误诊范围 本次纳入的477例消化性溃疡误诊为32种疾病480例次,居前三位的误诊疾病为胃癌、急性冠状动脉综合征、胃肠炎。少见的误诊疾病包括胸膜炎、支气管哮喘、食管炎、腹膜炎、胆管炎、结肠炎、病毒性肝炎、胰腺炎、肠梗阻、阑尾炎、肠系膜淋巴结炎、脑血管病、自主神经功能紊乱、肾结石、腰椎骨质增生、肋间神经痛、腰肌劳损、多发性骨髓瘤。20例(4.17%)做出贫血待查诊断。主要误诊疾病见表11-7-1。

表 11-7-1 消化性溃疡主要误诊疾病

误诊疾病	误诊例次	百分比(%)	误诊疾病	误诊例次	百分比(%)
冠心病[a]	102	25.00	食管癌	9	1.88
胃癌	88	18.33	急性阑尾炎	9	1.88
胃肠炎	56	11.67	缺铁性贫血	8	1.67
胆囊炎胆石病	30	6.25	肝硬化	8	1.67
消化不良	29	6.04	营养不良	7	1.46
肠道寄生虫病	27	5.63	胆囊切除术后综合征	6	1.25
肠痉挛	25	5.21	胃底静脉曲张	5	1.04
急性胰腺炎	10	2.08			

注:a 其中75例误诊为急性冠状动脉综合征。

3. 容易误诊为消化性溃疡的疾病　经对误诊疾病数据库全库检索发现,683 篇文献 108 种疾病共 2 751 例曾经误诊为消化性溃疡,涉及 15 个系统或专科,以消化系统疾病居多,确诊疾病系统分布见表 11－7－2。居前三位的病种为胃癌、急性心肌梗死和胃肠道非霍奇金淋巴瘤,主要病种见表 11－7－3。尚有 54 例最终确诊为:肠道蛔虫病、急性胃扩张、胃石症、胃穿孔、胃内异物、胃扭转、双胆囊畸形、食管贲门黏膜撕裂综合征、胃平滑肌瘤、胃泌素瘤、肠系膜恶性肿瘤、腹膜后恶性肿瘤、脾破裂、肠气囊肿症、膈疝、膈下脓肿、腹白线疝、布-加综合征、小肠血管发育不良并出血、骨恶性肿瘤、脊柱结核、肺癌、特发性肺含铁血黄素沉着症、创伤性气胸、嗜酸性粒细胞增多综合征、真性红细胞增多症、白血病、纯红细胞再生障碍性贫血、有机磷农药中毒、早期复极综合征、高渗性高血糖状态、糖尿病、甲状旁腺腺瘤、嗜铬细胞瘤、肠阿米巴病、血吸虫病、艾滋病、麻疹、破伤风、急性发热性非化脓性结节性脂膜炎、ANCA 相关性血管炎、输卵管妊娠。

表 11－7－2　容易误诊为消化性溃疡的疾病系统分布

确诊分类系统	例　数	百分比(%)	确诊分类系统	例　数	百分比(%)
消化系统疾病	1 593	57.91	中毒性疾病	18	0.65
血液系统疾病	449	16.32	呼吸系统疾病	16	0.58
循环系统疾病	374	13.60	运动系统疾病	9	0.33
精神疾病	98	3.56	风湿性疾病	8	0.29
泌尿系统疾病	86	3.13	代谢性疾病	6	0.22
内分泌系统疾病	36	1.31	神经系统疾病	3	0.11
皮肤科疾病	33	1.20	妇产科疾病	1	0.04
感染性疾病	21	0.76			

表 11－7－3　容易误诊为消化性溃疡的疾病

确诊疾病	例　数	百分比(%)	确诊疾病	例　数	百分比(%)
胃癌	841	30.57	肠系膜上动脉综合征	18	0.65
急性心肌梗死	307	11.16	Dieulafoy 病	16	0.58
胃肠道非霍奇金淋巴瘤	202	7.34	内脏-冠状动脉反射综合征	16	0.58
胰腺癌	146	5.31	肾综合征出血热	15	0.55
过敏性紫癜	136	4.94	甲状腺功能亢进症	14	0.51
大肠癌	130	4.73	肝癌	13	0.47
钩虫病	96	3.49	急性胰腺炎	11	0.40
慢性肾衰竭	86	3.13	肠结核	11	0.40
胃嗜酸性肉芽肿	86	3.13	胃底静脉曲张	11	0.40
十二指肠癌	74	2.69	冠心病	10	0.36
抑郁症	68	2.47	血友病	10	0.36
阑尾炎	33	1.20	甲状旁腺功能亢进症	10	0.36
带状疱疹	33	1.20	癫痫	9	0.33
主动脉夹层	32	1.16	慢性胃炎	9	0.33
胆囊炎胆石病	26	0.95	小肠良性肿瘤	8	0.29
嗜酸性粒细胞性胃肠病	23	0.84	二甲基甲酰胺中毒	8	0.29
躯体形式障碍	21	0.76	肺炎	7	0.25
食管裂孔疝	19	0.69	颈椎病	6	0.22
心力衰竭	18	0.65	卟啉病	6	0.22

续表

确诊疾病	例 数	百分比(%)	确诊疾病	例 数	百分比(%)
十二指肠憩室	6	0.22	多发性骨髓瘤	4	0.15
Crohn 病	6	0.22	过敏性胃肠炎	3	0.11
铅中毒	6	0.22	胃神经鞘瘤	3	0.11
主动脉瘤	6	0.22	缺血性肠病	3	0.11
胃结核	6	0.22	杀鼠剂中毒	3	0.11
胃食管反流病	6	0.22	甲状腺功能减退症	3	0.11
巨幼细胞性贫血	6	0.22	白塞病	3	0.11
异位胰腺	5	0.18	系统性红斑狼疮	3	0.11
胃肠道间质瘤	5	0.18	结肠息肉	3	0.11
肠重复畸形	5	0.18	十二指肠炎	3	0.11
肠梗阻	5	0.18	Meckel 憩室	3	0.11
急性化脓性胆管炎	4	0.15	脑血管病	3	0.11
肺栓塞	4	0.15	膈膨升	3	0.11
Sheehan 综合征	4	0.15			

4. 医院级别 本次纳入统计的 477 例消化性溃疡误诊 480 例次,其中误诊发生在三级医院 111 例次(23.13%),二级医院 242 例次(50.42%),一级医院 120 例次(25.00%),其他医疗机构 7 例次(1.46%)。

5. 确诊手段 本次纳入的 477 例消化性溃疡中,63 例(13.21%)手术病理检查确诊,158 例(33.12%)内镜下活检病理确诊,65 例(13.63%)原始文献未交代具体病理学诊断手段,176 例(36.90%)内镜下肉眼所见确诊,15 例(3.14%)X 线钡剂造影检查确诊。

6. 误诊后果 本次纳入的 477 例消化性溃疡中,476 例文献描述了误诊与疾病转归的关联,1 例预后不明确。按照误诊数据库对误诊后果的分级评价标准,可统计误诊后果的病例中,426 例(89.50%)为Ⅲ级后果,未因误诊误治造成不良后果;50 例(10.50%)造成Ⅱ级后果,手术扩大化或其他部位的不必要手术。

通常误诊以后一般不会造成不良的后果,临床上消化性溃疡属于常见的慢性病,病程进展缓慢,除了并发消化道出血、穿孔、梗阻等急腹症外,一般病情不急,短时间内不会危及生命。所以即使误诊为其他疾病,给予相应的对症治疗,通常不会导致疾病的迅速进展和恶化,故一般不良后果少。而对于最常见的误诊疾病一般也是消化道的恶性溃疡、胃肠炎、胆囊炎等疾病,通常在后续的检查和治疗过程中一般都能及时发现问题所在,不会出现太大危险。对于合并有并发症可能会误诊为其他可能需要手术的急腹症,如消化道穿孔、出血、肠梗阻等,往往会导致手术扩大化,或者造成不必要的手术,但一般也不会危及生命。

四、误诊原因分析

依据本次纳入的 43 篇文献提供的误诊原因出现频次,经计算机统计归纳为 13 项,其中经验不足缺乏对本病认识、未选择特异性检查项目和诊断思维方法有误为最常见原因(见表 11 - 7 - 4)。

表 11 - 7 - 4　消化性溃疡误诊原因

误诊原因	频次	百分率(%)	误诊原因	频次	百分率(%)
经验不足,缺乏对该病的认识	23	53.49	病理诊断错误	3	6.98
未选择特异性检查项目	20	46.51	过分依赖辅助检查结果	3	6.98
诊断思维方法有误	17	39.53	病理组织取材不到位	2	4.65
缺乏特异性症状、体征	15	34.88	患者或家属不配合检查	2	4.65
问诊及体格检查不细致	15	34.88	患者主述或代述病史不确切	2	4.65
多种疾病并存	4	9.30	医院缺乏特异性检查设备	2	4.65
并发症掩盖了原发病	3	6.98			

1. 经验不足缺乏对该病的认识　常见的误诊原因是由于对于本病的经验不足,缺乏对于少数特殊症状和体征的溃疡病的认识。通常胃良性溃疡和恶性溃疡型胃癌的鉴别很难。胃镜下恶性溃疡多表现为不规则的边缘,可有糜烂出血、表面凹凸不平;病史中出现多年经久不愈,呈进行性持续发展,药物治疗效果不佳;X线检查有特征性的一些表现。部分患者发作时出现的剑突周围、上腹部疼痛症状容易误诊为急性冠脉综合征、慢性胃炎、胃肠炎、胆囊炎等疾病。而患者年龄与冠心病好发年龄段重叠,首诊医生潜意识地误认为是心绞痛,相互诱导,造成误诊。腹痛症状轻者,有时可能容易误诊为贫血、消化不良等疾病。小儿消化性溃疡急性穿孔临床较少见,医生警惕性不高,也易误诊为其他疾病。

2. 未选择特异性检查项目　消化性溃疡疾病的诊断需要注意胃镜检查和X线钡剂造影的重要性,必备的影像学检查是该病特异性的检查项目,不可遗漏。尤其老年人对疼痛敏感性阈值降低,提供病史时对疼痛部位、性质表达不清;在多种慢性病基础上,遇各种应激刺激诱发原静态溃疡发生充血、水肿引起疼痛,继而诱发短暂心血管痉挛引起心前区闷痛,故而易误诊为心绞痛,从而只选择心电图等检查,忽视了胃镜检查和X线钡剂造影。

3. 诊断思维方法有误　有时误诊是由于医生诊断思路局限,往往与对腹痛患者考虑不全面,没有抓住重点。对以全身症状为主缺乏病因分析,由于老年人消化性溃疡引起长期食欲不振、消瘦和贫血,临床医师对其缺乏系统分析,仅满足于非病因诊断,未进一步寻找贫血原因,只是诊断为缺铁性贫血,老年人常有胃黏膜萎缩,可使铁吸收减少,而消化性溃疡可以造成慢性失血,引起缺铁性贫血。

4. 问诊及体格检查不细致　问诊及查体的不细致也是误诊漏诊的重要原因之一。对于一些临床症状和体征不明显的患者更需要加倍注意,不可过分迷信辅助检查和病理诊断结果,往往病理组织取材不到位会耽误疾病的诊断。疼痛发作时心电图存在ST - T异常,临床医生未仔细查体及询问病史,亦未行鉴别诊断及严密的病情观察,过分依赖年龄因素、胸痛主诉和心电图改变,作出不稳定型心绞痛的诊断,而对非特异性ST - T异常认识不足。

此外,还有一些家属和患者由于经济、个人耐受程度等因素不配合相应的检查,往往也使得疾病容易误诊。

五、防范误诊措施

1. 提高临床医师对消化性溃疡的认识　临床上典型的消化性溃疡疾病通常是比较容易诊断的,但是对于某些表现不典型、体征不明显的患者,往往由于各种原因容易出现漏诊和误诊,需要临床工作者提高警惕。消化性溃疡,特别是十二指肠球部后壁溃疡,通常疼痛可反射至背部,但病变部位也应有症状出现。对于有些患者仅表现心前区疼痛而腹部无明显症状,要考虑是否为消化性溃疡。

此外对于老年消化性溃疡患者,由于老年人记忆力减退,病史叙述不确切,给病史采集及诊断带来一定困难,且老年人无痛性消化性溃疡约占 35%,需要在临床上提高医生对老年人消化性溃疡症状及并发症的认识,特别应重视较少见症状或出现其他疾病相类似症状的情况,同时警惕消化性溃疡导致的并发症表现。

2. 选择特异性检查 消化性溃疡的诊断有赖于胃镜检查,有些患者家属由于多种原因不愿意接受胃镜检查,这要靠临床医生多方调节或者选择消化道造影。而且目前随着消化道内镜检查方法的改进和技术的提高,胃镜检查的普及大大提高了消化性溃疡的诊断水平,对于状态不佳的老年患者也不再是禁忌证。对于酷似恶性病变的溃疡,在有条件下一定要进行病理组织活检以明确诊断。

3. 尤其注意与心绞痛的鉴别诊断 高位胃溃疡临床表现为胸痛时,诱发因素和伴发症状与不稳定心绞痛往往不同,前者胸痛持续时间长,多在剑突下或胸骨中下段,而放射部位少见,多与进食有关,心血管表现程度较轻,伴随的 ST-T 异常为非心肌缺血改变,ST 段下移 < 0.1 mV,无弓背抬高,按胃溃疡治疗有效。后者胸痛部位靠左上,以闷痛、压榨样疼痛或紧缩感为主,多向左肩、臂等多个部位放射,疼痛时间短,胸闷、心悸、出汗、血压波动、心率增快等心血管表现较重且常见,予抗凝、抗血小板聚集、抗心绞痛治疗有效。

总之在临床医生应彻底充分的认识消化性溃疡,尤其是目前消化性溃疡的疾病发病率相对还是比较高的,需要临床工作者在工作中做到仔细询问病史,查体要细致。对于存在相关症状的患者都要考虑是否可能患有消化性溃疡,继而进一步进行相关的检查并做出相应的鉴别诊断以及治疗,对于查体出现阳性体征后,配合进一步检查,以指导治疗,同时思维不要太局限,考虑疾病要全面,这样才能防止误诊误治。

(陶开山 李 霄 蒲 猛)

第八节 胃肠道间质瘤

一、概述

1. 定义及发病率 胃肠道间质瘤是消化道最常见的间叶源性肿瘤,占消化道肿瘤的 1%～3%,其中 60%～70% 发生在胃,20%～30% 发生在小肠,10% 发生在结直肠,也可发生在食管、网膜和肠系膜等部位。既往胃肠道间质瘤曾被称为平滑肌瘤或平滑肌肉瘤。研究表明该类肿瘤起源于胃肠道定向分化的间质细胞,其分子生物学特点是 c-kit 基因发生突变,导致酪氨酸激酶受体持续活化,刺激肿瘤细胞持续增殖。该病的发病年龄范围广,75% 发生在 50 岁以上人群,男女发病率相近。

2. 病理及临床表现 胃肠道间质瘤呈膨胀性生长,可向黏膜下或浆膜下浸润形成球形或分叶状的肿块。肿瘤可单发或多发,直径从 1～20 cm 以上不等,质地坚韧,境界清楚,表面呈结节状,瘤体较大可造成瘤体内出血、坏死及囊性变,并在黏膜表面形成溃疡致消化道出血。临床症状与肿瘤的大小、位置和生长方式有关。瘤体小时症状不明显,可有上腹部不适或类似溃疡病的消化道症状;瘤体较大时腹部可触及肿块;肿瘤向胃肠道腔内浸润生长常有消化道出血表现;小肠的间质瘤易发生肠梗阻;十二指肠间质瘤可压迫胆总管引起梗阻性黄疸。

3. 治疗方法 治疗首选手术治疗,争取彻底完整的切除肿瘤,术中应避免肿瘤破裂。胃肠道间质瘤极少发生淋巴结转移,因此不必常规进行淋巴结清扫。肿瘤完全切除的存活期明显高于不完全切除的病例。甲磺酸伊马替尼(酪氨酸激酶抑制剂)可以针对性的抑制 c‑kit 活性,治疗不能切除或手术后复发转移的胃肠道间质瘤有效率在 50% 左右。中高危险度的胃肠道间质瘤术后予甲磺酸伊马替尼能够控制术后复发、改善预后,也可用于术前辅助治疗,以提高手术切除率。

二、诊断标准

诊断多采用钡剂造影、CT、MRI 扫描、胃镜、超声内镜等影像学检查方法,必要时可行病变组织活检和免疫组化检查。① 钡剂造影检查:可确定肿瘤的位置、大小以及对周围组织的侵犯程度。对肿瘤的性质、手术可能性及患者的预后进行判断分析。② 胃镜检查:可在肉眼直观下做出早期诊断,同时行活检,明确肿瘤的性质。③ 超声内镜检查:本法可显示肿瘤的大小、形态、内部结构、生长方式等,对判断肿瘤与周围组织器官的关系、指导手术方案帮助较大。④ 腹部 CT 及 MRI:可明确肿瘤的部位、侵犯程度以及与周围组织器官的关系,CT、MRI 扫描有助于发现胃腔外生长的结节状肿块以及有无肿瘤转移。⑤ 免疫组化及病理检查:对标本进行肿瘤标记物 CD117 及 CD34 等的检测,显示 CD117 和 CD34 过度表达,有助于明确诊断,排除胃肠其他肿瘤。组织标本镜下可见多数梭形细胞。胃肠道间质瘤应视为具有恶性潜能的肿瘤,肿瘤危险程度与肿瘤部位、大小、细胞有丝分裂指数(核分裂象)、肿瘤浸润深度和有无转移无关。

三、误诊文献研究

1. 文献来源及误诊率　2004—2013 年发表在中文医学期刊并经遴选纳入误诊疾病数据库的胃肠道间质瘤误诊文献共 67 篇,累计误诊病例 207 例。6 篇文献可计算误诊率,误诊率 74.47%。

2. 误诊范围　本次纳入的 207 例胃肠道间质瘤误诊为 42 种疾病 219 例次,居前三位的误诊疾病为胃平滑肌瘤、胃癌、卵巢肿瘤。少见的误诊疾病包括胆囊炎、胰腺癌、胃血管瘤、十二指肠肿瘤、胃底静脉曲张、上消化道穿孔、盆腔肿物、脾肿瘤、肠系膜肿瘤、肠血管瘤、肝囊肿、腹腔良性肿瘤、腹腔脓肿、膈疝、肛周脓肿、脐尿管癌、肾上腺肿瘤、缺铁性贫血、神经鞘瘤、卵巢黄体破裂、阔韧带肌瘤、肺癌、肺脓肿、腰椎间盘突出症等。21 例仅作出腹部肿物性质待查和贫血待查诊断。主要误诊疾病见表 11‑8‑1。

表 11‑8‑1　胃肠道间质瘤主要误诊疾病

误诊疾病	误诊例次	百分比(%)	误诊疾病	误诊例次	百分比(%)
胃平滑肌瘤	37	16.89	消化道出血	4	1.83
胃癌	32	14.61	肠套叠	4	1.83
卵巢肿瘤	20	9.13	前列腺肉瘤	3	1.37
胃炎	10	4.57	肠梗阻	3	1.37
消化性溃疡	9	4.11	卵巢囊肿蒂扭转	3	1.37
子宫肌瘤	7	3.20	肝硬化	3	1.37
肝癌	6	2.74	大肠癌	3	1.37
阑尾炎	6	2.74	食管癌	3	1.37
卵巢癌	6	2.74	胃息肉	3	1.37
腹腔畸胎瘤	5	2.28			

3. 确诊手段　纳入本次研究的 207 例胃肠道间质瘤中,206 例(99.52%)经手术病理检查明确诊断,1 例(0.48%)误诊为巨大肝癌的胃肠道间质瘤经皮穿刺病理检查确诊。

4. 误诊后果　按照误诊数据库对误诊后果的分级标准评价,纳入本次研究的 207 例胃肠道间质瘤误诊病例中,152 例(73.43%)为Ⅱ级后果,即恶性肿瘤病情延误;55 例(26.57%)为Ⅲ级后果,未因误诊误治造成不良后果。

四、误诊原因分析

依据本次纳入的 67 篇文献分析的误诊原因出现频次,经计算机统计归纳为 11 项,其中经验不足而缺乏对该病的认识为首要误诊原因,见表 11-8-2。

表 11-8-2 胃肠道间质瘤误诊原因

误诊原因	频次	百分率(%)	误诊原因	频次	百分率(%)
经验不足,缺乏对该病的认识	44	65.67	影像学诊断原因	8	11.94
缺乏特异性症状、体征	21	31.34	并发症掩盖了原发病	2	2.99
未选择特异性检查项目	20	29.85	病理组织取材不到位	2	2.99
过分依赖辅助检查结果	18	26.87	对专家权威、先期诊断的盲从心理	1	1.49
诊断思维方法有误	11	16.42	手术中探查不细致	1	1.49
问诊及体格检查不细致	10	14.93			

1. 经验不足及缺乏对该病的认识 胃肠间质瘤发病率较低,接诊医师尤其是基层医师对其认识不足,对表现为腹部包块的患者,诊断多考虑常见疾病,从根本上未考虑患有胃肠间质瘤的可能,这是导致本病误诊的最根本原因。

2. 症状和体征缺乏特异性 胃肠道间质瘤常常表现为胃部不适及伴有间断的柏油样便及消化道出血症状,而胃肠其他病变,如消化道肿瘤、溃疡等均可出现上述症状,因此临床工作中,面对这样的患者,往往易简单地将其误诊为更加常见的胃炎、胃平滑肌肉瘤以及胃癌等疾病。另外,对于仅表现为腹部包块而消化道症状不明显的患者,在关键的病理检查结果未明确时,容易误诊为卵巢占位性病变、盆腔包块等其他类型的腹部肿瘤及病变。

3. 未选择特异性检查项目 对以腹部包块或胃肠道症状就诊的患者,简单地进行腹部 B 超和 CT 检查,未选择内镜及活检等特异性检查项目。即使有条件进行内镜检查,由于内镜操作者的经验的局限性、检查不细致、取材不到位、病理组织切片不典型、影像学报告的局限性等,亦会导致误诊甚至误治。有胃间质瘤 CT 检查示肝左叶下部见类圆形软组织肿块影,而螺旋 CT 于右上腹胰头前方见 6 cm 团块影。因胃壁内肿块较小,在胃壁内的厚度不足 2 cm,且胃为空腔脏器,故 CT 检查均未发现胃壁内肿块,很难与间质瘤联系。胃镜及肠镜检查亦未发现胃壁及肠壁有明显压迫或其他异常。分析整个病史及临床症状、体征,给我们肝左叶下部与右上腹胰头前方肿块假象,首先考虑为来源于肝脏、胰腺及肠系膜等器官。虽然内镜超声检查(EUS)对胃黏膜下病变的诊断有很大优越性,但因其为非常规检查手段,且胃肠内镜未见异常,故很难考虑该检查而漏诊。

4. 过分依赖或迷信医技检查结果 有网膜来源的巨大恶性间质瘤(腹膜后肿物),由于紧邻肝脏下方并挤压肝脏(质软),致外压肿物与自身肿物很难鉴别,尤其是与第一肝门关系密切,给 B 超和 CT 等影像学诊断带来了很大困难,以致多家医院诊断时忽视了影像学检查有一定的局限性,过分依赖影像学检查结果,致多次均考虑肝癌。

5. 诊断思路不够完善全面及查体不细致 本组部分患者合并有胃溃疡或是其他病变,或是病初临床症状轻微,合并的其他疾病掩盖该疾病,有时受专业知识限制或偏重某一症状而忽视全面诊查,诊断思维单一局限,易致漏诊和误诊;极少数病例可能还存在手术中对于病变部位的探查不够仔细、遗漏了相关部位的探查等情况致漏诊和误诊。

五、防范误诊措施

胃肠道间质瘤术前诊断较困难,往往受限于无特征性的临床表现、内镜检查活检组织不易获取,B 超和 CT 检查结果发现占位性病变但性质不明确,也不易与消化道其他肿瘤相鉴别。故减少或避免该病的误诊应做到以下几点。

1. 加强专业理论知识的学习　通过对专业理论的学习,提高对临床少见病的警惕和认识。在日常工作中树立健全的诊断思路,尽可能的考虑全面,对于相关病例要综合临床表现、影像学检查等多种方法进行有序的分析。

2. 及时行相关医技检查　接诊此类患者常规首选 X 线和 CT 检查,同时结合内镜检查,抓住典型的影像学特征性表现,辅以详细的病史和体格检查,综合分析临床的各项资料,通常能够做出初步诊断,必要时行内镜下活检和免疫组织化学染色能够明确诊断。文献报道近 80% 的病例存在酪氨酸激酶受体编码基因 kit 的突变,5%～10% 的病例在另外一个酪氨酸激酶受体相关编码基因 PDGFRA 存在着突变。10%～15% 的胃肠道间质瘤无法检测出 kit 及 PDGFRA 的突变。其他一些高表达的标志物包括 CD34、SMA 及 desmin。如诊断仍有困难者,可在条件允许的情况下行手术治疗。

3. 注意鉴别诊断　胃肠间质瘤属间叶来源的肿瘤,同时具有向腔内外生长的特性,一般较少造成消化道的狭窄,瘤体一般生长比较快,易发生出血坏死,破入消化道造成消化道出血症状,但由于其黏膜相对完整,出血后黏膜上皮能够自行修复,因此一般只引起间歇性柏油样便、贫血等。胃癌病变范围较大,形态多不规则,多呈菜花样,黏膜表面粗糙、凹凸不平,常伴溃疡出血,中晚期隆起型胃癌常常容易和胃肠道间质瘤相混淆,胃镜活检多能够鉴别。而与卵巢癌、结肠癌等部位的肿瘤相鉴别时,往往在病变的部位、病变的影像学特点和相关的肿瘤标志物的改变上即能够相区分。与平滑肌肉瘤的鉴别往往需要结合 B 超和 CT 等相关的影像学结果,最终确诊需要活检。因此对临床不能确定病变性质的患者,可行超声引导下的穿刺活检,这样才能减少漏诊和误诊的发生。

（陶开山　李　霄　蒲　猛）

第九节　Meckel 憩室

一、概述

1. 病因及病理　Meckel 憩室是最常见的肠道憩室,也是最常见的胃肠道先天性畸形。本病以儿童多见,男性发病率比女性高,约 (2～3)∶1。国外尸体解剖发现率为 2%～3%。本病主要是因为胚胎期卵黄管闭合不全所致。在正常妊娠初期胚胎的卵黄囊通过脐肠系膜和卵黄管与原肠相连,至妊娠 7～8 周是卵黄管将自行闭锁,并逐渐萎缩消失。若卵黄管不能完全闭锁消失,则可遗留不同类型的畸形,其中卵黄管连脐的一端闭合,或残留成条索,连接小肠的一端继续保持与肠腔相通,就形成了 Meckel 憩室。

Meckel 憩室是真性憩室,含有小肠壁全层。憩室位于末端回肠,90% 在回盲瓣 100 cm 以内,大小不一,通常为 1～10 cm,最大的直径可达 100 cm,95% 憩室的基底在肠系膜对侧。巨大憩室又分为两型。憩室黏膜约 90% 为回肠黏膜,几乎 50% 含异位组织,其中多数为胃黏膜,其次为胰腺组织、结肠、十二指肠黏膜、Brunner 腺,也有报道为空肠和肝胆组织。

2. 临床表现及治疗　临床上,绝大多数憩室患者终生无症状,有症状者又以儿童居多。本病的临床表现主要取决于憩室有无并发症及并发症的类型和程度,常见的有溃疡和出血,主要表现为 10 岁以下儿童肠道出血,大多反复便血,大便呈暗红色、果酱色或鲜红,成人多为黑色。憩室炎是成人最常见的并发症,常因憩室过长、开口狭窄、引流不畅和憩室扭曲等引起。憩室炎时有全身反应和腹部绞痛、腹胀,腹部压痛点较麦氏点高,并偏向内侧,进一步可能会出现穿孔而诱发的腹膜炎。慢性炎症反复刺激形成炎性包块和慢性肠梗阻;肠扭转和肠套叠后导致肠梗阻;肠套叠;憩室内异物、肠粪石或肿瘤等引起腹痛、呕吐、出血等症状。

通常单纯的 Meckel 憩室无临床症状者极难诊断,一旦出现并发症又很难和其他的急腹症进行鉴别,主要依赖于临床医生对疾病的认识程度及选择相应的检查手段和手术探查情况。一般对于无症状的 Meckel 憩室,不主张进行预防性的手术治疗。在其他腹部手术中发现 Meckel 憩室时应予以切除。有出血、穿孔或梗阻等并发症的憩室应行手术治疗。本病手术预后良好,有不到 6% 的病死率,多见于老年人和合并有严重并发症的患者。

二、诊断标准

术前诊断困难。在右下腹炎症、小肠低位梗阻以及下消化道出血(特别是有复发 2～3 次的病史)时,均应考虑憩室并发症的可能性。^{99m}Tc 标记红细胞腹部扫描定位性好,在消化道出血时有独特的诊断价值,应首先考虑使用。钡剂灌肠难以发现憩室,急腹症时应尽早手术探查。

三、误诊文献研究

1. 文献来源及误诊率　2004—2013 年发表在中文医学期刊并经遴选纳入误诊疾病数据库的 Meckel 憩室误诊文献共 90 篇,累计误诊病例 570 例。4 篇文献可计算误诊率,误诊率 75%。

2. 误诊范围　本次纳入的 570 例 Meckel 憩室误诊为 17 种疾病 579 例次,其中居前三位的误诊疾病为阑尾炎、肠梗阻、肠套叠。少见误诊疾病为缺铁性贫血、中毒性细菌性痢疾、脑炎、癔症、门静脉高压症、肠系膜淋巴结炎。116 例(20.03%)仅作出便血待查诊断,13 例初诊诊断不明确。通常 Meckel 憩室的临床表现根据各类并发症而有所不同,误诊率较高,一般都在剖腹探查时方可得到确诊。由于 Meckel 憩室常见并发症为憩室炎、出血、肠梗阻、自身扭转、憩室肿瘤,所以在临床上也容易仅作出相关并发症的诊断,而漏诊 Meckel 憩室。主要误诊疾病见表 11-9-1。

表 11-9-1　Meckel 憩室主要误诊疾病

误诊疾病	误诊例次	百分比(%)	误诊疾病	误诊例次	百分比(%)
阑尾炎	310	53.54	肠道肿瘤	5	0.86
肠梗阻	47	8.12	消化道异物	3	0.52
肠套叠	26	4.49	上呼吸道感染	2	0.35
消化道穿孔	25	4.32	胃肠炎	2	0.35
胃十二指肠溃疡	11	1.90	盆腔炎	2	0.35
腹膜炎	10	1.73			

3. 医院级别　本次纳入统计的 570 例 Meckel 憩室误诊 579 例次,其中误诊发生在三级医院 335 例次(57.86%),二级医院 207 例次(35.75%),一级医院 29 例次(5.01%),其他医疗机构 8 例次(1.38%)。

4. 确诊手段　本次纳入的 570 例 Meckel 憩室中,474 例(83.16%)经手术病理检查确诊,

96 例(16.84%)经手术中肉眼所见确诊。

5. 误诊后果　由于 Meckel 憩室大多数无症状,仅有约 4% 的患者可能出现临床症状,故误诊后一般不会造成严重的不良后果,一般常常会误诊为临床症状相关的疾病如阑尾炎、消化道出血、消化道穿孔等疾病。所以疾病本身并不会由于误诊误治而造成严重的不良后果,但是如果仅仅是对症治疗往往会导致病情反复发作,出现临床上难治性的症状表现。有些患者可能出现由于误诊阑尾炎等造成不必要的手术治疗或者手术的扩大化。按照误诊数据库对误诊后果的分级评价标准,本次纳入的 Meckel 憩室误诊病例 570 例中,549 例(96.31%)为Ⅲ级后果,发生误诊误治但未造成不良后果;19 例(3.33%)造成Ⅱ级后果,手术扩大化;2 例(0.35%)造成Ⅰ级后果,均死亡。

四、误诊原因分析

依据本次纳入的 90 篇文献提供的误诊原因出现频次,经计算机统计归纳为 12 项,其中经验不足缺乏对本病认识、问诊及体格检查不细致和缺乏特异性症状和体征为最常见原因,见表 11 - 9 - 2。

表 11 - 9 - 2　Meckel 憩室误诊原因

误诊原因	频　次	百分率(%)	误诊原因	频　次	百分率(%)
经验不足,缺乏对该病的认识	51	56.67	过分依赖辅助检查结果	7	7.78
问诊及体格检查不细致	47	52.22	并发症掩盖了原发病	3	3.33
缺乏特异性症状、体征	37	41.11	患者主述或代述病史不确切	3	3.33
未选择特异性检查项目	25	27.78	医院缺乏特异性检查设备	3	3.33
诊断思维方法有误	17	18.89	患者或家属不配合检查	2	2.22
手术中探查不细致	8	8.89	影像学诊断原因	2	2.22

1. 经验不足,缺乏对该病的认识　常见的误诊原因是医生经验不足,缺乏对于该病的认识,没有充分了解相关疾病的症状和体征,一般 Meckel 憩室是最常见的小肠憩室,多位于回肠末端,基底开口于肠系膜对侧。患者既无明显既往史,而症状、体征又与急性阑尾炎十分相似,医生经验不足,很难明确诊断,也是误诊原因之一。通常儿童 Meckel 憩室最常见的并发症是肠梗阻,而成人常见的并发症是憩室炎和憩室出血。倘若对于本病的认识程度不足,往往将憩室并发症以腹痛、便血、发热、腹膜炎为主要临床表现,容易误诊为其他疾病。由于上述症状多无特异性,术前不易确诊,多被误诊为急性阑尾炎、急性憩室炎或憩室穿孔等。

2. 问诊及体格检查不细致　无并发症的憩室常无明显临床症状,仅 4% 的患者出现临床症状,60% 以上的患者为 10 岁以下儿童,并发症常有憩室炎、穿孔、出血、肠梗阻等。基层医院由于医疗设备简陋,问诊及详细查体显得尤为重要,是验证病史准确性的可靠手段之一。

3. 缺乏特异性症状与体征　同时对于 Meckel 憩室炎而言,本病症状不典型,缺乏特异性的症状和体征,而且临床上发病率低,诊断时多不考虑,例如临床中阑尾炎是常见病、多发病,只要有右下腹疾病,便先入为主,诊断为阑尾炎,忽视了与之相关的鉴别诊断。Meckel 憩室炎引起的病变及肠穿孔,由于穿孔的位置(大多在回肠末段 100 cm 以内)与阑尾部位很近,且临床表现多为右下腹痛、压痛、肌紧张,故极易误诊为急性阑尾炎穿孔。

4. 其他误诊原因　对于以腹痛、便血而前来就诊的患者,倘若临床工作者诊断思路过于局限或者不全面,往往容易先入为主将其误诊为其他疾病。另外在手术中探查不仔细也是误诊漏诊的原因。对于突发右下腹疼痛,尤其是未成年人,除考虑常见多发病外,应进一步考虑是否有 Meckel 并发症存在。对诊断为阑尾炎的患者,若术中见阑尾炎病变不足以解释临床表现和腹腔渗液、脓液,应常规探查回肠末段 150 cm,以免遗漏憩室病变。在询问病史和查体方面可能不够细致认真,过分依靠实验室检查和辅助检查结果往往也容易导致误诊。临床上有时患者主诉或代述病史不确切,合并有其他系统疾病或者有并发症时,往往会误诊。

五、防范误诊措施

1. 术中仔细探查　Meckel 憩室是一种临床上较难诊断的疾病,当憩室引流不畅或有异物滞留时,可发生炎性病变。临床症状主要为脐周或右下腹痛,常伴有恶心、呕吐。腹部检查可发现右下腹或脐下有压痛和腹肌紧张,症状和体征与急性阑尾炎相似,术前很难鉴别。对诊断为阑尾炎而手术的患者,手术中若发现阑尾正常,均应对回肠末端进行探查。如为其他疾病进行剖腹探查发现 Meckel 憩室,虽没有症状,也应当将憩室切除,以免以后发生并发症。

通常 Meckel 憩室常见的并发症为憩室炎、出血、肠梗阻、自身扭转、憩室肿瘤等。由于 Meckel 憩室的临床表现根据各类并发症而有所不同,误诊率较高,一般都在剖腹探查时方可得到确诊。因此在临床诊断阑尾炎而术中发现阑尾的病变与症状、体征不相符时,应仔细检查末段回肠至 150 cm,以确定有无 Meckel 憩室病变。千万不能满足于“单纯性阑尾炎”的诊断,而轻率关腹,以致遗漏了 Meckel 憩室病变,造成严重后果。有学者指出,慢性阑尾炎在手术治疗时,应把回肠探查作为常规。

2. 重视辅助检查　对无明显原因出现进行性贫血、下腹胀痛、移动性浊音阳性的患儿应想到 Meckel 憩室并发腹腔内出血的可能,应进一步作腹部 B 超、腹腔穿刺、同位素扫描等检查明确诊断。对反复出现的下消化道出血患者一般辅助检查不能明确诊断者,腹腔镜是一种有效而且安全的诊断及治疗手段。^{99m}Tc 同位素扫描可显示憩室内放射性核素浓集区及腹腔内散在图像,是 Meckel 憩室的重要诊断手段之一。

3. 拓宽诊断思路　一般 Meckel 憩室出现并发症术前确诊比较困难,如果合并有不典型的多系统的症状误诊率更高。作为一名专科医生应尽可能扩大自己的知识面,了解相关疾病的症状和体征,诊断思路不能局限于本专业内,同时要全面系统地询问病史和认真查体,而不能单一、过分依靠实验室检查,这才是提高疾病诊断率、减少误诊发生的关键所在。

(陶开山　李　霄　蒲　猛)

第十节　嗜酸性粒细胞性胃肠病

一、概述

1. 定义和发病率　嗜酸性粒细胞性胃肠病是一种较为少见的、全胃肠道各层黏膜中嗜酸性粒细胞增多性疾病。病变可发生于食管到直肠的消化道各个部位,最常见的为胃和小肠。

1937 年首次报道本病,迄今为止国内外文献报道 400 余例,北京协和医院 1981 年至今诊治 10 余例。20~50 岁发病最多,男性稍多于女性。由于本病为良性自限性疾病,部分患者可自愈或经对症治疗后缓解,因此,本病的真实发病率应高于目前报道。

2. 病因及临床表现　本病的病因尚不清楚,由于病变组织中大量嗜酸性粒细胞浸润,80% 的病例伴周围嗜酸性粒细胞增多、血清 IgE 水平增高;50% 的患者有个人或家族哮喘、过敏性鼻炎及对食物过敏等变态反应史,糖皮质激素治疗有效,故多认为其发病与外源性或内源性过敏原导致的全身或局部变态反应有关。本病可能存在多种病因,但最终均是由于大量嗜酸性粒细胞浸润伴随各种炎症介质的释放,导致相同的病理学损害。本病的组织学特征为胃肠道组织中嗜酸性粒细胞浸润性改变,临床表现复杂多样,缺乏特异性。症状的出现取决于病变累及部位、范围和程度。典型的临床病程较长,可为持续和间断发作,通常以腹痛、腹泻、恶心和呕吐及腹腔积液为主要表现。

3. 治疗及预后 对有食物过敏因素的患者,可考虑从饮食中剔除过敏食物。饮食治疗对儿童患者效果较好,而在成年患者常不理想。对应用糖皮质激素治疗效果不好或有应用糖皮质激素禁忌证的患者可应用要素饮食,必要时可用胃肠外营养。糖皮质激素对于本病治疗效果显著,糖皮质激素治疗效果不佳时可考虑加用免疫抑制剂,有报道口服肥大细胞膜稳定剂色甘酸钠有一定的效果。本病一旦确诊,一般不采取手术治疗,即使出现胃幽门梗阻或肠梗阻,也应先采取保守治疗,内科治疗无效时方考虑手术治疗。术后易复发,仍需要用糖皮质激素治疗。

本病预后良好,临床病程具有缓解和复发交替的特点,复发者需要重新应用初始剂量的糖皮质激素;严重患者可能出现急性肠梗阻或慢性营养不良。目前尚无恶变报道。

二、诊断标准

典型的嗜酸性粒细胞胃肠病应符合以下标准:① 有消化系统症状;② 病理证实胃肠道一处或多处组织中嗜酸性粒细胞浸润;③ 无胃肠道以外多器官嗜酸性粒细胞浸润;④ 除外其他引起嗜酸性粒细胞浸润的疾病,如肠道寄生虫感染、肿瘤、嗜酸性肉芽肿以及变态反应性肉芽肿病等。外周血嗜酸性粒细胞增多支持嗜酸性粒细胞胃肠病的诊断,但是不作为本病的诊断标准,因为少数患者外周血嗜酸性粒细胞可不增多。同理,食物不耐受或食物过敏也不作为本病的诊断标准。

三、误诊文献研究

1. 文献来源及误诊率 2004—2013 年发表在中文医学期刊并经遴选纳入误诊疾病数据库的嗜酸性粒细胞性胃肠病误诊文献共 51 篇,累计误诊病例 279 例。9 篇文献可计算误诊率,误诊率 66.67%。

2. 误诊范围 本次纳入的 279 例嗜酸性粒细胞性胃肠病误诊为 28 种疾病 289 例次,其中位于前三位的误诊疾病为胃肠炎、结核性腹膜炎、炎症性肠病,少见的误诊疾病包括肠道寄生虫病、肠结核、华支睾吸虫病、原发性腹膜炎、消化道穿孔、消化不良、消化道出血、Meckel 憩室、缺血性结肠炎、胆囊穿孔、胆囊炎、慢性肾炎、骨髓增生异常综合征。主要误诊疾病见表 11-10-1。

表 11-10-1 嗜酸性粒细胞性胃肠病主要误诊疾病

误诊疾病	误诊例次	百分比(%)	误诊疾病	误诊例次	百分比(%)
胃肠炎	119	41.18	肠梗阻	7	2.42
结核性腹膜炎	27	9.34	淋巴瘤	6	2.08
炎症性肠病[a]	23	7.96	阑尾炎	5	1.73
消化性溃疡	21	7.27	腹腔结核	4	1.38
消化道肿瘤[b]	16	5.54	胰腺肿瘤	3	1.04
胰腺炎	14	4.84	盆腔炎	3	1.04
肝硬化	12	4.15	肠易激综合征	3	1.04
过敏性紫癜	8	2.77			

注:a 包括溃疡性结肠炎和 Crohn 病;b 诊断仅考虑此类疾病。

3. 确诊手段 本次纳入的嗜酸性粒细胞胃肠病中,266 例(95.34%)经内镜下活检病理检查明确诊断,7 例(2.51%)经手术病理检查确诊,6 例(2.15%)经腹腔穿刺细胞学检查明确诊断。

4. 误诊后果　按照误诊数据库对误诊后果的分级评价标准,本次纳入的 279 例嗜酸性粒细胞性胃肠病中,2 例(0.72%)造成Ⅱ级误诊后果,即手术扩大化;277 例(99.28%)为Ⅲ级误诊后果,即发生误诊误治未造成不良后果。

四、误诊原因分析

依据本次纳入的 51 篇文献分析的误诊原因出现频次,经计算机统计归纳为 8 项,以经验不足而缺乏对该病的认识、未选择特异性检查项目为主要原因,见表 11 - 10 - 2。

表 11 - 10 - 2　嗜酸性粒细胞性胃肠病误诊原因

误诊原因	频　次	百分率(%)	误诊原因	频　次	百分率(%)
经验不足,缺乏对该病的认识	48	94.12	诊断思维方法有误	7	13.73
未选择特异性检查项目	27	52.94	过分依赖辅助检查结果	4	7.84
缺乏特异性症状、体征	25	49.02	病理诊断错误	3	5.88
病理组织取材不到位	9	17.65	问诊及体格检查不细致	2	3.92

1. 缺乏对该病的认识　由于嗜酸性粒细胞性胃肠病较少见,故临床医师尤其是非专科医师、基层医师很少接触到此类疾病患者,没有临床经验,加上对该病缺乏认识,造成误诊在所难免;本病常以消化不良、肠不全梗阻及腹水等多种症状出现,容易与许多外科疾病相混淆。早期往往被误诊为消化不良,当腹水逐渐增多时考虑为结核性腹膜炎或乳糜腹合并感染。

2. 未选择特异性检查项目　行内镜检查时候,只注重内镜检查的肉眼表现,本病的内镜活检率很低,内镜下所见可能多为“正常”或仅为充血、水肿等,未取活检或活检深度不够,单处活检阴性亦会造成部分病例的误诊。因此多部位黏膜活检对本病的诊断非常重要。或是注重影像检查而忽略了实验室检查,外周血或腹水中的嗜酸性粒细胞计数有助于诊断。行腹水细胞学检查,忽视腹水细胞的计数分类是漏诊的重要原因。

3. 缺乏特异性症状和体征　该病多表现为腹痛、腹泻、恶心和呕吐等非特异性症状,轻症患者缺乏特异性的症状和体征,临床医师诊断思维局限,或仅按症状、体征进行经验性诊断,也不可能选择相关的医技检查项目,故常将其误诊为常见的胃肠炎、胃炎、肠炎及消化性溃疡等疾病。

4. 其他误诊原因　因为临床多种疾病,如炎症性肠病、嗜酸性粒细胞增多症、消化道寄生虫感染等也伴有外周血嗜酸性粒细胞升高,故患者外周血嗜酸性粒细胞绝对计数及比例升高不能作为诊断标准,只具备诊断的参考价值。如接诊此类患者过分依赖医技检查结果亦可造成误诊。此外,责任心不强,未详细询问病史或查体不仔细,忽略了外周血及腹水中嗜酸性粒细胞的检查是造成部分病例误诊的原因之一。

五、防范误诊措施

1. 加强学习以提高对该病的认识　由于嗜酸性粒细胞胃肠病的临床表现、症状和内镜表现无特异性,早期诊断困难,因此需要临床工作者有扎实的基础理论知识和基本技能,知识面要宽,有丰富的相关专科知识,并要有正确的思维方法,如患者体征、症状反复发作,治疗无效时需拓宽诊断思路,对患者的病史、临床症状、医技检查结果重新进行分析,必要时及时复查。接诊此类患者不但要考虑到常见的胃肠道疾病,还要将患者的流行病学特征、临床表现,以及各种检查综合进行分析。

2. 熟悉该病的临床表现　本病多以消化道症状为首发症状,腹痛无特异性,多为中上腹或脐周绞痛、隐痛、钝痛,持续性或阵发性;以腹腔积液为首发症状者可有腹胀、腹围增大,伴腹泻者多为黄色稀水便,严重者可有粪隐血阳性。内镜检查可见胃肠道黏膜充血、水肿,严重者可有点状或片状糜烂。

3. 客观分析医技检查结果　外周血嗜酸性粒细胞计数增多是本病的一个比较重要的特征,约 80%的患者外周血嗜酸性粒细胞高达 15%～70%,有 50%～90%的患者外周嗜酸性粒细胞升高,所以并非所有患者嗜酸性粒细胞均升高,这点需要临床医师注意,不可过分依赖外周血嗜酸性粒细胞计数对疾病进行诊断。有文献报道,仅有 30%患者病理改变为肉眼可见的病变,因此临床医生在考虑到本病存在的可能性后,即使肉眼观察无病变,也应告知内镜中心医师多点取活检,活检点数一般认为至少 6 处以上,且要有足够活检深度,即使一次活检阴性,也不可断然否定该病的诊断,应多点深部活检。另外,腹腔镜检查可以帮助发现本病,肠道相关部位的内镜检查可以减少部分肠道病变的漏诊。

4. 注意鉴别诊断　通常本病需要和多种消化道系统的疾病相鉴别,由于该病属于一种变态反应性疾病,机体处于高敏状态,PPD 试验可为阳性或强阳性,此时应特别注意与结核性腹膜炎、恶性腹水、自发性腹膜炎、持续性腹透等引起腹水嗜酸性细胞增多相鉴别。一般来说,通过体格检查及综合分析患者全身状况能够初步了解有无结核全身中毒的症状,随后主要通过腹腔穿刺检测腹腔积液相关的生化指标,较快的对结核性腹腔积液、癌性腹腔积液、腹膜炎所致的腹腔积液和本病所致的渗透性腹腔积液相鉴别。最终诊断还是需要消化系统内镜的支持和病理活检。

(陶开山　李　霄　蒲　猛)

第十一节　Crohn 病

一、概述

1. 发病原因　Crohn 病是一种原因不明的慢性非特异性肠道肉芽肿性炎症,与溃疡性结肠炎合称炎症性肠病。可侵犯胃肠道任何部位,而以回肠末端和临近结肠最为多见,常呈节段性或跳跃性分布。Crohn 病的发病年龄多在 15～30 岁,但首次发作可出现在任何年龄组,男女患病率相近。该病在欧美国家常见,我国近年来发病率逐渐上升。该病的病因迄今未明,发病机制亦不甚清楚,通常认为可能与环境因素中的感染问题、遗传因素、免疫反应异常、神经内分泌的改变、精神因素等有关。

2. 病理特点　Crohn 病的病变主要累及回肠末端和邻近的右半结肠,单独回肠、结肠受累次之,口腔、食管、胃、十二指肠、空肠等处受累者更少见。多呈节段性分布,与正常肠段之间的分界比较清楚。肠祥之间常有粘连,相应肠系膜血管充血,淋巴管扩张,淋巴结肿大。受累肠段呈穿壁性炎症的特征,肠壁增厚,黏膜下病变重于黏膜,黏膜可有水肿、充血,溃疡多纵行分布,可深达肌层或浆膜层,呈裂沟样,或融合成窦,或穿通成瘘。黏膜下层水肿和炎细胞浸润,使黏膜肿胀、隆起,间以不同程度纤维化和裂沟样溃疡,使黏膜呈铺路石样外观。组织学上,炎症的肠壁有淋巴细胞、浆细胞等组织细胞浸润,多数以上有非干酪样肉芽肿形成,或呈局限的淋巴细胞聚集。归纳组织形态学特征为节段性全层炎症、裂隙状溃疡、非干酪样坏死性肉芽肿、黏膜下层增宽、淋巴细胞聚集或结节形成。

3. 临床表现　Crohn 病的临床表现随病变部位、程度和时期而异,累及末端回肠者常出现典型症状,包括常见的右下腹或脐周腹痛,呈间歇性发作;腹泻,多是由于病变肠段炎症渗出、吸收不良和蠕动增加引起,粪便多为糊状或呈脂肪泻,重者可伴有不同程度的便血;病变累及下段结肠可伴里急后重和脓血便。腹部包块常在右下腹或脐周出现,多是由于肠粘连、肠壁增厚、肠系膜淋巴结肿大、内瘘或脓肿形成所致,部分病例可有瘘管的形成;约有半数病例可在肛门-直肠周围局部出现脓肿、窦道及瘘管。另外,患者多有发热、营养障碍等全身表现。同时伴随着诸如关节炎、结节性红斑、皮肤溃疡、肝脏肿大、虹膜睫状体炎等肠外表现。

4. 治疗原则 该病的治疗目标是要控制发作,维持缓解,防止并发症。要注意掌握分级、分期、分段治疗原则,同时参考病程和过去治疗情况选择药物、确定疗程和治疗方法,以尽快控制发作,防止复发。还要注意疾病的并发症和患者全身情况,注意营养、支持和心理治疗等措施的综合应用,强调个体化处理的原则。本病可经治疗后好转,也可自行缓解。但多数患者反复发作,迁延不愈,其中部分患者在其病程中因出现并发症而手术治疗,但预后较差。

二、诊断标准

世界卫生组织结合 Crohn 病的临床、X 线、内镜和病理表现,推荐 6 个诊断要点,见表 11-11-1。

表 11-11-1 Crohn 病诊断要点

临床表现	临床	X 线	内镜	活检	切除标本
1. 非连续性或节段性病变		+	+		+
2. 铺路石样表现或纵行溃疡		+	+		+
3. 全壁性炎症病变	+ (腹块)	+ (狭窄)	+ (狭窄)		+
4. 非干酪性肉芽肿				+	+
5. 裂沟、瘘管	+	+			+
6. 肛门部病变	+			+	+

在排除肠结核、阿米巴痢疾、耶尔森菌感染等慢性肠道感染、肠道淋巴瘤、憩室炎、缺血性肠炎、放射性肠炎和 Behcet 病等的基础上,可按下列标准诊断:① 具有上述 1、2、3 者为疑诊,再加上 4、5、6 中任何一项者可确诊;有第 4 项者,只要加上 1、2、3 项中的任何 2 项亦可确诊。② 根据临床表现,若影像学、内镜和病理符合,可以诊断为本病。③ 根据临床表现,若影像学或内镜符合,可以拟诊为本病。④ 临床表现符合可疑,应安排进一步检查。⑤ 初发病例、临床与影像或内镜和活检改变难以确诊时,应随访 3~6 个月。如与肠结核混淆不清者按肠结核作诊断性治疗,根据疗效鉴别。

三、误诊文献研究

1. 文献来源及误诊率 2004—2013 年发表在中文医学期刊并经遴选纳入误诊疾病数据库的 Crohn 病误诊文献共 114 篇,累计误诊病例 870 例。33 篇文献可计算误诊率,误诊率 53.20%。

2. 误诊范围 本次收录的 870 例 Crohn 病误诊病例,共误诊为 47 种疾病 875 例次,涉及 7 个系统,但主要误诊为消化系统疾病(95.77%),见表 11-11-2。居前三位的误诊疾病为阑尾炎、肠梗阻、肠结核。少见的误诊疾病包括肛瘘、食管癌、胃癌并消化道出血、细菌性痢疾、肠易激综合征、肠痉挛、缺血性肠病、便秘、胰腺炎、腹型癫痫、呼吸道感染、肾结石、肾炎、布鲁杆菌病、伤寒、弓形虫病、肠阿米巴病、传染性单核细胞增多症、膀胱肿瘤、幼年特发性关节炎、白塞病、风湿热、系统性红斑狼疮、败血症、异位妊娠。19 例仅作出腹部肿物性质待查诊断,4 例初诊诊断不明确。主要误诊疾病见表 11－11－3。

表 11－11－2　Crohn 病误诊疾病系统分布

误诊疾病系统	误诊例次	百分比(%)	误诊疾病系统	误诊例次	百分比(%)
消化系统疾病	838	95.77	泌尿系统疾病	8	0.91
感染性疾病	11	1.26	其他	7	0.80
风湿性疾病	11	1.26			

表 11－11－3　Crohn 病主要误诊疾病

误诊疾病	误诊例次	百分比(%)	误诊疾病	误诊例次	百分比(%)
阑尾炎	268	30.63	肠穿孔	16	1.83
肠梗阻	148	16.91	消化性溃疡	7	0.80
肠结核	70	8.00	肛周脓肿	6	0.69
肠道肿瘤[a]	64	7.31	类风湿性关节炎	6	0.69
大肠癌	63	7.20	结肠息肉	5	0.57
溃疡性结肠炎	39	4.46	肠重复畸形	5	0.57
腹膜炎	28	2.63	胃炎	5	0.57
肠炎	26	2.97	消化道穿孔	5	0.57
消化道出血	19	2.17	胆囊炎胆石病	5	0.57
胃肠道非霍奇金淋巴瘤	17	1.94	泌尿系感染	5	0.57

注：a 仅作出此类疾病诊断。

3. 容易误诊为 Crohn 病的疾病　经对误诊疾病数据库全库检索发现，124 篇文献 20 种疾病共 277 例曾经误诊为 Crohn 病，以肠结核居多，主要病种见表 11－11－4。尚有 10 例最终确诊为：小肠恶性肿瘤、血吸虫病、组织胞浆菌病、组织细胞增生性坏死性淋巴结炎、系统性红斑狼疮、肠重复畸形、急性白血病、癫痫。

表 11－11－4　容易误诊为 Crohn 病的疾病

确诊疾病	例次	百分比(%)	确诊疾病	例次	百分比(%)
肠结核	135	48.74	急性阑尾炎	5	1.81
胃肠道非霍奇金淋巴瘤	46	16.60	嗜酸性粒细胞性胃肠病	5	1.81
大肠癌	29	10.47	急性出血性坏死性肠炎	4	1.44
过敏性紫癜	15	5.42	肠气囊肿症	4	1.44
缺血性肠病	15	5.42	艾滋病	3	1.08
溃疡性结肠炎	6	2.17			

4. 医院级别　本次纳入统计的 870 例 Crohn 病误诊 875 例次，其中误诊发生在三级医院 582 例次(66.51%)，二级医院 247 例次(28.23%)，一级医院 44 例次(5.03%)，其他医疗机构 2 例次(0.23%)。

5. 确诊手段　本次纳入的 870 例 Crohn 病中，808 例(92.87%)经病理检查确诊，39 例(4.48%)经影像学检查确诊，具体确诊手段见表 11－11－5。

表 11 - 11 - 5　Crohn 病确诊手段

确诊手段/检查项目	例　数	百分比(%)	确诊手段/检查项目	例　数	百分比(%)
病理学诊断	808	92.87	内镜下肉眼所见	17	1.95
手术病理检查	576	66.21	影像学诊断	39	4.48
内镜下活检	97	11.15	X 线检查	13	1.49
具体方法不详	135	15.52	CT 检查	4	0.46
临床诊断	23	2.64	具体方法不详	22	2.53
手术肉眼所见	6	0.69			

6. 误诊后果　本次纳入的 870 例 Crohn 病中,827 例文献描述了误诊与疾病转归的关联,43 例预后与误诊关联不明确。按照误诊数据库对误诊后果的分级评价标准,可统计误诊后果的病例中,774 例(93.59%)为Ⅲ级后果,未因误诊误治造成不良后果;45 例(5.44%)造成Ⅱ级后果,其中 37 例手术扩大化或不必要的手术,8 例因误诊误治导致不良后果;8 例(0.97%)造成Ⅰ级后果,均为死亡。由于本病属于慢性疾病,常常有治疗后好转或自行缓解的特点,也会在临床上出现反复发作的情况,所以一般误诊后不会造成严重的不良后果。通常若误诊为阑尾炎、肠梗阻等急腹症,往往会完善相关的辅助检查项目,同时给予相应的禁食、消炎、补液等对症治疗,这些措施并不会造成疾病的突然恶化或发生严重的并发症,因此即使误诊误治后一般都不会造成严重的不良后果。部分误诊后的病例可能会进行不必要的手术或手术扩大化,例如误诊为急性阑尾炎后行手术治疗,还有部分病例可能出现误诊,但一般给予抗炎等对症治疗往往不会出现误治。

四、误诊原因分析

依据本次纳入的 114 篇文献提供的误诊原因出现频次,经计算机统计归纳为 13 项,其中经验不足缺乏对本病认识、缺乏特异性症状体征和问诊及体格检查不细致为最常见原因,见表 11 - 11 - 6。

表 11 - 11 - 6　Crohn 病误诊原因

误诊原因	频　次	百分率(%)	误诊原因	频　次	百分率(%)
经验不足,缺乏对该病的认识	88	77.19	病理组织取材不到位	4	3.51
缺乏特异性症状、体征	43	37.72	对专家权威、先期诊断的盲从心理	3	2.63
问诊及体格检查不细致	42	36.84	并发症掩盖了原发病	2	1.75
未选择特异性检查项目	34	29.82	医院缺乏特异性检查设备	2	1.75
诊断思维方法有误	18	15.79	影像学诊断原因	2	1.75
过分依赖辅助检查结果	15	13.16	手术中探查不细致	1	0.88
病理诊断错误	4	3.51			

1. **经验不足而缺乏对 Crohn 病的认识**　77.19% 的文献提及 Crohn 病的误诊原因是经验不足,缺乏对于该病的认识所致。由于 Crohn 病的临床表现多样且缺乏特异性,认识不足常是诊断延误的原因之一,症状较轻的 Crohn 病患者往往以胃肠道非特异性的症状前来就诊,如长期的腹泻、腹痛及体重减轻等,倘若医师接诊过程中未引起重视,缺乏对于可能存在 Crohn 病的判断往往会导致误诊误治。对于某些带有黏液血便、腹痛及肛周病变等典型表现的患者,也由于对本病缺乏诊断经验,未考虑到可能是 Crohn 病。

2. **缺乏特异性症状、体征**　本次纳入的病例中,部分病例以消化道外表现为主,往往是误诊的原因,37.72% 的文献提及误诊与此有关,例如发热、营养不良等全身性症状。慢性起病者多出现皮疹、肌肉酸痛、关节痛、口腔溃疡、生长发育障碍、下肢水肿、肝脾大等表现,而胃肠道症状少甚至缺如,腹痛不明显,仅发热时出现隐痛,未引起医生注意。Crohn 病患者的 C 反应蛋白、红细胞沉降率一般会有增高,再加上病变部位不一,内镜表现不典型,当病理活检无确定性依据时,往往与肠结核、淋巴瘤、大肠癌及肠道非特异性炎性疾病等互相误诊。

3. 问诊及体格检查不细致　问诊和体格检查的细致程度不够,遗漏有意义的病史信息,也是导致 Crohn 病误诊的常见原因。如遗漏和忽视轻度腹痛及腹部小包块,延误诊断。有文献报道以肠穿孔并急性腹膜炎表现为主的 Crohn 病,起病较急,出现剧烈腹痛并迅速扩展至全腹,查体有急性腹膜炎体征,血常规、腹部立腹 X 线平片、诊断性腹腔穿刺均提示有肠穿孔表现,加之术前未详细询问有无腹泻、腹痛、低热、体重下降等病史,以致误诊。

4. 其他误诊原因　过分依赖辅助检查的结果,草率做出诊断结论,未结合临床病情综合分析,也造成部分病例误诊。由于对本病认识不足,诊断思维局限,未考虑 Crohn 病的可能,故很难选择内镜及活检等针对性的医技检查项目,往往会延误病情。本病确诊需要依赖病理诊断,但病理结果的诊断准确性受多种因素的影响,有时与采集标本有关,有时与病理医师的诊断经验有关,也导致少部分患者的误诊。此外,对专家的权威和先期诊断的盲从,其他疾病掩盖了症状,医院缺乏如胶囊内镜、小肠镜、结肠镜等特异性的检查设备,患者或家属不配合检查等,都可能造成 Crohn 病的误诊。

五、防范误诊措施

1. 掌握相似症状疾病的鉴别诊断　通常对于本病需要与多种疾病相鉴别,尤其是对好发于回肠及邻近结肠病变的病例,要注意与阑尾炎相鉴别,同时对于表现多样的情况还需要和肠梗阻、肠道肿瘤、肠结核、大肠癌、肠炎、溃疡性结肠炎等鉴别。

腹痛、腹泻是 Crohn 病常见的胃肠道表现,消化道出血和肛周病变亦较多见。肠外表现发生率较高且复杂多样,以肝胆疾病、骨关节病、皮肤和口腔溃疡为主,早期贫血、体重下降、发热和低蛋白血症多不严重,容易被忽视。症状不典型者急性起病时常误诊为外科急腹症,如不全性肠梗阻、急性阑尾炎。一般来说,典型的急性阑尾炎患者会有转移性右下腹痛的症状,查体会有明显的触痛等阳性体征;而 Crohn 病多有反复低热、腹痛、腹泻病史,并且一般腹痛多为痉挛性,多不严重。

而对于以腹部包块为主要症状的 Crohn 病患者要和胃肠道肿瘤相鉴别,需要抓住病史特点来分析。一般 Crohn 病病史比较长,症状进展不会很快,而肿瘤性疾病的进展很快。影像学检查能够较好鉴别,通常 Crohn 病 X 线钡剂造影多显示肠腔狭窄、管壁僵硬、黏膜皱襞消失,呈线样改变等,结肠镜下也能有裂隙状溃疡、铺路石样改变等典型症状。肠道肿瘤性疾病的影像学多为占位性病变,伴或不伴有肿大的淋巴结,边缘不规则;肠镜下改变状态多样,比较容易鉴别。掌握 Crohn 病常见的临床表现及少见的临床症状,当保守治疗或手术治疗无效时,要对原诊断予以复查,分析产生的原因,并完善相关检查,必要时手术探查以确诊。

2. 选择特异性检查方法　对 Crohn 病的诊断选择合适的检查方式尤其重要,一般来说食管、胃和十二指肠病变可通过胃镜或胃十二指肠气钡双重对比造影发现,结直肠病变可通过结肠镜或钡剂灌肠检查诊断。胶囊内镜是近年来新出现的简便易行的小肠疾病检查手段,它直观方便,痛苦少,患者乐于接受且能轻易地完成对全小肠的检查,对诊断小肠 Crohn 病有较好的价值。内镜及活检检查表现为跳跃性分布、黏膜充血、水肿、糜烂、小的溃疡或卵石征、息肉、肠腔狭窄、肠壁增厚。双气囊推进式小肠镜克服了小肠钡灌和胶囊内镜检查的不足,能直视观察全小肠,可进可退反复观察又能取活检,对难以确诊的小肠 Crohn 病具有更高的诊断价值。尤其是病变不明显的早期小肠 Crohn 病,其他检查很难发现病变,此时应尽早选择双气囊小肠镜检查以早期确诊。

3. 把握 Crohn 病的诊断要点　详细的询问病史,全面系统的查体,并且工作中要提高对于本病的认识,对于不可解释的右下腹痛、腹泻、体重减轻、反复发热、口腔溃疡、肛周病变、关节炎等胃肠道以外表现的患者应该高度怀疑 Crohn 病。在临床工作中要了解并掌握 Crohn 病的影像学表现、内镜及病理组织学病变特点。诊断上要重视病理组织学检查,但是也不应过于依赖病理组织学检查及过于强调肉芽肿的诊断意义,因为 Crohn 病肉芽肿较小,称微肉芽肿,多位于固有膜深层,活检难以取到,必要时需要重复和多部位活检。通常 Crohn 病的诊断需要结合临床、X 线、内镜、活检等检查综合进行分析,这样才能减少误诊漏诊率。

（陶开山　李　霄　蒲　猛）

第十二节　缺血性肠病

一、概述

缺血性肠病(ischemic bowel disease,IBD)是由于肠道血管发生血运障碍,使相应的肠壁缺血、缺氧,最终发生梗死的疾病,病变多以结肠脾曲为中心呈节段性发生。本病最早由 Boley 于 1963 年提出,多见于患动脉硬化、心功能不全的老年患者,若合并糖尿病则发病率更高。根据"老年人缺血性肠病诊治中国专家建议(2011 年)",将缺血性肠病分为急性肠系膜缺血(acute mesenteric ischemia,AMI)、慢性肠系膜缺血(chronic mesenteric ischemia,CMI)和缺血性结肠炎(ischemic colitis,IC)。造成结肠缺血的直接原因多为肠系膜动脉、静脉,特别是肠系膜上动脉,因粥样硬化或血栓形成引起的血管闭塞及狭窄。心力衰竭、休克引起血压降低,肠局部供血不足也可成为发病原因。临床主要症状与体征为腹痛、腹泻、便血、吸收不良等,严重者可致肠穿孔、腹膜炎及休克。

IBD 的治疗原则:① 积极针对原发疾病治疗,力求维持正常循环功能,应尽可能避免强心药物等所致的肠道缺血加重。② 怀疑肠系膜缺血时应立即禁食,必要时胃肠减压、静脉营养支持;停用血管收缩药,早期使用广谱抗生素预防感染。③ 药物治疗主要为罂粟碱、丹参等血管扩张药物,急性期应用阿司匹林和氯吡格雷抗血小板治疗,一旦形成肠系膜静脉血栓应尽早抗凝和溶栓治疗。④ 对于 AMI,一旦诊断急性肠系膜动脉血栓,有适应证者应尽早进行介入治疗;对于 CMI,在有慢性肠系膜动脉狭窄时应选择单纯球囊扩张术或植入支架等介入治疗手段以解除腹痛、改善营养不良并预防突发肠梗死。轻度肠系膜动脉狭窄性疾病的内科治疗能取得较好疗效,但对于中、重度肠系膜上动脉狭窄或闭塞的疗效较差,往往需要借助外科手术才能取得较好效果。对明确的急性肠梗死,疑有肠穿孔、肠坏死及肠系膜血栓形成,均应考虑外科治疗。

二、诊断标准

1. AMI 诊断标准　AMI 表现为急性严重腹痛,症状和体征严重程度不成比例,体征常不明显。临床观察中如出现腹部压痛逐渐加重、反跳痛及肌紧张等,则为肠缺血进行性加重的表现,强烈提示已发生肠坏死。腹部 X 线检查可见"指压痕"征、黏膜下肌层或浆膜下气囊征。CT 检查可见肠系膜上动脉不显影、腔内充盈缺损。动脉造影有助于鉴别诊断。肠黏膜组织病理学检查以缺血性改变为主要特点,如伴有血管炎、血栓形成及血管栓塞病变者即可确诊。

2. CMI 诊断标准 CMI 临床症状为反复发作性腹痛,少数患者可出现脂肪泻;患者呈慢性病容,消瘦,腹软无压痛,叩诊呈鼓音,上腹部常可闻及血管杂音。动脉造影、CT 血管成像、磁共振血管成像、超声等影像学检查是诊断 CMI 重要手段。

3. IC 诊断标准 老年人出现不明原因的腹痛、血便、腹泻,或腹部急腹症表现者应警惕结肠缺血的可能。根据病情选择肠镜检查,必要时行血管造影。结肠镜检查在 IC 的诊断中具有重要意义。如临床怀疑 IC,应在腹痛发生后 48 h 内行结肠镜检查,且可不行肠道准备,在操作中不要过度充气,以免增加肠腔压力而进一步减少肠道血流,尤其是在血管炎患者中。肠镜检查中可行活检以排除其他病理性结肠炎,并可评估病情严重程度。

三、误诊文献研究

1. 文献来源及误诊率 2004—2013 年发表在中文医学期刊并经遴选纳入误诊疾病数据库的缺血性肠病误诊文献共 163 篇,累计误诊病例 1 086 例。67 篇文献可计算误诊率,误诊率 56.29%。

2. 误诊范围 缺血性肠病在临床上突出的问题是误诊率很高,误诊范围也较广。本次纳入的 1 086 例缺血性肠病误诊为 38 种疾病 1 113 例次,其中居前三位的误诊疾病为肠梗阻、急性胰腺炎、胃肠炎。少见的误诊疾病有腹腔肿瘤、腹腔内出血、腹腔脓肿、胰腺囊肿、肛裂、小肠破裂、肠易激综合征、结肠憩室、肠系膜淋巴结炎、肠结核、腹型过敏性紫癜、血小板减少性紫癜、糖尿病酮症酸中毒、异位妊娠、癔症、有机磷农药中毒,13 例仅作出腹痛的症状诊断。主要误诊疾病见表 11 - 12 - 1。

表 11 - 12 - 1 缺血性肠病主要误诊疾病

误诊疾病	误诊例次	百分比(%)	误诊疾病	误诊例次	百分比(%)
肠梗阻	267	23.99	大肠癌	23	2.01
急性胰腺炎	194	17.43	胆囊炎胆石病	22	1.98
胃肠炎	148	13.30	Crohn 病	15	1.35
阑尾炎	94	8.45	冠心病急性心肌梗死	17	1.17
溃疡性结肠炎	71	6.38	肠道肿瘤	9	0.81
腹膜炎	40	3.59	药物相关性肠炎	8	0.72
急性出血性坏死性肠炎	35	3.14	消化性溃疡	7	0.63
细菌性痢疾	32	2.88	泌尿系结石	5	0.44
消化道穿孔	28	2.52	心绞痛	4	0.36
胃肠痉挛	27	2.43	痔	4	0.36
消化道出血	26	2.34			

3. 医院级别 本次纳入统计的 1 086 例缺血性肠病误诊 1 113 例次,其中误诊发生在三级医院 763 例次(68.55%),二级医院 337 例次(30.28%),一级医院 10 例次(0.90%),其他医疗机构 3 例次(0.27%)。

4. 确诊手段 本次纳入的 1 086 例缺血性肠病中,共 550 例(50.64%)经病理检查确诊,249 例(22.93%)经手术或内镜下肉眼所见确诊,具体确诊手段见表 11 - 12 - 2。内镜下进行活检是确诊缺血性肠病最可靠的手段。结肠镜检查具有较多的优点,能够对肠道缺血部位和范围进行直接的观察,获取组织标本,进行病理分析,其阳性率高达 91.89%。在影像学检查中,彩色多普勒超声作为筛查缺血性肠病的一种常用方式,容易受到患者的体形和肠腔内容物等的影响,但对于非血管阻塞型的诊断存在一定的限制。腹部 CT 检查敏感度和特异度较彩色多普勒超声增高,不容易受到患者的体形和肠腔内积液积气的影响,能够对肠道缺血部位进行更好的显示,在诊断该病中具有重要的作用。有报道称螺旋 CT 血管造影对缺血性肠病的诊断敏感度高达 96%,特异度高达94%,但同样对于非血管阻塞型缺乏敏感度。

表 11 - 12 - 2　缺血性肠病确诊手段

确诊手段	检查项目	例　数	百分比(%)
病理学诊断		550	50.64
	尸体解剖	3	0.28
	手术病理检查	377	34.71
	内镜下活检	152	14.00
	具体方法不详	18	1.66
肉眼所见		249	22.93
	手术肉眼所见	198	18.23
	内镜下肉眼所见	51	4.70
影像学诊断		155	14.27
	CT 检查	39	3.59
	超声检查	11	1.01
	具体方法不详	59	5.43
临床诊断	根据症状体征及辅助检查	132	12.15

5. 误诊后果　本次纳入的 1 086 例缺血性肠病中,931 例文献描述了误诊与疾病转归的关联,155 例预后与误诊关联不明确。按照误诊数据库对误诊后果的分级评价标准,可统计误诊后果的病例中,815 例(87.54%)为Ⅲ级后果,未因误诊误治造成不良后果;4 例(0.43%)造成Ⅱ级后果,因误诊误治导致病情迁延。由于缺血性肠病中的 AMI 发生发展快,患者多有老年基础疾病,故病死率较高,本次分析显示,112 例(12.03%)造成Ⅰ级后果,均为死亡。

四、误诊原因分析

依据本次纳入的 163 篇文献提供的误诊原因出现频次,经计算机统计归纳为 15 项,其中缺乏特异性症状和体征、经验不足缺乏对本病认识为最常见原因,见表 11 - 12 - 3。

表 11 - 12 - 3　缺血性肠病误诊原因

误诊原因	频　次	百分率(%)	误诊原因	频　次	百分率(%)
经验不足,缺乏对该病的认识	134	82.21	并发症掩盖了原发病	2	1.23
缺乏特异性症状、体征	82	50.31	患者或家属不配合检查	2	1.23
未选择特异性检查项目	45	27.61	病理组织取材不到位	1	0.61
诊断思维方法有误	30	18.40	患者主述或代述病史不确切	1	0.61
问诊及体格检查不细致	24	14.72	手术中探查不细致	1	0.61
过分依赖辅助检查结果	17	10.43	药物作用的影响	1	0.61
医院缺乏特异性检查设备	11	6.75	影像学诊断原因	1	0.61
多种疾病并存	3	1.84			

1. 缺乏特异性症状、体征　缺血性肠病起病隐匿,临床表现复杂,缺乏特异性症状、体征,容易被临床医生忽视而误诊。本次文献分析中,50.31% 的文献提及误诊与患者临床表现无特异性有关。缺血性肠病患者多突发剧烈腹痛,明显的腹痛和很轻的腹部体征不相符,早期腹肌软,压痛点不固定。患者会出现血便,随后会出现腹膜刺激征和肠麻痹现象。腹部反跳痛、肌紧张等,是出现

肠坏死及腹膜炎的表现,所以极易误诊为肠梗阻。以腹痛及随后出现的压痛、反跳痛和肠麻痹等腹膜刺激征为主要表现,容易误诊为急性胰腺炎;以腹痛、频繁呕吐和剧烈腹泻为主要表现,则首先考虑为急性胃肠炎。但随着病程进展,先后出现腹膜刺激征而否定了原来的诊断。

2. 经验不足及缺乏对该病的认识　临床医师对缺血性肠病的专业知识或诊断经验不足,是导致误诊的首要原因,82.21%的文献提及误诊与此有关。随着人口老龄化和动脉粥样硬化性相关疾病的发生,其发病率近年来逐渐增高,但临床医师对此的认识尚不足。本次文献分析提示二级医院误诊率高于三级医院,提示二级医院的医师对本病的认识欠缺。因老年患者症状不典型,体征不明显,作为急性肠系膜动脉闭塞老年患者病因之一的动脉栓塞,因其发生突然,缺少形成侧支循环的时间,可在较短时间内造成肠道黏膜的缺血坏死及脱落,并进一步导致肠道不可逆的透壁性坏死,临床表现为血运性肠梗阻。同时,大量血浆渗出至腹腔及肠腔内,循环血容量锐减,肠腔内细菌大量繁殖及肠管缺血缺氧发生坏死后的毒性代谢产物不断被吸收,导致低血容量、中毒性休克。但由于老年患者症状不典型,体征不明确,临床医师特别是急诊科医师往往以临床观察、试验性治疗为主要手段,忽视了及时行 CTA 检查的重要性,直到患者出现腹膜炎或肠梗阻明确征象时才请外科医师会诊,而此时往往已出现肠坏死而被迫手术。另外,老年患者作为高龄退休群体,久病者较多,往往不被社会、家庭所重视,亦不被部分医师所关注,对同时出现的症状、体征未能仔细去分析,忽略对病史的分析则会延误诊断及治疗。

3. 未选择特异性检查项目　缺血性肠病在内镜下病变肠管分布以节段性为主,边缘在界限上与正常黏膜比较清楚,黏膜充血、水肿等是内镜主要表现。其特征性表现则在于出血结节,这种情况通常为黏膜下出血或水肿导致,一般都是一过性,只需数天内便会自行消失,部分患者会出现黏膜坏死情况。且通过内镜检查发现,大量纤维素血栓或含铁血黄素细胞聚集在肠道黏膜下层时,也是判定缺血性肠病的诊断要点。但本次文献分析提示,27.61%的文献提及误诊与未及时选择特异性检查项目有关。分析可能是绝大多数缺血性肠病患者伴有其他基础疾病,对于有腹痛、便血特别是伴有高血压、冠心病或生命体征不平稳的高危因素者,往往由于诸多因素,未能及时行肠镜、腹部B超、CT 等检查,错失早期发现及早期治疗的机会,延误病情造成不良后果。

五、防范误诊措施

1. 掌握鉴别诊断　不同的病变类型需鉴别的疾病不相同,对急性缺血性肠病患者主要是掌握发病的病史及腹痛、出血及全身症状的阶段变化。注意缺血性肠病与各种急性疼痛鉴别。缺血性结肠炎主要是与炎症性肠病、结肠肿瘤及假膜性肠炎鉴别。慢性肠缺血综合征主要与胃肠道肿瘤、吸收不良综合征、肠梗阻和肠易激综合征等鉴别。

2. 掌握临床表现要点　突发剧烈腹痛就诊的中老年患者,应注意临床表现有无以下特点:明显的腹痛和很轻的腹部体征不符,血便以及随后出现的腹膜刺激征和肠麻痹表现。查体常发现左下腹轻中度压痛、腹胀、低热。发生肠壁穿透性坏死时可有压痛、反跳痛、腹肌紧张等腹膜炎体征,肠鸣音逐渐减弱甚至消失,如有以上情况,应高度警惕缺血性肠病。

3. 积极行内镜检查　对上述临床表现和病史高度提示 IC 患者,应积极行内镜检查。结肠缺血内镜下表现为黏膜充血、水肿、淤斑,黏膜下出血黏膜呈暗红色,血管网消失,出血结节是其特征性表现。黏膜下出血或水肿形成,与钡剂灌肠造影检查时拇指印征相对应,其表面光滑、柔软、质脆易出血,多为一过性,可在数天内消失。可有部分黏膜坏死,继之黏膜脱落、溃疡形成,病变部与正常肠段之间界限清晰,一旦缺血改善,其症状消失,病变恢复快,这是与其他炎性、非特异性肠炎鉴别的关键点之一。病理检查见黏膜下层有大量纤维素血栓和含铁血红素细胞为本病特征。

4. 完善相关影像学检查　钡剂灌肠造影特异性表现为拇指印征,主要适用于结肠缺血。腹部

CT可见肠系膜上静脉增宽,可见低密度信号,其特异性征象为强化阶段呈周边强化的"牛眼征",故对静脉缺血诊断的敏感性和特异性高于血管造影。肠系膜上动脉或腹主动脉造影检查可明确病变的部位,还能鉴别肠系膜上动脉栓塞和血栓形成,是闭塞性肠系膜缺血唯一的诊断方法,通过导管可局部给药溶栓或留置导管给药溶栓,是临床用于诊断缺血性肠病的重要手段。随着影像学技术进步,CTA已为确诊急性肠系膜血管闭塞的重要手段,并有助于鉴别肠系膜动脉缺血的病因。肠系膜上动脉栓塞表现为动脉的突然阻断且缺少侧支循环,多位于动脉狭窄或分叉处,如结肠中动脉开口的远心端。而肠系膜上动脉血栓形成常表现为肠系膜上动脉起始部1~2 cm的阻塞,甚至在主动脉造影时看不到肠系膜上动脉起始部,延时后可见到大量侧支循环,主动脉和其他腹腔动脉可见广泛的动脉硬化。

(陶开山 李 霄 张卓超 丁 睿 蒲 猛)

第十三节 急性肠系膜淋巴结炎

一、概述

1. 定义及发病机制　急性肠系膜淋巴结炎是指因上呼吸道感染而引起的回、结肠区域肠系膜淋巴结的炎症。本病1921年首先由Brennemann报道,故亦称为Brennemann综合征。本病的病因并未完全阐明,近年多数学者认为本病系由柯萨奇B病毒或其他病毒所致。由于远端回肠的肠系膜淋巴引流十分丰富,回肠末端及升结肠部分区域淋巴结丰富,上呼吸道感染后病毒毒素可沿血循环到达该区域的淋巴结,引起肠系膜淋巴结炎;也可能是由于回盲瓣的关闭作用,使得肠内毒素或细菌分解的代谢产物在回肠末端滞留的时间较长而易于吸收,是造成肠系膜淋巴结炎好发于回盲部的又一重要作用。

2. 临床表现　急性肠系膜淋巴结炎好发于儿童及青壮年,但幼儿及中、老年人也可罹患本病。通常先有或同时伴有发热、咽喉疼痛、倦怠不适等上呼吸道感染症状,继而出现腹痛,部分患者可伴有恶心与呕吐。腹痛多位于右下腹及脐周,腹痛可呈持续性或间歇性,多数呈钝痛,少数患者为剧烈疼痛。腹部触诊右下腹或脐周有较明显压痛,但其程度不似急性阑尾炎那样严重。多数患者左侧卧位时疼痛点可向左侧移位,有时可触及增大的淋巴结。若为急性化脓性淋巴结炎,除有持续性剧烈腹痛外,常伴有高热、恶心、呕吐及白细胞计数显著升高等中毒症状。

3. 治疗原则　本病的治疗以内科治疗为主,予禁食或流质饮食,输液补充热量及电解质,及时应用广谱抗生素及抗病毒药物。严密观察病情,如病情加重,则宜及时手术探查,以明确诊断。本病经上述治疗3~5天后,若病情缓解,则预后良好。如经内科处理后腹痛及中毒症状加重,则宜及时手术探查,术中可取肠系膜淋巴结或发现的其他病变做病理检查。如手术中发现腹腔内有黄白色脓液,则应作腹腔引流或淋巴结脓肿引流术,脓液送细菌培养。术后加强支持疗法,并予抗生素治疗。

二、诊断标准

对伴有发热、右下腹或脐周疼痛或有压痛的患者,特别是儿童及青壮年,如有上呼吸道感染前驱症状,则应高度怀疑本病。部分病例行腹部B超或CT检查如显示病变部位淋巴结增大,或显示淋巴结数量或形态特征等,对诊断均有一定帮助。由于本病好发于回肠末端,易被误诊,有时需要在剖腹探查术后方能明确诊断。

三、误诊文献研究

1. 文献来源及误诊率　2004—2013 年发表在中文医学期刊并经遴选纳入误诊疾病数据库的急性肠系膜淋巴结炎误诊文献共 62 篇,累计误诊病例 548 例。7 篇文献可计算误诊率,误诊率26.49%。

2. 误诊范围　本次纳入的 548 例急性肠系膜淋巴结炎误诊为 9 种疾病 558 例次,依次为急性阑尾炎 312 例次(55.91%)、胃肠痉挛 106 例次(19.00%)、肠道蛔虫病 52 例次(9.32%)、胃肠炎46 例次(8.24%)、消化不良 39 例次(7.00%),肠套叠、腹膜炎、卵巢囊肿各 1 例次(0.18%)。

3. 容易误诊为急性肠系膜淋巴结炎的疾病　经对误诊疾病数据库全库检索发现,157 篇文献29 种疾病共 596 例曾经误诊为急性肠系膜淋巴结炎,以急性阑尾炎和腹型过敏性紫癜居多,主要病种见表 11 - 13 - 1。尚有 13 例最终确诊为:伤寒、EB 病毒感染、带状疱疹、传染性单核细胞增多症、结核性脑膜炎、十二指肠溃疡、肠系膜上动脉综合征、急性出血性坏死性肠炎、肠系膜静脉闭塞、Meckel 憩室、卵巢囊肿蒂扭转、阴道异物、异位妊娠、病毒性心肌炎、组织细胞增生性坏死性淋巴结炎、泌尿系结石、有机磷农药中毒。

表 11 - 13 - 1　容易误诊为急性肠系膜淋巴结炎的疾病

确诊疾病	例　数	百分比(%)	确诊疾病	例　数	百分比(%)
急性阑尾炎	320	53.69	盆腔炎	6	1.01
过敏性紫癜	199	33.39	急性胰腺炎	4	0.67
肠套叠	10	1.68	铅中毒	3	0.50
结核性腹膜炎	9	1.51	荨麻疹	3	0.50
癫痫	7	1.17	纤维织炎	3	0.50
胆囊炎胆石病	6	1.01	恙虫病	3	0.50

4. 医院级别　本次纳入统计的 548 例急性肠系膜淋巴结炎误诊 558 例次,其中误诊发生在三级医院 95 例次(17.03%),二级医院 410 例次(73.48%),一级医院 52 例次(9.32%),其他医疗机构 1 例次(0.18%)。

5. 确诊手段　本次纳入的 548 例急性肠系膜淋巴结炎中,117 例(21.35%)经手术后病理检查确诊,99 例(18.07%)经手术肉眼所见确诊,282 例(51.46%)经超声检查确诊,50 例(9.12%)根据症状、体征及辅助检查确诊。

6. 误诊后果　按照误诊数据库对误诊后果的分级评价标准,本次纳入的 548 例急性肠系膜淋巴结炎误诊病例中,433 例(79.01%)为Ⅲ级后果,未因误诊、误治造成不良后果;115 例(20.99%)造成Ⅱ级后果,手术扩大化或不必要的手术。

四、误诊原因分析

依据本次纳入的 63 篇文献分析的误诊原因出现频次,经计算机统计归纳为 11 项,居首位的误诊原因为问诊及体格检查不细致,见表 11 - 13 - 2。

表 11‐13‐2　急性肠系膜淋巴结炎误诊原因

误诊原因	频次	百分率(%)	误诊原因	频次	百分率(%)
问诊及体格检查不细致	49	77.78	患者或家属不配合检查	7	11.11
缺乏特异性症状、体征	31	49.21	过分依赖辅助检查结果	4	6.35
经验不足,缺乏对该病的认识	28	44.44	并发症掩盖了原发病	1	1.59
诊断思维方法有误	21	33.33	对专家权威、先期诊断的盲从心理	1	1.59
未选择特异性检查项目	13	20.63	医院缺乏特异性检查设备	1	1.59
患者主述或代述病史不确切	10	15.87			

1. 问诊及体格检查不细致　本组常见的误诊原因是问诊及体格检查不细致,导致遗漏部分重要的临床资料致误诊。对于有呕吐和腹泻病史的患者,未进行深入的问诊和查体,就只考虑急性胃肠炎,从而导致误诊。未进行细致的追问病史,患者病史中只简单描述腹痛,均未能常规记录腹痛程度、性质、发展过程、伴随症状、既往发作情况及手术史、月经史等。

2. 缺乏特异性症状、体征　对于某些病例有时临床上症状和体征不典型,加上医生先入为主的思维习惯,由于肠系膜淋巴结炎患者的右下腹痛位置也不固定,可随体位的改变而发生变化,常常误诊为急性阑尾炎,而忽略了其他可能的诊断。

3. 经验不足缺乏对该病的认识　部分误诊是由于经验不足、缺乏对于该病的认识,即使收集到了有用的病史资料,由于医师诊断思路狭窄和对疾病认识的不到位,并没有及时考虑到本病。肠系膜淋巴结炎非小儿易发病,腹痛常呈阵发性,临床医师常先考虑常见病、易发病,易误诊为肠痉挛、肠蛔虫病等。

4. 其他误诊原因　此外,部分病例误诊是由于诊断思路的错误可能会导致后续的检查项目不够完善,忽略了肠系膜部位的腹部超声检查等;或是对医技检查结果过分信赖也会影响到疾病的正确诊断。由于本病大多是儿童患者,有时病儿主诉或家长代述病史不够确切,查体时患儿可能配合不佳,这些都是导致误诊的原因之一。

五、防范误诊措施

1. 提高对本病的认识　临床医生应加强医学基础理论知识的学习,提高对该病的认识。临床多种疾病可致右下腹疼痛,在接诊此类患者时,首先要认真全面的询问病史,详细了解其患病过程,对有右下腹痛史的患者要对其腹痛的发病时间、起病缓急、腹痛性质和变化过程进行认真分析;其次要耐心细致地体格检查、充分发挥医技检查的作用,术前一定要仔细检查右下腹疼痛的特点,术前行血、尿、便三大常规检查,胸、腹部 X 线透视等检查。

2. 注意鉴别诊断　防止误诊需要临床工作者有一定的辨析能力。临床上急性肠系膜淋巴炎比较容易与急性阑尾炎混淆。急性肠系膜淋巴结炎早期有上呼吸道感染病史,一般伴有体温骤升,常出现于腹痛之前,无转移性右下腹痛,有时阵发性腹痛的间歇期完全消失,触痛点较阑尾炎痛点高而偏中线、腹肌不紧张等可与阑尾炎鉴别。另外,还需与肠道蛔虫病相鉴别。一般肠道蛔虫病也多见于儿童,有相应的发病环境和病史,可能有过敏反应,相关的影像学检查能够发现异常情况,粪便常规检查能够提供一定的诊断帮助。部分患者腹痛症状较轻,需要和胃肠炎相鉴别,注意仔细的询问病史和发病特点,相关的影像学检查能够提供很好的鉴别诊断帮助。对于学龄期儿童出现腹痛时要想到本病的可能,需详细了解腹痛前有无感冒、腹泻、发热等感染病史,一般来说先有发热而后腹痛多为内科性腹痛;而先有腹痛后出现发热是继发感染的表现,多为外科急腹症,往往需外科处理。

3. 多观察临床表现　由于肠系膜淋巴结炎多于短时间内减轻或消失,故收治右下腹痛患儿在病情许可的情况下可先观察 4～6 小时,若腹痛减轻则继续保守治疗,若腹痛不缓解反而加剧,应考虑到阑尾炎等其他疾病的可能。克服轻视阑尾炎,重视术前再诊断观念。病史采集要以腹痛为重点,全面了解有关腹痛的一切情况以及和腹痛有关的其他情况,重要的阴性症状也同样需要注意,养成一丝不苟的工作作风,包括仔细询问病史和进行耐心细致的体格检查,并善于对病史及体征进行综合分析。严格执行医疗操作规程,不能随便放宽手术指征,重视辅助检查,尤其是一些常规检查,并结合临床对检查结果认真分析。

(陶开山　李　霄　蒲　猛　张卓超)

第十四节　大肠癌

一、概述

1. 流行特点　大肠癌主要包括结肠癌和直肠癌,是当今全球最常见的消化系统恶性肿瘤,全球每年确诊人数达 120 万例,约 60 万例患者直接或间接死于大肠癌。该病全球各地发病率有显著差异,在欧洲、北美洲和大洋洲较为多发,而在南亚、中亚及非洲则比较罕见,这可能与生活方式有密切联系。据统计,男性结直肠癌发病率明显高于女性,约为 1.6:1,且随着年龄增大而增加。大肠癌是我国消化系统发病率较高的恶性肿瘤,仅次于胃癌、食管癌,居第三位。我国大肠癌患者的年龄构成与国外相比变化较大,中位年龄约为 45 岁,其中以 40～50 岁为多,40 岁以下者约占 1/3,30 岁以下者占 10%。我国大肠癌好发年龄比国外提早 10～15 岁,这是我国大肠癌的一个主要特点。然而,最新统计显示北京、上海广州等大城市市区人口的大肠癌发病年龄已与欧美国家类似,70 岁以上老年人所占比例越来越大。

2. 发病机制　大肠癌同其他恶性肿瘤一样,目前发病机制尚未明确。现有研究证实基因突变与大肠癌的发生发展具有一定相关性。研究显示“错配修复缺陷和高度微卫星不稳定性”(high-level microsatellite instability,MSI-H)可能具有显著作用。错配修复基因缺陷型大肠癌的特点是累积许多通过染色体微卫星分布的基因缺失和插入错误。MSI-H 肿瘤呈现特点如下:定位在近端结肠;患者年龄小于 50 岁(遗传型)或老年人(散发型);同时发生其他肿瘤;局部病灶较大,且很少发生器官转移。MSI-H 的组织病理学特点为较差或混合性分化(高分化)和肿瘤浸润淋巴细胞的密集浸润。90% 的 MSI-H 型肿瘤至少有一种 DNA 错配修复蛋白的失表达。虽然 DNA 错配修复基因的失活看起来更像是加速而非启动大肠癌,但在肿瘤发展中 DNA 错配修复启动的确切时间仍未可知。此外,大肠癌的发生发展还可能和环境、遗传因素有关。

3. 临床表现　大肠癌早期无症状或症状不明显,仅有不适感、消化不良、大便隐血等。随着疾病进展,症状逐渐出现,多数表现为大便习惯改变、腹痛、便血、腹部包块、肠梗阻等,伴或不伴贫血、发热和消瘦等全身症状。肿瘤因转移、浸润可引起受累器官的改变。大肠癌因其发部位不同而表现出不同的临床症状及体征。

(1) 右半结肠癌:主要临床症状为食欲不振、恶心、呕吐、贫血、疲劳、腹痛。右半结肠癌导致缺铁性贫血,表现疲劳、乏力、气短等症状。右半结肠因肠腔宽大,肿瘤生长至一定体积才会出现腹部症状,这也是肿瘤确诊时分期较晚的主要原因之一。

(2) 左半结肠癌:左半结肠的肠腔较右半结肠窄,该部位癌变更易引起完全或部分性肠梗阻。

肠道阻塞可导致大便习惯改变,出现便秘、便血、腹泻、腹痛、腹部痉挛、腹胀等。大便带有鲜血表明肿瘤位于左半结肠末端或直肠。肿瘤确诊时期常早于右半结肠癌。

(3)直肠癌:主要临床症状为便血、排便习惯的改变及梗阻。肿瘤部位较低、粪块较硬者,易受粪便团块摩擦引起出血,色多鲜红或暗红,不与成形粪便混合或附于粪便表面,易误诊为痔出血。病灶刺激和肿块溃疡的继发性感染,不断引起排便反射,易被误诊为"肠炎"或"菌痢"。肿块环状生长者,导致肠腔缩窄,早期表现为大便形态改变、可变细,晚期表现为不全性梗阻。

(4)肿瘤浸润及转移:大肠癌最常见的浸润形式是局部侵犯,肿瘤侵及周围组织或器官,造成相应的临床症状。肛门失禁、下腹及腰骶部持续疼痛是直肠癌侵及骶神经丛所致。肿瘤细胞种植转移到腹盆腔,可出现相应的症状和体征。直肠指检可在膀胱直肠窝或子宫直肠窝内扪及肿块,肿瘤在腹盆腔内广泛种植转移,形成腹腔积液。大肠癌的远处转移主要有两种方式:淋巴转移和血行转移。肿瘤细胞通过淋巴管转移至淋巴结,也可通过血行转移至肝脏、肺部、骨等部位。

4. 治疗原则　大肠癌以手术治疗为主,其他治疗包括:化疗、放疗、免疫治疗和中医药治疗等。早期大肠癌术后5年生存率可达100%,进展期大肠癌疗效减半,故早期发现、早期诊断、早期治疗是大肠癌提高疗效的关键。

(1)外科治疗:早期手术切除肿瘤是大肠癌的唯一根治方法。探查中如发现已有癌转移,但病变肠曲尚可游离时,原则上应将大肠癌切除,以免日后发生肠梗阻;另一方面,肿瘤常有糜烂、渗血或伴有继发感染,切除后能使全身情况获得改善。对已出现广泛转移者,如病变肠段不能切除,则应进行造瘘等姑息手术。

(2)化学治疗:大肠癌根治术后仍有约50%病例可能出现复发和转移,主要原因可能是术前未能发现隐匿转移灶或术中未能将病灶完全切除。因此在术前可先进行肿瘤肠腔内化疗或直肠癌术前灌肠给药,可阻止癌细胞扩散,杀伤和消灭癌细胞。术后继续化疗有可能提高根治术后5年生存率。大肠癌的化疗以氟尿嘧啶(5-FU)为首选药物。静脉注射剂量为$12\sim15$ mg/kg,每日一次,共5天,以后剂量减半,隔日一次,直至出现明显的毒性症状如呕吐、腹泻,以总量达$8\sim10$ g为一疗程。有肝脏转移者,可每日予卡培他滨$150\sim300$ mg,分次口服,总量$10\sim15$ g,比静脉用药的疗效差。目前多主张联合化疗,但尚无成熟方案。此外,目前常用的化疗药物还有替加氟啶、优福定、环磷酰胺、卡莫司汀、洛莫司汀及司莫司汀等。

(3)放射治疗:疗效尚不满意。有人认为:① 术前放疗可使肿瘤缩小,提高切除率,减少区域性淋巴转移、术中癌细胞的播散及局部复发;② 术后放疗:对手术根治病例,如肿瘤已穿透肠壁,侵犯局部淋巴结、淋巴管和血管,或外科手术后有肿瘤残存,但尚无远处转移者,宜手术后放疗;③ 单纯放疗:对晚期直肠癌病例,用小剂量放射治疗,有时能起到暂时止血、止痛的效果。

(4)冷冻疗法:冷冻疗法是采用制冷剂液态氮,通过肛门镜充分暴露肿瘤后,选用大小不等炮弹式冷冻头接触肿瘤组织,可有效地杀伤和破坏肿瘤组织。中晚期患者不能手术时,可酌情采用,能减轻痛苦,配合化疗能获满意疗效。

(5)对症与支持疗法:包括镇痛与补充营养等。

二、诊断标准

近期出现不明原因的排便习惯改变,如腹泻,大便变扁,便秘或腹泻与便秘交替出现,腹部不适,便血等,均应疑患有大肠癌的可能,并及时行直肠指检或内镜检查。如出现不明原因的缺铁性贫血、消瘦、乏力等症状或体征,要考虑大肠癌慢性失血的可能,应作大便隐血检查证实,必要时行X线钡灌肠及纤维结肠镜检查。成人出现不明原因的肠梗阻、腹部肿块、腹痛等,应排除大肠癌的可能。对有慢性结肠炎、结肠腺瘤性息肉,特别是家族性结肠息肉病患者,应重点进行癌前普查,如有息肉者应尽快切除并明确诊断。怀疑本病者均应借助内镜或指检等并行病理涂片检查以明确诊断。

三、误诊文献研究

1. 文献来源及误诊率 2004—2013 年发表在中文医学期刊并经遴选纳入误诊疾病数据库的大肠癌误诊文献共 590 篇,累计误诊病例 15 425 例。165 篇文献可计算误诊率,误诊率 44.02%。

2. 误诊范围 本次纳入的 15 425 例大肠癌误诊为 81 种疾病之多,共 15 553 例次。误诊疾病涉及 9 个系统,但主要为消化系统疾病,见表 11 - 14 - 1。其中居前三位的误诊疾病为阑尾炎、痔、肠炎。少见的误诊疾病包括肛隐窝炎、直肠息肉、炎症性肠病、缺血性肠病、肠瘘、肠道蛔虫病、肛乳头瘤、班替综合征、胆囊癌、腹壁脓肿、结肠憩室、脾脓肿、脾功能亢进、肝炎、胆囊切除术后综合征、肾病综合征、肾周脓肿、输尿管梗阻、膀胱癌、输尿管肿瘤、坐骨神经痛、腰椎间盘突出症、肋间神经痛、多发性骨髓瘤、淋巴瘤、子宫内膜异位症、异位妊娠、甲状腺功能亢进症、冠心病、伤寒、败血症。99 例初诊诊断不明确,35 例漏诊,38 例作出腹腔肿物性质待查诊断,35 例仅分别作出腹痛、腹水、发热症状待查诊断。主要误诊疾病见表 11 - 14 - 2。

表 11 - 14 - 1 大肠癌误诊疾病系统分布

误诊疾病系统	误诊例次	百分比(%)	误诊疾病系统	误诊例次	百分比(%)
消化系统疾病	12 881	82.82	泌尿系统疾病	36	0.23
感染性疾病	1 901	12.22	循环系统疾病	11	0.07
血液系统疾病	291	1.87	其他	204	1.31
妇产科疾病	229	1.47			

表 11 - 14 - 2 大肠癌主要误诊疾病

误诊疾病	误诊例次	百分比(%)	误诊疾病	误诊例次	百分比(%)
阑尾炎	4 014	25.81	肛周脓肿	49	0.32
痔	3 418	21.98	直肠良性肿瘤	46	0.30
肠炎	2 495	16.05	Crohn 病	29	0.19
细菌性痢疾	1 831	11.77	上消化道穿孔	29	0.19
肠梗阻	591	3.80	卵巢囊肿	19	0.12
肠息肉	387	2.49	卵巢癌	18	0.12
溃疡性结肠炎	361	2.32	肠套叠	15	0.10
缺铁性贫血	288	1.85	肝癌	15	0.10
胆囊炎胆石病	254	1.63	肝硬化	14	0.09
肛裂	249	1.60	腹膜炎	14	0.09
肠结核	210	1.35	肛乳头肥大	14	0.09
便秘	176	1.13	肠粘连	13	0.08
胃十二指肠溃疡	146	0.94	子宫肌瘤	12	0.08
盆腔炎	107	0.69	肛瘘	12	0.08
胃肠功能紊乱	106	0.68	胃癌	11	0.07
胃炎	89	0.57	心力衰竭	10	0.06
卵巢肿瘤	62	0.40	泌尿系感染	9	0.06
消化道出血	61	0.39	肠阿米巴病	9	0.06
血吸虫病	58	0.37	肠穿孔	9	0.06

续表

误诊疾病	误诊例次	百分比(%)	误诊疾病	误诊例次	百分比(%)
前列腺炎	9	0.06	肝血管瘤	6	0.04
宫颈炎	7	0.05	输尿管结石	6	0.04
急性胰腺炎	7	0.05	腹股沟疝	5	0.03
前列腺增生	7	0.05			

3. 容易误诊为大肠癌的疾病　经对误诊疾病数据库全库检索发现,181 篇文献 46 种疾病共 458 例曾经误诊为大肠癌,前三位疾病为胃肠道非霍奇金淋巴瘤、肠结核和 Crohn 病,主要病种见表 11-14-3。尚有 30 例最终确诊为:盆腔结核、阑尾黏液囊肿、细菌性痢疾、嗜酸性粒细胞性胃肠病、肠腔异物、肠梗阻、腹膜后纤维化、肝包虫病、盆腔脓肿、Meckel 憩室、膈疝、肠系膜良性肿瘤、腹壁纤维瘤、小肠恶性肿瘤、小肠良性肿瘤、原发性腹膜癌、直肠癌(误诊为结肠癌)、股疝、肾异位、胰腺畸胎瘤、卵巢癌、巨幼细胞性贫血、卟啉病。

表 11-14-3　容易误诊为大肠癌的疾病

确诊疾病	例　数	百分比(%)	确诊疾病	例　数	百分比(%)
胃肠道非霍奇金淋巴瘤	123	26.86	结肠炎	7	1.53
肠结核	70	15.28	胃肠道间质瘤	5	1.09
Crohn 病	47	10.26	闭孔疝	5	1.09
子宫内膜异位症	27	5.90	肠阿米巴病	4	0.87
结肠脂肪瘤	22	4.80	肠气囊肿症	3	0.66
缺血性肠病	21	4.59	结肠穿孔	3	0.66
血吸虫病	21	4.59	胆囊癌	3	0.66
肛管直肠恶性黑色素瘤	17	3.71	系统性红斑狼疮	3	0.66
急性阑尾炎	14	3.06	胃癌	3	0.66
肠嗜酸性肉芽肿	9	1.97	梅毒	3	0.66
甲状腺功能亢进症	8	1.75	胰腺癌	3	0.66
肠套叠	7	1.53			

4. 医院级别　本次纳入统计的 15 425 例大肠癌误诊 15 553 例次,其中误诊发生在三级医院 6 465 例次(41.57%),二级医院 8 543 例次(54.93%),一级医院 367 例次(2.36%),其他医疗机构 178 例次(1.14%)。

5. 确诊手段　本次纳入的 15 425 例大肠癌中,绝大多数经病理诊断,8 948 例(58.01%)经手术切除病变组织后病理检查确诊,3 949 例(25.60%)经未明确具体方法的病理检查确诊,2 518 例(16.32%)经内镜取活检确诊,10 例分别经造影和临床资料综合分析而确诊大肠癌。

6. 误诊后果　按照误诊数据库对误诊后果的分级评价标准,本次纳入的 15 425 例大肠癌均因误诊造成Ⅱ级后果,即恶性肿瘤病情延误。

四、误诊原因分析

依据本次纳入的 590 篇文献提供的误诊原因出现频次,经计算机统计归纳为 16 项,其中问诊及体格检查不细致和未选择特异性检查项目为最常见原因,见表 11-14-4。

表 11 - 14 - 4 大肠癌误诊原因

误诊原因	频次	百分率(%)	误诊原因	频次	百分率(%)
问诊及体格检查不细致	423	71.69	多种疾病并存	40	6.78
未选择特异性检查项目	396	67.12	病理组织取材不到位	22	3.73
经验不足,缺乏对该病的认识	259	43.90	医院缺乏特异性检查设备	12	2.03
诊断思维方法有误	188	31.86	患者或家属不配合检查	10	1.69
缺乏特异性症状体征	171	28.98	患者主述或代述病史不确切	8	1.36
手术中探查不细致	146	24.75	病理诊断错误	4	0.68
并发症掩盖了原发病	133	22.54	影像学诊断原因	3	0.51
过分依赖辅助检查结果	69	11.69	对专家权威、先期诊断的盲从心理	2	0.34

1. 问诊及体格检查不细致　大肠癌发病部位可为直肠、乙状结肠、降结肠、结肠脾曲、升结肠、结肠肝曲、横结肠,病理分型不同,Dukes 分期不同,常常与相应部位的良性病症状有相似之处,故常误诊。详细检查血便原因是寻找诊断线索的关键,大肠癌多见脓血便、粪血交混或可见粪便压迹等,这与癌瘤的部位有关,因此对年龄较大,特别是伴有腹痛、腹块者,要警惕大肠癌的可能,不要只肤浅的认为是"痔疮"。

2. 未选择特异性检查项目　由于急腹症患者入院时症状较严重,易忽视术前详细的医技检查项目。对于中年以上的近期内出现排便习惯的改变,或持续性腹痛不造成腹胀者;粪便带血、脓或黏液者;进行性贫血和体重减轻,乏力等;腹部包块的患者,未及时选择纤维结肠镜、钡剂灌肠、血清癌胚抗原检查,从而漏诊、误诊。

3. 经验不足,缺乏对该病的认识　大肠癌发病无季节性,且多为中老年患者,血便多于脓血便,细菌培养常为阴性,按菌痢治疗效果差,这些可与菌痢鉴别。以贫血为首发症状就诊者,常误诊为缺铁性贫血,予补充铁剂治疗效果不佳或无效。所以对原因不明的贫血者,应考虑是否有隐匿型消化道出血。序贯法粪隐血试验是筛检隐匿性消化道出血的重要手段。医生对直肠癌的警惕性不高,被患者的并发症或表面现象所蒙蔽,未对病情做出进一步分析。例如:误诊为痢疾,经抗生素治疗后有改善,甚至短期内完全缓解,忽略直肠癌合并感染,应用抗生素治疗同样可能改善作状;误诊为肠道息肉,分析可能是患者在息肉切除术后放松警惕,未能定期复查,以致息肉复发、恶变。

4. 其他原因误诊　鉴于直肠癌早期症状不明显,即使有症状,也无特异性,与痔疮、肠炎相类似,故极易误诊。行直肠指诊是减少误诊的关键。直肠指诊可疑者,应进一步行直肠镜和乙状结肠镜检查,可以直接窥见病变的形状和大小,并行活组织病理检查。因此,对以肛肠症状就诊者,需仔细做直肠指诊、肛镜检查。对年龄＞40 岁患者,应常规行乙状结肠镜检查,可能会发现癌前病变或早期癌。

五、防范误诊措施

通过对误诊、漏诊的原因进行分析,早期诊断、早期治疗十分重要,结合临床实践及循证医学证据提出以下建议:

1. 开展全国性卫生宣教　加强大肠癌预防和基础知识的宣传和普及工作,提高公民防癌抗癌意识,完善定期体检制度,以便对大肠癌早期发现。

2. 加强专科医师对大肠癌的培训　提高医师对大肠癌基础知识和临床实践技能的培训,提高专科医生的诊断和治疗水平。尤其要对一些癌前病变提高警惕。如不典型增生性腺瘤是最常见的大肠癌癌前病变,但它发展成大肠癌需要的时间较长。70%以上的腺瘤形成都伴有抗原提呈细胞(antigen present cell,APC)基因突变,这似乎预示着 APC 基因突变与大肠癌的癌前病变密切相关。还有大肠癌流行与血吸虫病的流行区域呈正相关系。一般认为,由于血吸虫而导致肠道的炎性改变,其中一部分会发生癌变。肠道的其他慢性炎症也有癌变的可能,如溃疡性结肠炎中有3%～5%发生癌变。

3. 重视询问病史和体格检查　建议详细询问病史,认真全面地进行体检。病史询问时要重视大肠癌的易患因素,查体更要仔细,要注意摒除某一辅助检查无异常或良性的误导,要根据临床检诊需要与实际条件进行选择,然后综合分析得出诊断。

4. 重视鉴别诊断　根据患者早期检查结果,结合患者临床症状,系统分析并鉴别疾病,提高诊断准确率,避免发生漏诊和误诊。① 结肠癌的鉴别诊断主要是结肠炎性疾病,如肠结核、血吸虫病、肉芽肿、阿米巴肉芽肿、溃疡性结肠炎以及结肠息肉病等。临床上鉴别要点是病期的长短,粪便检查寄生虫,钡灌肠检查所见病变形态和范围等,最可靠的鉴别是通过结肠镜取活组织检查。阑尾周围脓肿可被误诊为盲肠癌(结肠癌),但本病血常规白细胞及中性粒细胞增高,无贫血、消瘦等恶病质,作钡灌肠检查可明确诊断。② 直肠癌往往被误诊为痔、细菌性痢疾、慢性结肠炎等。误诊率高达 60%～80%,其主要原因是没有进行必要的检查,特别是肛门指诊和直肠镜检查。③ 结肠其他肿瘤如结肠直肠类癌,瘤体小时无症状,瘤体长大时可破溃,出现极似结肠腺癌的症状;原发于结肠的恶性淋巴瘤,病变形态呈多样性,与结肠癌常不易区别,均应作组织涂片活检来鉴别之。

(郭　放　谢晓冬)

第十五节　肠结核

一、概述

1. 定义及分型　肠结核是结核分枝杆菌引起的肠道慢性特异性感染,常继发于肺结核。以往在我国比较常见,随着大众卫生条件的改善,患病率有所下降。但是由于肺结核目前仍为临床常见疾病,临床仍需对该病提高警惕。肠结核可累及肠道任何部位,主要累及回盲部。结核菌数量和毒力与机体对结核菌的免疫反应程度共同影响着本病的病理性质,肠结核按大体病理改变分为溃疡型、增生型和混合型三种。肠结核以中青年高发,女性多于男性,女男之比为 1.85∶1。常表现为右下腹或脐周间歇性发作的痉挛性腹痛,为阵痛伴腹鸣,进食后加重,排便或肛门排气后缓解。

2. 临床表现　溃疡型肠结核可表现为腹泻,排便次数因病变严重程度和范围而有所不同,一般每天 2～4 次,粪便呈糊状,一般不含脓血,不伴有里急后重,一般有结核毒血症表现,可有轻至中度贫血,无并发症时血白细胞计数一般正常,血红细胞沉降率多明显增快;粪便多为糊状,一般无肉眼可见的黏液和脓血,但显微镜下可见少量白细胞和红细胞,隐血试验可为阳性。增生型肠结核多以便秘为主要表现,有时患者也可出现腹泻和便秘交替出现等胃肠功能紊乱症状,也可出现右下腹较固定的肿块。另外,肠结核还会出现全身症状和肠外结核的表现,晚期患者常有肠梗阻等并发症,瘘管和腹腔脓肿远较 Crohn 病少见,少有急性肠穿孔、肠出血,如合并结核性腹膜炎可出现相关的症状、体征。

3. 治疗及预后　该病的治疗目的是消除症状、改善全身情况、促使病灶愈合及防治并发症。强调早期治疗,予抗结核化学药物及对症治疗,手术处理并发症,卧床休息和加强营养等措施。该病的预后取决于早期诊断和及时的治疗,病变尚在渗出性阶段者,治疗后可痊愈,预后良好。早期、联合、足量、全程、规律的抗结核药物的运用也是决定预后的关键所在。

二、诊断标准

临床接诊此类患者考虑本病:① 中青年患者有肠外结核,主要是肺结核。② 有腹痛、腹泻、便秘等消化道症状;右下腹压痛、腹部包块或原因不明的肠梗阻,伴发热、盗汗等结核毒血症状。③ X 线钡剂检查发现跳跃征、溃疡、肠管变形和肠腔狭窄等征象;X 线小肠钡剂造影对肠结核的诊断具有重要的意义。溃疡型肠结核时钡剂造影病变肠段出现激惹现象,排空很快,充盈不佳,而在病变的上、下肠段则钡剂充盈良好,称为 X 线钡影跳跃征象,也可见肠腔内的溃疡、狭窄、回盲肠正常角度消失。④ 结肠镜检查发现主要位于回盲部的炎症、溃疡、炎症息肉或肠腔狭窄;结肠镜检查可对全结肠和回肠末端进行直接观察,常可直接发现回盲部的病变;也可行小肠镜检查和胶囊内镜检查。⑤ 结核菌素试验强阳性或 T 细胞斑点试验(T－SPOT)阳性。如活检发现干酪性肉芽肿具确诊意义;活检组织中找到抗酸杆菌有助于诊断。对于高度怀疑肠结核的患者,如抗结核治疗数周内(2～6 周)症状明显改善,2～3 个月后肠镜检查病变明显改善或好转,可作出肠结核的临床诊断。对诊断有困难而又有手术指征的病例可行剖腹探查,病变肠段或(和)肠系膜淋巴结病理组织学检查发现干酪性肉芽肿可确诊。

三、误诊文献研究

1. 文献来源及误诊率　2004—2013 年发表在中文医学期刊并经遴选纳入误诊疾病数据库的肠结核误诊文献共 100 篇,累计误诊病例 629 例。16 篇文献可计算误诊率,误诊率 47.82%。

2. 误诊范围　本次纳入的 629 例肠结核共误诊为 32 种疾病 636 例次,居前三位的误诊疾病为阑尾炎、Crohn 病、肠道肿瘤。较少见的误诊疾病包括腹膜炎、风湿性关节炎、肛周感染、胃炎、卵巢肿瘤、消化道出血、急性肾盂肾炎、胰腺肿瘤、艾滋病、肠易激综合征、卵巢囊肿、肠扭转、肠血吸虫病。7 例仅作出腹水、贫血、腹痛等症状查因诊断,14 例初诊诊断不明确。主要误诊疾病见表 11－15－1。

表 11－15－1　肠结核主要误诊疾病

误诊疾病	误诊例次	百分比(%)	误诊疾病	误诊例次	百分比(%)
阑尾炎	153	24.06	淋巴瘤	17	2.67
Crohn 病	131	20.60	胃十二指肠溃疡	11	1.73
肠道肿瘤a	67	10.53	消化道穿孔	11	1.73
结肠癌	63	9.91	盆腔炎	9	1.42
溃疡性结肠炎	34	5.35	肠息肉	5	0.79
肠梗阻	33	5.19	肠炎	4	0.63
腹腔肿瘤a	27	4.25	细菌性痢疾	4	0.63
慢性结肠炎	25	3.93			

注:a 指仅作出此类疾病诊断。

3. 医院级别　本次纳入统计的 629 例肠结核误诊 636 例次,其中误诊发生在三级医院 308 例次(48.43%),二级医院 298 例次(46.86%),一级医院 28 例次(4.40%),其他医疗机构 2 例次(0.31%)。

4. 确诊手段　纳入本次研究的 629 例肠结核中,经病理学检查确诊居多,占 87.76%,具体确诊手段见表 11 - 15 - 2。

表 11 - 15 - 2　肠结核确诊手段

确诊手段	检查项目	例　数	百分比(%)
病理学诊断		552	87.76
	尸体解剖	1	0.16
	手术病理检查	353	56.12
	内镜下活检	106	16.85
	不明确具体方法	92	14.63
细胞学诊断	粪便结核菌培养	14	2.23
临床诊断	临床试验性治疗后确诊	63	10.02

5. 误诊后果　本次纳入的 629 例肠结核中,613 例文献描述了误诊与疾病转归的关联,16 例预后与误诊关联不明确。按照误诊数据库对误诊后果的分级评价标准,可统计误诊后果的病例中,588 例(95.92%)为 Ⅲ 级后果,未因误诊误治造成不良后果;23 例(3.75%)造成 Ⅱ 级后果,手术扩大化或行不必要手术;2 例(0.33%)造成 Ⅰ 级后果,均为死亡。

四、误诊原因分析

依据纳入本次研究的 100 篇文献提供的误诊原因出现频次,经计算机统计归纳为 9 项,其中经验不足而缺乏对该病的认识、缺乏特异性症状体征,以及问诊和体格检查不细致为主要原因,见表 11 - 15 - 3。

表 11 - 15 - 3　肠结核误诊原因

误诊原因	频　次	百分率(%)	误诊原因	频　次	百分率(%)
经验不足,缺乏对该病的认识	55	55.00	过分依赖辅助检查结果	20	20.00
缺乏特异性症状体征	51	51.00	病理诊断错误	7	7.00
问诊及体格检查不细致	43	43.00	病理组织取材不到位	4	4.00
未选择特异性检查项目	33	33.00	药物作用的影响	1	1.00
诊断思维方法有误	26	26.00			

1. 经验不足及缺乏对于该病的认识　在临床工作中,由于近些年结核病的发展和感染人群有扩大的趋势,逐渐成为常见多发病,但因其病程长短不一,发病部位不同,故临床表现各异,接诊医师尤其是基层医院医师往往经验不足,对其认识不足,容易放松对于该病的警惕,这是造成该病误诊的最重要原因之一。

2. 缺乏典型的症状和体征　部分患者往往腹部症状不明显,结核病的全身表现轻,这是导致误诊的另一大原因;另外,许多疾病血红细胞沉降率均可增快,结核菌素(PPD)试验及 T - SPOT 试验阳性,临床往往单从症状和这些医技检查结果中很难区分不典型的肠结核和 Crohn 病,容易导致误诊误治,而关键的病理诊断往往受到取材不理想、病理特征不典型等因素的影响而不能给出明确的结果。

3. 问诊和体格检查时不细致　也是造成本组部分病例误诊的重要原因,往往询问了结核病史却忽视结核密切接触史。此外,对医技检查结果的过分依赖也可能增加误诊概率,PPD 试验和 T - SPOT 试验阴性并不能完全排除结核的可能性。

4. 临床表现相似　临床最容易将肠结核误诊为 Crohn 病,肠结核与 Crohn 病的临床表现、X 线及内镜检查所见酷似,有时两者的鉴别十分困难;其次,早期肠结核病变不明显,出现不同程度的恶心、呕吐、且病变位置接近阑尾的解剖位置容易误诊为慢性阑尾炎,加上慢性阑尾炎患者也可出现腹泻或者便秘等胃肠道功能紊乱的症状,初期也可有发热、食欲缺乏等症状。对于增生型肠结核往往查体时可出现腹部包块,容易误诊为肠道肿瘤。

五、防范误诊措施

1. 提高对肠结核的认识　临床医师应加强医学理论知识的学习,抬高对该病的认识和警惕,如接诊患者有下列临床表现时应考虑到肠结核可能。① 患者有肺结核病病史或有与空洞型肺结核密切接触史或现患肠外结核;② 青壮年患者有腹痛、腹泻或便秘、下腹压痛、腹块及原因不明的肠梗阻,同时伴有发热、盗汗等症状,注意有无贫血、血红细胞沉降率的变化,以及有无全身其他系统结核病灶的表现;③ X线钡剂灌肠造影检查发现回盲部有激惹,肠腔狭窄、肠段缩短变形或升结肠有黏膜锯齿样改变;④ 结肠镜检查发现回肠末端或结肠有不规则环形溃疡形成;⑤ PPD试验阳性。

2. 详细询问病史及查体,及时行相关医技检查　临床信息的收集需要医生有缜密的诊断思路,认真抓住每一个可能有价值的诊断线索,不断分析总结才能避免误诊误治。接诊患者一定要详细询问病史,全面查体,及时行 PPD 试验和 T‑SPOT 等相关的医技检查,客观分析病史及医技检查资料,

但 PPD 试验及血红细胞沉降率对肠结核的诊断并非特异性检查,结果阴性并不能排除本病。需要牢记不能单单凭借某一项医技检查结果而排除肠结核。必要的腹部 X 线片、钡剂造影能够较好的发现病变,针对钡剂灌肠检查发现病变难与肿瘤区别者,应加作消化道钡剂造影检查,若同时发现回肠病变及激惹征象,则有助于排除肿瘤。

对怀疑肠结核的患者可多次行粪便浓缩找抗酸杆菌检查,对部分结核病灶较轻的患者,当一般情况及结核中毒症状加重时,应考虑有肠结核的可能;对粪便找抗酸杆菌阴性而不能确诊者,应行纤维结肠镜检查;上述检查均未能确诊者,必要时可行剖腹探查术或是肠镜检查,镜下表现配合良好的活检结果能够明确诊断,肠镜下多点取材和同一部位多次深凿法活检可提高阳性率

3. 注意鉴别诊断　肠结核临床表现主要以腹痛、腹部包块、排便习惯改变为主,对伴有消瘦、贫血者,易误诊为肠道肿瘤;而回盲部发病者多表现为右下腹疼痛或压痛,与阑尾炎病变相似;此外,该病与 Crohn 病的鉴别诊断尤为困难,两者在临床表现方面极其相似,特别是合并有肠瘘等并发症者,常易将 Crohn 病作为首选诊断,因此需要临床工作者正确地认识肠结核,树立全面的诊断思路。

通常,肠结核与 Crohn 病的鉴别需要注意以下几点:肠结核患者中女性略多于男性,而 Crohn 病无性别差异;肠结核复发率低,Crohn 病的复发率高;肠结核多为继发感染,大多有开放性肺结核或喉结核,也可由血行或淋巴播散引起。临床表现表现方面:肠结核有腹泻、腹痛、腹块、原因不明的肠梗阻、腹腔积液、腹壁柔韧感及原因不明的发热(2 周以上),偶有盗汗、消瘦、乏力、食欲缺乏、体重下降,而女性多有闭经等症状,X 线钡剂造影有回盲部激惹、肠腔狭窄、肠段短缩、肠粘连征象;而 Crohn 病可导致全消化溃疡,出现瘘管及肛门直肠周围、器官脓肿等并发症概率高,同时伴有一系列肠外表现:杵状指(趾)、关节炎、结节性红斑、坏疽性脓皮病、口腔黏膜溃疡、虹膜睫状体炎、葡萄膜炎、小胆管周围炎、硬化性胆管炎、慢性肝炎等,因此从口腔至肛门均应仔细检查;肠镜下肠道溃疡形态来看,肠结核一般是环形溃疡,其边缘呈鼠咬状,易形成梗阻;而 Crohn 病溃疡是纵行的或匍行性,有时为铺路石及裂隙状溃疡,且病变呈节段性分布;肠结核 PPD 试验可为阳性,而 Crohn 病则为阴性。结核病的早期或机体免疫低下时 PPD 试验可以为阴性。重要的鉴别要点是病理诊断,肠结核肠壁或肠系膜淋巴结处发生干酪样坏死或找到结核菌,而 Crohn 病为非干酪性结节病样肉芽肿;病变组织细菌培养肠结核有结核杆菌生长,而 Crohn 病则无;Crohn 病的诊断需除外肠结核等疾病。

对于鉴别有困难不能排除肠结核的病例,应先行诊断性的抗结核治疗,要慎用糖皮质激素,以防止不适当应用糖皮质激素,导致结核病的扩散,使病情恶化避免误诊甚至误治。

(陶开山　李　霄　蒲　猛　李俊杰)

第十六节　溃疡性结肠炎

一、概述

1. 病因及发病机制　溃疡性结肠炎是一种多病因引起的,异常免疫状态介导的肠道慢性及复发性炎症,有终身复发倾向,通常可发生在任何年龄,多见于 20～40 岁,亦可见于儿童或老年。男女发病率无明显差异。溃疡性结肠炎的发生可能与遗传因素关系密切,可能与多处染色体的多个位点相关,另外有人认为本病属于自身免疫性疾病,有学者提出微生物抗原、食物成分中的过敏原、肠上皮细胞成为被攻击的自身抗原假说。本病与精神因素及吸烟的关系比较密切。

2. 病理特点　本病主要侵犯大肠,从远端向近端发展,病变多连续。全结肠被侵犯时,病变偶可累及末端回肠。病变主要集中在黏膜和黏膜下层,在远端结肠和直肠最明显,浆膜一般完整,仅轻度充血。活动期时结肠固有膜内弥漫性淋巴细胞、浆细胞、单核细胞等细胞浸润,黏膜糜烂、溃疡及隐窝炎、隐窝脓肿。慢性期时隐窝结构紊乱、腺体萎缩变形、排列紊乱、数目减少、杯状细胞减少,出现潘氏细胞化生及炎性息肉。由于病变多局限在黏膜及黏膜下层,很少深入肌层,所以并发结肠穿孔、瘘管或周围脓肿少见。少数重症患者累及结肠壁全层,可发生中毒性巨结肠。此时,肠壁重度充血、肠腔膨胀、肠壁变薄,溃疡累及肌层及浆膜层时,常可致急性穿孔。

3. 临床表现　本病临床表现多样化,轻重不一,发病可缓进或突发。多数患者反复发作,发作后症状可缓解;少数患者症状持续(或干预不当时),病情活动而不缓解。也有少数患者首次发作后病情长期缓解,一般都属于轻型。本病主要的症状为腹泻伴脓血便,腹泻次数可因病变的严重度和广泛程度而不同。绝大多数腹泻和黏液脓血便发作与缓解交替,部分患者病变累及乙状直肠或直肠时,除便频、便血外,偶表现为便秘,这可能是病变引起直肠排空功能障碍所致。还可能有左下腹或下腹阵痛,亦可累及全腹,常有里急后重,便后腹痛有所缓解。还可能有腹胀、食欲不振、恶心、呕吐等。一般患者可有左下腹的轻压痛,有时可触及痉挛的降结肠和乙状结肠。重型和爆发型患者常有明显的压痛甚至肠型。若出现腹肌紧张、反跳痛、肠鸣音减弱等体征,应注意中毒性巨结肠、肠穿孔等并发症。可有发热、营养不良等全身反应症状。另外肠外表现多样,可有外周关节炎、结节性红斑、坏疽性脓皮病、巩膜外层炎、前葡萄膜炎等。

4. 治疗及预后　治疗上一般是控制急性发作,促进黏膜愈合,维持缓解,减少复发,防止并发症。对于有紧急手术指征的患者可以考虑手术治疗。本病呈慢性过程,大部分患者反复发作,轻度及长期缓解者预后较好。急性爆发型、有并发症及年龄超过 60 岁者预后不良。慢性持续活动或反复发作频繁,预后较差,如能合理选择手术治疗,亦可望恢复。病程漫长者癌变危险性增加,应注意随访。

二、诊断标准

1. 医技检查

(1) 结肠镜检查:为确定诊断的最可靠方法,可见病变呈连续性、弥漫性分布,黏膜充血、水肿、脆性增加,易出血及脓性分泌物附着等炎症表现。重者有多发性糜烂或溃疡,慢性者结肠袋形变浅或消失,可有假息肉或桥形黏膜等。

(2)钡剂灌肠检查:可见黏膜粗乱及(或)颗粒样改变;肠管边缘呈锯齿状或毛刺样,肠壁有多发性小充盈缺损;肠管短缩,袋形消失呈铅管样。

(3)黏膜病理学检查:活动期可见固有膜内弥漫性、慢性炎细胞及中性粒细胞、嗜酸性粒细胞浸润;隐窝急性炎细胞浸润,尤其上皮细胞及中性粒细胞浸润、隐窝炎,甚至形成隐窝脓肿,可有脓肿溃入固有膜;隐窝上皮增生,杯状细胞减少;黏膜表层糜烂,溃疡形成,肉芽组织增生。缓解期可见中性粒细胞消失,慢性炎细胞减少;隐窝大小形态不规则,排列紊乱;腺上皮与黏膜肌层间隙增大;潘氏细胞化生。

(4)粪便常规检查:活动期有脓血。镜检有大量红、白细胞和黏液,在急性发作期粪便涂片中常见有大量多核的巨噬细胞。溶组织阿米巴滋养体、包囊、血吸虫卵及大便孵化,细菌培养(沙门菌、痢疾杆菌、空肠弯曲杆菌、需氧及厌氧菌)及真菌培养阴性。

(5)血常规:急性活动期白细胞可以增多,伴有发热者多见。重症患者中性粒细胞可左移并有中毒颗粒,偶见嗜酸性粒细胞增多。50%～60%的患者可有不同程度的低色素性贫血。红细胞沉降率轻度或中度增快,多见于较重病例。在病情演变中,常把红细胞沉降率作为观察指标。

2. 诊断要点 诊断本病需先排除细菌性痢疾、阿米巴性结肠炎、血吸虫病、肠结核、Crohn病、放射性肠炎等原因明确的结肠炎症;具有典型的临床表现,并至少有内镜或钡剂灌肠的特征性改变中的一项可以确诊;临床症状不典型,但有典型肠镜或钡剂灌肠表现或病理活检证实亦可确诊。临床上有典型症状或典型既往史,而目前结肠镜或钡灌肠检查并无典型改变者,应列为疑诊随访。

三、误诊文献研究

1. 文献来源及误诊率 2004—2013 年发表在中文医学期刊并经遴选纳入误诊疾病数据库的溃疡性结肠炎误诊文献共 20 篇,累计误诊病例 188 例。3 篇文献可计算误诊率,误诊率 26.30%。

2. 误诊范围 本次纳入的 188 例溃疡性结肠炎误诊为 22 种疾病 189 例次,以误诊为细菌性痢疾和肠炎居多,少见的误诊疾病包括肠系膜血管闭塞、腹膜炎、白塞病、痔、淋巴瘤、盆腔炎、脾结核,漏诊 1 例。由于溃疡性结肠炎临床症状和体征容易与感染性结肠炎相混淆,例如细菌性痢疾、肠炎、肠结核、肠阿米巴病、肠梗阻、阑尾炎等;其次,对于临床表现慢性反复发作的情况常常还易与肠易激综合征、Crohn病混淆,对于左下腹可能有包块或大便性状改变的情况时容易误诊为结肠癌。主要误诊疾病见表 11-16-1。

表 11-16-1 溃疡性结肠炎主要误诊疾病

误诊疾病	误诊例次	百分比(%)	误诊疾病	误诊例次	百分比(%)
细菌性痢疾	70	37.04	阑尾炎	5	2.65
肠炎	38	20.21	结肠癌	4	2.12
肠结核	18	9.52	肝炎	3	1.59
肠易激综合征	14	7.41	关节炎	2	1.06
肠阿米巴病	9	4.76	急腹症	2	1.06
肠梗阻	8	4.23	肠息肉	2	1.06
Crohn 病	6	3.17			

3. 容易误诊为溃疡性结肠炎的疾病 经对误诊疾病数据库全库检索发现,175 篇文献 27 种疾病共 778 例曾经误诊为溃疡性结肠炎,以大肠癌居首位,主要疾病见表 11-16-2。尚有 16 例最

终确诊为：胰腺癌、肠扭转、肠嗜酸性肉芽肿、肠道蛔虫病、肠血管瘤、淀粉样变病、肛周脓肿、急性胰腺炎、自身免疫性肝炎、细菌性痢疾、甲状腺功能亢进症、遗传性出血性毛细血管扩张症。

表 11 - 16 - 2　容易误诊为溃疡性结肠炎的疾病

确诊疾病	例　数	百分比（%）	确诊疾病	例　数	百分比（%）
大肠癌	362	46.53	血吸虫病	27	3.47
肠阿米巴病	108	13.88	肠易激综合征	19	2.44
缺血性肠病	69	8.87	嗜酸性粒细胞性胃肠病	14	1.80
Crohn 病	39	5.01	系统性红斑狼疮	7	0.90
肠结核	39	5.01	艾滋病	6	0.77
胃肠道非霍奇金淋巴瘤	33	4.24	伪膜性肠炎	5	0.64
过敏性紫癜	29	3.73	阑尾炎	5	0.64

4. 确诊手段　本次纳入的 188 例溃疡性结肠炎中，13 例（6.91%）经手术病理检查确诊，175 例（93.099%）内镜下活检确诊。

5. 误诊后果　按照误诊数据库对误诊后果的分级评价标准，本次纳入 188 例溃疡性结肠炎中，184 例（97.87%）造成Ⅲ级后果，发生误诊误治但未造成不良后果；2 例（1.06%）造成Ⅱ级后果的，均为手术扩大化；2 例（1.06%）造成Ⅰ级后果，均死亡。

由于本病属于慢性反复性发作的疾病，通常根据患者的情况将病情的轻重、有无并发症和病程分为不同的阶段进行相应的治疗，因此，一般误诊为其他疾病后给予相应的对症处理为主，并不会造成特别严重的不良影响。一旦疾病的发展加重或出现严重并发症，这时候即使病因未诊断明确，给予相应的对症处理也是正确的。例如对于腹泻和便秘交替的患者，给予止泻、解痉和通便的药物处理原则上是没有错误的，及时纠正水、电解质平衡紊乱以及对症处理贫血、低蛋白血症等都是没有错误的。但是需要注意在使用抗胆碱能药物或止泻药如地芬诺酯或洛哌丁胺时宜慎重，有可能诱发中毒性巨结肠，造成严重不良后果。因此一般发生误诊误治后不会造成严重不良后果，有些误诊为需要手术的腹部疾病时可能会造成不必要的手术或手术扩大化。

四、误诊原因分析

依据本次纳入的 20 篇文献提供的误诊原因出现频次，经计算机统计归纳为 9 项，其中经验不足缺乏对本病认识和未选择特异性检查项目为最主要原因，见表 11 - 16 - 3。

表 11 - 16 - 3　溃疡性结肠炎误诊原因

误诊原因	频　次	百分率（%）	误诊原因	频　次	百分率（%）
经验不足，缺乏对该病的认识	15	75.00	患者或家属不配合检查	2	10.00
未选择特异性检查项目	10	50.00	医院缺乏特异性检查设备	2	10.00
缺乏特异性症状体征	6	30.00	过分依赖辅助检查结果	1	5.00
问诊及体格检查不细致	5	25.00	药物作用的影响	1	5.00
诊断思维方法有误	4	20.00			

1. 经验不足缺乏对本病认识　对溃疡性结肠炎好发部位之外的病变需要提高警惕，对于疾病的认识不足是常见的最重要的误诊原因。对不典型病例未引起足够重视，尤其对发热、脾大等肠外表现的病因未深入探讨和鉴别诊断，是造成本病误诊的重要原因。由于近年来炎症性肠病的发生概率上升，所以需要在临床工作中提高对溃疡性结肠炎的认识，对于本病及相关的炎症性肠病和常见的鉴别疾病有全面和详细的掌握。

2. 未选择特异性检查项目　同时,在临床工作中常常由于未选择特异性检查项目,例如对于溃疡性结肠炎的患者没有选择病变部位内镜或活检检查,往往会导致漏诊和误诊。典型的溃疡性结肠炎的肠镜检查结果配合理想的病理活检结论往往能够提供良好的诊断结果。需警惕溃疡性结肠炎合并肠道细菌感染的情况。此时抗菌药物治疗后有一定疗效,比如脓血便减少、体温复常、腹痛减轻等,但无法从根本上缓解病情,大便不能持久正常。本组患者以感染性腹泻收住院后,大部分经过了短期的抗感染治疗,疗效不满意时,重新审视诊断的正确性和全面性,行纤维结肠镜检查,从而明确诊断。另外还有的误诊原因可能是医院设备条件有限,缺乏特异性检查设备。

3. 缺乏特异性症状体征　需要注意的是,在临床工作中往往有些病患缺乏特异性症状体征,这也是溃疡性结肠炎误诊的原因之一,很多患者慢性反复发作,症状较轻,可能更多是肠外表现或全身症状,往往容易误诊。对于这部分患者,需要在问诊及体格检查方面更加细致认真。由于本病临床症状以腹痛、腹泻、黏液血便为主要表现,特异性不强;活检组织病理学诊断多数仅提示慢性炎症性改变,客观上造成对部分不典型溃疡性结肠炎的误诊及漏诊。常常误诊的原因可能是忽视了患者长期可能存在的病史、查体未在意可能有的阳性体征。

4. 其他误诊原因　还有临床工作者诊断思维方法有误,对于以血便为主的病例易初诊为痔,而首发症状为黏液脓血便则易诊断为感染性肠病,特别是病程较短的急性期患者,如果医生诊断思路比较局限,未进行随后详细的追问病史和相关辅助检查,通常容易将该病误诊或漏诊。而患者或家属不配合检查,过分依赖辅助检查结果,单凭内镜表现或组织学检查结果尚就排除或诊断某一疾病是不全面的。最后,药物作用的影响可能也会导致误诊。

五、防范误诊措施

1. 掌握疾病诊断要点　溃疡性结肠炎属炎症性肠病的一种,是肠道主要疾病之一。在欧美国家发病率较高。近年来随着生活方式的改变及生活水平的提高,及对本病诊断水平的提高和疾病谱的变化,其在我国的发病率呈逐年增多趋势。首先具有持续或者反复发作性的腹泻和黏液脓血便、腹痛、里急后重,伴有或者不伴有不同程度的全身症状的患者,需要排除急性自限性结肠炎、阿米巴痢疾、慢性血吸虫病、肠结核等感染性疾病以及结肠癌、缺血性肠病、放射性肠炎等。对急腹症患者一定要细问病史,对于伴有腹泻、长时间阵发性腹痛、腹胀、脓血便等症状的患者,查体时需要格外注意。尽量采用结肠镜及活检证实。

2. 重视鉴别诊断　在误诊病例中需要将本病与以下一些疾病进行鉴别诊断:感染性肠病(以细胞性痢疾及阿米巴痢疾为主)较为常见,由于其临床表现同溃疡性结肠炎有较多相似之处且大便培养及大便常规检查阳性率低,早期缺乏内镜及组织学依据时,容易误诊为溃疡性结肠炎。一般来说,急性细菌性结肠炎往往是各种肠道细菌感染所致,粪便中常可分离出致病菌,并且抗生素治疗有较好效果,一般在 4 周内能够痊愈。而对于阿米巴性肠炎,主要侵犯右半结肠,溃疡比较深,边缘潜行,溃疡间的黏膜大多正常。粪便或结肠镜取溃疡周围渗出物常可查到溶组织阿米巴滋养体或包囊。血清阿米巴抗体阳性。抗阿米巴治疗有效。对于溃疡性结肠炎与 Crohn 病的鉴别往往比较困难,应依赖病理组织的结果,详情可参照 Crohn 病的相关内容。对于一部分患者可能要与结肠肿瘤相鉴别,一般来说大肠癌的患者多在中年以后,直肠指诊常可触及肿块,结肠镜及活检往往能够确诊。还需要注意溃疡性结肠炎和肠易激综合征相鉴别,肠易激综合征往往粪便中有黏液但无脓血,显微镜检多正常,隐血试验阴性,结肠镜检多无器质性病变的证据。

3. 拓宽诊断思路　在临床工作中,需要提高对溃疡性结肠炎发病过程所引起的症状和体征与病变之间关系的认识。如血性黏液便几乎成为本病所有活动期的必有症状,也常常是轻型的唯一表现。本病直肠受累居多数,故常有里急后重,这些特点有助于本病的诊断。了解本病的发病规律,在临床上就能及时考虑到本病。详细询问病史,仔细查体,排除易与本病容易混淆的疾病,综合全面分析判断,就能提高正确诊断率。有一些疾病与本病相似的症状、体征,通过在不同的辅助检查中找出各自的特点有助于减少误诊。例如:溃疡性结肠炎右半结肠呈节段性分布时,与肠结核、Crohn病的症状和体征相似,但溃疡性结肠炎病变主要在黏膜层,有浅溃疡、隐窝脓肿、杯状细胞减少等主要特征,只要注意了这些特点即可减少误诊。最后,重视本病的肠外表现具有一定的诊断意义,少数患者肠外症状比较突出,甚至以肠外表现为始发症状。因此,遇有肠外表现时,应想到本病的可能。

（陶开山 李 霄 蒲 猛 李俊杰）

第十七节 肠套叠

一、概述

1. 定义及发病规律　肠套叠是指肠的一段套入其相连的肠管腔内。该病在婴幼儿中发病率高,其中以2岁以下者居多。肠套叠分为原发性和继发性,原发性肠套叠绝大部分发生于婴幼儿,主要由于肠蠕动正常节律紊乱,肠壁环状肌持续性痉挛诱发,而肠蠕动节律的失调可能是由于食物性质的改变所致。继发性肠套叠多见于成年人,肠腔内或肠壁器质性病变致肠蠕动节律失调,近端肠管的强力蠕动将病变连同肠管同时送入远端肠管中。

2. 分型　根据套入肠与被套入肠部位,肠套叠又分为小肠-小肠型、小肠-结肠型、回肠-结肠型,婴幼儿多为回结肠套叠。套叠的结构分为三层,外层为鞘部,中层为回返层,内层为进入层,后两者合称套入部,套入部的肠系膜也随肠管进入,由于肠系膜血管受压,不仅发生肠腔梗阻,其肠管可以因缺血发生绞窄坏死。

3. 临床表现　肠套叠的三大典型症状是腹痛、腹部肿块和血便,表现为突然发作的剧烈阵发性腹痛,患儿阵发性哭闹不安,有安静如常的间歇期,伴呕吐和排果酱样血便。腹部触诊常触及腊肠形、表面光滑、稍活动、有压痛的肿块,常位于脐右上方,而右下腹触诊有空虚感,随着病程的进展逐步出现腹胀等肠梗阻症状。钡剂胃肠道造影可见钡剂在结肠受阻,受阻端钡影呈"杯口"状或"弹簧状"阴影;小肠套叠钡剂造影显示肠腔呈线状狭窄而至远端肠腔又扩张,其对诊断肠套叠有较高的准确率。临床除有急性肠套叠外,尚有慢性复发性肠套叠,多见于成人,其发生原因常与肠息肉、肿瘤、憩室等病变有关,多呈不完全性肠梗阻,故症状较轻,可表现为阵发性腹痛发作,而发生便血的不多见。由于肠套叠常可自行复位,所以发作过后检查可为阴性。

4. 治疗原则　空气、氧气或者钡剂灌肠适用于盲肠型或结肠型肠套叠早期,是诊断也是一种有效的治疗方法。一般空气压力开始予60 mmHg,经肛管注入结肠内,在X线透视下明确诊断后继续注气加压至80 mmHg左右,直至套叠复位。如套叠不能复位,或病程已超过48 h怀疑有肠坏死,或灌肠复位后出现腹膜刺激征及全身情况恶化者,均应积极行手术治疗。术前应纠正脱水或休克。术中若发现无肠坏死,可轻柔挤压复位;如肠壁损伤严重或已有肠坏死者,可行肠切除吻合术;如患儿全身情况严重,可将坏死肠管切除后两断端外置造口,以后再行二期肠吻合术。成人肠套叠多有引起肠套叠的病理因素,一般主张手术治疗。

二、诊断标准

肠套叠是婴幼儿常见急腹症之一,2岁以下儿童多发,新生儿及年长儿罕见。急性肠套叠典型的临床表现为阵发性腹痛、呕吐、血便、腹部包块四大主症。

疑诊肠套叠的患儿均应行腹部 B 超检查、空气灌肠或钡剂灌肠，X 线结肠注气检查可发现套叠部呈"杯口状"，超声检查可发现低回声肿块，中心回声增强，横切面呈"同心圆样"改变。

三、误诊文献研究

1. 文献来源及误诊率　2004—2013 年发表在中文医学期刊并经遴选纳入误诊疾病数据库的肠套叠误诊文献共 111 篇，累计误诊病例 1 631 例。31 篇文献可计算误诊率，误诊率 18.99%。

2. 误诊范围　本次纳入的 1 631 例肠套叠误诊为 44 种疾病共 1 636 例次，居前三位误诊疾病为细菌性痢疾、急性胃肠炎、急性出血性坏死性肠炎。少见误诊疾病包括心肌炎、中耳炎、急性胆囊炎、直肠脱垂、先天性巨结肠、胆管感染、败血症、腹膜后肿瘤、腹型癫痫、卵巢囊肿蒂扭转、胃十二指肠溃疡、先天性消化道畸形、低钾血症、肠结核、输尿管结石、胃癌、先天性心脏病；30 例仅分别作出发热、呕吐、血尿和腹部肿物待查诊断；6 例初诊诊断不明确。主要误诊疾病见表 11-17-1。

表 11-17-1　肠套叠主要误诊疾病

误诊疾病	误诊例次	百分比(%)	误诊疾病	误诊例次	百分比(%)
细菌性痢疾	400	24.45	肺炎	21	1.28
急性胃肠炎	395	24.14	消化不良	16	0.98
急性出血性坏死性肠炎	135	8.25	过敏性紫癜	15	0.92
肠梗阻	126	7.70	消化道出血	10	0.61
上呼吸道感染	87	5.32	新生儿出血症	10	0.61
肠痉挛	86	5.26	肠系膜淋巴结炎	10	0.61
急性阑尾炎	80	4.89	结肠癌	8	0.49
腹泻	49	3.00	支气管炎	5	0.31
中枢神经系统感染[a]	43	2.63	新生儿窒息	5	0.31
肠道肿瘤[a]	41	2.51	维生素 D 缺乏症	5	0.31
肠道寄生虫病[a]	24	1.47	急性肾炎	4	0.24

注：a 仅作出此类疾病诊断。

3. 容易误诊为肠套叠的疾病　经对误诊疾病数据库全库检索发现，有 133 篇文献 33 种疾病271 例曾误诊为肠套叠，居前三位疾病为过敏性紫癜、急性阑尾炎、胃肠道非霍奇金淋巴瘤；34 例最终确诊为：伤寒、新生儿出血症、肠梗阻、肠重复畸形、急性胰腺炎、食物过敏反应、细菌性痢疾、泌尿系感染、输卵管积水、维生素 C 缺乏、维生素 D 中毒、异位妊娠、主动脉夹层、小肠脂肪瘤、阑尾恶性肿瘤、阑尾黏液囊肿、川崎病、传染性单核细胞增多症、肠系膜动脉闭塞、肠系膜裂孔疝、肠系膜淋巴结炎、癫痫、腹膜后畸胎瘤、腹膜后血肿等，主要确诊疾病见表 11-17-2。

表 11-17-2　容易误诊为肠套叠的疾病

确诊疾病	例数	百分比(%)	确诊疾病	例数	百分比(%)
过敏性紫癜	97	35.79	小肠恶性肿瘤	9	3.32
急性阑尾炎	38	14.02	急性出血性坏死性肠炎	8	2.95
胃肠道非霍奇金淋巴瘤	35	12.92	胆囊炎胆石病	5	1.85
Meckel 憩室	26	9.59	胃肠道间质瘤	4	1.48
结肠癌	15	5.54			

4. 医院级别　本次纳入统计的 1 631 例肠套叠误诊 1 636 例次，其中误诊发生在三级医院 816 例

次(49.88%),二级医院 761 例次(46.52%),一级医院 59 例次(3.61%)。

5. 确诊手段　本次纳入的 1 631 例肠套叠中,728 例(44.64%)经手术肉眼所见明确诊断;571 例(35.01%)经 X 线检查确诊;164 例(10.06%)经超声检查确诊;124 例(7.60%)根据症状体征及辅助检查确诊;43 例(2.64%)临床试验性治疗后确诊;1 例(0.06%)经尸体解剖确诊。

6. 误诊后果　本次纳入的 1 631 例肠套叠中,1 623 例文献描述了误诊与疾病转归的关联,8 例预后与误诊关联不明确。按照误诊数据库对误诊后果的分级评价标准,可统计误诊后果的病例中,1 585 例(97.66%)为Ⅲ级后果,未因误诊误治造成不良后果;2 例(0.12%)造成Ⅱ级后果,手术扩大化或行不必要的手术;36 例(2.22%)造成Ⅰ级后果,均为死亡。

四、误诊原因分析

依据本次纳入的 111 篇文献提供的误诊原因出现频次,经计算机统计归纳为 12 项,其中经验不足而缺乏对该病的认识、问诊及体格检查不细致、未选择特异性检查项目为主要原因,见表 11 - 17 - 3。

表 11 - 17 - 3　肠套叠误诊原因

误诊原因	频　次	百分率(%)	误诊原因	频　次	百分率(%)
经验不足,缺乏对该病的认识	78	70.27	患者或家属不配合检查	8	7.21
问诊及体格检查不细致	74	66.67	患者主述或代述病史不确切	7	6.31
未选择特异性检查项目	50	45.05	并发症掩盖了原发病	2	1.80
缺乏特异性症状体征	47	42.34	影像学诊断原因	2	1.80
诊断思维方法有误	27	24.32	药物作用的影响	1	0.90
过分依赖辅助检查结果	14	12.61	医院缺乏特异性检查设备	1	0.90

1. 经验不足、缺乏对该病的认识,诊断思维方法片面　部分医师尤其是基层卫生院医师对本病认识不够,警惕性不高;部分患儿在短时间内曾复诊 1~2 次,均未获得确诊。由于肠套叠往往先出现腹痛、呕吐、便血和腹部包块中的 1~2 个症状,首诊医师对这些非典型病例认识不足,诊断思路仅局限于小儿内科病,而忽略了此时首先应考虑到急腹症的可能,并努力予以排除,造成延误诊断。

2. 问诊及体检不细致,未选择特异性检查项目　本组大部分病例均有腹痛(阵发性哭闹)及呕吐,但很多疾病都可出现腹痛与呕吐症状,单凭这两个症状不能诊断为肠套叠,若加上便血和腹部包块,即可诊断。但本组仅有部分患者出现便血,且便血一般在发病后 8~12 h 出现,而本组有些病例在发病 24 h 方出现,这与肠套叠的类型及肠管出现血运障碍的时间有关。本组患儿未选择常规直肠指检,可能漏诊部分病例。造成检出率低的原因与婴幼儿哭闹不合作,医师未掌握小儿腹部触诊要领、检查不够耐心,忽视了腹部查体、肛门指检及必要的医技检查,以及病儿腹胀、腹肌紧张等因素有关。

3. 缺乏特异性症状、体征,过分依赖辅助检查结果　有些病例腹部肿块、血便的症状不典型,症状类似其他急腹症,而导致误诊。另外,成人肠套叠发生率低,病因复杂,常伴有其他原发病,特别是肿瘤。临床对以合并症为突出表现的患者未做综合分析、被表面症状所掩盖、忽视系统的体格检查,常因某一症状或某一医技检查结果而误诊为相应疾病。过分依赖辅助检查结果,当超声或 X 线腹部透视及平片暂时显示无梗阻征象,即忽略了肠套叠的可能。另外,诊断过程中患者和家属病史叙述不确切、检查不配合也是造成小部分病例误诊的原因。

五、防范误诊措施

1. 提高临床医师对肠套叠的认识程度　临床医生应加强专业知识的学习,尤其是非专科知识的再教育,提高对肠套叠等常见疾病的认识和警觉,在诊断时要重视相关的病史询问,特别要注意细致的病因分析。

2. 恰当地选择医技检查　由于肠道内积气和内容物的干扰,B超、X线、CT等单项检查的敏感性均较差,所以为发现暂时隐匿的重要病症,要注意恰当地选择医技检查,避免凭片面经验而不做医技检查的倾向。对不能触及腹部包块,若粪便检查有大量脓球更容易误诊。B超或X线检查对确诊肠套叠有重要意义,可通过空气或钡灌肠检查使某些病例复位(小肠套叠除外)。接诊时诊断思路要严谨,避免不符合实际病情的医技检查,切忌偏信医技检查结果而不结合临床表现进行诊断。

3. 重视查体及以及检查结果　接诊此类患者腹部检查及触诊时切不可由于患儿哭闹不合作而草草了事。在临床工作中需要医师保持高度警惕性,对有腹泻、呕吐、咳嗽、血便并伴有哭闹者,应详细询问病史,对呕吐者是否有哭闹,哭闹是否为阵发性,或腹泻伴剧烈哭闹者,应高度怀疑本病;注意观察血便的性状,做好鉴别诊断,大龄儿童不明原因的不全肠梗阻,反复发作的腹痛、腹部包块、外伤术后患儿均应高度怀疑本病。腹部包块是本病鉴别诊断的重要体征。触诊时对不合作的患儿可肌内注射地西泮使其入睡,之后再仔细触摸腹部,注意有无右下腹空虚感和右中上腹是否有腊肠样包块,还要注意肛门指诊及观察血便情况。当出现血便时医师要亲自观察,耐心详细的问诊和查体。肛门指检对肠套叠诊断有特殊意义,且简单易行,故对尚未出现血便的患者应进行肛门指检。

绝大多数肠套叠患者有腹痛、肠梗阻的表现,伴隐匿性血便或隐血试验阳性。腹痛慢性发作的患者,要考虑有肠道肿瘤继发肠套叠可能,尤其是60岁以上患者,常有较长时间反复发作的腹痛,首先表现为不完全性肠梗阻,进而迅速进展为完全性肠梗阻。可触及腹部肿块者肿块呈渐变性,症状发作时触及的肿块时大时小,时隐时现,腹痛时增大,排气、排便后肿块缩小或消失。慢性患者常反复出现肠道炎症及肠功能紊乱,逐渐过渡至出现肠梗阻症状。

另外,提高家长对本病的认识以便和医师配合、注意与腹部等原发病及呼吸道感染等并发症的鉴别亦至关重要,应尽早确诊并治疗,改善患者的预后,避免或减少误诊误治。

(陶开山　李　霄　蒲　猛　丁　睿　张卓超)

第十八节　急性阑尾炎

一、概述

1. 病因及发病机制　急性阑尾炎是外科常见病,是最多见的急腹症。阑尾易发生炎症是由于其自身解剖特点决定的,其解剖结构为一细长盲管,腔内富含微生物,肠壁内有丰富的淋巴组织,容易发生感染。一般认为阑尾炎的发生是由以下因素综合造成的:阑尾管腔阻塞、细菌入侵,阑尾先天畸形。通常可以将急性阑尾炎分为四种病理类型:急性单纯性阑尾炎、急性化脓性阑尾炎、坏疽性及穿孔性阑尾炎、阑尾周围脓肿。

2. 临床表现　通常临床表现为腹痛,典型的腹痛发作始于上腹,逐渐移向脐部,数小时(6～8 h)

后转移并局限在右下腹。此过程的时间长短取决于病变发展的程度和阑尾位置。70%～80%的患者具有这样典型的转移性腹痛的特点。胃肠道症状，发病早期可能有厌食、恶心、呕吐也可发生，但程度较轻。有的病例可能发生腹泻。全身症状，早期乏力，严重时可出现中毒症状，心率增快，发热，达38℃。右下腹压痛是急性阑尾炎最重要的体征，压痛点常位于麦氏点，可随阑尾位置的变异而改变，但压痛点始终在一个固定的位置上。腹膜刺激征象，反跳痛，腹肌紧张，肠鸣音减弱或消失等，这是壁腹膜受炎症刺激出现的防卫性反应，提示阑尾炎症加重。有时体检时可发现右下腹饱满，扪及一压痛性肿块，边界不清，固定，可考虑阑尾周围脓肿的诊断。另外，结肠充气试验、腰大肌试验、闭孔内肌试验及经肛门直肠检查都可作为辅助检查手段。

3. 治疗原则　通常急性阑尾炎一旦确诊，应早期行阑尾切除术。目前，由于外科技术、麻醉、抗菌药的应用及护理等方面的进步，绝大多数患者能够早期就医、早期确诊、早期手术，治疗效果良好。早期时阑尾炎症还处于管腔阻塞或仅有充血、水肿，此时手术操作比较简易，术后并发症少。如化脓坏疽或穿孔后再手术，不但操作困难且术后并发症会明显增加。

二、诊断标准

对于急性阑尾炎的诊断，除了上述的症状和体征，结合主要病史和实验检查，实验室检查中大部分急性阑尾炎的患者都会有白细胞和中性粒细胞计数的增高。影像学方面，腹部平片可见盲肠扩张和气-液平，超声可见肿大的阑尾或脓肿，螺旋CT可获得与B超类似的结果。必要时可采用腹腔镜检查，直接观察阑尾的情况或进一步行阑尾切除术治疗。转移性右下腹痛对诊断急性阑尾炎的价值很大，加上固定性压痛，以及体温、白细胞计数升高的感染表现，临床诊断可以成立。如果再有局部的腹肌紧张，依据则更为充分。对于发病早期，临床表现不明显者，无转移性右下腹痛的患者阑尾区的压痛是诊断的关键，必要时可借助辅助检查帮助诊断。

三、误诊文献研究

1. 文献来源及误诊率　2004—2013年发表在中文医学期刊并经遴选纳入误诊疾病数据库的急性阑尾炎误诊文献共298篇，累计误诊病例3 707例。63篇文献可计算误诊率，误诊率16.28%。

2. 误诊范围　本次纳入的3 707例急性阑尾炎误诊为67种疾病共3 728例次，涉及12个系统或专科，主要误诊为消化系统疾病，误诊疾病系统分布见表11-18-1。居前三位的误诊疾病为胃肠炎、肠梗阻、肠系膜淋巴结炎。一般急性胃肠炎可能出现恶心、呕吐、腹泻等消化道症状较重，查体时体征多不明显，一般不会有明显的转移性右下腹疼痛。肠梗阻一般会有临床上的腹痛、呕吐、腹胀、停止排气排便等症状。急性肠系膜淋巴结炎一般好发于儿童，且多有上呼吸道感染病史。一般消化道穿孔的溢液可能沿着结肠旁沟流至右下腹部，与急性阑尾炎的转移性右下腹痛很相似，常常容易误诊，需要注意鉴别。

较少见的误诊疾病包括Crohn病、幽门梗阻、肠道肿瘤、腹部创伤、肠易激综合征、肠痉挛、阑尾类癌、肝脓肿、肝炎、胆管蛔虫病、肾周感染、髂窝脓肿、腹股沟脓肿、腰大肌脓肿、股疝、腰腰椎间盘突出症症、腰椎结核、盆腔肿物、盆腔结核、脐尿管囊肿、急性心肌梗死、心肌炎、脑血管病、先兆早产、临产、胎盘早剥、妊娠呕吐、痛经、子宫肌瘤、卵巢输卵管扭转、子宫内膜异位症、川崎病。29例仅作出腹部肿物、腹痛、发热症状待查诊断诊断，83例初诊诊断不明确。主要误诊疾病见表11-18-2。

表 11 - 18 - 1 急性阑尾炎误诊疾病系统分布

疾病系统	误诊例次	百分比(%)	疾病系统	误诊例次	百分比(%)
消化系统疾病	2 585	69.34	神经系统疾病	46	1.23
妇产科疾病	390	10.46	耳鼻咽喉疾病	20	0.54
呼吸系统疾病	288	7.73	血液系统疾病	11	0.30
泌尿系统疾病	185	4.96	循环系统疾病	4	0.11
感染性疾病	79	2.12	其他	120	3.22

表 11 - 18 - 2 急性阑尾炎容易误诊的疾病

误诊疾病	误诊例次	百分比(%)	误诊疾病	误诊例次	百分比(%)
胃肠炎	1 098	29.45	流产	33	0.89
肠梗阻	509	13.65	胰腺炎	32	0.86
肠系膜淋巴结炎	318	8.53	产褥期感染	27	0.72
上呼吸道感染	264	7.08	肺炎	24	0.64
上消化道穿孔	169	4.53	扁桃体炎	20	0.54
盆腔炎	163	4.37	败血症	19	0.51
泌尿系结石	123	3.30	急性出血性坏死性肠炎	18	0.48
胆囊炎、胆石病	116	3.11	结肠癌	17	0.46
胃肠痉挛	84	2.25	胃十二指肠溃疡	14	0.38
肠道蛔虫病	82	2.20	腹型过敏性紫癜	11	0.30
细菌性痢疾	59	1.58	卵巢黄体破裂	9	0.24
泌尿系感染	55	1.48	上消化道出血	8	0.21
卵巢囊肿蒂扭转	54	1.45	腹股沟疝	8	0.21
异位妊娠	46	1.23	肠结核	7	0.19
脑炎	45	1.21	肾囊肿	5	0.13
卵巢肿瘤	40	1.07	先天性巨结肠	4	0.11
腹膜炎	39	1.05	Meckel 憩室	4	0.11
肠套叠	35	0.94			

3. 容易误诊为急性阑尾炎的疾病 经对误诊疾病数据库全库检索发现,2 555 篇文献 146 种疾病共 8 997 例曾经误诊为急性阑尾炎,涉及 14 个系统,以消化系统居首位,主要确诊疾病见表 11 - 18 - 3。尚有 71 例最终确诊为:子宫肌瘤、输卵管囊肿、植入性胎盘、宫颈粘连、阔韧带血肿、子宫穿孔、双子宫、卵巢癌、绒毛膜癌、输卵管癌、急性肾小球肾炎、肾异位、输尿管狭窄、自发性膀胱破裂、输尿管损伤、脐尿管囊肿、输尿管癌、睾丸癌、血行播散型肺结核病、布鲁杆菌病、肠阿米巴病、梅毒、荨麻疹、蜂窝织炎、胃肠型荨麻疹、溃疡性结肠炎、结肠息肉、特发性节段性网膜梗死、先天性网膜囊肿、胰腺囊肿、先天性巨结肠、肝腺瘤、肠重复畸形、胆囊十二指肠瘘、胆总管囊肿、手术后腹腔异物、病毒性心肌炎、慢性心力衰竭、感染性心内膜炎、主动脉瘤、淋巴结反应性增生、成人 Still 病、显微镜下多血管炎、溶血性贫血、第三腰椎横突综合征、肋骨骨折、腰椎间盘突出症、腰椎结核、二甲基甲酰胺中毒、甲状腺功能减退症、川崎病、幼年特发性关节炎等。

表 11 - 18 - 3 容易误诊为急性阑尾炎的疾病系统分布

疾病系统	例数	百分比(%)	疾病系统	例数	百分比(%)
消化系统疾病	4 500	50.02	妇产科疾病	3 299	36.67

疾病系统	例 数	百分比(%)	疾病系统	例 数	百分比(%)
血液系统疾病	504	5.60	中毒性疾病	43	0.48
泌尿系统疾病	180	2.00	循环系统疾病	41	0.46
感染性疾病	130	1.44	神经系统疾病	27	0.30
内分泌系统疾病	100	1.11	自身免疫性疾病	22	0.24
皮肤科疾病	84	0.93	代谢性疾病	5	0.06
呼吸系统疾病	58	0.64	运动系统疾病	4	0.04

表 11 - 18 - 4 容易误诊为急性阑尾炎的疾病

确诊疾病	例 数	百分比(%)	确诊疾病	例 数	百分比(%)
结肠癌	1 900	21.12	肠套叠	39	0.43
异位妊娠	1 176	13.07	疝	33	0.37
卵巢破裂	650	7.22	急性出血性坏死性肠炎	31	0.34
盆腔炎	508	5.65	大网膜扭转	29	0.32
过敏性紫癜	444	4.93	睾丸扭转	29	0.32
卵巢囊肿蒂扭转	430	4.78	胆囊穿孔	28	0.31
肠憩室	319	3.55	肝癌	27	0.30
上消化道穿孔	304	3.38	急性心肌梗死	25	0.28
急性输卵管炎	252	2.80	腹茧症	19	0.21
肠系膜淋巴结炎	237	2.63	肠系膜坏死增生性淋巴结病	19	0.21
腹膜炎	213	2.37	肠脂垂坏死	19	0.21
阑尾恶性肿瘤	157	1.75	肠腔异物	19	0.21
Crohn 病	150	1.67	癫痫	16	0.18
大肠癌	144	1.60	结核性脑膜炎	11	0.12
肠穿孔	119	1.32	肠道寄生虫病	11	0.12
泌尿系结石	115	1.28	先天性阴道处女膜闭锁	11	0.12
子宫内膜异位症	111	1.23	输卵管积水	11	0.12
急性胰腺炎	102	1.13	卵巢良性肿瘤	11	0.12
回盲部恶性肿瘤	95	1.06	系统性红斑狼疮	10	0.11
糖尿病酮症酸中毒	95	1.06	主动脉夹层	10	0.11
带状疱疹	81	0.90	脾破裂	10	0.11
胆囊炎胆石病	79	0.88	经血潴留	9	0.10
缺血性肠病	71	0.79	结核性胸膜炎	9	0.10
急性胃肠炎	70	0.78	白塞病	8	0.09
阑尾黏液囊肿	63	0.70	盆腔结核	8	0.09
肠结核	58	0.64	肠嗜酸性肉芽肿	8	0.09
肾综合征出血热	55	0.61	肠系膜良性肿瘤	7	0.08
出血性输卵管炎	55	0.61	胆囊扭转	7	0.08
卵巢输卵管扭转	53	0.59	隐睾扭转	7	0.08
胃肠道非霍奇金淋巴瘤	51	0.57	小肠肿瘤	6	0.07
伤寒	50	0.56	嗜酸性粒细胞性胃肠病	5	0.06
肠梗阻	44	0.49	盲肠溃疡	5	0.06
铅中毒	41	0.46	卟啉病	5	0.06
肺炎	41	0.46	细菌性痢疾	4	0.04

确诊疾病	例　数	百分比(%)	确诊疾病	例　数	百分比(%)
睾丸炎	4	0.04	血友病	3	0.03
上呼吸道感染	4	0.04	肠气囊肿症	3	0.03
恙虫病	4	0.04	急性化脓性胆管炎	3	0.03
糖尿病	4	0.04	肾肿瘤	3	0.03
腹膜恶性肿瘤	4	0.04	肾周感染	3	0.03
腹膜后血肿	4	0.04	新生儿气胸	3	0.03
肝破裂	4	0.04	脐尿管憩室	3	0.03
胆管蛔虫病	4	0.04	肾输尿管囊肿	3	0.03
胃癌	4	0.04	血吸虫病	3	0.03
胃肠道间质瘤	4	0.04	炭疽	3	0.03
急性白血病	4	0.04	副伤寒	3	0.03
细菌性肝脓肿	3	0.03	肝包虫病	3	0.03
乳糜性腹水	3	0.03	麻疹	3	0.03

4. 医院级别　本次纳入统计的 3 707 例急性阑尾炎误诊 3 728 例次,其中误诊发生在三级医院 1 628 例次(43.67%),二级医院 1 576 例次(42.27%),一级医院 512 例次(13.73%),其他医疗机构 12 例次(0.32%)。

5. 确诊手段　本次纳入的 3 707 例急性阑尾炎中,3 584 例(96.68%)根据手术病理检查确诊,14 例(0.38%)手术肉眼所见确诊,86 例(2.32%)超声检查确诊,23 例(0.62%)根据症状体征及辅助检查综合分析确诊。

6. 误诊后果　本次纳入的 3 707 例急性阑尾炎中,3 664 例文献描述了误诊与疾病转归的关联,43 例预后与误诊关联不明确。按照误诊数据库对误诊后果的分级评价标准,可统计误诊后果的病例中,3 638 例(99.29%)为Ⅲ级后果,未因误诊误治造成不良后果;17 例(0.46%)造成Ⅱ级后果,其中 9 例手术扩大化,8 例因误诊误治导致病情迁延;9 例(0.25%)造成Ⅰ级后果,均为死亡。

临床上对于急性阑尾炎通常误诊为胃肠炎,一般来说误诊为急性胃肠炎的阑尾炎通常病情较轻,一般病变范围有限,这种情况下是可以采取非手术治疗的方案,而且一般不会造成病情的延误和严重不良后果。而对于腹部症状较重,体征明显的患者,通常误诊为消化道穿孔、肠梗阻、妇科急腹症等情况,临床上多会进一步完善相关的影像学、实验室检查项目,最终能够发现阑尾病变所在,通常不会造成严重的误诊误治结果。且一旦患者病情发展,需要进一步手术探查,通常都能安排进行腔镜探查或剖腹探查,多能够及时发现病变。

四、误诊原因分析

依据本次纳入的 298 篇文献提供的误诊原因出现频次,经计算机统计归纳为 15 项,其中问诊及体格检查不细致、经验不足缺乏对本病认识和缺乏特异性症状体征为最主要原因,见表 11 - 18 - 5。

表 11 - 18 - 5　急性阑尾炎误诊原因

误诊原因	频　次	百分率(%)	误诊原因	频　次	百分率(%)
问诊及体格检查不细致	182	61.07	缺乏特异性症状体征	110	36.91
经验不足,缺乏对该病的认识	156	52.35	诊断思维方法有误	75	25.17

续表

误诊原因	频　次	百分率(%)	误诊原因	频　次	百分率(%)
过分依赖辅助检查结果	68	22.82	药物作用的影响	10	3.36
未选择特异性检查项目	56	18.79	影像学诊断原因	5	1.68
患者主述或代述病史不确切	44	14.77	以罕见症状体征发病	3	1.01
患者或家属不配合检查	22	7.38	手术中探查不细致	3	1.01
并发症掩盖了原发病	17	5.70	医院缺乏特异性检查设备	2	0.67
多种疾病并存	14	4.70	对专家权威、先期诊断的盲从心理	2	0.67

1. 问诊及体格检查不细致　常见的误诊原因是由于问诊及体格检查过程中不够细致,忽略了重要的病史和体征,例如,通常急性阑尾炎临床表现为腹痛,多起于脐周和上腹部,位置不固定,呈阵发性,随后腹痛转移并固定在右下腹,呈持续性加重,伴恶心、呕吐胃肠道症状。早期可有乏力、头痛等症状。个别医师对急性阑尾炎的临床表现认识不足,未对患者的腹痛表现进行归纳、分析,从而导致对某些病例的误诊、漏诊。另外,对患者的既往史也不能遗漏,特别是女性患者的月经史。对腹部的查体一定要做到细致、认真,特别是腹部的触诊,要做到上下对比、左右对比、体位变化的对比,有的急性阑尾炎早期右下腹压痛不明显,所以对疑似病例还要反复查体。本组病例中患者症状多不典型,因此细致、认真的查体显得尤为重要。

2. 经验不足,缺乏对该病的认识　腹痛是急性阑尾炎最常见的症状,约有98%的急性阑尾炎以腹痛为首发症状。患者除有腹痛症状外,同时还可伴有腹泻、恶心、呕吐、尿频、尿急、尿痛等不典型症状,容易对医师的诊断思路造成干扰。因此,临床医生倘若经验不足,缺乏对于该病的认识,对于某些没有特异性症状和体征的患者,没有考虑到该病的特殊情况往往是误诊的一大原因,例如老年患者由于机体防御反应迟缓、腹壁肌肉萎缩等多导致局部体征不明显,不能引起临床医生的足够重视。或是首诊医生缺乏临床经验,对于有转移性右下腹痛的患者,由于只注意家属提供的不洁饮食史,而未注意腹痛位置的转变,而误诊为急性胃肠炎。

3. 缺乏特异性症状体征　症状和体征需要接诊医生详细的问诊和细致的体格检查方能尽快地明确诊断。同时,随着病情的发展,往往在炎症加重时可出现口渴、脉速、发热等全身感染中毒症状,腹膜炎时可出现畏寒、高热;一般会出现麦氏点压痛,倘若阑尾炎化脓、坏疽或穿孔,可有腹肌紧张,反跳痛,肠鸣音减弱或消失。但是在临床工作中常常可遇见小儿、孕妇、老人、肥胖、虚弱患者或盲肠后位阑尾炎时,腹膜刺激征象可不明显,故极易误诊。

4. 其他误诊原因　未选择合适特异的检查项目,忽视了常规的辅助检查也容易导致误诊。此外,还可能是由于患者或家属不配合检查、并发症掩盖了原有的疾病、多种疾病并存、药物作用的影响以及对于先期诊断、专家权威的盲从等都是误诊的原因。急诊科患者流动性较大,有些急性阑尾炎患者早期症状不明显,需要复诊,而医师对病情的交代不够仔细,未能引起患者的足够重视,没有及时复诊,也是造成某些患者漏诊、误诊的客观原因。

五、防范误诊措施

1. 重视急性阑尾炎特异性的临床表现　急性阑尾炎是外科常见病,居各种急腹症的首位。急性阑尾炎临床表现为腹痛,多起于脐周和上腹部,开始痛不甚严重,位置不固定,呈阵发性。数小时后,腹痛转移并固定在右下腹,痛呈持续性加重,伴恶心、呕吐胃肠道症状,早期有乏力、头痛等症状。炎症加重时可出现口渴、脉速、发热等全身感染中毒症状,腹膜炎时可出现畏寒、高热;一般会出现麦氏点压痛,如阑尾炎化脓,坏疽或穿孔,可有腹肌紧张,反跳痛,肠鸣音减弱或消失,但小儿、孕妇、老人、肥胖、虚弱患者或盲肠后位阑尾炎时,腹膜刺激征象可不明显;实验室检查通常能够发现白细胞计数及中性粒细胞比例增高。

2. 掌握鉴别诊断要点　通常要与急性阑尾炎相鉴别的疾病很多,常见的鉴别要点包括:肠梗阻一般会有腹痛、呕吐、腹胀、停止排气排便等症状。急性肠系膜淋巴结炎一般好发于儿童,且多有上呼吸道感染病史。一般消化道穿孔的溢液可能沿着结肠旁沟流至右下腹部,与急性阑尾炎的转移性右下腹痛很相似,常常容易误诊,需要注意鉴别。一些非外科急腹症和其他脏器病变引起急性腹痛,均需与急性阑尾炎加以鉴别,如胃十二指肠溃疡穿孔、妇产科疾病、右侧输尿管结石、急性肠系膜淋巴结炎等。

3. 熟悉特殊人群急性阑尾炎的病程特点　老年人急性阑尾炎表现为病情急,变化快,穿孔率高。形成弥漫性腹膜炎后易与消化道穿孔等疾病混淆,在术中才得以纠正。而且有些老年患者往往并存疾病干扰了阑尾炎的诊断,同时也是手术延误的常见原因。小儿阑尾壁薄,肌层组织少,动脉较细,发生阑尾炎时容易出现血运障碍而导致阑尾坏疽、穿孔。小儿病史、症状及体征不典型,加上小儿本身的生理特点,阑尾炎的临床表现与成人差异较大且复杂,常以腹痛及胃肠道功能紊乱为首发症状,且胃肠道症状发生早而显著。小儿大多无主诉能力或讲述不清,查体不合作,易影响对病情的判断,导致误诊。因急性阑尾炎的病情变化多端,诊断也较困难,因此对每一具体病例都应认真对待,详尽询问病史,仔细全面的做好体格检查,特别是基层医生更应如此,这样才能准确诊断,早期手术,防止并发症,提高治愈率。

4. 拓宽诊断思路　我们在给患者诊治时能做到以患者为中心,养成认真、细致、科学的工作作风,综合运用各种检查手段,特别是那些简便、快捷、实用、无创或者微创的技术,不盲目从众和盲从上级医生,认真完善相关的检查项目并进行综合分析,就能避免误诊。

(陶开山　李　霄　蒲　猛　李俊杰)

第十九节　结核性腹膜炎

一、概述

1. 病因及发病率　结核性腹膜炎是由结核分枝杆菌感染引起的慢性弥漫性腹膜炎症,多继发于肺结核或者体内其他部位的结核病灶。结核分枝杆菌感染腹膜的途径以腹腔内结核病灶直接蔓延为主,肠系膜淋巴结结核、输卵管结核、肠结核等为常见原发病灶。少数病例可能由血液播散引起,常可发现活动性肺结核(原发感染或粟粒性肺结核)、关节、骨、睾丸结核,并可伴结核性多浆膜炎、结核性脑膜炎等。在我国,本病虽然较几十年前有明显减少,但仍不少见,任何年龄均可发病,但以中青年为主,女性较常见,男女比例约为1:2。

2. 病理分型　根据本病的病理解剖特点可将其分为渗出、粘连、干酪三型,临床以前两型多见,在疾病的发展过程中上述类型的病变可并存,称之为混合型。渗出型表现为腹膜充血、水肿,表面覆盖有纤维蛋白渗出物,上有许多黄白色或灰白色细小结节,可融合成较大的结节。腹腔内多有浆液纤维蛋白渗出物积聚,有少量到中量腹腔积液。粘连型有大量纤维组织增生,腹膜、肠系膜明显增厚,肠祥相互粘连,并和其他脏器紧密缠结在一起,肠管受压或束缚而发生肠梗阻;大网膜也增厚变硬,蜷缩成团块,多在渗出型的基础上形成。干酪型以干酪样坏死为主,肠管、大网膜、肠系膜和其他脏器间相互粘连、分隔形成小的病灶房腔,干酪样坏死的肠系膜淋巴结参与其中,形成结核性脓肿,小房可向肠管、腹腔、阴道等破溃形成窦道或者瘘管。

3. 临床表现 结核性腹膜炎的临床表现多样,一般起病缓慢,早期症状轻;少数起病急骤,以急性腹痛或者骤起高热为主要表现。临床可有全身结核毒血症,主要是发热和盗汗,可伴有消瘦、贫血、水肿等;腹痛症状也多见,一般多位于脐周、下腹,有时在全腹,可有压痛和反跳痛,当并发肠梗阻时会有阵发性绞痛;以少量至中量腹腔积液多见;腹部触诊呈柔韧感是结核性腹膜炎的常见体征;部分病例有腹部包块,多是由增厚的大网膜、肠系膜淋巴结以及粘连的肠管或干酪样坏死的脓性物聚集而成;此外还可能有炎症或粘连致肠功能紊乱引起的腹泻症状。并发症主要是肠梗阻,干酪型也可有肠瘘,往往伴有腹腔脓肿。

4. 治疗原则 治疗的关键是早期予合理、足疗程的抗结核化学药物治疗,注意休息和营养、相应的对症治疗,增强抗病能力是重要的辅助治疗措施,以达到早日康复、避免复发和防止并发症的目的,有手术指征的患者可行手术治疗。

二、诊断标准

有以下表现者应考虑本病:① 发热、腹腔积液、腹壁柔韧感或腹部包块;② 腹腔积液总蛋白>25 g/L,血清腹腔积液白蛋白梯度(SAAG)<11 g/L,白细胞>500×10⁶/L(以淋巴细胞为主)和腺苷脱氨酶(ADA)活性增高;③ 有结核病史、伴有其他器官结核病证据或结核菌素(PPD)试验呈强阳性。

诊断常需要结合血常规、红细胞沉降率、PPD 试验,腹腔积液检查、B 超、X 线、CT、腹腔镜检查、病理活检等。典型病例作出临床诊断,同时予抗结核治疗(2 周以上)有效可确诊。不典型病例(主要是有游离腹腔积液病例)行腹腔镜检查并作活检,符合结核改变可确诊。有广泛腹膜粘连者腹腔镜检查属禁忌,需要结合 B 超、CT 等检查排除腹腔肿瘤,有手术指征者剖腹探查。

三、误诊文献研究

1. 文献来源及误诊率 2004—2013 年发表在中文医学期刊并经遴选纳入误诊疾病数据库的结核性腹膜炎误诊文献共 61 篇,累计误诊病例 560 例。17 篇文献可计算误诊率,误诊率 27.97%。

2. 误诊范围 本次纳入的 560 例结核性腹膜炎误诊为 39 种疾病共 562 例次,居前三位的误诊疾病为阑尾炎、卵巢肿瘤、细菌性腹膜炎。少见的误诊疾病包括亚硝酸盐中毒、肾盂肾炎、急性胰腺炎、大网膜继发恶性肿瘤、肠穿孔、胆管蛔虫病、阿米巴肝脓肿、败血症、伤寒、输卵管结核、异位妊娠、病毒性脑膜炎。16 例仅作出发热、腹痛、腹水症状查因诊断。主要误诊疾病见表 11-19-1。

表 11-19-1 结核性腹膜炎主要误诊疾病

误诊疾病	误诊例次	百分比(%)	误诊疾病	误诊例次	百分比(%)
阑尾炎	95	16.90	盆腔炎	13	2.31
卵巢肿瘤	80	14.23	肝炎	10	1.78
细菌性腹膜炎	75	13.35	肠系膜淋巴结炎	9	1.60
腹腔肿瘤[a]	50	8.90	腹膜恶性肿瘤	7	1.25
肝硬化	41	7.30	子宫肌瘤	7	1.25
肠梗阻	34	6.05	肝癌	6	1.07
胃炎	33	5.87	附件炎	4	0.71
肠炎	27	4.80	营养不良性水肿	3	0.53
胆囊炎	20	3.56	系统性红斑狼疮	2	0.36

续表

误诊疾病	误诊例次	百分比(%)	误诊疾病	误诊例次	百分比(%)
腹腔脓肿	2	0.36	结缔组织病[a]	2	0.36
肠粘连	2	0.36	妊娠反应	2	0.36
宫内妊娠	2	0.36	消化道穿孔	2	0.36
卵巢黄体破裂	2	0.36	血液系统疾病[a]	2	0.36
结肠癌	2	0.36			

注:a 仅作出此类疾病诊断。

3. 医院级别　本次纳入统计的 560 例结核性腹膜炎误诊 562 例次,其中误诊发生在三级医院 208 例次(37.01%),二级医院 315 例次(56.05%),一级医院 39 例次(6.94%)。

4. 确诊手段　本次纳入的 560 例结核性腹膜炎中,320 例(57.14%)经病理检查确诊,具体确诊手段见表 11-19-2。

表 11-19-2　结核性腹膜炎确诊手段

确诊手段/检查项目	例　数	百分比(%)	确诊手段/检查项目	例　数	百分比(%)
病理学诊断	320	57.14	细胞学诊断	83	14.82
手术病理检查	272	48.57	腹腔穿刺	30	5.36
经皮穿刺活检	8	1.43	实验室特异性免疫学检查	53	9.46
内镜下活检	19	3.39	临床诊断	157	28.04
具体方法不详	21	3.75	根据症状体征及辅助检查	53	9.46
			临床试验性治疗后确诊	104	18.57

5. 误诊后果　本次纳入的 560 例结核性腹膜炎中,555 例文献描述了误诊与疾病转归的关联,5 例预后与误诊关联不明确。按照误诊数据库对误诊后果的分级评价标准,可统计误诊后果的病例中,530 例(95.50%)为Ⅲ级后果,未因误诊误治造成不良后果;20 例(3.60%)造成Ⅱ级后果,手术扩大化;5 例(0.90%)造成Ⅰ级后果,均为死亡。

四、误诊原因分析

依据本次纳入 61 篇文献提供的误诊原因,经计算机统计归纳为 7 项,其中经验不足而缺乏对该病的认识为首位误诊原因,见表 11-19-3。

表 11-19-3　结核性腹膜炎误诊原因

误诊原因	频　次	百分率(%)	误诊原因	频　次	百分率(%)
经验不足,缺乏对该病的认识	34	55.74	缺乏特异性症状体征	15	24.59
未选择特异性检查项目	27	44.26	诊断思维方法有误	15	24.59
问诊及体格检查不细致	26	42.62	影像学诊断原因	2	3.28
过分依赖辅助检查结果	18	29.51			

1. 经验不足、缺乏对该病的认识　结核性腹膜炎虽然不少见,但临床多数病例并存有其他部位病变,如肠结核、卵巢结核等,加上其病理类型和机体的反应性不同,临床表现各异,易造成误诊。本组的临床表现不典型,给诊断带来困难,由此造成的误漏诊率也较高。

2. 未选择特异性检查项目　以发热为主要表现者,误诊为败血症,发热是败血症的常见临床表现,患者经多种抗生素治疗无效,未进一步分析原因并选择 X 线胸片、PPD 等特异性检查项目以排除结核性腹膜炎的可能。腹痛、腹胀误诊为不完全性肠梗阻,行胃肠减压、禁食、抗炎、补液、中药治疗无效,症状进行性加重,经超声检查发现腹水,腹腔穿刺抽液检查 PPD 试验强阳性才得以确诊。

3. 问诊及体格检查不细致　医师接诊腹痛患者单纯的考虑可能是妇科或是普外科疾病,未询问有无结核病接触史,加上查体不细致,不系统,以至于部分患者未行腹部触诊,其特异性的腹壁柔韧感未查出。本组部分病例在确诊前未做胸部 X 线摄片检查,没有及时发现肺部结核病灶,造成误诊误治。

4. 过分强调结核菌素试验阳性在诊断中的作用　本组有些病例结核菌素试验阴性,考虑结核病的可能性不大,造成误诊。文献报道结核菌素试验呈强阳性者对诊断本病有帮助,但亦应注意部分粟粒型肺结核或重症结核患者结核菌素试验反而可呈阴性这一情况。

5. 其他误诊原因　临床接诊右下腹痛、麦氏点压痛、反跳痛及血白细胞升高均简单诊断为阑尾炎,且习惯于依靠腹腔积液来诊断结核性腹膜炎,而忽视了临床尚有非渗出性结核性腹膜炎。本组有 1 例术前曾考虑结核性腹膜炎,后因 B 超检查腹腔未见液性暗区,腹腔穿刺未抽出积液而放弃此诊断,术后经病理检查确诊。

五、防范误诊措施

1. 详细询问病史　本病起病缓慢,病程长,有时患者仅注意新近加重的病情,而对以前轻微的症状不注意,故接诊时应详细询问有无盗汗、消瘦、不规则低热史,还应了解结核病史和与肺结核患者的密切接触史、卡介苗接种史,女性患者应详细询问有无不孕、月经失调史。

2. 注意鉴别腹痛的性质及特点　本病的腹痛多见于右下腹及脐周,常为持续性隐痛,有时表现为胀痛及坠痛,排便后可缓解,伴腹膜刺激征,特征性的腹部柔韧感、腹部包块等,还会有结核病的全身中毒症状。

3. 注意有无腹泻及便秘病史　腹盆腔结核常可累及大小肠,引起肠壁破溃形成溃疡,引起大便次数增多,有时可有黏液及脓血便;有时由于粘连使肠蠕动减弱,导致便秘,也可腹泻与便秘交替出现。

4. 完善必要的医技检查　X 线腹部平片有助于做出正确的诊断,粪便细菌培养及腹腔渗液找到抗酸杆菌可确诊,红细胞沉降率及结核菌素试验可作为辅助诊断的手段,T - SPOT 试验、X 线平片、B 超及 CT 等检查能为诊断提供线索,有条件的医院应选择性使用腹腔镜。

5. 注意鉴别腹部包块的性质　接诊有腹部包块的患者,需要提高对腹部包块的临床表现、体格检查及 X 线、钡剂造影特点的认识。结核性腹膜炎主要为腹膜增厚,腹腔内大量纤维沉着,形成腹腔内脏器广泛粘连,常可于下腹或盆腔形成包裹性积液,酷似卵巢囊肿,常容易误诊;或虽经医技检查仍不能排除卵巢恶性肿瘤者,均应及时行剖腹探查,以免贻误病情。至于结核性腹膜炎形成的腹部包块和腹腔脏器肿瘤(如肝脏肿瘤、肠道肿瘤、卵巢肿瘤等)鉴别困难时,可在排除恶性腹腔脏器肿瘤的情况下,试行积极的抗结核治疗 1 个月以上,如明显有效则可免于手术;无效或效果不明显则仍以探查手术为宜。术中如遇腹膜增厚,大网膜、肠管形成广泛纤维素粘连,取材病检显示为纤维组织,无内衬上皮者,应考虑结腹包裹性积液。

总之,接诊此类患者需要临床综合分析,医师头脑中具备完善的诊断思路,做好相关的医技检查,谨防误诊、漏诊。

(陶开山 李 霄 蒲 猛 张卓超 李俊杰)

第二十节 肝 癌

一、概述

1. 发病原因 原发性肝细胞癌(hepatocellular carcinoma，HCC)简称肝癌，是目前最常见的原发性肝恶性肿瘤之一，严重威胁人类健康。HCC 的发病率居全球恶性肿瘤的第 5 位，病死率居第 3 位。每年因 HCC 死亡的病例数达 42.67 万，而我国占 53%。HCC 病因及发病机制尚未完全明确，根据流行病学调查可能与病毒性肝炎、肝脏代谢疾病、自身免疫性疾病以及隐源性肝病或隐源性肝硬化、食用被黄曲霉毒素污染的食物、长期酗酒以及饮用水蓝绿藻类毒素污染、亚硝胺类、有机农药等有关。

2. 临床表现 HCC 起病隐匿，早期缺乏典型症状与体征，临床上难以发现。其主要表现有：① 肝区疼痛，以右上腹疼痛最常见，为本病的重要症状。常为间歇性或持续性隐痛、钝痛或胀痛，随着病情发展加剧。疼痛部位与病变部位密切相关，病变位于肝右叶为右季肋区疼痛，位于肝左叶则为剑突下区疼痛；如肿瘤侵犯膈肌，疼痛可放射至右肩或右背；向肝右后生长的肿瘤可引起右侧腰部疼痛。② 肝脏呈进行性肿大，质地坚硬，常有不规则压痛。③ 同时有食欲缺乏、饭后上腹饱胀、消化不良、恶心、呕吐和腹泻等症状，因缺乏特异性，容易被忽视。随病情进展渐出现消瘦、乏力、全身衰弱，晚期可呈现恶病质。④ 发热亦为主要表现，多为持续性低热，类似肝脓肿表现，但是发热前无寒战，抗生素治疗无效。⑤ 晚期患者常出现黄疸、出血倾向(牙龈、鼻出血及皮下瘀斑等)、上消化道出血、肝性脑病以及肝肾衰竭等。⑥ 伴癌综合征即 HCC 组织本身代谢异常或癌组织对机体产生的多种影响引起的内分泌或代谢紊乱的症候群，临床表现多样且缺乏特异性，常见的有自发性低血糖症和红细胞增多症，少见的有高脂血症、高钙血症、性早熟、促性腺激素分泌综合征、皮肤卟啉症、异常纤维蛋白原血症和类癌综合征等。部分患者可出现如下并发症：上消化道出血、肝病性肾病和肝性脑病、HCC 结节破裂出血，继发感染时容易并发肺炎、肠道感染、真菌感染和败血症等。

3. 治疗原则 HCC 对放化疗不敏感，手术治疗为首选治疗方法，其他常用方法有局部消融治疗(RFA)、微波消融(MWA)、无水乙醇注射(PEI)、肝移植及服用抗病毒药物等治疗，根据患者病情分级及一般状态选择合适的治疗方式。

二、诊断标准

肝脏占位病灶或手术切除组织标本，经病理组织学和/或细胞学检查诊断为 HCC，此为金标准。临床上满足如下任意 1 条即可诊断：① 具有两种典型影像学(增强 CT、MRI 或选择性动脉造影)表现，病灶>2 cm；② 1 项典型的影像学表现，病灶>2 cm，甲胎蛋白>400 ng/mL。

三、误诊文献研究

1. 文献来源及误诊率 2004—2013 年发表在中文医学期刊并经遴选纳入误诊疾病数据库的 HCC 误诊文献共 121 篇，累计误诊病例 827 例。21 篇文献可计算误诊率，误诊率 25.24%。

2. 误诊范围 本次纳入的 827 例 HCC 误诊为 69 种疾病共 833 例次，涉及 12 个系统或专科，主要误诊为消化系统疾病，误诊疾病系统分布见表 11-20-1。居前三位的误诊疾病为肝脓肿、胆囊炎胆石病、胃肠炎。少见误诊疾病包括急性心肌梗死、心力衰竭、心肌炎、下肢静脉血栓形成、上消化道出血、腹膜炎、细菌性痢疾、肠梗阻、胃底静脉曲张、嵌顿性疝、胆总管梗阻、胆管蛔虫症、胆囊继发恶性肿瘤、梗阻性黄疸、肝破裂、肝继发恶性肿瘤、肝炎性假瘤、肝错构瘤、腹膜后肿瘤、腹部创伤、胃平滑肌瘤、再生障碍性贫血、红细胞增多症、多发性骨髓瘤、白血病、真性红细胞增多症、偏头痛、梅尼埃病、癫痫、颈椎病、瘙痒症、咽炎、围绝经期综合征、卵巢囊肿、出血性输卵管炎、卵巢黄体破裂、胎盘早剥、休克;7 例漏诊,16 例仅作出肝占位性病变、意识障碍、发热待查的症状诊断。主要误诊疾病见表 11 - 20 - 2。

表 11 - 20 - 1 HCC 误诊疾病系统分布

疾病系统	误诊例次	百分比(%)	疾病系统	误诊例次	百分比(%)
消化系统疾病	516	61.94	内分泌系统疾病	22	2.64
呼吸系统疾病	70	8.40	神经系统疾病	14	1.68
运动系统疾病	68	8.16	妇产科疾病	12	1.44
感染性疾病	46	5.52	血液系统疾病	9	1.08
循环系统疾病	39	4.68	其他	37	4.44

表 11 - 20 - 2 HCC 主要误诊疾病

误诊疾病	误诊例次	百分比(%)	误诊疾病	误诊例次	百分比(%)
肝脓肿	119	14.29	腰椎退行性病变	19	2.28
胆囊炎胆石病	67	8.04	肺炎	17	2.04
胃肠炎	60	7.20	冠心病[a]	16	1.92
肝炎	44	5.28	胃十二指肠溃疡	13	1.56
胆管结石	38	4.56	坐骨神经痛	12	1.44
肝硬化	34	4.08	胆管炎	12	1.44
阑尾炎	32	3.84	脑血管病	9	1.08
肝囊肿	31	3.72	肝胆管扩张	8	0.96
肩关节周围炎	31	3.72	急腹症[b]	8	0.96
肺结核	25	3.00	胰腺炎	7	0.84
低血糖症	22	2.64	脾破裂	6	0.72
上消化道穿孔	22	2.64	肝包虫病	6	0.72
肺癌	22	2.64	肝局灶性结节增生	5	0.60
胸膜炎	21	2.52	腹腔内出血	5	0.60
肝血管瘤	20	2.40	骨关节炎	5	0.60

注:a 其中误诊为急性心肌梗死 2 例;b 仅作出此类疾病诊断。

3. 容易误诊为 HCC 的疾病 经对误诊疾病数据库全库检索发现,224 篇文献 48 种疾病共 764 例曾经误诊为 HCC,以肝局灶性结节增生和胆囊癌居多,主要病种见表 11 - 20 - 3。尚有 31 例最终确诊为:腹膜恶性肿瘤、胰腺癌、肝嗜酸性肉芽肿、腹壁脓肿、腹壁纤维瘤、肠重复畸形、膈膨升、肝脏畸胎瘤、急性胆囊炎、多囊肝、胃十二指肠溃疡伴穿孔、先天性胆管畸形、心力衰竭、主动脉夹层、马尔尼菲青霉病、血吸虫病、放线菌病、急性白血病、甲状腺功能减退症、胰高血糖素瘤、卟啉病、淀粉样变病、肺上皮样血管内皮瘤。

表 11-20-3　容易误诊为 HCC 的疾病

确诊疾病	例　数	百分比(%)	确诊疾病	例　数	百分比(%)
肝局灶性结节增生	126	16.49	Budd-Chiari 综合征	10	1.31
胆囊癌	124	16.23	甲状腺功能亢进症	9	1.18
肝脓肿	64	8.38	嗜铬细胞瘤	8	1.05
肝腺瘤	61	7.98	华支睾吸虫病	8	1.05
肝硬化	61	7.98	大肠癌	8	1.05
肝结核	55	7.20	肺癌	7	0.92
肝炎性假瘤	47	6.15	胃肠道间质瘤	6	0.79
肝血管瘤	38	4.97	肾错构瘤	5	0.65
肾癌	19	2.49	脂肪肝	5	0.65
肝错构瘤	18	2.36	肺吸虫病	4	0.52
非霍奇金淋巴瘤	18	2.36	弓形虫病	4	0.52
胃癌	13	1.70	胃平滑肌瘤	4	0.52
结核性腹膜炎	11	1.44			

4. 医院级别　本次纳入统计的 827 例 HCC 误诊 833 例次,其中误诊发生在三级医院 428 例次(51.38%),二级医院 396 例次(47.54%),一级医院 9 例次(1.08%)。

5. 确诊手段　本次纳入的 827 例 HCC,确诊手段以手术病理诊断为主,其次为甲胎蛋白结合影像学诊断,见表 11-20-4。

表 11-20-4　HCC 确诊手段

确诊手段	检查项目	例　数	百分比(%)
病理学诊断		628	75.94
	手术病理检查	504	60.94
	经皮穿刺活检	74	8.95
	具体方法不详	50	6.05
细胞学诊断	腹部穿刺	9	1.09
影像学诊断		190	22.97
	甲胎蛋白和 1 项影像学检查	112	13.54
	CT、超声和 MRI 检查 2 项以上	78	9.43

6. 误诊后果　恶性肿瘤的误诊漏诊,必然造成病情延误。按照误诊数据库对误诊后果的分级评价标准,本次纳入的 827 例 HCC 均因误诊造成Ⅱ级后果即病情延误。

四、误诊原因分析

依据本次纳入的 121 篇文献提供的误诊原因出现频次,经计算机归纳为 12 项,其中经验不足缺乏对 HCC 的认识和未选择特异性检查项目为最常见原因,见表 11-20-5。

表 11-20-5　HCC 误诊原因

误诊原因	频　次	百分率(%)	误诊原因	频　次	百分率(%)
经验不足,缺乏对该病的认识	68	56.20	过分依赖辅助检查结果	40	33.06
未选择特异性检查项目	54	44.63	问诊及体格检查不细致	33	27.27

续表

误诊原因	频次	百分率(%)	误诊原因	频次	百分率(%)
诊断思维方法有误	30	24.79	并发症掩盖了原发病	2	1.65
缺乏特异性症状体征	29	23.97	对专家权威、先期诊断的盲从心理	2	1.65
影像学诊断原因	24	19.83	病理组织取材不到位	1	0.83
手术中探查不细致	3	2.48	患者主述或代述病史不确切	1	0.83

1. 经验不足而缺乏对 HCC 的认识　HCC 起病隐匿,早期缺乏典型的临床表现,常表现为肝区痛、食欲缺乏、腹胀、腹部包块或发热、消瘦、急性腹痛等,非专科医师容易忽略这些非典型症状。而不少 HCC 部分患者以肝外症状首发,临床医生对 HCC 肝外的症状认识不足,也是导致误诊的常见原因,如将发热、腹痛和肝脏影像学提示异常者被误诊为肝脓肿,而忽视较大的原发性肝癌有出血坏死时亦常伴有发热症状。对高热和呼吸道症状者误诊为上呼吸道感染、肺炎,对同时发现胸腔积液者误诊为结核性胸膜炎,对不明原因低血糖起病者容易被误诊为脑血管意外、癫痫、老年性精神疾病等。在腹痛的鉴别中,只考虑到上消化道穿孔、阑尾炎等,没有及时做腹腔穿刺,以致将 HCC 破裂误诊为上消化道穿孔。

2. 未选择特异性检查项目　影像学检查是 HCC 重要的诊断手段,以超声为首选筛查手段。发现肝脏占位病变后,再进一步结合 AFP 和 CT、MRI 等影像学检查,或未行肝穿刺活检病理检查,多可诊断肝癌。但如果患者以肝外症状首诊与非消化科和肝胆科,医师的诊断方向一时难以考虑肝癌,自然不会选择肝癌相关的医技检查。或影像学提示肝脏占位时,未尽早行肝穿刺活检病理检查进一步明确诊断。本次文献分析中,44.63%的文献提及误诊与此因有关,占误诊原因第二位。

3. 过分依赖或迷信医技检查结果　B 超、CT 影像学技术应用,提高了原发性 HCC 的诊断率,但是也有局限性,对肿瘤直径 1～2 cm 者可漏诊,对肝脏的良恶性病变鉴别上也存在一定局限性。临床医师过分依赖影像学诊断,未进一步完善肿瘤相关检查,则容易造成误诊,本次文献分析显示,上述肝脏良性占位病变占 HCC 误诊疾病的半数以上。原发性肝癌典型的 CT 扫描时呈低密度或不均匀密度影,增强后轻度强化或不均匀强化,延迟扫描病灶不消失,有时可伴有门静脉瘤栓及淋巴结肿大,这部分患者可因此误诊为 Budd-Chiari 综合征和淋巴瘤。此外,AFP 的检测有助于肝癌的诊断,如将其与 B 超、CT、MRI 及肝细胞穿刺等联合应用,一般可使 90%以上的 HCC 得到正确的诊断,但某些肝癌分化程度低,可不产生 AFP,或癌组织变性坏死产生 AFP 很少,可出现阴性结果,所以尚有 20%～30%的 HCC 患者 AFP 为阴性,如只凭 AFP 阴性轻易排除 HCC,忽视动态检查和结合其他诊断手段综合分析,则造成延误诊断。

4. 影像学鉴别诊断经验不足　HCC 的超声征象可表现为肝实质内局灶性实性肿块的异常回声区,多不规则,内部呈现强、等、低、无及混合回声,部分病灶后方可出现声衰减,并可间接出现角征、卫星灶等。肝脓肿的超声表现则与病程、脓肿是否液化相关。脓肿前期(炎症期)病灶表现为边界欠清晰的低回声区,其后间有不均匀低回声区,边缘模糊不清(类似实质性肝病、肝肿瘤),脓肿形成期肝内出现边缘较清楚的无回声区,极易与 HCC 混淆,如果超声检查技师不能结合病史、临床症状、实验室等资料综合分析,容易将 HCC 误判为肝脓肿或肝血管瘤、肝囊肿、错构瘤、炎性假瘤等良性占位。

5. 其他误诊原因　除上述原因之外,诊断思维方法有误,手术中探查不细致,并发症掩盖了原发病,对专家权威、先期诊断的盲从心理,病理组织取材不到位,患者主述或代述病史不确切等,都是导致误诊的原因,但终究与对 HCC 的认识不足有关。

五、防范误诊措施

1. 提高对 HCC 的认识 我国是原发性 HCC 高发国家,大部分与病毒性肝炎相关,因此对于有慢性乙型、丙型肝炎病史、长期饮酒病史及 HCC 家族史者就诊时,肝区痛、食欲缺乏、腹胀、腹部包块或发热、消瘦、急性腹痛和不明原因低血糖、胸腔积液等,应提高警惕,考虑到 HCC 的可能,仔细了解病史,完善相关检查,尽早确诊,以改善患者生存质量。

2. 选择特异性的实验室检查 血清甲胎蛋白及其异质体是诊断 HCC 的重要指标和特异性最强的肿瘤标记物。因我国 HCC 常与病毒性肝炎相关,常用甲胎蛋白对 HCC 进行普查、早期诊断、术后监测和随访。甲胎蛋白诊断 HCC 的标准为:甲胎蛋白>400 $\mu g/L$ 超过 1 个月,或>200 $\mu g/L$ 持续 2 个月,排除妊娠、生殖腺胚胎瘤和活动性肝病,同时应结合 CT、MRI 等影像学检查明确是否具有 HCC 特征性肝占位病变。20%~30% 的 HCC 甲胎蛋白检测呈阴性,因此需要结合肝功能及其他标记物共同检测和动态观察。其他可用于辅助诊断的标志物有多种血清酶,包括 γ-谷氨酰转移酶(GGT)及其同工酶、岩藻糖苷酶(AFU)、异常凝血酶原(APT)、高尔基体蛋白 73(GP73),部分 HCC 患者可有癌胚抗原(CEA)和糖类抗原 CA199 等异常增高。

3. 合理选择影像学检查 腹部超声操作简便、无创、价廉,能检出直径>1 cm 的病灶,已成为肝脏检查最常用的重要方法。对于 HCC 与肝囊肿、肝血管瘤等疾病的鉴别诊断具有较大参考价值,但因仪器设备、解剖部位、操作者的手法和经验等因素的限制,使其检出的敏感性和定性的准确性受到一定影响,为避免诊断失误故而不能以此作为精确的诊断依据。CT 和 MRI 分辨率高,可客观、更敏感,1 cm 左右 HCC 检出率>80%,是目前用于 HCC 诊断和鉴别诊断最重要的影像检查方法,用来观察 HCC 形态及血供状况、HCC 的检出、定性、分期以及 HCC 治疗后复查。MRI 无放射性,可短时间重复应用,其功能成像技术(如弥散加权成像、灌注加权成像和波谱分析)等可为病灶的检出和定性提供有价值的补充信息,提高敏感性及检出率。通常在平扫下 HCC 多为低密度占位,边缘有清晰或模糊的不同表现,部分有晕圈征,大 HCC 常有中央坏死液化;增强后典型影像学表现为在动脉期呈显著强化,在静脉期其强化不及周边肝组织,而在延迟期则造影剂持续消退,即呈现"快进快出现象"因此,具有高度特异性。选择性肝动脉造影是一种侵入性创伤性检查,可用于 CT、MRI 未能确诊的患者,对于直径为 1~2 cm 的小 HCC,其诊断正确率>90%。PET-CT 属于功能分子影像成像系统,既可反映肝脏占位的代谢信息,又可对病灶进行精确解剖定位,并且同时全身扫描可以了解整体状况和评估转移情况,但是价格昂贵,目前我国医疗条件不推荐作为常规检查方法。

4. 重视与易误诊疾病的鉴别诊断 当怀疑 HCC 时,应当根据患者相关病史、体征及其他实验室检查结果及影像学与下列疾病鉴别诊断:慢性肝炎、肝硬化,妊娠、生殖腺或胚胎型等肿瘤,其他消化系统肿瘤转移瘤、肝样腺癌、肝内胆管细胞癌,以及其他肝脏良性疾病如肝囊肿、肝血管瘤、肝脓肿、肝腺瘤等,当影像学表现不典型时,易引起误诊,需特别注意鉴别诊断。对可疑病例,可行肝动脉造影(DSA)、磁共振显像(MRI),甚至可在超声或 CT 引导下活组织穿刺检查。因此对于此类患者不能盲从某个检查手段的先期诊断及"专家权威"诊断,应动态观察疾病发生发展,及时发现出现较特意及明显体征。对于因肝脏占位行手术切除怀疑 HCC 的患者,应完善组织及细胞学检查,以便及时根据分期行术后其他治疗及定期复查。

(韩 涛)

第二十一节　原发性胆汁性肝硬化

一、概述

1. 发病特点　原发性胆汁性肝硬化是一种慢性胆汁淤积性疾病,病理表现为小叶间胆管和中隔胆管的破坏,伴汇管区和汇管周围炎症,继之纤维化,最后发生肝硬化。本病呈世界性分布,估计发病率为每百万人中 40～150 人,有区域性聚集现象。主要发生于中年女性,男性病例仅占 10%。80%患者年龄在 40 岁以上,有家族病史者发病率明显升高。

2. 病理特点　原发性胆汁性肝硬化迄今病因未明,一般认为属于自身免疫性疾病,有证据表明本病患者的细胞免疫和体液免疫均有异常。本病的主要病理学特征是慢性非化脓性破坏性胆管炎,发病经历 4 期:第一期为胆管炎期或细小胆管损害期,主要表现为肝内胆管破坏,累及间隔胆管和叶间胆管,损害常为局灶性。第二期为胆管增生期或汇管周围期,炎症从汇管区扩展到肝实质内,形成所谓界面性肝炎或碎屑样坏死,可见胆管破坏和小胆管增生。第三期为瘢痕和纤维化期,主要特征为肝纤维化,汇管区或肝实质内有淋巴细胞浸润,但无再生结节。第四期肝硬化期出现纤维化间隔和再生结节。

3. 临床表现　该病起病隐匿、缓慢,自然病程大致可以分为临床前期、肝功能异常无症状期、肝功能异常症状期、肝硬化期 4 期。临床表现早期症状较轻,以乏力和皮肤瘙痒为最常见的首发症状。因长期肝内胆汁淤积导致分泌和排泄至肠腔的胆汁减少,影响脂肪的消化吸收,可有脂肪泻和脂溶性维生素吸收障碍,出现皮肤粗糙、色素沉着和夜盲症(维生素 A 缺乏)、骨软化和骨质疏松(维生素 D 缺乏)、出血倾向(维生素 K 缺乏)等。由于胆小管阻塞,血中脂类总量和胆固醇持续增高,可形成黄瘤,为组织细胞吞噬大量胆固醇所致;黄瘤为黄色扁平斑块,常见于眼睑内眦附近和后发际。当病情进展至肝脏衰竭时,血脂下降,黄瘤亦逐渐消失。多数病例肝大,并随黄疸加深而逐渐增大,常在肋下 4～10 cm,质硬,表面平滑,压痛不明显。晚期出现门静脉高压症与肝衰竭,可进展为肝癌。

4. 治疗及预后　治疗通常使用熊去氧胆酸,去氧胆酸是安全有效的内科治疗,或者视病情使用布地奈德、硫唑嘌呤、环孢素、秋水仙碱等。脂肪泻可补充中链甘油三酯辅以低脂饮食。脂溶性维生素缺乏时补充维生素 A、维生素 D、维生素 E 和维生素 K,并注意补钙。瘙痒严重者可使用离子交换树脂考来烯胺(消胆胺)。进展型病例最终可能需要接受肝移植。本病预后差异很大,有症状者平均生存期为 10～15 年,预后不佳的因素包括老年、血清总胆红素进行性升高、肝脏合成功能下降、组织学改变持续进展等。

二、诊断标准

胆汁性肝硬化的诊断标准有:① 中年以上女性,有乏力、皮肤瘙痒、肝大、黄色瘤,并除外其他肝内或肝外胆汁淤积性疾病;② 有显著胆汁淤积性黄疸的生化改变,血清碱性磷酸酶、γ-谷氨酰转移酶和胆汁酸明显升高;③ 血清抗线粒体抗体(AMA)及其 M2 型均阳性;④ 肝活检符合原发性胆汁性肝硬化的组织学改变;⑤ 经 1～2 年随访,符合原发性胆汁性肝硬化的自然病程;⑥ 排除其他肝内或肝外胆汁淤积性疾病及其他类型的自身免疫性肝病。

三、误诊文献研究

1. 文献来源及误诊率　2004—2013 年发表在中文医学期刊并经遴选纳入误诊疾病数据库

的胆汁性肝硬化误诊文献共 13 篇,累计误诊病例 211 例。3 篇文献可计算误诊率,误诊率47.56%。

2. 误诊范围　本次纳入的 211 例胆汁性肝硬化误诊为 16 种疾病共 212 例次,居前三位的误诊疾病为病毒性肝炎、肝炎后肝硬化、药物性肝炎。较少见的误诊疾病包括胆管炎、Budd-Chiari 综合征、甲状腺功能亢进症、干燥综合征、自身免疫性肝炎。主要误诊疾病见表 11 - 21 - 1。

表 11 - 21 - 1　胆汁性肝硬化主要误诊疾病

误诊疾病	误诊例次	百分比(%)	误诊疾病	误诊例次	百分比(%)
病毒性肝炎	60	28.30	胆囊炎胆石病	12	5.66
肝炎后肝硬化	28	13.21	结缔组织病[a]	10	4.72
药物性肝炎	25	11.79	酒精性肝损害	10	4.72
隐源性肝硬化	20	9.43	类风湿性关节炎	7	3.30
脂肪肝	14	6.60	胆囊炎	5	2.36
瘙痒症	12	5.66			

注:a 仅作出此类疾病诊断。

3. 确诊手段　本次纳入的 211 例胆汁性肝硬化中,127 例(60.19%)经皮穿刺活检确诊,81 例(38.39%)经实验室特异性生化免疫学检查确诊,3 例(1.42%)经手术后病理检查确诊。

4. 误诊后果　本次纳入的 211 例胆汁性肝硬化中,176 例文献描述了误诊与疾病转归的关联,35 例预后与误诊关联不明确。按照误诊数据库对误诊后果的分级评价标准,可统计误诊后果的病例中,165 例(93.75%)为Ⅲ级后果,未因误诊误治造成不良后果;仅 11 例(6.25%)造成Ⅰ级后果,均为死亡。

胆汁性肝硬化通常起病隐匿、病程进展缓慢,所以对于症状比较轻的患者,常误诊为肝脏的其他慢性疾病,大多数患者误诊误治后会给予相应的对症处理或者相关的医技检查,并不会造成病情的迅速恶化,因此一般来说误诊误治后不会造成严重不良后果。但是由于本病的预后影响因素较多,对于老年人,或血清胆红素进行性升高、肝脏合成功能下降、全身状况不佳的患者往往病情重、疗效不佳,加之误诊延误了病情,部分患者最终预后不佳。

四、误诊原因分析

依据本次纳入的 13 篇文献提供的误诊原因出现频次,经计算机统计归纳为 10 项,其中经验不足缺乏对本病认识、未选择特异性检查项目和诊断思维方法有误为最主要原因,见表 11 - 21 - 2。

表 11 - 21 - 2　胆汁性肝硬化误诊原因

误诊原因	频次	百分率(%)	误诊原因	频次	百分率(%)
经验不足缺乏对该病的认识	13	100.00	问诊及体格检查不细致	3	23.08
未选择特异性检查项目	6	46.15	并发症掩盖了原发病	1	7.69
诊断思维方法有误	5	38.46	对专家权威、先期诊断的盲从心理	1	7.69
过分依赖辅助检查结果	4	30.77	缺乏特异性症状体征	1	7.69
患者或家属不配合检查	3	23.08	医院缺乏特异性检查设备	1	7.69

1. 经验不足而缺乏对该病的认识　12 篇文献均提及误诊与缺乏对本病认识有关。在我国,以往多认为胆汁性肝硬化为少见或罕见病,因此,临床医生对该病的经验和认识不足是最常见的误诊原因。如患者出现皮肤瘙痒就诊于皮肤科,接诊医生很少会考虑肝脏和自身免疫性疾病,多

考虑是皮肤科常见症状,将主要精力放在改善患者症状上,导致延误诊断。胆汁性肝硬化的发展病程各不相同,有的可数年病情无进展,因而未行更多特异性实验室检查和肝脏病理检查,因为医生固有的观念里认为原发性胆汁性肝硬化是一种非常罕见的疾病。

2. 未选择特异性检查项目　一般来说,皮肤瘙痒常是本病的初发症状,多发生于黄疸出现前2年,仅少数患者瘙痒与黄疸同时出现,先有黄疸后出现瘙痒者少见。因此对于大多数以皮肤瘙痒起病的患者,往往病程早期医师不会想到行本病有关的特异性检查,如抗线粒体抗体(AMA)及其M2型、肝功能和肝脏组织病理学检查等,有时也是患者及家属不配合检查,也难以作出正确诊断。过分依赖血清 AMA 检查结果也可能导致误诊漏诊,部分患者具有典型的临床、生化患者,但血清AMA 阴性,称为 AMA 阴性的胆汁性肝硬化。如果对本型认识不足,单纯依赖 AMA 阴性结果,而不行肝穿刺病理检查,则易误漏诊 AMA 阴性的胆汁性肝硬化。

3. 诊断思维方法有误　对临床表现及并发症缺乏全面系统分析,诊断思维局限,也是常见误诊原因。有些胆汁性肝硬化患者合并慢性乙型肝炎或既往是乙型肝炎病毒携带者,部分患者可能合并胆石症、胆囊炎,如医生对本病经验不足,对病情缺乏全面系统的分析,往往以偏概全,误诊为病毒性肝炎、肝炎后肝硬化、药物性肝炎、胆石症等。部分患者的误诊是由于医生对临床表现及并发症缺乏全面系统分析所致,国外报道约有 70% 的胆汁性肝硬化患者伴有多种皮肤、关节和腺体的自身免疫性疾病,如类风湿性关节炎、硬皮病、干燥综合征等,部分患者早期仅出现并发症表现如口干、眼干、皮疹、关节痛等症状,易误诊为结缔组织疾病。

4. 其他误诊原因　对于患者体格检查不够细致,没有注意有无巩膜、皮肤黄染等与本病有关的症状,医师想当然地认为诊断皮肤瘙痒症的依据充分,也未行全面的生化检查,可造成误诊。本病早期实验室检查结果表现为胆汁淤积的特征,而且伴有相应的影像学表现,过分依赖和相信辅助检查的结果也容易导致诊断偏差。此外,患者和家属对于诊疗工作不配合,对肝穿刺有恐惧心理,患者较难接受,无法取得相应的病理结果,或者医院不具备检测 AMA 及 M2 抗体等条件,这些都是导致胆汁性肝硬化误诊的原因。

五、防范误诊措施

1. 建立胆汁性肝硬化正确的诊断思维　早期诊断原发性胆汁性肝硬化的意义重大,值得每一位医生重视,需要在临床工作中掌握其特点。胆汁性肝硬化早期症状轻微,临床表现不典型,但肝功能此时已出现不正常,极易误诊为病毒性肝炎而得不到正确诊治,使病情迁延发展。因此对于临床上出现乏力、皮肤瘙痒、黄疸、肝硬化表现时,尤其是中年女性,应想到胆汁性肝硬化的可能,如果血清碱性磷酸酶、IgM、天冬氨酸转氨酶和总胆红素升高,AMA 阳性,可初步明确诊断,必要时经肝穿刺活检病理证实。同时需要结合个体情况酌情考虑年龄、性别及肝炎病毒感染因素。我国乙型肝炎发病率高,要注意可能有的患者有慢性乙型肝炎病史或有乙型肝炎病毒感染史,但用乙型肝炎不能解释病情时,需考虑合并胆汁性肝硬化的可能。

2. 重视肝穿刺病理检查　虽然 AMA 测定对胆汁性肝硬化具有重要诊断意义,但是仍然需要重视肝穿刺病理学检查。因为一些患者具有胆汁性肝硬化的典型的临床、生化及组织学特征,但血清 AMA 阴性,这时候需要客观系统的分析各项检查结果,倘若 AMA 阴性但临床高度怀疑本病时,应进行肝脏穿刺病理检查。虽然本病的病理学检查还没有统一的标准,但比较明显和典型的小胆管病理改变,就足以获得明确诊断。故对具有该病典型的临床、生化学特征时,要注意进行综合分析和鉴别,才能防止误诊误治。

3. 掌握鉴别诊断的要点　胆汁性肝硬化需要和自身免疫性肝炎、原发性硬化性胆管炎、不完全胆管阻塞、药物性胆汁淤积等相鉴别,这些疾病通常都具有胆汁淤积性肝硬化的表现,但是在相关病因的诊断方面能够发现相关的差异。例如,药物性胆汁淤积性肝硬化往往有长期使用肝损害药物的病史,自身免疫性肝炎往往自身抗体的检查可发现异常。大多数患者在体检或检查其他疾病时发现血生化异常;或存在长期疲劳、皮肤瘙痒、右上腹隐痛等提示该病的症状。同时在临床工作中,要注意观察黄疸发生的时间,胆汁性肝硬化早期患者黄疸很轻或无黄疸,其原因为肝细胞和胆管细胞对胆汁摄取、转运和排泄功能障碍,以致胆汁成分(如胆汁酸、胆红素、胆固醇)在血液中潴留,早期即可有血清 ALP、γ-GT 及胆汁酸、胆固醇增高,而黄疸则发生缓慢,注意详细了解病史,有助于鉴别诊断。

(陶开山　李　霄　蒲　猛)

第二十二节　肝结核

一、概述

肝结核系指各种肝外结核分枝杆菌扩散到肝脏所造成的感染,文献报道不多见,但实际上本病并非少见,文献报道肝结核在活动性结核尸体解剖中占 2.7%,粟粒性结核中占 76%～100%,但由于缺乏特征性临床表现,易导致漏诊或误诊。

1. 临床病理分型　结核杆菌多通过血行播散,经肝动脉或门静脉进入肝脏,也可经淋巴管、胆管或邻近病灶直接感染。由于肝脏具有丰富的单核巨噬细胞系统及强大的再生修复能力,胆汁又可抑制结核杆菌的生长,因此,结核杆菌即使侵入肝脏也不易发病,只有当机能免疫力减低时才可发生肝结核。

肝结核的基本病理变化是形成肉芽肿样改变,一般可分为 3 型:① 粟粒型(小结节型)是全身性结核血行播散的一部分,极个别的仅在肝内有粟粒结核病变,粟粒结节 0.6～2.0 mm,其在肝脏表面呈灰白或黄色,光学显微镜检查(镜检)可见类上皮细胞、Langhans 巨细胞和淋巴细胞围绕干酪坏死灶构成。② 结核瘤型(巨结节型)系由较小粟粒结节融合而成孤立性或增殖性结核结节,若中央干酪坏死、液化,可形成脓肿。脓肿呈蜂窝样或为单发性巨大脓肿,脓液稀薄或呈血性,类似巧克力色,但其中有白色干酪坏死物。脓肿可向胸、腹腔穿破或侵蚀肝内胆管。③ 肝内胆管型(结核性胆管炎)可由干酪样结核病灶或结核脓肿溃破入胆管所致,病变局限于肝内胆管及其周围的肝实质,肝外胆管受累者较少,病变呈局限性,或沿胆管伸延,以致胆管扩张,管壁增厚及形成结核性小空洞。

2. 临床表现　肝结核的临床表现视结核病变的性质、侵及范围和程度以及有无并发症等而异。大多起病缓慢。以青壮年居多,女性略多于男性,多数有肝外结核,但不一定找到,也可能当发现肝结核时,原发结核灶已吸收或纤维化、钙化。多数肝结核系全身粟粒型结核的一部分,称为继发性肝结核,患者主要表现为肺结核、肠结核等肝外结核的临床表现,一般不出现肝病的临床症状,少部分患者可能有发热、食欲不振、乏力,肝区或右上腹痛及肝大。发热多在午后,有时伴畏寒和夜间盗汗;有低热者也有弛张型者,高热可达 39～41℃。凡有结核或有明确结核病史者,长期反复发热,且排除其他原因者常有肝结核的可能。肝大是主要体征,半数以上有触痛、肝质硬,结节性肿块;部分患者因结节压迫肝胆管可出现轻度黄疸和腹腔积液。

3. 治疗原则　肝结核的治疗目的是消除症状、改善全身情况、促使病灶愈合及防治并发症。强调早期治疗,用药方案参考肺结核,可适当延长疗程。当肝结核形成较大的肝脓肿时,可在有效的抗结核药物治疗的同时,手术引流或行肝叶切除术。

由于肝脏丰富的网状内皮组织和强大的反应性,配合强大的再生和防御能力,能及时形成屏障作用,故肝结核有自愈倾向。但患者一旦呈高热、寒战、肝大等活动性肝结核表现,难以自行恢复,如不及时给予特效治疗,病情迅速恶化,于数周或数月内死亡。抗结核药物治疗能立即显效,即使非常严重的病例,也多能治愈。粟粒型肝结核于 6～8 个月痊愈;其余类型的肝结核,痊愈需时可能更长。预后在很大程度上取决于临床的正确诊断时机,死亡多因误诊或确诊太晚,导致并发症所致。

二、诊断标准

肝结核常见的一般表现为发热、肝大,可伴腹痛、腹胀,可存在一定的肝功能损害。但肝结核的临床表现缺乏特异性,且常被肝外结核的症状所掩盖,临床诊断十分困难,多数病例通过肝穿刺活组织检查、诊断性腹腔镜或剖腹探查,甚至尸体解剖才能作出诊断。CT 检查有一定特征性影像,肝结核诊断标准可参考以下几项:① 患者有发热、乏力、肝区疼痛、黄疸等症状与体征,肝区有触痛。② 有肝外结核病的确诊依据或病史,即痰、支气管肺泡灌洗液、胸腔积液、粪便等标本的分枝杆菌涂片和(或)培养阳性。③ 肝脏 CT 表现:肝叶内多发小结节状、斑点状不规则的低密度区,或肝叶内团块状、结节状的低密度区,密度欠均匀,边界欠清晰,增强后病灶不强化或稍有强化,周围正常肝实质轻度强化;肝叶内偶见点、片状钙化灶。④ 抗结核治疗后,症状和体征渐消退,肝部病灶有消退改变。⑤ 局限结节型肝结核是行肝穿刺活检病理检查是最佳确诊手段,部分患者穿刺活检或可确诊。⑥ 排除其他疾病,或不能用其他原因解释的肝脏临床表现和生化检验结果。

三、误诊文献研究

1. 文献来源及误诊率　2004—2013 年发表在中文医学期刊并经遴选纳入误诊疾病数据库的肝结核误诊文献共 35 篇,累计误诊病例 130 例。7 篇文献可计算误诊率,误诊率 74.77%。

2. 误诊范围　本次纳入的 130 例肝结核误诊为 15 种疾病 135 例次,以肝癌为误诊疾病居首位,占 42.96%。少见误诊疾病为淋巴瘤、伤寒、上呼吸道感染、肺炎、胃癌、阿米巴肝脓肿。主要误诊疾病见表 11-22-1。

表 11-22-1　肝结核主要误诊疾病

误诊疾病	误诊例次	百分比(%)	误诊疾病	误诊例次	百分比(%)
肝癌	58	42.96	肝囊肿	9	6.67
肝脏肿瘤	21	15.56	肝寄生虫病	4	2.96
病毒性肝炎	12	8.89	胆管癌	2	1.48
肝脓肿	12	8.89	胸膜炎	2	1.48
肝硬化	9	6.67			

3. 确诊手段　本次纳入的 130 例肝结核中,118 例(90.77%)通过病理检查确诊,其中 62 例(47.69%)经手术病理检查确诊,53 例(40.77%)经皮肝穿刺活检病理确诊,3 例(2.31%)经腹腔镜下肝活检病理确诊;1 例(0.77%)根据症状及医技检查综合分析确诊,11 例(8.46%)经临床试验性治疗确诊。

4. 误诊后果　按照误诊疾病数据库对误诊后果的评价标准,本次纳入的 130 例肝结核中,128 例(98.46%)为Ⅲ级后果,未因误诊误治造成不良后果;1 例(0.77%)造成Ⅱ级后果,手术扩大化;1 例(0.77%)造成Ⅰ级后果,为死亡。

　　肝结核误诊后一般不会造成严重的不良后果,因为通常将肝结核误诊为肝脏内占位性病变,常常考虑肝脏肿瘤,临床上多在条件允许的情况下会行活检病理检查取得进一步诊断依据,或行手术处理,术中取病理送组织活检,通常能够明确诊断,进而积极治疗,并不会因为耽误病情而导致严重的并发症。同时,一旦怀疑肝内占位性病变,多会进一步完善影像学检查和实验室检查排除其他病变,此外腔镜探查或开腹探查也是对肝脏占位病变常规的处理办法,多可取得合适的病变组织经病理检查发现典型的干酪样坏死、周围肉芽肿形成和纤维组织的增生等提示结核病变,及时纠正诊断,加之肝结核对抗结核药物的敏感性,故较少造成严重不良后果。

四、误诊原因分析

　　依据本次纳入的 35 篇文献提供的误诊原因出现频次,经计算机统计归纳为 9 项,其中经验不足缺乏对本病认识、未选择特异性检查项目和缺乏特异性症状体征为最主要原因,见表 11 -22 - 2。

表 11 - 22 - 2　肝结核误诊原因

误诊原因	频　次	百分率(%)	误诊原因	频　次	百分率(%)
经验不足,缺乏对该病的认识	24	68.57	问诊及体格检查不细致	4	11.43
未选择特异性检查项目	17	48.57	影像学诊断原因	2	5.71
缺乏特异性症状体征	15	42.86	病理组织取材不到位	1	2.86
过分依赖辅助检查结果	9	25.71	患者主述或代述病史不确切	1	2.86
诊断思维方法有误	6	17.14			

　　1. 经验不足而缺乏对肝结核的认识　由于肝结核临床相对少见,同时其他部位结核病变的存在往往掩盖了肝结核的症状,在临床工作中容易忽视该病的存在,常将具有结核相关症状的患者转诊到结核病诊疗机构接受检查,结核病防治机构的医师容易侧重肺结核的症状,对于肝结核较少考虑或容易忽视并存的肝结核,这是导致该病误诊漏诊的最重要原因,68.57%的文献提及肝结核的误诊与此有关。

　　2. 未选择特异性检查项目　由于肝结核在影像学检查并无非常特征性的表现,单从影像学上将肝结核和肝占位性病变区分很难,所以与肝癌、肝脏良性肿瘤、肝囊肿等鉴别比较困难。鉴于前述原因,临床医师在肝脏占位病变的鉴别诊断中,容易忽视肝结核的可能性,而未选择结核相关实验室检查项目,如红细胞沉降率、结核菌素试验、结核抗体等,也会造成漏诊。病理检查对肝结核的诊断至关重要,误诊为病毒性肝炎、肝囊肿等患者,则因未及时行活检病理检查,延误了诊断。

　　3. 缺乏特异性症状体征　由于肝结核的临床类型多变,有脓毒血症型、肝炎型、粟粒结节型、肝癌型、黄疸型、贫血型等,而临床表现缺乏特异性,加之肝结核临床症状体征不典型,因此仅仅依赖一次阴性的结核菌素试验就排除结核的做法是不可取的。缺乏本病特异性的症状和体征时,医生在问诊和体格检查时的不细致,诊断思维方法的局限,忽视可能存在肝外结核病灶与肝脏病灶的关联性分析。

　　4. 影像学鉴别诊断困难　影像学检查对粟粒型肝结核往往难以发现,结核瘤型出现钙化典型征象少见,且同肝癌、肝脓肿等难以鉴别。通常肝结核 B 超回报多发小结节状、异常低回声区、弥漫性增强、占位性病变等,而 CT 也会回报占位性病变、多个低密度结节、多发低密度影等描述性的结果,因此本次文献分析提示,肝结核最常见的误诊疾病为肝癌。

五、防范误诊措施

1. 掌握肝结核的发病及临床特点　当患者存在上腹或右上腹疼痛不适,并有下列情况者应高度怀疑肝结核:① 长期不明原因的发热、盗汗、乏力、食少、消瘦尤其是青年人;② 慢性上腹或右上腹隐痛、肝大、压痛或触及右肋下肿块,肝功能异常;③ 同时伴轻中度贫血、红细胞沉降率加快、碱性磷酸酶增高;④ 结核菌素试验阳性;⑤ 甲胎蛋白阴性;⑥ 有结核病史,或发现肺或肺外其他器官结核病灶;⑦ 抗感染治疗无效,抗结核治疗效果好。

2. 了解肝结核的影像学特点　对影像学检查发现圆形或椭圆形肝脏占位病变,边界较清楚或模糊,CT增强后边缘显示清楚;病灶内可见细点状钙化影,病灶中心或边缘可有稍高密度灶者,也应高度怀疑肝结核,争取进一步获得病理诊断依据,如肝穿刺活组织检查、腹腔镜检查及剖腹探查病理检查。对于 CT 检查时发现肝脏实质性肿块的病例要注意防止先入为主的观念,避免被影像学检查结果误导了诊断思路,放弃了进一步检查及治疗机会,忽略了病情转化的观察与思考。

3. 重视肝脏活检病理检查　对于有结核症状的肝脏病变的患者,要警惕肝结核的可能性,可行肝脏穿刺活检来明确诊断。肝穿刺活组织检查或腹腔镜下肝活检对肝结核诊断有重要价值。但不能对一次活检阴性者草率排除肝结核诊断,必要时应更换多个部位穿刺。如系肝脓肿抽出液为稀薄类巧克力色液体,内有白色坏死物者,应行涂片进行抗酸染色,查找抗酸杆菌,同时送结核杆菌培养。

4. 注意与肝脓肿及肝脏肿瘤鉴别诊断　本次文献分析提示,肝结核最容易误诊的疾病为肝脏恶性和良性肿瘤,此两类疾病占误诊疾病的 58.52%,故应掌握鉴别要点。一般通过相应的影像学检查,CT、增强 CT 会有肝癌相应影像学特点,并且肝癌相应的肿瘤标志物 AFP、CEA 等会有相应的改变,而肝结核的肿瘤标志物多止常,仔细分析影像特征也有助于鉴别。

此外,肝结核也需要和肝脓肿相鉴别。一般肝脓肿可分为细菌性和阿米巴性,常常都是继发于相应的感染之后出现的肝脏病变,可通过全身症状相鉴别,肝脓肿一般会有白细胞计数的明显升高,穿刺抽出的多为脓液,细菌性的为黄白色脓液,阿米巴性多为棕褐色脓液,可找到相应的病原体。

5. 必要时行试验性抗结核治疗有助诊断　个别高度疑似肝结核但未能得到病理学或细菌学证实者,可行诊断性治疗,即进行抗结核化疗 4～8 周,如临床情况明显改善,有利于肝结核之诊断。本次纳入的 130 例肝结核中,11 例经诊断性抗结核治疗确诊。

因此临床上面对肝脏占位性病变的患者,诊断思路要清晰,密切结合患者的病情变化情况,详细的问诊和全面的辅助检查,才能切实减少误诊。

（陶开山　李　霄　蒲　猛）

第二十三节　细菌性肝脓肿

一、概述

1. 发病原因　细菌性肝脓肿主要是指细菌引起的肝内化脓性感染,故亦称化脓性肝脓肿。大都继发于体内其他部位的感染,部分细菌性肝脓肿是因肝外伤、肝手术时致病菌直接侵入肝脏或继发于内源性细菌感染。有些病例找不到确切的病因,称为隐源性肝脓肿。通常细菌可通过下列途径侵入肝脏:① 胆管:各种胆管炎症时,细菌沿着胆管上行,是引起细菌性肝脓肿的主要原因。② 肝动脉:体内其他部位的化脓性病变引起菌血症时,可通过肝动脉侵入肝脏。③ 门静脉:门静脉相关的脏器感染时,细菌可通过门静脉入肝。此外,与肝脏毗邻的感染病灶的细菌可经淋巴系统侵入。细菌性肝脓肿的致病菌大多数为大肠埃希菌、金黄色葡萄球菌、厌氧链球菌、类杆菌属等。肝脓肿可多发,也可单发。单个性肝脓肿容积有时可以很大;多个性肝脓肿的直径则可在数毫米至数厘米之间,数个脓肿也可融合成为一个大脓肿。

2. 临床表现　细菌性肝脓肿起病较急,主要症状是寒战、高热、肝区疼痛和肝大。体温常可高达 39~40℃,伴恶心、呕吐、食欲减退和周身乏力。肝区钝痛或胀痛多属持续性,有的可伴右肩牵涉痛,右下胸及肝区叩击痛,肿大的肝有压痛;如脓肿在肝前下缘比较表浅部位时,可伴有右上腹肌紧张和局部明显痛。巨大的肝脓肿可使右季肋区呈现饱满状态,有时甚至可见局限性隆起,局部皮肤可出现凹陷性水肿,严重时或伴发胆管梗阻出现黄疸。实验室检查可见白细胞增高,明显核左移;有时可出现贫血。超声检查可明确其部位和大小,为首选的检查方法。胸腹部 X 线检查有一定的诊断帮助,必要时可行 CT 检查。肝右叶脓肿可穿破形成膈下脓肿,也可向右胸腔穿刺破,左叶脓肿则偶可穿入心包。少数脓肿向腹腔穿破,发生急性腹膜炎。少数情况下,胆管性肝脓肿穿破血管壁,引起大量出血,从胆管排出,在临床上表现为上消化道出血。

3. 治疗原则　细菌性肝脓肿是一种严重的疾病,必须早期诊断,积极治疗。一般强调尽早清除病灶,经皮肝穿刺引流;反复行血液、脓液等培养,以明确病原菌,并根据药敏结果选择有效的抗生素;注意基础疾病的治疗。多发性的以抗菌药物治疗为主,单个大脓肿主张引流加抗菌药物治疗,同时注意全身支持治疗。

二、诊断标准

根据病史,临床表现,以及超声和 X 线检查,即可诊断本病。必要时可在肝区压痛最剧处或超声探测导引下施行诊断性穿刺,抽出脓液即可证实本病。

诊断要点如下:① 症状体征:起病急,近期多有全身细菌感染、急性肠道或胆管感染、腹腔感染、手术、外伤史等。寒战、高热,多为弛张热,体温在 38~40℃;伴乏力、食欲缺乏、恶心、呕吐。肝区持续性钝痛;肝大伴触痛。② 实验室检查:外周血白细胞升高,可达$(20~30)×10^9$/L,中性粒细胞增多伴核左移或有中毒颗粒。③ 影像学检查:B 超检查可见肝内液性暗区,其内并可见大小不等的点、片或絮状回声。X 线检查可见右膈肌升高,活动受限,肋膈角模糊或少量胸腔积液,右下肺不张,炎性改变等;CT 检查表现为密度降低区,CT 值介于肝囊肿和肝肿瘤之间。鉴别诊断困难时可进一步行放射性核素扫描、MRI 及选择性肝动脉造影证实。

三、误诊文献研究

1. 文献来源及误诊率　2004—2013 年发表在中文医学期刊并经遴选纳入误诊疾病数据库的细菌性肝脓肿误诊文献共 17 篇,累计误诊病例 152 例。7 篇文献可计算误诊率,误诊率 25.78%。

2. 误诊疾病　本次纳入的 152 例细菌性肝脓肿误诊为 22 种疾病 254 例次,居前三位的误诊疾病为肝癌、肺炎、胆囊炎。较少见的误诊疾病包括糖尿病酮症酸中毒、肝结核、肠穿孔、膈下脓肿、脑炎。8 例仅作出贫血、发热待查的症状诊断,2 例诊断不明确。主要误诊疾病见表 11-23-1。

表 11‑23‑1　细菌性肝脓肿主要误诊疾病

误诊疾病	误诊例次	百分比(%)	误诊疾病	误诊例次	百分比(%)
肝癌	34	22.08	伤寒	4	2.60
肺炎	13	8.44	败血症	4	2.60
胆囊炎	13	8.44	腹膜炎	3	1.95
上呼吸道感染	13	8.44	阿米巴肝脓肿	3	1.95
胸膜炎	12	7.79	急性化脓性胆管炎	3	1.95
肝囊肿	10	6.49	急性阑尾炎	3	1.95
肝继发恶性肿瘤	6	3.90	泌尿系感染	3	1.95
胆汁性肝硬化	5	3.25	肾综合征出血热	3	1.95
胃炎	5	3.25			

3. 确诊手段　本次纳入的 152 例细菌性肝脓肿,87 例(57.24%)经病理检查确诊,其中 12 例(7.89%)手术病理检查确诊,75 例(49.34%)肝穿刺病理检查确诊;63 例(41.45%)影像学确诊,其中 16 例(10.53%)CT 检查确诊,47 例(30.92%)超声检查确诊;2 例(1.32%)根据症状体征及医技检查综合分析确诊。

4. 误诊后果　本次纳入的 152 例细菌性肝脓肿中,141 例文献描述了误诊与疾病转归的关联,11 例预后与误诊关联不明确。按照误诊数据库对误诊后果的分级评价标准,可统计误诊后果的病例中,140 例(99.29%)为Ⅲ级后果,未因误诊误治造成不良后果;1 例(0.71%)造成Ⅱ级后果,手术扩大化。由于本病大多继发于体内其他部位的感染,所以本病可能同时合并有其他系统的疾病,不容易一次性诊断清楚。而误诊误治并不会导致严重的不良后果,因误诊为其他感染性疾病者,大多数都会给予相应的全身支持治疗、抗感染处理,基本上并不会对本病造成严重不良后果。可能有部分患者因为误诊延误病情,导致症状加重,以及出现手术扩大化。

四、误诊原因分析

依据本次纳入的 17 篇文献提供的误诊原因出现频次,经计算机统计归纳为 12 项,其中经验不足缺乏对本病认识、问诊及体格检查不细致和缺乏特异性症状体征为最主要原因,见表 11‑23‑2。

表 11‑23‑2　细菌性肝脓肿误诊原因

误诊原因	频次	百分率(%)	误诊原因	频次	百分率(%)
经验不足,缺乏对该病的认识	9	52.94	多种疾病并存	3	17.65
问诊及体格检查不细致	8	47.06	药物作用的影响	3	17.65
缺乏特异性症状体征	7	41.18	影像学诊断原因	2	11.76
过分依赖辅助检查结果	4	23.53	对专家权威、先期诊断的盲从心理	1	5.88
未选择特异性检查项目	4	23.53	手术中探查不细致	1	5.88
诊断思维方法有误	4	23.53	医院缺乏特异性检查设备	1	5.88

1. 经验不足,缺乏对该病的认识　经验不足而缺乏对于肝脓肿的认识居首位误诊原因,9 篇文献提及误诊与此有关。由于肝脓肿早期表现不典型,加之临床医生基础功不扎实,对细菌性肝脓肿认识不足,常易误诊。文献复习显示本病最常见的误诊疾病是肝癌,特别是肝内胆管细胞癌,因为二者都有肝占位性改变,并且通常可能有肝区的不适、全身症状等往往容易混淆,加之肝脓肿相对肝癌少见,临床医师对此认识不足,肝占位病变多首先考虑肝癌。

根据北京协和医院新近报道的 58 例细菌性肝脓肿中,有糖尿病病史者占 86.21%,作者认为糖尿病可能是肝脓肿目前最主要的基础疾病,本次纳入的 152 例肝脓肿中也有 96 例发生在糖尿病基础上,患者出现急性感染症状时,如发热及消化道症状,可能多就诊于内分泌科和感染科、呼吸科、消化科,非专科医师对糖尿病患者易发肝脓肿认识不足,缺乏临床经验,从而误诊。肝胆疾病也是肝脓肿的发病危险因素之一,在李美琳等报道的病例中,肝胆疾病者占 44.83%,本次纳入的152 例中,也有十余例有胆管疾病,当患者出现发热、腹痛等表现时,先入为主误诊为胆囊炎、胆管炎。

2. 问诊及体格检查不细致   问诊和查体工作不细致,往往在临床工作中主观臆断,马虎行事,忽略了重要的症状和体征,偏重于依赖医技检查结果,满足于已发现的并存疾病,忽视全面查体尤其是仔细的腹部查体,对病史了解不全面,如了解有无发病前的肝脏手术或有创检查史,有无糖尿病、胆管疾病史,有无近期腹腔其他脏器感染史等,满足于对表象的诊断,导致病情延误。

3. 缺乏特异性症状体征   肝脓肿大多合并有其他疾病,症状和体征复杂多样,缺乏特异性。当患者以不典型表现就诊时,医师可能仅从某单一的症状主观臆断判断病情,在未完善检查和仔细鉴别诊断的情况下,过早下诊断,如本组误诊为上呼吸道感染、胆囊炎、胸膜炎、肺炎者颇多,这可能是肝脓肿的继发性改变或并发症,也有可能是患者就诊时处于肝脓肿的过渡阶段或吸收好转的方式,以肝纤维组织增生、肉芽组织形成和凝固性坏死为主,液化坏死的相对较少,影像学检查无明显的液性暗区提示,而可能误诊为肝癌、肝囊肿等。若为老年患者,多合并有多种其他疾病,在本病的基础上往往会导致原有疾病的加重,从而掩盖了病情,导致误诊的发生。

4. 其他误诊原因   在临床工作中,由于对临床表现不典型肝脓肿的认识不足,医生可能忽视腹部 B 超及 CT 等影像学检查,仅行呼吸道相关影像学检查。部分医生诊断思维有误,忽视本病,或者过分依赖和信任辅助检查的结果从而导致了误诊。有部分患者可能病程早期误诊为其他系统感染性疾病而给予了抗菌药物治疗,这也可能影响相关的检查结果,掩盖病情特点,盲从检查结果不进一步分析,也会造成误诊。此外,对于专家以及权威的盲从心理、手术探查的不细致、医院检查设备的局限性及影像学诊断的原因都可能会导致误诊。

五、防范误诊措施

1. 掌握肝脓肿的高危因素和临床特点   肝脓肿的发病通常是细菌经胆管、门静脉、肝动脉和开放性伤口直接进入肝脏。由于肝脏是接受肝动脉和门静脉的双重血供,并通过胆管与肠腔相通,因此肝脏受细菌感染的机会和途径较多,但健康人的肝脏有丰富的血液循环和网状内皮系统的吞噬作用,可以杀灭入侵的细菌,不易形成肝脓肿。但是若存在胆管系统疾病、全身感染或合并糖尿病等机体的抵抗力下降的情况,常会引起肝脓肿。细菌性肝脓肿的典型表现为畏寒、发热、右上腹痛,其他可有黄疸、乏力、纳差和胸闷、气紧、胸痛等。感染途径以胆管系统上行感染为最常见。通常患者就诊时常为肝脓肿疾病早期,并且由于滥用各种抗生素和对症处理,部分患者表现的千变万化,易误诊及漏诊。

2. 注意选择特异性影像学检查   一般对于不典型多发性细菌性肝脓肿,临床无发热、或无明显的肝区疼痛和压痛,但白细胞总数及中性粒细胞增高的情况下,反复多次超声检查常可发现脓肿液性平段,但当部分病例超声未能发现液性平段,随着抗感染治疗进程,可分不同阶段行 CT 检查,平扫多呈多房性低密度肿块,边界多不清晰,但增强后可见典型征象。动态的观察,可见到肿块及周边炎症反应带的变化。

CT 检查结果对于肝脓肿有很重要的意义,肝脓肿 CT 平扫表现通常为低密度占位性病变,边界多模糊不清,密度不均匀,其内可见较低密度的液化坏死区。肝脓肿周围有"环征"或"靶征",可以为单环、双环或三环,增强扫描后"环征"易显示,中心坏死液化区无强化,周围环影有不同程度的强化,如为多房脓肿内有分隔,增强后呈蜂窝状。病灶内出现气体或气液平面高度提示肝脓肿。

3. 掌握与肝脏占位病变的鉴别诊断要点

(1) 本次文献分析显示,肝脓肿最容易误诊的疾病为肝癌、肝囊肿等占位性病变。通常细菌性肝脓肿的 B 超或 CT 表现为低密度影,结合患者有消耗性症状,极易被误诊为肝癌,这时候需要结合更加细致的病史资料和检查结果,例如增强 CT 可见原发性肝癌比较典型的"快进快出"特点,并且相关的肿瘤标志物检查结果也能够给出重要的提示,而肝脓肿一般来说可从血常规检查中发现白细胞计数和中性粒细胞结果的异常变化。

(2) 对于有发热、右侧腹痛但无黄疸者,应注意与急性胆管炎、急性胆囊炎鉴别,进一步行 CT 和(或)MRI 检查。

(3) 文献报道肝脓肿最常见的并发症可能为胸腔积液,这部分患者以胸腔积液首发时,则易被误诊为胸膜炎,应仔细腹部查体,完善腹部影像学检查。

(4) 阿米巴肝脓肿和细菌性肝脓肿有许多相似之处,但前者大多临床表现缓和,寒战、高热、肝区压痛较轻,黄疸少见,白细胞增加不显著而以嗜酸性粒细胞居多,脓液呈巧克力色,且粪便中可检测到阿米巴包囊或阿米巴滋养体。

对于可疑肝脓肿病例,若不能 B 超引导下穿刺活检确诊,临床试验性治疗配合不同阶段增强 CT 扫描,动态观察对比,不失为鉴别诊断的首选方法。切莫过早地下结论,造成误诊。

(陶开山　李　霄　蒲　猛)

第二十四节　Budd-Chiari 综合征

一、概述

1. 定义及病因　Budd-Chiari 综合征又称肝静脉阻塞综合征,是指由肝静脉或其开口以上的下腔静脉阻塞引起的以门静脉高压或合并下腔静脉高压为特征的一组疾病,主要是肝静脉排血受阻所致,有学者称其为肝腔静脉综合征。最常见者为肝静脉开口以上的下腔静脉隔膜和肝内静脉血栓形成。在我国、日本、印度和南非大多由肝静脉以上的下腔静脉隔膜引起,少数由肝静脉隔膜引起;欧美则多由肝静脉血栓形成所致,与高凝状态,如真性红细胞增多症、抗凝血酶Ⅲ缺乏、高磷脂综合征等有关。

2. 分型　Budd-Chiari 综合征按病变部位不同分为三型:A 型为局限性下腔静脉阻塞;B 型为下腔静脉长段狭窄或阻塞;C 型为肝静脉阻塞。当患者出现上述临床症状,彩色多普勒超声(彩超)发现肝静脉或其开口以上的下腔静脉阻塞时,下腔和(或)肝静脉造影有助于明确诊断。此外,该病尚需明确原发病因,如某种高凝状态。

3. 治疗方法　由急性肝静脉、腔静脉血栓引起者可予纤溶治疗,将诊断时所插入的下腔静脉或肝静脉导管保留,经其进行纤溶治疗常可获得显著效果。此外,不同分型的 Budd-Chiari 综合征有对应的治疗方法。A 型首选球囊扩张和支架疗法;B 型病变可酌情选用下腔静脉-右心房、肠系膜上静脉-右心房、脾静脉-右心房和肠系膜上-颈内静脉转流术;C 型病变可采用经皮经颈静脉或经皮经肝静脉穿刺置管、球囊扩张和支架置入术或诸种门体分流术。肝移植只适用于晚期病例。近年来,随着各种介入方法的普及和相关知识的推广,大多数病例可获早期诊治,疗效不断改善。

二、诊断标准

病变早期有劳累后右上腹胀痛、肝脾大,后渐出现腹腔积液、双下肢水肿、胸腹壁乃至腰背部静脉曲张及食管静脉曲张和破裂出血。晚期患者呈恶病质状态,腹大如鼓、骨瘦如柴,如"蜘蛛人"。凡双下肢水肿及腹胀或肝脾大者要高度怀疑此征。彩超检查很容易发现肝静脉或其开口以上的下腔静脉阻塞,下腔和(或)肝静脉造影有助于明确诊断。此外,尚需明确该病的原发病因,如某种高凝状态。

三、误诊文献研究

1. 文献来源及误诊率　2004—2013 年发表在中文医学期刊并经遴选纳入误诊疾病数据库的 Budd-Chiari 综合征误诊文献共 55 篇,累计误诊病例 435 例。15 篇文献可计算误诊率,误诊率 54.25%。

2. 误诊范围　本次纳入的 Budd-Chiari 综合征误诊为 36 种疾病共 452 例次,居前三位的误诊疾病为肝硬化、下肢静脉曲张、结核性腹膜炎,占误诊疾病总数的 80.09%。较少见的误诊疾病包括胃肠炎、十二指肠溃疡、腹腔肿瘤、肝占位性病变、药物性肝炎、自身免疫性肝炎、癌性腹水、右心衰竭、心肌炎、风湿性心脏病、淋巴管炎、淋巴瘤、月经失调、子宫肌瘤、血小板减少性紫癜、系统性红斑狼疮、湿疹、肺癌、精索静脉曲张、色素性紫癜性皮肤病、下肢静脉炎、下肢溃疡、血吸虫病、鱼鳞病、结核性脑膜炎;4 例初诊诊断不明确。主要误诊疾病见表 11-24-1。

表 11-24-1　**Budd-Chiari 综合征主要误诊疾病**

误诊疾病	误诊例次	百分比(%)	误诊疾病	误诊例次	百分比(%)
肝硬化	316	69.91	肝癌	10	2.21
下肢静脉曲张	32	7.08	肾病综合征	6	1.33
结核性腹膜炎	14	3.10	上消化道出血	5	1.11
病毒性肝炎	12	2.65	急性胆囊炎	4	0.88
肾小球肾炎	11	2.43	缩窄性心包炎	4	0.88

3. 医院级别　本次纳入统计的 435 例 Budd-Chiari 综合征误诊 452 例次,其中误诊发生在三级医院 247 例次(54.65%),二级医院 200 例次(44.25%),一级医院 5 例次(1.11%)。

4. 确诊手段　本次纳入的 435 例 Budd-Chiari 综合征中,均经影像学检查确诊,其中 364 例(83.68%)经血管造影确诊,20 例(4.60%)经超声检查确诊,4 例(0.92%)经 CT 检查确诊,9 例(2.07%)经磁共振检查确诊,38 例(8.74%)原始文献未交代具体影像学诊断手段。

5. 误诊后果　本次纳入的 435 例 Budd-Chiari 综合征中,397 例文献描述了误诊与疾病转归的关联,38 例预后与误诊关联不明确。按照误诊数据库对误诊后果的分级评价标准,可统计误诊后果的病例中,370 例(93.20%)为Ⅲ级后果,未因误诊误治造成不良后果;21 例(5.29%)造成Ⅱ级后果,其中 20 例手术扩大化或不必要的手术,1 例因误诊误治导致不良后果;6 例(1.51%)造成Ⅰ级后果,均为死亡。

四、误诊原因分析

依据本次纳入的 55 篇文献分析的误诊原因出现频次,经计算机统计归纳为 8 项,其中经验不足而缺乏对该病的认识居首位,见表 11-24-2。

表 11 - 24 - 2　**Budd-Chiari 综合征误诊原因**

误诊原因	频 次	百分率(%)	误诊原因	频 次	百分率(%)
经验不足,缺乏对该病的认识	44	80.00	问诊及体格检查不细致	13	23.64
未选择特异性检查项目	21	38.18	过分依赖辅助检查结果	10	18.18
诊断思维方法有误	16	29.09	医院缺乏特异性检查设备	8	14.55
缺乏特异性症状体征	13	23.64	影像学诊断原因	4	7.27

1. 经验不足,缺乏对该病的认识　Budd-Chiari 综合征发病率为 1～10/10 万,尤其是基层医院医师很少接诊此类患者,对该病病因、发病机制、临床表现、鉴别要点等掌握不充分,更缺乏对该病的认识;临床接诊多系统功能受累表现的患者,思路狭窄,往往首先想到的是常见病、多发病。

2. 未选择特异性检查项目　许多疾病发生可找到病因及诱因,如肝硬化常见病因为中毒性肝炎、酒精性肝炎等,追问病史及参考既往临床资料多可明确诊断。Budd-Chiari 综合征病因多与血栓形成有关,血栓机化成纤维肌性组织和弹性组织是形成血管阻塞的基础。因病因不明确,故选择的检查项目亦无针对性。

3. 其他误诊原因　有些临床病例的误诊原因是其临床表现无特异性、过分依赖医技检查;部分老年患者并存疾病复杂,并发疾病掩盖了原发病,甚至是影像学检查上的失误造成误诊。另外,还有些病例的误诊是由于对于上级医院、专家权威诊断结果的盲从导致的。

五、防范误诊措施

1. 灵活选择特异性的医技检查　临床医师首先应加强医学理论知识的学习,提高对该病的认识和警惕性,对临床工作中接诊的有门静脉高压症状的患者,需要按照科学的诊断思路,完善相关检查,找出引起门脉高压的根本原因,病因的寻找对于门静脉高压的治疗有重要的作用。选择合适特异的检查项目,例如肝脏 B 超、CT 等检查能够明确是否是血管器质性病变导致的门静脉高压。当缺乏特异性的症状和体征时,需要医务人员在问诊和体格检查时更加细致。而对于医技检查的结果常常需要医生慎重看待。对于有门静脉高压表现并伴有胸、腹壁,特别是腰背部及双下肢静脉曲张或肿胀者,应高度怀疑为 Budd-Chiari 综合征的可能。一般来说,对怀疑 Budd-Chiari 综合征的患者采用 B 超检查的准确率达到 90% 以上,甚至可在健康体检时发现早期病变。CT 和 MRI 也是一种比较准确的诊断方法,尤其是 MRA 检查可明显看到下腔静脉和肝静脉内的情况。通常对于因腹腔积液症状前来就诊的患者,需要将本病和肝硬化所致右心衰竭、结核性腹膜炎和癌症相鉴别,腹腔积液常规和生化检查结果能够较好地鉴别这几类疾病。对疑为肝硬化的患者在找不到明确病因时应考虑到 Budd-Chiari 综合征的可能,尽早行 B 超、MRI 等相关检查,以明确诊断。

2. 重视分析临床表现　由于本病的临床表现最明显的就是门静脉高压症状,因此诊断容易由此入手将其简单的考虑为肝硬化所致的门静脉高压,而忽视原发疾病。因此,临床接诊此类表现为门静脉高压的患者一定要认真分析原因,找出可能存在的导致门静脉高压症状的原因。其次,对于临床工作中以双侧下肢静脉曲张就诊的患者一定要警惕 Budd-Chiari 综合征的可能,往往这类患者下腔静脉阻塞情况严重、下肢静脉曲张症状重、色素沉着重,甚至有经久不愈的溃疡,这时不能简单的考虑下肢静脉曲张,要完善腹部 B 超、CT 等相关检查,必要时行血管造影明确有无下腔静脉的阻塞,最关键的是要排除有无 Budd-Chiari 综合征。

3. 重视病史及提高诊断能力　诊断时应从患者的整体出发,要将相关病史收集齐全进行综合分析。例如:肝脏影像为肝硬化的形态表现,但需要进一步寻找引起肝静脉三主支增宽形态变化的原因,考虑是否为右心衰下腔静脉膈膜阻塞下腔静脉或肝静脉三主支狭窄血栓及周围脏器的肿块压迫等原因所致,同时,临床生化病毒学检测也可以提示是否存在由于肝炎导致的肝硬化的证据;对于有下肢静脉曲张表现者,不应满足于单纯下肢静脉曲张的诊断,应了解有无发病诱因(如长期站立、慢性咳嗽、负重、妊娠等),还应与原发性下肢深静脉瓣膜功能不全、深静脉血栓形成、动静脉瘘等鉴别,此外尚需追踪了解有无下腔静脉阻塞。

综上,只有全面准确地了解患者的病情状况,结合丰富的临床经验和严谨的诊断思路,全面整体的综合分析,才能做出正确的诊断,防止误诊误治。

(陶开山　李　霄　蒲　猛)

第二十五节　胰腺癌

一、概述

1. 流行病学　胰腺癌的发病率占全身恶行肿瘤的 1%～4%,占消化系统恶性肿瘤的 8%～10%。根据世界卫生组织的资料,全球范围内每年新诊断胰腺癌约为 27.87 万例,在癌症中排第13 位。胰腺癌发病率在发达国家较高,与年龄关系密切,老龄化越重的国家发病率越高,男性发病率高于女性,男女比例为(1.1～2.5):1。胰腺癌是人类实体瘤中预后最差的恶性肿瘤之一。平均生存期为 6 个月,5 年生存率仅为 5%～10%。全球每年因胰腺癌死亡的患者约 26.27 万人,死亡发病比约为 0.94。中国抗癌协会胰腺癌专业委员会一项研究表明,胰腺癌根治性切除率仅为20%,胰头癌的 1、3、5 年生存率分别为 54.36%、13.47%、8.47%。由于胰腺癌早期诊断十分困难,总体死亡率接近发病率,因此胰腺癌的早期诊断和治疗受到重视。

2. 发病机制　目前胰腺癌的发病机制尚未完全清楚,是多因素、多步骤、多基因综合作用的结果。吸烟是公认的胰腺癌危险因素,高热量、高饱和脂肪酸、高胆固醇饮食与胰腺癌发生率增加有关,糖尿病与胰腺癌也有一定相关性,饮酒与胰腺癌的关系尚有争议。随着分子生物学的进展,目前对胰腺癌发生发展的分子机制有了更多的认识。抑癌基因的失活被认为是胰腺癌发病的原因之一,DPC4 基因失活是一个研究热点,胰腺癌中有 50% 患者存在该基因失活,从而影响 TGF 家族信号转导,使其不能发挥抗增殖作用。癌基因 K-ras 突变诱发胰腺癌理论也已被广泛认同。另外,Her-2 过表达、端粒酶过度活化、DNA 甲基化等与胰腺癌的发生也有一定关系。

3. 临床表现　胰腺癌临床表现取决于肿瘤的部位、有无转移以及邻近器官累及的情况。临床特点是病程短、进展快。最多见的是上腹部饱胀不适、疼痛。虽然有自觉痛,但并不是所有患者都有压痛,如果有压痛则和自觉痛的部位是一致的。

主要表现:① 腹痛:疼痛是胰腺癌的主要症状,不管癌位于胰腺头部或体尾部均有疼痛。除中腹或左上腹、右上腹部疼痛外,少数病例主诉为左右下腹、脐周或全腹痛,甚至有睾丸痛,易与其他疾病相混淆。当癌累及内脏包膜、腹膜或腹膜后组织时,在相应部位可有压痛。② 黄疸:黄疸是胰腺癌、特别是胰头癌的重要症状。黄疸属于梗阻性,伴有小便深黄及陶土样大便,是由于胆总管下端受侵犯或被压所致。黄疸的暂时减轻,在早期与壶腹周围的炎症消退有关,晚期则由于侵入胆总管下端的肿瘤溃烂腐脱,壶腹肿瘤所产生的黄疸比较容易出现波动。胰体尾癌在波及胰头时才出现黄疸。有些胰腺癌患者晚期出现黄疸是由于肝转移所致。约 1/4 的患者合并顽固性的皮肤瘙痒。③ 消化道症状:最多见的为食欲不振,其次有恶心、呕吐,可有腹泻或便秘甚至黑便,腹泻常常为脂肪泻。少数患者出现梗阻性呕吐。约10％患者有严重便秘。脂肪泻为晚期的表现,但较罕见。胰腺癌也可发生上消化道出血,表现为呕血、黑便。脾静脉或门静脉因肿瘤侵犯而栓塞,继发门静脉高压症,也偶见食管胃底静脉曲张破裂大出血。④ 消瘦、乏力:胰腺癌和其他癌不同,常在初期即有消瘦、乏力。⑤ 腹部包块:胰腺深在,于后腹部难摸到,腹部包块系癌肿本身发展的结果,位于病变所在处,如已摸到肿块,多属进行期或晚期。⑥ 症状性糖尿病:少数患者起病的最初表现为糖尿病的症状,以至伴随的消瘦和体重下降被误为是糖尿病的表现;也可表现为长期患糖尿病的患者近来病情加重,或原来长期能控制病情的治疗措施变为无效,说明有可能在原有糖尿病的基础上又发生了胰腺癌。⑦ 其他:部分患者会出现发热、乏力、腹水、血栓性静脉炎、精神症状等。当然有胆管梗阻合并感染时,亦可有寒战、高热。锁骨上、腋下或腹股沟淋巴结也可因胰腺癌转移而肿大发硬。

4. 治疗原则　在胰腺癌的诊治过程中,应遵循多学科综合诊治的原则,肿瘤内科、肿瘤外科、肿瘤放射治疗科、影像科、病理科等专家共同参与,根据肿瘤的病理类型、临床分期等,结合体能状况评分,制定科学、合理的诊疗计划,应用手术、放疗、化疗等现有治疗手段,以期达到治愈或控制肿瘤,改善患者生活质量,延长生存时间的目的。

二、诊断标准

胰腺癌的组织病理学或细胞学检查是确诊胰腺癌的唯一依据。因此,应尽可能在制订治疗方案前明确细胞学或组织病理学检查结果,但考虑到临床实际情况,如无法明确组织病理学或细胞学诊断,可以结合症状、肿瘤标志物、CT或PET-CT检查结果,由多学科专家讨论得出临床诊断,讨论后仍无法明确诊断时建议短期内随访观察。获得组织病理学或细胞学标本的方法有:① 手术:手术是获取病理组织学诊断的可靠方法。② 脱落细胞学检查:可通过胰管细胞刷检、胰液收集检查等方法获得细胞病理资料。③ 穿刺活检术:如无法手术患者,在治疗前,推荐CT引导下经皮穿刺或超声内镜穿刺获得组织病理学或细胞学标本。

三、误诊文献研究

1. 文献来源及误诊率　2004—2013年发表在中文医学期刊并经遴选纳入误诊疾病数据库的胰腺癌误诊文献共97篇,累计误诊病例1 198例。25篇文献可计算误诊率,误诊率43.19％。

2. 误诊范围　本次纳入的1 198例胰腺癌误诊为52种疾病共1 204例次,涉及12个系统或专科,以消化系统疾病为主,见表11-25-1。居前三位的误诊疾病为胃肠炎、胆囊炎胆石病、胃十二指肠溃疡。少见的误诊疾病包括上消化道出血、幽门梗阻、胃下垂、贲门失弛缓症、肠易激综合征、脾肿瘤、腹膜后肿瘤、十二指肠癌、十二指肠憩室、肠系膜上动脉综合征、脾脓肿、肝包虫病、肝囊肿、自身免疫性肝炎、腹壁血栓性静脉炎、下肢静脉血栓形成、胸膜炎、肺炎、胸腰椎间盘突出症、骨质疏松症、腰椎结核、卵巢肿瘤。3例仅作出贫血、腹水查因诊断;35例漏诊。主要误诊疾病见表11-25-2。

表11-25-1　胰腺癌误诊疾病系统分布

疾病系统	误诊例次	百分比(％)	疾病系统	误诊例次	百分比(％)
消化系统疾病	913	75.83	运动系统疾病	50	4.15
感染性疾病	87	7.23	循环系统疾病	12	1.00
内分泌系统疾病	81	6.73	精神疾病	8	0.66

续表

疾病系统	误诊例次	百分比(%)	疾病系统	误诊例次	百分比(%)
泌尿系统疾病	8	0.66	其他	39	3.24
呼吸系统疾病	6	0.50			

表 11-25-2　胰腺癌容易误诊的疾病

误诊疾病	误诊例次	百分比(%)	误诊疾病	误诊例次	百分比(%)
胃肠炎	345	28.65	精神疾病	8	0.66
胆囊炎胆石病	229	19.02	结肠炎	8	0.66
胃十二指肠溃疡	140	11.63	阑尾炎	8	0.66
病毒性肝炎	87	7.23	肠梗阻	5	0.42
胰腺炎	81	6.73	胆囊癌	4	0.33
糖尿病	81	6.73	肺结核	4	0.33
胰腺假性囊肿	25	2.08	溃疡性结肠炎	4	0.33
腰椎间盘突出症	18	1.50	药物性肝炎	4	0.33
腰肌劳损	16	1.33	胃食管反流病	4	0.33
腰椎骨质增生	13	1.08	结肠癌	3	0.25
肝硬化	9	0.75	胃平滑肌瘤	3	0.25
冠心病	9	0.75	胃癌	3	0.25
胰腺囊腺瘤	8	0.66	肝癌	3	0.25
泌尿系结石	8	0.66	结核性腹膜炎	3	0.25

3. 容易误诊为胰腺癌的疾病　经对误诊疾病数据库全库检索发现,90 篇文献 22 种疾病共 324 例曾经误诊为胰腺癌,其中胰腺炎占半数,主要病种见表 11-25-3。尚有 11 例下列疾病曾经误诊为胰腺癌:结节性多动脉炎、肠系膜动脉闭塞、主动脉夹层、淋巴结反应性增生、巨幼细胞性贫血、腹膜间皮瘤、败血症、肠系膜良性肿瘤、干燥综合征、嗜铬细胞瘤、胰高血糖素瘤。

表 11-25-3　容易误诊为胰腺癌的疾病

确诊疾病	例 数	百分比(%)	确诊疾病	例 数	百分比(%)
胰腺炎	163	50.31	胆管癌	6	1.85
胆囊癌	80	24.69	胰腺实性假乳头状瘤	4	1.23
胰腺结核	22	6.79	胃癌	2	0.62
淋巴瘤	12	3.70	腹腔结核	2	0.62
肝硬化	11	3.40	华支睾吸虫病	2	0.62
十二指肠癌	9	2.78			

4. 医院级别　本次纳入统计的 1 198 例胰腺癌误诊 1 204 例次,其中误诊发生在三级医院 738 例次(61.30%),二级医院 456 例次(37.87%),一级医院 3 例次(0.25%),其他医疗机构 7 例次 (0.58%)。

5. 确诊手段　从文献中可以看出,最终确诊胰腺癌的手段以手术后病理学诊断为主,经皮穿刺活检较少,影像学诊断中 CT 诊断的例数较多,见表 11-25-4。

表 11－25－4　胰腺癌确诊手段

确诊手段/检查项目	例　数	百分比(%)	确诊手段/检查项目	例　数	百分比(%)
病理学诊断	791	66.02	磁共振检查	66	5.51
手术病理检查	663	55.34	CT 检查	128	10.68
经皮穿刺活检	10	0.83	造影	9	0.75
具体方法不详	118	9.85	具体方法不详	204	17.03
影像学诊断	407	33.97			

6. 误诊后果　恶性肿瘤的误诊漏诊，必然造成病情延误。按照误诊数据库对误诊后果的分级评价标准，本次纳入的 1198 例胰腺癌均因误诊造成Ⅱ级后果，即病情延误。

四、误诊原因分析

依据本次纳入的 97 篇文献提供的胰腺癌误诊原因出现频次，经计算机统计归纳为 13 项，其中经验不足、缺乏对该病的认识和未选择特异性检查项目为最常见原因，见表 11－25－5。

表 11－25－5　胰腺癌误诊原因

误诊原因	频　次	百分率(%)	误诊原因	频　次	百分率(%)
经验不足,缺乏对该病的认识	73	75.26	影像学诊断原因	5	5.15
未选择特异性检查项目	45	46.39	手术中探查不细致	4	4.12
诊断思维方法有误	32	32.99	病理组织取材不到位	2	2.06
过分依赖辅助检查结果	31	31.96	对专家权威、先期诊断的盲从心理	2	2.06
缺乏特异性症状体征	27	27.84	病理诊断错误	1	1.03
问诊及体格检查不细致	25	25.77	多种疾病并存	1	1.03
并发症掩盖了原发病	7	7.22			

1. 经验不足而缺乏对胰腺癌的认识　随着人民生活和饮食方式的改变，近年来胰腺癌发病明显上升，但医生与患者对本病的重视程度仍然不够。胰腺癌可能表现为腹痛、黄疸、纳差等症状，临床医生一般均首先考虑胃肠道疾病或病毒性肝炎等，常常忽略对本病的鉴别诊断。本病晚期可以出现肝转移、腹水、黄疸等，经验不足的医生往往会仅考虑肝脏肿瘤，尤其是合并黄疸时，也可能被误诊为胆囊炎。杨正荣等分析了 36 例以消化道症状为主要表现的胰腺癌误诊病例资料，认为本病多以消化道症状为主，无特异性，易误导医师误诊为肝胆疾病或胃肠道疾病。

2. 未选择特异性检查项目　彩超是发现胰腺癌的最主要、最简便的检查方法，但是由于胰腺位置深，周围容易被气体或其他脏器遮挡，有时难以发现早期癌变。CT 也是检查胰腺癌的常规手段，但由于胰腺本身形态不规则，在肿瘤密度与正常组织接近时也容易漏诊，增强扫描可以提高检出率。必要时可以行 MRI 或 PET/CT 检查。马振勇等指出对于一次检查阴性的患者不能绝对排除胰腺癌，必要时应定期复查，还可结合 CA199 等血清学指标综合判断。

3. 过分依赖或迷信医技检查　正常人胰腺本身形态不规则，早期胰腺癌从解剖影像上难以发现，需要有经验的医师结合患者病史、症状、体征及多种化验检查手段才能准确诊断。现在有部分医师忽略对患者的问诊和查体，一味相信检查结果。对于临床怀疑胰腺癌的患者，彩超或 CT 检查有时也会得出阴性结果。有时胰腺癌合并其他疾病，部分临床医师只看某项检查报告单就轻易诊断为其他疾病，未对临床可疑之处进行深入分析和进一步检查，因此导致误诊。李建平等报道一例胰腺癌误诊为腰椎间盘突出症的病例，这例患者即是胰腺癌合并了腰椎间盘突出症，CT 报告为腰椎间盘突出,医生轻信检查报告而误诊。

4. 诊断思维有误　胰腺癌患者常常合并或继发其他疾病,如胰腺炎、糖尿病、胆囊炎等,临床表现常常为此类疾病的临床表现,临床医师在遇到此类症状的患者时,如果思维单一,不仔细分析进一步追究病变的原因,往往造成误诊。诊断一种疾病时,应当从病史、发病情况、伴随症状、易感因素及化验检查等多方面综合分析,如有与诊断矛盾的地方,往往需要进一步分析和判断,不能武断地做出某种诊断。

5. 其他原因　因体格检查不细致、缺乏特异症状体征、并发症掩盖原发病、手术探查不细致、病理取材不到位等的影响,均有可能造成胰腺癌误诊,究其原因亦离不开扎实的体格检查、缜密的临床思维和对检查手段的合理应用。

五、防范误诊措施

胰腺癌是一种症状表现不特异、早期诊断困难、进展迅速和预后极差的恶性肿瘤,大多胰腺癌诊断明确时已为中晚期。由于胰腺癌缺乏特殊的临床表现及特异性检查手段,易合并其他病变,早期诊断非常困难,因此误诊、误治发生率较高,以致使患者失去了早期治疗的机会。因此,深入探讨如何避免胰腺癌误诊有重要的意义。通过对相关误诊文献的分析,可以得到如下启示。

1. 提高临床医师对胰腺癌的认识　以往我国胰腺癌发病率低,医学院校及医疗机构对本病重视少,因此非肿瘤专科或消化专科医师对本病重视程度不够,认识不足。目前,胰腺癌已成为一种高发肿瘤,应加强关于胰腺癌的继续医学教育,使基层医师、全科医师对在临床工作中注意对本病的鉴别诊断。提高医护人员对该病的认识,是减少误诊的关键。

2. 注意鉴别诊断　胰腺癌合并症和继发病多,临床医师对胰腺癌应提高警惕,诊断疾病时注意鉴别诊断,不能先入为主,要在考虑常见病的基础上,将胰腺癌考虑在内。唐卓斌认为,对于年龄＞40岁,无明显外伤史,局部药物治疗无效的腰背痛,在除外一般消化道疾病时,应注意排除胰腺癌的可能;不能解释的糖尿病需进一步检查有无胰腺癌;对可疑为胰腺癌而检查结果阴性的患者要追踪随访,疗效不理想者要反复检查,重点检查胰腺。

3. 综合分析医技检查结果　胰腺癌缺乏高度特异性的医技检查,B超、CT虽是检查胰腺癌的可靠方法,但很难发现较小的肿瘤,因此临床医生如怀疑本病而医技检查不支持时,应追踪观察,进一步行逆行胰胆管造影(ERCP)、超声内镜、PET/CT及肿瘤标记物等检查。必要时可行剖腹探查术,以便尽早确诊。

（徐　龙　谢晓冬）

第二十六节　急性胰腺炎

一、概述

1. 定义和病因　急性胰腺炎是多种病因导致的胰腺组织自身消化造成的胰腺水肿、出血及坏死等炎症性损伤,可伴有或不伴有其他器官功能改变。病因通常可能是胆管感染或胆石症、酒精、胰管阻塞、十二指肠降段疾病、手术及创伤、代谢障碍、药物、感染及全身炎症反应等。该病痊愈后绝大多数患者的胰腺功能和结构可恢复正常。临床以轻症急性胰腺炎(MAP)多见,呈自限性,20%～30%的患者为重症急性胰腺炎(SAP),病情危重,病死率达10%～20%。

胰腺炎的各种致病因素致胰管内高压,腺泡细胞内 Ca^{2+} 水平显著上升,溶酶体在腺泡细胞内提前激活酶原,大量活化的胰酶消化胰腺本身,激活炎症介质进而导致大量炎性渗出,消化酶、活性物质和坏死组织液通过血液循环、淋巴管转移至全身,引起全身多脏器损害,甚至出现器官功能衰竭,同时细菌易位在急性胰腺炎的发生、发展过程中也起到了至关重要的作用。

2. 临床表现及辅助检查 急性胰腺炎临床表现有腹痛,常涉及整个上腹部,50％患者有向腰背部放射的束带状痛,弯腰抱膝或身体前倾可轻微减轻疼痛,如胰腺分泌物扩散可引起腹膜炎,出现下腹和全腹痛,部分患者可能无腹痛,直接出现昏迷或休克,甚至猝死(SAP 终末期表现);约90％的患者有恶心、呕吐,呕吐可频繁发作或持续数小时,呕吐物为胃内容物、胆汁或咖啡渣样液体,呕吐后腹痛多无缓解;急性炎症、胰腺坏死组织继发细菌或真菌感染后常有发热,伴黄疸者多为胆源性胰腺炎;SAP 常发生低血压或休克,患者有效血容量不足,表现为烦躁不安、皮肤苍白、湿冷、脉搏细弱。几乎所有 SAP 患者均有腹部压痛、肌紧张,可有明显的腹胀、肠鸣音减弱或消失;腹膜炎时可出现全腹压痛、反跳痛,而胰腺与胰周大片坏死渗出时出现移动性浊音;并发假性囊肿或脓肿时上腹部可触及肿块。血液、胰酶及坏死组织液穿过筋膜及肌层深入腹壁时,可见两侧肋腹皮肤呈灰紫色斑称之为 Grey-Turner 征,而脐周皮肤青紫称 Cullen 征,多提示预后差。

急性胰腺炎一旦合并其他并发症,会出现相关系统或部位的临床症状。如局部假性囊肿、胰腺囊肿、胰腺坏死感染等;全身并发症有急性呼吸窘迫综合征(ARDS)、急性肾衰竭、心律失常和心力衰竭、消化道出血、败血症、凝血功能异常、中枢神经系统异常、高血糖、水电解质及酸碱平衡紊乱等。实验室查淀粉酶、脂肪酶、血液生化结果均有异常改变;影像学检查也可发现异常,其中 CT 是急性胰腺炎诊断和鉴别诊断、评估病情严重程度的最重要检查手段。

3. 治疗原则 根据病情的轻重治疗采取相应的方案。MAP 一般予密切监护、短期禁食、支持及补液治疗,腹痛剧烈者可酌情予哌替啶,常规不推荐使用抗菌药物。SAP 除上述治疗外,予预防感染、营养支持、抑制胰腺外分泌和胰酶活性等一系列治疗,对有手术指征者可行手术治疗。急性胰腺炎的预后取决于病变程度以及有无并发症。MAP 预后良好,多在 5～7 日之内恢复,不留后遗症;SAP 病情重而凶险,预后差,胰腺坏死及感染的病死率分别为 10％和 30％,经积极救治后幸存者可遗留不同程度的胰腺功能不全,反复发作可演变成慢性胰腺炎。

二、诊断标准

临床上符合以下 3 项特征中的 2 项,即可诊断为急性胰腺炎。① 与急性胰腺炎符合的腹痛(急性、突发、持续、剧烈的上腹部疼痛,常向背部放射);② 血清淀粉酶和(或)脂肪酶活性至少＞3 倍正常上限值;③ 增强 CT 和(或)MRI 或腹部超声呈急性胰腺炎影像学改变。

三、误诊文献研究

1. 文献来源及误诊率 2004—2013 年发表在中文医学期刊并经遴选纳入误诊疾病数据库的急性胰腺炎误诊文献共 131 篇,累计误诊病例 807 例。16 篇文献可计算误诊率,误诊率 14.22％。

2. 误诊范围 本次纳入的 807 例急性胰腺炎误诊为 48 种疾病 817 例次,涉及 11 个系统或专科,以消化系统疾病为主,误诊疾病系统分布见表 11-26-1。居前三位的误诊疾病为胆囊炎胆石病、急性胃肠炎、急性阑尾炎。少见的误诊疾病包括胸膜炎、胆管炎、食物中毒、低钾血症、多脏器功能衰竭、风湿性心脏病、扩张型心肌病、腹腔肿瘤、胆囊穿孔、盆腔炎、脾血肿、溃疡性结肠炎、胃癌、腹腔内出血、败血症、腰肌劳损、腰椎间盘突出症。5 例仅作出腹部炎性包块、肝损害、腹水等待查诊断;17 例漏诊。主要误诊疾病见表 11-26-2。

表 11 - 26 - 1 急性胰腺炎误诊疾病系统分布

疾病系统	误诊例次	百分比(%)	疾病系统	误诊例次	百分比(%)
消化系统疾病	643	78.70	呼吸系统疾病	11	1.35
循环系统疾病	69	8.45	神经系统疾病	3	0.37
泌尿系统疾病	17	2.08	中毒性疾病	3	0.37
内分泌系统疾病	15	1.84	其他	45	5.51
感染性疾病	11	1.35			

表 11 - 26 - 2 急性胰腺炎主要误诊疾病

误诊疾病	误诊例次	百分比(%)	误诊疾病	误诊例次	百分比(%)
胆囊炎胆石病	197	24.11	肠道蛔虫病	5	0.61
急性胃肠炎	135	16.52	胆管蛔虫病	5	0.61
急性阑尾炎	101	12.36	消化道出血	5	0.61
冠心病[a]	89	3.92	糖尿病	4	0.49
肠梗阻	69	8.45	肠系膜淋巴结炎	4	0.49
腹膜炎	38	4.65	肠系膜动脉闭塞	3	0.37
消化性溃疡	31	3.79	胆囊切除术后综合征	3	0.37
休克	19	2.33	脑血管病	3	0.37
消化道穿孔	18	2.20	主动脉夹层	3	0.37
泌尿系结石	15	1.84	结核性胸膜炎	2	0.24
流行性腮腺炎	10	1.22	酒精中毒	2	0.24
糖尿病酮症酸中毒	9	1.10	肠套叠	2	0.24
肠痉挛	9	1.10	泌尿系感染	2	0.24
肺炎	8	0.98	糖尿病性昏迷	2	0.24
胰腺癌	8	0.98	胃食管反流病	2	0.24
心肌炎	5	0.61			

注:a 其中误诊为急性冠状动脉综合征 27 例。

3. 容易误诊为急性胰腺炎的疾病 经对误诊疾病数据库全库检索发现,660 篇文献 80 种疾病共 1 444 例曾经误诊为急性胰腺炎,涉及 13 个系统或专科,以消化系统疾病、循环系统疾病居多,病种系统分布见表 11 - 26 - 3,主要确诊病种见表 11 - 26 - 4。尚有 24 例最终确诊为:铊中毒、腹膜炎、腹部卒中、药物性肝炎、胃扭转、胃破裂、胃癌、胰腺结核、胰腺囊肿、游走脾、腹外疝、食管裂孔疝、乳糜性腹水、结肠脾曲综合征、Crohn 病、甲状旁腺腺瘤、结节性多动脉炎、艾滋病、疟疾、慢性肾衰竭、泌尿系结石、肾错构瘤、多发性骨髓瘤。

表 11 - 26 - 3 容易误诊为急性胰腺炎的疾病系统分布

确诊分类	例 数	百分比(%)	确诊分类	例 数	百分比(%)
循环系统疾病	469	32.48	皮肤科疾病	20	1.39
消化系统疾病	459	31.79	妇产科疾病	16	1.11
内分泌系统疾病	260	18.01	自身免疫性疾病	14	0.97
血液系统疾病	95	6.58	神经系统疾病	12	0.83
感染性疾病	34	2.35	泌尿系统疾病	10	0.69
呼吸系统疾病	26	1.80	精神疾病	8	0.55
中毒性疾病	21	1.45			

表 11‐26‐4　容易误诊为急性胰腺炎的疾病

确诊疾病	例　数	百分比(%)	确诊疾病	例　数	百分比(%)
急性心肌梗死	262	18.14	胆管蛔虫病	6	0.42
糖尿病酮症酸中毒	240	16.62	胆囊穿孔	6	0.42
缺血性肠病	182	12.60	卟啉病	6	0.42
主动脉夹层	176	12.19	肠穿孔	6	0.42
过敏性紫癜	90	6.23	脾破裂	6	0.42
自发性食管破裂	43	2.98	二甲基甲酰胺中毒	6	0.42
上消化道穿孔	31	2.15	病毒性心肌炎	5	0.35
急性阑尾炎	28	1.94	腹内疝	5	0.35
胰腺癌	23	1.59	肝癌	5	0.35
肺炎	23	1.59	肠系膜上动脉综合征	4	0.28
急性化脓性胆管炎	21	1.45	胃肠道非霍奇金淋巴瘤	4	0.28
肾综合征出血热	18	1.25	结核性胸膜炎	3	0.21
带状疱疹	18	1.25	盆腔炎	3	0.21
肠梗阻	16	1.11	干燥综合征	3	0.21
甲型病毒性肝炎	14	0.97	糖尿病	3	0.21
异位妊娠	13	0.90	膈疝	3	0.21
癫痫	12	0.83	肝豆状核变性	2	0.14
急性冠状动脉综合征	12	0.83	自发性脾破裂	2	0.14
主动脉瘤	12	0.83	胃肠型荨麻疹	2	0.14
铅中毒	12	0.83	胃十二指肠溃疡	2	0.14
嗜酸性粒细胞性胃肠病	11	0.76	先天性肠旋转不良	2	0.14
胆囊炎胆石病	10	0.69	先天性肝内胆管扩张	2	0.14
系统性红斑狼疮	10	0.69	荨麻疹	2	0.14
急性酒精中毒	8	0.55	嗜铬细胞瘤	2	0.14
高渗性高血糖状态	8	0.55	创伤性膈疝	2	0.14
急性出血性坏死性肠炎	8	0.55	腹茧症	2	0.14
急性胃炎	7	0.48	食入毒蘑菇中毒	2	0.14
大肠癌	7	0.48	心力衰竭	2	0.14
膀胱破裂	7	0.48			

4. 医院级别　本次纳入统计的807例急性胰腺炎误诊817例次,其中误诊发生在三级医院327例次(40.02%),二级医院454例次(55.57%),一级医院32例次(3.92%),其他医疗机构4例次(0.49%)。

5. 确诊手段　本次纳入的807例急性胰腺炎中,140例(17.35%)经病理检查确诊,218例(27.01%)经影像学检查确诊,371例(45.97%)经实验室特异性生化检查确诊,具体确诊方法见表11‐26‐5。

表 11‐26‐5　急性胰腺炎确诊手段

确诊手段	检查项目	例　数	百分比(%)
病理学诊断		140	17.35
	尸体解剖	10	1.24
	手术病理检查	130	16.11

续表

确诊手段	检查项目	例　数	百分比(%)
实验室诊断	实验室特异性生化免疫学检查	371	45.97
肉眼诊断	手术肉眼所见	20	2.48
影像学诊断		218	27.01
	磁共振检查	2	0.25
	CT 检查	160	19.83
	超声检查	27	3.35
	具体方法不详	29	3.59
临床诊断	根据症状体征及辅助检查	58	7.19

6. 误诊后果　本次纳入的 807 例急性胰腺炎中,669 例文献描述了误诊与疾病转归的关联,138 例预后与误诊关联不明确。按照误诊数据库对误诊后果的分级评价标准,可统计误诊后果的病例中,592 例(88.49%)为Ⅲ级后果,未因误诊误治造成不良后果;9 例(1.35%)造成Ⅱ级后果,手术扩大化或不必要的手术;68 例(10.16%)造成Ⅰ级后果,均为死亡。

四、误诊原因分析

依据本次纳入的 131 篇文献分析的误诊原因,经计算机统计归纳为 14 项,以经验不足而缺乏对该病的认识、未选择特异性检查项目和问诊及体格检查不细致为主要原因,见表 11-26-6。

表 11-26-6　急性胰腺炎误诊原因

误诊原因	频 次	百分率(%)	误诊原因	频 次	百分率(%)
经验不足,缺乏对该病的认识	85	64.89	多种疾病并存	5	3.82
未选择特异性检查项目	63	48.09	并发症掩盖了原发病	3	2.29
问诊及体格检查不细致	59	45.04	患者或家属不配合检查	3	2.29
缺乏特异性症状体征	50	38.17	手术中探查不细致	2	1.53
诊断思维方法有误	44	33.59	医院缺乏特异性检查设备	2	1.53
过分依赖辅助检查结果	28	21.37	对专家权威、先期诊断的盲从心理	1	0.76
患者主述或代述病史不确切	5	3.82	影像学诊断原因	1	0.76

1. 经验不足缺乏对该病的认识　急性胰腺炎最常出现的症状、体征是上腹痛及上腹压痛,但临床有上腹痛症状的疾病很多,由于临床医生思路狭窄,对病情缺乏全面分析,病史采集不详实,鉴别诊断中未考虑到急性胰腺炎等多种原因,造成误诊。

2. 未选择特异性检查项目　有患者因与既往病史相同的症状入院,未考虑急性胰腺炎,故没有选择合适特异的检查项目(未查血尿淀粉酶)致误诊。有误诊为溃疡性结肠炎的患者,诊断依据是既往溃疡性结肠炎病史和患者腹痛、恶心的主诉,入院后经化验血淀粉酶、脂肪酶明确诊断。误诊为胰腺占位性病变,诊断依据为部分影像学检查结果,由于胰腺炎的患者胰腺体积增大或形成假性囊肿,单纯依靠 B 超或 CT 等检查可能会误诊,需结合实验室化验、腹部 MRI 或 MRCP、必要时行 ERCP 等检查。

3. 问诊及体格检查不细致　急性胰腺炎临床表现复杂,有多系统症状,可表现为消化、呼吸、循环、内分泌、泌尿、神经系统症状。部分病例除腹痛、恶心、呕吐等常见症状外,还表现为轻微腹痛或无腹痛、腹胀、腹部不适、发热、黄疸、胸痛、视物不清、昏迷、休克等轻重程度不一的非典型症状。临床工作中医生诊断思维局限,有时会有先入为主的思想,根据患者的病史及部分检查结果做出诊断,导致误诊、漏诊的发生。

4. 过分依赖某些医技检查 单纯依靠一次血、尿淀粉酶指标排除胰腺炎,殊不知部分重症急性胰腺炎因胰腺组织的大量坏死,会出现酶值与症状分离的反常现象。未能充分利用 B 超、CT 等影像学检查,也是造成误诊的原因之一。

此外,多种疾病并存、盲从于权威专家的诊断、家属或患者对病史描述不清、对病情危重的患者未动态观察病情变化也是造成少数病例误诊的原因之一。

五、防范误诊措施

1. 了解急性胰腺炎临床特点 MAP 临床表现为急性、持续性腹痛,血清淀粉酶活性增高多在正常值上限的 3 倍以上,影像学提示胰腺有或无形态学改变。应注意当临床表现提示胰腺炎但血淀粉酶不高时,不要轻易放弃胰腺炎的诊断,仍需定时复查。SAP 的诊断应具备急性胰腺炎的临床表现和生化改变(暂时性血糖升高、C 反应蛋白>250 mg/L、暂时性低血钙),同时有下列情况之一:局部并发症(胰腺坏死、假性囊肿、胰腺脓肿)、器官功能障碍、Ranson 评分>3 分,或 APACHE Ⅱ评分>8 分或 CT 分级为 D、E 级。

2. 详细的询问病史及细致的体检 对接诊的患者要进行详细的病史询问,对于有胆囊炎、胆石症、高脂血症、饮酒史、暴饮暴食史的患者应警惕急性胰腺炎的可能,应注意询问是否有腹痛、腹胀、腹部不适、恶心、呕吐等主诉,对急诊收治的原因不明的意识不清、昏迷、休克的患者,也要考虑到重症急性胰腺炎的可能,要进行全面的查体,注意有无发热、黄疸。由于急性胰腺炎与心血管、内分泌科疾病关系密切,对心内科、内分泌科等非消化专科的医生来说,应重视进行腹部查体,如果有阳性的腹部体征,应考虑到急性胰腺炎的可能,进一步行相关检查,并请相关科室会诊,可尽早明确诊断。

3. 客观评价医技检查结果 虽然血尿淀粉酶对胰腺炎的诊断有较特异的临床价值,但急性胰腺炎血尿淀粉酶升高有一定的时间性,且个体差异较大。在临床工作中需要客观分析淀粉酶的诊断价值。虽然临床仍在应用尿淀粉酶来辅助诊断急性胰腺炎,若尿淀粉酶升高,可在腹痛再次发作时检测血淀粉酶的变化。当血淀粉酶不高,病情急剧恶化,无其他明确病因,且能除外心脏等疾病时,应警惕重症急性胰腺炎。急性胰腺炎的发生、发展是一个动态的过程,病程、胰腺坏死的程度等多种因素都可影响血淀粉酶、脂肪酶的检测结果,当临床怀疑有急性胰腺炎时,应行包括血淀粉酶及脂肪酶在内的全面的检查,必要时可反复多次行血淀粉酶及脂肪酶检测;有腹腔积液的可做诊断性腹腔穿刺,以提高对疾病诊断的准确性。由于腹部 B 超检查易受胃肠道积气的影响而影像检查结果的准确性,故腹部 CT 对急性胰腺炎的诊断率高于 B 超,腹部 CT 检查不仅有助于诊断常见原因引起的急性胰腺炎,对多种罕见原因引起的急性胰腺炎也具有重要的诊断价值,但应注意对 CT 提示胰腺正常 SAP 的诊断。全面、动态地分析医技检查结果,有助于从错综复杂的临床现象中寻找证据,尽早明确诊断,使者得到及时有效的治疗,改善患者预后,降低病死率。

4. 拓展诊断思路、注意鉴别诊断 重视老年患者疾病及临床表现的复杂性和不典型性,诊断思路要宽广,认真综合分析病情,避免草率下诊断,做到局部体征与病史并重。鉴别诊断中要抓住疾病的特点和典型的检查结果。如急性胰腺炎一般有上腹剧痛感、疼痛常放射到腰背部、有紧缩感,可有阵发性加剧、以左上腹为主、呕吐后疼痛无减轻。避免因局部并发症而误诊,应抓住腹痛病史,及时行血尿淀粉酶和其他相关的医技检查。对有全腹膜炎疑为胆系疾病、肠梗阻、阑尾炎等患者应常规做血尿、腹腔穿刺液淀粉酶测定,必要的影像学检查。对确诊为急性胰腺炎的患者要尽可能做出病因诊断,只有了解病因后才能更好地提高治疗效果,防止复发。

(陶开山 李 霄 蒲 猛)

第二十七节 慢性胰腺炎

一、概述

1. 病因及发病率 慢性胰腺炎是胰腺组织结构和(或)功能出现不可逆的持续性损害,其发病率很难准确统计,有结构异常的可无任何症状,而有影像学异常的无法得到组织学的证据。本病的发病率的地区性差异甚大,可能与酗酒有关;也可能与环境或遗传因素有关。本病在我国的患病率约为 0.52%。慢性胰腺炎的主要病因在西方国家是饮酒,其次是营养不良;但在我国,除饮酒以外胆管系统疾病可能是慢性胰腺炎的病因之一。

2. 病理改变及临床表现 慢性胰腺炎病理上主要表现为胰腺实质呈斑块状纤维化改变,胰管扩张,腺泡和胰岛细胞减少。通常临床将慢性胰腺炎分为慢性钙化性胰腺炎、慢性梗阻性胰腺炎、慢性炎症性胰腺炎三型。慢性胰腺炎常以钝性持续性腹痛为主,多为上腹部疼痛,以放射至背部最具特征性,也可放射至上腹部两侧,偶尔放射至下腹部,坐位前倾或持续俯卧位可使疼痛减轻。腹部查体有轻、中度压痛,腹肌紧张和反跳痛比较罕见,相对于患者主诉的腹痛,腹部体征较轻,这是慢性胰腺炎的特征性表现。胰源性吸收不良是在严重慢性胰腺炎时,胰酶分泌量降至正常最大排出量的 5%~10% 以下而出现的脂肪、蛋白质和碳水化合物的消化不良,通常表现为腹泻,粪便中可出现未消化吸收的脂肪和蛋白质,即所谓的脂肪泻和肉质泻。胰源性糖尿病常常出现在慢性胰腺炎病程的后期,约 60% 的慢性胰腺炎患者最终会发生胰岛功能不全。偶有慢性无痛性胰腺炎患者早期以糖尿病为主要表现者;另外,还可能出现黄疸、腹腔积液或胸腔积液以及脂肪坏死所致的皮下疼痛性结节、多关节炎的表现。常见的并发症有胰腺假性囊肿、上消化道出血、胰腺癌和腹腔积液等,少数患者可能会有抑郁、躁狂、性格改变等精神症状。典型的慢性胰腺炎病例有腹痛和腹部缩紧等临床症状,或具有胰腺外分泌及内分泌功能不全的临床表现。

3. 治疗原则及预后 慢性胰腺炎的治疗应采用综合措施,包括去除病因、防止急性发作、缓解或减轻疼痛、补充胰腺外分泌功能不足、营养支持和治疗并发症。本病的预后主要取决于病因是否祛除、发病时胰腺的受损情况。因并发症多,无法根治,生活质量较差。多中心研究报道标准化死亡率为 3.6/10 万,老年患者和酒精性慢性胰腺炎 10 年生存率为 70%,而 20 年生存率仅为 45%,25% 左右的患者因慢性胰腺炎死亡,但多数死于其他疾病、持续酗酒、胰腺癌、手术后并发症。

二、诊断标准

在排除胰腺癌的基础上,将下述 4 项作为慢性胰腺炎的主要诊断依据。① 典型的临床表现(腹痛、胰腺外分泌功能不全症状);② 病理学检查;③ 影像学上有慢性胰腺炎的胰胆改变征象;④ 实验室检查有胰腺外分泌功能不全依据。①为诊断所必须,②阳性可确诊,①+③可基本确诊,①+④为疑似患者。

三、误诊文献研究

1. 文献来源及误诊率 2004—2013 年发表在中文医学期刊并经遴选纳入误诊疾病数据库的

慢性胰腺炎误诊文献共 36 篇,累计误诊病例 227 例。5 篇文献可计算误诊率,误诊率 46.38%。

2. 误诊范围 本次纳入的 227 例慢性胰腺炎误诊为 10 种疾病 229 例次,以误诊为胰腺癌居首位(148 例次,64.63%),其他依次为慢性胃炎 30 例次(13.10%)、胆囊炎胆石病 23 例次(10.04%)、胆管癌 11 例次(4.8%)、肝炎 6 例次(2.62%)、胰腺肿瘤性质待查 5 例次(2.18%),胆囊切除术后综合征、干燥综合征、结核性胸膜炎、淋巴瘤各 1 例(0.44%)。

3. 确诊手段 本次纳入的 227 例慢性胰腺炎中,193 例(85.02%)经病理学诊断确诊,其中156 例(68.72%)经手术病理检查确诊,7 例(3.08%)经皮穿刺活检确诊,30 例(13.22%)原文献未交代具体病理诊断方法;34 例(14.98%)根据临床症状体征、实验室检查和影像学检查综合分析确诊。

4. 误诊后果 本次纳入的 227 例慢性胰腺炎中,218 例文献描述了误诊与疾病转归的关联,9 例预后与误诊关联不明确。按照误诊数据库对误诊后果的分级评价标准,可统计误诊后果的病例中,163 例(74.77%)为Ⅲ级后果,未因误诊误治造成不良后果;54 例(24.77%)造成Ⅱ级后果,行不必要的手术;1 例(0.46%)造成Ⅰ级后果,为死亡。

四、误诊原因分析

依据本次纳入的 36 篇文献分析的误诊原因出现频次,经计算机统计归纳为 8 项,以经验不足而缺乏对该病的认识为最主要原因,见表 11-27-1。

表 11-27-1 慢性胰腺炎误诊原因

误诊原因	频次	百分率(%)	误诊原因	频次	百分率(%)
经验不足,缺乏对该病的认识	32	88.89	问诊及体格检查不细致	8	22.22
过分依赖辅助检查结果	13	36.11	影像学诊断原因	3	8.33
未选择特异性检查项目	12	33.33	诊断思维方法有误	3	8.33
缺乏特异性症状体征	11	30.56	医院缺乏特异性检查设备	1	2.78

1. 经验不足及缺乏对该病的认识 常见的误诊原因是经验不足,缺乏对于该病的认识。由于慢性胰腺炎在临床上相对少见,所以未引起临床医生重视,部分医生缺乏临床经验,思路比较狭窄,片面考虑问题,因此易误诊;另外,慢性胰腺炎与胰腺癌均有腹痛、消瘦、黄疸等表现,甚至B 超、CT 等影像学检查也难以区别,以致误诊为胰腺癌。

2. 过分依赖辅助检查结果 部分病例收治在基层医院,可能由于临床条件所限或经治医师诊断思路不全面,并未选择合适特异的检查项目,或过分依赖医技检查结果。如接诊以消化道常见的不适症状就诊的慢性胰腺炎患者,诊断时往往只简单地考虑到常见多发疾病而进行简单的检查,如专注于胃镜结果提示的慢性胃炎,B 超提示的慢性胆囊炎、胆石症等可能的情况,而忽略了最主要的疾病,因此过分依赖或迷信这些医技检查结果也是本组病例误诊的原因之一。

3. 其他误诊原因 有些病例症状、体征无特异性,其医技检查结果并未提示胰腺方面的问题,而现有的资料表明病变多来自于胃肠道或肝胆系统,在问诊时又容易遗漏相关的病史,查体不细致易忽视可能存在的体征,这些都是部分病例误诊的原因之一。

五、防范误诊措施

1. 重视与胰腺癌的鉴别诊断 对于慢性胰腺炎的患者,需要进行鉴别诊断的常见疾病主要是胰腺癌。一般来说,慢性胰腺炎均有不同程度的胰腺外分泌及内分泌功能障碍,通过测定胰腺内、外分泌功能可反映胰腺的功能,且 CT、MRI、ERCP 等影像学检查均有一定的提示作用,通常还要注意肿瘤标志物如 CA199、CEA 的检测也对鉴别诊断有一定的帮助,对于部分鉴别诊断困难者需要运用内镜超声引导下的细针穿刺活组织检查,甚至是开腹手术探查来进行鉴别。

2. 重视医技检查　慢性胰腺炎发病缓慢,主要表现为反复发作或持续腹痛、消瘦、腹泻或脂肪泻,后期可出现腹部囊性包块、黄疸和糖尿病等。患者典型的临床表现是脂肪泻、腹痛、糖尿病,有急性胰腺炎的发作史,但仅有小部分的患者可出现典型的症状。对于临床症状不典型者,应重视临床症状与影像学检查、实验室检查的紧密结合。假性囊肿的形成是由于急慢性胰腺炎和胰腺损伤,胰腺组织坏死,大量渗出液和胰液外溢,周围纤维组织包裹而形成囊肿,囊肿形成后压迫十二指肠和胃窦部可引起幽门梗阻,囊肿形成后可并发感染,胰液腐蚀血管出血及囊肿破裂,严重的可危及生命。

对于主要表现为上腹部肿块的患者,要详细询问病史,尤其要注意有无脂肪泻、急性胰腺炎的发作史等,有黄疸者要注意有无黄疸的波动。CT、MRI、ERCP、MRCP 等辅助检查项目都具有很好的诊断价值,例如 CT 提示胰腺的钙化,胰管呈串珠状扩张要考虑慢性胰腺炎,对于诊断不明行开腹探查的患者,术中多点穿刺活检是较为有效的诊断方法。

3. 认真分析病情变化　由于慢性胰腺炎常常为无症状期与症状轻重不等的发作期交替出现。所以临床表现多不典型,容易造成误诊和漏诊,结合误、漏诊病例,要达到减少或避免误漏诊要认真做好以下几点:重视病史采集,认真全面查体,有部分病史是因病史采集不全面,查体马虎造成的,值得重视;科学全面分析病情,避免先入为主、考虑问题简单化;及时进行相关医技检查,尤其对可疑病例更应进行相关检查,认真做好鉴别诊断。

总之,对于慢性胰腺炎的临床诊断要结合病史、联合多项影像学检查、实验室检查等进行综合分析,避免误诊。

(陶开山　李　霄　蒲　猛)

第二十八节　胆囊癌

一、概述

1. 流行病学特点　我国胆囊癌发病率占同期胆管疾病的 0.4%～3.8%,位列消化道肿瘤发病率第 6 位,患者 5 年总生存率仅为 5%。胆囊癌发病率随年龄增加呈上升趋势,20～49 岁发病率为 0.16/10 万;50～64 岁为 1.47/10 万;65～74 岁为 4.91/10 万;>75 岁为 8.69/10 万。此外,女性发病率较男性高 2～6 倍。

2. 相关危险因素

(1) 胆囊结石:约 85% 的胆囊癌患者合并胆囊结石。胆囊结石患者患胆囊癌的风险是无胆囊结石人群的 13.7 倍。在胆囊结石患者中,单个结石直径>3 cm 者患胆囊癌的风险是直径<1 cm 者的 10 倍。

(2) 胆囊慢性炎症:胆囊组织慢性炎症与胆囊肿瘤关系密切。胆囊慢性炎症伴有黏膜腺体内的不均匀钙化、点状钙化或多个细小钙化被认为是癌前病变。胆囊壁因钙化而形成质硬、易碎和呈淡蓝色的瓷性胆囊,约 25% 的瓷性胆囊与胆囊癌高度相关。

(3) 胆囊息肉:近 5% 的成年人患有胆囊息肉样病变,但多数为假性息肉,无癌变可能,具体包括:由载脂泡沫状巨噬细胞构成的胆固醇性息肉(胆固醇沉积症),约占 60%;胆囊腺肌症,由肉芽组织或纤维组织构成的增生黏膜或炎性息肉,约占 10%。胆囊息肉具有恶变倾向的特征如下:息肉直径>10 mm(约 1/4 发生恶变);息肉直径<10 mm 合并胆囊结石、胆囊炎;单发息肉或无蒂息肉,且迅速增大者(增长速度>3 mm/6 个月)。年龄>50 岁胆囊息肉患者,恶变倾向增高,需动态观察。

(4)胰胆管汇合异常:胰胆管汇合异常是一种先天性畸形,胰管在十二指肠壁外汇入胆总管,丧失 Oddi 括约肌控制功能,胰液逆流入胆囊,引起黏膜恶变,在组织学上多表现为乳头状癌。约 10% 的胆囊癌患者合并胰胆管汇合异常。

(5)遗传因素:遗传因素是胆囊癌的常见危险因素,有胆囊癌家族史者,其发病风险增加。基因遗传背景占胆囊结石总发病风险的 5%～25%,有胆囊结石家族史者,胆囊癌发病风险亦增加。

(6)胆管系统感染:慢性细菌性胆管炎明显增加了胆管黏膜上皮组织恶变的风险。常见的致病菌是沙门菌(如伤寒沙门菌、副伤寒沙门菌)和幽门螺杆菌,伤寒带菌者中胆囊癌患病率可增加 12 倍;幽门螺杆菌携带者的胆囊癌患病率增加 6 倍。其发病机制可能与细菌诱导胆汁酸降解有关。

(7)肥胖症和糖尿病:肥胖症者[体质量指数(BMI)>30 kg/m^2]可明显增加胆囊癌发病率,其 BMI 每增加 5 kg/m^2,女性患胆囊癌风险增加 1.59 倍,男性增加 1.09 倍。肥胖症引起的代谢综合征可增加患胆囊癌的风险,如糖尿病是形成结石的危险因素,糖尿病与结石协同促进胆囊癌的发生。

3. 病理特点 胆囊癌多发生在胆囊体部和底部。腺癌占 82%,包括硬癌、乳头状癌、黏液癌,其次未分化癌占 7%,鳞状细胞癌占 3%,混合性癌占 1%;其他少见的还有淋巴肉瘤、横纹肌肉瘤、网状组织细胞肉瘤、纤维肉瘤、类癌、癌肉瘤等。胆囊癌可经淋巴、静脉、神经、胆管腔内转移、腹腔内种植和直接侵犯。沿淋巴引流方向转移较多见,途径多由胆囊淋巴结至胆总管周围淋巴结,再向胰上淋巴结、胰头后淋巴结、肠系膜上动脉淋巴结、肝动脉周围淋巴结、腹主动脉旁淋巴结转移,极少逆行向肝门淋巴结转移。肝转移也常见,尤其是靠近胆囊床的体部肿瘤,常由直接侵犯或淋巴管转移。

4. 临床表现 根据病变的部位和深度可有不同的症状。早期无特异性症状,如原有的慢性胆囊炎或胆囊结石引起的腹痛、恶心呕吐、腹部压痛等,部分患者因胆囊切除标本病理检查意外发现胆囊癌。当肿瘤侵犯至浆膜或胆囊床,则出现定位症状,最常见为右上腹痛,可放射至肩背部,食欲可下降,胆囊管受阻时可触及肿大的胆囊。能触及右上腹肿物时往往已到晚期,常伴有腹胀、体重减轻或消瘦、食欲差、贫血、肝大,部分患者可伴有发热,甚至出现黄疸、腹水、全身衰竭。少数肿瘤穿透浆膜,发生胆囊急性穿孔、腹膜炎,或慢性穿透至其他脏器形成内瘘;还可引起胆管出血、肝弥漫性转移引起肝衰竭等。

5. 治疗原则

(1)手术治疗:根治性手术是原发性胆囊癌患者获得治愈可能的唯一方法,根据病变的程度选择手术方法。① 单纯胆囊切除术:适用于 Nevin Ⅰ 期及 UICC Ⅰ 期病变。这些病变一般因胆囊结石胆囊炎行胆囊切除后病理检查发现胆囊癌,如局限于胆囊黏膜层,不必再行手术。如病理检查切缘浆膜阳性,应行再次手术切除浆膜和清除局部淋巴结。② 胆囊癌根治性切除术:适用于 Nevin Ⅱ、Ⅲ、Ⅳ 期和 UICC Ⅱ 期病变。切除范围除胆囊外还包括距胆囊床 2 cm 以远的肝楔形切除及胆囊引流区域的淋巴结清扫,但切除肝Ⅳ b 段(方叶)和Ⅴ段更合理和符合解剖。③ 胆囊癌扩大根治术:对 Nevin Ⅲ、Ⅳ 期和 UICC Ⅲ、ⅣA 期病变,国内、外均有越来越多成功手术治疗的报告,除根治性切除外,切除范围还包括右半肝或右三叶肝切除、胰十二指肠切除、肝动脉或(和)门静脉重建术,但手术创伤大。④ 姑息性手术:失去根治性手术机会的晚期胆囊癌患者,包括:多发肝转移灶、肝十二指肠韧带广泛侵犯、血管侵犯、腹膜转移灶或其他远处转移,姑息性减瘤手术并不能改善患者生存率且会增加创伤及转移风险,故不推荐行减瘤手术。此类患者多存在梗阻性黄疸或消化道梗阻,姑息性治疗的目的仅限于解除胆管及消化道梗阻,如:经内镜胆管塑料支架内引流术、经内镜鼻胆管引流术、经皮经肝胆管引流术、胃空肠吻合术等,以延长患者的生存时间和改善其生命质量。

意外胆囊癌的处理:术前临床诊断为胆囊良性疾病而行胆囊切除术,在术中或术后经病理学检查确诊为胆囊癌。意外胆囊癌多为 T1、T2 期胆囊癌。对于 Tis 期或 T1a 期意外胆囊癌,若术中胆囊完整切除,无破溃,无胆汁溢出,且胆囊置入标本袋内取出者,单纯行完整的胆囊切除术已达根治目的,无需行二次手术;否则需再次手术处理可能形成的转移灶,不推荐常规行经 Trocar 窦道切除。

(2)非手术治疗:胆囊癌目前尚无统一标准的化、放疗方案。基于目前现有的大样本回顾性研究及随机对照临床实验结果,T1N0 期胆囊癌患者 R0 切除术后,行化、放疗组和未行化、放疗组 5 年生存率比较,差异无统计学意义,故该期患者无需行术后化、放疗。≥T2 期,R1 切除或淋巴结阳性患者的化、放疗:该期患者行化、放疗能改善总体生存率,推荐此期患者应行基于氟尿嘧啶或吉西他滨的化疗方案,可以改善患者预后。放疗可减缓局部侵犯及提高淋巴结阳性患者的远期生存率。对于无法切除的局部晚期患者或远处转移患者,可酌情选择姑息性化疗和(或)放疗。

二、诊断标准

除了临床表现(如右季肋区疼痛、包块、黄疸等)和实验室检查以外,胆囊癌临床诊断主要依赖影像学检查。① 彩色多普勒超声检查是筛查胆囊癌最常用方法,其表现为:息肉型;肿块型;厚壁型;弥漫型。② EUS 检查经十二指肠球部和降部直接扫描胆囊,可精确显示胆囊腔内乳头状高回声或低回声团块及其浸润囊壁结构和深度,以及肝脏、胆管受侵犯的情况。③ 螺旋 CT 检查准确率为 83.0%～93.3%,动态增强扫描可显示肿块或胆囊壁的强化,在延迟期达高峰,可显示胆囊壁侵犯程度、毗邻脏器受累及淋巴结转移情况。④ 磁共振检查准确率为 84.9%～90.4%,动态增强扫描呈现快进慢出的特性,必要时可联合血管成像及磁共振胰胆管成像(MRCP)检查,可诊断肿瘤大小、肝脏侵犯程度、是否合并胆管扩张、血管侵犯、腹腔淋巴结转移及远处转移等。

可以直接取活检或抽取胆汁查找癌细胞。细胞学检查的阳性率不高,但结合影像学检查仍可对半数以上胆囊癌患者作出诊断。在肿瘤标本的 CEA 免疫组化研究报告中胆囊癌的 CEA 阳性率为 100%。进展期胆囊癌患者血清 CEA 值可达 9.6 ng/mL,但在早期诊断无价值。CA-199、CA-125、CA-153 等肿瘤糖类抗原仅能作为胆囊癌辅助诊断的参考。

三、误诊文献研究

1. 文献来源及误诊率　2004—2013 年发表在中文医学期刊并经遴选纳入误诊疾病数据库的胆囊癌误诊文献共 89 篇,累计误诊病例 1 517 例。39 篇文献可计算误诊率,误诊率 43.40%。

2. 误诊范围　本次纳入的 1 517 例胆囊癌误诊为 27 种疾病 1 566 例次,以消化系统疾病为主,居前三位的误诊疾病为胆囊炎胆石病、胆囊息肉、肝癌,少见的误诊疾病包括先天性胆囊缺失、胰占位性病变、十二指肠憩室、急性阑尾炎、肝管狭窄综合征、十二指肠恶性肿瘤、肠系膜囊肿、腹部肿物。48 例(3.07%)漏诊,9 例诊断不明确。具体见表 11-28-1。

表 11‑28‑1　胆囊癌主要误诊疾病

误诊疾病	误诊例次	百分比(%)	误诊疾病	误诊例次	百分比(%)
胆囊炎胆石病	965	61.62	胆囊腺瘤	7	0.45
胆囊息肉	159	10.15	胆囊腺肌症	6	0.38
肝癌	119	7.60	胆囊肥大	5	0.32
胰腺癌	98	6.26	肝脓肿	5	0.32
胆管癌	73	4.66	肝炎	4	0.26
梗阻性黄疸	19	1.21	结肠癌	3	0.19
肝肿瘤	12	0.77	卵巢肿瘤	3	0.19
肾肿瘤	10	0.64	胆囊萎缩	2	0.13
上消化道出血	9	0.57	胃炎	2	0.13

3. 医院级别　本次纳入统计的 1 517 例胆囊癌误诊 1 566 例次,其中误诊发生在三级医院 943 例次(60.22%),二级医院 577 例次(36.85%),一级医院 46 例次(2.94%)。

4. 确诊手段　本次纳入的 1 517 例胆囊癌,均经手术病理检查确诊。这里不排除纳入分析的文献存在选择偏倚,除手术病理检查确诊手段外,对于临床中不可手术的晚期患者可能存在应用 PET‑CT 等影像学检查临床诊断胆囊癌的病例。

5. 误诊后果　按照误诊数据库对误诊后果的分级评价标准,1 517 例胆囊癌误诊均造成Ⅱ级后果,为恶性肿瘤病情延误。

四、误诊原因分析

依据本次纳入的 89 篇文献提供的误诊原因出现频次,经计算机统计归纳为 11 项,以经验不足而缺乏对该病的认识、影像学诊断原因及过分依赖辅助检查结果为主要原因,见表 11‑28‑2。

表 11‑28‑2　胆囊癌误诊原因

误诊原因	频次	百分率(%)	误诊原因	频次	百分率(%)
经验不足,缺乏对该病的认识	67	75.28	并发症掩盖了原发病	6	6.74
影像学诊断原因	35	39.33	问诊及体格检查不细致	5	5.62
过分依赖辅助检查结果	33	37.08	手术中探查不细致	3	3.37
缺乏特异性症状体征	29	32.58	医院缺乏特异性检查设备	3	3.37
未选择特异性检查项目	14	15.73	多种疾病并存	2	2.25
诊断思维方法有误	13	14.61			

1. 经验不足,缺乏对该病的认识　作为胆管系统常见的恶性肿瘤之一,原发性胆囊癌发病率呈逐年上升的趋势,占胆囊手术的 2% 左右。在临床上,其中主要的原因是医生忽视原发性胆囊癌易与其他胆管疾病共存的特点。医生认为胆囊癌为罕见肿瘤,胆囊良性疾病诊断占主导,在思想上认识不足,临床诊断重视程度不够,大多仅考虑一般的胆囊疾病进行诊治。胆囊癌的临床表现与胆囊炎相似,且多数患者与胆囊炎、胆囊结石等良性疾病并存,从而在临床诊断过程中忽略了对胆囊癌的进一步诊断。文献报道,胆囊癌与胆囊炎或胆囊结石并存率高达 90%。因此,对胆囊结石、胆囊炎中老年患者,不能仅停留于良性疾病的诊断。对梗阻性黄疸症状缺乏警惕和进一步检查。诊断过程中只注意胆总管结石、胆总管癌、壶腹癌或胰头癌诊断,而忽略胆囊癌侵犯或转移压迫胆管这一晚期表现。因此,在检查和诊断胆囊良、恶性疾病时应考虑它们之间的关系,以减少胆囊癌的漏诊或误诊。

对病理性胆囊早期手术认识不足。早期胆囊癌无症状或仅有上腹部疼痛,应考虑胆囊癌伴有结石或胆囊炎的可能。一些胆囊癌可有反复发作的胆囊炎,病程可达 2~10 个月,甚至伴有急性胆囊炎发作。对病理性胆囊不应满足于原有胆囊炎、胆囊结石诊断,应怀疑胆囊癌的可能。因此,认识不足是造成早期胆囊癌漏诊或误诊的关键。

2. 过分依赖辅助检查结果   过度依赖影像学检查结果是胆囊癌误诊漏诊的主要原因之一,超声、CT、MRI 等影像学检查,由于医务人员技术水平及患者检查体位、病变位置、合并胆囊结石、胆囊息肉、胆囊炎等基础病的原因,早期缺乏特异征象。例如超声检查,由于对胆囊壁增厚的观察不够仔细,胆囊急、慢性炎症时,囊壁充血水肿或纤维增生,囊壁可明显增生,造成与胆囊癌的囊壁增厚难以鉴别,一般认为胆囊癌的囊壁增厚时内缘常不光整,增厚程度不规则,回声强弱不均匀。此外值得注意的是对胆囊壁钙化应高度警惕,约 25% 瓷性胆囊与胆囊癌高度相关,由于前壁钙化所致声影可掩盖癌瘤的声像改变。因此检查应作多个切面,注意后壁有无钙化呈现所谓双凸弧样声像改变,同样注意囊腔内有无团块样声像改变。而对于 CT 及 MRI 检查,胆囊结石、胆囊息肉、胆囊癌的密度和信号存在交叉重叠,作为天然对比剂的胆汁密度和信号也随疾病而高低不同,因此,CT 和 MRI 平扫对胆囊疾患的诊断能力有限。报道显示通过增强检查可改善组织对比.有助于胆囊壁厚度和黏膜情况的观察,并利于胆囊疾患鉴别诊断和胆囊癌分期。CT 和 MRI 常规检查方式均为横轴面,对发生在胆囊上、下壁和胆囊颈部的小病灶漏诊率较高。沿胆囊长短轴的冠状面和矢状面薄层扫描或重建,有助于克服肿瘤部位和部分容积效应等因素的影响。

3. 影像学诊断原因   对影像学检查认识不足。目前 B 超、经皮肝穿刺胆管造影(percutaneous tran-shepatic cholangiography,PTC)、内镜逆行胰胆管造影(endoscopic retrograde cholangio-pancreatography,ERCP)和 CT 扫描等影像诊断方法确诊率较低。B 超在胆囊疾病检查方面简单易行,但容易受患者腹壁厚度、肠管积气的影响,以及易受检查者主观因素的影响。谭建平等研究指出,B 超对原发性胆囊癌术前诊断的符合率为 81.25%,误诊率为 18.75%。ERCP、PTC 和口服胆囊造影常不显影,而 CT 和 B 超对早期胆囊癌也未能确诊。长期反复的胆囊炎或梗阻致胆汁成分改变,在 CT 扫描时胆汁密度增高,MRI 扫描时 T1W1 胆汁信号增高,T2W1 胆汁信号下降,使胆囊壁与胆汁间对比下降,不利于观察而容易漏诊。上述各检查均有其特殊性与局限性,应综合分析这些检查结果,选择性地应用,以减少延误诊断。

4. 缺乏特异性症状体征或未选择特异性检查项目   胆囊癌早期症状往往不明显、不典型,确诊者多数为晚期。实验室检查缺乏特异性指标,诊断胆囊癌的肿瘤标志物较少,血清 N-糖苷型蛋白、碱性磷酸酶、黄疸指数、谷氨酸转氨酶和 γ-谷氨酰转肽酶虽然有升高,但均缺乏特异性,对胆囊癌诊断价值不大。CEA、CA199 等肿瘤标志物,也仅能作为诊断治疗及病情监测参考。B 超引导下胆囊细针穿刺和选择性腹腔动脉造影可提高早期胆囊癌的检出率,但未被重视,临床上难以推广。

五、防范误诊措施

通过对误诊、漏诊的原因进行分析,对胆囊癌的早期发现、早期诊断、早期治疗是非常必要的,有助于胆囊癌的预防和治疗;有助于医生的诊疗水平的提高。

1. 认识胆囊癌超声声像图特征   超声图像不典型,如结石合并慢性炎症,胆囊壁增厚,需仔细分析囊壁厚是否为不规则、不均匀,结合超声血流分析,提高诊断率。胆囊穿孔形成包块时仔细分析包块的外形、内部回声及彩色血流。胆囊癌早期无特殊症状和体征,其他检查方法仅能发现一些晚期的征象,特异性超声能直接显示胆囊壁的增厚和胆囊腔内的肿块及胆囊区实性包块,从而提高胆囊癌的临床诊断水平。小结节型胆囊癌好发于囊颈部,在合并多量结石时可能漏诊,因此对胆囊结石的病例做超声检查时需改变体位使结石移动,以观察颈部囊壁的改变有助于提高小肿瘤的显示率。实块型胆囊癌虽丧失了正常胆囊的形态特征,但其解剖学标志——肝主裂的门脉右支根部指向胆囊的强回声线仍然存在是最重要的体征。

2. 加强对原发性胆囊癌的全面认识 原发性胆囊癌患者就诊时常缺乏特异性临床表现,多数为中上腹疼痛不适而就诊。因此,肝胆外科医生和超声科医生应加强对原发性胆囊癌 B 超影像的认识,加强对胆囊癌高危因素的认识,做好与其他胆管疾病的鉴别诊断,通过对原发性胆囊癌患者的临床表现、病史、实验室检查结果等进行深入的学习和思考,以提高综合判断能力,以提高胆囊癌的术前诊断率,减少漏诊和误诊的发生。

3. 与其他疾病的鉴别诊断要点 鉴别诊断方面应当注意:① 厚壁型胆囊癌与慢性胆囊炎的区别:通常,可以通过囊壁厚度和囊壁黏膜线的连续性对两者进行鉴别诊断。慢性胆囊炎的壁厚<1.0 cm,且壁增厚的程度较均匀,囊壁的黏膜线较为完整;厚壁型胆囊癌的壁厚明显,通常在 1.0 cm以上,且壁厚的程度不均匀,且囊壁黏膜线常不连续。② 与胆囊腺瘤的鉴别诊断:可以通过对胆囊动脉及供养动脉血流的阻力指数(RI)、血流的流速及流速峰谷比(A/B)值等进行两者的鉴别。若胆囊动脉及供养动脉血流不畅,RI 和 A/B 均高,则认为是癌变的情况。原发性胆囊癌可表现为高阻、中高速的胆囊动脉血流;而胆囊腺瘤或其他伪瘤样病灶则表现为血流较为顺畅,阻力小的特点。③ 与胆囊息肉的鉴别诊断:可以通过血流分布特点和血流阻力情况进行两者的判断。原发性胆囊癌的血流分布以杂乱型或分支状分布为主,血流阻力大;而胆囊息肉的血流分布以线状或点状分布为主,血流阻力相对较小。

4. 胆囊癌高危因素及预防措施 为了预防胆囊癌的发生,出现下列危险因素时应考虑行胆囊切除术,且胆囊标本应广泛取材进行病理学检查:直径>3 cm 的胆囊结石;合并有胆囊壁不均匀钙化、点状钙化或多个细小钙化的胆囊炎以及瓷性胆囊;胆囊息肉直径>10 mm;胆囊息肉直径<10 mm 合并胆囊结石、胆囊炎;单发或无蒂的息肉且迅速增大者(增长速度>3 mm/6 个月);合并胆囊结石、胆囊炎的胆囊腺肌症;胰胆管汇合异常合并胆囊占位性病变;胆囊结石合并糖尿病。出现下列情况时,建议间隔 6~12 个月行彩色多普勒超声动态检查胆囊:胆囊息肉;年龄超过 50 岁,特别是女性;肥胖症;有胆石症或胆囊癌家族史。

(丁震宇 刘玉辉 郭 放 谢晓冬 郑振东)

第二十九节 急性胆囊炎

一、概述

1. 病因及发病机制 急性胆囊炎是指胆囊的急性化脓性炎性病变。大多数患者伴有上腹部绞痛、腹肌紧张、发热和血白细胞计数增高,为胆石症长期存在引起的继发性改变,胆囊炎又进一步促进胆结石的形成和增多,二者互为因果关系。急性胆囊炎以女性多见,男女之比为 1∶(1.5~2);发病高峰年龄为 31~50 岁。常见的病因有胆囊出口部的梗阻、细菌的感染、严重创伤、烧伤或腹部手术后,此外,胰液反流入胆囊和胃肠道分泌的多种肽类激素都能影响胆囊的功能。急性胆囊炎病理改变为胆囊壁充血、水肿及囊腔内炎性渗出,导致整个胆囊膨胀肿大,镜下可见各层不同程度的水肿、炎细胞浸润直至积脓、坏疽和穿孔。胆汁随着胆盐及胆色素被吸收而代之以炎性渗出,逐渐变成浆液性、脓样或血性物。无石性胆囊炎因多处于危重状态,故难以发现,其炎症进展较快,常迅速发展至坏疽及穿孔。

2. 临床表现　主要表现为进食脂肪餐后或夜间发作的右上腹持续性钝痛伴阵发性加剧,疼痛可向后背及右肩放射,可伴恶心、呕吐,合并化脓性感染时常伴有高热,体温可达 40℃。查体除发现右上腹肌紧张、压痛及反跳痛外,大多数胆囊肿大者 Murphy 征阳性,约 15% 的患者因胆囊和周围炎性水肿及胆石压迫而出现黄疸。

3. 治疗原则　各型胆囊炎均需行手术(开腹或腹腔镜胆囊切除)治疗。急性单纯性胆囊炎病情有缓解趋势者,可采用禁食、解痉、补液、抗感染等治疗,待病情缓解后再择期手术。如病情无缓解,或诊断为化脓性胆囊炎或坏疽性胆囊炎时需手术治疗。

急性胆囊炎的总死亡率约为 3%～5%,半数以上因感染性休克、脓毒症及心血管、肺和糖尿病等并发症死亡。此外,炎症的程度也影响预后,气肿性、坏疽性胆囊炎及合并局限或弥漫性腹膜炎及穿孔性胆囊炎的死亡率可高达 20%～30%。

二、诊断标准

典型的临床表现、结合实验室和影像学检查,急性胆囊炎诊断一般无困难。需要和消化性溃疡穿孔、急性胰腺炎、高位阑尾炎、肝脓肿、胆囊癌、结肠肝曲癌或小肠憩室穿孔,以及右侧肺炎、胸膜炎和肝炎等疾病相鉴别。

三、误诊文献研究

1. 文献来源及误诊率　2004—2013 年发表在中文医学期刊并经遴选纳入误诊疾病数据库的急性胆囊炎误诊文献共 108 篇,累计误诊病例 501 例。25 篇文献可计算误诊率,误诊率 30.20%。

2. 误诊范围　本次纳入的 501 例急性胆囊炎误诊为 36 种疾病 507 例次,居前三位的误诊疾病为急性阑尾炎、急性冠状动脉综合征、急性胃肠炎。少见的误诊疾病包括腹腔脓肿、十二指肠瘘、胃肠吻合口瘘、肠穿孔、肝脓肿、酒精性肝硬化、肝癌、梗阻性黄疸、胆囊癌、腹壁脓肿、肾综合征出血热、肝包虫病、胆管蛔虫病、泌尿系结石、病毒性脑炎、糖尿病酮症酸中毒、主动脉夹层。另有 30 例次胆囊已穿孔仅作出胆囊炎诊断。4 例次仅作出腹部肿物、肠道肿瘤待查诊断,6 例次漏诊,2 例次初诊诊断不明确。主要误诊疾病见表 11-29-1。

表 11-29-1　急性胆囊炎主要误诊疾病

误诊疾病	误诊例次	百分比(%)	误诊疾病	误诊例次	百分比(%)
急性阑尾炎	118	23.27	胃十二指肠溃疡	13	2.56
急性冠状动脉综合征	103	20.32	病毒性肝炎	10	1.97
急性胃肠炎	57	11.24	肠道蛔虫病	10	1.97
上消化道穿孔	44	8.68	肠套叠	4	0.79
胃肠功能紊乱	24	4.73	肠系膜淋巴结炎	4	0.79
急性胰腺炎	19	3.75	支气管炎	3	0.59
肺炎	16	3.16	胆管炎	3	0.59
肠梗阻	14	2.76	腹膜炎	3	0.59

3. 容易误诊为急性胆囊炎的疾病　经对误诊疾病数据库全库检索发现,499 篇文献 74 种疾病共 1 665 例曾经误诊为急性胆囊炎,涉及 14 个系统或专科,以消化系统疾病和循环系统疾病居多,误诊疾病系统分布见表 11-29-2,主要确诊疾病见表 11-29-3。尚有 48 例最终确诊为:病毒性心肌炎、心绞痛、甲状腺功能减退症、甲状腺功能亢进症、自发性食管破裂、胃癌、肠梗阻、胆管蛔虫病、胆囊结核、腹部卒中、肠套叠、闭孔疝、大网膜扭转、股疝、Crohn 病、嗜酸性粒细胞性胃肠

病、双胆囊畸形、胆总管囊肿、腹腔干动脉栓塞、卵巢破裂、异位妊娠、宫腔积脓、卵巢癌、川崎病、多发性硬化、胸腔积液、肾周脓肿、自发性膀胱破裂、系统性红斑狼疮、汞中毒、非霍奇金淋巴瘤、传染性单核细胞增多症、脑梗死、急性闭角型青光眼。

表 11 - 29 - 2　容易误诊为急性胆囊炎的疾病系统分布

疾病系统	例　数	百分比(%)	疾病系统	例　数	百分比(%)
消化系统疾病	900	54.05	代谢性疾病	12	0.72
循环系统疾病	399	23.96	神经系统疾病	11	0.66
皮肤疾病	103	6.19	中毒性疾病	10	0.6
内分泌系统疾病	90	5.41	泌尿系统疾病	8	0.48
感染性疾病	60	3.6	妇产科疾病	6	0.36
呼吸系统疾病	39	2.34	自身免疫性疾病	4	0.24
血液系统疾病	22	1.32	眼科疾病	1	0.06

表 11 - 29 - 3　容易误诊为急性胆囊炎的疾病

确诊疾病	例　数	百分比(%)	确诊疾病	例　数	百分比(%)
胆囊癌	373	22.40	自发性气胸	13	0.78
急性心肌梗死	314	18.86	卟啉病	12	0.72
急性胰腺炎	111	6.67	细菌性肝脓肿	12	0.72
带状疱疹	103	6.19	癫痫	10	0.60
糖尿病酮症酸中毒	83	4.98	铅中毒	9	0.54
急性阑尾炎	75	4.50	结核性腹膜炎	8	0.48
黄色肉芽肿性胆囊炎	62	3.72	肝癌	8	0.48
主动脉夹层	61	3.66	伤寒	7	0.42
胰腺癌	46	2.76	恙虫病	7	0.42
大肠癌	36	2.16	泌尿系结石	6	0.36
上消化道穿孔	35	2.10	先天性肝内胆管扩张	6	0.36
肾综合征出血热	25	1.50	食管裂孔疝	5	0.30
胆囊扭转	24	1.44	高渗性高血糖状态	5	0.30
肺炎	22	1.32	副伤寒	4	0.24
内脏-冠状动脉反射综合征	19	1.14	Budd-Chiari 综合征	4	0.24
心力衰竭	19	1.14	新生儿气胸	3	0.18
Mirizzi 综合征	18	1.08	胃扭转	3	0.18
胆囊穿孔	17	1.02	先天性胆囊缺失	3	0.18
华支睾吸虫病	15	0.90	白血病	3	0.18
过敏性紫癜	14	0.84	多发性骨髓瘤	3	0.18
缺血性肠病	14	0.84			

4. 医院级别　本次纳入统计的 501 例急性胆囊炎误诊 507 例次,其中误诊发生在三级医院 250 例次(49.31%),二级医院 217 例次(42.80%),一级医院 33 例次(6.51%),其他医疗机构 7 例次(1.38%)。

5. 确诊手段　本次纳入的 501 例急性胆囊炎中,256 例(51.10%)经手术病理检查确诊,118 例(23.55%)经手术肉眼所见确诊,9 例(1.80%)经 CT 检查确诊,84 例(16.77%)经 B 超检查确诊,34 例(6.79%)依据症状体征及医技检查综合分析确诊。

6. 误诊后果　本次纳入的 501 例急性胆囊炎中,475 例文献描述了误诊与疾病转归的关联,

26 例预后与误诊关联不明确。按照误诊数据库对误诊后果的分级评价标准,可统计误诊后果的病例中,450 例(94.74%)为Ⅲ级后果,未因误诊误治造成不良后果;14 例(2.95%)造成Ⅱ级后果,手术扩大化或不必要的手术;11 例(2.32%)造成Ⅰ级后果,均为死亡。

四、误诊原因分析

依据本次纳入的 108 篇文献分析的误诊原因出现频次,经计算机统计归纳为 12 项,以问诊及体格检查不细致、经验不足缺乏对该病的认识及未选择特异性检查项目为主要原因,见表 11 - 29 - 4。

表 11 - 29 - 4　急性胆囊炎误诊原因

误诊原因	频　次	百分率(%)	误诊原因	频　次	百分率(%)
问诊及体格检查不细致	60	55.56	多种疾病并存	7	6.48
经验不足,缺乏对该病的认识	54	50.00	并发症掩盖了原发病	6	5.56
未选择特异性检查项目	43	39.81	患者主述或代述病史不确切	3	2.78
诊断思维方法有误	37	34.26	药物作用的影响	2	1.85
缺乏特异性症状体征	30	27.78	影像学诊断原因	2	1.85
过分依赖辅助检查结果	17	15.74	患者或家属不配合检查	1	0.93

1. 问诊及体格检查不细致　本组急性胆囊炎常见的误诊原因主要有问诊和体格检查的不细致。急性胆囊炎是一种常见的急腹症,80%是由胆囊结石引起,症状不典型,可有右上腹压痛和肌紧张,Murphy 征阳性,但右肝区叩击痛常见,一般血白细胞正常或稍高,尿胆红素呈阳性。通常很多门诊医生忽视对重要症状和病史的询问,如寒战、恶心、呕吐、食欲缺乏、进食后症状加重等表现,轻易将上述症状归结为患者的基础疾病及发热的伴随症状;经治医生对患者的体格检查不够细致,往往忽视了腹部查体的重要性,未进行仔细的腹部触诊、肝脏触诊及 Murphy 征的检查等,遗漏重要的体征和检查结果,例如腹肌紧张程度、有无压痛和反跳痛。

2. 经验不足缺乏对该病的认识　医生对于疾病的认识不全面,经验有限,往往会导致诊断思路的异常,容易出现误诊。还有部分患者的症状和体征不典型,同时合并有其他疾病以及并发症对原发疾病的掩盖等因素都会导致误诊的发生。老年人由于可能存在多种疾病或年龄相关方面的因素,对症状表述不够确切,有时家属也不能详尽补充病史,容易影响诊断的正确性;且老年人应激能力减低,对疼痛、炎症等刺激反应迟钝,急性胆囊炎发作还可诱发或加重其他慢性疾病,引起患者外周血白细胞不能明显升高,症状体征模糊,致误诊或漏诊。小儿胆囊炎临床表现轻重不一,缺乏特异性,某些症状与消化不良、新生儿黄疸、胃肠炎、腹泻病等很相似,且胆囊炎发病年龄较小,部分医师缺乏理论知识与临床经验,对 B 超检查不够重视,是造成小儿胆囊炎的误诊主要原因。患者及患者家属对于诊疗过程的配合程度和药物作用的影响都对诊断有一定的影响。

3. 未选择特异性检查项目　对白细胞及肝功能酶谱同时升高,并腹部影像学检查结果改变未引起重视。忽略了急性胆囊炎的相关检查(主要是腹部 B 超或 CT 检查)及化验。对于急性胆囊炎被误诊为急性冠状动脉综合征,冠脉造影是诊断急性冠状动脉综合征的金标准。但在冠脉造影前,心电图加心肌标志物加炎症性生物标记物三者结合,仍是其诊断的重要指标。

五、防范误诊措施

1. 提高对急性胆囊炎的认识　急性胆囊炎是一种常见急腹症,大部分由胆囊结石引起,其主要原因为胆囊管梗阻、致病菌入侵以及创伤或化学刺激。通常胆囊炎的典型表现为右上腹疼痛,部分病例表现为中上腹痛,在疾病早期尚未出现发热症状时,有高血压、冠心病等易患因素者应注意与冠心病、心肌梗死所致胸部疼痛鉴别。

2. 重视老年急性胆囊炎患者的临床表现 临床工作中,本病最容易误诊的是老年患者和儿童。通常老年人发生急性胆囊炎,初始常给人以病情较轻的假象,实则病情发展迅速,常并发胆囊积脓、坏死、穿孔,导致弥漫性腹膜炎、胆源性肝脓肿、膈下脓肿,甚至出现败血症,病死率高。提示临床工作中要熟悉老年急性胆囊炎的临床特点,当老年患者出现非典型急性胆囊炎症状,或按相应系统疾病治疗效果不佳时,应想到急性胆囊炎的可能。此外,医生应加强责任心,密切观察患者病情变化,反复仔细的体格检查,当病情逐渐加重时,很多入院查体未见的阳性体征可能出现。老年人急性胆囊炎发作时血常规、血胆红素检查往往正常,而尿胆红素阳性比率较高,因此应重视尿胆红素的检测,对该疾病的早期诊断有重要意义。

3. 选择特异性检查方法 对于怀疑腹部异常的患者,常规要选择有一定特异性的检查项目,如腹部平片、CT、B超等检查,B超检查特异性较好,检查方便快捷,副作用小,当病情变化时应反复检查,监测其变化可明显降低误诊率;并要注意相应的血常规、生化指标、肝功能等相关的项目,综合分析病史、心电图、化验检查、B超等各项临床资料,不能局限于某一疾病的诊断思路,以避免或减少该病的误诊误治。

(陶开山 李 霄 蒲 猛)

第三十节 股 疝

一、概述

疝囊通过股环、经股管向卵圆窝突出的疝,称为股疝。股疝的发病率约占腹外疝的3%~5%,40岁以上的女性高发。女性骨盆较宽大、联合肌腱和腔隙韧带较薄弱,以致股管上口宽大松弛而易发病。妊娠是腹内压增高的主要原因,在腹内压增高的情况下,对着股管上口的腹膜,被下坠的腹内脏器推向下方,经股环向股管突出而形成股疝。疝块进一步发展,即有股管下口顶出筛状板而至皮下层。疝内容物通常为大网膜或小肠,由于股管几乎是垂直的,疝块在卵圆窝处向前转折时形成一锐角,且股环本身较小,周围又多坚韧的韧带,因此股疝最容易嵌顿。在腹外疝中,股疝嵌顿者最多,高达60%。股疝一旦嵌顿,可迅速发展成为绞窄性疝,应特别注意。

通常疝块较小时,往往在腹股沟韧带下方卵圆窝处表现为一半球形的突起。平卧回纳内容物后疝块有时不能完全消失,这是因为疝囊外有很多脂肪堆积的缘故。由于股疝的疝囊颈较小,咳嗽冲击感也不明显。易复性股疝的症状较轻,常不为患者所注意,尤其是肥胖者更易疏忽。一部分患者可在久站或咳嗽时感到患处胀痛,并有可复性肿块。股疝一旦发生嵌顿,除引起局部明显疼痛外,也常伴有较明显的急性机械性肠梗阻,严重者甚至可以掩盖股疝的局部症状。通常由于股疝容易嵌顿,一旦嵌顿又可迅速发展为绞窄性疝。因此,股疝的诊断确定后,应及时手术。对于嵌顿性或绞窄性股疝,更应紧急手术。

二、诊断标准

典型的腹股沟疝可依据病史、症状和体格检查确立诊断。诊断不明确或有困难时可辅助行B超、MRI或CT等影像学检查,帮助建立诊断。影像学中的重建技术常可对腹股沟疝做出明确诊断。

三、误诊文献研究

1. 文献来源及误诊率　2004—2013 年发表在中文医学期刊并经遴选纳入误诊疾病数据库的股疝误诊文献共 45 篇,累计误诊病例 289 例。12 篇文献可计算误诊率,误诊率 30.22%。

2. 误诊范围　本次纳入的 289 例股疝误诊为 20 种疾病 292 例次,居前三位的误诊疾病为肠梗阻、腹股沟疝、脂肪瘤。少见的误诊疾病包括结肠癌、消化性溃疡、胰腺炎、腹股沟淋巴结继发恶性肿瘤、皮脂腺囊肿、髂窝脓肿、下肢脓肿、脂肪疝。1 例漏诊。主要误诊疾病见表 11 - 30 - 1。

表 11 - 30 - 1　股疝主要误诊疾病

误诊疾病	误诊例次	百分比(%)	误诊疾病	误诊例次	百分比(%)
肠梗阻	107	36.64	腹膜炎	7	2.40
腹股沟疝	71	24.32	腹股沟脓肿	5	1.71
脂肪瘤	34	11.64	子宫圆韧带囊肿	5	1.71
腹股沟淋巴结炎	25	8.56	腹股沟淋巴结结核	2	0.68
胃肠炎	16	5.48	大隐静脉曲张	2	0.68
阑尾炎	7	2.40	骨结核	2	0.68

3. 确诊手段　本次纳入的 289 例股疝,均为手术肉眼所见明确诊断。

4. 误诊后果　按照误诊数据库对误诊后果的分级评价标准,本组纳入的 289 例股疝中,287 例(99.31%)为Ⅲ级后果,发生误诊误治未造成不良后果;2 例(0.69%)造成Ⅰ级后果,均为死亡。

四、误诊原因分析

依据本次纳入的 45 篇文献分析的误诊原因出现频次,经计算机统计归纳为 11 项,其中问诊及体格检查不细致、经验不足缺乏对本病认识、诊断思维方法有误为主要原因,见表 11 - 30 - 2。

表 11 - 30 - 2　股疝误诊原因

误诊原因	频　次	百分率(%)	误诊原因	频　次	百分率(%)
问诊及体格检查不细致	36	80.00	影像学诊断原因	3	6.67
经验不足,缺乏对该病的认识	34	75.56	并发症掩盖了原发病	2	4.44
诊断思维方法有误	9	20.00	患者或家属不配合检查	1	2.22
过分依赖辅助检查结果	6	13.33	多种疾病并存	1	2.22
缺乏特异性症状体征	6	13.33	药物作用的影响	1	2.22
未选择特异性检查项目	4	8.89			

1. 问诊和体格检查不够细致　若以腹股沟韧带为界,股疝肿块应位于腹股沟韧带下方、耻骨结节外下方,股疝一般较小,不易回纳,无反复突出病史,与腹股沟疝不难鉴别。但多数医生并未详细地询问病史,尤其是腹部包快的性质和类型、诱发原因及缓解因素等情况都需要详细的咨询;查体时由于对患者会阴部暴露不全面,容易漏查腹股沟区。同时在临床工作中,面对就诊的患者查体和问诊的时间有限,如果碰到体征不典型、症状不明显的患者,与腹股沟疝鉴别诊断相对困难,易漏诊和误诊。此外,由于股疝容易出现嵌顿,加上老年患者反应迟钝,或合并某些慢性疾病,出现新症状时常不能引起注意,故有时易将股疝误诊肠梗阻。

2. 经验不足及缺乏对本病的认识　工作中倘若不能将本病置于常规的诊疗思路中,往往会将临床上相关性的症状如腹部包块、腹痛和肠梗阻的症状片面的用其他疾病解释,这也是本组常见的误诊原因之一。尤其是中年以上的女性患者,特别是遇到多次生育、慢性咳嗽、体质较差和便秘的女性患者,如果出现急腹症,临床医师经验不足,易误诊为胃肠炎急性发作、不完全性肠梗阻,但随着病情进展,嵌顿的内容物缺血坏死、腹痛激烈时,才考虑有嵌顿性股疝的可能。

3. 诊断思维方法有误 诊断思路不明确,诊断思维混乱也是常见的误诊原因。例如有的年轻医生不熟悉股疝的解剖结构,拘泥于临床症状,盲从于影像学检查结果,满足于并发症的诊断,过分地依赖或迷信医技检查的结果往往易导致误诊。且部分股疝患者无典型腹外疝的临床表现,疾病初期仅表现为腹股沟肿块,疝内容物较小时无明显症状,容易与腹股沟疝及腹股沟囊肿相混淆而误诊。

4. 过分依赖辅助检查结果 例如对于患者的体征和症状,简单的利用常规的思路对待,对于存在的包块未选择特异性好的 B 超及 CT 检查来明确包块内容物及性质造成误诊。当疝内容物为脂肪组织时,B 超也易误诊为脂肪瘤,此时必须结合临床症状及体征来综合诊断。

除此之外,某些患者不能及时就诊、并存疾病掩盖该疾病症状医技患者和家属不配合检查也是造成本组部分病例误诊和漏诊的原因之一。

五、防范误诊措施

1. 重视问诊和体格检查 股疝诊断主要依靠临床症状和体征。股疝一般可见腹股沟韧带下可复性肿块,当腹压增加或站立时可见肿块脱出,平卧或用手可将肿块还纳。股环周围为韧带组织,股管狭窄且几乎垂直,股疝疝出卵圆窝即向上前方突起,与腹股沟韧带形成一锐角,故难以自行回纳,嵌顿发生率较高,股疝一旦嵌顿,可快速发展为绞窄性疝,故及时明确诊断并治疗极为重要。

2. 提高对股疝的认识 临床工作中需要提高对股疝的认识,掌握本病与相关疾病的诊断与鉴别诊断要点,分析病史思路要宽,接诊老年患者,尤其是较肥胖者有急性腹痛及肠梗阻、腹膜炎体征时,需要认真询问病史,并进行腹股沟区及卵圆窝部的细致检查,腹股沟区有肿块者应了解立卧位时肿块大小的细微变化,通过病史的采集明确包块出现的情况、性质、是否活动、与体位变化和日常活动的影响有无关系,了解其基底部与韧带的关系,以排除股疝的可能。根据患者临床表现和体征,有必要全面检查及连续动态观察。一般说来,疝门部大小固定不变的肿块突然增大并伴腹痛,有助于股疝的诊断。

3. 恰当选择辅助检查 对于腹部沟区肿块的患者一定要进行肿块相关的检查,倘若鉴别有困难,可以进一步行 B 超或 CT 检查,明确包块的具体位置和内容物的性质。对于脂肪瘤和股疝的鉴别:股疝疝囊外常有一层增厚的脂肪组织,在疝内容物还纳后遗留的脂肪组织(局部肿块)并不一定完全消失,基底并不固定,活动度较大,此时又容易误诊为脂肪瘤。而股疝基底是固定而不能被推动的,依此可资鉴别。

(陶开山 李 霄 蒲 猛)

参考文献

[1] Abbas G,Schuchert MJ,Pettiford BL,et al. Contemporaneous management of esophageal perforation [J]. Surgery,2009,146(4):749 - 755.

[2] Al-Haddad M,Craig CA,Odell J,et al. The use of self-expandable plastic stents for non-malignant esophago-pleural fistulas[J]. Dis Esophagus,2007,20(6):538 - 541.

[3] Asano K,Suzuki H. Silent acid reflux and asthma control[J]. The New England Journal of Medicine, 2009,360(15):1551 - 1553.

[4] Benson AB, D'Angelica MI, Abrams TA, et al. Hepatobiliary cancer, version 2.[J]. J Natl Compr Canc Netw, 2014,12(8):1152 - 1182.

[5] Bobo WO, Billups WA, Hardy JD. Boethaave's syndrome: a review of six cases of spontaneous ruptures of the esophagus secondary to vomiting[J]. Ann Surg, 1970,172(6):1034 - 1038.

[6] Bohnhorst I, Jawad S, Lange B, et al. Prevalence of chronic rhinosinusitis in a population of patients with gastroesophageal reflux disease[J]. American journal of rhinology & allergy, 2015,29(3): e70 - e74.

[7] Bruggink JL, Tielliu IF, Zeebregts CJ, et al. Mesenteric ischemia after abdominal aortic aneurysm repair: a systemic review[J]. J Cardiovasc Surg (Torino), 2014,55(6):759 - 765.

[8] Chandra KM, Harding SM. Therapy Insight: treatment of gastroesophageal reflux in adults with chronic cough[J]. Nature clinical practice Gastroenterology & hepatology, 2007,4(11):604 - 613.

[9] Choi SY, Kim TS, Kim HJ, et al. Is it necessary to perform prophylactic cholecystectomy for asymptomatic subjects with gallbladder polyps and gallstones? [J]. J Gastroenterol Hepatol, 2010,25(6):1099 - 1104.

[10] Cunningham SC, Alexander HR. Porcelain gallbladder and cancer: ethnicity explains a discrepantliterature? [J]. Am J Med, 2007,120(4):e17 - e18.

[11] de Lutio di Castelguidone E, Merola S, Pinto A, et al. Esophageal injuries: spectrum of multi-detector row CT findings[J]. Eur J Radiol, 2006,59(3):344 - 348.

[12] de Schipper JP, Pull ter Gunne AF, Oostvogel HJ, et al. Spontaneous rupture of the oesophagus: Boerhaave's syndrome in 2008. Literature review and treatment algorithm[J]. Dig Surg, 2009,26(1):16.

[13] El-Serag HB, Havemann BD, Henderson CA. The association between gastro-oesophageal reflux disease and asthma: a systematic review[J]. Gut, 2007,56(12):1654 - 1664.

[14] Fenoglio LM, Benedetti V, Rossi C, et al. Eosinophilic Gastroenteritis with Ascites A Case Report and Review of the literature[J]. Digestive Diseases and sciences, 2003,48(5):1013 - 1020.

[15] Ford AC, Suares NC, Talley NJ. Meta-analysis: the epidemiology of noncardiac chest pain in the community[J]. Alimentary pharmacology & therapeutics, 2011,34(2):172 - 180.

[16] Fuks D, Regimbeau JM, Le Treut Y, et al. Incidental gallbladder cancer by the AFCGBC2009 study group[J]. World J Surg, 2011,35(8):1887 - 1897.

[17] Gaertner WB, Kwaan MR, Madoff RD, et al. Rectal cancer: An evidence-based update for primary care providers[J]. World J Gastroenterol, 2015,21(25):7659 - 7671.

[18] Gallahan WC, Conway JD. Diagnosis and management of gallbladder polyps[J]. Gastroenterol Clin North Am, 2010,39(2):359 - 367.

[19] Ganz RA, Edmundowicz SA, Taiganides P A, et al. Long-Term Outcomes of Patients Receiving a Magnetic Sphincter Augmentation Device for Gastroesophageal Reflux[J]. Clin Gastroenterol Hepatol, 2015, pii: S1542 - S3565.

[20] Gao F, Hobson AR, Shang ZM, et al. The prevalence of gastro-esophageal reflux disease and esophageal dysmotility in Chinese patients with idiopathic pulmonary fibrosis[J]. BMC gastroenterology, 2015,15(1):26.

[21] Gazelle GS, Goldberg SN, Solbiati L, et al. Tumor ablation with radio-frequency energy[J]. Radiology, 2000,217(3):633 - 646.

[22] Gonzalez-Escobedo G, Marshall JM, Gunn JS. Chronic and acute infection of the gallbladder by Salmonella Typhi: understanding the carrier state[J]. Nat Rev Microbiol, 2011,9(1):914.

[23] Gupta NM, Kaman L. Personal management of 57 consecutive patients with esophageal perforation[J]. Am J Surg, 2004,187(1):58 - 63.

[24] Ha GW, Lee MR, Kim JH. Cholecystocolic fistula caused by gallbladder carcinoma: preoperatively misdiagnosed as hepatic coloncarcinoma[J]. World J Gastroenterol, 2015,21(15):4765 - 4769.

[25] Hill AG, Tiu AT, Martin IG. Boerhaave's syndrome:10 years experience and review of the literature[J]. Surg, 2003,73(12):1008 - 1010.

［26］Hu ZW, Wu JM, Liang WT, et al. Gastroesophageal reflux disease related asthma: From preliminary studies to clinical practice［J］. World J Respirol, 2015,5(1):58 - 64.

［27］Huber-Lang M, Henne-Bruns D, Schmitz B, et al. Esophageal perforation: principles of diagnosis and surgical management［J］. Surg Today, 2006,36(4):332 - 340.

［28］Hueman MT, Vollmer J, Pawlik TM. Evolving treatment strategies for gallbladder cancer ［J］. Ann Surg Oncol, 2009,16(8):2101 - 2115.

［29］Hundal R, Shaffer EA. Gallbladder cancer: epidemiology and outcome［J］. Clin Epidemiol, 2014,6: 99 - 109.

［30］Hyun JJ, Bak YT. Clinical significance of hiatal hernia［J］. Gut and liver, 2011,5(3):267 - 277.

［31］Ingebrigtsen T S, Marott J L, Vestbo J, et al. Gastro-esophageal reflux disease and exacerbations in chronic obstructive pulmonary disease［J］. Respirology, 2015,20(1):101 - 107.

［32］Jang JY, Kim SW, Lee SE, et al. Differential diagnostic and staging accuracies of high resolution ultrasonography, endoscopic ultrasonography, and multidetector computed tomography for gallbladder polypoid lesions and gallbladder cancer［J］. Ann Surg, 2009,250(6):943 - 949.

［33］Jemal A, Thomas A, Murray T, et al. Cancer statistics［J］. Cancer Clin, 2002,52(2):2347.

［34］Kamangar F, Dores GM, Anderson WF. Patterns of cancer incidence, mortality, and prevalence across five con tints: den fin in g priorities to reduce cancer disparities in different geographic regions of the world［J］. J Clin Oncol, 2006,24(14):2137 - 2150.

［35］Kang GH, Yoon BY. A case of spontaneous esophagopleural fistula successfully treated by endoscopic stent insertion［J］. Clin Endosc, 2013,46(1):91 - 94.

［36］Katz PO, Gerson LB, Vela MF. Guidelines for the diagnosis and management of gastroesophageal reflux disease［J］. The American journal of gastroenterology, 2013,108(3):308 - 328.

［37］Kim SJ, Lee JM, Lee JY, et al. Accuracy of preoperative T-staging of gallbladder carcinoma using MDCT［J］. AJR Am J Roentgenol, 2008,190(1):74 - 80.

［38］Kohn GP, Price RR, DeMeester SR, et al. Guidelines for the management of hiatal hernia［J］. Surgical Endoscopy, 2013,27(12):4409 - 4428.

［39］Kumar P, Sarkar PK. Late results of primary esophageal repair for spontaneous rupture of the esophagus (Boerhaave's syndrome)［J］. Surgery, 2004,89(1):1520.

［40］Kumar S, Burney IA, Zahid KF, et al. Colorectal Cancer Patient Characteristics, Treatment and Survival in Omana Single Center Study［J］. Asian Pac J Cancer Prev, 2015,16(12):4853 - 4858.

［41］Kumaran V, Gulati MS, Paul SB, et al. The role of dual-phase helical CT in assessing resectability of carcinoma of the gallbladder［J］. Eur Radiol, 2002,12(8):1993 - 1999.

［42］Maker AV, Butte JM, Oxenberg J, et al. Is port site resection necessary in the surgical management of gallbladder cancer? ［J］. Ann Surg Oncol, 2012,19(2):409 - 417.

［43］Marco De Lucas E, Sádaba P, Lastra García-Barón P, et al. Value of helical computed tomography in the management of uppe resophageal foreign bodies［J］. Acta Radiol, 2004,45(4):369 - 374.

［44］Martardos Gar, et al. Primary leiomyosarcoma of the gallbladder［J］. Rev Esp Enferm Dig, 2010,102 (1):67 - 68.

［45］Mojica P, Smith D, Ellenhorn J. Adjuvant radiation therapy is associated with improved survival for gallbladder carcinoma with regional metastatic disease［J］. J Surg Oncol, 2007,96(1):813.

［46］Nomura T, Shirai Y, Sandoh N, et al. Cholangiographic criteria for anomalous union of the pancreatic and biliary ducts［J］. Gastrointest Endosc, 2002,55(2):204 - 208.

［47］Ochiai T, Hiranuma S, Takiguchi N, et al. Treatment strategy for Boerhaave's syndrome［J］. Dis Esophagus, 2004,17(1):98 - 103.

［48］Oranu AC, Vaezi MF. Noncardiac chest pain: gastroesophageal reflux disease［J］. The Medical clinics of

North America，2010，94(2)：233-242.

[49] Pandey D. Surgical management of gallbladder cancer[J]. Indian Journal of Surgery，2009，71(6)：363-367.

[50] Park KW，Kim SH，Choi SH，et al. Differentiation of nonneoplastic and neoplastic gallbladder polyps 1 cm or bigger with multi-detector row computed tomography[J]. J Comput Assist Tomogr，2010，34(1)：135-139.

[51] Randi G，Franceschi S，La Vecchia C. Gallbladder cancer worldwide：geographical distribution and risk factors[J]. Int J Cancer，2006，118(7)：1591-1602.

[52] Rodriguez L，Rodriguez P，Gomez B，et al. Two-year results of intermittent electrical stimulation of the lower esophageal sphincter treatment of gastroesophageal reflux disease[J]. Surgery，2015，157(3)：556-567.

[53] Sakae TM，Pizzichini MM，Teixeira PJ，et al. Exacerbations of COPD and symptoms of gastroesophageal reflux：a systematic review and meta-analysis[J]. J Bras Pneumol，2013，39(3)：259-271.

[54] Salminen P，Gullichsen R，Laine S. Use of self-expandable metal stents for the treatment of esophageal perforations and anastomotic leaks[J]. Surg Endosc，2009，23(7)：1526-1530.

[55] Schnelldorfer T. Porcelain gallbladder：a benign process or concern formalignancy? [J]. J Gastrointest Surg，2013，17(6)：1161-1168.

[56] Siegel R，Ma J，Zou Z，et al. Cancer statistics，2014[J]. CA Cancer J Clin，2014，64(1)：929.

[57] Stefanidis D，Hope WW，Kohn GP，et al. Guidelines for surgical treatment of gastroesophageal reflux disease[J]. Surgical Endoscopy，2010，24(11)：2647-2669.

[58] Stinton LM，Shaffer EA. Epidemiology of gallbladder disease：cholelithiasis and cancer[J]. Gut Liver，2012，6(2)：172-187.

[59] Subramanian CR，Triadafilopoulos G. Refractory gastroesophageal reflux disease[J]. Gastroenterology report，2015，3(1)：41-53.

[60] Sweet MP，Patti MG，Hoopes C，et al. Gastro-oesophageal reflux and aspiration in patients with advanced lung disease[J]. Thorax，2009，64(2)：167-173.

[61] Tateishi R，Shiina S，Teratani T，et al. Percutaneous radiofrequency ablation for hepatocellular carcinoma. An analysis of 1000 cases[J]. Cancer，2005，103(6)：1201-1209.

[62] Torre LA，Bray F，Siegel RL. Global cancer statistics[J]. CA Cancer J Clin，2015，65(2)：87-108.

[63] Tsalis K，Blouhos K，Kapetanos D，et al. Conservative management for an esophageal perforation in a patient presented with delayed diagnosis：a case report review of the literature[J]. Cases J，2009，2：67-84.

[64] Tseng JH，Wan YL，Hung CF，et al. Diagnosis and staging of gallbladder carcinoma. Evaluation with dynamic MR imaging[J]. Clin Imaging，2002，26(3)：177-182.

[65] Vakil N，van Zanten SV，Kahrilas P，et al. The Montreal definition and classification of gastroesophageal reflux disease：a global evidence-based consensus[J]. The American journal of gastroenterology，2006，101(8)：1900-1920.

[66] Vial CM，Whyte RI. Boerhaave's syndrome：diagnosis and treatment Boerhaave syndrome：diagnosis and treatment[J]. Surg Clin North Am，2005，85(3)：515-524.

[67] Wang ZG. It is gastroesophageal reflux disease，not asthma：a case report[J]. Chin Med Sci J，2006，21(3)：189-193.

[68] Wang Z，Hu Z，Wu J，et al. Insult of gastroesophageal reflux on airway：clinical significance of pharyngeal nozzle[J]. Frontiers of medicine，2015，9(1)：117-122.

[69] Wels W，Moritz D，Schmidt M，et al. Biotechnological and genetherapeutic strategies in cancer treatment[J]. Gene，1995，159(1)：73-80.

[70] Wernberg JA，Lucarelli DD. Gallbladder cancer[J]. Surg Clin North Am，2014，94(2)：343-360.

[71] Xu LN，Zou SQ. A clinicopathological analysis in unsuspected gallbladder carcinoma：a report of 23 cases[J]. World J Gastroenterol，2007，13(12)：1857-1860.

［72］Yang T，Zhang BH，Zhang J，et al．Surgical treatment of xanthogranulomatous cholecystitis：experience in 33 cases［J］．Hepatobiliary Pancreat Dis Int，2007,6（5）：504－508.

［73］Zelenik K，Matousek P，Formanek M，et al．Patients with chronic rhinosinusitis and simultaneous bronchial asthma suffer from significant extraesophageal reflux［J］．International forum of allergy & rhinology，2015,6（6）：16.

［74］艾中立,钱群.溃疡性结肠炎的发病机理及临床特点［J］.大肠肛门病外科杂志,2004,10（2）：92－94.

［75］安柏林.急性阑尾炎误诊的原因及预防措施［J］.医学信息：中旬刊,2010,5（12）：35－73.

［76］安专.胃十二指肠溃疡穿孔误诊为急性阑尾炎的临床分析［J］.井冈山医专学报,2009,16（3）：49,54.

［77］蔡翊,易为民.慢性胰腺炎并脾动脉假性动脉瘤形成致反复消化道出血［J］.临床误诊误治,2014,27（8）：34.

［78］曹其运.小儿急性肠系膜淋巴结炎48例临床分析［J］.中外医疗,2012,（21）：95.

［79］曾利川,杨汉丰,徐晓雪,等.原发性胆囊癌MRI误诊分析［J］.华西医学,2014,3：514－516.

［80］陈飞云,张正伟,喻登明.回盲部淋巴结炎并脓肿形成误诊为急性阑尾炎1例分析［J］.中国误诊学杂志,2011,11（6）：1288.

［81］陈汉,吴孟超.经皮微波热凝治疗肝癌的疗效观察［J］.中华肿瘤杂志,2002,24（1）：65－67.

［82］陈杰.急性阑尾炎12例误诊体会［J］.检验医学与临床,2011,8（3）：378－379.

［83］陈刘生.成人肠套叠30例临床分析［J］.河南外科学杂志,2005,11（6）：19－20.

［84］陈旻湖,侯晓华,肖英莲,等.2014年中国胃食管反流病专家共识意见［J］.胃肠病学,2015,3（10）：155－168.

［85］陈清勇,江中勇,贺林,等.肝结核30例误诊分析［J］.临床误诊误治,2001,14（4）：252.

［86］陈文智,杜国平,李国华.老年消化性溃疡的误漏诊分析［J］.医学信息,2010,23（2）：375－376.

［87］陈小银.食管癌误诊3例分析［J］.中国误诊学杂志,2010,10（4）：868－869.

［88］陈孝平,石应康,邱贵兴,等.外科学［M］.北京：人民卫生出版社,2010.

［89］陈孝平,汪建平,秦新裕,等.外科学［M］.8版.北京：人民卫生出版社,2013.

［90］陈洋,王澄泉,蔡亲磊.老年性食管裂孔疝44例的放射诊断［J］.中国老年学杂志,2011,31（2）：1472－1473.

［91］陈玉祥,倪帮高,杨及清.老年人腹股沟疝治疗167例分析［J］.中国误诊学杂志,2001,1（9）：1412－1413.

［92］陈子华,冯超,陈能志.成人肠套叠的诊断和治疗：附58例报告［J］.中国普通外科杂志,2003,12（4）：262－264.

［93］程嘉,赵瑞.高频彩色多普勒超声在小儿急腹症中的诊断价值分析［J］.中国实用医药,2013（36）：142－143.

［94］程利,黄梅芳,邓长生.Crohn病与肠结核鉴别诊断的研究进展［J］.医学新知杂志,2013,21（3）：201－203.

［95］程琳,陈波,郑阳春,等.Meckel憩室并间歇性下消化道出血的辅助诊断分析［J］.中国民康医学,2006,18（7A）：588.

［96］程玉萍,华川,许亚辉.肝硬化与肝癌患者血清C反应蛋白测定的临床价值［J］.华北国防医药,2007,19（3）：57－59.

［97］崔书中,巴明臣,陆勤,等.小肠间质瘤47例诊治分析［J］.中华肿瘤防治杂志,2009,16（2）：144－146.

［98］代万林,杨义.布加综合征临床分析［J］.河北医药,2011,33（8）：1202－1203.

［99］戴映平.青年人胃癌30例临床分析［J］.国际医药卫生导报,2006,12（2）：38－39.

［100］党中伟,方克科,曹敏.肠结核误诊为阑尾炎分析［J］.临床误诊误治,2007,20（3）：19.

［101］董汉光,于江,李敬华,等.胰头肿块型慢性胰腺炎45例诊断分析［J］.中华胰腺病杂志,2011,11（5）：363－364.

［102］董秀君.产后结核6例临床分析［J］.当代医学,2011,17（2）：85.

［103］董迎,崔华雷.消化性溃疡穿孔诊断与治疗的最新进展［J］.医学综述,2009,15（1）：107－109.

［104］杜紫雷.胰腺实性假乳头状瘤的螺旋CT征象分析［J］.新乡医学院学报,2011,28（1）：76－78.

[105] 段立纪,杨云江,孙海光,等.特殊类型阑尾炎误漏诊原因分析[J].临床误诊误治,2005,18(2):102.

[106] 段丽萍,吕愈敏,胡传松,等.嗜酸粒细胞性胃肠炎的临床多样性[J].中华消化杂志,2001,21(1):32-34.

[107] 方长民.老年急性阑尾炎误诊 20 例分析[J].中国误诊学杂志,2007,7(16):3801.

[108] 房树坤.自发性食管破裂一例的诊治体会[J].中外医疗,2011,30(22):49-51.

[109] 冯国权,苟义章,杨尚军.肠结核并结核性腹膜炎误诊为阑尾穿孔[J].临床误诊误治,2009,22(5):50.

[110] 冯志,郭志芳,王健.老年急性胆囊炎临床治疗 90 例[J].中国实用医刊,2013,40(5):104-105.

[111] 甘华田,欧阳钦,邱春华,等.成都市 55 例 Crohn 病临床病理分析[J].临床内科杂志,2000,17(5):301-303.

[112] 郜非.妊娠合并急性阑尾炎 67 例诊治分析[J].解放军医药杂志,2011,23(2):52-53.

[113] 耿庆,胡浩,张本固.老年食管裂孔疝 102 例临床特点[J].中国老年学杂志,2012,32(7):5424-5425.

[114] 耿志强,刘华雷.以发热、脾大为主要表现的溃疡性结肠炎误诊一例[J].临床误诊误治,2012,25(3):15.

[115] 龚静山,杨鹏,徐坚民,等.胃肠道间质瘤的 CT 和 MRI 诊断[J].临床放射学杂志,2008,27(1):62.

[116] 龚利平,肖承年,龚华,等.溃疡性结肠炎的内镜特点和临床分析[J].中国现代医生,2010,48(20):112-113.

[117] 苟昭映,杨万仁,张勇,等.42 例青年人食管贲门癌的特征分析[J].现代医药卫生,2006,22(8):1175-1176.

[118] 古国容.老年胃十二指肠溃疡穿孔 53 例临床分析[J].检验医学与临床,2010,7(13):1367-1368.

[119] 谷云芝.小儿急性阑尾炎 132 例诊断与治疗分析[J].中国误诊学杂志,2008,8(5):1230.

[120] 官红雨,班牲生.股疝 11 例误诊分析[J].中国煤炭工业医学杂志,2004,7(4):384.

[121] 郭晓钟,钱家鸣,王兴鹏.胰腺肿瘤学[M].北京:人民军医出版社,2012:241-245.

[122] 韩丽红,杨阳,王玲玲,等.初发重型溃疡性结肠炎误诊为急性细菌性痢疾[J].临床误诊误治,2007,20(11):34.

[123] 何慧霞,黄书亮,李景涛,等.溃疡性结肠炎 54 例临床及内镜表现分析[J].中国煤炭工业医学杂志,2009,12(3):384-385.

[124] 何勇.胃肠道间质瘤临床病理特点及外科治疗预后因素分析[J].现代预防医学,2010,37(5):985-987.

[125] 胡淑芳.高频彩色多普勒超声诊断小儿肠系膜淋巴结炎[J].基层医学论坛,2009,13(2):33-34.

[126] 胡志万,高登辉,汪泳,等.胰头肿块型慢性胰腺炎的临床分析[J].肝胆外科杂志,2012,20(2):107-109.

[127] 胡志伟,汪忠镐,纪涛,等.腹腔镜胃底折叠与食管扩张术治疗儿童胃食管反流病致消化性食管狭窄[J].临床误诊误治,2015,28(7):74-76.

[128] 胡志伟,汪忠镐,吴继敏,等.胃食管反流相关呼吸疾病及其外科治疗策略[J].临床误诊误治,2013,26(7):62-66.

[129] 黄德旺,智发朝.布加综合征 48 例误诊原因分析[J].临床误诊误治,2001,14(4):264-265.

[130] 黄贵,郭广敏.MSCT 对腹内胃肠外间质瘤的诊断及鉴别诊断价值[J].吉林医学,2010,31(18):2872-2873.

[131] 黄红,常淑娴,张英男.高频超声诊断小儿肠系膜淋巴结炎的价值[J].中外医学研究,2009,7(11):89.

[132] 黄华,欧希,潘海斌,等.腹部结核 56 例诊治体会[J].广东医学,2005,26(9):1256-1258.

[133] 黄婷.16 层螺旋 CT 在食管裂孔疝诊断中的应用[J].中国医学装备,2013,10(1):88-89.

[134] 黄学友,熊军,姚采菊.阑尾结核与肠结核并存误诊为急性阑尾炎[J].临床误诊误治,2007,20(12):39-40.

[135] 季锋,沙红,韩新巍,等.腹腔镜 Nissen 胃底折叠联合高选择性迷走神经切断治疗食管反流病[J].中华普通外科杂志,2014,29(6):473-474.

[136] 荚敏,黄培林.KRAS 基因在胰腺癌发生发展中的作用[J].东南大学学报:医学版,2014,33(4):513-516.

[137] 贾晓东.胆石症与冠心病的关系[J].现代中西医结合杂志,2009,18(8):902903.

[138] 江红,臧国庆,朱明芬,等.糖尿病并细菌性肝脓肿 17 例临床分析[J].临床误诊误治,2010,23(2):

124－125.
[139] 金恩鸿，高玉明，唐金福. 溃疡性肠结核并肠膀胱瘘误诊一例[J]. 中国医学创新，2013，10(8)：9.
[140] 金懋林. 胃癌化学治疗的发展与运用[J]. 中国肿瘤临床，2000，27(10)：792－798.
[141] 康俊生，乔峰，聂磊. 小儿股疝一例[J]. 中华小儿外科杂志，2007，28(3)：144.
[142] 康忠. 48 例老年急性胆囊炎的手术治疗分析[J]. 中国医药指南，2013，11(11)：636－637.
[143] 雷嘉，方晓岩，杨家成，等. 以肠穿孔并急性腹膜炎为表现的 Crohn 病[J]. 临床误诊误治，2011，24(3)：72.
[144] 黎介寿. Meckel 憩室[M]//吴阶平，裘法祖. 黄家驷外科学. 6 版. 北京：人民卫生出版社，1999.
[145] 李兵. 老年人胃十二指肠溃疡穿孔外科治疗体会[J]. 当代医学，2010，16(2)：85－86.
[146] 李炳杰. 28 例肝结核诊治分析[J]. 中国实用医药，2011，6(1)：78－79.
[147] 李琛，燕敏，薛建元. 青年女性胃癌的临床病理分析[J]. 外科理论与实践，2003，1(8)：31－33.
[148] 李峰，廖娟，冯颖. 老年急性结石性胆囊炎二例穿孔[J]. 临床误诊误治，2009，22(4)：88.
[149] 李红霞，侯丽英. 青年胃癌合并腹膜转移误诊为结核性腹膜炎 4 例分析[J]. 山西医药杂志，2005，34(3)：254－255.
[150] 李建东，赵法云，王磊，等. 内径黏膜下注射氟尿嘧啶在食管裂孔疝治疗中的应用研究[J]. 华北国防医药，2011，23(1)：18－20.
[151] 李建平，王进亮. 胰腺癌周围淋巴结转移误诊为腰腰椎间盘突出症症 1 例[J]. 中国误诊学杂志，2012，12(2)：504.
[152] 李静. 3 例胃癌误诊病例分析[J]. 中国现代药物应用，2010，4(21)：196.
[153] 李静. 老年人细菌性肝脓肿临床特点分析[J]. 中国误诊学杂志，2009，9(22)：5367－5368.
[154] 李玲玲. 急性胆囊炎的临床特点及治疗措施探讨[J]. 中外医学研究，2013，11(7)：119.
[155] 李美琳，王仲，杜铁宽，等. 肝脓肿临床特点及抗菌药物的治疗策略(附 58 例分析)[J]. 临床误诊误治，2014，27(1)：77－79.
[156] 李敏超，张和生. 8 例肝结核误漏诊原因分析[J]. 西部医学，2005，17(4)：305－306.
[157] 李培亮，仝麟龙，李红普. 42 例缺血性肠病临床探讨[J]. 白求恩军医学院学报，2007，5(1)：89.
[158] 李强，李琦，李华亮. 误诊为急性阑尾炎 14 例原因分析[J]. 临床误诊误治，2004，17(4)：295.
[159] 李彤寰. 糖尿病合并肺炎克雷伯杆菌性肝脓肿的临床特点及误诊分析[J]. 临床肝胆病杂志，2009，25(4)：266－268.
[160] 李伟. 胰腺癌 12 例误诊分析[J]. 临床误诊误治，2007，20(4)：43.
[161] 李小平，马霁波，许丰，等. 覆膜支架治疗良性食管瘘的临床应用[J]. 中华消化内镜杂志，2012，29(12)：709－710.
[162] 李晓武，尚培中，贾国洪，等. 腹腔镜胆总管探查诊治胆源性急性胰腺炎 46 例临床分析[J]. 解放军医药杂志，2012，24(7)：58.
[163] 李秧，孙燕妮，翟佩任. 原发性硬化性胆管炎误诊为淤胆性肝炎 1 例[J]. 西北国防医学杂志，2009，30(2)：105.
[164] 李迎春，彭程，刘翠兰，等. 应用电子胃镜诊断儿童食管裂孔疝 69 例的应用价值[J]. 重庆医学，2013，42(3)：838－839.
[165] 李昱，杨旭太. 腹腔镜胆囊切除术漏诊胃肠道肿瘤分析[J]. 临床误诊误治，2005，18(1)：28.
[166] 李泽纯，尉佳林，栗容. 以心前区疼痛为表现的消化性溃疡误诊 1 例[J]. 临床军医杂志，2011，39(3)：442.
[167] 李兆申，贝政平，王琍琳. 消化道疾病诊疗标准[M]. 上海：上海科学普及出版社，2014.
[168] 李兆申. 胃肠道疾病内镜诊断与治疗学[M]. 北京：人民卫生出版社，2009.
[169] 李志婷，徐力东. 以持续高热为首发症状的溃疡性结肠炎 1 例[J]. 河北医药，2007，29(5)：526－527.
[170] 梁连春，金怡. 原发性胆汁性肝硬化 18 例临床分析[J]. 临床误诊误治，2003，16(1)：49－50.
[171] 梁棋，余汉濠，宋伟，等. 胃镜下金属钛夹治疗自发性食管破裂[J]. 中华消化杂志，2012，32(9)：641－642.

［172］林斌,周宇,麦海妍.38 例 Crohn 病的内镜检查和临床病理分析[J].广东医学院学报,2004,22(4):397-398.

［173］林兴达.进展期胃癌 56 例误诊原因分析[J].临床合理用药杂志,2011,4(33):104.

［174］凌亭生.食管癌.//施瑞华.消化疾病诊断流程与治疗策略[M].北京:科学出版社,2007:89-90.

［175］刘翠英,赵红娜,王占国.原发性胆汁性肝硬化 26 例误诊分析[J].临床误诊误治,2005,18(3):214.

［176］刘丹.高龄老年特发性肠套叠误诊为阑尾周围脓肿[J].临床误诊误治,2009,22(9):28.

［177］刘峰,耿宏斌.食管上段癌临床误诊分析[J].现代肿瘤医学,2007,15(8):1127-1128.

［178］刘国军,毛哲玉,周俊伟,等.胃外及胃壁间质瘤误诊一例[J].临床误诊误治,2009,22(3):49-50.

［179］刘景亮,金锋,张强.肠结核的诊断与治疗体会[J].中华实用诊断与治疗,2009,23(2):305306.

［180］刘骏方,龙清云,孙骏谟.Meckel's 憩室的临床及影像学诊断[J].实用放射学杂志,2004,20(1):78.

［181］刘生军.异位阑尾炎早期误诊临床分析:附 18 例报告[J].临床误诊误治,2005,18(9):646.

［182］刘省存,周久华.自发性食管破裂 12 例诊治分析[J].医学临床研究,2005,22(9):1271-1273.

［183］刘世强.老年人胃十二指肠急性穿孔 28 例临床分析[J].广州医药,2010,41(6):28-29.

［184］刘先胜,徐永健.脓胸的处理[J].中国实用内科杂志,2008,28(2):84-85.

［185］刘新能,郑桂芳.Crohn 病误诊为阑尾炎[J].临床误诊误诊,2008,21(1):62.

［186］刘杏丽.糖尿病合并细菌性肝脓肿 17 例临床分析[J].浙江临床医学,2010,6(12):602-603.

［187］刘一,张波,刘颖,等.溃疡性结肠炎合并肺脏损害 3 例报告[J].中国综合临床,2007,23(3):281-282.

［188］刘漪,蓝红林,袁晟光.糖尿病合并细菌性肝脓肿临床分析[J].华夏医学,2007,20(2):238-239.

［189］刘宜禄.急性肠系膜淋巴结炎误诊为急性阑尾炎临床分析[J].临床误诊误治,2007,20(2):79.

［190］刘振,陈晓红.误诊学[M].济南:山东科学技术出版社,2001:227-228.

［191］刘子君,杨士勇,卞建民.成人 Meckel 憩室 4 例分析[J].中国误诊学杂志,2012,12(4):943.

［192］卢世庆.误诊为阑尾炎的病例分析 4 例[J].中国社区医师(医学专业),2012,14(36):245-246.

［193］卢颖,黄光亮,谢晓燕,等.自身免疫性胰腺炎超声表现及与胰腺癌的鉴别[J].中华超声影像学杂志,2014,23(4):308-311.

［194］陆丽.青年人胃癌的临床特点及误诊原因分析[J].实用临床医学,2007,8(1):27-28.

［195］陆怡,周琦,贺凤凤.老年人胆囊疾病若干问题探讨[J].中国老年学杂志,2000,20(1):19-20.

［196］陆再英,钟南山.内科学[M].7 版.北京:人民卫生出版社,2008.

［197］罗葆明,文艳玲,杨海云,等.射频及射频联合其他介入性治疗对肝癌术后复发的应用比较[J].中华医学超声杂志,2004,1(6):263-266.

［198］罗顺传,曹林,马海敏.成人小肠套叠二例[J].临床误诊误治,2007,20(6):101.

［199］吕云福,邹声泉,詹文华,等.肠梗阻诊断治疗学[M].北京:人民卫生出版社,2007.

［200］马洪艳.40 例妊娠合并结核病误诊原因分析[J].中国保健营养(上旬刊),2013,23(7):3601-3602.

［201］马继民,孟翔凌,崔杰,等.原发性胆囊癌预后与临床病理特征多因素分析[J].中华全科医学,2009,7(6):581-582.

［202］马君红,齐中普.食管裂孔疝的内镜诊断[J].中国内镜杂志,2011,17(4):963-965.

［203］马骏.老年急性胆囊炎 52 例诊疗分析[J].基层医学论坛,2013,17(10):1346-1347.

［204］马立东,周福金,王岩.小儿肠系膜淋巴结炎的超声诊断价值研究[J].辽宁医学杂志,2009,23(1):35-36.

［205］马屿,潘毓萱.结核病的诊断[J].中华结核和呼吸杂志,1995,18(1):68.

［206］马云龙,贾清海,王华英.32 例股疝诊治体会[J].中国实用外科杂志,2001,21(2):90.

［207］马振勇,欧阳静萍.胰腺癌 56 例诊治分析[J].实用医技杂志,2009,16(7):557-558.

［208］毛传富,叶平.临床表现不典型的老年消化性溃疡误诊为心绞痛[J].临床误诊误治,2007,20(10):62.

［209］毛高平,白莉,唐杰,等.Meckel 憩室胰腺和胃黏膜异位并出血一例[J].中华内科杂志,2006,45(1):5.

［210］毛羽,李洁,张立军,等.无法切除肝癌的微创治疗现况及展望[J].中华肝胆外科杂志,2005,11(4):276-278.

［211］梅红,刘捷,江军.嗜酸性粒细胞性胃肠病并腹膜炎 1 例报告[J].中国当代儿科杂志,2002,4(1):73-74.

[212] 孟得芹,张华.青年人胃癌18例误诊分析[J].临床误诊误治,2004,17(5):863.

[213] 宓兵.CT引导下经皮肝穿活检术的临床应用[J].中国医学工程,2010,18(2):141,144.

[214] 苗建军,周炜,尚培中.重症急性胰腺炎临床救治研究进展[J].临床误诊误治,2013,26(12):97-100.

[215] 莫树生.早期胃癌25例误诊原因分析[M].临床误诊误治,2009,22(9):44-45.

[216] 聂寒秋,牟永华,周龙,等.急性胰腺炎21例误诊分析[J].肝胆胰外科杂志,2011,23(1):70-71.

[217] 潘波,童莉,杨素菲,等.胃癌误诊为冠心病1例[J].西南军医,2005,7(5):91.

[218] 潘国宗,张秀兰.如何减少大肠癌的误诊[J].中华内科杂志,1998,37(7):459-461.

[219] 逄利博,范国光,闫海波,等.小肠间质瘤的CT影像诊断[J].临床误诊误治,2008,21(7):18-20.

[220] 彭贵勇,房殿春,赵京晶.卢戈液美蓝双重染色在早期食管癌诊断中的价值[J].中华消化内镜杂志,2003,20(6):374-376.

[221] 齐凤杰,李英武.缺血性肠病11例临床误诊分析[J].临床误诊误治,2002,15(2):112.

[222] 钱群,艾中立.克隆病与肠梗阻[J].临床外科杂志,2000,8(2):72-73.

[223] 秦成勇,朱菊人,孙成刚,等.柏查综合征的病因学探讨[J].中华内科杂志,1999,38(6):397-398.

[224] 邱丽栓,刘玉霞,刘子兴.螺旋CT多期扫描在布加综合征肝静脉扩张中的应用[J].中国医药导报,2011,8(2):92-96.

[225] 缺血性肠病诊治中国专家建议(2011)写作组,中华医学会老年医学分会,《中华老年医学杂志》编辑委员会.老年人缺血性肠病诊治中国专家建议(2011)[J].中华老年医学杂志,2011,30(1):15.

[226] 任波,朱彦仁.易误诊为恶性肿瘤的腹腔结核性肿块:附5例报告[J].中国综合临床,2000,16(8):638.

[227] 任刚.女性胃癌[J].上海医学,2003,26(3):210-211.

[228] 阮新建,张侠,谷凌云,等.射频热疗联合肝动脉栓塞化疗治疗原发性肝癌的观察[J].华北国防医药,2008,20(2):16-17.

[229] 邵丽春,邓国伟,郭晓钟,等.DPC4基因对人胰腺癌JF305细胞系生长抑制的初步研究[J].胃肠病学和肝病学杂志,2007,16(3):268-270.

[230] 邵令方,邵中夫.食管癌和贲门癌.//萧树东,许国铭.中华胃肠病学[M].北京:人民卫生出版社,2008:312-313.

[231] 申文忠,窦金明,邵博,等.小儿肠系膜淋巴结炎552例[J].中华妇幼临床医学杂志:电子版,2011,7(4):379.

[232] 沈华,于海文,李刚.股疝15例误诊分析[J].临床误诊误治,2009,22(1):6465.

[233] 沈志坤.中国大陆地区Crohn病临床误诊的汇总分析[J].世界华人消化杂志,2006,14(24):24602463.

[234] 史四辈.成人肠套叠二例误诊分析[J].临床误诊误治,2007,20(8):105-106.

[235] 舒克刚.嗜酸粒细胞性胃肠炎并腹膜炎一例[J].临床误诊误治,2006,19(5):92.

[236] 舒敏,车宇光.原发性胆汁性肝硬化诊治分析[J].疑难病杂志,2007,6(2):105-106.

[237] 孙达龙,陈凤媛,潘勤聪,等.缺血性结肠炎诊治现状[J].胃肠病学和肝病学杂志,2014,23(9):987-989.

[238] 孙海东,杨剑,储君,等.腹腔镜治疗急性坏疽性胆囊炎临床分析[J].武警医学院学报,2012,21(4):256-257,295.

[239] 孙惠军.股疝及其外科治疗[J].外科理论与实践,2005,10(2):124-125.

[240] 孙宁.肝结核误诊为肝癌[J].临床误诊误治,2008,21(2):50.

[241] 孙永辉.布加综合征误诊为肺部肿瘤一例[J].临床误诊误治,2008,21(10):42-43.

[242] 谭东新.老年人胃十二指肠溃疡穿孔的临床特点及外科治疗[J].临床医学,2009,29(8):17-18.

[243] 谭建平,郑宏.原发性胆囊癌的超声诊断及误诊分析[J].中国当代医药,2010,17(1):79-80.

[244] 谭友文.肝结核14例漏诊误诊分析[J].临床误诊误治,1999,12(3):179.

[245] 唐兵.嗜酸粒细胞性胃肠炎临床分析[J].临床误诊误治,2008,21(10):78.

[246] 唐神结,高文.临床结核病学[M].北京:人民卫生出版社,2011:443-448.

[247] 唐先辉.急性阑尾炎与其他疾病相互误诊的原因[J].临床误诊误治,2008,21(4):19.

[248] 唐毅,姚勇.结节型肝结核误诊为肝癌[J].临床误诊误治,2004,17(10):758.

[249] 唐卓斌.以腰背痛为首发表现的胰腺癌[J].临床误诊误治,2010,23(10):39-40.

[250] 田建卿,张莉.原发性肝结核误诊一例[J].临床误诊误治,2005,15(10):769.

[251] 田晶,朱贝贝,田瑶.剪接蛋白 U2AF65 基因多态性和吸烟交互作用与胰腺癌风险的关联[J].中华流行病学杂志,2014,35(6):710-713.

[252] 田林,任建林,王岚,等.青年人胃癌 52 例临床病理分析[J].中国民族民间医药,2012,21(13):111-112.

[253] 田平,康健,龚爱民,等.成人肠套叠:附 46 例报告[J].中国普通外科杂志,2001,10(3):280-282.

[254] 田文.食管裂孔疝诊治中值得关注的几个问题[J].中国实用外科杂志,2012,32(6):438-440.

[255] 田笑,郑雅亭,殷小平,等.MRCP 形态学分析对胰头癌和胰头部肿块型慢性胰腺炎的诊断价值[J].中国临床医学影像杂志,2010,21(12):860-862.

[256] 田笑,周欢,魏惠敏.MRCP 对胰头癌与胰头部肿块型慢性胰腺炎的鉴别诊断价值[J].山东医药,2010,50(52):62-64.

[257] 田怡,徐希岳,燕善军.青年人胃癌 49 例误诊分析[J].中华消化内镜杂志,2001,18(2):112.

[258] 田志刚,苗景玉,夏永立.老年急性胆囊炎 144 例治疗分析[J].中国误诊学杂志,2008,8(16):3912-3913.

[259] 庹必祥,王燕.高位胃溃疡误诊为不稳定型心绞痛 17 例分析[J].临床误诊误治,2006,19(7):12.

[260] 万光霞,马劲松.容易误诊为腹股沟斜疝的儿童股疝[J].临床误诊误治,2012,25(5):35.

[261] 万光霞,马劲松.先天性食管裂孔疝一例误诊[J].临床误诊误治,2009,22(10):94.

[262] 汪忠镐,刘建军,陈秀,等.胃食管喉气管综合征(GELTS)的发现与命名——Stretta 射频治疗胃食管反流病 200 例[J].临床误诊误治,2007,20(5):14,封三.

[263] 汪忠镐,宁雅婵,吴继敏,等.反流引起的呼吸道表现:胃食管气道反流及其误诊误治[J].临床误诊误治,2011,24(3):14.

[264] 王宝娃,毛维君,李娜.急性阑尾炎 139 例误诊原因分析[J].甘肃医药,2011,30(6):359-360.

[265] 王得胜.胃十二指肠穿孔误诊 9 例分析[J].中国中西医结合外科杂志,2006,12(3):296.

[266] 王健虎,米泰宇.原发性胆囊癌的漏诊和误诊分析[J].甘肃医药,2012,31(10):732-734.

[267] 王黎明,赵薇.自身免疫性肝炎和原发性胆汁性肝硬化重叠综合征 1 例[J].疑难病杂志,2007,6(7):435.

[268] 王立新.小儿急性肠套叠误诊分析[J].现代中西医结合杂志,2007,16(6):810.

[269] 王梦炎,周建平,孙刚,等.以急腹症表现的 Crohn 病 21 例临床诊治分析[J].中国误诊学杂志,2007,7(22):5390-5391.

[270] 王明朋,李勇.中西医结合治疗布加综合征 1 例临床报道[J].中国当代医药,2010,17(4):103.

[271] 王其彰,李保庆,张会军,等.113 例食管破裂与穿孔的外科治疗[J].中华胸心血管外科杂志,2007,23(4):240-241.

[272] 王琼芬.12 例原发性胆汁性肝硬化的诊疗体会[J].中国医药指南,2011,9(4):85-86.

[273] 王书箱,郁鹏,李根林,等.纠正布加综合征长期误诊一例体会[J].华北国防医药,2007,19(3):43-44.

[274] 王霞,王实玉,周丽莉,等.原发性胆囊癌超声诊断评价及漏误诊原因分析[J].新疆医科大学学报,2014(2):211-213.

[275] 王业满.伴有腹泻症状的急性阑尾炎误诊原因分析[J].临床和实验医学杂志,2010,9(5):331-332.

[276] 王英超,王大广,王中义,等.特殊类型阑尾炎误诊 7 例分析[J].中国误诊学杂志,2008,8(25):6142-6143.

[277] 王永笛,宋振河,刘奉,等.19 例糖尿病合并细菌性肝脓肿临床诊疗分析[J].中国医药导报,2007,4(12):38-40.

[278] 王泽春,潘占胜,赵宏.肠结核 26 例诊断与治疗的临床分析[J].结直肠肛门外科,2007,13(1):17-19.

[279] 韦远新.结肠癌误诊为急性阑尾炎 22 例分析[J].求医问药(下半月刊),2012,10(6):352.

[280] 魏兆勇,张元春,陈如通,等.肝结核 15 例误诊原因分析[J].临床误诊误治,2008,21(6):53-54.

[281] 温建珍,邱波,史大民.结肠癌 57 例误诊原因分析[J].临床误诊误治,2006,19(7):21.

［282］吴春波,雷嘉.儿童胃溃疡急性穿孔一例误诊分析［J］.临床误诊误治,2008,21(9):31.

［283］吴春晓,郑莹,鲍萍萍,等.上海市胃癌发病流行现况与时间趋势分析［J］.外科理论与实践,2008,13(1):24－29.

［284］吴德桥.急性阑尾炎误诊 15 例分析［J］.中国社区医师:医学专业,2011,13(33):200.

［285］吴刚,侯红霞,李国斌,等.误诊为阑尾炎的 17 例病例分析［J］.中国社区医师(医学专业),2012,14(15):304－305.

［286］吴继敏,胡志伟,汪忠镐,等.腹腔镜 RouxenY 改道术治疗胃食管术后顽固性胃食管反流的初步经验［J］.中国普通外科杂志,2013,22(7):924－929.

［287］吴建国,薛绪潮,毕建威,等.男性股疝 11 例误诊分析［J］.临床误诊误治,2010,23(3):243.

［288］吴阶平,裘法祖.黄家驷外科学(上册)［M］.5 版.北京:人民卫生出版社,1992:1176－1177.

［289］吴孟超,张柏和.我国肝脏外科现状和发展前景［J］.中华外科杂志,1996,34(9):515－517.

［290］吴巍,吴云林,孙萍胡,等.早期胃癌手术率的演变及经验［J］.胃肠病学和肝病学杂志,2008,17(3):205－208.

［291］吴在德,吴肇汉.外科学［M］.7 版.北京:人民卫生出版社,2011:549－551.

［292］吴周山.肠结核 14 例误诊分析［J］.临床误诊误治,2008,21(4):22－23.

［293］席宏荣.重症急性胰腺炎治疗进展［J］.右江医学,2001,29(6):502－505.

［294］夏常泉.十二指肠溃疡误诊为多发性骨髓瘤［J］.临床误诊误治,2008,21(11):45.

［295］夏虎平,郭小春,张文灵.小肠间质瘤伴囊性变一例报告［J］.临床误诊误治,2009,22(9):45－46.

［296］肖笃根,范新萍.布加综合征并发原性肝癌 1 例［J］.中国煤炭工业医学杂志,2010,13(1):106.

［297］肖树栋,许国铭.中华胃肠病学［M］.北京:人民卫生出版社,2008:397.

［298］肖文斌,刘玉兰,王智峰,等.嗜酸粒细胞性胃肠炎的诊断和治疗［J］.中华消化内镜杂志,2002,19(3):145－148.

［299］萧树东,许国铭.中华胃肠病学 ［M］.北京:人民卫生出版社,2008.

［300］谢君.彩色多普勒超声诊断小儿肠系膜淋巴结炎的价值［J］.海南医学院学报,2010,16(4):513－514.

［301］辛文清.产褥感染合并盆腔结核误诊一例报告［J］.青海医药杂志,2009,39(4):77－78.

［302］邢海龙,王际儒,聂文锋,等.胰头部占位性病变 CT 检查误诊 23 例分析［J］.临床误诊误治,2014,27(2):619.

［303］徐洪雨,杨幼林,马志斌,等.嗜酸性粒细胞性胃肠病一例［J］.中华消化杂志,2004,24(1):37.

［304］徐健.老年人急性非结石性胆囊炎手术诊治体会［J］.吉林医学,2010,31(12):1669.

［305］徐子平,张东兵.Crohn 病五例误诊报告［J］.临床误诊误诊,2007,20(12):40－41.

［306］许宁,李冰.老年人股疝嵌顿致肠梗阻误诊二例分析［J］.临床误诊误治,2010,23(1):58.

［307］薛虎,李永录.32 例自发性食管破裂的诊治体会［J］.中华胸心血管外科杂志,1998,14(5):266.

［308］薛霞.老年急性胆囊炎误诊 23 例分析［J］.中国误诊学杂志,2011,11(3):639.

［309］严琦敏,付京,田小溪.原发性胆囊癌 104 例临床误诊分析［J］.新乡医学院学报,2012,29(2):134－136.

［310］阎鹏.升结肠癌误诊为急性阑尾炎一例［J］.中国综合临床,2012,28(13):104.

［311］杨爱武.肿块型慢性胰腺炎误诊为胰腺癌 1 例分析［J］.临床合理用药,2015,8(11):166－167.

［312］杨成林,林川.肝脓肿误诊为肝癌七例辨析［J］.临床误诊误治,2009,22(6):39.

［313］杨德辉,游益民,张斌华,等.细菌性肝脓肿不同治疗方法疗效比较［J］.中国煤炭工业医学杂志,2010,13(2):201－202.

［314］杨冬华,房殿春.消化系肿瘤诊断与治疗［M］.北京:人民卫生出版社,2002:193.

［315］杨高增,郭丙胜,卢维忠,等.Crohn 病 501 例误诊情况文献综述［J］.临床误诊误诊,2007,20(12):23－25.

［316］杨力,段维佳,贾继东.2010 年美国肝病研究学会原发性硬化性胆管炎指南简介［J］.临床肝胆病杂志,2010,26(3):239－240.

［317］杨柳,吴本俨.以腹泻为主要表现的缺血性结肠炎 12 例诊治分析［J］.中华老年多器官疾病杂志,2006,5(1):38－40.

［318］杨荣华,于聪慧,沈小青,等.细菌性肝脓肿 43 例临床分析[J].临床军医杂志,2010,38(4):644-645.

［319］杨维全.老年人急性非结石性胆囊炎的临床特点[J].中国煤炭工业医学杂志,2012,15(8):1215-1216.

［320］杨伟,司芩,夏炳兰,等.胆囊癌的常规超声与超声造影检查对比分析[J].现代肿瘤医学,2015(13):1885-1888.

［321］杨漪.高频超声在小儿肠系膜淋巴结炎和急性阑尾炎鉴别诊断中的应用[J].河北医药,2010,32(11):1433-1434.

［322］杨永梅.老年人消化道疾病误诊为冠心病 41 例分析[J].医药世界,2009,11(7):293.

［323］杨长卫,孟兆兵,韦婕,等.表现为胃心综合征的十二指肠球部溃疡[J].临床误诊误治,2008,21(8):7475.

［324］杨正荣,李建军.36 例胰腺癌临床分析[J].安徽医学,2010,31(5):483-484.

［325］姚定康,谢渭芳,陈伟忠,等.78 例原发性胆汁性肝硬化临床特征[J].解放军医学杂志,2004,29(8):687-689.

［326］叶必星,衡定,姜柳琴,等.体质量指数、食管裂孔疝与胃食管反流的关系[J].世界华人消化杂志,2012,20(5):3375-3379.

［327］应菊芳,徐丽萍.胆囊癌超声与螺旋 CT 诊断对比分析[J].中国全科医学,2010,13(6):2057.

［328］于海食,洪缨,王玉蓉.溃疡性结肠炎发病机制[J].实用医学杂志,2010,26(2):323-325.

［329］于皆平,沈志祥,罗和生,等.实用消化病学[M].2 版.北京:科学出版社,2008.

［330］余雄武.23 例老年胃十二指肠溃疡穿孔诊治分析[J].中国现代药物应用,2010,4(21):59-60.

［331］俞春波,宋伟平.十二指肠球部溃疡并降部溃疡漏诊[J].临床误诊误治,2007,20(11):50.

［332］郁解非.疝[M]//吴阶平,裘法祖.黄家驷外科学:上册.6 版.北京:人民卫生出版社,2003:919-923.

［333］喻枝红.缺血性肠病 15 例临床分析[J].江西医药,2007,42(10):903-904.

［334］袁芳.胃绒毛膜上皮癌 1 例误诊分析[J].临床消化病杂志,2005,17(4):177.

［335］詹勇,向子云,谭琪,等.十二指肠间质瘤的影像学表现与病理对照分析[J].CT 理论与应用研究,2011,20(1):99-106.

［336］张成超,汪忠镐,尹金淑,等.咽喉反流与咽气道反流[J].国际耳鼻咽喉头颈外科杂志,2010,34(5):266-268.

［337］张成伟,李玮,朱金如,等.晚期自发性食管破裂合并脓胸的治疗[J].中华胸心血管外科杂志,2006,22(4):273.

［338］张春莉,王双.38 例青年胃癌临床及胃镜诊断分析[J].哈尔滨医药,2004,24(6):17.

［339］张广敬.食管癌误诊 102 例分析[J].临床误诊误治,2006,19(10):22-23.

［340］张宏,丰慧.嗜酸性粒细胞性胃肠炎八例临床分析[J].临床误诊误治,2007,20(11):30.

［341］张辉凯.中西医结合治疗溃疡性结肠炎的疗效分析[J].中国医药科学,2011,7(1):89.

［342］张金华,龙辉,刘群,等.溃疡型胃癌误诊为胃溃疡 9 例[J].临床医学,2010,30(2):110-111.

［343］张俊霞.产后结核性腹膜炎误诊分析[J].临床误诊误治,2003,16(6):438-439.

［344］张雷,桂建涛,王东钢.老年急性胆囊炎 15 例误诊原因分析[J].临床误诊误治,2010,23(9):845-846.

［345］张启瑜,钱礼.腹部外科学[M].北京:人民卫生出版社,2006:556.

［346］张倩,金珍婧,杨岚岚.肠结核误诊一例报告[J].吉林大学学报(医学版),2012,38(6):2014.

［347］张群华,倪泉兴.胰腺癌 2340 例临床病例分析[J].中华医学杂志,2004,84(3):214-218.

［348］张日华.某些消化道疾病误诊为冠心病原因与教训[J].中国误诊学杂志,2001,6(6):944.

［349］张水军,党晓卫.布加综合征的介入治疗[J].临床外科杂志,2006,14(10):10-11.

［350］张水军,赵永福,苟建军,等.布加综合征 460 例误诊误治原因探讨[J].中华普通外科杂志,1999,14(3):165-167.

［351］张伟明,虞慕唐.胆囊癌 12 例误诊分析[J].临床合理用药,2012,5(2C):94-95.

［352］张小田,沈琳.胃癌诊治原则和药物治疗进展[J].中国处方药,2008(12):76-78.

［353］张晓岚,刘蕾,牛国超.2011 年消化系统疾病主要临床进展[J].临床荟萃,2012,27(8):645-651.

［354］张月玲.口服胃显影剂超声对早期胃癌的诊断价值初探［J］.中国肿瘤临床与康复,2002,9(5):37.

［355］章瑞萍,温玲兰,王英.胆囊癌超声误诊 21 例分析［J］.中国误诊学杂志,2011,11(18):4294.

［356］赵臣,夏薇,李永哲,等.原发性胆汁性肝硬化发病机制研究进展［J］.世界华人消化杂志,2006,14(7):702 - 708.

［357］赵桂燕.14 例青年人中、上段食管癌误诊分析［J］.中原医刊,2007,34(10):38.

［358］赵亮.老年急性胃穿孔误诊为胆囊炎急性发作一例［J］.中国城乡企业卫生,2011,25(3):42.

［359］赵鹏程,田晓娟,张圆,等.缺血性肠病 19 例分析［J］.中国误诊学杂志,2007,7(21):5156 - 5157.

［360］赵欣,王邦茂,张继红,等.糖尿病并发细菌性肝脓肿的临床特点及诊治探讨［J］.胃肠病学和肝病学杂志,2007,16(4):384 - 387.

［361］甄四虎,赵增顺,吴劲松.小肠结核穿孔伴急性弥漫性腹膜炎一例救治体会［J］.华北国防医药,2007,19(5):43.

［362］郑冬凌,郝彦峰,周立.侵犯主支气管的食管癌误诊为哮喘 38 例分析［J］.中国误诊学杂志,2007,7(6):3793.

［363］郑恩典,邹多武,李淑德.肿块型慢性胰腺炎 39 例临床分析［J］.中华消化杂志,2009,29(3):161 - 163.

［364］郑方阁,朱宏图,王妹红.青年人胃癌 18 例临床分析［J］.实用诊断与治疗杂志,2003,17(4):317.

［365］郑国荣,徐维田.大肠结核与 Crohn 病临床及内镜对比分析［J］.华南国防医学,2007,21(6):57.

［366］郑建军,阮新忠,徐重洋,等.胆囊癌 CT 和 MRI 漏误诊原因分析［J］.中华老年医学杂志,2012,31(6):518 - 520.

［367］郑晓敏,张晓春.梅克尔憩室穿孔误诊为缺铁性贫血 1 例［J］.中国社区医师·医学专业,2012,14(6):298.

［368］中国临床肿瘤学会胰腺癌专家委员会.胰腺癌综合诊治中国专家共识(2014 年版)［J］.临床肝胆病杂志,2014,30(10):970 - 980.

［369］中华医学会外科学分会胆管外科学组.胆囊癌诊断和治疗指南(2015 版)［J］.中华消化外科杂志,2015,14(11):881 - 890.

［370］中华医学会外科学分会疝和腹壁外科学组,中国医师协会外科医师分会疝和腹壁外科医师委员会.成人腹股沟疝诊疗指南(2014 年版)［J］.中华外科杂志,2014,52(7):481 - 484.

［371］中华医学会消化病分会胰腺疾病学组.中国急性胰腺炎诊治指南［J］.中华消病杂志,2013,33(4):15.

［372］中华中医药学会.溃疡性结肠炎诊疗指南［J］.中国中医药现代远程教育,2011,9(10):126 - 128.

［373］周际昌.实用肿瘤内科治疗［M］.北京:北京科学技术出版社,2010.

［374］周黎黎,古来,象仁欠,等.嗜酸粒细胞性胃肠炎 11 例临床分析［J］.临床误诊误治,2006,19(11):10.

［375］周荣康.中华影像医学［M］.北京:人民卫生出版社,2002.

［376］周晓峰,孟庆义.不同年龄组急性肠系膜动脉闭塞的临床特征［J］.临床误诊误治,2014,27(3):33 - 35.

［377］周序辉.老年人胃十二指肠穿孔的临床研究［J］.中国医药指南,2011,9(17):91 - 92.

［378］朱朝霞,张国民,李海生.成人肠套叠三例误诊为结肠癌［J］.临床误诊误治,2006,19(7):15.

［379］朱成章.青年人胃癌的临床特点与误诊原因分析［J］.中国实用乡村医生杂志,2006,13(9):54.

［380］朱道荣.超声诊断小儿肠系膜淋巴结炎的临床意义［J］.郧阳医学院学报,2008,27(4):353.

［381］朱正钢.加强学科群建设进一步提高胃癌综合治疗的疗效［J］.中华普通外科杂志,2008,23(6):401 - 402.

［382］宗亮,陈平.临床特殊类型阑尾炎诊治分析［J］.中国现代普通外科进展,2010,13(4):299 - 301.

［383］邹声泉,张林.全国胆囊癌临床流行病学调查报告［J］.中国实用外科杂志,2000,20(1):43 - 46.

第十二章
代谢及内分泌系统疾病

第一节　糖尿病

一、概述

1. 定义及发病率　糖尿病是由于胰岛素分泌不足和(或)不同程度的胰岛素抵抗,引起碳水化合物、脂肪及蛋白质代谢紊乱的综合征,临床以持续高血糖为主要生化特征。据国际糖尿病联盟(IDF)估计,2013 年各国糖尿病在 20~79 岁成人中的患病率为 8.3%,患者达 3.82 亿例,估计到 2035 年,全球将有近 5.92 亿例糖尿病患者。而我国 2010 年糖尿病患病率高达 11.6%,有患者 1.13 亿例,居全球首位。糖尿病正成为当前威胁人类健康的重要的慢性非传染性疾病之一。2013 年糖尿病相关死亡人数占所有死亡人数的 8.39%。因此,对糖尿病的诊断和防治显得尤其重要。

2. 分型　根据病因学证据,糖尿病主要分为 4 类,即 1 型糖尿病、2 型糖尿病、妊娠糖尿病和特殊类型糖尿病。其中 2 型糖尿病最常见,占糖尿病总人数的 90%以上。1 型糖尿病主要是由于自身免疫反应选择性破坏胰岛 β 细胞所致,患者需要外源性胰岛素治疗;2 型糖尿病病因及发病机制尚未完全明了,主要是胰岛素抵抗和胰岛素分泌不足所致;妊娠糖尿病主要指在妊娠期间被诊断为糖尿病或糖代谢异常;特殊类型糖尿病指上述三型糖尿病以外的糖尿病,此类糖尿病总发病率不高,常有较明确病因,治疗上除了降血糖以外,更重要的在于对因治疗。

3. 临床症状　糖尿病临床症状主要为"三多一少",即多尿、多饮、多食和消瘦为糖尿病患者最典型的临床症状;除前述典型症状外,还有一些症状与血糖密切相关,对于有以下情况的患者应注意是否有患糖尿病的可能,如:疲乏、足部外伤或溃疡经久不愈、无法解释的体质量下降、性功能障碍、皮肤感染、干燥、皮肤或外阴部瘙痒、足部麻木或刺痛、视力减退等。如果出现以上情况,应警惕糖尿病的可能。也有部分人平时并无症状,仅在手术前、发生心肌梗死、卒中或常规体检时发现血糖升高而诊断为糖尿病。

4. 治疗原则　目前尚无根治糖尿病的方法,但通过多种治疗手段可以控制好糖尿病。主要包括 5 个方面:糖尿病患者的教育、自我监测血糖、饮食治疗、运动治疗和药物治疗。饮食疗法是治疗糖尿病很重要的手段,而且部分轻型糖尿病患者单用饮食治疗就可控制病情。目前药物治疗糖尿病主要基于纠正导致血糖升高的多个病理生理机制,包括口服降糖药、胰高血糖素样肽-1(glu-cagons-like peptide，GLP-1)受体激动剂和胰岛素。其中口服降糖药根据其作用靶点不同,可分为胰岛素促泌药和其他机制降糖药物,如二甲双胍;胰岛素促泌剂,其中包括磺脲类和格列奈类;噻唑烷二酮类;α-葡萄糖苷酶抑制剂。

二、诊断标准

参照"中国 2 型糖尿病防治指南(2013 年版)"的诊断标准,糖尿病的主要诊断依据是人体静脉血糖值,糖尿病筛查应同时检测空腹血糖(fasting blood glucose,FPG)和口服葡萄糖耐量(oral glucose tolerance test,OGTT)后 2h 血糖值,当 FPG≥7.0 mmol/L 或 OGTT 后 2 h 血糖≥11.1 mmol/L 时可诊断为糖尿病。近年来,有关高血糖的诊断标准不断细化,可分为:① 单纯空腹高血糖,FPG≥7.0 mmol/L,OGTT 后 2 h 血糖<11.1 mmol/L;② 单纯餐后高血糖,FPG<7.0 mmol/L,OGTT 后 2 h 血糖≥11.1 mmol/L;③ 混合性高血糖,FPG≥7.0 mmol/L,OGTT后 2 h 血糖≥11.1 mmol/L。正常人血糖值 FPG<6.1 mmol/L,OGTT 后 2 h 血糖<7.8 mmol/L,当FPG 介于 6.1~7.0 mmol/L 或 OGTT 后 2 h 血糖介于 7.8~11.1 mmol/L 时,临床将这种状态划分为糖调节受损,包括:空腹血糖受损(6.1 mmol/L≤空腹血糖<7.0 mmol/L)、糖耐量受损(7.8 mmol/L≤OGTT 后 2h 血糖<11.1 mmol/L)。2003 年 11 月,美国糖尿病协会(the American Diabetes Association,ADA)将空腹血糖受损的血糖下限(6.1 mmol/L)再次下调至5.6 mmol/L,但我国尚未采纳该标准。

三、误诊文献研究

1. 文献来源及误诊率　2004—2013 年发表在中文医学期刊并经遴选纳入误诊疾病数据库的糖尿病误诊文献共 45 篇,累计误诊病例 485 例。5 篇文献可计算误诊率,误诊率 25.00%。

2. 误诊范围　本次纳入的 485 例糖尿病误诊疾病达 68 种疾病之多,共 492 例次,以误诊为神经系统、消化系统疾病较多,误诊疾病系统分布见图 12-1-1。居前三位的误诊疾病为胃肠炎、脑血管病、泌尿系感染。少见的误诊疾病包括视神经炎、青光眼、痛性眼肌麻痹、颅内动脉瘤、脑瘤、湿疹、毛囊炎、荨麻疹、冻疮、耳廓软骨膜炎、类风湿性关节炎、肩关节周围炎、急性骨髓炎、血管炎、蜂窝织炎、下肢坏疽、中毒性痢疾、病毒性肝炎、肠道蛔虫病、肠梗阻、胃十二指肠溃疡、食物中毒、扁桃体周围脓肿、肺源性心脏病、低血压、甲状腺功能亢进症、精神分裂症、牙龈炎。35 例(7.11%)漏诊。主要误诊疾病见表 12-1-1。

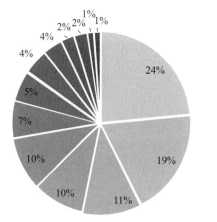

图中图例:
- 神经系统疾病(23.58%)
- 消化系统疾病(18.90%)
- 泌尿系统疾病(10.77%)
- 呼吸系统疾病(9.55%)
- 其他系统疾病(9.55%)
- 循环系统疾病(6.71%)
- 皮肤病与性病(5.49%)
- 妇产科疾病(4.47%)
- 耳鼻喉疾病(3.66%)
- 运动系统疾病(2.44%)
- 眼科疾病(2.44%)
- 感染性疾病(1.22%)
- 精神系统疾病(1.22%)

图 12-1-1　糖尿病误诊疾病系统分布图

表 12-1-1　糖尿病主要误诊疾病

误诊疾病	误诊例次	百分比(%)	误诊疾病	误诊例次	百分比(%)
胃肠炎	65	13.21	泌尿系感染	30	6.10
脑血管病	58	11.79	肺炎	26	5.28

续表

误诊疾病	误诊例次	百分比(%)	误诊疾病	误诊例次	百分比(%)
多发性周围神经病	20	4.07	瘙痒症	5	1.02
中枢神经系统感染	20	4.07	视网膜病	5	1.02
阴道炎	13	2.64	皮肤疖肿	4	0.81
前列腺增生	12	2.44	腰椎间盘突出症	4	0.81
高血压病	12	2.44	胰腺炎	4	0.81
肾炎	11	2.24	肝硬化	4	0.81
咽喉炎	11	2.24	急腹症	4	0.81
心肌炎	9	1.83	败血症	4	0.81
围绝经期综合征	9	1.83	痤疮	4	0.81
冠心病	8	1.63	胆囊炎	3	0.61
上呼吸道感染	8	1.63	白内障	3	0.61
自主神经功能紊乱	7	1.42	肠痉挛	3	0.61
肺结核	7	1.42	皮肤感染	3	0.61
癫痫	7	1.42	阑尾炎	3	0.61
骨质增生	6	1.22	幼儿腹泻	3	0.61
支气管炎	5	1.02	软组织感染	3	0.61
性功能障碍	5	1.02	外耳道炎	3	0.61
上消化道出血	5	1.02	血栓性静脉炎	3	0.61

3. 医院级别　本次纳入统计的 485 例糖尿病误诊 492 例次,其中误诊发生在三级医院 226 例次(45.93%),二级医院 204 例次(41.46%),一级医院 49 例次(9.96%),其他医疗机构 13 例次(2.64%)。

4. 确诊手段　本次纳入的 485 例糖尿病均通过实验室特异性检查确诊。

5. 误诊后果　本次纳入的 485 例糖尿病中,479 例文献描述了误诊与疾病转归的关联,6 例预后与误诊关联不明确。按照误诊数据库对误诊后果的分级评价标准,可统计误诊后果的病例中,464 例(96.87%)为Ⅲ级后果,未因误诊误治造成不良后果;3 例(0.63%)造成Ⅱ级后果,因误诊误治导致不良后果;12 例(2.51%)造成Ⅰ级后果,11 例死亡,1 例为后遗症。

四、误诊原因分析

依据本次纳入的 45 篇文献分析的误诊原因出现频次,经计算机统计归纳为 10 项,以未选择特异性检查项目为最常见原因,见表 12-1-2。

表 12-1-2　糖尿病误诊原因

误诊原因	频次	百分率(%)	误诊原因	频次	百分率(%)
未选择特异性检查项目	30	66.67	过分依赖或迷信辅助检查结果	5	11.11
经验不足,缺乏对该病的认识	29	64.44	并发症掩盖了原发病	4	8.89
诊断思维方法有误	20	44.44	多种疾病并存	1	2.22
问诊及体格检查不细致	15	33.33	医院缺乏特异性检查设备	1	2.22
缺乏特异性症状体征	9	20.00	以罕见症状体征发病	1	2.22

1. 经验不足以致缺乏对糖尿病的认识　"三多一少"在以往强调的是糖尿病典型症状,一般空腹血糖>14 mmol/L,24 h 尿糖定量>111 mmol/L 时,临床上才有明显"三多"症状。甚至部分年

龄>60岁的2型糖尿病患者,因葡萄糖阀值增高,血糖>14 mmol/L,而尿糖仍阴性,临床无"三多"症状。因此,过分依赖"三多一少"症状易导致误诊、漏诊。糖尿病的慢性并发症可遍及全身各重要器官,与遗传易感性、高血糖、氧化应激、非酶糖化和多元醇代谢旁路,蛋白激酶C等多方面因素有关。这些并发症可单独出现或以不同组合同时或先后出现。有时并发症在诊断糖尿病前业已存在,有些患者因这些并发症作为线索而发现糖尿病。在本研究归纳的误诊范围可看出,误诊为胃肠炎、脑血管疾病、泌尿系感染的可能性最大,故患者多收住消化内科和神经内科、泌尿外科,因此,患者首诊往往不在内分泌科。这就需要临床医生拓宽思路,增大知识面。

2. 未选择特异性检查项目　主要有以下几类原因:① 仅据尿糖诊断糖尿病。由于老年人肾动脉使肾糖阈增高致尿糖阴性,未进一步查血糖即除外糖尿病。反之,尿糖阳性即诊断糖尿病并开始使用各种药物治疗是危险的。因为同尿糖并非阴性都不是糖尿病一样,尿糖阳性也非均有糖尿病。② 部分患者空腹血糖正常而餐后2 h血糖增高易被误诊,一般说来餐后2小时血糖比空腹血糖更为敏感也更重要,因此不能权根据空腹血糖不高而排除糖尿病的诊断。

3. 问诊及体格检查不细致　部分患者就诊时否认有糖尿病病史,但经仔细询问多数在发病前或发病中已有口渴、多尿、多饮、消瘦、乏力等糖尿病症状。由于患者及家属缺乏对糖尿病认识,同时医生询问病史不详细,缺乏技巧,因无糖尿病史而放松警惕。

4. 并发症掩盖了原发病　糖尿病可因累及全身各系统、器官,表现复杂易误诊,主要有以下几类原因:① 晚发性胰岛素依赖型糖尿病患者由于多在青壮年时以酮症酸中毒为首发表现,出现恶心、呕吐、腹痛而被误诊为急腹症。② 1992年调查显示糖尿病患者冠心病及脑血管病(包括脑出血、脑梗死及蛛网膜下腔出血等)患病率分别为9.32%及6.65%。当其出现高渗性昏迷、酮症酸中毒昏迷时易被误诊。③ 以各种感染为首发症状就诊的糖尿病,如肺部感染、泌尿系感染、皮肤感染等常被非专科医生误诊。④ 16%的糖尿病患者以白内障、视网膜病变等眼部并发症首诊于眼科,如不注意病因易误诊。⑤ 10%~20%小儿糖尿病起病急,多饮多尿症状不易被发觉,而以酮症酸中毒起病。部分患者起病缓慢,表现为软弱无力、体重减轻、视力减弱等。临床医生往往对此认识不足,从而造成误诊。

五、防范误诊措施

1. 提高医生对糖尿病的认识　有相当比例的2型糖尿病患者在初诊时,已同时存在并发症。面对大部分并发症,逆转疾病的治疗手段非常有限。UKPDS的早期资料显示65%的新增患者存在高血压病,51%具有周围神经病变,21%发现糖尿病视网膜病变,从而使众多患者失去了宝贵的早期治疗机会。因此,糖尿病的早防早诊早治非常重要,加强各科医生糖尿病知识的培训学习,提高认识和诊治水平。临床上许多糖尿病患者在确诊之前已多次因并发症而就诊过,特别是对"三多一少"症状不典型者要引起足够重视。如果患者出现下列情况,诊断时应考虑糖尿病的可能:① 不明原因的消瘦伴全身倦怠乏力;② 不明原因昏迷,体检无神经系统阳性体征者;③ 老年患者胸闷,但无胸痛感觉者,心电图、心肌酶谱检查排除心肌梗死;④ 中老年患者出现轻、中度认知功能障碍,学习和记忆能力下降或精神性疾患;⑤ 反复泌尿系感染;⑥ 皮肤感觉异常;⑦ 皮肤伤口经久不愈;⑧ 腹痛剧烈而伴胃肠道症状以及明显恶心、呕吐者,甚至腹部压痛、反跳痛、板状腹,且能排除胃肠穿孔、急性肠梗阻、妇科疾患、胰腺炎、阑尾炎、胆石症及大血管病变等;⑨ 中老年人突发视力改变、眼肌麻痹。应常规检查空腹血糖、尿糖,以便早期诊断,及时治疗。临床上特别是基层医生,应该提高对糖尿病的认识,要重视糖尿病各种并发症,尽量减少或避免误诊及漏诊的发生。

2. 重视病史询问及仔细体格检查　对于有家族史、肥胖人群尤其腹部肥胖者,曾经分娩巨大儿的妇女,长期酗酒吸烟者、高血压病、高血脂、年龄40岁以上等易感人群要定期检查。

3. 选择特异性的检查项目　临床工作中应注意血糖检测不应只测空腹血糖。值得提出的是中华医学会糖尿病分会甚至认为,要了解糖尿病控制状况而不测餐后 2h 血糖就等于未做糖尿病的监测。另外还应检测静脉血浆葡萄糖、糖化血红蛋白和果糖胺,对于我们制定合理的用药方案提供帮助。

综上,根据多年内分泌疾病的临床经验及本研究数据的总结,对糖尿病的诊断分析如下。① 糖尿病日趋多见,"三多一少"表现变得越发不典型。健康查体或无意的自测血糖发现血糖高者日渐增多,且血糖缓慢升高者症状越发不典型。常见患者以体重下降就诊,但降低后的体重依然超标很多。实际上糖尿病患病趋势逐渐冲淡了地域、城乡、年龄与性别的界限,因此掌握其流行病学风险因素对于筛查和诊断糖尿病尤为重要。② 患糖尿病尤其是 2 型糖尿病的风险因素包括:超重与肥胖者;伴有高血压病、高血脂和脂肪肝者或是心脑血管疾病者;一级亲属中有糖尿病患者;常有餐前饥饿或低血糖者;有分娩巨大儿史者。另外也要关注长期应用糖皮质激素或伴有甲亢、肢端肥大症和 Cushing 综合征患者,此类人群也宜伴发糖尿病。因此初诊患者询问一下升高体重以及历史上最高体重或测量腰围都对诊断有较大的帮助。③ 除了内分泌科以外,其他专业极少常规查餐后 2 h 血糖,这也是导致糖尿病误诊的重要原因。尽管最新的流行病学调查显示新发糖尿病空腹血糖升高比例有所增加,但相当多的患者依然是餐后增高为主。所以不能满足以患者空腹血糖正常,应该把餐后血糖的测定作为常规,尤其是上述高风险人群,以及文中提及的误诊相对高的科室如神经内科、消化内科、肾内科、呼吸科与心内科。④ 由于血糖呈逐渐而缓慢升高,机体有充分时间适应的同时也使得微血管或大血管并发症得以发生发展。因此有不少患者以视力下降或周围神经病变为首发,而且以心脑血管疾病为首发的也不在少数,当然合并心脑血管疾病时的应激也是促发因素。所以积极建议或倡导相关专业与科室习惯于查餐后 2 h 血糖和糖化血红蛋白,后者反映空腹与餐后血糖增高的平均值,既能反映空腹高血糖也能更好地反映餐后高血糖,而且还可以鉴别院内高血糖,即判断患者住院之前是否存在高血糖。⑤ 在没有获得血糖(无论空腹还是随机)数值之前,不要使用含葡萄糖的注射溶液,或者应用之前常规询问有无血糖增高历史。

(徐丽丽　杨乃龙　李　莉)

第二节　糖尿病酮症酸中毒

一、概述

1. 定义及发病率　糖尿病酮症酸中毒(diabetic ketoacidosis, DKA)是由于胰岛素不足和升糖激素不适当升高引起的糖、脂肪、蛋白质和电解质与酸碱代谢严重紊乱综合征。DKA 的发生与糖尿病类型有关,1 型糖尿病(T1DM)有发生 DKA 的倾向,有的甚至以 DKA 为首发表现;2 型糖尿病(T2DM)患者亦可被某些诱因诱发 DKA。随着糖尿病防治水平的提高,DKA 的总体发病率(total incidence)和发病密度(incidence density)逐年下降。根据医疗保险索赔的记录,台湾 DKA 住院人数从 1997 年的 6/(1 000 人年)下降到了 2005 年的 5/(1 000 人年),但是除了年龄是影响发病密度的重要因素外,≤35 岁的年轻女性因 DKA 而住院者反而增加,其原因可能主要与 DKA 的预防不力有关。

2. 病因及发病机制　常见的诱因有急性感染、胰岛素不适当减量或突然中断治疗、饮食不当(过量或不足、食品过甜和酗酒等)、胃肠疾病(呕吐和腹泻等)、脑卒中、心肌梗死、创伤、手术、妊娠、分娩和精神刺激等。有时可无明显诱因,严重者有意识障碍,可因并发休克和急性肾衰竭等而导致死亡。DKA 的发病机制主要涉及两个方面。一是胰岛素绝对缺乏(T2DM 发生 DKA 时与 T1DM 一样)。有人检测 T2DM 和 T1DM 患者发生 DKA 时的血清 C 肽,均为不可检出;二是拮抗胰岛素的升糖激素(如胰高血糖素、GH 和皮质醇等)分泌增多。任何诱因均可使此两种情况进一步加重。

3. 临床表现　该病的主要临床表现为:早期三多一少症状加重;酸中毒失代偿后,疲乏、食欲减退、恶心、呕吐、多尿、口干、头痛、嗜睡,呼吸深快,呼气中有烂苹果味(丙酮);后期严重失水,尿量减少、眼眶下陷、皮肤黏膜干燥,血压下降、心率加快、四肢厥冷;晚期不同程度意识障碍,昏迷。少数患者表现为腹痛,酷似急腹症,易误诊。虽然患者常有感染,但其临床表现可被 DKA 的表现所掩盖,且往往因外周血管扩张而体温不高,甚至偏低,是预后不良的表现。

4. 治疗原则　DKA 早期给予积极补液、胰岛素治疗、纠正电解质及酸碱平衡失调、处理诱发病和防治并发症等,预后良好。早期正确诊断是决定治疗成败的关键。如诊断不及时或误诊,随时间的延误,会出现严重并发症,特别是脑水肿和肾衰竭,病死率甚高,应引起足够的重视。

二、诊断标准

参照《内科学》诊断标准:血糖＞11 mmol/L 伴酮尿和酮血症,血 pH＜7.3 及(或)血碳酸氢根＜15 mmol/L 可诊断为 DKA。酸中毒严重程度分级:pH＜7.3 或血碳酸氢根＜15 mmol/L 为轻度;pH＜7.2 或血碳酸氢根＜10 mmol/L 为中度;pH＜7.1 或血碳酸氢根＜5 mmol/L 为严重酸中毒。

三、误诊文献研究

1. 文献来源及误诊率　2004—2013 年发表在中文医学期刊并经遴选纳入误诊疾病数据库的 DKA 误诊文献共 151 篇,累计误诊病例 1 448 例。27 篇文献可计算误诊率,误诊率 26.25%。

2. 误诊范围　本次纳入的 1 448 例 DKA 误诊为 55 种疾病共 1 469 例次,涉及 15 个系统或专科,68.75% 的患者误诊为消化系统疾病,误诊系统分布见表 12 - 2 - 1。居前三位误诊疾病为胃肠炎、胰腺炎、急腹症。少见误诊疾病有细菌性痢疾、水痘、肺结核、病毒性肝炎、胆管蛔虫病、精神疾病、癫痫、Guillain-Barre 综合征、肝性脑病、急性支气管炎、急性呼吸窘迫综合征、急性酒精中毒、低血糖症、败血症、生长痛、中暑、药物过敏反应、异位妊娠、盆腔炎、甲状腺功能减退症、甲状腺功能亢进症、心律失常、横纹肌溶解症、腰椎间盘突出症、高钾血症、骨髓炎、白血病。13 例仅作出遗尿、昏迷查因诊断,2 例诊断不明确,3 例漏诊。主要误诊疾病见表 12 - 2 - 2。

表 12 - 2 - 1　糖尿病酮症酸中毒误诊疾病系统分布

疾病系统	误诊例次	百分比(%)	疾病系统	误诊例次	百分比(%)
消化系统疾病	1 010	68.75	代谢性疾病	14	0.95
呼吸系统疾病	149	10.14	运动系统疾病	5	0.34
神经系统疾病	114	7.76	内分泌系统疾病	5	0.34
泌尿系统疾病	51	3.47	营养性疾病	5	0.34
循环系统疾病	51	3.47	精神疾病	4	0.27
感染性疾病	26	1.77	其他	18	1.23
中毒性疾病	17	1.16			

表 12 - 2 - 2　糖尿病酮症酸中毒主要误诊疾病

误诊疾病	误诊例次	百分比(%)	误诊疾病	误诊例次	百分比(%)
胃肠炎	330	22.46	消化道出血	13	0.88
胰腺炎	254	17.29	中毒性脑病	13	0.88
其他急腹症	118	8.03	泌尿道感染	13	0.88
胆囊炎胆石症	109	7.42	幼儿腹泻	11	0.75
阑尾炎	103	7.01	心力衰竭	10	0.68
肺炎	92	6.26	慢性阻塞性肺疾病	10	0.68
中枢神经系统感染	49	3.34	上消化道穿孔	9	0.61
脑血管病	42	2.86	药物中毒	8	0.54
上呼吸道感染	36	2.45	低钙血症	7	0.48
泌尿系结石	31	2.11	食管炎	6	0.41
肠梗阻	30	2.04	食物中毒	6	0.41
腹膜炎	26	1.77	支气管哮喘	6	0.41
心肌炎	18	1.23	电解质紊乱	6	0.41
感染性休克	16	1.09	手足搐搦症	5	0.34
急性冠状动脉综合征	16	1.09			

3. 医院级别　本次纳入统计的 1 448 例 DKA 误诊 1 469 例次,其中误诊发生在三级医院 506 例次(34.45%),二级医院 828 例次(56.36%),一级医院 134 例次(9.12%),其他医疗机构 1 例次(0.07%)。

4. 确诊手段　本次纳入的 1 448 例 DKA 均经实验室特异性生化检查确诊。

5. 误诊后果　本次纳入的 1 448 例 DKA 中,1 445 例文献描述了误诊与疾病转归的关联,3 例预后与误诊关联不明确。按照误诊数据库对误诊后果的分级评价标准,可统计误诊后果的病例中,1 375 例(95.16%)为Ⅲ级后果,未因误诊误治造成不良后果,18 例(1.25%)为Ⅱ级后果,其中 10 例行不必要的手术,8 例因误诊误治导致不良后果;52 例(3.6%)的患者造成Ⅰ级后果,均为死亡。

四、误诊原因分析

依据本次纳入的 151 篇文献分析的误诊原因出现频次,经计算机统计归纳为 11 项,问诊及体格检查不细致、经验不足而缺乏对本病认识、未选择特异性检查项目为最常见原因,见表 12 - 2 - 3。

表 12 - 2 - 3　糖尿病酮症酸中毒误诊原因

误诊原因	频　次	百分率(%)	误诊原因	频　次	百分率(%)
问诊及体格检查不细致	105	69.54	患者主述或代述病史不确切	8	5.30
经验不足,缺乏对该病的认识	92	60.93	过分依赖或迷信辅助检查结果	7	4.64
未选择特异性检查项目	87	57.62	对专家权威、先期诊断的盲从心理	2	1.32
诊断思维方法有误	60	39.74	患者或家属不配合检查	1	0.66
缺乏特异性症状体征	27	17.88	以罕见症状体征发病	1	0.66
并发症掩盖了原发病	9	5.96			

1. 问诊及体格检查不细致　DKA 是糖尿病常见的严重急性并发症之一。易发生于糖尿病患

者突然中断或药物减量,以及遇有急性应激情况时(如各种感染、急性心肌梗死、脑血管意外、手术、麻醉、妊娠与分娩等)。由于急性起病的特点,很多接诊医师只是针对主要症状如呕吐、腹痛等进行简单问诊及查体,而忽视基础疾病病史、痛苦程度较小的症状(口渴等)和不易察觉的体征(呼吸异味等),从而忽视了诊断的重要线索。

通过数据分析发现,问诊及体格检查不细致是误诊的最常见原因。多数误诊病例的接诊医师病史询问不仔细,体检不全面,只片面注重就诊时的主要症状而忽略了对病史的全面分析,特别是既往无糖尿病病史者,更容易忽略相关病史询问;此外,体格检查时只注重症状局部的情况,未注意全身情况如:精神状态、反应、皮肤弹性、尿量、血压、脉搏等,也是造成误诊的重要原因。

2. 经验不足及缺乏对该病的认识　DKA临床表现多种多样,常见诱因有感染、创伤、手术、妊娠、分娩、饮食不当和胰岛素治疗中断或减量时,部分T1DM起病常常隐匿,临床表现不典型,常以酮症酸中毒为首发表现,易误诊误治。DKA可出现腹痛、食欲不振、恶心等,疼痛常在脐周,为持续性痛,容易误诊为消化系统疾病;可出现发热、咳嗽、咳痰及呼吸困难而诊断呼吸系统疾病。现在许多综合性医院分科细,经验不足的医生对于他科疾病印象不深刻,如果在诊断疾病前忽略相关的鉴别诊断的话就易误诊。另外有部分医师对本病警惕性不高,有些尿糖阳性者以为是医源性高血糖,未引起足够重视,从而延误诊断。

3. 诊断思维方法有误以及未能选择特异性检查项目　多数DKA患者早期症状无特征性,易误诊、漏诊。文献报道诊断延误是DKA死亡的主要危险因素。部分误诊病例的接诊医师缺乏对临床资料的全面综合分析,尤其是对于症状、体征不典型,血尿淀粉酶、白细胞及中性粒细胞升高的、本身合并有脱水性,胃肠道症状的疾病,如肠炎、胆管疾病等,更易误诊为其他病。一些病例发病诱因表现突出,掩盖了DKA患者的临床表现,而医生在分析病情时又缺乏整体观念,例如,由于DKA患者常见的诱因为各种感染,因此常有发热、咳嗽等局部感染症状,且未合并感染时白细胞也可升高,因此鉴别诊断更为困难。如果接诊医生只注意局部感染症状,而忽视了对口渴、多饮、多尿、脱水、低血压等表现的综合分析,必然会导致误诊误治的情况发生。多数患者发病较急而重,患者及接诊医生受习惯思维影响,只依据其临床表现及发病年龄满足于常见病的诊断而造成误诊。

儿童DKA患者常常难以全面了解病史,症状、体征不典型,非专科医师对该类患者认识不够,遇到患儿神志改变、腹痛等症状首先想到中枢神经系统、消化系统病变,忽略了酮症酸中毒的特殊气味等特征性表现,造成思维单一、考虑问题片面,也是误诊的原因之一。如果诊断思维方法正确,考虑到诊断DKA的可能,可以通过选择实验室特异性生化免疫学检查以确诊或排除,一般医院均可进行该检查。

4. 缺乏特异性症状体征　典型的DKA诊断比较容易,但DKA患者早期常有食欲缺乏或厌食、恶心、呕吐、腹痛、腹胀等消化系统症状,所以以该类症状首发的患者与消化系统疾病难以鉴别诊断,有些甚至合并有急性消化系统疾病,尤其在没有糖尿病史的患者中更为突出,其他阳性体征如局限性的腹部压痛点及心电图异常、心肌酶或淀粉酶异常等结果也会掩盖DKA的临床特征,这就给准确的诊断造成了困难。

误诊病例中有一部分为儿童,其发病年龄小,一些患儿有长期慢性感染、突发呼吸困难、腹痛等症状;也可有恶心、呕吐、突然昏迷、肝大等,缺乏典型症状,有些症状如多尿、遗尿等易被忽略,为非糖尿病高发年龄组,未引起临床医师的重视,诊断仅局限在常见病、多发病,诊断思维先入为主;此外糖尿病患儿抵抗力低下,易继发各种感染,诱发DKA,从而掩盖了原发病的诊断;部分患儿无多食史,反而食欲不佳或减退,起病较急,无明显糖尿病的"三多一少"症状等,均给临床诊断带来麻烦。

5. 其他误诊原因　误诊病例中还有一些因为并发症掩盖了原发病,患者主述或代述病史不确切,过分依赖或迷信辅助检查结果,对专家权威、先期诊断的盲从,以罕见症状体征发病等造成DKA 的误诊,究其根本原因,还是由于问病史、查体不够细致,临床诊断思维方法不够科学全面所致。

五、防范误诊措施

1. 加强医生对DKA 的重视程度　DKA 是糖尿病较为常见的并发症,也是糖尿病较为严重的首发表现。DKA 以往多见于T1DM 患者,近年来发现 T2DM 并发 DKA 并不少见,这可能与T2DM 的发病率呈上升趋势有关。尤其是未明确诊断的老年人,又未经妥善控制的隐性糖尿病患者。DKA 常因感染,饮食不当,应激状态,胰岛素治疗中断等诱发,其临床表现多种多样。医生及患者都要加强对 DKA 的重视程度。由于 DKA 的诱因以急性感染占首位,因此预防和治疗感染对防止或减少糖尿病患者发生 DKA 具有重要意义。

在全社会范围做好糖尿病及各种并发症的宣教,构建省级、市县级和乡镇卫生院的糖尿病三级防治网络也有必要。糖尿病患者和家属要充分认识 DKA 的危害和诱发因素,尽量控制血糖平稳,避免诱发因素的发生。目前,糖尿病患者数目庞大,每个乡镇卫生院应多配备一台快速血糖仪,病情危重或加重者必须常规检查指腹血糖,外科围术期患者建议每日或隔日查一次快速血糖,以求尽快了解是否存在糖尿病及其并发症,进而防治 DKA。医务工作者务必加强责任心教育,不要因工作繁忙或劳累而忽视患者病情变化的蛛丝马迹,因为患者病情是动态变化的,所以诊断和处理也应随之变化,这就要求医务人员必须细致地观察病情,及时地发现并分析新情况,从而做出正确的诊断和处理。

2. 提高接诊医生对 DKA 的认识　DKA 可伴有发热、白细胞升高,腹部压痛与腹肌紧张亦较常见,甚至 X 线透视有气液平面,B 超检查有胃内潴留液,这是误诊为各种急腹症的客观原因。对DKA 的少见症状认识不足,局限于腹部症状和体征而忽视了详细询问病史,细致体检,全面化验分析,动态观察病情变化等,是造成误诊的主观原因。各专科医生要充分认识 DKA 的临床特点,熟悉 DKA 的临床表现及诊疗方法,对因进食不当出现腹痛、呕吐、腹泻但经常规治疗无效并出现困乏、嗜睡;应用各种升糖激素及输注含糖制剂后症状加重,腹痛表现重于体征;原因不明的意识障碍、酸中毒、脱水、休克的患者应考虑 DKA 可能,尤其有脱水症状甚至血压下降而尿量仍多者应高度警惕该病,及早进一步检查,以免延误治疗。

儿童糖尿病约占全部糖尿病患者的 4%～5%。近年来,国外报告儿童糖尿病的发病有增多的趋势。由于儿童糖尿病起病多较急,以酮症酸中毒为首发症状者占 20%～30%,多数患者常因感染、饮食不当或情绪激惹的诱发而起病。儿童糖尿病并酮症酸中毒起病急,合并其他疾病时易掩盖原发病的表现,更易造成误诊、漏诊。因此要提高对儿童 DKA 警惕性。基层医院要加强《中国糖尿病防治指南》的推广培训工作,主要面向非内分泌专业的内科医生、急诊科医生、普外科医生,尤其是社区诊所和乡镇卫生院的内科医生;加强住院医师规范化培训工作,内容包括 DKA 临床表现的多样化、早期的无特征性、2 型糖尿病病史的隐蔽性等。

3. 病史采集要全面,体格检查要仔细　通过对文献中的误诊病例进行分析发现,问诊及体格检查不细致是误诊的最常见原因。因此,在临床工作中,应详细全面询问病史,包括家族史,主要症状的具体情况,并且要重视伴随症状,对已知糖尿病患者的用药情况、酸中毒的诱发因素要详细了解。不能因患者一句"没有糖尿病"便放松对 DKA 的警惕,因为误诊的多是未知糖尿病的患者,所以仔细询问是否有糖尿病的家族史,是否存在"三多一少"糖尿病症状的过程尤为重要。

反复全面的体格检查可以有效降低误诊情况的发生。要注意检查患者的皮肤弹性、尿量、血压、脉搏、精神状态、呼吸气味等。DKA患儿查体不合作、医生查体不仔细是导致误诊的原因。尤其年幼儿对医生具有恐惧心理,易哭闹,查体不合作,不易发现呼吸增快、口唇樱红等酸中毒体征,故应反复查体才能发现异常。对于呼气中酮味浓度不高时,医生应凑近患儿口鼻部或用手扇动患儿口鼻部的气流至其鼻部,仔细检查,协助早期诊断。

重视病史询问及体格检查等物理诊断的基本功训练,尤其对病情危重或症状复杂多变者要进行反复的病史询问及体格检查才能降低误诊率。患者的病情呈动态变化需要医生每日仔细地查体才能发觉。任何一名合格的医生绝不可以仅仅依赖实验室和仪器检查的结果,更要成为一名物理诊断的高手,及时地掌握第一手临床资料,从而在临床实践中避免误诊。

4. 鉴别诊断要有整体观念 当DKA发生时,可有消化、呼吸、循环、神经系统症状,尤以腹痛、恶心、呕吐等消化系统症状多见。因此在详细全面的病史采集和体格检查后,对该类疾病的鉴别诊断要有整体观念,不要被诱因和局部症状、体征所迷惑。对昏迷、酸中毒失水、休克的患者,无论有无糖尿病病史均应考虑DKA的可能;对于患有其他疾病合并糖尿病患者,注意DKA与其他疾病合并存在可能;对其他疾病致昏迷又诱发DKA者,防止单一地考虑原病情,忽视了DKA;为防止遗漏,对可能血糖高患者如脑血管病、肝炎、尘肺、冠心病等等,常规查血糖、尿常规,同时在诊断未确定以前避免输注葡萄糖。不要有先入为主的思维习惯,要注意动态观察病情变化,当疾病的转归与初步诊断不符时,要有及时修正诊断的意识和勇气。同时积极完善相关检查,对诊断存在疑虑时,应及时与上级医生、专科医生联系,协助诊断。现在综合性医院分科越来越细,年轻的专科医生缺乏普内科的基本理论、疾病技能在实践中不断感悟和提高的过程,因此要不断地向前辈们虚心求教,理论联系实际,在实践中不断成长。优秀的专科医生首先必须是一位合格的全科医生。

5. 及时进行实验室特异性生化免疫学检查 2010年中国糖尿病发病率已达9.7%,如今快速血糖仪在急诊临床应用普及,因此血糖测定可作为患者的常规检查,对于血糖过高患者应及时检查血尿酮体,以便及早诊断DKA,及时治疗,此为改善患者预后的关键。

综上,根据多年内分泌疾病的临床经验及本研究数据的总结,对DKA的诊断分析如下:① 糖尿病患病率逐年升高,尽管DKA的发病率并没有随之上升,但作为其急性并发症并不少见,因此在鉴别诊断方面给予足够的重视实属必要。此外常规查血糖和尿常规,可最大程度避免漏诊。如果及时进行血气分析的话,明确诊断并非困难之事。② 误诊的前5种疾病中有4种为胃肠道感染,因此善于识别DKA所伴发的假性急腹症就显得尤其重要。从经验角度充分掌握DKA的特殊表现是内外科医生必须具备的。③ DKA误诊的后果十分严重。避免严重误诊后果的前提就是掌握糖尿病-DKA-假性急腹症的习惯思维,理性分析辅助影像检查结果,必要时实施腹腔诊断性穿刺,从而做好鉴别诊断。

(郝秀仙 杨乃龙)

第三节 高渗性高血糖状态

一、概述

1. 发病机制 高渗性高血糖状态(hyperosmolar hyperglycemic state,HHS),又称高血糖高渗综合征,是因严重高血糖导致的血浆高渗透压、严重脱水和进行性意识障碍为特点的临床综合征,为糖尿病的严重急性并发症之一。此病多见于老年患者。有观点认为,HHS发病机制的核心是老年糖尿病患者胰岛素敏感性和口渴中枢调节机能随着年龄的增长而衰退。患者在起病时存在不同程度的糖代谢紊乱,在某些诱因下可使血糖进一步升高。患者常因未能充分饮水,体内渗透压明显升高,进而发生高渗性利尿,且多有肾功能不良或潜在的肾功能不良,使葡萄糖经尿排泄受阻,造成急剧的高血糖,并引起组织细胞脱水,尤其是脑细胞严重脱水,严重者可导致昏迷。糖尿病患者一旦脱水,容易进一步加重其高血糖状态。虽然HHS的基本病因为胰岛素相对或绝对缺乏,但通常不发生严重的酮症酸中毒。可能因为患者仍有一定的胰岛素分泌功能。胰岛素足以抑制脂肪分解,避免过多的酮体生成。随着2型糖尿病在青春期人群中患病率上升,HHS在肥胖的青少年2型糖尿病患者中发病的报道增多,而且起病迅速,死亡率高。

2. 病因　致病原因和诱因包括:① 感染:如肺、胆管、泌尿系统及皮肤感染等;② 摄入糖类过多,尤其是甜饮料;③ 各种导致循环血容量损失的疾病或用药:如腹泻、呕吐、使用利尿剂或甘露醇脱水等;④ 应激状态:如手术、外伤、心脑血管事件等;⑤ 应用具有升血糖作用的药物:如因其他疾病误输入葡萄糖溶液、皮质激素等。最近有报道治疗精神分裂症药物奥氮平可诱发HHS。

3. 临床表现　本病临床表现:① 发病较慢,患者起病前数天至数周可逐渐出现烦渴、多饮、多尿、乏力、纳差、呕吐等症状,早期因为症状不明显而被忽视,出现严重的糖代谢紊乱症状方就诊,极度口渴,明显多尿,以致出现严重的脱水症候群,如皮肤干燥及弹性减退、眼球凹陷、舌干裂、体重减轻、心率加快、血压低、休克等。② 胃肠道症状通常不明显。③ 有不同程度的神经、精神症状。半数患者有意识模糊,有10%的患者发生昏迷,还可出现癫痫、单侧躯体感觉/运动障碍、肌肉松弛或不自主收缩、失语、视觉障碍、眼球震颤等,提示患者可能因脱水继发大脑皮层或皮层下的损害。④ 横纹肌溶解症,有报道HHS患者中50%可合并横纹肌溶解症,其主要临床特征为血肌酸激酶水平明显升高,并有血、尿肌红蛋白水平升高。患者可有肌痛、全身乏力、发热、恶心、呕吐、酱油色尿等临床表现。⑤ 伴发疾病的临床表现。

4. 治疗原则　治疗上主要是及时并足量补液、适时补充胰岛素、合理补钾、维持酸碱平衡,同时去除感染、避免使用加重肾功能损害的抗生素等诱发HHS因素,密切监测病情变化。

二、诊断标准

参照《内分泌代谢病学》的诊断标准,确诊HHS的根据主要是:① 血糖>33.3 mmol/L;② 有效血浆渗透压≥320 mOsm/L,血浆渗透压>350 mOsm/L;③ 血碳酸氢根≥15 mmol/L,或动脉血 pH≥7.30,血酮体和尿酮阴性或轻度升高;④ 尿糖呈强阳性,而尿酮阴性或为弱阳性。至于好发于老年2型糖尿病,临床上有严重失水、中枢神经系统的症状和体征以及意识障碍可作为诊断参考,但不具有特异性。由于HHS可与糖尿病酮症酸中毒或乳酸酸中毒并存,当上述诊断标准中的①、③和④缺乏或不完全符合时,不能否定HHS的诊断。

三、误诊文献研究

1. 文献来源及误诊率　2004—2013年发表在中文医学期刊并经遴选纳入误诊疾病数据库的HHS误诊文献共39篇,累计误诊病例385例。21篇文献可计算误诊率,误诊率32.53%。

2. 误诊范围　本次纳入的385例HHS误诊为29种疾病共385例次,居前三位的误诊疾病为脑血管病、颅内感染、胃肠炎。少见误诊疾病包括肝性脑病、胆管结石、急性阑尾炎、胃十二指肠溃疡、肠道蛔虫病、腹腔肿瘤、嗜铬细胞瘤、上呼吸道感染、支气管哮喘、糖尿病酮症酸中毒、低血糖症、尿毒症、泌尿系感染、心律失常、精神疾病、神经症、股动脉闭塞、破伤风、败血症。18例仅作出休克、昏迷查因诊断,23例漏诊。主要误诊疾病见表12-3-1。

表 12 - 3 - 1　高渗性高血糖主要误诊疾病

误诊疾病	误诊例次	百分比(%)	误诊疾病	误诊例次	百分比(%)
脑血管病	201	52.21	胰腺炎	9	2.34
颅内感染	27	7.01	冠心病[a]	8	2.07
胃肠炎	25	6.49	胆囊炎	6	1.56
肺炎	20	5.19	急腹症	5	1.30
癫痫	13	3.38			

注:a 2 例误诊为急性心肌梗死。

3. 医院级别　本次纳入统计的 385 例 HHS 误诊 385 例次,其中误诊发生在三级医院 153 例次(39.74%),二级医院 214 例次(55.58%),一级医院 16 例次(4.16%),其他医疗机构 2 例次(0.52%)。

4. 确诊手段　本次纳入的 385 例 HHS 中,均经实验室特异性生化检查确诊。

5. 误诊后果　本次纳入的 385 例 HHS 中,345 例文献描述了误诊与疾病转归的关联,40 例预后与误诊关联不明确。按照误诊数据库对误诊后果的分级评价标准,可统计误诊后果的病例中,259 例(75.07%)为Ⅲ级后果,未因误诊误治造成不良后果;86 例(24.93%)为Ⅰ级后果,均为死亡。

四、误诊原因分析

依据本次纳入的 39 篇文献分析的误诊原因出现频次,经计算机统计归纳为 8 项,其中问诊及体格检查不细致、经验不足及缺乏对该病的认识为最常见原因见表 12 - 3 - 2。

表 12 - 3 - 2　高渗性高血糖的误诊原因

误诊原因	频次	百分率(%)	误诊原因	频次	百分率(%)
问诊及体格检查不细致	31	79.49	缺乏特异性症状体征	4	10.26
经验不足,缺乏对该病的认识	29	74.36	患者主述或代述病史不确切	3	7.69
未选择特异性检查项目	20	51.28	多种疾病并存	3	7.69
诊断思维方法有误	11	28.21	过分依赖或迷信辅助检查结果	3	7.69

1. 问诊及体格检查不细致　部分患者就诊时否认有糖尿病病史,但经仔细询问多数在发病前或发病中已有口渴、多尿、多饮、消瘦、乏力等糖尿病症状。由于患者及家属缺乏对糖尿病认识,同时医生询问病史不详细,缺乏技巧,因无糖尿病史而放松警惕,甚至给患者静脉滴注含糖液体及糖皮质激素,因而造成病情迅速恶化。同时体检时不仔细,忽略了有鉴别诊断意义的体征,如皮肤干燥、弹性差及眼窝凹陷等脱水的重要体征,往往只单方面注意神经系统表现,如意识模糊、偏瘫、昏迷等。

2. 经验不足以致缺乏对 HHS 的认识　临床医生对本病认识不足,思路狭窄,也是造成误诊的主要原因。本病多见于中老年人,因失水过多,中老年人的口渴中枢不敏感致摄入量不足;又由于高血糖产生高渗性利尿,脱水致高血钠,血浆及细胞外呈高渗状态,膜外高渗,膜内低渗,使细胞过度脱水而功能障碍产生精神、神经症状。中枢神经抑制程度往往与高血糖和血浆高渗透压成正比。当渗透压>325 mOsm/L 时,出现嗜睡,达到 365 mOsm/L 发生昏迷,患者常有神经系统体征,如癫痫发作,一过性偏瘫、肌肉震颤、四肢抽搐、失语、视觉障碍、眼球震颤、幻觉、幻视、半身感觉缺失、Babinski 征阳性和中枢性高热,极易误诊为脑血管意外、脑炎。此外针对脑血管病的治疗措施如脱水、利尿、激素等应用可加重病情,甚至导致死亡。

3. 未选择特异性检查项目　有的患者糖尿病症状不典型,医生听信患者一句无糖尿病史,便放松了对 HHS 的警惕,未及时进行血糖、尿糖、尿酮体、血钠等生化检查,是造成误诊的原因之一。急性胃肠炎可诱发 HHS,部分患者入院时以消化系统症状为主,无明确的糖尿病史,未作出实验室检查的情况下就先入为主地诊断为急性胃肠炎,对出现的脱水只考虑是因为呕吐、腹泻等造成,在给予相应治疗无效且出现昏迷后才行血糖等检测,因而延误治疗。

4. 其他原因误诊　临床医师思维片面,先入为主,或专业限制,知识面窄。接诊医师把视野局限在自己熟悉的病种上,力图用自己熟悉的病种对患者的临床表现做出自圆其说的解释,而没有全面分析,鉴别诊断不细导致误诊、漏诊。

五、防范误诊措施

从本研究得出的误诊后果统计可见,75.07% 的患者发生误诊后,未造成不良后果。但有 86 例因误诊误治导致了死亡,给患者及家庭带来严重损害。因此,为防范 HHS 的误诊,我们结合临床经验及循证医学证据提出如下建议:

1. 加强患者及家属对于本病的认识　2 型糖尿病是一种进展性疾病,起病较缓,症状隐匿。部分患者在发病前或发病中已有口渴、多饮、多尿等糖尿病症状,但由于患者及家属缺乏对本病的认识,未提供给医生正确详尽的病史,放松对本病的警惕性而造成误诊、漏诊。

2. 提高专科医生对 HHS 的认识　临床医生凡遇以下情况应考虑 HHS:① 进行性意识障碍而原因不明者,尤其伴有多尿多饮者。② 意识障碍伴中重度脱水而酸中毒不明显者。③ 怀疑脑血管意外、脑病、尿毒症等,但临床征象难以用一种疾病全面解释或相应治疗无效者。④ 感染、感染性休克经有效足量抗生素治疗病情未见好转者。凡遇上述情况者应及时检测血糖。在排除 HHS 之前,避免输注高渗糖及应用糖皮质激素,以减少误诊误治。

3. 重视病史询问及仔细体格检查　凡是遇到突发意识障碍的患者,尤其是中老年糖尿病患者,不应单纯依赖头颅 CT 检查,要详细询问病史及全面查体。

4. 选择特异性的检查项目　凡遇以下几种情况应及时检测血糖、尿糖、尿酮体、血电解质及肌酐、尿素。① 老年人不明原因昏迷而颅脑 CT 检查未见异常;② 感染、感染性休克经有效足量抗菌药物治疗病情未见好转;③ 术前未检测血糖或血糖不高而术后突发昏迷;④ 老年人不明原因脱水伴有神经系统症状;⑤ 疑为脑动脉硬化、脑血栓、尿毒症或中毒性脑病,但临床症状难以用一种疾病全面解释或经相应治疗无效者。特别是对伴有精神、神经系统症状而无糖尿病病史及表现的老年患者应急查血电解质及血糖,以早期诊断,早期治疗,及时纠正高血糖、高血钠、高渗透压,这样可降低病死率。

5. 注意与其他疾病的鉴别诊断

(1) HHS 与糖尿病并发昏迷的其他情况鉴别:只要检测血糖就可以鉴别 HHS 与低血糖昏迷;只要检测血乳酸即可鉴别乳酸性酸中毒与 HHS,虽然糖尿病酮症酸中毒和 HHS 均可合并高乳酸血症,但乳酸均 <5 mmol/L;只要检测血浆渗透压即可鉴别糖尿病酮症酸中毒与 HHS。其他疾病引起的昏迷可根据病史、临床原发病特征以及无血糖和血浆渗透压升高进行鉴别。例如,糖尿病酮症酸中毒的特点是有明确糖尿病病史(以酮症为首发者无),血糖和血酮或血 β-羟丁酸明显升高,呼吸气中有酮味,呼吸深快,意识障碍等。乳酸性酸中毒主要发生于长期或过量服用苯乙双胍并伴有心、肝、肾疾病的老年糖尿病患者,血糖可偏低或正常,血酮体及尿酮体正常,血乳酸 ≥5 mmol/L,严重时可高达 20~40 mmol/L,血乳酸/丙酮酸 ≥30。低血糖昏迷患者在昏迷前有 Whipple 三联征表现,血糖低于 2.8 mmol/L。HHS 与糖尿病酮症酸中毒的鉴别要点是血糖、血

酮体、血浆渗透压和代谢性酸中毒。

（2）HHS诱发脑血管意外与脑血管意外并应激性高血糖鉴别：HHS诱发脑血管意外可有糖尿病病史，多发生于老年人，由于严重失水/胰岛素不足造成，起病缓慢，约1～2周，意识障碍及发展速度慢，约1～2周出现，血糖＞33 mmol/L，血尿素＞33 mmol/L，血浆渗透压＞350 mOsm/L，多数存在肾病、视网膜病变和神经病变等糖尿病微血管并发症，CT示阴性或有非卒中性病变。脑血管意外并应激性高血糖患者无糖尿病病史，多发生于中老年人，由于血管畸形/高血压病/急性应激造成，数小时内起病，迅速出现神志障碍，血糖轻至中度升高＜33 mmol/L，血尿素氮轻度升高，血浆渗透压轻度升高，且＜350 mOsm/L，无糖尿病微血管并发症，CT示有非卒中性病变。

（3）HHS与其他高渗状态鉴别：高渗状态是许多疾病发展过程种的一种临床状态，可见于许多疾病。据报道，可引起HHS的其他疾病有高龄患者失水、恶性高热、产科意外与产科并发症、静脉营养治疗、大量摄入高糖饮料、过度饮酒、药物（抗生素和利哌酮等）、严重感染、急性坏死性胰腺炎、晚期肝硬化、急性肾损伤等。因而必须进行鉴别。

综上，根据多年内分泌疾病的临床经验及本研究数据的总结，对HHS的诊断分析如下：① HHS误诊的前3位疾病分别为脑血管病、颅内感染、胃肠炎，因此急诊科与神经内科专业医生应高度关注此病的鉴别。第一时间测定血糖、电解质以及酸碱指标就显得至关重要。遇到老年患者原因不明的意识障碍，多脏器受累或衰竭，无论既往病史相对简单还是过于复杂，首要的辅助检查都应包括上述指标，必要时应有血气分析，此举措对于首次接诊的医生来说是建立正确诊断并及时抢救的重要切入点。② 早期的烦渴，明显的脱水体征如黏膜干燥、皮肤失去弹性，加之中枢神经系统表现，锻炼并考验着首次接诊医生的观察与判断能力，因此仔细而翔实的查体就显得尤为重要。一旦获得高血糖和高血钠的指标，诊断便会一目了然。③ HHS应与低血糖症以及乳酸酸中毒鉴别，但血糖、血钠以及酸碱指标会做出明确提示，加之仔细询问病史和详尽查体，最终做出合理诊断并非困难之事。④ 内分泌专业医生遇到HHS，还应思考渴感丧失与抗利尿激素抵抗或降低的因素掺杂其中，可能是一过性也可能是永久性。分析上述原因有助于合理准确的治疗。

（邵　帅　杨乃龙）

第四节　低血糖症

一、概述

1. 定义及发病率　低血糖症（hypoglycemia）是由多种病因引起的血液中葡萄糖（简称血糖）浓度过低所致的一组临床综合征。一般以成人血浆血糖浓度（血浆真糖，葡萄糖氧化酶法测定）＜2.8 mmol/L，或全血葡萄糖＜2.5 mmol/L为低血糖。随着社会的进步，人们生活质量的提高，糖尿病在人群中的发病率也日益增高，特别在老年人中，糖尿病的发病率高达20%以上。糖尿病相关的低血糖也日趋多见，而糖尿病低血糖症界定为≤3.9 mmol/L。

2. 病因分型　主要为空腹低血糖、餐后低血糖及药源性低血糖。

（1）空腹低血糖症：① 胰岛素分泌过多引起的胰岛疾病、胰腺外恶性肿瘤、胰岛自身免疫综合征等。② 拮抗胰岛素的激素分泌过少引起的垂体前叶功能低下、甲状腺功能低下、肾上腺皮质功能低下、高血糖素缺乏均易产生低血糖症。③ 肝源性的有严重肝病，肝脏组织弥漫性严重破坏，可引起肝糖原储备严重不足，糖异生能力减弱；肝细胞酶系功能异常或不足如糖原累积病、糖原合成酶缺乏等。④ 葡萄糖供应不足、消耗过多,如长期饥饿、剧烈运动、厌食、严重呕吐、腹泻、大量的肾性糖尿等。

(2) 餐后低血糖症:① 餐后反应性低血糖症有胃大部切除后低血糖症、胃肠运动功能异常综合征、糖尿病早期;② 特发性(功能性)低血糖症;③ 先天性酶缺乏如半乳糖血症、果糖耐受不良症、亮氨酸敏感症等;④ 大量饮酒及摄入含糖量高的食物后,从而抑制糖原分解而产生低血糖。

(3) 药源性低血糖症:胰岛素剂量过大;磺脲类口服降糖药过量;其他药物如水杨酸、抗组胺制剂、单胺氧化酶抑制药、普萘洛尔等药物或促进胰岛素释放,抑制高血糖素的分泌和释放,或延长加强降糖药的作用,减少糖原异生和分解,而引起低血糖。

3. 临床表现

(1) 交感神经系统兴奋表现:低血糖发生后刺激肾上腺素分泌增多,可发生低血糖症候群。此为低血糖的代偿性反应,患者有面色苍白、心悸、肢冷、冷汗、手颤、腿软、周身乏力、头昏、眼花、饥饿感、恐慌与焦虑等,进食后缓解。

(2) 意识障碍症状:大脑皮层受抑制,意识模糊,定向力、识别力减退,嗜睡,多汗,震颤,记忆力受损,头痛,淡漠,抑郁,梦样状态,严重时痴呆,有些人可有奇异行为等,这些神经精神症状常被误认为精神错乱症。

(3) 癫痫症状:低血糖发展至中脑受累时,肌张力增强,阵发性抽搐,发生癫痫或癫痫样发作。其发作多为大发作或癫痫持续状态,当延脑受累后,患者可进入昏迷,去大脑僵直状态,心动过缓,体温不升,各种反射消失。

(4) 锥体束及锥体外系受累症状:皮层下中枢受抑制时,意识不清,躁动不安,痛觉过敏,阵挛性舞蹈动作,瞳孔散大,甚至出现强直性抽搐。锥体外系与锥体束征阳性,可表现有偏瘫、轻瘫、失语及单瘫等。上述表现多为一时性损害,给予葡萄糖后可快速好转。锥体外系损害可累及苍白球、尾状核、壳核及小脑齿状核等脑组织结构,多表现为震颤、欣快及运动过度、扭转痉挛等。

二、诊断标准

参照《实用内科学》等的诊断标准,根据低血糖典型表现(Whipple 三联征)可确定。① 低血糖症状;② 发作时血糖≤2.8 mmol/L(糖尿病≤3.9 mmol/L);③ 供糖后低血糖症状迅速缓解。少数空腹血糖降低不明显或处于非发作期的患者,应多次检查有无空腹或吸收后低血糖。

三、误诊文献研究

1. 文献来源及误诊率 2004—2013 年发表在中文医学期刊并经遴选纳入误诊疾病数据库的低血糖症误诊文献共 447 篇,累计误诊病例 7 530 例。64 篇文献可计算误诊率,误诊率 32.26%。

2. 误诊范围 本次纳入的 7 530 例低血糖症误诊为 43 种疾病 7 534 例次,涉及 15 个系统或专科,以误诊为神经系统及精神疾病较多,误诊疾病系统分布见表 12-4-1。居前三位的误诊疾病为脑血管病、癫痫、精神疾病。少见误诊疾病有围绝经期综合征、子痫、脑继发恶性肿瘤、脑萎缩、线粒体脑病、帕金森病、颅脑创伤、中毒性脑病、偏头痛、三叉神经痛、脊髓病、良性阵发性位置性眩晕、周期性瘫痪、嗜铬细胞瘤、甲状腺危象、甲状腺功能减退症、甲状腺功能亢进症、胰岛素瘤、高渗性高血糖状态、心律失常、高血压病、食物中毒、低钠血症、低钙血症、低钾血症、药物过敏反应、尿毒症、胃肠炎、肝硬化、胃癌、病毒性肝炎、肠道肿瘤、呼吸衰竭、上呼吸道感染。77 例仅作出昏迷、休克、视盘水肿等症状查因诊断,22 例初诊诊断不明确。主要误诊疾病见表 12-4-2。

表 12-4-1　低血糖症误诊疾病系统分布

疾病系统	误诊例次	百分比(%)	疾病系统	误诊例次	百分比(%)
神经系统疾病	6 637	88.09	代谢性疾病	14	0.19
精神疾病	259	3.44	泌尿系统疾病	11	0.15
循环系统疾病	226	3.00	妇产科疾病	9	0.12
消化系统疾病	119	1.58	眼科疾病	5	0.07
中毒性疾病	115	1.53	呼吸系统疾病	3	0.04
内分泌系统疾病	32	0.42	其他	104	1.38

表 12-4-2　低血糖症主要误诊疾病

误诊疾病	误诊例次	百分比(%)	误诊疾病	误诊例次	百分比(%)
脑血管病	6 220	82.56	肺性脑病	36	0.48
癫痫	282	3.74	药物中毒	27	0.36
精神疾病	198	2.63	神经症	23	0.31
冠心病	179	2.38	糖尿病酮症酸中毒	18	0.24
肝性脑病	110	1.46	高血压病脑病	15	0.20
酒精中毒	69	0.92	一氧化碳中毒	15	0.20
病毒性脑炎	53	0.70	尿毒症性脑病	9	0.12
阿尔茨海默病	38	0.50	周围神经病	8	0.11
心力衰竭	38	0.50	电解质紊乱	8	0.11

注:a 其中 17 例误诊为急性冠状动脉综合征。

3. 医院级别　本次纳入统计的 7 530 例低血糖症误诊 7 534 例次,其中误诊发生在三级医院 2 641 例次(35.05%),二级医院 4 399 例次(58.39%),一级医院 434 例次(5.76%),其他医疗机构 60 例次(0.80%)。

4. 确诊手段　本次纳入的 7 530 例低血糖症均通过检测血糖确诊。

5. 误诊后果　本次纳入的 7 530 例低血糖症中,7 431 例文献描述了误诊与疾病转归的关联,99 例预后与误诊关联不明确。按照误诊数据库对误诊后果的分级评价标准,可统计误诊后果的病例中,7 140 例(96.08%)为Ⅲ级后果,未因误诊误治造成不良后果;78 例(1.04%)造成Ⅱ级后果,因误诊误治导致不良后果;213 例(2.87%)造成Ⅰ级后果,151 例死亡,62 例留有后遗症。

四、误诊原因分析

依据本次纳入的 447 篇文献分析的误诊原因出现频次,经计算机统计归纳为 10 项,以问诊及体格检查不细致、经验不足而缺乏对该病认识、未选择特异性检查项目为最常见原因,见表 12-4-3。

表 12-4-3　低血糖症误诊原因

误诊原因	频次	百分率(%)	误诊原因	频次	百分率(%)
问诊及体格检查不细致	294	65.77	缺乏特异性症状体征	68	15.21
经验不足,缺乏对该病的认识	262	58.61	多种疾病并存	48	10.74
未选择特异性检查项目	229	51.23	过分依赖或迷信辅助检查结果	20	4.47
诊断思维方法有误	166	37.14	并发症掩盖了原发病	17	3.80
患者主述或代述病史不确切	105	23.49	患者故意隐瞒病情	2	0.45

1. 问诊及体格检查不细致　低血糖的早期反应是交感神经过度兴奋、肾上腺素过多的症状，然后出现神经障碍症状的严重程度大致与血糖下降的程度和速度呈平行关系，但不是绝对的平行，也不是血糖降到某数值就一定出现症状。当血糖降至 2.8～3.3 mmol/L，多数患者都会出现症状，低血糖最早出现的症状有：心慌、手抖、出冷汗、面色苍白、四肢冰冷、麻木和无力，同时有头晕、烦躁、焦虑、注意力不集中和精神错乱等。症状继续发展，则出现剧烈头痛、言语模糊不清、答非所问、反应迟钝、黑蒙、视物不清等，有时全身肌肉抽动，最后失去知觉。通过文献分析显示，绝大多数误诊病例都是因为医师采集病史不仔细或因患者不能自行提供病史，有些家属也不能详细叙述病清，致使医师采集病史困难。此外，低血糖症表现形式多样，可因血糖下降的速度、程度及机体反应性不同而出现神经系统症状和体征，急诊医生容易通过简单地问病史和体格检查而误诊为脑血管病。这也与文献统计结果相符合。

2. 经验不足及缺乏对该病的认识　低血糖的临床表现多样，无特异性，其发生不仅与血糖降低的程度有关，还与血糖下降速度、持续时间及个体对药物的耐受性有关。故临床诊断低血糖时不能单看血糖的绝对值，要结合病史，反复查空腹血糖及发作时的血糖。老年人糖尿病病程较长，交感神经敏感性低，低血糖表现以脑部症状为主，交感神经症状不明显。因此在老年糖尿病患者合并自主神经病变时，过量降糖药引起的低血糖可不表现交感神经兴奋症候，可出现无报警症状的低血糖脑病。且老年人脑血管疾病的发病率较高，老年糖尿病患者一旦有脑部症状，易误诊为急性脑血管病，而忽略了低血糖脑病。接诊医师如果对低血糖昏迷认识不足，警惕性不高，再加之未详细询问现病史、用药史、既往史、未进行全面的体格检查及详细的实验室检查，仅重视神经系统症状而对低血糖反应的各种临床表现认识不足，只凭意识不清、四肢肌力减弱等症状便草率诊断为脑血管疾病，极易出现误诊的情况。因此必须提高对低血糖症的认识。另外，大多患者及其亲属对低血糖症状也缺乏足够认识，并可能过分追求血糖控制的完美结果，以致常常容易导致低血糖发生。

3. 未能选择特异性检查项目　2007 年，中国 2 型糖尿病指南指出，对于那些非糖尿病的患者来说，诊断低血糖的标准为血糖值＜2.8 mmol/L，而糖尿病患者只要血糖值≤3.9 mmol/L 就已经属于低血糖的范畴了。文献均提示实验室特异性生化免疫学检查为确诊手段。所以医师接诊后如果能及时进行血糖检查，就会有效降低低血糖症的误诊率，尽可能减少不必要的损伤。

4. 诊断思维方法有误　老年患者一般病史较长，如同时合并自主神经病变，可使老年患者低血糖时的肾上腺样作用表现不够典型，或没有肾上腺样作用的临床表现，因而出现低血糖而不知道，导致延误诊治。60 岁以上糖尿病患者兼有肝、肾功能不全者，可影响药物代谢及清除，药物易在体内蓄积，可使血糖下降速度虽慢但程度严重，则可没有交感神经兴奋症状群，而只表现为脑功能障碍症状群。老年糖尿病患者因有多种合并症（如高血压病等），除服用降糖药外，多同时服用多种其他药物，某些药物可影响低血糖的发生及诊断。如合并冠心病或高血压病患者，多同时服用普萘洛尔等 β 受体阻滞剂易导致严重低血糖，而直接出现脑功能障碍症状。且多数患者发病较急而重，表现为昏迷、肢体活动障碍、精神异常或癫痫样发作，接诊医生受习惯思维影响，过分重视基础病，只依据其临床表现及发病年龄满足于常见病的诊断而造成误诊。

5. 其他原因　通过误诊原因统计，多种疾病并存、过分依赖或迷信辅助检查结果、并发症掩盖了原发病、患者故意隐瞒病情等都有可能造成低血糖症的误诊，究其根本原因，还是由于询问病史、查体不够细致，临床诊断思维方法不够科学所致。

五、防范误诊措施

1. 加强对糖尿病患者及家属的卫生宣教工作　低血糖症的主要原因是应用降糖药过量，其中包括口服降糖药及胰岛素过量,不随血糖变化调整降糖药物的用量,过度活动,用药后未按时进食或进食量减少等因素。同时,糖尿病患者常伴心肾功能损害,肾功能不全致肾小球滤过率降低,心功能不全致肾血流量减少,均可致降糖药物在体内蓄积,发生低血糖。尤其是应用格列本脲或含有其成分的药物时,因为其降糖作用强,作用时间长,而其降解产物也有降糖作用,故更容易发生低血糖。因此,老年糖尿病的治疗过程中,应用降糖药或胰岛素一般从小剂量开始逐步增量,并尽可能选择短效制剂,规律饮食同时定期监测血糖,并根据血糖水平及饮食及时调整药物用量。降糖治疗应遵循小剂量、逐渐递增的原则,应找出每个患者的最佳治疗剂量,使血糖缓慢下降,不宜苛求降至正常,切忌矫枉过正,避免盲目、重复及不合理药物配伍用,以免导致低血糖。在接受降糖治疗过程中,突然出现神经系统全身或局灶性表现时,要考虑是否存在低血糖,应及时测血糖,注意与急性脑血管病鉴别,以免延误治疗造成不良后果。

患者和家属要正确认识糖尿病,熟悉各种降糖药的特点及低血糖的临床表现,合理饮食和用药,进食少或营养欠佳时及时调整降糖药物剂量,定时监测血糖,减少低血糖的发生,出现低血糖症状时应及时进食并送医院诊治。低血糖的发生还与血糖下降速度有关,在短时间内血糖由高浓度迅速降至一个较低的水平,此时血糖水平即使在正常范围内,也会出现低血糖表现。因此,患者及家属要掌握平日血糖控制水平及血糖波动情况,尽量维持血糖平稳。

2. 提高急诊医生对低血糖症的认识 由于脑组织中没有氧和葡萄糖的储备,脑能量代谢的维持依靠循环中血糖的供给,致使大脑对低血糖非常敏感。李萍等报道称低血糖可引起选择性神经元丧失,如大脑皮质的Ⅱ、Ⅲ、Ⅳ层及海马回,若低血糖较重且持续时间较长(一般认为>6 h),由于脑组织的严重或不可逆损害,即使血糖恢复正常,也会造成双侧基底核、海马、大脑皮层和(或)黑质的持久的对称性损害,从而遗留神经后遗症。由于低血糖时神经损害具有选择性,表现神经系统局灶受损的症状、体征,酷似脑血管病,容易忽略本病的病因或诱因;低血糖脑病表现复杂,主要有交感神经兴奋症状与脑症状,如交感神经兴奋症状轻而脑病症状明显也容易造成误诊。临床医生应提高对低血糖症的认识,对服用降糖药患者出现脑部症状和交感神经兴奋症状时,应详细了解应用降糖药情况,测血糖后再决定是否行头颅 CT 检查;对以意识障碍、失语、偏瘫、昏迷就诊的老年糖尿病患者,存在精神异常、抽搐发作以及脑实质局灶损害的症状体征等表现时,特别是头颅 CT 无异常改变者,要考虑到低血糖症的可能。应详细询问病史,并常规测定血糖,尽早诊断出低血糖脑病,及时治疗,尽快纠正低血糖,防止不可逆性脑损害的发生并可减少无谓的昂贵的大型仪器检查,降低医疗费用。

3. 重视病史询问,仔细体格检查 低血糖症的发生既可源于机体对葡萄糖的利用过多,也可由于内源性葡萄糖生成不足。老年糖尿病患者低血糖的发生,多由于磺脲类降糖药或胰岛素过量;进食量减少或不按时进餐;体力活动过多;肾功能不全致降糖药排泄减少形成体内潴留;服用磺脲类降糖药的同时,服用使其药效协同的其他药物(如磺胺药)所致;另外一些常用药物也可诱发低血糖,如奎尼丁、含巯基药物等均有单独或与其他药物合用引起低血糖的报道。因此,及时详细询问病史,尤其应注意询问有无糖尿病病史及用药史,并仔细体检,对避免低血糖症误诊有关键作用。对于有糖尿病病史的患者,急诊医师应详细了解胰岛素、降糖药应用情况,处理原则为先用快速血糖仪测定血糖,再决定是否行头部 CT 检查,通过上述预防措施可提高低血糖的早期诊断率,及时纠正低血糖、减少脑组织损害。

4. 培养严谨的临床诊断思维 低血糖症的临床表现多种多样,缺乏特异性,且发病时大多比较急,所以做好低血糖症的鉴别诊断需要严谨科学的临床诊断思维。老年糖尿病患者往往合并许多基础疾病,出现低血糖时症状往往被基础疾病所掩盖,所以对于症状不明显,出现神经系统症状、体征的患者,通过详细询问病史、仔细体格检查,不要过分重视基础病只想到脑血管疾病,却遗漏了低血糖症的诊断。

5. 及时进行实验室特异性生化免疫学检查　作为低血糖症确诊手段,对于不排除低血糖症的患者,血糖、尿糖检查可列为常规检查项目。因低血糖症状病因复杂,临床表现多样,且病史多不详细。因此以昏迷为首发症状的急诊就诊者,无论有无糖尿病病史、有无神经系统的定位体征,血糖、尿糖检查应列为常规检查。目前,简易、便携式血糖仪已在临床广泛应用,使血糖检测变得经济、简便、及时,对有糖尿病史就诊患者,特别是有糖尿病史的危重病患者及老年危重患者,就诊时急查血糖不仅有益于病情了解,对低血糖特殊临床表现的诊治带来有益帮助。

综上,根据多年内分泌疾病的临床经验及本研究数据的总结,对低血糖症的诊断分析如下:① 本研究数据分析显示低血糖症的病死率 2.01%,数据本身足以引起内科尤其相关专业医生的高度关注;关注低血糖,强调低血糖的鉴别,常规检查血糖,从而最大限度避免误诊误治。② 从误诊的前 5 种疾病容易看出,多数与意识和精神异常密切相关,因此除内分泌专业以外,包括神经科、精神科、消化科和心内科医生应加强对低血糖症的认知与筛查,脑血管病、癫痫、冠心病、精神疾病和肝性脑病做出诊断之前须排除低血糖症。心内科医生应更加关注餐前低血糖,尤其疑为冠心病且伴有超重患者,须除外内源高胰岛素血症或胰岛素分泌延迟导致的进餐后期或餐前低血糖,及时实施 75 g 葡萄糖耐量试验,可在服糖后 3~4 h 获得高胰岛素血症和低血糖症的相关证据。尽管本研究中数据未显示降糖治疗所导致的误诊,但是包括胰岛素在内的降糖药仍是低血糖症的重要原因,除了仔细询问病史、用药史之外,对于糖尿病患者应适度使用胰岛素和促泌剂以减少低血糖发生风险。③ 伴随超重/肥胖与糖尿病前期患病率增加,餐后反应性低血糖趋于增多,"病态饮食"、心前区不适或伴有一过性心律失常、高血压病等较为常见,临床医生应予以足够的认识并及时做出鉴别。笔者曾遇见 2 名高年患者过度嗜甜饮食导致食后 3~4 h 发生低血糖昏迷,除外所有可能的原因后,仅 75 g 葡萄糖耐量试验均诱发低血糖。

(崔　晶　杨乃龙)

第五节　腺垂体功能减退症

一、概述

1. 概念　腺垂体功能减退症,又称垂体前叶功能减退症,是指任何原因引起的垂体前叶激素分泌不足,导致患者出现一系列的相应靶腺激素分泌减少的临床表现。腺垂体功能减退症可分为原发性和继发性,原发性腺垂体功能减退症是由于垂体分泌细胞破坏所致,而继发性腺垂体功能减退症则是由于垂体缺乏来自下丘脑的刺激所致。临床一般以前者多见。原发性腺垂体功能减退症又可分为先天性(遗传性)和获得性两种。

2. 病因　① 垂体肿瘤及其他颅内肿瘤:原发于鞍内的垂体肿瘤以及蝶鞍附近的肿瘤,如嫌色细胞瘤、颅咽管瘤、脑膜瘤、视神经胶质瘤等为本病最常见原因;② 垂体缺血性坏死:产后大出血(Sheehan 综合征)、糖尿病血管病变、动脉粥样硬化、子痫、颞动脉炎等;③ 垂体卒中:多见于垂体瘤内出血、梗死、坏死,垂体手术、创伤、放射性损伤;④ 各种颅内感染性疾病或炎症引起垂体破坏:如病毒性脑炎、结核性脑膜炎、化脓性脑膜炎、真菌感染等;自身免疫性垂体炎;⑤ 垂体浸润:血色病、组织细胞增生症、肉芽肿;空泡蝶鞍综合征;头颈部放疗;海绵窦血栓、颅内颈内动脉瘤;⑥ 代谢紊乱:慢性肾衰竭时可出现促性腺激素(GnRH)和促甲状腺激素(TSH)分泌受损;下丘脑-腺垂体畸形;遗传变异。

3. 临床表现

(1) 腺垂体激素分泌不足致相应靶腺功能减退的相关症状:① 生长激素(GH)分泌不足:儿童GH缺乏会出现生长迟缓或停滞,成人则无明显表现,部分患者可出现空腹低血糖,如合并促肾上腺皮质激素(ACTH)缺乏时更明显。GH分泌不足也会导致骨折修复减慢。② GnRH分泌不足:患者会出现性欲减退,女性患者会表现为月经稀少或闭经,阴道分泌少,性欲下降,阴毛、腋毛稀少或脱落,乳房及外生殖器萎缩;男性患者则可出现胡须稀少,阴毛、腋毛脱落,阳痿、睾丸变小、变软、肌肉无力,生殖器萎缩等;儿童患者则可出现性发育的障碍。GnRH缺乏者由于骨骺融合延迟,患者四肢相对较长,但通常多合并GH分泌不足。③ TSH分泌不足:患者可出现怕冷、低体温、食欲缺乏、腹胀、便秘、动作缓慢、反应迟钝、面容虚肿、皮肤干燥、声音嘶哑、毛发稀疏、眉毛脱落、心率缓慢等症状,严重者可出现黏液水肿、意识淡漠、木僵甚至昏迷。部分患者可出现高脂血症和胡萝卜素血症,但不如原发性甲状腺功能减退症明显。儿童起病者可表现为生长迟缓、骨龄落后、智力障碍等。④ ACTH分泌不足:患者可出现食欲减退、体重减轻、全身软弱乏力、抵抗力差、易感染。常出现低血压、低血糖、低血钠的症状,严重者可出现恶心、呕吐、高热、休克等危象表现。⑤ 泌乳素(PRL)缺乏:常出现产后无乳。

(2) 由垂体肿瘤压迫所引起的症状:肿瘤压迫可引起头痛、视力减退、视野缺损、眼球运动障碍、复视、失明等,部分还可出现脑脊液鼻漏、尿崩症等。

二、诊断标准

应根据临床表现与实验室检查结果综合判定。

1. 临床表现 腺垂体功能减退症的临床表现主要包括两个方面,一方面是腺垂体激素分泌不足致相应靶腺功能减退的相关症状和体征;另一方面,还有因垂体肿瘤向四周压迫出现的症状和体征,以及垂体瘤本身的临床表现。

2. 实验室检查 实验室检查包括:① 垂体分泌激素水平低下:包括GH、PRL、FSH、LH、TSH、ACTH等。② 靶腺激素水平低下:包括甲状腺激素、性激素及肾上腺皮质激素。③ 下丘脑释放激素兴奋试验:用于判断病变是在下丘脑还是在垂体本身,如GnRH(LHRH)兴奋试验、TRH兴奋试验、CRH兴奋试验。一般来说,下丘脑病变上述各试验可出现延迟反应(连续刺激3 d后有反应),而垂体本身病变始终不反应。④ 垂体激素兴奋试验:用以判断靶腺对垂体激素的反应能力,如ACTH兴奋试验,多表现为延迟反应。⑤ 胰岛素耐量试验:通过该试验了解GH、PRL、ACTH等垂体激素的储备功能,但此试验有一定的危险,已明确诊断者慎用。⑥ 因靶腺功能低下所引起的相应改变:如红细胞及血红蛋白水平多降低、低血糖、低血钠、高血脂等。⑦ 眼底镜检查:颅内高压者可出现视盘水肿、肿瘤压迫视神经或视交叉者可出现视神经萎缩等。

三、误诊文献研究

1. 文献来源及误诊率 2004—2013年发表在中文医学期刊并经遴选纳入误诊疾病数据库的腺垂体功能减退症的误诊文献共71篇,累计误诊病例575例。21篇文献可计算误诊率,误诊率46.93%。

2. 误诊范围 本次纳入的575例腺垂体功能减退症误诊疾病谱颇为广泛,涉及17个系统和专科,达64种之多,共622例次。以误诊为消化系统、血液系统和内分泌系统疾病居多,误诊疾病系统分布见图12-5-1。居前五位的误诊疾病为胃肠炎、贫血、低血糖症、脑血管病、精神疾病。少见误诊疾病包括心包炎、心肌炎、心功能不全、心律失常、高血压病、高脂血症、肺源性心脏病、上消化道出血、幽门梗阻、肠结核、阑尾炎、消化道溃疡、肝硬化、肝炎、肝性脑病、慢性胆囊炎、神经性厌食症、阿尔茨海默病、癫痫、结核性脑膜炎、低钾血症、抑郁症、癔症、神经性呕吐、肾病综合征、肾上腺皮质功能减退症、抗利尿激素分泌异常综合征、一氧化碳中毒、脑萎缩、梅尼埃病、脑膜炎、颈椎病、不孕症、产后子宫复旧不全、多囊卵巢综合征、围绝经期综合征、肺癌、药物中毒、特发性血小板减少性紫癜、肾综合征出血热。6 例次仅作出头痛、晕厥、昏迷待查诊断,4 例次考虑眼科疾病和消化系统肿瘤。主要误诊疾病见表 12 - 5 - 1。

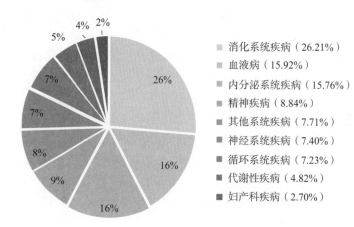

图 12 - 5 - 1　腺垂体功能减退症误诊疾病系统分布图

表 12 - 5 - 1　腺垂体功能减退症主要误诊疾病

误诊疾病	误诊例次	百分比(%)	误诊疾病	误诊例次	百分比(%)
胃肠炎	148	23.79	神经症	10	1.61
各类贫血	98	15.76	闭经	9	1.45
低血糖症	73	11.74	低血压	9	1.45
脑血管病	31	4.98	病态窦房结综合征	7	1.13
精神疾病	28	4.50	月经失调	6	0.96
甲状腺功能减退症	19	3.05	病毒性脑炎	6	0.96
休克	17	2.73	泌尿系感染	6	0.96
冠心病[a]	21	2.25	肾小球肾炎	5	0.80
低钠血症	13	2.09	肺炎	5	0.80
电解质紊乱	13	2.09			

注:a 其中 7 例为急性心肌梗死。

3. 医院级别　本次纳入统计的 575 例腺垂体功能减退症误诊 622 例次,其中误诊发生在三级医院 269 例次(43.25%),二级医院 322 例次(51.77%),一级医院 31 例次(4.98%)。

4. 确诊手段　本次纳入的 575 例腺垂体功能减退症中,564 例(98.09%)依据实验室特异性生化免疫学检查确诊,7 例(1.22%)依据磁共振检查确诊,2 例(0.35%)依据临床试验性治疗后确诊,1 例(0.17%)依据症状体征及医技检查确诊,1 例(0.17%)死后根据提供的信息及表现确诊。

5. 误诊后果　本次纳入的 575 例腺垂体功能减退症中,559 例文献描述了误诊与疾病转归的关联,16 例预后与误诊关联不明确。按照误诊数据库对误诊后果的分级评价标准,可统计误诊后果的病例中,546 例(97.67%)为Ⅲ级后果,未因误诊误治造成不良后果;2 例(0.36%)造成Ⅱ级后果,因误诊误治导致病情迁延;11 例(1.97%)造成Ⅰ级后果,其中 10 例死亡,1 例后遗症。

四、误诊原因分析

依据本次纳入的 71 篇文献分析的误诊原因出现频次,经计算机统计归纳为 10 项,其中以经验不足而缺乏对该病认识、问诊及体格检查不细致为主要原因,见表 12 - 5 - 2。

表 12 - 5 - 2　腺垂体功能减退症误诊原因

误诊原因	频次	百分率(%)	误诊原因	频次	百分率(%)
经验不足,缺乏对该病的认识	55	77.46	患者主述或代述病史不确切	2	2.82
问诊及体格检查不细致	55	77.46	对专家权威、先期诊断的盲从心理	2	2.82
未选择特异性检查项目	19	26.76	过分依赖或迷信辅助检查结果	2	2.82
诊断思维方法有误	17	23.94	医院缺乏特异性检查设备	2	2.82
缺乏特异性症状体征	10	14.08	多种疾病并存	1	1.41

1. 经验不足及缺乏对本病的认识　根据本研究的分析结果,经治医生的经验不足及缺乏对本病的认识是造成临床误诊的最主要原因。本病患病率相对较低,对于非内分泌专科医师和基层医生来说,由于平常在临床很少遇见,所以了解和关注程度自然比较低,致使很多非内分泌专科的临床医师对诊治该病经验不足。

由于本病的临床表现繁杂多样,患者就诊的首诊科室也分布较广,包括内分泌科、妇产科、泌尿外科、心血管内科、消化科等,很多非内分泌专科的医生都有机会遇到,但是由于缺乏对该疾病的全面认识和基本的警惕性,即使有比较明确的临床线索,也很难准确把握,导致问诊不够全面和充分,病史采集时忽略或遗漏某些重要的有价值的病史及其他一些对诊断至关重要的信息,面对纷繁庞杂的临床信息无法进行理性的梳理,在进行体格检查和相关的实验室检查时也会缺乏针对性,忽略重要的体征及医技检查结果,最终导致误诊和漏诊。

2. 问诊及体格检查不细致　根据本研究的分析结果,问诊及体格检查不细致同样是造成临床误诊的主要原因。腺垂体功能减退症的临床表现繁杂多样,几乎可以涵盖所有系统,既有腺垂体激素分泌不足致相应靶腺功能减退的相关症状和体征,也有因垂体肿瘤向四周压迫出现的症状和体征,以及垂体瘤本身的临床表现。所以,接诊医生如果没有一个清晰的思路,在问诊和体格检查时也很难抓住重点,也非常容易被纷繁庞杂的线索误导。

3. 未选择特异性检查项目　根据本研究的分析结果,未选择特异性检查项目也是造成临床误诊的主要原因。在本病诊断过程中,患者在性腺、甲状腺、肾上腺等靶腺的功能减退的临床表现固然非常重要,但是这些表现常具有很大的异质性,所呈现出来的也往往是碎片化的表面现象,通过某些特异性的实验室检查,如对靶腺激素水平的检测等,可以帮助发现问题的原因是出于这些靶腺。在发现了靶腺的问题之后,想进一步分析问题的根源是在靶腺本身,还是出在上游的垂体,必须需要通过特殊的检查才能确定。而某些病例之所以被误诊,就是因为未能合理地进行这些对诊断具有特殊意义的特异性检查。

4. 诊断思维方法有误　诊断思维方法有误也是导致本病误诊的重要因素之一,是本研究排名第四位的误诊原因。本病临床表现多种多样,纷繁复杂,接诊医生如果只是关注所在学科相关的症状,就很容易顾此失彼,陷入片面和孤立的境地,误诊也就在所难免。本次文献调查显示,最常见的误诊疾病为贫血、胃炎、低血糖、胃肠炎等,可见该病出现贫血、胃肠道症状和低血糖非常多见。

遇见有闭经、乳房萎缩、不孕、产后无乳、性欲减退,阳痿、阴毛及腋毛稀少等症状的患者,考虑到可能为性腺功能减退,但也常止步于性功能减退。碰到表现为疲乏、怕冷、毛发脱落、懒言少语、记忆力减退的患者,考虑到甲状腺功能减退,未做进一步的探讨。看到临床表现为虚弱、皮肤色素减退、恶心、体重减轻、血压偏低等症状的患者,意识到了肾上腺皮质功能减退,却未再进行更深层次的追究。只见一点,未见全部,这些都是孤立和片面性思维的典型表现。

5. 缺乏特异性症状体征 本病诊断的难点在于缺乏特异性的临床表现,因而相对难以把握。在根据文献归纳的误诊范围可看出,其被误诊为各个系统的疾病,只是其中血液系统疾病、消化系统疾病及代谢性疾病的概率相对较高。

五、防范误诊措施

从本研究得出的误诊后果统计可见,97.67%的患者发生误诊后,并未造成不良后果,但其中仍有 10 例因误诊误治导致了死亡,教训深刻。毕竟误诊误治会延误诊治,给患者及家庭带来严重损害。为此,结合临床经验及循证医学证据提出如下建议:

1. 加强对本病的认知 由于该病的临床表现多种多样,患者最初就诊科室非常分散,因此,对于非内分泌专科的医生来说,加强对该病的认识,对其发病机制与临床表现特点加深了解和认知是减少误诊的最佳途径。

一般来说,本病临床表现的严重程度与激素缺乏的程度密切相关。缺乏程度较轻者症状可不显著,可仅在感染、创伤、手术应激时出现症状,故这些患者就比较容易被忽略。本病既可表现为全垂体功能减低,亦可表现为部分性垂体功能减低。严重的垂体卒中或外科手术垂体切除可引起全垂体功能下降,起病一般较快,可在几天、甚至几小时之内即出现严重症状,甚至危及患者生命。而因肿瘤或浸润性病变导致的部分性垂体功能低下,进展则相对比较缓慢,临床表现也不典型。这些也往往容易被误诊。根据腺垂体功能减退的情况不同,各靶腺腺体功能减退的程度也不完全一致。这些均需避免混淆医生的视线。

2. 重视病史询问及体格检查 鉴于本病的临床表现繁杂,几乎可以分布于所有的系统,所以,接诊医生非常容易被误导,要想从纷繁庞杂的线索中理清思路,就需要在问诊和检查方面多下工夫。

在问诊时,要善于从蛛丝马迹中分辨出有用的信息,避免被动的追随患者的思路。腺垂体功能减退症的病因繁多,最常见的为产后垂体缺血性坏死(Sheehan 综合征)及垂体腺瘤,其次为颅脑外伤、手术或头颈部放射治疗、垂体原位肿瘤或者转移癌的放疗,再次为感染、淋巴细胞性垂体炎、垂体卒中及恶性肿瘤的转移。在问诊时,如果患者表现提示有性腺、甲状腺、肾上腺等腺体功能减退并怀疑有可能为本病时,应仔细询问病史,以获得诊断的线索。

体格检查不细致也是导致本病漏诊和误诊的重要原因。本病相应的各靶腺功能的减低各有其系列的特征性的临床表现,应在体格检查时注意发现和归纳。如当患者出现食欲下降、腹胀、便秘等消化道表现时,在体格检查时应注意患者是否伴有面容虚肿、皮肤干燥、声音嘶哑、毛发稀疏、眉毛脱落、心率缓慢、动作缓慢、反应迟钝等症状,是否有甲状腺功能减退的表现。亦应同时观察患者是否同时存在其他内分泌腺体如肾上腺、性腺功能减低的体征。

3. 合理安排相关检查 很多临床误诊的原因是只关注了性腺、甲状腺、肾上腺等靶腺功能减退的临床表现,只是看到了局部的现象,未能把这些现象联系起来。在很多情况下,通过对靶腺激素水平的检测就可以帮助发现问题的原因所在。在发现了靶腺的问题之后,还应该进一步分析问题的根源所在,到底是在靶腺本身,还是出在上游的垂体,而要回答这个问题,也必须要通过特殊的检查才能确定,故一些特异性的检查项目必不可少。除了必须测定靶腺激素水平以确定靶腺功能减低之外,还必须测定垂体分泌激素的水平,包括 GH、PRL、FSH、LH、TSH、ACTH 等,以确定是否存在垂体分泌激素水平低下。对高度怀疑本病者,应尽早进行相应的实验室检查以及早确诊。

4. 把握正确临床思维　从本质上讲,正确的临床思维是减少临床误诊和漏诊的根本之道。在日常的临床实践中,除了应该积极学习相关医学知识、把握学科进展外,还应努力磨炼临床思维方法,力争科学、理性的思考问题,客观、辩证的认识问题,面对繁杂的临床信息认真梳理,合理推断,审慎决策。

在临床思维过程中,应善于从纷繁的临床表象中抓住主要矛盾,努力把握疾病的本质与真相。本病主要表现为各个内分泌靶器官功能下降所导致的一系列综合征。其临床表现取决于各种垂体激素减退的程度、种类和速度及相应靶腺的萎缩程度,腺垂体组织约50%以上破坏时开始出现临床症状,约75%破坏时才有明显的临床症状,超过95%破坏时会有严重的腺垂体功能减退的症状。症状多逐渐出现,通常 GH、FSH、LH 受累最早且较严重,其次为 TSH,ACTH 分泌细胞是最后丧失功能的细胞。

性腺功能减退综合征表现为闭经、乳房萎缩、不孕、产后无乳、性欲减退、阳痿、阴毛及腋毛稀少,甲状腺功能减退综合征表现为疲乏、怕冷、毛发脱落、懒言少语、记忆力减退,肾上腺皮质功能减退综合征表现为虚弱、皮肤色素减退、恶心、体重减轻、血压偏低等。本病如未获得及时诊断和治疗,发展至后期或遇各种应激如感染、腹泻等可发生各种垂体危象,如低血糖昏迷、感染性昏迷、镇静麻醉剂所致昏迷、失钠性昏迷、水中毒性昏迷等。

所以,如在临床遇见伴有性腺、甲状腺及肾上腺等靶腺功能减低的各种表现异常的患者时,除了要考虑单个腺体本身的功能减低问题之外,都应考虑到患者是否可能有腺垂体功能低下的可能,应及时的安排相应的特异性实验室检查,积极寻找相应的证据,辩证思维,合理推断,减少误诊和漏诊的可能。

(郭启煜)

第六节　原发性醛固酮增多症

一、概述

1. 概念　原发性醛固酮增多症(简称原醛症),是指由于肾上腺皮质发生病变从而引发醛固酮分泌过多,血醛固酮水平升高,导致水钠潴留,血容量增多,肾素-血管紧张素系统的活性受抑制,肾素水平降低,临床表现以高血压病、低血钾为主要特征的临床综合征。

2. 病因及发病机制　原醛症的病因尚未完全揭示,根据其病因病理变化和生化特征主要分为以下类型:① 产生醛固酮的肾上腺腺瘤:发生在肾上腺皮质球状带并分泌醛固酮的良性肿瘤是其最主要病因,临床最多见的类型,占原醛症的65%~80%。多为单侧,左侧略多于右侧,双侧或多发性腺瘤仅占10%;瘤体直径多在1~2 cm,平均1.8 cm。多发生于成年人。② 原发性肾上腺皮质增生:占原醛症的6%~7%,其确切病因尚不清楚。醛固酮的刺激与抑制反应和腺瘤相似。③ 特发性醛固酮增多症:病因不明,多见于儿童,为儿童原醛症的首位原因。其病理变化为双侧肾上腺球状带的细胞增生,可为弥漫性或局灶性。④ 分泌醛固酮的肾上腺皮质癌:可只分泌醛固酮,但大多同时伴有糖皮质激素和性激素的分泌增加。占原醛症的1%~2%。可见于任何年龄段,但以30~50岁多发。高血压病、低血钾较明显,病情进展一般较快。⑤ 糖皮质激素可抑制性醛固酮增多症：又称地塞米松可抑制性醛固酮增多症。多见于青年男性。

3. 临床表现　不论何种病因或类型的原醛症，其临床表现均是由醛固酮过量分泌所致。① 高血压病：原醛症最主要、最常见的首发症状。可早于低钾血症数年前出现，临床表现酷似原发性高血压病，可伴有头痛、头晕、乏力、耳鸣等症状。大多数表现为缓慢发展的良性高血压病过程，呈轻-中度血压升高（150～170/90～109 mmHg），随着病程、病情的进展，大多数患者有舒张期高血压病和头痛，有的患者舒张压为 120～150 mmHg。少数表现为恶性进展。严重患者血压可高达 210/130 mmHg，对降压药物常无明显疗效。眼底病变常与高血压病程度不相平行，多较轻微，但同样可引起心、脑、肾等靶器官损害。其原因是由于醛固酮增多引发水钠潴留，血容量增加，并增加血管对去甲肾上腺素的敏感性所致。因为存在钠"脱逸"现象，多数患者高血压病呈良性经过且一般不发生水肿。② 低血钾：原醛症在潴钠的同时排钾增加。但血钾在疾病的早期可维持在正常水平或持续在正常低限，临床上无低钾症状。随着病情的进展及病程的延长，血钾可持续下降，80%～90%患者可出现自发性低血钾。低血钾可导致肌无力与及麻痹。患者自觉四肢乏力，尤以下肢明显，部分患者可从肌无力发展为周期性瘫痪，严重者出现呼吸及吞咽困难。

4. 实验室检查

（1）一般检查：① 低血钾：多数患者血钾低于正常，多在 2～3 mmol/L，也可低于 1 mmol/L，低钾一般呈持续性，亦可呈波动性。② 高尿钾：与低血钾不成比例，在低钾情况下每天尿钾排泄量仍 ＞25 mmol。胃肠道丢失钾所致低钾血症者，尿钾均低于 15 mmol/24 h。③ 高血钠：血钠可轻度增高。④ 低血镁：部分患者可出现血镁降低。⑤ 碱血症：细胞内 pH 下降，细胞外 pH 升高，血 pH 和二氧化碳结合力在正常高限或轻度升高。⑥ 尿比重及尿渗透压降低：肾脏浓缩功能减退，夜尿多 ＞750 mL。

（2）血浆醛固酮（PAC）、肾素活性（PRA）测定及卧、立位试验：原醛症患者卧位血浆醛固酮水平升高，而肾素活性受到抑制，并在活动和应用利尿剂刺激后，立位的肾素活性不明显升高。因为原醛症和原发性高血压病患者的血浆醛固酮水平有重叠，可采用血浆醛固酮与肾素活性的比值（PAC/PRA）来鉴别原醛症与原发性高血压病，若 PAC(ng/dL)/PRA[ng/(mL·h)]＞25，高度提示原醛症的可能，而 PAC/PRA≥50 则可确诊原醛症。

（3）尿醛固酮水平测定：评价每日醛固酮产生的最好方法是测定 24 h 尿醛固酮。正常人在普食条件下尿醛固酮排出量为 9.4～35.2 nmol/24 h，原醛症患者明显升高。

（4）静脉滴注生理盐水试验：患者卧位，静脉滴注 0.9%氯化钠溶液，按 300～500 mL/h 速度持续 4 h。正常人及原发性高血压病患者，滴注 4 h 后，血浆醛固酮水平因被抑制而显著下降，血浆肾素活性也被抑制。但原醛症，特别是肾上腺皮质醛固酮瘤患者，血浆醛固酮水平则不被抑制。

（5）螺内酯试验：螺内酯能拮抗醛固酮对肾小管的作用。患者如果服用螺内酯两三周后血压下降、血钾上升，可初步考虑本病。此试验只能用于鉴别有无醛固酮分泌增多，而不能鉴别醛固酮增多是原发还是继发。

（6）影像学检查：肾上腺的 B 超、CT、MRI、放射性核素检查等有助于确定病变的性质与部位。

二、诊断标准

应首先确定是否存在原醛症，然后确定原醛症的病因类型。高血压病患者如果具备下述 3 个条件，则原醛症基本可以确定：① 低血钾及不适当的尿钾排泄增多：大多数原醛症患者血钾在 2～3 mmol/L，或略低于 3.5 mmol/L。但病程短且病情较轻的患者，血钾也可在正常范围内。患者的血钠多处于正常范围或略高于正常；血氯化物正常或偏低。血钙、磷多正常，有手足搐搦症者游离 Ca 常偏低，但总钙正常；血镁常轻度下降。② 醛固酮水平增高且不受抑制：由于醛固酮的分泌易受体位、血容量及钠浓度的影响,因此单独测定基础醛固酮水平对原醛症的诊断价值有限,如能采用抑制试验,以证实醛固酮分泌增多且不受抑制,则具有更大的诊断价值。③ 血浆肾素活性降低:血、尿醛固酮水平的增加和肾素活性的降低是原醛症的特征性改变。但肾素活性易受多种因素影响,立位、血容量降低及低钠等均能刺激其增高,因此单凭基础肾素活性或血浆醛固酮浓度(ng/dL)与血浆肾素活性[ng/(mL·h)]的比值(A/PRA)的单次测定结果正常,仍不足排除原醛症,需动态观察血浆肾素活性变化,体位刺激试验(PST)及低钠试验是目前临床上较常使用的方法,它们不仅为原醛症诊断提出依据,也是原醛症患者的病因分型诊断的方法之一。

一般来说,高血压病合并低血钾的患者,如能确定血浆及尿醛固酮水平升高,而血浆肾素活性及血管紧张素Ⅱ降低,螺内酯能纠正电解质代谢紊乱并降低高血压病,则原醛症的诊断可以成立。下一步,则是明确病因。

三、误诊文献研究

1. 文献来源及误诊率　2004—2013年发表在中文医学期刊并经遴选纳入误诊疾病数据库的原醛症误诊文献共35篇,累计误诊病例153例。4篇文献可计算误诊率,误诊率70.33%。

2. 误诊范围　本次纳入的153例原醛症误诊为16种疾病164例次,居首位的误诊疾病为高血压病,119例次(72.56%),其他依次为周期性瘫痪21例次(12.80%)、低钾血症7例次(4.27)、冠心病3例次(1.83%),慢性肾炎、糖尿病各2例次(各占1.22%),胃肠炎、中毒性心肌炎、代谢综合征、尿崩症、肾病综合征、肾小管酸中毒、多发性肌炎、多发性神经病、风湿热及干燥综合征各1例次(各占0.61%)。从误诊疾病谱看,大多数为仅作出高血压、低钾血症等并发症的诊断,漏诊原醛症。

3. 确诊手段　本次纳入的153例原醛症,依据手术病理检查确诊104例(67.97%),依据实验室特异性检查确诊26例(16.99%),依据临床表现及辅助检查确诊22例(14.38%),依据临床试验性治疗后确诊1例(0.65%)。

4. 误诊后果　本次纳入的153例原醛症误诊后果均为Ⅲ级虽误诊误治也未造成不良后果。

四、误诊原因分析

依据本次纳入的35篇文献分析的误诊原因出现频次,经计算机统计归纳为9项,见表12-6-1。

表12-6-1　原发性醛固酮增多症误诊原因

误诊原因	频次	百分率(%)	误诊原因	频次	百分率(%)
经验不足,缺乏对该病的认识	26	74.29	过分依赖或迷信医技检查结果	2	5.71
未选择特异性检查项目	21	60.00	并发症掩盖了原发病	1	2.86
问诊及体格检查不细致	14	40.00	多种疾病并存	1	2.86
诊断思维方法有误	11	31.43	医院缺乏特异性检查设备	1	2.86
缺乏特异性症状体征	8	22.86			

1. 经验不足以致缺乏对疾病的认识　自从Conn在1955年首次报道了以高血压病、低血钾、高醛固酮水平和低肾素活性为特点的原醛症以来,相关报道增多。过去对高血压病伴低血钾者进行检查,原醛症仅占高血压病人群的0.4%～2.0%,但近年来采用血浆醛固酮/血浆肾素活性比值对血钾水平正常的高血压病患者进行筛查,发现原醛症患者的比例远高于之前,其患病率可占高血压病人群的10%左右。从道理上讲,原醛症并不属于罕见病,诊断也并不困难。但是在临床经常会有漏诊和误诊的情况存在,特别是对于一些不典型的病例更是如此,导致延误病情,从而引起

心、脑、肾等多脏器的损伤的不良后果。最主要的原因还是对于原醛症的认识不够充分,因为原发性高血压病占了高血压病患者的绝大多数,所以大多数患者被理所当然地以原发性高血压病进行处理。

2. 未选择特异性检查项目　对于原醛症的诊断,一些特异性的检查项目是必需的,如血钾的检测,如果不查血钾,就无法发现低血钾的存在,导致缺失原醛症诊断的重要指标。但是血钾的升高也并不是所有的患者均具备。在早期,患者可能仅有高血压病,尚未出现血钾降低,所以血钾和血钾水平正常也不能排除其存在,但在此阶段,患者往往已经出现醛固酮的分泌增多和肾素系统的抑制,导致血浆醛固酮/肾素比值上升,所以,对临床上怀疑原醛症但血钾正常的患者,检查血浆醛固酮和肾素的水平,计算血浆醛固酮/肾素的比值,将为原醛症的诊断提供重要参考信息。伴有低血钾的原醛症在心电图检查时会出现同低血钾相关的一些表现,如 Q－T 间期延长,T 波增宽、降低或倒置,U 波明显,T、U 波相连成驼峰状等。部分患者还会出现阵发性室上性心动过速。如果医生未进行心电图检查的话,这些异常就无从发现。

3. 问诊及体格检查不细致　对于原醛症患者来讲,高血压病是最常出现的症状,早期相对容易控制,但是随着病情的进展,血压可能会变得越来越难以控制,常用的降压药物的降压效果往往不够理想,部分患者会呈现为难治性高血压病。对此,如果对血压的控制过程和结果没有详细的询问和了解,就比较容易将其混淆为原发性高血压病。这也是原醛症大多数被误诊为原发性高血压病的最主要原因。

醛固酮水平的升高会导致一系列相关的临床表现,如神经肌肉功能的障碍、心脏及肾脏功能的异常表现,如果体格检查不细致,就无法发现这些变化,导致了该病的漏诊和误诊。醛固酮增多导致的慢性失钾会引发肾小管上皮细胞的空泡变性,使肾脏的浓缩功能下降,患者可出现多尿,尤其是夜尿增多,并伴随出现口渴、多饮等表现。低血钾还会导致肌无力和周期性瘫痪,而且血钾越低,肌肉受累的情况就越严重。周期性瘫痪多累及下肢,严重时四肢均可累及,导致肢端麻木和手足搐搦,患者甚至可出现呼吸和吞咽困难。如果经治医生对上述症状观察不全面和体格检查不细致,就很容易发生漏诊和误诊。

4. 诊断思维方法有误　临床上存在的思维惯性是导致误诊的重要因素之一,很多非专科的医生在进行临床诊断的时候疏于思考与思辨,满足于对表面现象的观察,缺乏深入的探究精神,广泛存在想当然的现象。原醛症的特征性改变为高血压病和低血钾,有些医生就会认为,只要血钾正常就可以排除原醛症的诊断,这就犯了片面性的错误,犯了静止性观察问题的错误。原醛症的发展进程是分阶段的,不同阶段临床特征也有所不同。在疾病的早期,可仅仅表现为血压升高,而血钾水平基本正常,也不会出现低血钾症状。随着病情进入轻度钾缺乏期,血钾才会出现轻度的下降或呈间歇性低血钾或在某种诱因下(如用利尿剂或因腹泻)出现低血钾,但在此阶段,低血钾的相关症状却并不显著。只有到了高血压病、严重钾缺乏期,才会出现原醛症的各种典型表现,高血压病,低血钾及其肌无力、肌麻痹等各种表现。如果忽视了这一点,就会导致误诊和漏诊。

以偏概全是临床另一个比较容易出问题的地方。有些医师过于依赖影像学检查结果也是导致误诊和漏诊的一个重要因素。影像学的改变并非是原醛症诊断的必备条件,对于影像学检查未能发现肾上腺肿物或增生的患者并不能排除原醛症的诊断,因为某些类型的原醛症是可以没有影像学改变,如特发性醛固酮增多症、糖皮质激素可抑制性醛固酮增多症、异位醛固酮分泌腺瘤或癌等,对此务必加强关注。

5. 缺乏特异性症状体征　原醛症以高血压病、低血钾为特征,但因高血压病过于普及,涉及人群数量过于庞大,加之其血压升高也大多为缓慢发展的良性过程,只有个别患者出现恶性进展,因而,同原发性高血压病的鉴别比较困难,很容易被当做原发性高血压病进行诊治。当这些患者在去医院就诊时,首诊的科室选择绝大多数会集中在心血管内科。

低血钾也是该病进展到一定程度时才逐渐出现,与低血钾相关的症状如肌无力与及麻痹等,也是疾病发展到一定程度后才有所表现的,这也为原醛症的早期诊断增加了的难度。而且,能导致肌无力的原因也比较复杂,很难同低血钾和原醛症建立起联系,患者就诊时也很难想到要去内分泌科门诊,选择去神经内科或风湿免疫科的概率更大。

五、防范误诊措施

从本研究得出的误诊后果统计可见,所有患者发生误诊后均未造成不良后果。但在临床实践中,对于某些高血压病呈现恶性进展的患者,有可能导致非常严重的临床结局。最重要的一点是误诊误治延误了诊治,使原本可以采取有效手段实现早期根本性治愈的疾病未能得到有效控制,非常令人遗憾。为防范误诊,我们结合临床经验及循证医学证据提出如下建议:

1. 提高各专科医生对原醛症的认识 高血压病是最常见的慢性病之一,其中绝大部分患者为原发性高血压病,但不可忽视的是,其中有一部分患者为继发性高血压病,其中包括原醛症。同原发性高血压病不同,这部分继发性高血压病患者的高血压病可以治愈。对于接诊的高血压病患者,应注意排查是否为原醛症所致。当发现某些高血压病患者采用一般降压药物效果不够理想,特别是那些伴有自发性低血钾及周期性瘫痪,且瘫痪发作后仍有低血钾或心电图有低钾表现者;伴有多饮、多尿者;或用排钾利尿剂易诱发低血钾者;应考虑到原醛症的可能,应做进一步的问诊及相关检查予以确诊或排除。对于非内分泌专科的医生,应加强对内分泌性高血压病的系统学习及认知,以减少误诊。当非专科医生怀疑患者有可能为原醛症等内分泌疾病导致的高血压病时,可及时将患者转诊至内分泌科。

2. 合理进行相关检查 实验室检查的结果是诊断原醛症的重要依据。应根据患者的具体情况,合理安排各项实验室检查。如血钾、血醛固酮水平及肾素活性、血浆醛固酮/血浆肾素活性比值、尿醛固酮测定、地塞米松抑制试验、钠负荷试验、立卧位试验等。其中血浆醛固酮/血浆肾素活性的比值增大具有较高的诊断敏感性和特异性。对可疑者,可行选择性双侧肾上腺静脉血激素测定。心电图检查可以帮助发现患者是否存在低血钾的一些特征性改变。影像学检查也可为其诊断提供重要的线索,如肾上腺的 B 超、CT 和 MRI 等有助于帮助我们发现是否存在肾上腺肿物或增生。

在安排各项检查的同时,应注意对试验细节的把握,避免因检查细节的失误引致检查结果出现误差,从而导致误判。如许多药物和激素的应用可影响到肾素-血管紧张素-醛固酮系统的调节,故在检查前须停服所有相关药物,包括螺内酯和雌激素 6 周以上,赛庚啶、吲哚美辛、利尿剂 2 周以上,血管扩张剂、钙通道拮抗药、拟交感神经药和肾上腺素能阻滞药 1 周以上。在实施检查期间,对于个别血压过高的患者,可选用哌唑嗪、胍乙啶等药物治疗,以确保患者的安全。

3. 重视病史询问及体格检查 对于就诊的高血压病患者,应注意询问其血压控制的情况,药物治疗过程中血压的演变过程,是否存在血压越来越难以控制的状况存在。对于就诊的低血钾患者,应注意询问是否存在低血钾相关的一些临床表现,如肌无力、瘫痪等,低血钾患者常自觉四肢乏力,尤以下肢明显,部分患者可从肌无力发展为周期性瘫痪。当慢性失钾导致患者肾脏浓缩功能减低时,患者会出现多尿,尤其是夜尿增多的表现。患者会因多尿而继发口渴和多饮。对于这些表现,在询问病史时亦应兼顾。

4. 注意与其他疾病的鉴别诊断

(1)原发性高血压病:处于早期阶段的原醛症患者,多只有高血压病,尚未出现低血钾,因而,极易被误诊为原发性高血压病。所以,在原醛症的鉴别诊断中,最需要鉴别区分的也是原发性高血压病。原发性高血压病患者的血钾多处于正常水平,血、尿醛固酮水平一般不高,对普通降压药物治疗有效,按理说比较容易辨别。但如果某些高血压病患者因腹泻、呕吐等病因出现低血钾,或使用排钾利尿剂导致血钾降低而又未及时补钾,则比较容易混淆。但因腹泻、呕吐,或由利尿剂引起的低血钾,在腹泻、呕吐好转或利尿剂停药后血钾水平可恢复正常,必要时可结合上述某些特殊检查也不难鉴别。

(2)低钾血症:对应于某些以低血钾为首发症状的原醛症患者来说,被误诊为普通的低血钾也是比较常见。醛固酮水平及肾素活性的测定可以提供重要的鉴别信息。

(3)周期性瘫痪:低血钾如同时伴有持续时间较短的轻度软瘫者容易被误诊为周期性低钾瘫痪,可以通过特殊的实验室检查项目加以区分。

(4)继发性醛固酮增多症:指由于肾素-血管紧张素系统激活所致的醛固酮分泌增多,亦可出现低血钾。继发性醛固酮增多症包括的疾病主要有:肾动脉狭窄、急进性高血压病、失钾性肾炎、失钠性肾病、水肿症候群(肾病综合征、肝硬化腹水、慢性充血性心力衰竭)。此类疾病均具有高血压病、低血钾的表现,以及血、尿醛固酮分泌增高的证据。但是,此类疾病患者的血浆肾素活性也同时增高,这是两者最关键的不同点,因为这类患者的血浆醛固酮水平升高是继发于肾素活性增高之后的结果。这些导致继发性醛固酮增多症疾病本身的临床特点也是鉴别诊断的重要依据。

(5)其他肾上腺疾病:皮质醇增多症尤其是腺癌或异位 ACTH 综合征所致者,亦会导致高血压病与低血钾,与原醛症表现类似,但依据皮质醇增多症本身的各种症状、体征,相对比较容易鉴别;先天性肾上腺皮质增生症主要是因类固醇激素合成酶系的异常所致,其中较常见的如 11β-羟化酶和 17α-羟化酶缺陷者都有高血压病和低血钾,生化特点与原醛症相似,但其醛固酮分泌常减少。除此之外,还有其相应的性特征的改变,前者因 11-去氧皮质酮增多,于女性会引起男性化,于男性会导致性早熟;而后者雌雄激素、皮质醇均降低,于女性表现为性发育不全,于男性则呈现假两性畸形。因存在这些性特征的变化特点,在临床上不难鉴别。

(6)其他少见的临床综合征:假性醛固酮增多症(Liddle 综合征)、肾素分泌瘤、Batter 综合征、服甘草制剂、甘珀酸(生胃酮)及避孕药等因素均可引起高血压病和低血钾。通过血浆肾素-血管紧张素 II-醛固酮系统检查,仔细询问现病史和家族史有助于鉴别诊断。

5. 把握正确的临床思维　在临床实践中,应努力把握疾病的本质与真相。原醛症作为内分泌系统的常见疾病,其本质是肾上腺皮质肿瘤或增生导致醛固酮分泌过多,其相应的临床表现均与此密切相关。最具特征性的临床表现为高血压病和低血钾,但是低血钾并非贯穿病程始终,而是随着病情的进展逐渐出现。所以,对于怀疑原醛症但血钾正常的患者,应行进一步的检查以确定诊断。

当醛固酮分泌增多导致电解质紊乱时,患者可出现肌无力、麻痹、多尿、烦渴、多饮等表现,实验室检查可见低血钾、高血钠、代谢性碱中毒、血浆肾素活性降低,血浆与尿中醛固酮增多,血浆醛固酮/血浆肾素活性比值增高等现象。这些都为诊断原醛症提供了重要的线索,在临床问诊和实施检查的过程中应注意辨识。

(郭启煜)

第七节 甲状腺功能亢进症

一、概述

甲状腺功能亢进症(甲亢)系指由多种病因导致体内甲状腺激素分泌过多,引起以神经、心血管、消化等系统兴奋性增高和代谢亢进为主要表现的一组疾病的总称,故通常所指的甲亢是一种临床综合征,而非具体的疾病。甲亢是内分泌系统的常见疾病,发病率为 0.5%～1%。

甲亢病因较复杂,在临床上以弥漫性毒性甲状腺肿伴甲亢(Graves 病,GD)最常见,约占所有甲亢患者的 85%,其次为结节性甲状腺肿伴甲亢和亚急性甲状腺炎伴甲亢。其他少见的病因有碘甲亢、垂体性甲亢(TSH 瘤)等。极少数滤泡状甲状腺癌具有产生和分泌甲状腺激素的功能,亦可引起甲亢。

GD 多见于成年女性,男性与女性比为 1:(4～8),以 20～40 岁多见。典型病例除有甲状腺肿大和怕热、多汗、皮肤湿热、心悸、乏力和体重减轻等高代谢症候群外,尚有突眼。在 GD 中约有 25%～50%伴有不同程度的眼病,约有 5%的眼病患者不伴有明显的甲亢,但或多或少存在甲状腺的免疫功能异常或其他实验室检查异常,称为甲状腺功能"正常"的眼病(euthyroid Graves' oph-thalmopathy,EGO)。EGO 常并发重症肌无力,这两种疾病可能存在共同的遗传背景和发病因素。单眼受累占 10%～20%。少数患者可有皮肤病变,表现为胫前黏液性水肿或指端粗厚等。不典型者可仅有 1 或 2 项表现,如甲亢不伴有突眼或有严重突眼而临床无甲亢表现。

甲亢的治疗包括药物治疗、^{131}I 放射性治疗及手术治疗 3 种,各有其优缺点。临床上应根据患者的年龄、性别、病因、病情轻重、病程长短、并发症或合并症情况,以及患者的意愿、医疗条件和医师的经验等多种因素慎重选用适当的治疗方案。

二、诊断标准

甲亢诊断应包括功能诊断和病因诊断。参照《内科学》的诊断标准:① 甲状腺毒症的诊断:有高代谢症状、甲状腺肿等临床表现者,如果血中超敏促甲状腺激素(TSH)水平降低或者测不到,伴有游离甲状腺素(FT$_4$)和(或)游离三碘甲状腺原氨酸(FT$_3$)升高,可诊断为甲状腺毒症。当发现 FT$_4$升高反而 TSH 正常或升高时,应注意垂体 TSH 腺瘤或甲状腺激素不敏感综合征的可能。② 确定甲状腺毒症是否由于甲亢:甲状腺毒症的诊断确立后,应结合甲状腺自身抗体、甲状腺摄^{131}I 率、甲状腺超声、甲状腺核素扫描等检查具体分析其是否由甲亢引起。③ 确定甲亢的原因。

三、误诊文献研究

1. 文献来源及误诊率 2004—2013 年发表在中文医学期刊并经遴选纳入误诊疾病数据库的甲亢误诊文献共 459 篇,累计误诊病例 7 348 例。128 篇文献可计算误诊率,误诊率 29.65%。

2. 误诊范围 本次纳入的 7 348 例甲亢误诊疾病谱颇为广泛,达 142 种,涉及 12 个系统或专科,共 7 503 例次,误诊为循环系统疾病占 54.68%,误诊疾病系统分布见图 12-7-1。居前三位的误诊疾病为冠心病、胃肠炎、周期性瘫痪。少见误诊疾病包括伤寒、细菌性痢疾、败血症、疟疾、丝虫病;病态窦房结综合征、先天性心脏病、心包炎、心源性脑缺血综合征、妊娠合并心脏病、X 综合征、肺栓塞、Evans 综合征、下肢静脉炎、下肢深静脉血栓形成;肺炎、肺结核、上呼吸道感染、支气管炎、支气管哮喘、胸膜炎;单纯性甲状腺肿、甲状腺功能减退症、亚急性甲状腺炎、肾上腺皮质功能减退症、嗜铬细胞瘤、糖尿病周围神经病变、糖尿病酮症酸中毒、糖尿病非酮症高渗性昏迷、性功能障碍、原发性醛固酮增多症；大肠癌、阑尾炎、胰腺炎、肝癌、药物性肝炎、肝硬化、肝脓肿、亚急性重型肝炎、脂肪肝、吸收不良综合征；神经性厌食症、注意缺陷多动障碍、运动神经元病、帕金森病、脊髓压迫症、脊髓炎、中枢神经系统感染、梅尼埃病、癫痫、延髓麻痹、肝性脑病、肺性脑病、面神经麻痹；妊娠呕吐、宫内妊娠、月经失调；眼肌麻痹、屈光不正、眼眶肿瘤、结膜炎、青光眼；腰椎退行性病变、风湿性关节炎、类风湿性关节炎、颈椎病、蜂窝织炎、纤维织炎；特发性水肿、肌营养不良、低钙血症；结节性红斑、白癜风、皮炎、荨麻疹；白血病、再生障碍性贫血；乳腺肿瘤、泌尿系感染；鼻咽癌、上颌窦炎；部分患者仅做出发热、黄疸、眼球突出待查诊断；32 例次初诊诊断不明确。主要误诊疾病见表 12‑7‑1。

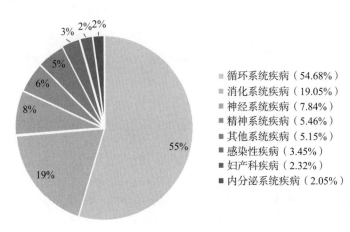

图 12‑7‑1　甲状腺功能亢进症误诊疾病按系统分布图

表 12‑7‑1　甲状腺功能亢进症主要误诊疾病

误诊疾病	误诊例次	百分比（%）	误诊疾病	误诊例次	百分比（%）
冠心病	2 208	29.43	心脏病[a]	79	1.05
胃肠炎	1 027	13.69	心肌病[a]	62	0.83
周期性瘫痪	360	4.80	抑郁症	56	0.75
高血压性心脏病	353	4.70	心脏神经症	53	0.71
心律失常	273	3.64	心力衰竭	45	0.60
病毒性肝炎	251	3.35	阿尔茨海默病	45	0.60
肺源性心脏病	209	2.79	自主神经功能紊乱	44	0.59
心肌炎	204	2.72	肾小球肾炎	43	0.57
神经症	192	2.56	胆囊炎	40	0.53
风湿性心脏瓣膜病	189	2.52	脑血管病	34	0.45
扩张型心肌病	179	2.39	重症肌无力	33	0.44
围绝经期综合征	146	1.95	老年性心脏瓣膜病	30	0.40
糖尿病	120	1.60	贫血	26	0.35
肠易激综合征	118	1.57	神经性呕吐	26	0.35
高血压病	98	1.31	胃食管反流病	23	0.31
精神疾病[a]	97	1.29	癔症	21	0.28
病毒性心肌炎	97	1.29	多发性肌炎	21	0.28
消化系统肿瘤[a]	93	1.24	胃癌	21	0.28

续表

误诊疾病	误诊例次	百分比(%)	误诊疾病	误诊例次	百分比(%)
营养不良	20	0.27	脑萎缩	12	0.16
Guillain-Barre 综合征	19	0.25	肠结核	11	0.15
骨质疏松症	17	0.23	幽门梗阻	11	0.15
低钾血症	16	0.21	血小板减少症	11	0.15
肌病[a]	14	0.19	咽喉炎	10	0.13
胃十二指肠溃疡	14	0.19	幼儿腹泻	10	0.13
肠梗阻	12	0.16	甲状腺癌	10	0.13
白细胞减少症	12	0.16			

注:a 仅作出此类疾病诊断。

3. 容易误诊为甲亢的疾病　经对误诊疾病数据库全库检索发现,有 153 篇文献 47 种疾病 606 例曾误诊为甲亢。居前 5 位的是亚急性甲状腺炎、慢性淋巴细胞性甲状腺炎、甲状腺癌、无痛性甲状腺炎、肠易激综合征。尚有少数病例最终确诊为:桥本脑病、非霍奇金淋巴瘤、慢性心力衰竭、汞中毒、焦虑症、糖尿病、大肠癌、肝硬化、自发性食管破裂、胰岛素自身免疫综合征、POEMS 综合征、肌阵挛、重症肌无力、糖尿病酮症酸中毒、低血糖昏迷、围绝经期综合征、慢性纤维性甲状腺炎、淀粉样变病、肺栓塞、艾滋病、鼻窦囊肿、甲状腺异位、甲状腺激素不敏感综合征、心包炎、心脏良性肿瘤、维生素 B_1 缺乏症。见表 12 - 7 - 2。

表 12 - 7 - 2　容易误诊为甲状腺功能亢进症的疾病

确诊疾病	例　数	百分比(%)	确诊疾病	例　数	百分比(%)
亚急性甲状腺炎	312	51.49	肺结核	6	0.99
慢性淋巴细胞性甲状腺炎	74	12.21	甲状腺功能减退症	5	0.83
甲状腺癌	57	9.41	甲状腺结核	5	0.83
无痛性甲状腺炎	24	3.96	多发性骨髓瘤	5	0.83
肠易激综合征	15	2.48	焦虑症	5	0.83
肝豆状核变性	14	2.31	产后甲状腺炎	4	0.66
抑郁症	10	1.65	鼻窦炎	4	0.66
垂体瘤	8	1.32	干燥综合征	3	0.50
结节性甲状腺肿	8	1.32	肾小管酸中毒	3	0.50
嗜铬细胞瘤	8	1.32	心脏神经症	3	0.50

4. 医院级别　本次纳入统计的 7 348 例甲亢误诊 7 503 例次,其中误诊发生在三级医院 2 564 例次(34.17%),二级医院 4 186 例次(55.79%),一级医院 654 例次(8.72%),其他医疗机构 99 例次(1.32%)。

5. 确诊手段　本次纳入的 7 348 例甲亢中,7 346 例(99.97%)根据实验室特异性生化免疫学检查确诊,2 例(0.03%)根据临床试验性治疗后确诊。

6. 误诊后果　本次纳入的 7 348 例甲亢中,7 336 例文献描述了误诊与疾病转归的关联,12 例预后与误诊关联不明确。按照误诊数据库对误诊后果的分级评价标准,可统计误诊后果的病例中,7 294 例(99.43%)为Ⅲ级后果,未因误诊误治造成不良后果;19 例(0.26%)造成Ⅱ级后果,因误诊误治导致病情迁延;23 例(0.31%)造成Ⅰ级后果,20 例死亡,3 例留有后遗症。

四、误诊原因分析

依据本次纳入的 459 篇文献分析的误诊原因出现频次,经计算机统计归纳为 12 项,其中以经验不足而缺乏对该病认识、问诊及体格检查不细致和未选择特异性检查项目为主要原因,见表 12 - 7 - 3。

表 12 - 7 - 3　甲状腺功能亢进症误诊原因

误诊原因	频　次	百分率(%)	误诊原因	频　次	百分率(%)
经验不足,缺乏对该病的认识	335	72.98	并发症掩盖了原发病	20	4.36
问诊及体格检查不细致	246	53.59	多种疾病并存	19	4.14
未选择特异性检查项目	210	45.75	医院缺乏特异性检查设备	7	1.53
缺乏特异性症状体征	189	41.18	对专家权威、先期诊断的盲从心理	4	0.87
诊断思维方法有误	164	35.73	患者主述或代述病史不确切	2	0.44
过分依赖或迷信医技检查结果	30	6.54	患者或家属不配合检查	2	0.44

1. 经验不足以至缺乏对甲亢的认识　甲状腺激素的生理作用广泛,几乎对体内各种器官和组织均可发挥作用,甲亢患者可以表现为精神、神经肌肉、循环、消化等系统兴奋性增高和代谢亢进等多种临床表现。患者常因为某一系统或器官的症状更为突出而就诊其他专科,如常因心房颤动或心衰就诊心脏科,腹泻或肝功能异常就诊消化内科,而其他专科医生对甲亢接触较少,对甲亢临床表现的复杂性及多样性认识不足,当成一般疾病误诊误治。本研究结果显示甲亢最常见误诊疾病为冠心病,其他依次为胃肠炎、周期性瘫痪、高血压病性心脏病、心律失常。此外,基层临床医生对甲亢及其特殊临床表现认识不足也常常造成误诊,基层医院多为全科医疗,专科精细差,多数还停留在对典型甲亢的临床表现的认识,对不典型甲亢,特别是老年人甲亢的特点认识不足,故早期在询问病史及体格检查时均围绕突出症状而进行,导致思维偏差,以至在全面评估患者病情时未考虑本病而误诊。

2. 问诊及体格检查不细致　甲亢患者症状表现多种多样,医生在问诊时常不够全面仔细,只是围绕患者心脏症状、神经系统症状或消化道症状进行鉴别诊断的问诊,而忽略了诸如甲状腺疾病家族史、饮食、体重、情绪等最基础的一些病史询问,这是造成甲亢误诊最主要的原因。更重要的是,体格检查不细致,导致了该病的漏诊和误诊。甲亢眼征、肢体细颤、皮肤出汗、脉压增大、心率增快等体征往往可以提示甲亢。但这些体征并非同时存在于所有患者,接诊医生在进行体格检查时容易忽略,特别是非内分泌专科医生查体时往往只关注了本专科查体,容易造成漏诊。魏永胜报道了 152 例以呕吐为突出表现的甲亢被误诊为消化系统疾病的大宗病例,其误诊的重要原因之一就是体格检查不够细致、全面和系统,忽视甲状腺检查,未能及时查出甲状腺肿大、震颤及血管杂音,对病史又未作全面综合分析。

3. 未选择特异性检查项目　如果临床上高度怀疑甲亢,抽血测定 T_3、T_4、TSH、特异甲状腺抗体,一般诊断并不难,必要时选择甲状腺摄[131]I 率、B 超或同位素扫描进行病因鉴别诊断。在基层医院缺乏上述特异免疫学检查措施往往造成诊断延误,即使在大型三级医院或二级医院,也常因为患者症状不典型,被长期误诊为肠炎或冠心病,患者进行了大量其他无关的检查:胃镜、肠镜、冠状动脉造影,均未发现异常,最后才想到测定甲状腺功能。

4. 缺乏特异性症状体征　青年甲亢患者多有典型的高代谢症候群、活动过度及甲状腺肿大等表现,误诊率低。而老年甲亢患者,可能因机体衰老及组织、血液对甲状腺激素的反应力及结合力降低的影响,其患病时少有高代谢表现,症状多隐匿,常被称为隐蔽型或淡漠型甲亢,容易漏诊和误诊。熊武报道了一组 72 例老年甲亢患者误诊率达 51.4%,误诊原因主要因其临床表现复杂缺乏特异性,表现为淡漠、迟钝、食欲减退、呕吐、房颤、失眠、精神敏感及体重明显降低等症状。老年甲亢患者突眼概率很小,且多无甲状腺肿大,而甲状腺结节却明显增多,甲状腺结节不影响甲状腺大小及颈部体征,加之症状不典型或只表现为呕吐,因此容易忽视而漏诊。

5. 诊断思维方法有误　对任何一种疾病诊断应有正确的诊断思路才可能尽量避免漏诊和误诊,不能仅仅局限于症状的诊断,还要进行病因诊断和定位诊断。在本统计中我们发现很多误诊是由于没有进行疾病的病因诊断。对表现为心脏扩大、心力衰竭的患者没有考虑到甲亢可能也是其常见原因,只想到冠心病或高血压病心脏病,导致误诊为冠心病比例高达 29.43%。此外,诊断疾病时,不可因循以往诊断,应当独立思考,对于各项临床资料必须进行全面的、综合的分析,找出其间的联系,切忌主观片面,犯“盲人摸象”式的错误。

五、防范误诊措施

从本研究得出的误诊后果统计可见,99.43% 的患者发生误诊后,未造成不良后果。但有 20 例因误诊误治导致了死亡,虽然仅占总数的 0.27%,但由于甲亢是内分泌系统较常见的一种疾病,并且随着生活节奏加快、生活压力增加,患病率有上升趋势,误诊误治延误了患者的诊治,给患者及家庭带来严重损害。因此,为减少甲亢误诊,我们结合临床经验及循证医学证据提出如下建议:

1. 加强对甲亢防治知识的教育工作　甲亢是一种常见的内分泌代谢疾病,常有甲状腺疾病家族史,30～50 岁女性患者更为常见,加强卫生宣教工作,让群众了解甲亢常见的临床表现,提高对本病的认识,一旦有相应的症状,及时到内分泌科就诊,有意识地为医生提供甲状腺疾病家族史或既往史,减少医生的误诊。

2. 提高各专科医生、基层全科医生对甲亢的认识　甲亢临床表现多样复杂,有时刚起病时仅以某一个或两个系统症状为突出表现,如以心房颤动或低血钾周期性瘫痪为首发症状而就诊于心脏内科或神经内科,如果相应专科医生没有足够的警惕,往往忽视了病因的鉴别诊断而误诊。开展多层次的多学科病例讨论、专题讲座,普及甲亢的诊断和治疗知识,提高各级医护人员对该病的认识,这是减少误诊的关键。

3. 重视病史询问　甲亢最常见病因为 Graves 病,本病发生常有家族聚集现象,同一家族中有人患甲亢,有人可能患甲减。对有心悸、出汗、不明原因多食、消瘦患者,一定要详细询问有无甲亢或甲减家族史、既往有无甲状腺疾病史;有无发热、颈部疼痛。对于周期性瘫痪、房颤或腹泻为主要表现的患者,一定要仔细询问有无高代谢的表现,以免误诊、漏诊。老年人起病多隐匿,临床表现不典型,高代谢症候群、甲状腺肿大及眼征不明显,个别患者非但无食欲亢进反而厌食,有的无精神敏感、兴奋,反而迟钝、抑郁,即所谓的淡漠型甲亢,更易误诊。当问诊中遇到这种病例时应提高警惕,必要时行甲状腺功能检测。

4. 仔细体格检查　大多数甲亢患者都具有某些典型的体征,如突眼、甲状腺肿大、四肢细颤、皮肤温暖潮湿、脉搏快、脉压增大,这给临床诊断提供了重要的线索。但有些患者可能只具有上述体征的某几种,如果不仔细全面的检查往往会忽略,造成漏诊。

5. 注意与其他疾病的鉴别诊断　因甲亢临床表现多样,病因也较为复杂,因此应注意与其他疾病的鉴别,不仅要进行功能诊断,还要进行病因诊断。

本次文献调查显示,在甲亢的误诊疾病中,最常见的误诊为冠心病、高血压病性心脏病、周期性瘫痪、结肠炎、心律失常和胃炎。分析原因:① 甲亢对心血管系统的影响较明显,如窦性心动过速、早搏、房颤、脉压增大。老年人甲亢有些症状不典型,常以心脏症状为主,如充血性心力衰竭或慢性心房颤动,易被误诊为冠状动脉粥样硬化性心脏病、高血压病;年轻患者出现心律失常易被误诊为风湿性心脏瓣膜病,但甲亢引起的心力衰竭、房颤对地高辛治疗多不敏感。老年人甲亢易与收缩期高血压病混淆,临床降压治疗效果欠佳者,需注意排除甲亢,甲状腺功能检查可资鉴别。② 甲状腺激素可致肠蠕动加快、消化吸收不良、大便次数增多,临床常被误诊为慢性结肠炎、胃炎。但甲亢极少有腹痛、便血、里急后重等肠炎表现,镜检无红、白细胞和结肠溃疡表现。有些患者消化道症状明显,可有恶心、呕吐,甚至出现恶病质,对此在进一步检查排除消化道器质性病变的同时应进行甲状腺功能检测,排除甲亢。③ 甲亢常合并低血钾周期性瘫痪,多见于亚洲地区的患者,年轻男性多发,并且症状和体征多不典型,容易漏诊甲亢。因此在患者出现原因不明的肢体麻痹时,尤其在有情绪激动或高葡萄糖膳食后症状加重者,需询问有无甲亢病史、家族史,并进行甲状腺功能测定,同时还要除外家族性周期性麻痹、低镁血症等引起的低血钾麻痹症。

(杨兆军)

第八节　甲状腺功能减退症

一、概述

1. 疾病特点　甲状腺功能减退症(甲减),是由多种原因引起的甲状腺激素合成、分泌或生物效应不足所致的一组内分泌疾病。各年龄段均可发病,按发病年龄不同可分为 3 型:功能减退始于胎儿或新生儿者称呆小病或克汀病;起病于青春期发育前儿童者,称幼年型甲减;起病于成年者为成年型甲减。严重者可引起黏液性水肿,更为严重者可引起黏液性水肿昏迷(myxedema coma)。

本病女性较男性多见,且随年龄增加,其患病率逐渐上升。美国对新生儿进行 T_4 及促甲状腺激素(TSH)筛查,发现 4 000～5 000 个新生儿就有 1 例新生儿甲减。青春期甲减发病率降低,成年期后则再次上升,老年甲减发生率各国报道不一,在 1%～14%。

2. 疾病分型　甲减可分为:① 原发性甲减,占 90%～95%,是甲状腺本身病变引起,常见有炎症、肿瘤、先天性甲状腺激素合成障碍、药物、手术切除或放射治疗后等。② 继发性甲减,是由于垂体分泌 TSH 减少引起,如肿瘤破坏、垂体产后缺血坏死、手术、放疗、炎症等。③ 下丘脑性甲减(三发性甲减),由于促甲状腺激素释放激素(TRH)分泌不足可使 TSH 及甲状腺激素相继减少而致甲减,可由下丘脑肿瘤、肉芽肿、慢性疾病或放疗等引起,比较罕见。④ 甲状腺激素不敏感综合征,常呈家族发病倾向,常染色体显性或隐性遗传。大多数是由于甲状腺激素受体基因突变、受体减少或受体后缺陷所致。

3. 临床表现及治疗　临床表现一般取决于起病年龄和病情的严重程度。成年型甲减主要影响代谢及脏器功能,表现为少汗、畏寒、动作缓慢、精神萎靡、疲乏、嗜睡、智力减退、体重增加、大便秘结等,严重者可出现浆膜腔积液、心力衰竭和昏迷,若及时诊治多可逆。甲减发生于胎儿和婴幼儿时,由于大脑和骨骼的生长发育受阻,可致身材矮小和智力低下,多属不可逆性。甲减一旦确诊,绝大多数患者需终生替代甲状腺激素治疗,以维持正常甲状腺功能。

二、诊断标准

甲减诊断应包括功能诊断和定位(病因)诊断。参照《内科学》的诊断标准:① 除临床表现外,主要依靠三碘甲状腺原氨酸(TT_3)、甲状腺素(TT_4)、游离甲状腺素(FT_4)、游离三碘甲状腺原氨酸(FT_3)、sTSH(或 uTSH)结果诊断,如血 sTSH 升高,考虑原发性甲减可能;继发性垂体性甲减的诊断标准是 sTSH、T_3、T_4 同时下降;下丘脑性甲减的诊断有赖于 TRH 兴奋试验。② 临床上无甲减表现,但 sTSH 升高,可诊断为亚临床型甲减。在确诊甲减后,进一步进行甲状腺抗体、影像学或同位素检查、必要时基因检测明确病因诊断。

三、误诊文献研究

1. 文献来源及误诊率　2004—2013 年发表在中文医学期刊并经遴选纳入误诊疾病数据库的甲减误诊文献共 400 篇,累计误诊病例 5 478 例。79 篇文献可计算误诊率,误诊率 37.20%。

2. 误诊范围　本次纳入的 5 478 例甲减误诊疾病谱颇为广泛,涉及 18 个系统和专科,达 146 种,共 5 799 例次之多,误诊为循环系统疾病占 42.23%,误诊疾病系统分布见图 12-8-1。居前五位的误诊疾病为冠心病、肾小球肾炎、心包炎、胃肠炎、心肌病。少见误诊疾病包括类风湿性关节炎、颈椎病、股骨头缺血性坏死、骨质疏松症、硬化性筋膜炎、痛风、腕管综合征、脑萎缩、帕金森病、癫痫、多发性周围神经病、Guillain-Barre 综合征、神经性头痛、睡眠障碍、病毒性脑炎、颅脑损伤、眩晕综合征、血管迷走性晕厥、上呼吸道感染、胸部恶性肿瘤、慢性阻塞性肺疾病、胃肠道恶性肿瘤、后天性巨结肠、胃十二指肠溃疡、上消化道出血、胃下垂、自身免疫性肝炎、胆囊炎、阑尾炎、甲状腺肿、甲状腺功能亢进症、慢性淋巴细胞性甲状腺炎、甲状舌管囊肿、性早熟、肾上腺皮质功能减退症、甲状腺炎、甲状腺肿瘤、高渗性高血糖状态、重症肌无力、横纹肌溶解症、先天性肌强直、风湿性肌痛症、21-三体综合征、地中海贫血、黏多糖贮积病、感染性休

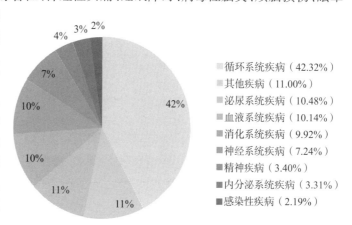

图 12-8-1　甲状腺功能减退症误诊疾病系统分布图

（饼图图例）
- 循环系统疾病（42.32%）
- 其他疾病（11.00%）
- 泌尿系统疾病（10.48%）
- 血液系统疾病（10.14%）
- 消化系统疾病（9.92%）
- 神经系统疾病（7.24%）
- 精神疾病（3.40%）
- 内分泌系统疾病（3.31%）
- 感染性疾病（2.19%）

克、结核性多浆膜炎、低钠血症、败血症、低蛋白血症、多器官功能衰竭、低钾血症、药物性肌张力障碍、药物中毒、酒精中毒性脑病、瘙痒症、过敏性紫癜、硬皮病、银屑病、皮肤干燥症、咽喉炎、喉癌、神经性耳聋、子宫肌瘤、盆腔炎、习惯性流产、不孕症、泌尿系感染、泌尿系结石、鞘膜积液等。340 例(5.86%)作出贫血待查诊断,部分患者仅作出黄疸、昏迷、共济失调查因诊断,40 例次初诊诊断不明确,主要误诊疾病见表 12-8-1。

表 12-8-1　甲状腺功能减退症主要误诊疾病

误诊疾病	误诊例次	百分比(%)	误诊疾病	误诊例次	百分比(%)
冠心病[a]	1 455	23.52	特发性水肿	125	2.16
肾小球肾炎	446	7.69	缺铁性贫血	121	2.09
心包炎	370	6.38	肾病综合征	117	2.02
胃肠炎	298	5.14	病毒性肝炎	111	1.91
心肌病[b]	159	2.74	新生儿黄疸	101	1.74
阿尔茨海默病	136	2.35	脑血管病	99	1.71
心力衰竭	129	2.22	高脂血症	85	1.47

误诊疾病	误诊例次	百分比(%)	误诊疾病	误诊例次	百分比(%)
心肌炎	81	1.40	血管性痴呆	22	0.38
抑郁症	79	1.36	肺源性心脏病	22	0.38
营养性贫血	70	1.21	月经失调	22	0.38
多发性肌炎	70	1.21	生长激素缺乏症	20	0.34
垂体瘤	67	1.16	糖尿病	20	0.34
胸膜炎	55	0.95	病态窦房结综合征	18	0.31
围绝经期综合征	52	0.90	肠梗阻	18	0.31
肥胖症	51	0.88	便秘	17	0.29
高血压病	47	0.81	肺炎	16	0.28
脑性瘫痪	42	0.72	贫血性心脏病	16	0.28
佝偻病	42	0.72	营养不良	15	0.26
神经症	39	0.67	脂肪肝	14	0.24
先天性巨结肠	37	0.64	再生障碍性贫血	14	0.24
肾功能不全	36	0.62	腹膜炎	13	0.22
功能失调性子宫出血	36	0.62	神经系统病变[c]	13	0.22
巨幼细胞性贫血	36	0.62	骨关节炎	13	0.22
精神疾病[b]	33	0.57	糖尿病周围神经病变	12	0.21
肝硬化	33	0.57	自主神经功能紊乱	12	0.21
脑发育不全	31	0.53	发育迟缓	12	0.21
风湿性关节炎	31	0.53	婴儿肝炎综合征	12	0.21
糖尿病性肾病	25	0.43	高血压性心脏病	11	0.19
矮小症	25	0.43	心律失常	10	0.17
睡眠呼吸暂停低通气综合征	25	0.43	风湿性心脏瓣膜病	10	0.17
疲劳综合征	24	0.41			

注:a 其中急性冠状动脉综合征 91 例;b 其中扩张型心肌病 104 例,肥厚型心肌病 11 例,44 例仅考虑心肌病未分型;c 仅考虑此类疾病。

3. 医院级别　本次纳入统计的 5 478 例甲减误诊 5 799 例次,其中误诊发生在三级医院 2 628 例次(45.32%),二级医院 2 890 例次(49.84%),一级医院 215 例次(3.71%),其他医疗机构 66 例次(1.14%)。

4. 确诊手段　本次纳入的 5 478 例甲减中,5 334 例(97.37%)根据实验室特异性检查确诊,144 例(2.63%)根据症状体征及医技检查确诊。

5. 误诊后果　本次纳入的 5 478 例甲减中,5 228 例文献描述了误诊与疾病转归的关联,250 例预后与误诊关联不明确。按照误诊数据库对误诊后果的分级评价标准,可统计误诊后果的病例中,5 098 例(97.51%)为Ⅲ级后果,未因误诊误治造成不良后果;105 例(2.01%)造成Ⅱ级后果,其中 3 例行不必要的手术,102 例因误诊误治导致病情迁延;仅 25 例(0.48%)造成Ⅰ级后果,21 例死亡,4 例留有后遗症。

四、误诊原因分析

依据本次纳入的 400 篇文献提供的甲减误诊原因出现频次,经计算机统计归纳为 13 项,其中以经验不足而缺乏对该病的认识、未选择特异性检查项目和问诊及查体不细致为主要原因,见表 12-8-2。

表 12 - 8 - 2　甲状腺功能减退症误诊原因

误诊原因	频　次	百分率(%)	误诊原因	频　次	百分率(%)
经验不足,缺乏对该病的认识	289	72.25	医院缺乏特异性检查设备	14	3.50
未选择特异性检查项目	185	46.25	多种疾病并存	9	2.25
问诊及体格检查不细致	180	45.00	对专家权威、先期诊断的盲从心理	4	1.00
诊断思维方法有误	154	38.50	以罕见症状体征发病	2	0.50
缺乏特异性症状体征	123	30.75	药物作用的影响	2	0.50
过分依赖或迷信医技检查结果	38	9.50	患者主述或代述病史不确切	1	0.25
并发症掩盖了原发病	23	5.75			

1. 经验不足以至缺乏对甲减的认识　甲状腺激素的生理作用广泛,主要生物学作用是促进物质和能量代谢以及机体的生长与发育,甲减患者可以表现出汗减少、畏寒、行动缓慢、嗜睡、精神萎靡、疲乏、记忆力下降、体重增加、便秘、心动过缓、贫血等,严重者可出现多浆膜腔积液、心力衰竭和昏迷。若甲减发生于胎儿和婴幼儿时,可导致大脑和骨骼的生长发育受阻,身材矮小和智力低下。但上述临床表现缺乏特异性,有些患者仅以某一系统或器官的症状更为突出而就诊其他专科,而其他科医生或基层全科医生对本病的特征认识不足,单凭某一表现而片面下结论往往导致长期误诊误治。本研究结果显示甲减最常见误诊疾病为冠心病,占 23.52%,其他依次为肾小球肾炎(7.69%)、心包炎(6.38%)。另外基层医院多为全科医疗,即使对典型甲减的临床表现都认识不足,只考虑到一些常见内科疾病而导致思维偏差,以至在全面评估患者病情时未考虑本病而误诊。

2. 未选择特异性检查项目　临床诊断甲减主要依靠检测甲状腺功能,如果高度怀疑甲减,抽血测定 T_3、T_4、TSH,一般诊断并不难。在本研究中,由于未选择特异性检查项目导致误诊的比例占 46.25%。一部分原因是基层医院缺乏上述特异免疫学检查条件造成诊断延误,但即使在大型三级医院,也常因为患者症状不典型,被长期误诊为贫血、肾病综合征或结核性心包炎,或者患者伴发其他疾病使病情复杂,使医生满足用已知原因解释水肿、食欲缺乏、呼吸困难和精神神经等症状,而忽视了甲减的考虑,没有测定甲状腺功能。

3. 问诊及体格检查不细致　甲减患者症状可以表现多种多样,也可以没有任何特殊表现,医生在问诊时常不够深入和全面,往往只是围绕患者某一主要症状进行问诊和鉴别诊断,如贫血、胸腹水或神经系统症状,而忽略了诸如甲状腺疾病家族史、既往头颈部手术或放疗史,这是造成误诊的重要原因之一。另外体格检查不细致,忽视了患者一些典型体征,如颜面水肿、甲状腺肿大等,甚至颈部明显甲状腺手术切口瘢痕都没有发现,导致了漏诊和误诊。张晓霞报告了 37 例甲减误诊病例中 10 例是由于甲状腺手术导致,但由于未问出手术史及术后服药的情况,并且查体亦未发现颈部手术瘢痕导致误诊。

4. 诊断思维方法有误　综合误诊疾病数据库收录 2004—2013 年发表在中文医学期刊上有关甲减的误诊文献,我们发现很多误诊是由于缺乏正确的诊断思路(占 38.50%)。临床医生对甲减认识不足,只重视本专科病的习惯性思维、因循以往或外院诊断,缺乏独立思考及全面的、综合的分析,导致误诊误治。

5. 缺乏特异性症状体征　虽然甲减可以有多种临床表现,大部分以水肿、乏力、胸闷等非特异性的症状为主,少数患者出现意识淡漠等表现,但几乎没有一种表现是特异的,这也是导致甲减长期误诊的重要原因。轻型甲减更易被漏诊,有时临床型甲减也常被误诊为其他疾病。甲减时心血管系统最典型的变化是心率缓慢和心脏扩大,而随着老年人年龄的增高,心脏传导功能的减退,心率缓慢者居多,故而不具特异性,也易误诊。甲减以50岁以上者发病率最高,此时又是冠心病好发年龄,甲减本身可出现血脂升高,老年人伴随病又以高血压病、糖尿病为多,高血压病、糖尿病为冠心病的危险因素,患者若有心悸、胸闷、心电图ST改变,很容易首先考虑为冠心病。在出现心包积液时,极易误诊为心力衰竭或考虑为结核性心包炎。

五、防范误诊措施

从本研究得出的误诊后果统计可见,97.51%的甲减患者发生误诊后,未造成不良后果。但有21例因误诊误治导致了死亡,占总数的0.38%,由于甲减是内分泌系统较常见的一种疾病,误诊误治将会给患者及家庭带来严重经济损失和精神伤害。因此,为减少本病误诊,我们结合临床经验及循证医学证据提出如下建议。

1. 提高各专科及基层全科医生对甲减的认识 甲减临床表现多样复杂,且缺乏特异性,有时患者以某一个或两个系统症状为突出表现,如以心包积液、心脏扩大或贫血为首发和主要症状而就诊于心脏内科或血液科,如果相应专科医生没有足够的警惕,往往忽视了病因的鉴别诊断而误诊。开展针对各专科医生和全科医生的专题讲座、病例分析讨论,普及甲减的诊断和治疗知识,提高各级医护人员对该病的认识,这是减少误诊的关键。

2. 重视病史询问 甲减最常见类型为原发性甲减,本病患者常有多年的桥本甲状腺炎史、甲状腺手术史或放射治疗史。对有出汗减少、畏寒、行动缓慢、嗜睡、精神萎靡、疲乏、记忆力下降、顽固便秘、心动过缓、贫血等,或多浆膜腔积液、心力衰竭患者,一定要详细询问有无甲亢或甲减家族史、既往有无甲状腺疾病史和治疗史。当问诊中遇到这种病例时应提高警惕,必要时进行甲状腺功能的检测。

3. 仔细体格检查 甲减患者可具有某些典型的体征,如皮肤干燥、眉毛稀疏、面容臃肿、反应迟钝、舌肥厚,甲状腺肿大且质地变硬,下肢黏液性水肿,还有些患者颈部或头部有手术瘢痕,这给临床诊断提供了重要的线索。但有些患者可能只具有上述体征的某几种,如果不仔细全面的检查往往会忽略,造成漏诊。

4. 注意与其他疾病的鉴别诊断 在甲减误诊的疾病中,最常见的误诊为冠心病、各种贫血、肾小球肾炎、心包炎(包括结核性心包炎)和胃炎,提示甲减应重点和和这些疾病鉴别。在临床凡有下列情况之一者,均要考虑甲减症可能:① 不明原因的疲乏无力、虚弱或易于疲劳;② 不明原因的非凹陷性水肿和体重增加,或既往被诊断的特发性水肿患者必须首先排除甲减可能;③ 反应迟钝、智力、记忆力和听力下降,尤其是与发病前相比,有较明显改变者;④ 明显畏寒、低体温,甚至夏天也畏寒者;⑤ 甲状腺肿大但又缺乏甲亢表现者;⑥ 血脂异常,尤其是总胆固醇、LDL-C增高者而HDL-C改变不明显者,当伴有血同型半胱氨酸和血肌酸激酶升高时更要排除甲减可能;⑦ 心脏扩大、心包积液,伴或不伴腹腔积液,有心衰样表现而心动过缓及肢导低电压者。

主要需鉴别的疾病如下:① 冠心病或心包积液:甲减以中老年发病率为高,可出现血脂升高,严重者可表现为心包积液、心脏扩大甚至心力衰竭;老年人伴随病多以高血压病、糖尿病为多,高血压病、糖尿病为冠心病的危险因素,患者若有心悸、胸闷、心电图ST改变、心脏扩大,很容易首先考虑为冠心病或心包积液。但甲减患者表现心动过缓,甲状腺功能测定可以明确诊断。② 贫血:甲减常伴有贫血,易误诊为恶性贫血、缺铁性贫血或再生障碍性贫血。但甲减引起的贫血血清T_3、T_4降低和TSH升高,可资鉴别。③ 慢性肾炎或肾病综合征:临床表现似黏液性水肿,特别是由于甲状腺结合球蛋白减少,血T_3、T_4均减少,尿蛋白可为阳性,血胆固醇也可增高。但甲减患者尿液正常、血压不高,肾功能大多正常。④ 单纯性肥胖症:甲减患者常有体重增加,单纯性肥胖患者有时也伴有不同程度之水肿,基础代谢率偏低,而被易误诊为甲减,但后者T_3、T_4,TSH均正常。

⑤ 特发性水肿：本病是一种以体液量和体重增加为主要特征的临床综合征，其发病机制未明。但其诊断为排除性的，必须排除甲状腺、肾、肝、胰腺、胃肠、心脏等器质性病变的可能，查血清 T_3、T_4 降低和 TSH 升高可进行鉴别。

（杨兆军）

第九节　亚急性甲状腺炎

一、概述

1. 概念　亚急性甲状腺炎（亚甲炎）又称为亚急性肉芽肿性甲状腺炎、巨细胞性甲状腺炎、De-Quervain甲状腺炎。亚甲炎的病因尚未完全阐明，一般认为和病毒感染有关。本病约占甲状腺疾病的 5%，近年来有逐渐增多的趋势。以 40～50 岁女性最为多见，男女患病比例为 1∶（3～6）。本病发病有季节性，夏季是其发病的高峰。临床变化相对复杂，缺乏特异性，病程的长短不一，可自数星期至半年以上，一般为 2～3 个月，故称亚急性甲状腺炎。病情缓解后，尚可能复发。

2. 临床表现　患者常在起病前 1～3 周有病毒性咽炎、腮腺炎、麻疹或其他病毒感染的症状。起病多急骤，患者可有发热症状，多为中度发热，体温在 38.0～38.9℃，可伴有畏寒、寒战、全身不适、肌肉疼痛、疲乏无力、食欲减退、心动过速、多汗等症状。最为特征性的临床表现为甲状腺部位的疼痛和压痛，常向颌下、耳后或颈部等处放射，咀嚼和吞咽时疼痛加重。体格检查时可见甲状腺腺体有轻至中度肿大，质地较坚硬，压痛显著，少数患者伴有颈部淋巴结大。在轻症或不典型病例中，甲状腺可仅略有增大，疼痛和压痛轻微，不伴发热，全身症状轻微或无全身症状。

3. 临床分期　亚甲炎随病程进展，其实验室检查结果可呈现动态演变过程。在临床上，可根据实验室检查的结果将亚甲炎分为 3 期：甲状腺功能亢进期、减退期和恢复期。甲状腺功能亢进期：血清甲状腺素(T_4)和三碘甲状腺原氨酸(T_3)升高，促甲状腺激素(TSH)降低，^{131}I摄取率减低(24 h<2%)，这就是本病特征性的"分离现象"。此期患者常伴有红细胞沉降率的加快。甲状腺功能减退期：血清 T_3、T_4 逐渐下降至正常水平以下，TSH 逐渐回升至高于正常值，^{131}I摄取率逐渐恢复至正常。甲状腺功能恢复期：血清 T_3、T_4、TSH 和^{131}I摄取率恢复至正常水平。

4. 治疗　本病具有自限性，大多数患者仅需对症处理即可，多数患者可得到痊愈，一般不会导致甲状腺功能减退症。一般来说，对轻型患者可不用药物治疗，或仅需采用阿司匹林、布洛芬等非甾体抗炎药即可控制症状；病情比较严重的病例，如疼痛、发热明显者可短期应用糖皮质类固醇激素，如泼尼松等，可迅速缓解临床表现，但糖皮质激素的使用并不会影响本病的自然过程。患者伴有甲状腺功能亢进时一般不建议采用抗甲状腺药治疗。本病的甲减期通常也是暂时的，甲减症状不多，所以，一般也不需要甲状腺激素替代治疗。少数患者可发生永久性甲状腺功能减低，这就需要长期的甲状腺激素替代治疗。

二、诊断标准

本病的诊断要点：① 急性起病、常伴有急性炎症的全身症状，红细胞沉降率显著增快；② 甲状腺轻、中度肿大，中等硬度，有压痛、触痛显著；③ 典型患者实验室检查呈现甲状腺功能亢进期、减退期和恢复期的动态演变过程，其中亢进期存在血清甲状腺激素浓度升高与甲状腺^{131}I摄取率降低的所谓分离现象。

三、误诊文献研究

1. 文献来源及误诊率　2004—2013 年发表在中文医学期刊并经遴选纳入误诊疾病数据库的亚甲炎误诊文献共 100 篇,累计误诊病例 1 840 例。25 篇文献可计算误诊率,误诊率 31.66%。

2. 误诊范围　本次纳入的 1 840 例亚甲炎误诊为 36 种疾病共 1 894 例次,居前三位的误诊疾病为上呼吸道感染、甲状腺功能亢进症、咽喉炎。少见误诊疾病有心律失常、败血症、围绝经期综合征、胃肠炎、无痛性甲状腺炎、牙槽脓肿、牙髓炎、伤寒、风湿性关节炎、肌肉损伤、急性化脓性甲状腺炎、病毒性肝炎、腮腺炎、声带结节。4 例仅作出发热、颈部肿物性质待查诊断,29 例次初诊诊断不明确。主要误诊疾病见表 12-9-1。

表 12-9-1　亚急性甲状腺炎主要误诊疾病

误诊疾病	误诊例次	百分比(%)	误诊疾病	误诊例次	百分比(%)
上呼吸道感染	506	26.72	心肌炎	31	1.64
甲状腺功能亢进症	376	19.85	自主神经功能紊乱	27	1.43
咽喉炎	195	10.30	中耳炎	16	0.84
甲状腺腺瘤	190	10.03	颈部淋巴结结核	16	0.84
甲状腺癌	135	7.13	糖尿病	10	0.53
结节性甲状腺肿	99	5.23	三叉神经痛	8	0.42
甲状腺功能减退症	60	3.17	支气管炎	6	0.32
扁桃体炎	58	3.06	冠心病	5	0.26
慢性淋巴细胞性甲状腺炎	49	2.59	颈动脉炎	4	0.21
颈部淋巴结炎	44	2.32	偏头痛	4	0.21

3. 医院级别　本次纳入统计的 1 840 例亚甲炎误诊 1 894 例次,其中误诊发生在三级医院 1 113 例次(58.76%),二级医院 718 例次(37.91%),一级医院 38 例次(2.01%),其他医疗机构 25 例次(1.32%)。

4. 确诊手段　本次纳入的 1 840 例亚甲炎以实验室特异性检查确诊为主,确诊手段见表 12-9-2。

表 12-9-2　亚急性甲状腺炎确诊手段

确诊手段/检查项目	例数	百分比(%)	确诊手段/检查项目	例数	百分比(%)
病理学诊断	448	24.35	放射性核素检查	37	2.01
手术病理检查	264	12.61	临床诊断	30	1.63
经皮穿刺活检	184	10.22	根据症状体征及辅助检查	28	1.52
实验室特异性生化免疫学检查	1 325	72.01	临床试验性治疗后确诊	2	0.11

5. 误诊后果　本次纳入的 1 840 例亚甲炎中,按照误诊数据库对误诊后果的分级评价标准,1 542 例(83.80%)为Ⅲ级后果,未因误诊误治造成不良后果;264 例(14.35%)造成Ⅱ级后果,行不必要的手术;仅 1.85% 的患者造成Ⅰ级后果,均为后遗症。

四、误诊原因分析

依据本次纳入的 100 篇文献分析的误诊原因出现频次,经计算机统计归纳为 14 项,其中经验不足而缺乏对该病的认识、问诊及体格检查不细致为主要误诊原因,见表 12-9-3。

表 12‑9‑3　亚急性甲状腺炎误诊原因

误诊原因	频　次	百分率(%)	误诊原因	频　次	百分率(%)
经验不足,缺乏对该病的认识	81	81.00	影像学诊断原因	5	5.00
问诊及体格检查不细致	67	67.00	并发症掩盖了原发病	2	2.00
未选择特异性检查项目	49	49.00	对专家权威、先期诊断的盲从心理	2	2.00
缺乏特异性症状体征	22	22.00	病理诊断错误	1	1.00
诊断思维方法有误	15	15.00	病理组织取材不到位	1	1.00
过分依赖或迷信医技检查结果	10	10.00	多种疾病并存	1	1.00
医院缺乏特异性检查设备	5	5.00	药物作用的影响	1	1.00

1. 经验不足,缺乏对疾病的认识　根据本研究的分析结果,经治医生的经验不足及缺乏对该疾病的认识是造成亚甲炎临床误诊的最主要原因。相对来说,从内分泌专科医生的角度来讲,亚甲炎在临床比较常见,诊断和治疗也相对都比较简单。但对于非内分泌专科医师来说,见到亚甲炎的机会可能并不是很多,因此,对该病的了解和关注程度相对比较低。由于缺乏对该疾病的全面认识和基本的警惕性,在平常的临床实践中,即使有比较明确的临床线索,如急性病毒感染过后的甲状腺局部的疼痛、触痛症状等,也很难准确把握,能够主动地向亚甲炎这个方向思考,这就很容易忽略对该疾病的判断。诊断思路的局限与偏倚,必然会导致在对该疾病的诊断过程中,问诊不够充分,病史采集时忽略或遗漏某些重要的有价值的病史及其他一些对诊断至关重要的相关信息,在进行体格检查时也会缺乏针对性,忽略重要的体征及医技检查,如甲状腺功能及^{131}I摄取率等的检测等,导致误诊和漏诊。

2. 问诊及体格检查不细致　对于亚甲炎来讲,急性感染的全身症状及甲状腺局部表现,以及甲状腺功能的动态演变及相应的临床表现是比较具有特征性,在进行问诊和体格检查时应对此三项内容给予特殊的关注。接诊医生对主诉有颈部或甲状腺部位有疼痛、压痛或触痛症状的患者,应详细询问此前是否有过及当时是否存在急性感染的表现,如发热、畏寒、全身不适、肌肉酸痛、乏力、食欲下降、红细胞沉降率增快等,甲状腺部位症状出现的时间、程度及相关的伴随症状,还应详细询问甲状腺功能的检查情况。某些医生只关注了病毒感染的表现,结果导致26.72%患者被误诊为上呼吸道感染,可能是因为在这些情况下,患者上呼吸道感染的表现非常显著,而甲状腺的局部症状却并不明显。所以,经治医生只看见了全身的症状,却忽视了局部的表现及甲状腺功能的变化,这是非常遗憾的。

根据本研究的结果,有19.85%的患者被误诊为甲状腺功能亢进。甲状腺功能亢进是部分亚甲炎患者的早期表现,随着病情进展,患者的甲状腺功能会逐渐的恢复正常或演变为减退,然后再逐渐恢复正常。亚甲炎导致的功能亢进属于破坏性功能亢进,持续时间一般不长,临床上功能亢进症状也常不是非常显著,这些可以通过详细的问诊来加以了解。

体格检查不细致,未能发现重要的体征也是导致误诊的重要原因。亚甲炎患者多有甲状腺部位的触痛和压痛,如果在体格检查时不够系统和细致,就比较容易忽略这一点,导致重要的临床证据被遗漏,也就使临床诊断缺失了非常重要的临床依据。

3. 未选择特异性检查项目　本研究的数据表明,未选择特异性检查项目也是导致亚甲炎误诊的重要原因。总体来说,亚甲炎的临床表现并不复杂,但在疾病早期出现功能亢进时涉及的系统比较广泛,有时的确难以梳理,所以对于亚甲炎的诊断,只依赖临床表现肯定不够,容易导致误诊和误判,必须依赖一些特异性的检查项目来辅助诊断。在功能亢进期,患者血清 T_3、T_4 升高,TSH降低,但是如果我们同时检测^{131}I摄取率的话,就会发现^{131}I摄取率往往减低,这就是本病具有特征性的分离现象。这一分离现象对诊断亚甲炎具有举足轻重的作用。根据本研究的数据显示,临床有 19.85% 的亚甲炎患者被误诊为甲状腺功能亢进,一个主要的原因是没有进行 ^{131}I 摄取率的检查,也就没有发现对于亚甲炎的诊断来说非常重要且均有特征性的分离现象,最后导致误诊。

4. 缺乏特异性症状体征　亚甲炎的起病比较急骤,主要为急性感染症状和甲状腺部位的疼痛,其中急性感染症状,如发热、全身不适、肌肉酸痛、食欲下降等全身症状缺乏特异性,非常容易同上呼吸道感染等疾病相混淆。甲状腺部位的触痛和压痛也非亚甲炎所特有,加之在很多患者症状并不典型,某些亚甲炎患者甚至没有甲状腺部位的症状,这也为诊断增加了难度。所以,在临床上诊断亚甲炎时,只依赖临床表现是不够的,何况还有个别患者始终没有表现出任何症状。

因为患者首发症状及主要临床表现的不同,导致首诊的科室也会有所不同。以上呼吸道感染为主要表现的患者会选择呼吸科或急诊科就诊,以颈部疼痛为主要表现的患者常会选择耳鼻喉科或普通外科就诊,以甲状腺功能亢进相关症状为主要表现者会首选心血管内科、消化科、神经内科、内分泌科或眼科就诊。非专科医生和基层医生如果平时较少接触亚甲炎,往往对其缺乏足够的认识,不同科室的经治医师如果只从本学科,或其熟悉的学科和疾病的角度去思考问题,不进一步挖掘和探索,就容易把问题想当然地简单化而导致误诊。

5. 诊断思维方法有误　在诊断亚甲炎时,诊断思维方法也是重要因素之一。对于内分泌专科医生来说,亚甲炎的诊断并不复杂,临床处理也相对比较简单。但是,对于很多非专科医生来说,由于缺乏对亚甲炎的充分认知,在诊断思路上就比较容易走入误区。在面对不是很熟悉的疾病进行临床思维的时候常懒于进行深入的思考和探究,只是满足于对表面现象的观察,广泛存在想当然的现象,结果导致误诊与漏诊。

亚甲炎的核心变化是病毒感染相关性的亚急性甲状腺炎症及其导致的甲状腺功能的动态演变。出现在疾病早期的分离现象是亚甲炎的特征性临床表现,对诊断有非常重要的参考价值。能否把握住问题的核心常是决定亚甲炎诊断正确与否的关键问题。在临床,如果患者有发热,全身不适,同时短期内甲状腺出现肿大伴单个或多个结节,触之坚硬而有显著压痛、触痛,可初步考虑为亚甲炎的可能。结合实验室检查早期可见红细胞沉降率增高,白细胞正常或稍高。如果患者血 T_3、T_4 增高,而血 TSH 降低,但是甲状腺 ^{131}I 摄取率却显著降低的话(即分离现象),亚甲炎的诊断就基本上可以成立。

五、防范误诊措施

从本研究得出的误诊后果统计可见,83.80% 的亚甲炎患者发生误诊后,并未造成严重的不良后果。但是,仍有 1.85% 的患者因误诊导致了后遗症的发生,还有 14.35% 的患者导致了不必要的手术或手术扩大化,误诊误治会使原本可以通过采取有效治疗手段得到控制的疾病没有得到及时控制,或使原本无需干预的患者接受过度治疗,让患者遭受不必要的痛苦或承担额外的经济负担。为防范亚甲炎的误诊,我们结合临床经验及循证医学证据提出如下建议:

1. 提高各专科医生的认识　在临床,亚甲炎也是相对比较常见的内分泌系统的疾病,发病率相对较高,而且近些年还有逐渐增多的趋势。虽然亚甲炎的诊断并不复杂,但在临床对亚甲炎的误诊依然是时有发生。所以,尤其对于非内分泌专科的医生,应加强对亚甲炎的系统学习以加强对该疾病的认知,平素要提高临床警惕性,留意对其相关症状的关注度,提高诊断的准确性和治疗的合理性。当怀疑患者有可能为甲状腺疾病,但又感到难以判断时,可及时将患者转诊至内分泌科,由专科医师进行诊治。

亚甲炎的实质就是因病毒感染导致甲状腺组织破坏。其临床表现也主要涵盖两个部分,一方面是病毒感染相关的发热、全身不适、肌痛、红细胞沉降率增快等症状,另一方面则是甲状腺本身的症状：甲状腺的压痛、触痛以及因甲状腺组织破坏所导致的功能变化。当临床遇见合并有急性炎症的全身症状及甲状腺受累表现的患者时，应考虑到亚甲炎的可能。

2. 合理进行相关检查　对于亚甲炎的诊断，全身症状与甲状腺局部症状都很重要，实验室检查的结果也是很重要的诊断依据，具有不可忽视的价值：① 甲状腺功能测定：不同时期表现不同。典型患者血清的 T_3、T_4、FT_3、FT_4 水平随病程进展呈现动态演变过程，从升高至正常或偏低，再恢复正常。TSH 水平则相应的从低于正常恢复至正常到逐渐高于正常，然后再逐渐的恢复正常。[131]I 摄取率检查：在发病初期，即亢进期可低于正常，此即所谓的分离现象，然后随病情进展逐渐恢复至正常水平。② 抗甲状腺自身抗体测定：甲状腺过氧化物酶（TPOAb）和甲状腺球蛋白抗体（TGAb）的测定也有一定的参考价值，10%～20% 的患者在疾病早期血中可以检测到这些甲状腺自身抗体的存在，但多为轻度升高，随疾病的缓解这些抗体会逐渐消失，目前推测这些抗体的出现是继发于甲状腺组织的破坏。③ 甲状腺 B 超检查与甲状腺核素扫描：甲状腺 B 超检查可了解甲状腺形态变化。甲状腺核素扫描可显示甲状腺增大但摄碘减少，分布不均，如有较大结节可呈冷结节表现。

3. 重视病史询问及体格检查　对亚甲炎的诊断来说，详细的病史询问与细致的体格检查是发现问题、确立诊断思路及作出正确诊断的基础。在问诊时应详细询问患者在发病前是否曾经有过急性感染的临床表现，相关症状出现的时间，发热、全身不适等全身症状的程度与持续时间，发作前有无明显诱因的存在、有哪些伴随症状，甲状腺部位的症状出现的时间、程度，既往进行过哪些相关检查，检查结果如何，是否曾经接受过治疗等。这些信息对于正确诊断和鉴别诊断非常重要。甲状腺功能的检测也不可或缺。应详细了解患者发病以来甲状腺功能的检测情况，同时还应详细询问既往甲状腺影像学检查情况，以帮助了解甲状腺的形态变化。如果通过前面详细的问诊，考虑有亚甲炎的可能的话，在进行体格检查时，应在全面系统查体的基础上，重点检查患者颈部甲状腺的情况，检查甲状腺是否有压痛、触痛，甲状腺是否存在结节，结节的大小、数量、质地、有无触痛等。

4. 注意与其他疾病的鉴别诊断　诊断亚甲炎时，需要注意与下列疾病相鉴别：① 甲状腺功能亢进：多指 Graves 病。多无甲状腺压痛或触痛，功能亢进相关症状更加显著，[131]I 摄取率多升高，无分离现象。② 慢性淋巴细胞性甲状腺炎：急性发病，亦可伴有甲状腺的疼痛及触痛，甲状腺腺体多是广泛受侵犯，血中抗甲状腺相关抗体，如 TPOAb、TGAb 等大多升高。③ 伴有功能亢进的无痛性甲状腺炎：[131]I 摄取率可以是降低的。但红细胞沉降率多不增快，抗甲状腺抗体一般无明显升高。④ 急性化脓性甲状腺炎：[131]I 摄取率多为正常。

5. 把握正确思维方法　在临床实践中，应努力把握正确的临床思维方法，科学、理性的思考问题，客观、辩证地认识问题，这也是减少临床误诊漏诊的根本解决之道。在临床实践中，应努力把握疾病的本质与真相。亚甲炎是内分泌系统的常见病，典型的亚甲炎患者的主要临床表现包括急性感染的全身表现和甲状腺局部受累的相关表现两部分，后者以甲状腺部位的疼痛、触痛、压痛为主要特征。对于存在以上两种情况，怀疑亚甲炎的患者，应积极进行甲状腺功能监测。典型的亚甲炎患者甲状腺功能在不同时期可出现不同的变化，经历从亢进期、减退期，再到恢复期的动态演变过程。所以，甲状腺功能检查的时机不同，得到的结果也会不同，对此应有清醒的认知，要以发展的眼光来全面地看待问题。

亚甲炎的本质是一种与病毒感染相关的具有自限性的亚急性甲状腺炎症。甲状腺的亚急性炎症及其表现是问题的核心。如果能够抓住问题的实质做出正确诊断，则可避免误诊及其误治导致的不良后果。

（郭启煜）

第十节　慢性淋巴细胞性甲状腺炎

一、概述

1. 概念　慢性淋巴细胞性甲状腺炎，又称自身免疫性甲状腺炎、桥本甲状腺炎，是一种以自身甲状腺组织为抗原的慢性自身免疫性甲状腺疾病。慢性淋巴细胞性甲状腺炎为临床中最常见的甲状腺炎症性疾病，是儿童及青少年甲状腺肿大及获得性甲状腺功能减退症最常见的原因。本病女性多发，近年来的发病率呈现迅速增长的趋势。

2. 病因　慢性淋巴细胞性甲状腺炎病因和发病机制尚不完全清楚。本病有家族聚集现象，常在同一家族中的几代人中均发生，并常合并其他的自身免疫性疾病，如恶性贫血、红斑狼疮、类风湿性关节炎、干燥综合征、1 型糖尿病、肾上腺功能不全、慢性活动性肝炎等。目前认为本病是环境因素与遗传因素共同作用的结果。近年来较多研究表明，易感基因在发病中起一定作用。环境因素的影响主要包括感染和膳食中摄入过量的碘化物。有研究表明，随着碘摄入量的增加，本病的发病率显著增加，碘摄入量也是影响本病发生和发展的重要影响因素。

3. 临床表现　本病的临床表现多种多样，其基本特征为：中年女性，发展缓慢，病程较长。甲状腺可有轻中度弥漫性肿大，多为双侧对称性，也可只有单侧肿大，质地硬韧，发展较慢，多无痛感，部分患者可有局部轻压痛。一般不会导致颈部的局部压迫。全身症状多不显著，部分患者主诉有咽部不适感。甲状腺功能检查结果因人而异，既可以表现为甲状腺功能正常，也可以表现为甲状腺功能亢进或甲状腺功能减退。作为公认的器官特异性自身免疫性疾病，本病最具标志性的临床特征为血清高效价的甲状腺过氧化物酶抗体（TPOAb）及甲状腺球蛋白抗体（TgAb）。

4. 治疗　本病的治疗策略也因人而异。如甲状腺功能正常，一般无需特殊治疗，但需要定期监测甲状腺功能。甲状腺功能减退的患者应行甲状腺激素替代治疗。本病所致甲亢也属于甲状腺的炎症性甲亢，也是一种破坏性甲亢，典型患者可经历甲状腺功能亢进期、甲状腺功能正常期、甲状腺功能减退期和甲状腺功能正常期四个时期，多数不需要药物治疗。对于部分有心慌症状的患者可给予 β 受体阻滞剂对症处理即可。本病一般不使用激素治疗。

二、诊断标准

在临床上，凡是具有甲状腺弥漫性肿大，特别是伴有峡部锥体叶肿大的患者，不论其甲状腺功能是否异常，均应怀疑本病的可能。如果实验室检查发现有血清 TPOAb 及 TgAb 显著增高，则诊断可以成立。

三、误诊文献研究

1. 文献来源及误诊率　2004—2013 年发表在中文医学期刊并经遴选纳入误诊疾病数据库的慢性淋巴细胞性甲状腺炎误诊文献共 48 篇，累计误诊病例 908 例。13 篇文献可计算误诊率，误诊率 65.46%。

2. 误诊范围　本次纳入的 908 例慢性淋巴细胞性甲状腺炎误诊为 22 种疾病，共 909 例次，居前三位的误诊疾病为结节性甲状腺肿、甲状腺腺瘤、甲状腺癌。少见误诊疾病有肥胖症、围绝经期综合征、心律失常、肾功能不全、心包炎、心力衰竭、病毒性肝炎、肝损害、肝硬化、高血压病、神经性头痛。10 例次初诊诊断不明确。主要误诊疾病见表 12 - 10 - 1。

表 12‑10‑1　慢性淋巴细胞性甲状腺炎主要误诊疾病

误诊疾病	误诊例次	百分比(%)	误诊疾病	误诊例次	百分比(%)
结节性甲状腺肿	386	42.46	结节性甲状腺肿伴甲状腺功能亢进症	22	2.42
甲状腺腺瘤	195	21.45	肾病综合征	6	0.66
甲状腺癌	154	16.94	急性冠状动脉综合征	6	0.66
甲状腺功能亢进症	82	9.02	亚急性甲状腺炎	4	0.44
心肌炎	23	2.53	甲状腺功能减退症	4	0.44

3. 医院级别　本次纳入统计的 908 例慢性淋巴细胞性甲状腺炎误诊 909 例次,其中误诊发生在三级医院 496 例次(54.57%),二级医院 377 例次(41.47%),一级医院 36 例次(3.96%)。

4. 确诊手段　本次纳入的 908 例慢性淋巴细胞性甲状腺炎中,802 例(88.33%)经病理学检查确诊,其中 724 例(79.74%)手术病理检查,16 例(1.76%)经皮穿刺病理学检查,62 例(6.83%)原文献未交代具体病理学诊断手段;106 例(11.67%)根据实验室特异性生化检查确诊。

5. 误诊后果　按照误诊数据库对误诊后果的分级评价标准,908 例慢性淋巴细胞性甲状腺炎中,577 例(63.55%)为Ⅲ级后果,未因误诊误治造成不良后果;268 例(29.52%)造成Ⅱ级后果,行不必要的手术;63 例(6.94%)造成Ⅰ级后果,留有后遗症。

四、误诊原因分析

依据本次纳入的 48 篇文献分析的误诊原因出现频次,经计算机统计归纳为 9 项,以经验不足而缺乏对疾病认识为最主要原因,见表 12‑10‑2。

表 12‑10‑2　慢性淋巴细胞性甲状腺炎误诊原因

误诊原因	频次	百分率(%)	误诊原因	频次	百分率(%)
经验不足,缺乏对该病的认识	39	81.25	问诊及体格检查不细致	6	12.50
未选择特异性检查项目	20	41.67	影像学诊断原因	6	12.50
缺乏特异性症状体征	15	31.25	并发症掩盖了原发病	1	2.08
诊断思维方法有误	11	22.92	医院缺乏特异性检查设备	1	2.08
过分依赖或迷信医技检查结果	7	14.58			

1. 经验不足,缺乏对疾病的认识　根据本研究的分析结果,经治医生的经验不足及缺乏对该疾病的认识是造成慢性淋巴细胞性甲状腺炎临床误诊的最主要原因。对于内分泌专科医生来讲,本病是最为常见的自身免疫性甲状腺疾病,临床经常可以见到,诊断相对比较容易。但是对于非内分泌专科医师和基层医生来说,本病发病率并不算高,平常在临床也并不经常遇见,对该病的了解和关注程度自然比较低。由于缺乏对该疾病的全面认识和基本的警惕性,即使有比较明确的临床线索,如甲状腺弥漫性肿大的症状,也很难朝慢性淋巴细胞性甲状腺炎这个方向去思考,这就很容易忽略对该疾病的判断。诊断思路的局限与偏倚,必然会导致问诊不够充分,病史采集时忽略或遗漏某些重要的有价值的病史及其他一些对诊断至关重要的相关信息,在进行体格检查和相关的实验室检查时也会缺乏针对性,忽略重要的体征及医技检查结果,最终导致误诊和漏诊。

2. 未选择特异性检查项目　未选择特异性检查项目也是本研究中所发现的导致本病误诊的重要原因,占据误诊原因第二位。本病临床表现会因为甲状腺功能的减退或亢进表现出复杂多样的一面,其涉及的系统可以非常广泛,有时的确比较难以梳理,但是,总体来说,患者所表现出的甲状腺功能减退或亢进的症状对于本病的诊断来说,虽然也很重要,却不是最主要的临床依据。也就是说,对于本病的诊断,只依赖临床表现肯定不够,必须依赖特异性的检查项目来确定诊断。本病的本质是器官特异性的自身免疫性甲状腺疾病。血清中存在高效价的 TPOAb 及 TgAb 是其最具特征性的临床标志,也是诊断本病具有决定性意义的重要线索,自然在诊断中具有举足轻重的地位。如果在诊断过程中忽视了 TPOAb 及 TgAb 的检测,就无法发现这些特异性自身免疫性疾病证据的存在,缺失最重要指标,也必然会导致在诊断上的失误。

3. 缺乏特异性症状体征　本病起病缓慢,病程较长。就甲状腺而言,可有轻中度弥漫性肿大,多为双侧对称性,也可只有单侧肿大,质地硬韧,发展较慢,多无痛感,部分患者可有局部轻压痛。一般不会导致颈部的局部压迫。部分患者主诉有咽部不适感。甲状腺之外的临床表现可多种多样,因甲状腺功能的不同而因人而异。大多数患者甲状腺功能正常,可无明显的全身症状。小部分患者在病程中出现因甲状腺炎症导致的甲状腺功能亢进及其全身表现,但同 Graves 病导致的甲状腺功能亢进相比程度较轻,且多为一过性。部分患者在病程中表现为甲状腺功能减退,患者可出现乏力、易疲劳、畏寒、体重增加、反应迟钝、记忆力下降等症状。由此可见,本病缺乏特异性的临床症状,而在不同甲状腺功能状态患者的临床表现中,不同症状出现的时间也存在较大的个体差异,值得注意的是,也有某些患者可始终不表现出任何症状,对这一点应注意判断。

4. 诊断思维方法有误　在诊断本病时,诊断思维方法有误也是导致误诊的重要因素之一,在本研究中,是排名第四位的误诊原因。从临床思维的角度来说,出现这些误诊的重要原因是看问题不够全面和深入,只看到了问题的表面,就轻易地得出了结论。看到甲状腺肿大,就诊断为结节性甲状腺肿;看见甲状腺结节,就考虑为单纯的甲状腺腺瘤或甲状腺癌。未再进行深入追究,导致了以偏概全,只见树木不见森林的结果。这一事实表明,很多非专科或来自基层的医生在进行临床思维时,常常只是满足于对表面现象的观察,缺乏深入的探究精神,懒于进行深入思考,广泛存在想当然的现象,因此往往很难抓住问题的本质,结果导致误诊与漏诊。

本病大多存在甲状腺的肿大,其中很多患者同时合并有甲状腺结节的形成,来医院就诊的患者也大多数是以此原因前来就诊的。但这些形态的变化只是表面现象而已,并不具有特异性。本病的本质是器官特异性自身免疫性炎性疾病,其核心特征是血清中存在 TPOAb 及 TgAb。正是这些甲状腺自身抗体的存在导致了甲状腺组织的破坏,然后继发性地导致了甲状腺功能的变化。患者甲状腺功能的变化,是甲亢,还是甲减,还是处于正常水平,这些对于诊断都不是最重要的,更不是决定性的。血清中是否存在高效价的 TPOAb 及 TgAb 才是其最具特征性的临床标志,也是诊断的具有决定性意义的最重要的证据和指标。能否把握住问题的核心常是决定本病诊断正确与否的关键问题。

5. 过分依赖或迷信医技检查结果　在本研究中,有 42.46% 的患者被误诊为结节性甲状腺肿,21.45% 的患者被误诊为甲状腺腺瘤,16.94% 的患者被误诊为甲状腺癌,9.02% 的患者被误诊为甲状腺功能亢进症,还有 2.42% 的患者被误诊为结节性甲状腺肿伴甲状腺功能亢进。这都是源于过分依赖或迷信医技检查的结果所致。在本病的诊断策略中,甲状腺的影像学检查的结果以及甲状腺功能检查的结果都只供参考,对于诊断没有决定性意义。如果过分依赖或迷信这些医技检查的结果,就必然会在诊断上走入歧途。

五、防范误诊措施

从本研究得出的误诊后果统计可见,63.55% 的患者发生误诊后并未造成不良后果,但仍有 6.94% 的患者因误诊导致了后遗症的发生,还有 29.52% 的患者导致了不必要的手术或手术扩大化,所以,误诊会误导患者的诊治,使原本无需干预的患者接受过度的治疗,让患者遭受不必要的痛苦或承担额外的负担,使原本可以通过采取有效治疗手段使其得到控制的疾病最终导致非常令

人遗憾的结局。为此,我们结合临床经验及循证医学证据提出如下建议:

1. 提高各专科医生对本病的认识 本病为内分泌系统的疾病,发病率相对较高,而且近些年还有逐渐增多的趋势。如果该病得不到及时的正确诊断和适当治疗,也有可能导致一些不良的后果,给患者本人、家庭带来不必要的困扰和负担。所以,临床医生,尤其是非内分泌专科的医生,应加强对本病的系统学习及认知,留意对其相关知识的学习和积累,及对相关症状的关注度,熟悉相关问诊、检查和诊断的流程,提高诊断的准确性和治疗的合理性。当遇见甲状腺结构或功能表现异常的患者怀疑有可能为甲状腺疾病,但又感到难以判断时,可及时转诊至内分泌科,由内分泌科的专科医师进行诊治。

一般来说,本病的本质是发生于甲状腺的自身免疫性疾病。其临床表现也主要涵盖两个部分,一方面是甲状腺结构的变化,可以表现为甲状腺轻至中度的弥漫性肿大,质地坚韧,可伴或不伴有结节的形成;另一方面则是甲状腺功能的变化,可表现为功能亢进、功能减退或功能正常,其中亢进发生率较低,多发生于疾病早期阶段,且多为一过性,随病程进展,发生亚临床功能减退和功能减退的风险逐渐增加。血清中是否存在高效价的 TPOAb 及 TgAb 是本病最具特征性的临床标志,也是诊断本病的具有决定性意义的证据和指标。部分患者可有[131]I 摄取率的减低,甲状腺扫描核素分布不均匀,可见"冷结节"。如果有条件行甲状腺细针穿刺细胞学检查(FNAC)也可帮助本病诊断的确立。

2. 合理进行相关检查 ① 甲状腺功能测定:甲状腺功能检查的结果取决于甲状腺组织淋巴细胞浸润的程度及滤泡细胞增生的情况。血清 T_3、T_4、FT_3、FT_4 一般正常或偏低,也可有短期一过性的升高。一般甲状腺功能正常者的 TSH 正常,随着甲状腺组织的破坏,患者出现亚临床甲减和临床甲减时则逐渐升高。② [131]I 摄取率检查:结果可正常,低于正常,也可高于正常,取决于残存甲状腺功能及 TSH 水平。③ 甲状腺自身抗体测定:TPOAb 和 TGAb 呈高效价升高,其他自身抗体也可轻度升高。④ 过氯酸钾释放试验:50%~75%的患者该试验阳性。提示存在碘有机化障碍。⑤ 细胞学检查:FNAC 和组织冷冻切片组织学检查对于确诊本病有决定性的作用,是本病诊断的金标准,对于临床诊断不肯定的患者有重要帮助。患本病时镜下可见甲状腺组织呈弥漫性实质改变,有广泛的淋巴细胞、浆细胞浸润,可有不同程度的纤维组织浸润。⑥ 甲状腺核素扫描:可显示甲状腺增大但摄碘减少,呈不均匀分布,部分患者可呈"冷结节"或"凉结节"表现。⑦ B超检查:可见甲状腺两叶弥漫性肿大,一般多为对称性,也可有一侧肿大为主。峡部增厚明显。部分患者甲状腺表面凹凸不平,形成结节状表面,形态僵硬,边缘变钝,探头压触有硬物感。甲状腺腺体内多为不均匀低回声,可见可疑结节样回声,但边界不清,不能在多切面上重复,有时可仅表现为局部回声减低。部分患者可见细线样强回声形成不规则的网格样改变。内部可有小的囊性变。

3. 重视病史询问及体格检查 详细的病史询问与细致的体格检查是发现问题、确立诊断思路及正确诊断的基础和前提。在问诊时应详细询问患者在发病前是否曾经有过急性感染的临床表现,相关症状出现的时间,发热、全身不适等症状的程度与持续时间、发作前有无明显诱因存在、有哪些伴随症状,甲状腺部位的症状出现的时间、程度,既往曾经进行过哪些相关的检查、检查的结果如何,是否合并有甲亢或甲减的临床表现,是否曾经接受过治疗。这些信息对于正确诊断,尤其是鉴别诊断将非常重要。

在本病的诊断中,甲状腺功能的检测及甲状腺自身抗体的检测都是非常重要的临床依据。应详细了解患者发病以来甲状腺功能及甲状腺自身抗体的检测情况。医生在问诊时还应详细询问患者既往甲状腺影像学检查的结果,以帮助了解甲状腺的形态变化情况。在进行体格检查时,应在全面系统查体的基础上,重点检查患者颈部甲状腺的情况,检查甲状腺肿大的程度,是否呈对称性,质地是否坚韧,是否有压痛、触痛,甲状腺是否存在结节,结节的大小、数量、质地、有无触痛等。

是否合并有甲功能亢进或减退的临床表现等。

4. 注意与其他疾病的鉴别诊断　本病需与下列疾病进行鉴别：① 结节性甲状腺肿：部分慢性淋巴细胞性甲状腺炎的患者也可出现甲状腺结节样变，甲状腺组织内可见单个或多个结节的产生。但单纯性结节性甲状腺肿患者的 TPOAb 和 TGAb 多为正常，甲状腺功能通常正常，临床少见甲状腺功能减退或亢进。② 甲状腺腺瘤：多为单发，呈圆形或椭圆形，表面光滑，质地较坚韧，无压痛，边界清楚，可随吞咽动作上下活动。甲状腺功能检查多为正常，少数腺瘤可发展为功能自主性甲状腺腺瘤，导致甲状腺功能亢进症。同位素扫描多为"温结节"，功能自主性腺瘤表现为"热结节"，但发生囊性变时可为"冷结节"。③ Graves 病：患者肿大的甲状腺组织质地通常较软，抗甲状腺自身抗体检测亦可阳性，但通常效价较低，但也有少数效价高者，则二者较难区别。如果患者甲状腺功能亢进症状显著、血清 TRAb 阳性，或伴有甲状腺相关性眼病，或伴有胫前黏液性水肿，则提示 Graves 病的可能性更大。必要时可行甲状腺细针穿刺细胞学检查以资鉴别。④ 甲状腺恶性肿瘤：可发生于任何年龄，常为单个实性"冷结节"，质地坚硬，常与周围组织发生粘连，位置固定不活动。可行甲状腺细针穿刺细胞学检查以资鉴别。慢性淋巴细胞性甲状腺炎亦可同时合并甲状腺恶性肿瘤，如甲状腺乳头状癌和淋巴瘤。所以，当慢性淋巴细胞性甲状腺炎出现结节样变时，如结节孤立、质地较硬，感觉难与甲状腺癌鉴别时，应检测抗甲状腺自身抗体，甲状腺癌病例的抗体一般正常，甲状腺功能也多为正常。如临床难以诊断，应作甲状腺细针穿刺细胞学检查或直接行手术切除病理检查以明确诊断。

5. 把握正确的临床思维　在临床实践中，应善于从纷繁的临床表象中抓住主要矛盾，努力把握疾病的本质与真相，掌握正确的临床思维方法，科学、理性地思考问题，客观、辩证地认识问题，审慎推理，合理判断，这才是减少临床误诊漏诊的根本解决之道。本病是内分泌系统的常见病，其临床表现因人而异，因病程而异，具有很大的差异性。总体来讲，其临床表现可归类为两个部分，一方面是甲状腺结构的变化；另一方面则是甲状腺功能的变化。不同患者的临床表现可以有很大差异，对此应有清醒的认知。TPOAb 及 TgAb 是本病最具特征性的临床标志，也是诊断本病的具有决定性意义的临床证据。能否认识到这一点，是决定整个诊断策略的关键环节。如果能够抓住问题的实质，做出正确的诊断应该不是很困难的。

所以，只要当临床遇见甲状腺结构或功能表现异常的患者时，都应考虑到本病的可能，及时进行相应的实验室检查，积极寻找相应的证据，辩证思维，合理推断。

（郭启煜）

第十一节　甲状腺癌

一、概述

1. 流行病学特点　甲状腺癌是内分泌系统最常见的恶性肿瘤之一，虽只占全身恶性肿瘤的 2%，但在近几十年来其发病率不断增长，成为发病率增长最快的恶性肿瘤之一。在全球范围内甲状腺癌发病率保持着增长的态势，根据 2012 年国际癌症中心官方数据显示，全球男性甲状腺癌的年龄标准化发病率（age standardized rate, ASR）为 1.9/10 万，同 2008 年相比增长了 26%。全球女性甲状腺癌 ASR 为 6.1/10 万，同 2008 年相比增长了 29.8%。2012 年，我国国家癌症中心统计数据显示，2012 年我国甲状腺癌 ASR 已达 2.8/10 万，其中女性 ASR 为 4.4/10 万，居女性最常见恶性肿瘤第 9 位,男女发病率比例约为 1:3.3。在中国甲状腺癌的发病率和死亡率均存在明显的地区差异。沿海地区高于内陆地区,东部地区高于中西部地区,城市高于农村。且在火山活动活跃地区,甲状腺癌的发病率明显高于其他地区。

2. 发病机制 随着对甲状腺癌分子发病机制的研究的深入发现,其发生、演化与癌基因及抑癌基因有关,是一个多基因参与、多步骤的癌变过程。BRAF 点突变、RAS 突变、PTEN - PI3K - AKT 通路相关基因、端粒末端转移酶基因、β-catenin 等基因突变可能造成甲状腺癌形成。PI3K - AKT 信号通路的基因拷贝数增加在甲状腺癌中也非常常见,如 PIK3CA、PIK3CB、PDK1、AKT1 和 AKT2 等,并且在甲状腺癌与甲状腺良性肿瘤鉴别诊断中发挥重要作用。基因易位导致甲状腺癌原癌基因重排。原癌基因 RET 定位在人类染色体 10q11.2,其编码的跨膜酪氨酸激酶受体参与细胞分化和增殖的调控。基因突变与许多抑癌基因如 TIMP3、SLC5A8、DAPK1 和 RARB 等高甲基化状态有关。信号通路在调节细胞增殖和肿瘤发生中发挥重要作用,研究发现,基因突变及重排易位等能异常激活 MAPK 信号通路。

3. 临床表现 颈前区和(或)颈侧区肿块是甲状腺恶性肿瘤的主要临床表现。甲状腺内的恶性肿瘤位于颈前区,大多为位于一侧的孤立实性结节,无明显疼痛,通常患者无意中或在体检时发现,肿块质地硬、表面不光滑、有浸润感,随吞咽动作活动度不大,少数患者可有胀痛感,晚期肿块固定不可推动。肿块浸润生长到一定程度时,可出现继发症状,如侵犯喉返神经时出现声音嘶哑;侵犯颈交感链时出现 Horner 综合征(患侧眼睑下垂、瞳孔缩小、眼球内陷、面部无汗等);侵犯、压迫气管时出现咳嗽、呼吸困难等;压迫或浸润食管时出现吞咽困难。少数患者有面部潮红、顽固性腹泻,通常为水泻,提示髓样癌可能。颈部淋巴结转移时,多在颈侧区胸锁乳突肌后缘出现结节,质硬,无痛,活动度不大,肿大淋巴结可呈孤立,能活动,亦可融合成一团块而固定不动。区域淋巴结转移可在甲状腺肿瘤同侧,也可在双侧或对侧出现。

4. 治疗原则

(1) 手术治疗:外科手术切除是甲状腺癌主要的治疗手段,但未分化癌生长快而固定,不宜切除。甲状腺癌的手术治疗包括甲状腺本身的手术,以及颈淋巴结清扫。甲状腺的切除范围目前仍有分歧,范围最小的为腺叶加峡部切除,最大至甲状腺全切除。

(2) 内分泌治疗:甲状腺癌做次全切或全切除者应终身服用甲状腺素片,以预防甲状腺功能减退及抑制促甲状腺激素(TSH)。乳头状腺癌和滤泡状腺癌均有 TSH 受体,TSH 通过其受体能影响甲状腺癌的生长。

(3) 放射治疗:放射性核素治疗对乳头状腺癌、滤泡状腺癌,术后应用 ^{131}I 放射治疗,适合于 45 岁以上患者、多发性癌灶、局部侵袭性肿瘤及存在远处转移者。放射外照射治疗主要用于未分化型甲状腺癌。

(4) 化学治疗:甲状腺癌缺少有效的化疗药物,但未分化癌对化疗有一定敏感性。现多认为阿霉素为治疗甲状腺癌的首选单药,联合化疗方案大多包含阿霉素在内,比如联合长春新碱、博来霉素等。

二、诊断标准

1. 病史 儿童期甲状腺结节 50% 为恶性,青年男性的单发结节也应警惕恶性的可能。多年存在的甲状腺结节,短期内明显增大,发生气管压迫引起呼吸困难,或压迫喉返神经引起声嘶时,则恶性的可能性大。

2. 体格检查 甲状腺结节的形态不规则,质硬或吞咽时上下移动度差而固定,伴有同侧质硬、肿大的颈淋巴结时应考虑甲状腺癌。在发生颈侧淋巴结肿大而未触及甲状腺结节时,如淋巴结穿刺有草黄色清亮液体,多为甲状腺癌淋巴结转移。

3. 生化诊断

(1) 甲状腺球蛋白(thyroglobulin,Tg)测定:为甲状腺癌较具特异性的肿瘤标记物,Tg 值>10 $\mu g/L$ 为异常。甲状腺癌实施全切除甲状腺术后,或术后虽有甲状腺残存,但经[131]I 治疗后甲状腺不再存在,应不再有 Tg,若经放射性免疫测定,发现 Tg 升高,则表明体内可能有甲状腺癌的复发或转移。

(2) 降钙素测定:正常人血清和甲状腺组织中降钙素含量甚微,放射性免疫测定降钙素的水平为 0.1～0.2 $\mu g/L$。甲状腺髓样癌患者血清降钙素水平明显高于正常,大多数>50 $\mu g/L$。必要时可行降钙素激发试验,静脉注射钙盐或高血糖素以刺激降钙素分泌,血清降钙素明显升高为阳性,正常人无此反应。

4. 核医学诊断　冷/凉结节系结节部位无聚集显像剂的功能,图像表现为结节部位的放射性分布缺损,常见于甲状腺癌;热结节、温结节少数可能为癌。甲状腺成像图中热、温及冷结节分类,仅说明结节组织对[131]I 和[99m]Tc 摄取的功能状态,而与结节的良恶性无直接关系,不能作为甲状腺恶性肿瘤的诊断依据。甲状腺癌组织血管增多,血流加快,因而可用[99m]Tc 作显影剂进行甲状腺动态显像,对甲状腺结节进行鉴别诊断。动态成像时,正常甲状腺在 16 s 开始显像,并逐渐增强,22 s 左右达峰值。而甲状腺癌结节在 14～18 s 显影,16 s 达高峰,如为甲状腺良性肿物,甲状腺结节在 30 s 内不显影。

5. 影像学诊断　① 颈部正、侧位 X 线片:恶性肿瘤的 X 线片常呈云雾状或颗粒状,边界不规则;晚期甲状腺癌浸润气管可引起气管狭窄,但移位程度比较轻微。② 胸部及骨骼 X 线片:常规检查可以了解有无肺、骨骼转移,骨骼转移以颅骨、胸骨柄、肋骨、脊椎、骨盆、肱骨和股骨多见,主要为溶骨性破坏,无骨膜反应,可侵犯邻近软组织。③ CT:甲状腺癌表现为甲状腺内的边界较模糊、不均质的低密度区,有时可以看到钙化点。还可以观察邻近器官如气管、食管和颈部血管等受侵犯的情况,以及气管旁、颈部静脉周围、上纵隔有无肿大的淋巴结。④ B 超和彩色多普勒超声检查:甲状腺癌结节的包膜不完整或无包膜,可呈蟹足样改变。内部回声减低,不均质,可有砂粒样钙化,多见于乳头状癌,肿瘤周边及内部均可见丰富的血流信号。淋巴结转移时,可发现肿大的淋巴结。肿瘤侵犯甲状腺包膜或颈内静脉时,表现为甲状腺包膜或颈内静脉回声中断,若转移至颈内静脉内出现低、中或强回声区,彩色多普勒超声可显示点状或条状的血流信号。

6. 细针穿刺细胞学诊断　针吸细胞学检查方法简单易行。以 20 mL 注射器,配以直径为 0.7～0.9 mm 的细针,一般不需局部麻醉,并发症少,除组织内有微量出血外,无癌细胞播散或种植的危险,诊断正确率可高达 80% 以上,在超声引导下穿刺可提高确诊率。甲状腺肿块伴有颈淋巴结肿大时,可做颈淋巴结的穿刺细胞学检查。

三、误诊文献研究

1. 文献来源及误诊率　2004—2013 年发表在中文医学期刊并经遴选纳入误诊疾病数据库的甲状腺癌误诊文献共 112 篇,累计误诊病例 2 558 例。41 篇文献可计算误诊率,误诊率 29.84%。

2. 误诊范围　本次纳入的 2 558 例甲状腺癌误诊为 21 种疾病共 2 560 例次,居前三位的误诊疾病为甲状腺腺瘤、结节性甲状腺肿、甲状腺囊肿,少见误诊疾病有弥漫性甲状腺肿、甲状腺异位、腮腺混合瘤、鳃裂囊肿、甲状舌骨囊肿、颌下良性肿瘤、甲状旁腺功能亢进症、喉返神经麻痹、支气管炎、肺结核、肠炎。16 例次仅作出颈部肿物性质待查诊断,14 例初诊诊断不明确,11 例次漏诊。主要误诊疾病见表 12-11-1。

表 12-11-1　甲状腺癌主要误诊疾病

误诊疾病	误诊例次	百分比(%)	误诊疾病	误诊例次	百分比(%)
甲状腺腺瘤	1 357	53.00	颈部淋巴结炎	24	0.94
结节性甲状腺肿	765	29.88	甲状舌管囊肿	8	0.31
甲状腺囊肿	202	7.89	声带息肉	6	0.23
甲状腺炎	74	2.89	咽喉炎	6	0.23
甲状腺功能亢进症	57	2.23	颈部淋巴结结核	5	0.20

3. 容易误诊为甲状腺癌的疾病　经对误诊疾病数据库全库检索发现,有99篇文献14种疾病452例曾误诊为甲状腺癌,以慢性淋巴细胞性甲状腺炎、亚急性甲状腺炎居多,主要病种见表12-11-2。尚有9例最终确诊为:食管憩室、甲状旁腺癌、甲状旁腺腺瘤、急性化脓性甲状腺炎、Castleman病、颈部神经鞘瘤。

表 12-11-2　容易误诊为甲状腺癌的疾病

确诊疾病	例数	百分比(%)	确诊疾病	例数	百分比(%)
慢性淋巴细胞性甲状腺炎	150	33.19	甲状腺腺瘤	10	2.21
亚急性甲状腺炎	135	29.87	慢性纤维性甲状腺炎	10	2.21
结节性甲状腺肿	92	20.35	甲状腺功能亢进症	9	1.99
甲状腺结核	31	6.86	非霍奇金淋巴瘤	6	1.33

4. 医院级别　本次纳入统计的2 558例甲状腺癌误诊2 560例次,其中误诊发生在三级医院1 298例次(50.70%),二级医院1 213例次(47.38%),一级医院48例次(1.88%),其他医疗机构1例次(0.04%)。

5. 确诊手段　本次纳入的2 558例甲状腺癌均经病理学检查确诊,其中2 515例(98.32%)手术病理检查,35例(1.37%)经皮穿刺活检病理检查,8例(0.31%)原文献未交代具体病理学诊断手段。

6. 误诊后果　按照误诊数据库对误诊后果的分级标准评价,2 558例甲状腺癌均造成Ⅱ级后果,即恶性肿瘤病情迁延。

四、误诊原因分析

依据本次纳入的112篇文献分析的误诊原因出现频次,经计算机统计归纳为12项,其中经验不足,缺乏对该病的认识及未选择特异性检查为主要原因,见表12-11-3。

表 12-11-3　甲状腺癌误诊原因

误诊原因	频次	百分率(%)	误诊原因	频次	百分率(%)
经验不足,缺乏对该病的认识	74	66.07	诊断思维方法有误	13	11.61
未选择特异性检查项目	57	50.89	病理诊断错误	12	10.71
过分依赖或迷信辅助检查结果	27	24.11	病理组织取材不到位	10	8.93
问诊及体格检查不细致	26	23.21	医院缺乏特异性检查设备	2	1.79
缺乏特异性症状体征	23	20.54	对专家权威、先期诊断的盲从心理	1	0.89
影像学诊断原因	20	17.86	多种疾病并存	1	0.89

1. 经验不足,缺乏对该病的认识　甲状腺癌在甲状腺疾病中每年的发病率为(0.5~10)/10万,

容易被忽视,尤其是在病种很多的基层医院,并且首诊医师多为非内分泌或头颈外科医师,单凭简单检查过早得出不正确的结论。多数甲状腺癌的局部症状及对全身的影响与良性甲状腺疾病相似,缺乏恶性肿瘤的特征,故易使医患双方忽视甲状腺癌的存在,患者往往不能及时就诊,而临床医师仅满足于甲状腺瘤、结节性甲状腺肿等良性疾病的诊断,而不再做进一步检查、分析,造成误诊漏诊。由于对甲状腺癌认识不足,许多医院对甲状腺占位病变的手术方式仍沿袭传统的甲状腺肿物切除或甲状腺次全切除,不具备术中冷冻切片条件或忽视冷冻切片的重要性,导致甲状腺癌手术不规范、不彻底,从而使癌灶残留,术中漏诊误诊往往给患者带来二次手术打击。

2. 未选择特异性检查项目 甲状腺癌的术前诊断方法主要包括甲状腺穿刺细胞学检查、CT及超声等影像学、甲状腺球蛋白测定等检查。而对于肿瘤的定性诊断,病理仍为金标准。熟练的细针穿刺细胞学检查(FNA)与术中冷冻切片比较对肿瘤性质的诊断无明显差异,除外微小癌,FNA 的敏感性、特异性、准确率分别为 74.1%、100%、95.2%。但 FNA 检查的意义,部分医师认识不到,或患者及家属拒绝行此检查,在一些基层医院不具备术中快速冷冻病理检查的条件,都可能造成误诊漏诊。本次文献分析显示,50.89% 的文献作者均提及误诊与术前未行细针穿刺细胞学检查有关。

3. 过分依赖或迷信辅助检查结果 过度依赖辅助检查结果是甲状腺癌漏诊、误诊的原因之一。甲状腺疾病虽然可通过多种医技检查诊断,但各种方法都有一定局限性。尽管近些年,超声、CT、FNAC 检查在大多数县级医院已开展,但设备的性能和操作者的诊断水平差别较大,也导致诊断准确率的差距较大。如彩超对甲状腺疾病的诊断符合率可达 97.6%,但是由于肿块位置不同,合并其他良性疾病情况不同,早期缺乏特异征象,设备的性能不同,使各级医院、各级医务人员之间,诊断符合率的差别颇大。即便在三级医院设备性能与操作者的技能使得诊断符合率较高,但仍存在疾病早期不典型或同其他疾病并存导致诊断困难的情况。因此,即使是最先进的显像技术,在某种特殊的情况下亦可显示其一定的局限性,只有充分发挥它们各自的优点,相互配合、取长补短、相互印证,才能真正做到减低漏诊率。

4. 问诊及体格检查不细致 对于甲状腺癌的诊断,病史和查体十分重要。甲状腺癌患者术前多以颈前部肿物就诊,接诊医生没有仔细询问病史,如肿物近期增长过快,尤其是甲状腺单发结节增长过快等,有没有声嘶等神经压迫症状,同时临床医师没有重视甲状腺结节的触诊,是否存在无痛性肿大,甚至未进行甲状腺触诊,即做出良性肿块的判断。虽然在临床上有关甲状腺功能亢进合并甲状腺癌、甲状腺瘤合并甲状腺癌,甚至甲状腺炎合并甲状腺癌的报道已不少见,但有些医师在临床中诊断甲状腺结节,既不会在术前为患者做针吸细胞学检查,也不会在术中为患者做快速病理切片检查,而是仅凭自己的临床经验而做出判断,主观臆断,是造成甲状腺癌误诊的关键所在。

5. 缺乏特异性症状体征 由于甲状腺癌生长缓慢,病程较长,早期无自觉不适,因其缺少特异性症状,并可与甲状腺良性疾病共存,故术前确诊率低。尤其甲状腺癌与甲状腺腺瘤有相同的临床特点,且甲状腺腺瘤为 40 岁以下女性的常见病,故医师常满足于甲状腺腺瘤的诊断。满足于根据经验对甲状腺结节性质的判断,将甲状腺癌误诊为良性病变是造成甲状腺癌再次手术治疗的主要原因。

6. 影像学诊断原因 尽管用于辅助诊断甲状腺癌的方法很多,目前术前常用的影像学诊断手段如 B 超、CT、MRI 及核素扫描等,对甲状腺癌诊断均缺乏特异性。核素扫描只能反映出结节的形态和有无摄碘功能,而不能确定其性质。用碘油或碘苯酯行甲状腺淋巴造影可显示出甲状腺的轮廓和区域淋巴结引流情况,不同性质的甲状腺结节可有不同的形态改变,但甲状腺淋巴结造影等诊断正确率也不高。

甲状腺疾病的多源性、多灶性造成超声诊断困难，并且对于钙化的真伪及性质的判断失误会导致对肿块的误诊。超声影像上部分甲状腺癌尤其微小癌声像图不典型，与良性病变具有共同声像图表现，仅应用超声检查要作出明确定性诊断较为困难，并且其早期缺乏应有的症状和临床表现。其他影像学检查手段，CT、MRI 对＜10 mm 的病灶难以检出，遗漏了微小癌灶，或合并甲状腺功能亢进、结节性甲状腺肿及囊性变等改变，直到发生颈部淋巴结肿大才被发现。

在甲状腺癌的诊断中，CT 诊断也很重要，而增强 CT 中出现不规则的强化结节，由于过分强调病灶强化壁结节形态，导致误诊。因在甲状腺良性病变中亦可出现壁结节强化，那是病灶内未完全囊变的实性部分，说明壁结节存在与否对甲状腺癌与结节性甲状腺肿的鉴别无明显意义。

7. 诊断思维方法有误　对于特殊类型或异位的甲状腺癌，诊断思维方法可能出现诊断及治疗的偏移，以致延误病情。如甲状腺髓样癌（MTC）临床表现可有心悸、颜面潮红、顽固性腹泻、类癌综合征，可与原发甲亢部分症状相混淆。也有误诊是由于地处山区，地方性甲状腺肿及原发性甲亢病例较多，依据惯性思维诊断为结甲继发甲亢，属于经验主义错误。

8. 多种因素导致的病理诊断错误　在作为肿瘤疾病的金标准——病理结果，仍不能保证完全正确。如由于手术医师切检方式或病理制片误差，术中冷冻切片的假阴性率较高。间质伴随的反应如钙化、骨形成等常导致制片困难，加上甲状腺微小癌细胞异型性较低，增加了病理诊断的难度。部分病理医师只注意一般的癌症组织学特点，而忽视甲状腺癌所具有的生物学特点。据统计，80％以上甲状腺癌都是分化较好的乳头状癌或滤泡型腺癌，这两种癌症的恶性程度低、生长缓慢，可长期带瘤生存，但极易与良性肿瘤相混淆。另有 20％的甲状腺癌可因坏死、出血或液化而形成囊肿。

病理组织取材不到位也是造成病理误诊漏诊的原因。对于直径＜1 cm 的甲状腺微小癌，术前病变穿刺细胞学检查采取的细针穿刺，由于穿刺面积小，穿刺针未进入肿瘤组织内或即使进入后也不易吸到肿瘤细胞，不易取到标本或取到病变区组织。另一种情况是术中冷冻切片取材不准确，由于肿块较小，未切取肿瘤中心部位，也可能造成快速冷冻病理诊断的误差。

除占甲状腺癌少数的未分化癌外，其他类型甲状腺癌细胞与良性甲状腺疾病的细胞学方面较难区别，存在较多的假阴性和假阳性。病理医师对甲状腺癌的组织学特征认识不足，如果基层医院病理科缺乏免疫组织化学染色的条件，可能作出错误的病理诊断。手术医师不能准确判断肿瘤的类型，而选择错误的手术方式。

9. 对专家权威或先期诊断的盲从心理　有些医师过分相信自己的经验，仅凭体检做出判断，而忽略了必要的特殊检查，因此造成误诊。外科医生术前通常依赖超声诊断，术中对甲状腺肿物也不切开观察或缺乏经验，在无条件做术中冷冻切片的情况下极易误诊，使得部分患者不得不再次手术。原有疾病一旦"诊断"，往往在思维上先入为主，不愿轻易放弃，致使一些新的症状或体征出现也被忽视。

五、防范误诊措施

通过对误诊、漏诊的原因进行分析，对甲状腺癌的早期诊断、早期治疗是非常必要的，有助于甲状腺癌的预防和治疗，有助于医生的诊疗水平的提高。因此，为防范甲状腺癌的误诊，我们结合临床经验及循证医学证据提出如下建议：

1. 加强流行地区人口卫生宣教工作　做好甲状腺癌的知识宣传，加强防治宣传，大力开展和推广自查及普查工作十分重要。尤其在地方性甲状腺肿非流行区，14 岁以下儿童的甲状腺单个结节，其中 10％～50％是恶性，但都是分化好的甲状腺癌。而滨海居住的患者，单发结节为癌的机会远比来自地方性甲状腺肿流行区的患者高。

2. 提高专科医师对甲状腺癌的认识　要想提高甲状腺癌的诊断率,就必须让医生充分了解甲状腺癌的各种生物学特征及临床特点,加强培训,提高医生的诊断水平。对于甲状腺疾病患者,成年男性甲状腺内的单发结节要高度注意;有颈部放疗史,特别是在儿童期或有家族甲状腺癌,尤其是髓样癌或多发性内分泌瘤者,甲状腺单个结节更可疑。年轻女性患者,应详细采集病史并行甲状腺 B 超检查,如发现肿块边界不清,内部伴沙砾样强回声光点等应高度警惕癌的可能性,必要时在 B 超引导下 FNAC。对于特殊表现的甲状腺癌要提高认识,尽力做到早期诊断,及时进行有效治疗,以提高患者的生存质量。

3. 重视病史询问　临床医生及辅助科室医生均应详细询问病史及家族史,了解肿块生长速度、有无压迫症状,询问时病史要重视甲状腺癌的易患因素的意义,这种方法对中晚期甲状腺癌的诊断有较高的价值。以下病史应引起足够重视:如多年存在的甲状腺结节,短期内明显增大;或近期逐渐增大的无痛性结节或伴声音嘶哑、呼吸困难等。

4. 仔细体格检查　临床医生及辅助科室医生均要重视触诊这一体格检查方式。对于凡发现孤立性甲状腺结节者,临床上均需排除甲状腺癌的可能,结节坚硬而不平整,伴颈淋巴结肿大、喉返神经麻痹、声带麻痹或以往有颈部反射史者癌肿的可能性很大。同样,如在甲状腺的多发性结节中发现一个结节特别突出而且较硬,也应疑有甲状腺癌的可能;如甲状腺本身出现不对称的肿大或硬结,且增大迅速或已固定,都应考虑甲状腺癌的可能。触摸甲状腺时,注意甲状腺肿大情况,单侧还是双侧,单结节还是双结节以及质地和活动度,这种方法对中晚期甲状腺癌的诊断有较高的价值。

5. 注意鉴别诊断　根据患者实际情况选择行超声、CT、MRI 等检查,提高不典型甲状腺癌的鉴别水平,减少误诊漏诊率。甲状腺癌的高频超声表现有一定特征性,如低回声、小钙化灶、高 RI,对甲状腺癌的诊断与鉴别诊断具有重要价值。甲状腺癌结节边界不清楚、形态不规整、较粗糙,钙化灶形成率明显高于甲状腺瘤。单纯 CT 平扫对甲状腺良恶性的鉴别意义不大,应常规行平扫加增强检查,瘤体内不规则的低密度区的周边"半岛样"强化结节是甲状腺癌的特征性表现。

6. 寻找准确有效的检查手段并进行综合分析　目前甲状腺癌的诊断方法主要包括甲状腺穿刺细胞学检查、X 线检查、甲状腺 CT 和 MRI 扫描、B 超检查、甲状腺球蛋白测定。对甲状腺肿瘤术前不能依靠单一检查手段诊断,综合性的辅助检查如 CT、超声、核素扫描或 FNAC,特别是 FNAC 对肿瘤性质的判断是十分必要的。

常应用的检查方法有:① 彩色多普勒超声对甲状腺癌的诊断率很高。彩色多普勒方便简单、迅速易行,无痛苦、无损害,并且灵敏度、准确度、阳性预测值均较高,对甲状腺癌的诊断和鉴别具有应用价值。② 由于多源性病灶的存在,CT 扫描中构成了图像的多样化和复杂化,典型的病变掩盖了其他次要的、微小病变的特征。阅片时对结节灶应全面综合逐个分析,提示在日常工作中,如遇到多发结节灶时,应想到多源性病变的可能。③ [131]I 核素显像对甲状腺内的结节或肿物的大小、形态、定位有着其他显像方法都无法替代的作用,所在结节或肿物部位的摄[131]I 功能对肿物的性质判断有着重要的意义。④ 甲状腺功能检查对甲状腺癌的诊断无特异性。有学者采用放射免疫法测定甲状腺髓样癌患者的血清降钙素可达 $1\,000\ \mu g/L$ 以上,证明血清降钙素测定对甲状腺髓样癌的诊断特异性较高,敏感度较强。⑤ 熟练的 FNAC 与术中冷冻切片比较对肿瘤性质的诊断无明显差异,FNAC 是提高诊断率、减少误诊的可取手段之一,有经验医师其病理诊断准确率可达 94%。

7. 规范手术方式并重视术中冷冻切片　对术前不能明确诊断者,应注意结节有无包膜,与周围甲状腺组织关系如何,边界是否清楚,切除的肿物行术中冷冻切片检查鉴别肿瘤性质,可在术中对可疑的肿大淋巴结定性,并根据病理结果来选择手术方式。根据年龄、肿瘤病理学分级、肿瘤范围和原发灶大小组成的 AGES 评分可以预测甲状腺癌的危机,危机低的做同侧及峡部腺叶切除即可,危机高的应做同侧腺叶切除和对侧腺叶大部分切除。在手术处理甲状腺结节时仅行结节的摘除是不够的,应将结节连同其包膜和周围 1 cm 宽的正常甲状腺组织整块切除,并同时行快速冷冻切片检查,是减少误诊的重要步骤。积极推广术中快速冷冻病理检查的方法,如无法判断甲状腺内实质性肿块的具体性质,可切除患叶加峡部,参考病理检查结果选择合适的手术方式。Bahadir 等报道冷冻切片的敏感性、特异性、准确率分别为 87.1%、100%、97.8%。

8. 重点关注术后病理结果　有经验的外科及病理医生在检查甲状腺标本时,常规剖检标本,间隔 0.2 cm 书页状平行剖开,切面如呈灰红色或囊性,可见乳头状突起,触之有磨砂感时要及时做术中冰冻检查;必要时行免疫组织化学 CK19、Galeetin‐3 染色,以明确诊断和鉴别诊断。临床医师应重视术中行冷冻切片并保证其完整性和切片质量,病理医师应提高制片质量,加强读片能力及诊断水平。这样才能最大限度地减少误诊及延迟诊断。

9. 高度怀疑者的检查　有如下影像学检查表现的需高度重视:① 颈部 X 线片示甲状腺内的钙化阴影为云雾状或颗粒状。边界不规则,甲状腺癌导致的气管狭窄常常是左右径,前后径可以正常。② B 超检查呈实性或囊实性,内部回声不均匀,边界不清楚和不规则。对于影像学仍不能够明确的情况,可选择 FNAC 活检时要注意从不同方向不同深度取标本,若发现肿瘤细胞,对囊性肿物抽出液可能逐渐变为暗红色,这是甲状腺乳头腺癌转移灶的一种特征。若高度怀疑恶性病变,可多次多部位行 FNAC 检查,以明确诊断;经多次 FNAC 检查仍不能确诊者,可行手术切除肿块行冷冻或石蜡切片检查。

（孙庆庆　郭　放　谢晓冬）

第十二节　甲状旁腺功能亢进症

一、概述

1. 概念　甲状旁腺功能亢进症(甲旁亢)根据病因可分为原发性、继发性、三发性 3 种。原发性甲旁亢是由于甲状旁腺本身病变(肿瘤或增生)引起的甲状旁腺激素(PTH)合成、分泌过多,通过对骨和肾的作用,导致高钙血症和低磷血症。其病因为甲状旁腺的腺瘤、增生和腺癌 3 种。部分原发性甲旁亢患者为 MEN1 型和 2A 型的组成部分。继发性甲旁亢由于甲状腺以外的各种其他原因,如严重肾功能不全、维生素 D 缺乏、骨病变、胃肠道吸收不良等,导致低血钙,然后继发性引起甲状旁腺增生,分泌过多 PTH。三发性甲旁亢在继发性甲旁亢的基础上,由于甲状旁腺受到持续的强烈刺激,部分甲状旁腺过度增生组织转变成能自主泌 PTH 的腺瘤,自主分泌过多的 PTH。三发性甲旁亢非常少见,主要见于肾衰竭和长期补充中性磷后。本病多见于 20～50 岁年龄段的成年人,女性多于男性。

2. 临床特征　典型的原发性甲旁亢的临床表现主要涵盖以下 3 个方面。① 骨骼系统表现:初期可有骨痛,主要位于腰背部、髋部、脊椎、胸肋骨处或四肢,局部可伴有压痛。随病程延长,患者可表现为纤维囊性骨炎,出现骨骼畸形、身高变矮、行走困难,患者易发生病理性骨折。② 泌尿系统表现:由于长期血钙过高可影响肾小管的浓缩功能,致多量钙自尿排出,患者常诉多尿、夜尿、口渴、多饮。肾脏或输尿管结石发生率也较高,患者可出现反复发作的肾绞痛、血尿。尿路结石可导致尿路梗阻,亦可诱发尿路感染,反复发作后可引起肾功能损害甚至可导致肾衰竭。该病所致尿路结石的特点为多发性、反复发作性、双侧性,结石常具有逐渐增多、增大等活动性现象,连同肾实质钙盐沉积,对本病具有诊断意义。肾小管内钙盐沉积和质钙盐沉着可引起肾衰竭。③ 高钙血症的相关表现:高钙血症导致的症状常涉及多个系统,在甲旁亢的早期即可出现,但常被忽视。中枢神经系统可出现情绪不稳定、记忆力下降、抑郁、嗜睡、轻度个性改变、易激动、步态不稳、语言障碍、听觉与视力障碍、定向力丧失等。当血清钙超过 3 mmol/L 时,患者可出现明显的精神症状,如狂躁、幻觉、甚至昏迷。消化系统可出现食欲下降、消化不良、腹胀、便秘、恶心、呕吐、急慢性胰腺炎、消化性溃疡等。神经肌肉系统可出现倦怠、四肢乏力,尤以近端肌肉为甚,肌萎缩、腱反射抑制。结缔组织可因软组织钙化影响肌腱、软骨等处,导致非特异性关节痛。皮肤因钙盐沉积可导致皮肤瘙痒。

二、诊断标准

主要根据临床表现与实验室检查结果进行判定。早期诊断线索包括屡发性、活动性泌尿系结石或肾钙盐沉积症。骨质疏松伴骨膜下骨皮质吸收和(或)牙槽骨吸收及骨囊肿,长骨骨干、肋骨、颌骨或锁骨"巨细胞瘤",久治不愈的消化性溃疡、顽固性便秘和复发性胰腺炎,精神神经症状伴口渴、多尿和骨痛。阳性家族史者及新生儿手足搐搦症母亲。长期应用抗惊厥药或噻嗪类利尿剂而发生高钙血症者。高尿钙症伴或不伴高钙血症者。

1. 甲旁亢的定性诊断　凡具有骨痛、骨骼 X 线检查有骨膜下骨皮质吸收、囊肿样变化、多发性骨折或畸形,及反复发作泌尿系结石等临床表现;实验室检查发现有高血钙、低血磷、血清碱性磷酸酶增高、尿钙增高、血 PTH 增高者,甲旁亢的诊断基本可以确定。

2. 甲旁亢的定位诊断　颈部超声检查、放射性核素检查如 MIBI、颈部和纵隔 CT 扫描等可为甲旁亢提供定位诊断的依据。

3. 甲旁亢的鉴别诊断　诊断甲旁亢时应注意与其他原因引起的高钙血症鉴别,如噻嗪类利尿剂可引起轻度的高血钙,维生素 D 中毒可促进肠钙及骨的吸收而引起高血钙,恶性肿瘤引起的高钙血症,是甲旁亢鉴别诊断中最多见的一类高钙血症。其中尤以多发性骨髓瘤最易与原发性甲旁亢混淆,此外还需与特发性高尿钙症、家族性良性高钙血症等相鉴别。

三、误诊文献研究

1. 文献来源及误诊率　2004—2013 年发表在中文医学期刊并经遴选纳入误诊疾病数据库的甲旁亢误诊文献共 52 篇,累计误诊病例 218 例。7 篇文献可计算误诊率,误诊率 26.73%。

2. 误诊范围　本次纳入的 218 例甲旁亢误诊疾病谱颇为广泛,达 46 种,共 291 例次。居前五位的误诊疾病为泌尿系结石、骨质疏松症、风湿性关节炎、骨关节炎、多发性骨髓瘤。少见误诊疾病包括腰椎骨折、骨髓炎、骨结核、运动神经元病、佝偻病、尿崩症、肌营养不良、多发性肌炎、重症肌无力、胃肠炎、胆囊结石、急性心肌梗死、精神分裂症、肾囊肿、肾炎、消化系统肿瘤、心绞痛、糖尿病、胃泌素瘤、神经衰弱、神经性呕吐、肾绞痛、精神性多饮、腱鞘囊肿、肝性脑病、围绝经期综合征、肠梗阻、急性肾功能不全。见表 12-12-1。

表 12-12-1　甲状旁腺功能亢进症主要误诊疾病

误诊疾病	误诊例次	百分比(%)	误诊疾病	误诊例次	百分比(%)
泌尿系结石	48	16.49	骨关节炎	16	5.50
骨质疏松症	42	14.43	多发性骨髓瘤	16	5.50
风湿性关节炎	18	6.19	骨巨细胞瘤	14	4.81

续表

误诊疾病	误诊例次	百分比(%)	误诊疾病	误诊例次	百分比(%)
类风湿性关节炎	13	4.47	腰椎间盘突出症	7	2.41
消化道溃疡	12	4.12	骨囊肿	6	2.06
泌尿系感染	8	2.75	痛风	5	1.72
骨纤维异样增殖症	8	2.75	胰腺炎	4	1.37
骨肿瘤	8	2.75	腰肌劳损	4	1.37
强直性脊柱炎	7	2.41			

3. 确诊手段　本次纳入的 218 例甲旁亢中,144 例(66.06%)根据手术病理检查确诊,74 例(33.94%)根据实验室特异性生化免疫学检查确诊。

4. 误诊后果　本次纳入的 218 例甲旁亢中,212 例文献描述了误诊与疾病转归的关联,6 例预后与误诊关联不明确。按照误诊数据库对误诊后果的分级评价标准,可统计误诊后果的病例中,202 例(95.28%)为Ⅲ级后果,未因误诊误治造成不良后果;6 例(2.83%)造成Ⅱ级后果,手术扩大化或不必要的手术;4 例(1.89%)造成Ⅰ级后果,2 例死亡,2 例留有后遗症。

四、误诊原因分析

依据本次纳入的 52 篇文献分析的误诊原因出现频次,经计算机统计归纳为 10 项,以经验不足而缺乏对该病认识、未选择特异性检查项目为主要原因,见表 12-12-2。

表 12-12-2　甲状旁腺功能亢进症误诊原因

误诊原因	频次	百分率(%)	误诊原因	频次	百分率(%)
经验不足,缺乏对该病的认识	36	69.23	过分依赖或迷信医技检查结果	7	13.46
未选择特异性检查项目	25	48.08	并发症掩盖了原发病	3	5.77
诊断思维方法有误	23	44.23	医院缺乏特异性检查设备	3	5.77
问诊及体格检查不细致	16	30.77	影像学诊断原因	2	3.85
缺乏特异性症状体征	15	28.85	多种疾病并存	1	1.92

1. 经验不足,缺乏对疾病的认识　根据本研究的分析结果,经治医生的经验不足及缺乏对该疾病的认识是造成甲旁亢误诊的最主要原因。对于内分泌专科医生来讲,甲旁亢并不属于罕见病。但是,对于非内分泌专科医师来说,甲旁亢毕竟发病率较低,平常在临床上很少见到,对该病的了解和关注程度自然比较低。由于缺乏对该病的全面认识和基本的警惕性,即使有比较明确的临床线索,如骨骼和泌尿系统的症状,也很难准确把握,向甲旁亢这个方向去思考,这就很容易忽略对该病的判断。诊断思路的局限与偏倚,必然会导致在对该病的诊断过程中,问诊不够充分,病史采集时忽略或遗漏某些重要的有价值的病史及其他一些对诊断至关重要的相关信息,在进行体格检查时也会缺乏针对性,忽略重要的体征及医技检查,导致误诊和漏诊。

2. 未选择特异性检查项目　未选择特异性检查项目也是本统计中所发现的导致甲旁亢误诊的重要原因。甲旁亢的临床表现复杂多样,涉及的系统非常广泛,有时比较难以梳理,所以诊断只依赖临床表现是肯定不够的,必须有一些特异性的检查项目来辅助诊断。甲旁亢的本质是因 PTH 产生增多所导致的钙磷代谢异常,钙磷代谢状况的检查与判定自然在诊断中具有举足轻重的地位。如果未行血钙和血磷检查,就无法发现高血钙和低血磷的存在,如果未行尿钙和尿磷的排量检查,也就无从发现尿中钙磷排泄的增加,导致缺失甲旁亢诊断的重要指标。

甲旁亢时 PTH 产生增多是所有问题的源头。血 PTH 水平的检测也是诊断甲旁亢的具有决定性意义的重要线索,忽视该指标,也会导致诊断上的失误。

X 线检查可以为诊断提供重要信息,如果不进行 X 线检查,也就不会发现甲旁亢相应的一些改变,如骨关节的退行性变、骨吸收的增加、广泛的骨质疏松及骨折等,也无从发现肾与输尿管的结石和肾脏的钙化,导致甲旁亢诊断重要证据的缺失。

3. 诊断思维方法有误　在诊断甲旁亢时,诊断思维方法是导致误诊的重要因素之一。很多非本专科医生在进行临床思维的时候懒于进行深入的思考,缺乏深入的探究精神,只是满足于对表面现象的观察,广泛存在看问题简单化与片面化的现象,结果导致误诊与漏诊。

甲旁亢的核心变化是 PTH 分泌增多导致的高血钙与低血磷,相关症状均与此密切相关。PTH 分泌增多所致的骨骼与泌尿系统改变,以及高钙血症所致的相关症状,是甲旁亢的特征性临床表现。能否把握住问题的核心常是决定甲旁亢诊断正确与否的关键问题。当患者因骨痛、腰背痛、泌尿系结石等症状来就诊时,能否考虑到为甲旁亢所致,并及时进行 PTH 及与钙磷代谢相关的实验室检查,是诊断的关键点。

出现误诊的重要原因是只看到了问题的表面,看到骨质疏松,就诊断为骨质疏松症;看见泌尿系结石,就理所当然地认为就是单纯的泌尿系结石。放弃了深入探索的努力,导致了管中窥豹、以偏概全的结果。

4. 问诊及体格检查不细致　同其他疾病一样,对于甲旁亢的诊断而言,问诊及体格检查不细致均是导致误诊的重要原因。对于甲旁亢患者来讲,PTH 分泌增多引发的骨骼、泌尿系统症状、高钙血症及其相关表现是甲旁亢比较具有特征性的临床表现。在进行问诊和体格检查时应对此三大症候群给予特殊的关注。

体格检查不细致,未能发现重要的体征也是导致误诊的重要原因。10%～30%的甲旁亢患者在颈部可发现有可触及的肿物,多数病程较长的患者骨骼有压痛、畸形、局部隆起和身材缩短等,合并高钙血症相关的胰腺炎、消化性溃疡和泌尿系结石的患者在腹部检查时也有相应的临床表现。少数患者在角膜处存在钙盐的沉积,在早期需要用裂隙灯才能查出。如果体格检查不够系统和细致,这些重要的临床证据就很容易被医师忽视或遗漏。

5. 缺乏特异性症状体征　甲旁亢的起病缓慢,临床表现相对比较复杂,缺乏特异性的临床症状,而在患者的临床表现中,不同症状出现的时间也存在较大的个体差异,某些症状又表现过于突出,有可能掩盖患者的真实病情。在临床,有以反复发作性肾结石为主要表现的,有以骨痛为主要表现的,还有以血钙过高而呈神经官能症症候群为主要表现的,也有极少数患者是以多发性内分泌腺瘤病的形式出现的。值得注意的是,也有个别患者始终没有表现出任何症状。

首发症状及主要临床表现的不同,导致患者首诊的科室非常分散。以骨痛、腰背痛、骨质疏松、病理性骨折为主要表现的患者选择骨科就诊,以泌尿系结石为主要表现的患者选择泌尿外科就诊,以消化道溃疡和胰腺炎为主要表现者首选消化内科就诊,因高钙血症导致尿钙排泄增加引发多尿、多饮、烦渴症状的患者也许会选择糖尿病专科就诊。非专科医生和基层医生往往较少接触到甲旁亢,对其缺乏足够的认识,不同科室如果只从本学科,或其熟悉的学科和疾病的角度去思考问题,不做进一步的挖掘和探索,就容易把问题简单化,导致误诊。

五、防范误诊措施

从本研究得出的误诊后果统计可见,95.28%的患者发生误诊后,并未造成不良后果。但是,误诊误治会延误患者的诊治,最后导致一系列并发症的发生和发展,那将是非常遗憾。为防范甲旁亢的误诊,我们结合临床经验及循证医学证据提出如下建议:

1. 提高各专科医生对甲旁亢的认识　在临床上,甲旁亢也是相对并不常见的内分泌系统的疾病,发病率不高,临床表现复杂,但如果能够实现早期诊断并采取及时有效治疗,后果一般还是比较不错。但如果该病得不到及时的诊断和治疗,则会导致非常严重的后果,给患者本人、家庭及社会带来严重的伤害和巨大的负担。因此平时在临床应加强对甲旁亢的认知,尤其是对于非内分泌专科的医生,应加强对甲旁亢的系统学习,及对甲旁亢相关知识的学习和积累,提高对本病的临床警惕性,以及对甲旁亢相关症状的关注度。当非专科医生怀疑患者有可能为甲状旁腺疾病,又感到难以判断时,可及时将患者转诊至内分泌科,由专科医师进行诊治,以确保诊断的准确性,减少误诊。

2. 合理进行相关检查　对于甲旁亢的诊断,医技检查的结果是最重要的诊断依据,具有举足轻重的价值,这一点毫无疑问。① 血、尿电解质检查:对于有骨痛、骨质疏松、病理性骨折、反复发作泌尿系结石的患者,应根据患者的具体情况,积极、合理的安排各项实验室检查,尤其是血电解质检查。如发现有高血钙、低血磷、尿中钙和磷均增高者,应考虑到有可能为甲旁亢所致。② 血 PTH 值:血清中 PTH 的水平反映患者的甲状旁腺功能状况,也是诊断甲旁亢的重要线索。血 PTH 值的增高结合血清钙的水平变化可以帮助判断是原发性甲旁亢,还是继发性甲旁亢。③ 血清碱性磷酸酶:其水平变化可以反映患者骨组织成骨细胞的活跃程度,故对甲旁亢患者而言,其水平增高可以反映骨骼病变的存在。一般情况下,骨骼病变越严重,其水平就越高。④ X 线检查:甲旁亢患者典型的 X 线表现为普遍性的骨质疏松、广泛的骨膜下骨吸收、多见于长骨的纤维囊性骨炎、病理性骨折等。腹部平片可以协助发现肾或输尿管结石以及肾脏的钙化。⑤ 骨密度检查:可以发现患者骨密度的下降。

3. 重视病史询问及体格检查　详细的病史询问与细致的体格检查是发现问题、确立甲旁亢诊断思路及作出正确诊断的基础和前期。甲旁亢的临床表现比较繁杂,涉及的范围相当广泛,但是,其临床表现也有特殊性,如骨骼病变及泌尿系结石等,所以在问诊时应详细询问患者相关症状出现的时间、涉及的部位、发作的程度与持续时间,每次发展之前有无明显诱因的存在、有哪些伴随症状,既往曾经进行过哪些相关的检查、检查的结果如何、是否曾经接受过治疗等。这些信息对于正确的诊断和鉴别诊断非常重要。在甲旁亢的诊断中,高血钙和低血磷是非常关键的指标。既往的电解质检查情况也应是问诊的重点,应详细了解患者过去是否有高血钙和低血磷的情况,具体的数值是多少。

在问诊时应努力详尽了解患者的相关情况以协助进行鉴别诊断。如对于因骨质疏松来就诊的患者,应追问其是否有皮质醇增多症、性腺功能减退症、甲状腺功能亢进症、脑垂体泌乳素瘤、腺垂体功能减退症、糖尿病等内分泌代谢性疾病,系统性红斑狼疮、类风湿性关节炎、干燥综合征、皮肌炎等结缔组织疾病,慢性肾脏疾病等病史,是否有长期制动史,是否有糖皮质激素、免疫抑制剂、甲状腺激素等药物的服用史等,在进行鉴别诊断时,这些信息都非常重要。对于因骨痛来就诊的患者,也应注意排除风湿免疫性疾病、退行性骨关节病变、恶性肿瘤转移等。在问诊时还应详细询问患者既往影像学检查情况,是否进行过 X 线检查,且 X 线检查是否发现有骨关节的退行性变、骨质疏松、骨吸收、病理性骨折等。

如果通过详细的问诊,考虑有甲旁亢的可能的话,在进行体格检查时,应在全面系统查体的基础上,重点检查患者的颈部,是否存在结节,结节的大小、数量、质地、有无触痛等。还应重点关注骨骼是否有压痛、畸形,有无行走困难等。在进行腹部检查时,亦应关注是否有高钙血症相关的消化性溃疡及肾结石的相关表现。

4. 注意与其他疾病的鉴别诊断　对于甲旁亢患者需与以下疾病相鉴别:① 泌尿系结石:相应的临床表现同甲旁亢有相似之处,亦可出现肾绞痛和输尿管痉挛的症状,但实验室检查血清钙、磷及碱性磷酸酶水平均在正常范围。② 骨质疏松症:为普遍性脱钙和骨质疏松,通过实验室检查,比较容易区别。③其他原因引起的高钙血症:恶性肿瘤引起的高钙血症是甲旁亢鉴别诊断中最多见的一类高钙血症。其中尤以多发性骨髓瘤最易与原发性甲旁亢相混淆。患者常有广泛的溶骨性骨破坏、骨痛、高血钙、高尿钙及肾功能损害,但血清碱性磷酸酶水平正常或仅轻度增高,血磷正常,血中 PTH 正常或降低,且有特异性的免疫球蛋白增高、尿中本周蛋白大多阳性、红细胞沉降率增快,骨髓活检有骨髓瘤细胞。常见的许多恶性肿瘤,如肺、乳腺、肝、肾、肾上腺、前列腺、卵巢等恶性肿瘤,亦可发生溶骨性转移,导致高钙血症,但四肢尤其远端罕有受侵犯者。此外,还有一类假性甲旁亢,系由于肿瘤细胞分泌 PTH 样物质等体液因子,引起高血钙,一般血氯正常或降低,可呈轻度代谢性碱中毒,常有贫血及红细胞沉降率增快,病程进展快,有原发肿瘤的局部及全身症状,切除原发肿瘤后血钙可恢复正常。噻嗪类利尿剂可增加 PTH 对骨和肾的作用,并降低尿钙的排泄,因而可引起轻度的高血钙。维生素 D 中毒可促进肠钙及骨的吸收而引起高血钙。诊断有赖于维生素 D 的摄入史(一般>1 万单位/日)、伴高血磷及轻度代谢性碱中毒,糖皮质激素抑制试验有助于鉴别,有条件时可测定维生素 D 或其羟化物的血中浓度。家族性良性高钙血症特征是无症状或轻度高钙血症、高镁血症、低尿钙症,血清 PTH 正常或低水平。临床上虽有酷似原发性甲旁亢的高血钙、低血磷、尿磷及尿中 cAMP 增高,但患者的钙与镁清除率低于原发性甲旁亢时,尿钙大多<2.5 mmol/24 h(100 mg/24 h),仅少数患者尿钙因继发于高血钙而偏高,并可有多发性草酸钙结合,但很少有高血钙综合征,也无甲旁亢的骨损害,血中 PTH 正常或降低,甲状旁腺正常或增生。

　　5. 把握正确的临床思维　正确的临床思维是减少临床误诊根本解决之道。在临床实践中,应努力把握疾病的本质与真相。甲旁亢是内分泌系统的常见病,从内分泌专科医生的角度来讲,典型的甲旁亢患者的主要临床表现在骨骼和泌尿系统,其基本特征为骨痛、广泛骨吸收、普遍性骨质疏松和尿路结石。甲旁亢的本质是因 PTH 分泌过多所导致的高血钙和低血磷。钙磷代谢异常是问题的核心。如果能够抓住问题的实质,做出正确的诊断应该不是很困难的。

　　当在临床碰到具有骨骼和泌尿系统相应表现和高钙血症综合征的患者,应该考虑到有甲旁亢的可能。务必进行系统详细的问诊与体格检查,首先通过电解质检查明确患者是否有高血钙和低血磷的存在。在确定存在高血钙的情况下,再寻找低血磷的原因。先定性,再定位。

(郭启煜)

第十三节　甲状旁腺功能减退症

一、概述

　　1. 概念及临床特征　甲状旁腺激素(parathyroid hormone,PTH),是甲状旁腺主细胞分泌的碱性单链多肽类激素,其主要功能是调节机体内钙和磷的代谢。PTH 作用的主要靶器官是骨和肾脏,通过动员骨钙入血,促进肾小管对钙离子(Ca^{2+})的重吸收和磷酸盐的排泄,使血钙浓度增加和血磷浓度下降。此外,PTH 还间接促进肠道对 Ca^{2+} 的吸收。甲状旁腺功能减退症(简称甲旁减)是指 PTH 分泌减少和(或)功能障碍而引起的一种临床综合征。其常见的基本临床特征包括:神经肌肉兴奋性增高、手足搐搦、癫痫样发作、低钙血症、高磷血症与血清 PTH 减少或不能测得。临床常见类型主要有特发性甲旁减、继发性甲旁减、低血镁性甲旁减和新生儿甲旁减,其他少见的类型包括假性甲旁减、假-假性甲旁减、假性特发性甲旁减等。假性甲旁减退是指由于靶细胞对

PTH 反应缺陷所致的甲旁减。在治疗方面,长期口服钙剂和维生素 D 制剂可使病情得以控制。

2. 病因与分类　在 PTH 合成、释放、与靶器官受体结合的过程中,任何一个环节的障碍均可引起甲旁减。导致甲旁减的原因因此可以分为 PTH 生成减少、PTH 分泌受抑制、PTH 作用障碍 3 种情况。

(1) PTH 生成减少:① 继发性甲旁减:由于甲状腺、甲状旁腺、颈部恶性肿瘤切除术等颈部手术导致误将甲状旁腺切除、损伤或导致其血供障碍,或因颈部放射治疗导致甲状旁腺损伤,致使 PTH 的生成减少而引起的甲旁减。② 特发性甲旁减:病因尚不清楚,可能与自身免疫有关,患者血中可检出甲状旁腺抗体,并可伴有肾上腺皮质、甲状腺或胃壁细胞抗体。还可伴有其他自身免疫疾病,如原发性甲状腺功能减退症、恶性贫血、特发性肾上腺皮质萎缩所致的 Addison 病等。多数患者只有甲状旁腺萎缩。按发病方式可分家族性和散发性,按发病年龄有早发性和迟发性者,其中以散发性、迟发性的多见。早发性患者多有家族史。③ 甲状旁腺发育不全:先天性甲状旁腺发育不全可致甲旁减,多在新生儿时发病。

(2) PTH 分泌受抑制:PTH 的释放具有镁离子依赖性,当镁离子缺乏时,血清 PTH 明显降低或无法测出。严重的低镁血症可暂时性抑制 PTH 的分泌,导致可逆的甲旁减。低镁血症也会影响 PTH 对周围组织的作用。患者如存在钙敏感受体和 PTH 的基因异常,也会导致 PTH 分泌的调控与合成障碍,出现 PTH 的分泌缺陷。

(3) PTH 作用障碍:因存在 PTH 受体或受体后缺陷,使 PTH 对其靶器官,即骨及肾组织细胞的作用出现障碍,导致 PTH 抵抗。此种因靶器官对 PTH 作用的抵抗引致 PTH 效应不足所导致的甲旁减被称为假性甲旁减。本病为一种遗传性疾病。存在低镁血症时也会影响 PTH 对周围组织的作用。

3. 临床表现　甲旁减的临床特征为低血钙与高血磷所导致的神经肌肉应激性增高和精神异常。其症状取决于低钙血症的程度与持续时间。但血清卜降的速度也具有重要作用。

(1) 神经肌肉应激性增高:患者在初期可有指端或嘴部麻木和刺痛、皮肤蚁走感等感觉异常。严重者可出现手足搐搦,甚至全身肌肉收缩而有惊厥发作。典型表现为双侧拇指强烈内收,掌指关节屈曲,指骨间关节伸展,腕、肘关节屈曲,形成鹰爪状。有时患者双足也可出现强直性伸展,膝关节和髋关节屈曲。发作时可有疼痛,患者常异常惊恐。轻症患者或久病患者不一定出现手足搐搦,其神经肌肉兴奋性增高主要表现为 Chvostek 征(面神经叩击征)与 Trousseau 征阳性(束臂加压试验)。

(2) 神经、精神症状:有些患者,特别是儿童患者,可出现惊厥或癫痫样全身抽搐。如不伴手足搐搦,常被误诊为癫痫大发作。手足搐搦发作时,也可伴有喉痉挛与喘鸣。常由于感染、过劳和情绪波动等因素诱发。慢性甲旁减患者可出现精神症状,包括烦躁、易激动、抑郁或精神疾病。长期慢性低血钙尚可引起锥体外神经症状,包括典型的帕金森病的表现。少数患者可出现颅内压增高和视盘水肿。

(3) 外胚层组织营养变性:长期甲旁减患者往往皮肤干燥、脱屑,指甲出现纵嵴、变脆、粗糙和裂纹,毛发粗而干且易脱落,易患念珠菌感染。血钙纠正后,上述症状也能好转。低钙性白内障在甲旁减患者中非常多见,可严重影响视力,及时纠正低钙血症可延缓白内障的发展。患者还可出现牙齿发育障碍、牙齿钙化不全、齿釉发育障碍,牙齿出现黄点、横纹、小孔等病变。

(4) 骨骼改变:部分病程较长的重症患者可有骨骼疼痛,以腰背部和髋部较为多见。X 线检查可见长骨骨皮质增厚、颅骨内外板增宽、腰椎骨质增生合并韧带钙化、椎旁骨化。骨盆 X 线检查可见髋臼钙化致髋关节致密性骨炎等。患者骨密度检查可正常或增高。

(5) 转移性钙化:长期甲旁减可导致转移性钙化,多见于脑基底核(苍白球、壳核和尾状核),多呈对称性分布。脑 CT 检查阳性率高,可达 50% 左右。某些病情较重者在小脑、齿状核、大脑额叶和顶叶等脑实质部位也可见散在钙化。患者的其他软组织部位,如肌腱、脊柱旁韧带等处也可发生钙化。

(6) 心血管异常表现:低血钙刺激迷走神经可导致心肌痉挛而发生猝死。患者可出现心率增速或心律不齐。心电图检查可发现 Q - T 间期延长、ST 段延长和 T 波异常,血清钙纠正后,该改变也随之消失。

4. 实验室检查

(1) 血钙降低与血磷增高:甲旁减患者因 PTH 分泌不足或效应下降导致破骨细胞的作用减弱,骨钙动员减少,肾小管对钙的重吸收及排磷减少,所以甲旁减患者多有低血钙及高血磷,仅少数口服制酸剂或饮食中缺磷者的血磷可处于正常水平。应多次测定血清钙,若血清钙浓度 < 2.13 mmol/L,即表明存在低血钙。出现明显症状者,其血清总钙水平一般 ≤ 1.88 mmol/L,血清游离钙 ≤ 0.95 mmol/L。多数患者血清磷升高,常常高于 2 mmol/L,部分正常。

(2) 尿钙与尿磷减少:甲旁减患者因血钙降低会出现继发性的尿钙排量减少。因 PTH 能抑制肾小管对磷的重吸收,故在甲旁减患者 PTH 不足时肾小管对磷的重吸收是增加的,因而出现尿磷减少,但部分患者正常。

(3) 血 PTH 的测定:绝大多数甲旁减患者血 PTH 值低于正常水平,但也有部分患者的 PTH 值处于正常范围。因为低钙血症对甲状旁腺有强烈的刺激作用,当血清总钙水平 ≤ 1.88 mmol/L 时,血 PTH 值应有 5~10 倍的增加。所以,低血钙时即使血 PTH 值在正常范围,仍不能排除甲状旁腺有功能减退。在甲状旁腺分泌无生物活性的 PTH 以及因靶器官对 PTH 的抵抗所致的甲旁减时,则 PTH 可出现代偿性的分泌增高,前者可出现全段甲状旁腺激素(iPTH)增高,后者可出现有生物活性的 PTH 增高。

(4) 血碱性磷酸酶测定:甲旁减患者的碱性磷酸酶是正常的。

二、诊断标准

甲旁减的诊断要点:① 有典型的手足搐搦反复发作史,表现为双侧拇指强烈内收,掌指关节屈曲,指骨间关节伸展,腕、肘关节屈曲,形成鹰爪状,有时患者双足也可出现强直性伸展,膝关节和髋关节屈曲;② 体格检查 Chvostek 征与 Trousseau 征阳性,是神经肌肉兴奋性增高的缘故;③ 低血钙、高血磷、尿中钙和磷均减少而无肾功能不全者,一般当血清游离钙浓度 ≤ 0.95 mmol/L 或血总钙值 ≤ 1.88 mmol/L 时常出现症状,多数患者血清磷升高,常常高于 2 mmol/L;④ 血清 PTH 测定明显降低或不能测得,或滴注外源性 PTH 后尿磷与尿 cAMP 显著增加。

三、误诊文献研究

1. 文献来源及误诊率　2004—2013 年发表在中文医学期刊并经遴选纳入误诊疾病数据库的甲旁减误诊文献共 52 篇,累计误诊病例 252 例。7 篇文献可计算误诊率,误诊率 63.55%。

2. 误诊范围　本次纳入的 252 例甲旁减误诊为 29 种疾病 266 例次,居前三位的误诊疾病为癫痫、低钙血症、癔症。少见误诊疾病有病毒性心肌炎、肺炎、肌炎、甲状腺功能减退症、结节性硬化、慢性腹泻、手足搐搦症、维生素 D 缺乏性手足搐搦症、帕金森病、偏头痛、风湿性疾病、冠心病、颈椎病、扩张型心肌病、类风湿性关节炎、肺结核、多发性神经病。主要误诊疾病见表 12 - 13 - 1。

表 12 - 13 - 1　甲状旁腺功能减退症主要误诊疾病

误诊疾病	误诊例次	百分比（%）	误诊疾病	误诊例次	百分比（%）
癫痫	175	65.79	神经症	5	1.88
低钙血症	13	4.89	佝偻病	5	1.88
癔症	10	3.76	其他精神疾病	4	1.50
中枢神经系统感染	10	3.76	低钙惊厥	3	1.13
脑性瘫痪	7	2.63	Fahr 综合征	3	1.13
脑血管病	5	1.88	儿童孤独症	3	1.13

3. 确诊手段　本次纳入的 252 例甲旁减,均根据实验室特异性生化免疫学检查确诊,包括血钙、血磷及血清 PTH 测定等。

4. 误诊后果　本次纳入 252 例甲旁减中,249 例(98.81%)造成Ⅲ级后果,均为发生误诊误治但未造成不良后果;3 例(1.19%)因误诊造成Ⅱ级后果,为因误诊误治导致病情迁延或不良后果。

四、误诊原因分析

依据本次纳入的 52 篇文献提供的甲旁减误诊原因出现频次,经计算机统计归纳为 7 项,以经验不足而缺乏对该病认识为主要原因,见表 12 - 13 - 2。

表 12 - 13 - 2　甲状旁腺功能减退症误诊原因

误诊原因	频次	百分率（%）	误诊原因	频次	百分率（%）
经验不足,缺乏对该病的认识	44	84.62	问诊及体格检查不细致	9	17.31
未选择特异性检查项目	31	59.62	缺乏特异性症状体征	7	13.46
诊断思维方法有误	13	25.00	医院缺乏特异性检查设备	3	5.77
过分依赖或迷信医技检查结果	9	17.31			

1. 经验不足,缺乏对疾病的认识　根据国内外的文献报道,甲旁减的误诊率一直是居高不下的。究其原因,经治医生的经验不足及缺乏对该疾病的认识占首位。

从专科医生的角度来讲,典型的甲旁减患者的基本特征为手足搐搦、低钙血症、高磷血症、血清碱性磷酸酶正常、尿钙和尿磷排量减少,临床诊断应该不是很难。但是,对于非内分泌专科医师来说,甲旁减毕竟是一种相对比较少见的内分泌疾病,发病率较低,平常在临床也很少见到,对该病的关注程度自然也比较低。正是由于缺乏对该疾病的认识,在平常的临床实践中,也很难向这个方向去思考,这就很容易忽略对该疾病的判断。由于诊断思路的局限与偏倚,导致在对该疾病的诊断过程中,问诊不够充分,病史采集时忽略或遗漏某些重要的有价值的病史及其他一些对诊断至关重要的信息,在进行体格检查时也会缺乏针对性,忽略重要的体征及医技检查,导致误诊和漏诊。

2. 未选择特异性检查项目　对于甲旁减的诊断,只依赖临床表现是肯定不够的,必须依赖一些特异性的检查项目来辅助诊断。作为因 PTH 产生减少或作用障碍所导致的钙磷代谢异常,钙磷代谢状况的检查与判定自然具有举足轻重的地位。如果未行血钙和血磷检查,就无法发现低血钙和高血磷的存在,如果未行尿钙和尿磷的排泄量检查,也就无从发现尿中钙磷排泄的减少。血 PTH 水平的检测也是诊断甲旁减的具有决定性意义的重要线索,忽视该指标,也会导致诊断上的失误。脑 CT 或 X 线的检查可以帮助发现甲旁减所导致的主要发生于基底核部位的转移性钙化,为诊断提供重要信息。甲旁减患者在心电图检查时可出现 Q-T 间期延长。在临床上很多误诊的发生,就是因为忽视了以上这些重要的特异性检查项目,结果导致对于诊断非常重要的依据的缺失。

3. 诊断思维方法有误　在诊断甲旁减时,诊断思维方法有误是导致误诊的重要因素之一。很多非专科的医生在进行临床思维的时候懒于进行深入的思考,缺乏深入的探究精神,只是满足于对表面现象的观察,广泛存在思维简单化的现象,结果导致误诊与漏诊。

甲旁减的核心变化是钙磷代谢的异常,相关症状均与此密切相关。低钙血症所致的神经肌肉应激性增加与神经精神症状是甲旁减的特征性临床表现。能否把握住问题的核心常是决定诊断正确与否的关键问题。当患者因手足搐搦和麻木症状来就诊时,能否考虑到为低钙血症所致,是一个决定诊断走向的关键点。

4. 过分依赖或迷信医技检查结果　在临床上,某些医生过分依赖或迷信医技检查结果也是导致误诊和漏诊的一个主要因素。在某些医生的传统观念里常会固执地认为,血 PTH 水平的检测才是诊断甲旁减的最具有决定性意义的指标。虽然说绝大多数甲旁减患者血 PTH 值低于正常水平,但在临床上也有部分患者的 PTH 值是处于正常范围的。这是因为低钙血症对甲状旁腺有强烈的刺激作用,可导致患者血 PTH 值出现 5～10 倍的增加。所以,低血钙时即使血中的 PTH 值在正常范围,仍不能排除甲状旁腺有功能减退。在这种情况下,就需要同时检测血 PTH 和血钙的水平,对两者一并分析,综合判断。

5. 问诊及体格检查不细致　对于任何疾病而言,问诊及体格检查不细致均是导致误诊的重要原因,甲旁减也不例外。对于甲旁减患者来讲,低钙血症所致的神经肌肉应激性增加与神经精神症状是最常见的特征性临床表现。同时,低钙血症所导致的临床表现取决于低钙血症的程度与持续时间,所以在问诊时如果漏问患者症状发作程度与持续时间,就很难准确把握患者病程的进展情况和疾病的严重程度,导致误判。了解患者既往的电解质检查情况,尤其应详细了解患者过去是否有低血钙和高血磷的情况,是否有尿钙及尿磷减少的情况。不了解患者既往血钙及血磷的变化情况,也是导致诊断走向误区的重要原因。

对于患者既往发生手足搐搦的具体表现和伴随情况,如果询问不够详细,也会为临床判断是否有为低钙性抽搐增加难度。因为低钙血症所导致的抽搐有其自身的临床特点,典型的低钙性抽搐多表现为手足的痉挛性、疼痛性抽搐,手足搐搦时手足肌肉表现为强直性收缩,同时伴有肌肉疼痛、拇指内收,其他手指并紧,之间关节伸直,掌指关节屈曲,腕关节屈曲。这些特征性的临床表现,都必须通过详细的询问才会了解。患者是否做过颈部手术,包括甲状腺、甲状旁腺、颈部肿瘤的手术等,是否颈部接受过放射性治疗等,往往是临床诊断的非常重要的线索,有时甚至具有决定性的意义。问诊时若未能涉及,也会增加诊断的难度。体格检查不细致,未能发现重要的体征也是导致误诊的重要原因。患者Chvostek 征与 Trousseau 征是否为阳性,神经系统检查是否有锥体外系受累的征象,有无外胚层受损的表现,如白内障、皮肤干燥、脱屑、指甲出现纵嵴、变脆、粗糙和裂纹,毛发粗而干且易脱落、牙齿发育障碍、牙齿钙化不全、齿釉发育障碍,牙齿出现黄点、横纹、小孔等病变、念珠菌感染征象等。忽视了这些重要的表现,误诊、漏诊也就在所难免了。

6. 缺乏特异性症状体征　甲旁减的表现相对比较复杂,缺乏特异性的临床症状,而在患者的临床表现中,某些症状又表现过于突出,掩盖了患者的真实病情,如甲旁减多数以神经或精神系统症状为首发症状,从而导致接诊医生过多地考虑神经系统疾病或精神疾病,忽视了内分泌系统疾病,造成误诊。

甲旁减患者以低钙血症所致的神经肌肉应激性增加与神经精神症状为特征,但是这些症状却并非为甲旁减患者所特有,反而更常见于某些神经系统的疾病,加之甲旁减为少见,所以当这些患者在去医院就诊时,首诊的科室选择绝大多数会集中在神经内科。非专科医生和基层医生往往较少接触到甲旁减,对其缺乏足够的认识,因而容易从本学科,或其熟悉的学科和疾病去考虑问题,导致误诊和漏诊。另外,医院缺乏特异性检查设备也导致少数病例的误诊。

五、防范误诊措施

从本研究得出的误诊后果统计可见,98.81%的患者发生误诊后,并未造成不良后果。但是,误诊误治会延误患者的诊治,使原本可以通过采取有效治疗手段使其得到控制的疾病没有得到及时控制,最后导致一系列并发症的发生和发展,那将是非常遗憾的。为防范甲旁减的误诊,我们结合临床经验及循证医学证据提出如下建议。

1. 提高各专科医生对甲旁减的认识 甲旁减是相对不常见的内分泌系统疾病,发病率不高,如果能够实现早期诊断和及时治疗,后果一般还是比较不错的。但是,如果该病得不到及时的诊断和治疗,却会导致非常严重的后果。我们在临床上应加强对甲旁减的认知,加强对相关知识的学习和积累。平素在临床实践中,要留意对甲旁减的诊断,提高临床警惕性。

我们应该认识到,甲旁减的实质就是因 PTH 的分泌不足或作用障碍所引发的钙磷代谢异常及其所导致的神经肌肉应激性增高和精神异常。在接诊患者时,对于有过颈部手术史、甲状腺或甲状旁腺手术史、多腺性内分泌功能不全、慢性皮肤黏膜念珠菌病、白内障、手指麻木及紧缩感、面肌或手足有自发性及诱发性痉挛等症状者,应联想到甲旁减的可能性,及时并反复测定血钙、血磷、尿钙及尿磷排泄量、碱性磷酸酶等指标,为临床诊断积累线索。在临床遇见有典型的手足搐搦、低血钙、高血磷、尿钙和尿磷均减少而无肾功能不全者,应考虑为甲旁减所致。

非内分泌专科的医生应加强对甲旁减的系统学习以加强对该病的认知,当怀疑患者有可能为甲状旁腺疾病,但又感到难以判断时,可及时将患者转诊至内分泌科,由专科医师进行诊治。

2. 合理进行相关检查 毫无疑问,实验室检查的结果是诊断甲旁减的最重要依据:① 血、尿电解质检查:对于有手足搐搦、麻木的患者,应根据患者的具体情况,合理安排各项实验室检查,尤其是血电解质检查。② 血 PTH 值:对于怀疑为甲旁减的患者,有条件的也应进行血 PTH 值检测,血 PTH 水平的检测也是诊断甲旁减的具有决定性意义的重要线索。但应明确,不是所有的患者均会出现血 PTH 值的下降。所以,低血钙时即使血 PTH 值在正常范围,仍不能排除甲旁减。③ 血尿便常规、肝肾功能:了解患者一般情况,协助诊断。④ 肌酶:部分甲旁减患者发生手足搐搦时手足肌肉表现为强直性收缩,同时伴有肌肉疼痛,患者出现肌肉症状时常伴有显著的肌酶升高,因此,对合并或不合并肌肉疼痛者均应进行肌酶水平的检查,以帮助鉴别诊断及了解疾病的严重程度。但总体来说,甲旁减患者出现肌肉损害比较少见。⑤ 肌电图和肌肉活检:帮助判定发病原因及疾病严重程度。⑥ 相关自身抗体及免疫全项检查:了解病因,协助鉴别诊断。⑦ 头颅 CT、脑电图:了解是否存在基底核转移性钙化等并发症。⑧ 眼底检查:了解是否存在白内障,协助诊断、鉴别诊断及判定疾病的进展情况。

3. 重视病史询问及体格检查 详细的病史询问与细致的体格检查是发现问题、确立甲旁减诊断思路及作出正确诊断的基础和前提。甲旁减的临床表现有共性,也有其特殊性,因低钙血症所导致的临床表现取决于低钙血症的程度与持续时间,所以在问诊时应详细询问患者症状发作程度与持续时间,准确把握患者病程的长短。在甲旁减的诊断中,低血钙是问题的核心与关键。既往的电解质检查情况也应是问诊的重点,应详细了解患者过去是否有低血钙和高血磷的情况,具体的数值是多少。务必要详细询问患者既往发生手足搐搦的具体表现和伴随情况,以判断是否有低钙性抽搐的可能。低钙血症所导致的抽搐一般很少伴有意识障碍,典型表现为手足的痉挛性、疼痛性抽搐。如果患者发生手足搐搦时手足肌肉表现为强直性收缩,同时伴有肌肉疼痛、拇指内收,其他手指并紧,之间关节伸直,掌指关节屈曲,腕关节屈曲,则应高度怀疑为低钙性抽搐。在询问病史时还应关注患者是否做过颈部手术,包括甲状腺、甲状旁腺、颈部肿瘤的手术等,还应询问颈部是否接受过放射性治疗等。

在进行体格检查时,应在全面系统查体的基础上,着重检查患者 Chvostek 征与 Trousseau 征是否为阳性,以判断患者是否存在搐搦的倾向。还应观察患者神经系统检查是否有锥体外系受累的征象等。此外,还应注意观察有无外胚层受损的表现,如皮肤干燥、脱屑,指甲出现纵嵴、变脆、粗糙和裂纹,毛发粗而干且易脱落,牙齿发育障碍、牙齿钙化不全、齿釉发育障碍,牙齿出现黄点、横纹、小孔等病变、念珠菌感染征象等,白内障在甲旁减患者中非常常见,可严重影响视力。

4. 注意与其他疾病的鉴别诊断

(1)癫痫:在本研究中,65.79%的甲旁减误诊患者被误诊为癫痫。这一点很容易理解。因为癫痫是由于大脑神经元群暂时性病变过度放电所引起的一种发作性脑功能紊乱综合征,以反复发作性抽搐,意识障碍,感觉、精神或自主神经功能异常为主要症状,常在感染、过劳、惊恐、过度换气、暴饮暴食等情况下诱发。其临床表现与甲旁减有相似之处。甲旁减的典型的低钙性手足搐搦有其特征性表现,呈"助产士手",可以帮助判定。但不典型抽搐的患者就比较容易被误诊为癫痫,但癫痫患者一般不伴有高磷血症,常规脑电图检查或诱发试验脑电图可见癫痫波形(棘波、尖波、慢波或棘慢波综合波等),对抗癫痫药物一般有较好的反应。值得注意的是,甲旁减合并癫痫的患者比例也不小,且癫痫有可能是某些甲旁减患者的唯一表现。这一点提醒各位医生注意。

(2)低钙血症:在本研究者,4.89%的甲旁减患者被误诊为单纯的低钙血症,这一点毫不奇怪。因为低钙血症是甲旁减的最具特征性的临床特点。但是可以引发低钙血症的原因是比较多的,应该根据患者的具体特点,通过详细的问诊、体格检查及相应的实验室检查加以鉴别。

(3)癔症:癔症在本研究中是排在第三位的误诊对象。癔症是一种比较常见的精神疾病。精神创伤常为首次发病的诱因,此后可通过暗示和自我暗示发病,可无明显的精神因素。在临床上可表现为多种神经和或躯体症状,常突然发作,迅速终止,暗示治疗通常有效。体格检查时往往无法发现与临床症状相对应的阳性体征。也可以通过特殊检查项目如电解质检查等加以区隔。

(4)中枢神经系统感染:中枢神经系统感染也会出现类似症状,但病程相对比较短,其本身的相关临床表现及血电解质检查可以协助鉴别。

5. 把握正确临床思维　正确的临床思维是减少临床误诊的根本解决之道。我们在临床实践中,应努力把握疾病的本质与真相。甲旁减本质是因 PTH 分泌不足或作用障碍引发钙磷代谢异常,其相应的临床表现均与此密切相关,所以诊断问题的核心是钙磷代谢的异常。甲旁减最具特征性表现为低血钙和高血磷。

当在临床上碰到具有手足搐搦、麻木症状且病史较长的患者,应该考虑到有低钙抽搐的可能。务必在进行系统详细的问诊与体格检查的基础上,通过电解质检查明确患者是否有低血钙和高血磷的存在。在确定存在低血钙的情况下,再寻找低血钙的原因。

(郭启煜)

第十四节　胰岛素瘤

一、概述

胰岛素瘤又称胰岛 β-细胞瘤,是一种以分泌大量胰岛素而引发的低血糖症候群为特征的疾病,为器质性低血糖症中较常见的病因。在功能性胰腺内分泌肿瘤中胰岛素瘤最常见,发病率女性略多于男性,高发年龄为 40~50 岁,大多为良性单发,体积小,直径一般为 1~2 cm。胰岛素瘤的首发症状是低血糖症,多数患者可能首次发生低血糖时无法确诊,平均误诊时间为 3 年。当患者低血糖发作时,常表现为头痛、视物模糊、思维不连贯、健忘等。此外,患者还可能癫痫发作、共济失调、言语及自主运动障碍,最为严重的表现是昏迷。胰岛素瘤的其他临床症状取决于自主神经系统的状态。应激发生的低血糖导致儿茶酚胺的释放,交感肾上腺反应引起大汗、虚脱、心悸、震颤、恐惧和焦虑。定时加餐可减轻神经糖肽症状和交感肾上腺症状,因此胰岛素瘤的患者常常夜间加餐以避免低血糖的发作,结果往往是短期内体重激增。

诊断分为定性和定位两方面。胰岛素瘤的治疗包括饮食调节和根治性的治疗方法。为尽量减少低血糖的发生,该病患者应严格按时加餐。根治性的治疗方法是手术切除肿瘤,并根据肿瘤所在的位置及其和胰管的关系确定手术方式。大部分患者行肿瘤摘除术即可得到根治,对于无法彻底切除转移灶的恶性胰岛素瘤以及无法手术的患者可采用链佐星联合 5-氟尿嘧啶或多柔比星等药物化疗。

二、诊断标准

胰岛素瘤诊断包括定性诊断和定位诊断。定性诊断为 Whipple 三联征(空腹或运动后可出现低血糖的症状;症状发生时血糖低于 2.8 mmol/L;进食或静脉推注葡萄糖可迅速缓解症状),此外,现代诊断需要应用放射免疫学方法检测血清胰岛素的水平,以及血中胰岛素相对于血糖水平而言异常增高的证据。如无低血糖症状发作,可进行饥饿诱发试验。饥饿 24 h 后血胰岛素(μU/mL)与血糖(mg/dL)比值>0.3 则表示存在不为低血糖所抑制的自律性胰岛素分泌。胰岛素瘤患者的 C-肽和前胰岛素水平也会增高。

定位诊断包括影像学诊断:术前可行超声或常规 CT 检查,也可行动脉造影发现界限较清楚的圆形浓染图像,即"灯泡征",诊断率可达 80%。胰腺薄层增强 CT 及三维重建检查可以对绝大多数的胰岛素瘤进行准确定位,也可同时行胰腺灌注扫描。经皮经肝门静脉置管分段采血测定胰岛素(PTPS)和选择性动脉内葡萄糖酸钙激惹试验(IACS);分段从静脉及动脉采血然后测定胰岛素的含量,根据其峰值进行定位诊断。生长抑素受体显像为利用核素标记的生长抑素显示胰岛素瘤,有助于发现病变和转移灶。准确的定位诊断有赖于开腹后的术中探查,特别是术中超声检查。手术探查、触诊结合术中超声可定位 95%～100% 的胰岛素瘤。

三、误诊文献研究

1. 文献来源及误诊率　2004—2013 年发表在中文医学期刊并经遴选纳入误诊疾病数据库的胰岛素瘤误诊文献共 67 篇,累计误诊病例 266 例。11 篇文献可计算误诊率,误诊率 55.70%。

2. 误诊范围　本次纳入的 266 例胰岛素瘤误诊为 14 种疾病 278 例次,其中误诊例次位于前三位的是癫痫、精神疾病、癔症;少见的误诊疾病包括颅内感染、散发性脑炎、老年性痴呆、类风湿性关节炎。4 例眩晕仅做出症状查因诊断;1 例诊断不明确。主要误诊疾病见表 12-14-1。

表 12-14-1　胰岛素瘤主要误诊疾病

误诊疾病	误诊例次	百分比(%)	误诊疾病	误诊例次	百分比(%)
癫痫	135	48.20	神经症	7	2.52
其他精神疾病	57	20.50	发作性睡病	4	1.44
癔症	24	8.63	低钾血症	4	1.44
低血糖症	20	7.19	颅内占位性病变	3	1.08
脑血管病	10	3.60	心脏病	3	1.08

3. 确诊手段 本次纳入的 266 例胰岛素瘤中,255 例(95.86%)经手术病理检查确诊,2 例(0.75%)经磁共振检查确诊,7 例(2.63%)经 CT 检查确诊,2 例(0.75%)根据症状体征和医技检查确诊。

4. 误诊后果 本次纳入的 266 例胰岛素瘤中,249 例文献描述了误诊与疾病转归的关联,17 例预后与误诊关联不明确。按照误诊数据库对误诊后果的分级评价标准,可统计误诊后果的病例中,97.19%(242/249)的患者为Ⅲ级后果,未因误诊误治造成不良后果;1.20%(3/249)的患者造成Ⅱ级后果,均为恶性肿瘤的误诊拖延;仅 1.61%(4/249)的患者造成Ⅰ级后果,均为后遗症。

四、误诊原因分析

依据本次纳入的 67 篇文献提供的误诊原因出现频次,经计算机统计归纳为 8 项,以经验不足而缺乏对该病的认识居首位,余见表 12-14-2。

表 12-14-2 胰岛素瘤误诊原因

误诊原因	频 次	百分率(%)	误诊原因	频 次	百分率(%)
经验不足,缺乏对该病的认识	53	81.54	缺乏特异性症状体征	13	20.00
未选择特异性检查项目	30	46.15	过分依赖或迷信辅助检查结果	8	12.31
问诊及体格检查不细致	26	40.00	医院缺乏特异性检查设备	1	1.54
诊断思维方法有误	24	36.92			

1. 经验不足及缺乏对该病的认识 本病发病率低,医生对此认识不足是本组主要的误诊原因之一。据统计胰腺内分泌肿瘤的年发病率仅为 4/100 万,而胰岛素瘤仅占其中的 1/3 左右,可见胰岛素瘤是一种罕见的疾病,许多医生甚至没有诊治过该病,因而造成漏误诊。

2. 未选择特异性检查项目 在临床中,虽然一些医生根据患者的症状考虑到低血糖症,但当个别患者空腹血糖>2.78 mmol/L 时,没有加做饥饿诱发试验从而造成误诊。部分病例仅考虑低血糖症状而将其误诊为最为常见的低血糖症。本组有患者多次空腹血糖值>2.78 mmol/L,临床上有明确的低血糖发作症状,在进一步行饥饿诱发试验后定性为胰岛素瘤。或是未行必要的定位检查。在基层医院,一些医生虽然通过临床症状和实验室检查疑诊为胰岛素瘤,但由于受到医疗设备和技术条件的限制,对胰岛素瘤不能进行准确的定位诊断,以致贻误手术时机。有关部门对近 2 年我国 623 例胰腺内分泌肿瘤诊治状况的调查显示,有许多胰岛素瘤患者长期被误诊,最长者达 17 年之久。

3. 问诊及体格检查不细致 还有部分胰岛素瘤患者误诊的原因是由于问诊和体格检查的细致程度不够,遗漏有意义的病史信息。胰岛素瘤的首发症状多为嗜睡、昏迷、癫痫发作、幻觉等神经、精神症状,在初诊时患者常就诊于神经、精神科,这些科室的医生如询问病史不细致,加之诊断思路和方法不全面,单从神经系统的方面考虑,往往误诊为本学科的相关疾病。

五、防范误诊措施

1. 提高对胰岛素瘤的认识 提示临床医师应加强医学理论知识的学习,提高对该病的认识,对日常接诊的患者多留意,详细的病史采集和相关体征的检查是必需的,尤其要注意以低血糖症状前来就诊的患者要追问该症状出现的次数和频率等情况,做到心中有数。同时,常规的血糖检测和必要的血胰岛素检查也是必需的,有时即使发现患者的血糖异常,也需要进步一选择合适的特异性检查手段,测定血中胰岛素的水平,除去定性的诊断外,一定要行定位诊断,二者相结合才能确诊。另外,对于影像学的定位诊断,需要参考准确程度高、客观的影像学结果,且需要临床工作者的综合分析才能准确诊断,往往对疑诊可能存在胰岛素瘤的患者,一定要选择相对准确和精细的影像学手段,请经验丰富的影像技师阅片,这样能够在一定程度上降低误诊和漏诊的情况。

2. 重视鉴别诊断　临床对以低血糖症状就诊的患者,需要将本病与能引起低血糖的多种疾病鉴别。如内源性的胰岛素或胰岛素样因子引起的低血糖症、肝葡萄糖输出减少、药物引起的低血糖症等,对胰岛素瘤一定要结合定位诊断方能给出最终的诊断。

临床对低血糖患者予一定量的高糖溶液后如血糖升高不明显,监测的血糖波动范围仍偏低时,要考虑到本病,应及时行血浆胰岛素、C 肽水平以及胰腺 CT、超声内镜等影像学检查;同时还需要行头颅、肝脏、甲状腺等部位的影像学检查,以排除其他原因引起的血糖异常。

3. 提高综合诊断能力　对不明原因抽动、昏迷待查或有神经系统体征的患者,要详细询问病史,了解有无服用降糖药物史及进食情况,注意有无服用可增加降糖作用的药物,在排除癫痫、癔病、脑血管意外等神经系统疾病外,或经过正规治疗而症状改善不明显时,应密切观察血糖波动情况,在进行相关的血糖测定、补充血糖等对症治疗的同时,病史的采集一定要全面,通过相关病史的采集明确低血糖症状发生的次数、时间、性质,缓解诱发因素等信息后,对于该病做到心中有数,是属于单发偶然事件还是多发事件,这样能够帮助医生明确下一步的诊疗思路。同时,对于治疗结果不佳,症状缓解不明确的患者一定要全面考虑,避免或减少该疾病的误诊误治。

(陶开山　李　霄　蒲　猛)

第十五节　痛　风

一、概述

1. 定义　痛风是遗传性或获得性病因导致的嘌呤代谢障碍和血清尿酸持续升高所引起的疾病,急性痛风性关节炎是痛风的首发症,是由于尿酸盐沉积在关节囊、滑囊、软骨、骨质和其他组织中而引起病理损害及炎性反应。世界上各民族、地区均有痛风发病记录。欧美地区痛风患病率为 0.13%～0.37%。我国由于人们的物质生活日渐丰富,饮食结构及生活方式改变,痛风的发病率有逐年上升的趋势。男性多发,初次发病为 40 岁以后。

2. 病因及发病机制　痛风分为原发性和继发性。原发性痛风大部分病因不明,约 1% 可由先天性酶缺陷引起,10%～20% 的患者有阳性家族史。继发性多继发于血液病、肿瘤放化疗等。

痛风是嘌呤代谢紊乱的疾病,尿酸是嘌呤代谢的终末产物。在正常的生理状态下,常人每天产生的尿酸速率与排除率相当,血尿酸值保持恒定状态,如果尿酸生成过多或排除减少,则可形成高尿酸血症,尿酸在超过饱和状态时容易形成针状尿酸盐结晶体,尿酸的饱和度易受组织液的 pH 影响,析出的尿酸盐沉积在关节软骨、滑膜、结缔组织中,通过炎性介导引起痛风发作。痛风长期反复发作,尿酸盐沉积可形成痛风石、痛风结节进而导致关节畸形。

3. 临床表现　临床上常见高尿酸血症,但痛风发病有明显的异质性,此外可表现为急性关节炎、痛风石、慢性关节炎、关节畸形。高水平尿酸长期自肾脏大量排泄,使尿酸盐在肾脏沉积,可引起慢性间质性肾炎和尿酸性肾结石,并发肾功能不全。按其自然病程可分为急性期、间歇期、慢性期三个时期。痛风性关节炎急性发作期时患者关节及周围软组织会出现明显的红、肿、热、痛,部分患者伴有全身症状等。但痛风患者初次发病表现不典型,受累关节部位多变,并非典型部位。某些痛风病史较长者可从反复急性发作转为慢性迁延发作,少数痛风发作时没有血尿酸的增高。

4. 治疗原则　痛风治疗的目的是迅速有效的缓解和消除急性发作症状、预防急性关节炎复发、降低血尿酸,消除病因。急性期的药物治疗为 24 h 内服用非甾体类药物(NSAIDs)、COX-2 抑制剂、秋水仙碱或类固醇药物;急性期立即或症状缓解≥2 周后开始降尿酸治疗。痛风急性发作的预防:小剂量秋水仙碱和(或)NSAIDs,连续使用 6 个月;无效或不能耐受或有禁忌证改用小剂量泼尼松或泼尼松龙,连续使用 6 个月;同时,持续降尿酸治疗。当有持续性痛风症状和(或)体征(体检发现>1 个痛风石)时,继续预防痛风发作治疗。定期复查血尿酸(3 个月 1 次),同时检测降尿酸药物的不良反应。

二、诊断标准

临床上应用较为广泛的是 1977 年美国风湿病协会痛风指南,该指南以在关节液、关节液吞噬细胞中或可疑结石中发现单钠尿酸盐结晶(MSU)作为诊断痛风的金标准,但是其敏感性不高。诊断痛风时除参照临床特征和客观指标外,还应关注患者的代谢危险因素和与之相关的临床特征。因此,很多国家和地区对该指南进行了更新,最具代表性的为 2015 年美国风湿病协会和欧洲抗风湿病联盟联合推出的痛风分类标准,总分≥8 分可诊断痛风,见表 12-15-1。该标准指出血尿酸水平越高,诊断价值越大;首次明确提出超声或双能 CT 检查 MSU 可以作为诊断痛风的依据,其强度等同于关节 X 线所显示的痛风性关节炎的侵袭性表现,亦肯定了骨关节放射线的诊断价值,即有助于鉴别诊断和显示痛风的典型特征;强调了痛风诊断有疑问时要纵向持续关注患者临床特征,动态进行评估,以避免在初期评估没有达到标准而漏诊。鉴于痛风的复杂性,当患者具有外周关节受累并存在症状、怀疑痛风但无典型的急性关节炎发作史、无 MSU 证据的关节炎时,该分类标准更能为临床医师提供诊断依据。

表 12-15-1　2015 年美国风湿病协会和欧洲抗风湿病联盟的痛风分类标准

类　　别			得　分
临床表现	受累关节	踝关节/足中段	1
		第 1 跖趾关节	2
	症状特征数目(个)	1	1
		2	2
		3	3
	发病病程	单次典型发作	1
		反复发作	2
	痛风石	存在	4
实验室指标	血尿酸(mg/dL)	6~8	1
		8~10	2
		≥10	3
影像学	超声或双能 CT	存在	4
	X 线示痛风侵袭表现	存在	4

三、误诊文献研究

1. 文献来源及误诊率　2004—2013 年发表在中文医学期刊并经遴选纳入误诊疾病数据库的痛风误诊文献共 98 篇,累计误诊病例 1 906 例。26 篇文献可计算误诊率,误诊率 43.92%。

2. 误诊范围　本次纳入统计的 1 906 例痛风共误诊为 42 种疾病 1 933 例次,误诊疾病居前三位的为类风湿性关节炎、风湿性关节炎、骨关节炎。少见的误诊疾病包括血栓闭塞性脉管炎、银屑病性关节炎、过敏性血管炎、骨质增生、足拇囊炎、足癣感染、软骨瘤、纤维瘤、主动脉夹层、梗阻性肾病、耳廓恶性肿瘤、生长痛、冻伤、皮炎。9 例次漏诊或诊断不明确。主要误诊疾病见表 12 - 15 - 2。

表 12 - 15 - 2　痛风主要误诊疾病

误诊疾病	误诊例次	百分比(%)	误诊疾病	误诊例次	百分比(%)
类风湿性关节炎	518	26.80	脊柱骨关节病	13	0.67
风湿性关节炎	356	18.42	骨结核	9	0.47
骨关节炎	179	9.26	感染性关节炎	9	0.47
滑膜炎	152	7.86	骨髓炎	8	0.41
蜂窝织炎	152	7.86	骨肿瘤	7	0.36
化脓性关节炎	107	5.54	慢性肾功能不全	6	0.31
丹毒	63	3.26	骨膜炎	6	0.31
慢性肾小球肾炎	59	3.05	骨坏死	4	0.21
风湿热	58	3.00	腱鞘炎	4	0.21
关节扭伤	54	2.79	皮肤感染	4	0.21
泌尿系结石	52	2.69	皮脂腺囊肿	3	0.16
创伤性关节炎	34	1.76	软组织损伤	3	0.16
泌尿系感染	29	1.50	半月板损伤	3	0.16
血管炎	15	0.78			

3. 医院级别　本次纳入统计的 1 906 例痛风病例共误诊 1 933 例次,其中误诊发生在三级医院 785 例次(40.61%),二级医院 932 例次(48.22%),一级医院 151 例次(7.81%),其他医疗机构 65 例次(3.36%)。

4. 确诊手段　本次纳入统计的 1 906 例痛风病例中,主要根据症状体征及实验室特异性生化检查确诊,具体确诊手段见表 12 - 15 - 3。

表 12 - 15 - 3　痛风确诊手段

确诊手段	检查项目	例　数	百分比(%)
病理学诊断		116	6.08
	手术病检	62	3.25
	经皮穿刺活检	6	0.31
	关节镜下活检	48	2.52
细胞学诊断	膝关节穿刺液检查	65	3.41
影像学诊断	X 线检查	225	11.80
临床诊断	根据症状体征及实验室特异性生化检查	1 500	77.60

5. 误诊后果　本次纳入的 1 906 例痛风病例中,1 893 例文献描述了误诊与疾病转归的关联,13 例预后与误诊关联不明确。按照误诊数据库对误诊后果的分级评价标准,可统计误诊后果的病例中,1 885 例(99.58%)为Ⅲ级后果,未因误诊误治造成不良后果;4 例(0.21%)造成Ⅱ级后果,其中 2 例行不必要的手术,2 例导致不良后果;4 例(0.21%)造成Ⅰ级后果,均为死亡。

四、误诊原因分析

依据纳入的 98 篇误诊文献统计的误诊原因,经计算机统计归纳为 13 项目,以经验不足而缺乏对该病认识、未选择特异性检查项目和问诊及查体不细致为主要原因,见表 12 - 15 - 4。

表 12 - 15 - 4　痛风误诊原因

误诊原因	频　次	百分率(%)	误诊原因	频　次	百分率(%)
经验不足,缺乏对该病的认识	82	83.67	影像学诊断原因	3	3.06
未选择特异性检查项目	56	57.14	多种疾病并存	2	2.04
问诊及体格检查不细致	42	42.86	病人故意隐瞒病情	1	1.02
缺乏特异性症状体征	21	21.43	对专家权威、先期诊断的盲从心理	1	1.02
诊断思维方法有误	19	19.39	药物作用的影响	1	1.02
过分依赖或迷信医技检查结果	18	18.37	医院缺乏特异性检查设备	1	1.02
并发症掩盖了原发病	5	5.10			

1. 经验不足,缺乏对该病的认识　随着人民生活的提高,成分食物含嘌呤明显增加,痛风患病率在逐年增加,但非专科医师对于痛风的认识尚不足,这是导致误诊最主要的原因。从误诊疾病谱看,许多患者初诊于骨科、泌尿外科或肾内科,这些专科医师缺乏对本病的认识,重视不够,根本就未想到痛风,甚至部分典型病例也未能及时确诊。临床医师对痛风性关节炎的特点缺乏确切掌握,诊断思路狭窄,加之本病常合并其他疾病,或是在病程的不同阶段就诊,临床表现差异很大,未全面分析病情,导致误诊漏诊。

2. 未选择特异性检查项目　未进行必要的医技检查及全面分析也是痛风患者长期误诊的原因。临床上,许多痛风患者常因急性关节炎性表现首诊,此时早期临床症状、体征与风湿性关节炎、类风湿性关节炎有很多共同特点,接诊医生习惯于检查红细胞沉降率、抗溶血性链球菌素"O"、类风湿因子等项目,却很少考虑进行血尿酸的检测;就诊于骨科的患者,医师习惯进行关节 X 线检查,忽略关节腔穿刺液检查、痛风结节活检等针对性检查,作出骨关节炎等诊断。

3. 诊断思维局限　对病情分析不全面,诊断思维局限,与多项误诊原因有关。随着关节症状反复发作,病程延长,痛风可逐步累及多个关节,其发作特点多为反复的非对称性的关节疼痛,易被误诊为风湿性关节炎。晚期患者可有多关节骨质受损及周围组织纤维化,受累关节肿胀、僵硬、畸形和活动受限,造成持久性病残,此时如未对痛风的 X 线表现认识不清,或未行关节超声、CT 等影像学检查,易误诊为类风湿性关节炎。痛风急性发作的患者多表现为关节周围软组织红肿热痛,畏寒、发热,白细胞计数明显增高等,如系首次发作,易误诊为局部皮肤感染、丹毒或蜂窝织炎。未经治疗的晚期痛风患者,由于大量的尿酸盐在关节腔内沉积而破坏骨与软骨,易误诊为骨肿瘤或创伤性关节炎。关节皮下组织沉积形成的痛风结节,压迫皮肤坏死溃破,伤口久治不愈,易误诊为骨髓炎。并且临床上一般的消炎止痛对症治疗对于大部分痛风性关节炎发作期症状能够起到缓解,也是造成误诊的一个原因。

五、防范误诊措施

1. 提高对痛风典型症状的认识　首先,需要加强对痛风疾病的认识,强化诊断意识。对于 40 岁以上男性或绝经后女性突然发作的单个或固定的非对称性关节的红、肿、疼痛症状,特别是累及拇趾、第一跖趾关节或下肢远端关节的,且常于夜间发作;进食高嘌呤食物、饮酒、劳累、创伤等因素即可诱发之关节肿痛者,均高度提示痛风可能。

2. 选择特异性检查手段帮助诊断　本次文献分析发现,77.60% 的痛风误诊患者通过综合分析病情资料获得诊断,因部分急性期痛风患者血尿酸水平可在正常范围,因此仅依据血尿酸水平既不能确定诊断、也不能排除诊断。此外,痛风急性期典型症状及关节腔穿刺的诊断都很有价值,本次纳入的病例中,约10%的患者通过手术、关节腔活检或穿刺抽液液检查确诊,近年来,通过双源 CT 及超声检查发现痛风石可大大提高痛风患者的诊断率,无创且特异性较高。

为了规范超声在痛风中的合理应用,新近 OMERACT 成立的超声痛风组在 2015 年 10 月出版的 *Rheumatology* 杂志发布了《痛风性关节炎超声下病变的国际共识国际共识》。痛风性关节炎各种超声下病变的定义:① 双轨征:关节透明软骨表面异常的高回声带,与声波角度无关,规则或不规则,连续或间断,能与软骨界面征鉴别。② 痛风石(tophus):与位置无关(可以位于关节内、关节外或肌腱内),环形、不均质的高回声和(或)低回声聚集物,伴或不伴后方声影,周围可以有小的无回声晕环绕。③ 聚集体(aggregates):与位置无关(可以位于关节或肌腱内)异质性的高回声灶,即使增益最小化或声波角度改变仍然保持高反射性,有时伴后方声影。④ 侵蚀(erosion):关节内和(或)关节外骨表面连续性的中断,需经 2 个垂直平面证实。故临床医师应当了解和掌握痛风的诊断手段,应结合临床病情分析医技检查结果。

3. 拓宽诊断思维　现在社会生活水平的提高,生活方式的改变,原发性痛风并非罕见疾病,内分泌科、骨科、泌尿外科和康复医学科医师都应提高对痛风性关节炎的认识,对急性发作或反复发作的关节病变、泌尿系结石患者,应拓宽诊断思维,将血尿酸检查、关节超声检查等纳入常规检查项目,避免误诊或漏诊。

(顾冰洁　沈敏宁　王　珊)

参考文献

[1] Abubaker J,Jehan Z, BaviP, et al. Clinicopathological analysis of papillary thyroid cancer with PIK3CA alterations in a middle eastern population[J]. J Clin Endocrinol Metab,2008,93(2):611 - 618.

[2] Ahuja N,Palanichamy N, Mackin P, et al. Olanzapine-induced hyperglycaemic coma and neuroleptic malignant syndrome: case report and review of literature[J]. J Psychopharmacol, 2010,24(1):125 - 130.

[3] American Diabetes Association. Standards of medical in diabetes—2014[J]. DiabetesCare,2014,37(1): S14 - S80.

[4] Bahadir C, Sabahattin A, Celal H, et al. Frozen section in thyroid surgery: Is it a necessity[J]. Can J Surg, 2004,47(1):29 - 33.

[5] Boyle P, Levin B. World Cancer Report[D]. Lyon, France: IARC Press, 2012.

[6] Chiang FY, Wang LF, Huang YF, et al. Recurrent laryngeal nerve palsy after thyroidectomy with routine identification of the recurrent laryngeal nerve[J]. Surgery, 2005,137(3):342 - 347.

[7] Cobin RH, Gharib H. AACE/AAES medical/surgical for clinical practice: management of thyroid carcinoma[J]. Eedocr Pract, 2001,7(3):202 - 220.

[8] Cryer PE, Diverse causes of hypoglycemia-associated autonomic failure in diabetes[J]. N Engl J Med, 2004,350(22):2272 - 2279.

[9] Fusco A,Grieco M, Santoro M, et al. A new oncogene in human thyroid papillary carcinomas and their lymph-nodal metastases[J]. Nature, 1987,328(6126):170 - 172.

[10] Gutierrez M, Schmidt WA, Thiele RG, et al. OMERACT Ultrasound Gout Task Force group. International Consensus for ultrasound lesions in gout: results of Delphi process andwebreliability exercise[J]. Rheumatology(Oxford),2015,54(10):1797 - 1805.

[11] Heckmann JG, Stadter M, Dutsch M, et al. Hospitalization of nonstroke patients in a stroke Unit[J]. Dtsch Med Wochenschr, 2004,129(14):731 - 735.

[12] Hollander AS, Olney RC, Blackett PR, et al. Fatal malignant hyperthermia-like syndrome with rhab-

domyolysis complicating the presentation of diabetes mellitus in adolescent males[J]. Pediatrics，2003，111(6 Pt 1)：1447 - 1452.

[13] Hu S，Liu D，Tufano RP，et al. Association of aberrant methylation of tumor suppressor genes with tumor aggressiveness and BRAF mutation in papillary thyroid cancer[J]. Int J Cancer，2006，119(10)：2322 - 2329.

[14] Jensen RT. Pancreatic endocrine tumors：recent advances[J]. Ann Oncol，2010，10：170 - 176.

[15] Liu Y，Cope L，Sun W，et al. DNA copy number variations characterize benign and malignant thyroid tumors[J]. J Clin EndocrinolMetab，2013，98(3)：E558 - E566.

[16] Liu Z，Hou P，Ji M，et al. Highly prevalent genetic alterations in receptor tyrosine kinases and phosphatidylinositol 3kinase/akt and mitogen-activated protein kinase pathways in anaplastic and follicular thyroid cancers[J]. J Clin Endocrinol Metab，2008，93(8)：3106 - 3116.

[17] Mok CC，Lee KW，Ho CT，et al. A prosective study of survival and prognostic indicatrors of systemic Lupus erythemaosus in a Southern Chinese population[J]. Reumatology(Oxfoud)，2000，39(4)：399 - 406.

[18] Murase Y，Imagawa A，Hanafusa T. Sick-day management in elderly patients with diabetes mellitus[J]. Nippon Rinsho，2006，64(1)：124 - 127.

[19] Neogi T，Jansen TL，Dalbeth N，et al. 2015 Gout classification criteria：all American College of Rheumatology/European LeagueAgainst Rheumatism collaborative initiative[J]. Ann Rheum Dis，2015，74(10)：1789 - 1798.

[20] Pellegriti G，De Vathaire F，Scollo C，et al. Papillary thyroid cancer incidence in the volcanic area of Sicily[J]. J Natl Cancer Inst，2009，101(22)：1575 - 1583.

[21] Romei C，Elisei R. RET/PTC Transiocations and clinicopathological features in human papillary thyroid carcinoma[J]. Front Endocrinol (Lausanne)，2012，3：54.

[22] Sivera F，Andrrs M，Carmona L，et al. Multinational evidence. based recommendations for the diagnosis and management ofgout：intergrating systematic literature review and expea opinionof a broad panel of rheumatologists in the 3e initiative[J]. Ann Rheum Dis，2014，73：328 - 335.

[23] Wallace SL，Robinson H，Masi AT，et al. Preliminary criteria forthe classification of the acute arthritis of primary gout[J]. Arthritis Rheuma，1977，20：895 - 900.

[24] Woeber KA. Cost-effective evaluation of the patient with a thyroid nodule[J]. Surg Clin North Am，1995，75(3)：357 - 363.

[25] Xing JC，Tufano RP，Murugan AK，et al. Single nucleotide polymorphism rs17849071 G/T in the PIK3CA gene is inversely associated with foillcular thyroid cancer and PIK3CA amplification[J]. PLoS One，2012，7(11)：e49192.

[26] Xing M. Molecular pathogenesis and mechanisms of thyroid cancer[J]. Nat Rev Cancer，2013，13(3)：184 - 199.

[27] Xu Y，Wang L，He J，et al. Prevalence and control of diabetes inchinese adults[J]. JAMA，2013，310(9)：948 - 959.

[28] 阿勒哈，孟庆彬，于健春，等. 甲状腺癌分子发病机制研究进展[J]. 中国医学科学院学报，2013，35(4)：382 - 385.

[29] 白延霖，郭亚民. 甲状腺癌误诊再手术分析(附 28 例报告)[J]. 中国综合临床，2008，24(3)：278 - 279.

[30] 包荣华，周晓，李赞，等. 甲状腺癌再次手术的原因及对策[J]. 湖南师范大学学报(医学版)，2007，4(3)：59 - 61.

[31] 薛卫成，叶大雄，回允中. 阿克曼外科病理学[M]. 沈阳：辽宁教育出版社，1999：542.

[32] 陈光，任江，刘嘉，等. 探讨甲状腺癌误诊原因及再手术有关问题[J]. 中华内分泌外科杂志，2009，3(4)：239 - 242.

[33] 陈灏珠. 实用内科学[M]. 12 版. 北京：人民卫生出版社，2005：2251 - 2252.

[34] 陈家伦. 临床内分泌学[M]. 上海：上海科学技术出版社，2011：247253，555 - 563.

[35] 陈兰.原发性醛固酮增多症长期误诊一例[J].临床误诊误治,2006,19(1):70.

[36] 陈阳.伴咽异感症的甲状腺疾病 16 例误诊分析[J].中国医药,2006,1(10):638.

[37] 陈育忠,谢维捷,郝蕾.亚急性甲状腺炎合并甲状腺乳头状癌误诊分析[J].临床误诊误治,2013,27(10):47-48.

[38] 邓倩.糖尿病低血糖性偏瘫临床分析[J].中国实用神经疾病杂志,2008,11(4):74-76.

[39] 邓雪蓉,张卓莉.OMERACT 超声痛风组发布痛风性关节炎超声下病变的国际共识[J].中华风湿病学杂志,2016,20(3):216.

[40] 丁朝晖,石树荣,闫冬梅.亚急性甲状腺炎误诊为上呼吸道感染[J].临床误诊误治,2012,25(6):19-20.

[41] 董雪松,刘伟,刘志.急性腹痛 1652 例病因分析[J].中国误诊学杂志,2001,11(36):8964.

[42] 杜俊羽.内科急症学[M].天津:天津科技翻译出版公司,1998:16.

[43] 杜亚辉,罗军,张英,等.功能性胰岛细胞瘤一例临床分析[J].华北国防医药,2008,20(3):58.

[44] 冯南平,韩新,郭雪莲,等.表现为腹痛的 DKA[J].临床误诊误治,2007,20(6):103-104.

[45] 高陈林,徐勇.误诊为"不全性肠梗阻"的甲状旁腺功能亢进症并高钙危象、甲旁亢肾病、骨质疏松 1 例[J].重庆医科大学学报,2013,38(8):958-959.

[46] 高峰,李利萍.糖尿病诊治现状[J].医药导报,2015,34(11):1411-1416.

[47] 高王丹,劳立峰.原发性醛固酮增多症伴肌酶显著升高[J].临床误诊误治,2007,20(11):82-83.

[48] 高绪文,李继莲.甲状腺疾病[M].北京:人民卫生出版社,2000:245-248.

[49] 高亚超,张敏,郭海燕.桥本病 42 例诊治分析[J].临床误诊误治,2008,21(6):39-40.

[50] 高振明,罗福文,王立明,等.桥本甲状腺炎的外科误诊误治问题[J].临床误诊误治,2005,18(4):290.

[51] 葛均波,徐永健.内科学[M].8 版.北京:人民卫生出版社,2013:753-755.

[52] 韩冰,马凯,孙洪利.甲状腺微小癌八例误诊分析[J].临床误诊误治,2009,22(3):57-58.

[53] 姜瑛,丁明兴.甲状腺、乳腺疾病诊疗学[M].北京:中国科学技术出版社,2007.

[54] 蒋艳珍.甲状腺功能减退症 13 例误诊或漏诊分析[J].中国临床医生,2010,38(7):24-25.

[55] 鞠贵平.低血糖症误诊为癫痫 35 例分析[J].中国误诊学杂志,2009,9(24):5893-5894.

[56] 雷军强,郭顺林,王文辉,陈勇,孙鹏飞.特发性甲状旁腺功能减退症的头颅 CT 表现[J].中国临床医学影像杂志,2002,13(3):68.

[57] 李发炎,郑安瑜,陈大良,等.甲状腺微小癌的早期诊断和治疗(附 34 例临床分析)[J].中国肿瘤临床,2005,32(5):275-277.

[58] 李粉侠,王爽,徐晓辉.腺垂体功能减退症误诊为急性心肌梗死一例[J].临床误诊误治,2008,21(10):43-44.

[59] 李桂艳.甲状腺髓样癌误诊误治一例[J].临床误诊误治,2005,18(4):302.

[60] 李洪玲,张小安,阮翘.实用儿科内分泌学[M].郑州:河南医科大学出版社,1995:103.

[61] 李萍,闫乐京.貌似急性脑血管病的低血糖反应 16 例分析[J].中华神经杂志,2000,33(1):60-63.

[62] 李青丽,孙良阁,邵明玮,等.桥本甲状腺炎合并亚急性甲状腺炎 20 例临床分析[J].中华内分泌代谢杂志,2014,30(6):501-502.

[63] 李顺敬.胰岛 B 细胞瘤误诊一例[J].临床误诊误治,2008,21(6):43.

[64] 李铁军.论甲状腺癌的发病机制诊断与治疗[J].中国卫生产业,2014,13(27):137-138.

[65] 李忠军.老年糖尿病低血糖症 22 例临床分析[J].中国民康医学,2012,24(1):171-173.

[66] 连小兰,白耀.甲状腺病学——基础与临床[M].北京:科学技术文献出版社,2003:347-349.

[67] 梁洪恩,李伟杰.腹部手术后早期炎性肠梗阻 60 例诊治分析[J].中国医药指南,2011,9(25):224-225.

[68] 梁荩忠,李秀均.内分泌病诊疗手册[M].北京:人民卫生出版社,2000:251.

[69] 廖二元,莫朝晖.内分泌学[M].2 版.北京:人民卫生出版社,2010:464-465.

[70] 廖二元.内分泌代谢病学[M].3 版.北京:人民卫生出版社,2012:1330.

[71] 刘红.亚急性甲状腺炎[M]//陈灏珠,林果为,王吉耀.实用内科学.14 版.北京:人民卫生出版社,2013:1233-1235.

[72] 刘军英,李学军,迟丽平,等. 原发性醛固酮增多症八例误诊分析[J]. 临床误诊误治,2005,18(1):50.

[73] 刘明智. 低血糖昏迷 18 例分析[J]. 中国误诊学杂志,2008,8(7):17-18.

[74] 刘润荣,李梦涛,曾小峰. 误诊为强直性脊柱炎的甲状旁腺功能亢进症 1 例[J]. 中华内科杂志,2011,50(1):70-71.

[75] 刘四方,高广周,张彦,等. 以发热为主要表现的亚急性甲状腺炎病例报告并文献复习[J]. 临床误诊误治,2015,28(1):68-70.

[76] 刘纬星. 131I 核素显像甲状腺癌漏诊一例报告[J]. 江西医学院学报,2005,45(6):190.

[77] 刘新民,齐今吾. 内分泌疾病鉴别诊断与治疗学[M]. 北京:人民军医出版社,2009:448.

[78] 刘新民. 实用内分泌疾病诊疗手册[M]. 北京:科学出版社,1999:1387.

[79] 刘永华,王建军,周萧. 原发性醛固酮增多症长期误诊致眼底出血一例[J]. 华北国防医药,2003,15(2):137.

[80] 刘永宁,宋光耀. 实用甲状腺疾病学[M]. 石家庄:河北科学技术出版社,2002.

[81] 刘志英,卢岚敏,张改英,等. 原发性醛固酮增多症误诊为周期性麻痹[J]. 华北国防医药,2000,12(5):380.

[82] 刘祖华. 临床少见的胰岛 B 细胞瘤一例误诊[J]. 临床误诊误治,2005,18(5):348.

[83] 陆再英,钟南山. 内科学[M]. 7 版. 北京:人民卫生出版社,2010:794-795.

[84] 罗良伟,何艳. 胰岛素瘤致低血糖抽搐误诊为癫痫一例[J]. 临床误诊误治,2013,2(6):10-12.

[85] 孟令勤,欧阳嶷. 胰岛素瘤 15 例临床报告[J]. 临床误诊误治,2003,16(4):276.

[86] 缪荣明,杨志刚,张林. 足跟部巨大痛风石长期误诊[J]. 临床误诊误治,2011,24(10):9.

[87] 牟新,周旦阳. 低血糖症的研究进展[J]. 实用糖尿病杂志,2008,4(1):58.

[88] 欧阳鑫,谢婉莹,秦春宏. 甲状腺癌的流行病学特征及其危险因素[J]. 实用医药杂志,2015,32(4):312-315.

[89] 潘长玉. 糖尿病学[M]. 14 版. 北京:人民卫生出版社,2005:925.

[90] 庞亚飞,孔瑞娜,赵东宝. 误诊为多发性肌炎的特发性甲状旁腺功能减退性肌病临床报告[J]. 临床误诊误治,2015,28(11):25-26.

[91] 屈志钢. 甲状腺髓样癌合并甲亢误诊 2 例[J]. 中国普通外科杂志,2006,16(1):54.

[92] 任延和,段锡振,栗新芳. 糖尿病低血糖误诊为急性脑血管病 66 例临床分析[J]. 误诊鉴戒录,2008,15(7):23-26.

[93] 阮海林. 低血糖昏迷误诊 21 例临床分析[J]. 中国医药指南,2009,7(8):67-69.

[94] 尚培中. 桥本甲状腺炎的诊断与治疗[J]. 临床误诊误治,2002,12(6):418-420.

[95] 孙丽荣. 遵从指南规范痛风诊治[J]. 国际内分泌代谢杂志,2016,36(2):73-77.

[96] 孙守金. 老年糖尿病并发低血糖昏迷 15 例分析[J]. 临床荟萃,1995,10(17):791-793.

[97] 孙淑艳. 高频超声对甲状腺癌的诊断分析[J]. 中国实用医药杂志,2007,2(7):38-39.

[98] 孙岩. 亚急性甲状腺炎误诊 20 例分析[J]. 中国冶金工业医学杂志,2012,29(3):276-277.

[99] 汤红志,周永安,周翠萍. 糖尿病酮症酸中毒误诊 36 例临床分析[J]. 实用糖尿病杂志,2012,8(4):31-32.

[100] 唐持花. 以脑功能障碍为主要表现低血糖误诊原因分析[J]. 临床误诊误治,2010,23(9):821-823.

[101] 唐建春,王佐岩. 原发性醛固酮增多症 24 例临床分析[J]. 临床误诊误治,2008,21(8):11-12.

[102] 田希兰. 甲状腺癌 58 例误诊分析[J]. 临床误诊误治,2005,18(2):147-148.

[103] 田兴松,刘奇. 实用甲状腺外科学[M]. 北京:人民军医出版社,2009.

[104] 万青,杨丽芳,刘芳. 1 例腺垂体功能减退危象患者治疗中突发精神障碍的观察和护理[J]. 现代中西医结合杂志,2007,16(20):2925-2926.

[105] 王德炳. 内科学[M]. 北京:北京大学医学出版社,2012:775-783.

[106] 王海龙,杨冬,姜培培. 原发性甲状旁腺功能亢进症误诊为多发性肌炎一例[J]. 海南医学,2013,24(21):3258.

［107］王静.彩超检查甲状腺疾病 124 例诊断分析［J］.临床研究,2011,9(3):112-113.

［108］王丽萍,王丽雪.以意识障碍和偏瘫为主要临床表现的低血糖反应误诊分析［J］.中国临床进修杂志,2006,29(4):74-75.

［109］王强修,陈海燕.甲状腺疾病诊断治疗学［M］.上海:第二军医大学出版社,2015.

［110］王庆兆,魏韬哲.现代甲状腺外科学［M］.郑州:河南医科大学出版社,1997.

［111］王汝哲.腺垂体功能减退症致精神异常二例分析［J］.临床误诊误治,2010,23(11):1072-1073.

［112］王璇.老年糖尿病低血糖 30 例分析［J］.人民军医,2008,51(1):37-39.

［113］王玉珊.急救医学［M］.北京:高等教育出版社,2006:280.

［114］魏永胜.152 例以呕吐为突出表现的甲状腺功能亢进误诊误治分析［J］.中国初级卫生保健,2011,25(6):143-144.

［115］吴华香.美国风湿病学会痛风治疗指南解读［J］.浙江医学,2014,36(2):92-93.

［116］向红丁.血糖测定的临床应用及再评价［J］.中国实用内科杂志,2000,20(4):206-207.

［117］肖爱梅.24 例甲状腺功能亢进症误诊误治分析［J］.当代医学,2012,18(27):41-42.

［118］肖海鹏,洪澍彬,喻爽.甲状腺癌流行趋势及其影响因素［J］.内科理论与实践,2013,5(6):383-386.

［119］肖刚,谭华斌.特发性甲状旁腺功能减退症长期误诊为精神分裂症、帕金森病［J］.临床误诊误治,2014,27(5):58.

［120］谢放.特发性甲状旁腺功能减退症长期误诊为原发性癫痫［J］.临床误诊误治,2012,23(3):17-18.

［121］熊武.72 例老年甲状腺功能亢进症患者观察研究［J］.中外医疗,2012,31(28):40,42.

［122］许淑莲,金星,任桂英,等.老年糖尿病患者某些认知功能的临床探讨［J］.中国心理卫生杂志,1999,13(5):307-309.

［123］杨倩,王芳.恩施地区儿童癫痫诊治及管理存在的问题(附 225 例分析)［J］.临床误诊误治,2015,28(4):30-33.

［124］杨文英.2 型糖尿病的防治势必超前并落实在糖耐量减低阶段［J］.辽宁实用糖尿病杂志,2004,12(2):34.

［125］杨叶虹,沈稚舟,朱禧星.甲状旁腺功能减退症［M］//陈灏珠,林果为,王吉耀.实用内科徐.14 版.北京:人民卫生出版社,2013:1243-1245.

［126］杨尹默,张学民,严仲瑜,等.胰腺内分泌肿瘤的外科治疗［J］.中国实用外科杂志,2001,21(5):292-294.

［127］杨志强.低血糖误诊为急性脑梗死 9 例分析［J］.山西医药杂志,2010,39(6):567-569.

［128］叶仁高,陆再英.内科学［M］.5 版.北京:人民卫生出版社,2000.

［129］尤春梅.甲状腺功能减退性心脏病误诊分析［J］.中国临床研究,2012,4(20):51-52.

［130］于皆平,沈志祥,罗和生,等.实用消化病学［M］.2 版.北京:科学出版社,2008:110-116.

［131］于学忠.糖尿病高渗性非酮症性昏迷有何临床特点［J］.中国临床医生,2001,29(10):63.

［132］余志能,童静.亚急性甲状腺炎 24 例误诊报告［J］.临床误诊误治,2011,24(4):61-62.

［133］詹东昂.原发性甲状旁腺功能亢进症一例误诊分析［J］.临床误诊误治,2011,24(1):68-69.

［134］张火圣.原发性痛风 30 例误诊原因分析［J］.临床合理用药杂志,2012,5(27):93-94.

［135］张晋,曾文颖,李静.老年桥本病并亚临床甲状腺功能减退症长期误诊一例［J］.临床误诊误治,2010,23(9):825.

［136］张蕾蕾,刘强,孙珠蕾,等.甲状腺微小癌 36 例误诊原因及对策分析［J］.中国综合临床,2011,27(7):783-784.

［137］张少华,殷长春,范兰凤,等.46 例甲状腺癌临床与病理诊断分析［J］.广东医学,2006,27(7):1049-1050.

［138］张晓霞.甲状腺功能减退症误诊 37 例分析［J］.中国误诊学杂志,2006,6(19):3765.

［139］张雪松.甲状腺疾病误诊误治情况的分析［J］.求医问药,2011,9(9):35-36.

［140］张艳.糖尿病低血糖偏瘫误诊 1 例分析［J］.当代医学,2012,18(26):103-107.

［141］张阳宝,魏敏,王春.76 例甲状腺癌临床误诊分析［J］.咸宁学院学报(医学版),2009,19(3):205.

[142] 张玉英,石根萍,孙炳克.老年低血糖症 52 例临床诊治分析[J].中国社区医师,2012,14(23):45-48.

[143] 章宏梅,李小霞,赵义.痛风性关节炎 59 例误诊分析[J].北京医学,2013,35(1):67-68.

[144] 章宏梅,赵义.原发性甲状旁腺功能减退误诊为心肌梗死 12 例分析[J].中国临床医生,2012,40(10):45-46.

[145] 赵华明,茹晋丽,贾海波.误诊为强直性脊柱炎的原发性甲状旁腺功能亢进症 1 例[J].中华风湿病学杂志,2012,16(10):719-720.

[146] 赵维纲.自身免疫性甲状腺炎的发病机制及与其他疾病的关联[J].新医学,2010,41(1):55-56.

[147] 赵雅琴.腺垂体功能减退症误诊为慢性胃炎二例诊治体会[J].临床误诊误治,2009,22(10):50-51.

[148] 郑建华,付杏棉,盘瑞高.78 例老年糖尿病患者低血糖症的临床分析[J].安徽医学,2006,10(9):690-693.

[149] 郑青全,吴大斌,孟广益,等.急性痛风性膝关节炎误诊为急性化脓性膝关节炎 6 例分析[J].临床误诊误治,2013,26(1):27-28.

[150] 郑洲会.类似急性脑血管病的低血糖反应 15 例分析[J].中国实用神经疾病杂志,2010,13(2):41-42.

[151] 智力.老年人低血糖昏迷误诊为脑梗死 28 例[J].中国医药科学,2012,2(14):159,185.

[152] 中华医学会内分泌学分会.高尿酸血症和痛风治疗的中国专家共识[J].中华内分泌代谢杂志,2013,29(11):913-920.

[153] 中华医学会内分泌学分会《甲状腺疾病诊治指南》编写组.甲状腺疾病诊治指南—甲状腺功能减退症[J].中华内科杂志,2007,46(11):967-971.

[154] 中华医学会糖尿病学分会,中国医师协会营养医师专业委员会.中国糖尿病医学营养治疗指南[M].北京:人民军医出版社,2010:37-39.

[155] 中华医学会糖尿病学分会.中国 2 型糖尿病防治指南(2010)[M].北京:北京大学医学出版社,2010:58.

[156] 中华医学会糖尿病学分会.中国 2 型糖尿病防治指南(2013 年版)[J].中华内分泌杂志,2014,30(10):893-942.

[157] 中华医学会糖尿病学分会.中国血糖监测临床应用指南[J].中华糖尿病指南,2011,3(1):13-21.

[158] 周际昌.实用肿瘤内科学[M].北京:人民卫生出版社,2010.

[159] 周亚丽.低血糖偏瘫误诊原因分析及防治策略[J].中外医疗,2011,30(10):183-186.

[160] 朱孟铸,冉令军.非典型急性心肌梗死临床表现[J].中国误诊学杂志,2001,1(1):64-65.

[161] 朱远群,阮海林.低血糖症误诊为脑血管病 23 例分析[J].齐齐哈尔医学院学报,2010,31(6):903-906.

[162] 庄铜玲,张海军.老年糖尿病相关性低血糖 28 例分析[J].航空航天医药,2010,21(2):204-205.

[163] 左启华.儿科学[M].3 版.北京:人民卫生出版社,1993:364.

第十三章 风湿免疫性疾病

第一节 系统性红斑狼疮

一、概述

1. 发病机制　系统性红斑狼疮(systemic lupus erythematosus，SLE)是一种累及全身多系统多器官的弥漫性免疫性疾病，以免疫性炎症为突出表现。其病理机制复杂，主要与遗传、环境、性激素和 T、B 淋巴细胞功能亢进及细胞因子网络等免疫学异常有关。SLE 多见于 15～45 岁年龄段人群，尤以生育年龄女性为多，男女发病性别比为 1:(7～9)。我国最新大样本调查(＞3 万人)显示，SLE 的患病率为 70/10 万人，妇女患病率高达 113/10 万人。

2. 临床表现　SLE 临床表现复杂多样且不典型，临床易误诊或漏诊。SLE 一般表现为皮肤改变，包括鼻梁和双颧颊部蝶形或盘状红斑、光过敏、脱发、手足掌面和甲周红斑、结节性红斑、脂膜炎、网状青斑、雷诺现象等；黏膜损害，表现为口或鼻黏膜溃疡；对称性多关节疼痛、肿胀炎性关节炎表现；发热、乏力等全身症状。还可出现多脏器或多系统受累表现：① 肾脏受累：50%～70% 的 SLE 患者病程中会出现肾脏受累，肾活检显示几乎所有的 SLE 均有肾脏病理学改变。② 呼吸系统受累：表现为胸膜炎、胸腔积液、狼疮性肺炎、间质性肺病等，弥漫性出血性肺泡炎是 SLE 的重症表现。③ 心血管系统受累：表现为心包炎、心包积液、心肌炎、心律失常、心绞痛甚至急性心肌梗死，心电图出现 ST - T 改变，重症 SLE 可伴有心功能不全。肺动脉高压是 SLE 重症表现之一，有猝死风险。④ 消化系统受累：出现肠系膜血管炎、假性肠梗阻、自身免疫性胰腺炎、蛋白丢失性肠炎、肝功能异常等。⑤ 血液系统受累：以贫血和(或)白细胞减少和(或)血小板减少常见。溶血性贫血为其临床特点，抗人球蛋白试验(Coomb's 试验)可阳性。顽固性血小板减少为 SLE 重症表现之一。⑥ 神经系统受累：轻者仅有偏头痛、性格改变、记忆力减退或轻度认知障碍，重者可表现为脑血管意外、昏迷、癫痫持续状态等。神经精神狼疮为 SLE 重症表现之一。⑦ 其他：还包括结膜炎、葡萄膜炎、眼底改变、视神经病变等眼部受累表现。

3. 治疗及预后　因 SLE 是一种高度异质性疾病，治疗方案因人而异，强调早期诊断和早期治疗，以避免或延缓不可逆的组织脏器病理损害。SLE 的药物治疗以糖皮质激素及免疫抑制剂为主，辅以其他对症治疗药物。近年来患者预后明显改善，国内外研究表明，SLE 患者 5 年存活率达 93%，10 年存活率达 87%。重症感染及多脏器功能衰竭是 SLE 急性期死亡的主要原因。慢性肾功能不全和药物(尤其是长期使用大剂量糖皮质激素)的不良反应，包括冠心病等，是 SLE 远期死亡的主要原因。

二、诊断标准

SLE 诊断既往普遍采用美国风湿病学会(American College of Rheumatology，ACR)1997 年

推荐的 SLE 分类标准,诊断敏感性为 95% 而特异性仅为 85%。2009 年 SLE 国际临床协作组 (Systemic Lupus International Collaborating Clinics,SLICC)对 ACR 1997 年标准进行修订,其诊特异性升至 92%,具体内容如下:

1. 临床标准　① 急性或亚急性皮肤狼疮表现;② 慢性皮肤狼疮表现;③ 口腔或鼻咽部溃疡;④ 脱发;⑤ 炎性滑膜炎;⑥ 浆膜炎;⑦ 肾脏病变(尿蛋白>0.5 g/24 h 或有红细胞管型);⑧ 神经系统病变(癫痫发作或精神异常,多发性神经炎,脊髓炎,外周神经或脑神经病变,脑炎);⑨ 溶血性贫血;⑩ 白细胞<4.0×10⁹/L 至少 1 次,或淋巴细胞<1×10⁹/L 至少 1 次;⑪ 血小板<100×10⁹/L 至少 1 次。

2. 免疫学标准　① 抗核抗体(ANA)效价高于本实验室参考值;② 抗 ds-DNA 抗体效价高于本实验室参考值(ELISA 法需连续 2 次升高,或结果高于正常参考值上限的 2 倍);③ 抗 Sm 抗体阳性;④ 抗磷脂抗体阳性(抗心磷脂抗体水平升高,狼疮抗凝物阳性,梅毒血清学试验假阳性);⑤ 补体水平降低,包括 C3、C4、50% 补体溶血活性;⑥ Coomb's 试验阳性(不伴有溶血性贫血)。

3. 确诊条件　① 肾活组织检查证实为狼疮性肾炎且 ANA 或抗 ds-DNA 抗体阳性;② 满足以上标准中至少 4 条(包括至少 1 条临床标准和至少 1 条免疫学标准),再除外感染、肿瘤和其他自身免疫性疾病后,可诊断 SLE。

三、误诊文献研究

1. 文献来源及误诊率　2004—2013 年发表在中文医学期刊的 SLE 误诊文献共 229 篇,累计误诊病例数 2 505 例,其中涉及误诊率文献 40 篇,误诊率 36.45%。延误诊治时间最短 8 天,最长 27 年。

2. 误诊范围　本次纳入的 2 505 例 SLE 误诊疾病多达 140 种,2 797 例次,分布于 16 个系统或专科,以自身免疫性疾病、泌尿系统疾病和血液系统疾病居多,误诊疾病系统分布见图 13-1-1。居前五位误诊疾病为关节炎、肾小球肾炎、结核病、肾病综合征、贫血,主要误诊疾病见表 13-1-1。少见的误诊疾病有伤寒、肾综合征出血热、布鲁杆菌病、麻疹、传染性单核细胞增多症、感染性心内膜炎、肺动脉高压、门静脉血栓形成、冠状动脉炎、下肢静脉曲张、下肢静脉炎、骨髓增生异常综合征、白血病、多发性骨髓瘤、甲状腺功能减退症、甲状腺炎、食管炎、胃十二指肠溃疡、消化道出血、肠系膜血管闭塞、肠易激综合征、大肠癌、幽门梗阻、上消化道穿孔、脂肪肝、肺梗死、慢性支气管炎、特发性肺纤维化、肌营养不良、高血压性肾病、纤维性肌痛、红斑性肢痛症、苯中毒、系统性硬化症、糖尿病性肾病、脾功能亢进、神经炎、急性脊髓炎、脱髓鞘性脑病、蛛网膜下腔出血、肋间神经

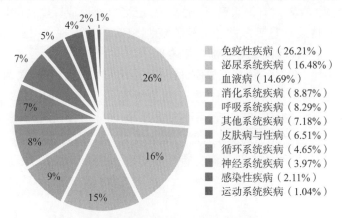

免疫性疾病（26.21%）
泌尿系统疾病（16.48%）
血液病（14.69%）
消化系统疾病（8.87%）
呼吸系统疾病（8.29%）
其他系统疾病（7.18%）
皮肤病与性病（6.51%）
循环系统疾病（4.65%）
神经系统疾病（3.97%）
感染性疾病（2.11%）
运动系统疾病（1.04%）

图 13-1-1　系统性红斑狼疮误诊疾病系统分布图

痛、多发性硬化、Evans 综合征、自主神经功能紊乱、习惯性流产、盆腔炎、月经失调、眼肌麻痹、血管瘤、鼻出血、视神经乳头炎、结膜炎、角膜炎、巩膜炎、副银屑病、银屑病、体癣、泌尿系结石。121 例仅作出发热、头痛待查诊断。

表 13-1-1　系统性红斑狼疮主要误诊疾病

误诊疾病	误诊例次	百分比(%)	误诊疾病	误诊例次	百分比(%)
关节炎	587	20.99	心脏病	17	0.61
肾小球肾炎	277	9.90	病毒性脑炎	16	0.57
结核病	166	5.93	腹膜炎	16	0.57
肾病综合征	160	5.72	风湿性疾病a	16	0.57
各类贫血	148	5.29	阑尾炎	15	0.54
血小板减少性紫癜	139	4.97	慢性肾衰竭	13	0.46
皮炎	91	2.43	肝硬化	13	0.46
胃肠炎	65	2.32	冻疮	13	0.46
上呼吸道感染	63	2.25	皮肌炎	13	0.46
心包炎	56	2.00	血管炎	13	0.46
过敏性紫癜	55	1.97	炎症性肠病	11	0.39
肺炎	54	1.93	原发免疫性血小板减少症	10	0.36
风湿热	50	1.79	泌尿系感染	10	0.36
雷诺综合征	34	1.22	化脓性脑膜炎	9	0.32
心肌炎	34	1.22	痛风	8	0.29
肠梗阻	33	1.18	多发性肌炎	8	0.29
淋巴结炎	33	1.18	成人 Still 病	7	0.25
白细胞减少症	28	1.00	湿疹	7	0.25
药物过敏反应	28	1.00	急腹症a	7	0.25
脑血管病*	25	0.89	中枢神经系统感染a	6	0.21
精神疾病*	22	0.79	脓毒症	6	0.21
干燥综合征	21	0.75	冠心病	6	0.21
多形红斑	21	0.75	荨麻疹	6	0.21
癫痫	21	0.75	下肢静脉血栓形成	5	0.18
淋巴瘤	20	0.72	胆囊炎	5	0.18
胸膜炎	18	0.64	妊娠高血压综合征	5	0.18
胰腺炎	17	0.61			

注:a 初诊仅考虑某类疾病。

3. 医院级别　本次纳入统计的 2 505 例 SLE 误诊 2 797 例次,其中误诊发生在三级医院 1 633 例次(58.38%),二级医院 1 070 例次(38.26%),一级医院 90 例次(3.22%),其他医疗机构 4 例次(0.14%)。

4. 确诊手段　本次纳入的 2 505 例 SLE 中,均符合 SLE 诊断标准,其中 163 例(6.51%)经皮穿刺活检病理确诊,另 1 例经尸检病理确诊。

5. 误诊后果　本次纳入的 2 505 例 SLE 中,2 489 例文献描述了误诊与疾病转归的关联,16 例预后与误诊关联不明确。按照误诊数据库对误诊后果的分级评价标准,可统计误诊后果的病例中,97.27%(2 421/2 489)的患者为 Ⅲ 级后果,未因误诊误治造成不良后果,1.37%(34/2 489)的患者造成 Ⅱ 级后果,其中 14 例手术扩大化或不必要的手术,20 例因误诊误治导致病情迁延或不良后果;仅 1.37%(34/2 489)的患者造成 Ⅰ 级后果,均为死亡。

四、误诊原因分析

依据本次纳入的 229 篇文献分析的误诊原因出现频次,经计算机统计归纳为 9 项,其中经验不足而缺乏对该病的认识、未选择特异性检查项目、问诊及体格检查不细致、缺乏特异性症状体征为主要误诊原因,见表 13－1－2。

表 13－1－2　系统性红斑狼疮误诊原因

误诊原因	频　次	百分率(%)	误诊原因	频　次	百分率(%)
经验不足而缺乏对该病的认识	173	75.55	过分依赖或迷信医技检查结果	21	9.17
未选择特异性检查项目	110	48.03	医院缺乏特异性检查设备	20	8.73
问诊及体格检查不细致	82	35.81	药物作用的影响	16	6.99
缺乏特异性症状体征	70	30.57	并发症掩盖了原发病	1	0.44
诊断思维方法有误	67	29.26			

1. 经验不足而缺乏对该病的认识　SLE 为一种典型的弥漫性自身免疫性疾病,因发病率较低,仅 70/10 万人,非专科临床医生较少遇见。大多数临床医生对该病的认识仅停留在书本上,对其缺乏系统的认识。SLE 早期症状可较轻且单一,如患者以关节痛为首发症状就诊,部分医生经验性诊断类风湿关节炎,抑或出现类风湿因子(RF)阳性更毫不犹豫诊断为类风湿关节炎,待出现脏器系统改变后才意识到 SLE 的可能。刘泽有等报道分析了 22 例 SLE 误诊为类风湿关节炎的病例,认为 SLE 患者关节症状、体征及实验室检查与类风湿关节炎有一定相似之处,且部分患者同时患有类风湿关节炎,若接诊医生对 SLE 认识不足,如忽视了 SLE 发病早期可以以非特异性小关节炎为首发症状,则极易误诊为 RA。如患者以发热就诊,感染科以发热待查行抗感染等治疗无效后才会想到 SLE 可能,行自身抗体检查及请风湿免疫科医生会诊才可明确诊断。有研究表明,SLE 患者发热发生率为 26.1%。也有部分患者出现全身水肿、尿常规异常或肾功能损害至肾科就诊,诊断为肾炎、肾病综合征,如患者无明确病因,除考虑原发性或特发性肾病外,还需考虑其他因素,尤其是年轻女性,SLE 为肾炎的常见继发因素。

部分 SLE 患者因发热、咳痰、胸闷、气促甚至大咯血至呼吸科就诊,因同时合并有肺部感染常规予抗感染等治疗后效果不明显时,需考虑自身免疫性疾病继发肺部改变的可能,若胸部 CT 检查示肺间质病变、狼疮性肺炎或弥漫性肺泡出血,进一步实验室检查有多个抗核抗体阳性等特异性改变则可诊断 SLE。部分年轻患者以胸闷气喘、活动受限就诊,心电图示 ST－T 改变,甚至冠状动脉造影示粥样斑块形成、血管狭窄,误诊为冠心病,但缺乏年龄、高血压病、糖尿病等冠心病危险因素,需警惕是否有 SLE 可能。另有肺动脉高压患者,若缺乏高血压病、肺气肿、肺源性心脏病等危险因素,也需警惕 SLE。有患者以急性腹痛就诊收住消化科甚至普外科,围绕急腹症常见病因行相关检查甚至剖腹探查仍未明确病因,这时需警惕是否为系统性自身免疫性疾病。有文献表明 SLE 累及消化系统的发生率为 55.9%,在 19 例(13.1%)以消化系统病变为首发或主要表现的 SLE 中,首诊误诊 15 例占 78.9%。有患者出现头晕、头痛、癫痫发作至神经科就诊,尤其是低龄患者出现脑梗样改变需考虑继发性因素,因 SLE 可表现为狼疮脑病致血管病变,甚至累及视神经出现视物模糊、视野缺损甚至失明。部分患者可无任何临床表现,仅因血常规三系细胞减少就诊血液科,需排除 SLE 可能,尤其是贫血、血小板减少明显者。

2. 未选择特异性检查项目　因 SLE 临床表现不典型且隐匿,部分患者可无任何不适主诉,诊断需依赖临床医生丰富的临床经验及特异性的实验室检查项目。作为风湿免疫专科医生,对自身抗体及免疫学指标检测的临床意义较为熟悉,但 SLE 仍是我们临床工作中需重点排除的,例如关节痛患者 RF 阳性则需继续行 ANA、免疫球蛋白、补体等检查,明确是否有 SLE 等自身免疫性疾病。又如患者口干眼干,自身抗 SSA、SSB 抗体阳性,除考虑干燥综合征外仍需进一步行心磷脂抗体、抗 ds - DNA 抗体定量、Coomb's 试验等特异性检测除外 SLE。作为非风湿免疫专科医生,临床工作如遇有诊断不明确,治疗效果不佳,与常见疾病发病规律不符合的患者,需考虑自身免疫性疾病的存在,建议行风湿三项、自身抗体、免疫球蛋白、补体等特异性检查,必要时请专科医生会诊。

3. 问诊及体格检查不细致 SLE 的发病有一定的家族倾向性,因此询问家族史就很有必要,尤其是患者在非专科就诊时。由于该病临床表现较隐匿,早期可无任何不适,可累及多个系统且病程较长,故需临床医生耐心、详细地询问病史,如是否有乏力、口腔溃疡、面部皮肤日晒后发红、双手预冷变白变紫、脱发、下肢水肿、手指等关节痛等。另体格检查也不容忽视,需全面仔细,有助于发现本病的蛛丝马迹,如蝶形红斑,因 SLE 皮肤改变并非典型,部分患者鼻梁部及面颊部红斑隐约可见,日光暴晒后才明显,或患者就诊前较明显,现已有所消退,这就需要临床医生的敏锐观察力与直觉;SLE 常伴发干燥综合征,常见猖獗齿,如临床发现需警惕;雷诺现象,室温条件下很难观察到典型改变,但如患者四肢末端发凉,肤色在室温下稍偏暗或发紫,应考虑 SLE 可能。

4. 缺乏特异性症状体征 SLE 可累及全身多脏器或系统,造成多系统、脏器损害及功能障碍,致临床表现多样化,容易误诊及漏诊。早期症状及体征无特异性,如仅出现发热、乏力、皮疹、口腔溃疡等,患者不易察觉,易错过合适的就诊时机,且临床医生不易察觉,不易早期诊断。

除了上述四种常见原因外,其他误诊原因包括诊断思维方法有误、过分依赖或迷信医技检查结果、医院缺乏特异性检查设备、药物作用的影响及并发症掩盖了原发病。

五、防范误诊措施

1. 提高医护人员对本病的认识和警惕性 因 SLE 临床表现复杂多样,提高医护人员对本病的认识尤为重要,全面牢固掌握其病理机制及临床表现是减少误诊的基础。因此,应将 SLE 作为医护人员继续教育的必学内容。在设有风湿免疫科的综合性医院,非专科医生需严格按照规范化培训要求至风湿免疫科轮转学习,全面了解其临床表现、诊断要点及治疗原则,建立较系统的临床诊疗思维,临床工作鉴别诊断时能考虑到自身免疫性疾病尤其是 SLE。在未设有风湿免疫科的医院或社区诊所,医护人员需全面接受教育培训,通过参加继续教育学习班或轮转进修的形式,充分认识 SLE 的临床特点,遇及有多系统损害的患者要考虑到自身免疫性疾病的可能,及时请专科医生会诊或转诊专科医院,以减少误诊。

2. 重视病史询问 因 SLE 属慢性病,大部分患者病史较长,早期症状可较轻且较隐匿,往往仅出现单一系统或器官受累的不典型表现,随着病情进展其临床表现越来越复杂,可表现为多器官受累症状。发病初始可仅出现发热、轻度关节炎、皮疹、水肿、肾功能异常、血小板减少等,部分患者病情可不进展仅表现为轻型狼疮,部分患者病情可突然加重,逐渐累及多个脏器、系统;也有部分患者起病时即累及多个系统,出现狼疮危象甚至危及生命。因此如果患者以面部皮疹就诊,尤其是年轻女性,需仔细询问是否有关节炎、口腔溃疡等其他表现,警惕 SLE 的可能,以免误诊为过敏性皮炎等;如出现血小板减少,抗心磷脂抗体阳性,需仔细询问是否有习惯性流产或血栓形成病史;如出现关节痛,尚需系统询问病史,以免误诊为类风湿关节炎。

3. 仔细体格检查 部分 SLE 患者口腔溃疡、皮疹、雷诺现象较隐匿,临床医生需要仔细行体格检查,寻找临床证据,进一步完善实验室或影像学检查,以免漏诊。在肺部听诊时如闻及 Velcro 杂音提示间质性肺病可能,需警惕 SLE 继发肺部改变,因有部分患者可无呼吸道症状。

4. 选择特异性实验室检测方法 因 SLE 临床表现无特异性,当怀疑此病时尚需实验室检查结果支持,其中自身抗体检测诊断特异性较高。但因为 SLE 自身抗体谱较广,每个抗体的临床意义各有不同,如抗 ds-DNA 抗体的诊断特异性为 95%,敏感性为 70%,它与疾病活动性有关;抗 Sm 抗体的诊断特异性高达 99%,但敏感性仅为 25%。而部分患者抗 ds-DNA 抗体阴性,需进一步行抗心磷脂抗体、ACA 等检测。Coomb's 试验是诊断 SLE 的必查项目,如有贫血则临床意义更大。

5. 注意鉴别诊断　临床如出现原因不明的反复发热,抗炎退热治疗往往无效;多发和反复发作的关节痛和关节炎,往往持续多年而不产生畸形;持续性或反复发作的胸膜炎、心包炎、多浆膜腔积液;不能用其他原因解释的皮疹、网状青紫、雷诺现象;抗生素或抗结核治疗不能治愈的肺炎;不明原因的肺间质病变;诊断不明确的腹痛待查;不明原因的恶性高血压病、血管狭窄、心肌梗死、脑梗死、癫痫发作,尤其是年轻女性;肾脏疾病或持续不明原因的蛋白尿;血小板减少性紫癜或溶血性贫血;不明原因的肝炎、肝功能异常;反复自然流产或深静脉血栓形成或脑卒中发作等,均需考虑 SLE 的可能。

总之,SLE 因可累及多个系统或脏器,表现多种多样且缺乏特异性,诊断较困难,极易误漏诊;临床医生加强对本病的认识,详细询问病史,仔细体格检查,选择特异性检查手段,仔细鉴别诊断,多可避免本病误漏诊的发生。

(顾冰洁　王小琴　沈敏宁)

第二节　干燥综合征

一、概述

1. 发病率及病因　干燥综合征(Sjögren's syndrome, SS)是一种以泪腺和唾液腺等外分泌腺受累为主要表现和特异性自身抗体(抗 SSA/SSB 抗体)为特征的弥漫性结缔组织病。由于其免疫性炎症反应主要表现在外分泌腺体的上皮细胞,故又名自身免疫性外分泌腺体上皮细胞炎或自身免疫性外分泌病。SS 属全球性疾病,患病率为 0.5%~5%,有资料显示在我国人群的患病率为 0.29%~0.77%,在老年人群中患病率为 3%~4%。本病女性多见,男女比为 1:9~1:20,发病年龄多在 40~50 岁,也见于儿童。该病病因不明,是一种多病因自身免疫疾病,既往的研究提供了关于该病免疫发病机制的一些认识:① SS 有较强的免疫遗传因素;② 炎性浸润主要是由 T 细胞驱动;③ 病毒感染能促发自身免疫性唾液腺炎;④ 产生相对特异性的自身抗体;⑤ 调节凋亡的基因影响了慢性淋巴细胞浸润,也是靶向治疗的候选基因。

2. 临床表现　本病起病多隐匿,大多数患者很难说出明确起病时间。临床表现多样,可涉及全身多个系统,病情轻重差异较大。外分泌腺病变引起的口、眼干燥一般多为本病首发症状,其他浅表部位如鼻、硬腭、气管及其分支、消化道黏膜、阴道黏膜的外分泌腺体均可受累,使其分泌较少而出现相应症状。此外,患者还可出现全身症状如乏力、低热等,部分会出现系统损害,比如较为常见的关节、肌肉疼痛,还会累及皮肤、血管、肺、肾、消化、神经、血液等系统和脏器并出现相应症状。

3. 治疗原则及预后　目前尚无根治方法。主要是改善症状,控制和延缓因免疫反应而引起的组织器官损害的进展。改善症状主要是外部湿润替代疗法,这种方法适用于口腔、眼、鼻腔、皮肤和生殖道干燥,还可考虑适用刺激腺体分泌的疗法,目前常用药物有毛果芸香碱和西维美林。此外,茴三硫、溴己新和盐酸氨溴索等也可以增加外分泌腺的分泌功能。另外还可以使用羟氯喹来缓解疲劳、关节痛和肌痛等症状。对合并有神经系统、肾小球肾炎、肺间质性病变、肝脏损害、血细胞低下尤其是血小板低、肌炎等则要给予糖皮质激素,剂量与其他弥漫性结缔组织病相同。对于病情进展迅速者可合用免疫抑制剂如环磷酰胺、硫唑嘌呤等。出现恶性淋巴瘤者宜积极、及时地进行联合化疗。

本病预后较好,有内脏损害者经恰当治疗后大多可以控制病情达到缓解,但停止治疗又可复发。内脏损害中出现进行性肺纤维化、中枢神经病变、肾小球受损伴肾功能不全、恶性淋巴瘤者预后较差,其余系统损害者经恰当治疗大多病情缓解,甚至恢复日常生活和工作。

二、诊断标准

1. 2002 年 SS 的国际分类标准

① 口腔症状 3 项中有 1 项或 1 项以上:每日感口干持续 3 个月以上;成年后腮腺反复或持续肿大;吞咽干性食物时需用水帮助。② 眼部症状 3 项中有 1 项或 1 项以上:每日感到不能忍受的眼干持续 3 个月以上;感到有反复的砂子进眼或砂磨感;每日需用人工泪液 3 次或 3 次以上。③ 眼部体征为下述检查任 1 项或 1 项以上阳性:Schirmer Ⅰ 试验(＋):≤5 mm/5 min;角膜染色(＋):≥4 van Bijsterveld 计分法。④ 组织学检查:下唇腺病理示淋巴细胞灶≥1。⑤ 唾液腺受损为下述检查任 1 项或 1 项以上阳性:唾液流率(＋):≤1.5 mL/15 min;腮腺造影(＋);唾液腺同位素检查(＋)。⑥ 自身抗体:抗 SSA 抗体或抗 SSB 抗体(＋)(双扩散法)。

这是目前临床上应用较为广泛的标准。上述项目的具体分类如下:

(1) 原发性 SS:无任何潜在疾病的情况下,有下述 2 条则可诊断:符合条目中 4 条或 4 条以上,但必须含有组织学检查条目和(或)自身抗体条目;眼部体征、组织学检查、唾液腺、自身抗体 4 条中任 3 条阳性。

(2) 继发性 SS:患者有潜在的疾病(如任一结缔组织病),而符合口腔症状、眼部症状条目中任 1 条,同时符合眼部体征、组织学检查、唾液腺条目中任 2 条。

(3) 必须除外:颈、头面部放疗史、丙肝病毒感染、获得性免疫缺陷综合征(AIDS)、淋巴瘤、结节病、移植物抗宿主(GVH)病,抗乙酰胆碱药的应用(如阿托品、莨菪碱、溴丙胺太林、颠茄等)。

2. 2012 年美国风湿病学会(ACR)提出 SS 新的分类标准

① 血清抗 SSA 和(或)抗 SSB 抗体(＋),或者类风湿因子阳性同时伴 ANA≥1∶320;② 眼表染色评分方法(ocular staining score, OSS)≥3 分;③ 唇腺病理活检示淋巴细胞灶≥1 个/4 mm^2(4mm^2 组织内至少有 50 个淋巴细胞聚集)。以上 3 项满足 2 项或 2 项以上,且除外颈、头面部放疗史、丙型肝炎病毒感染、AIDS、结节病、淀粉样变性、GVH 病、IgG4 相关疾病,即可诊断为 SS。该标准未再区分原发性 SS 和继发性 SS。

三、误诊文献研究

1. 文献来源及误诊率　2004—2013 年发表在中文医学期刊并经遴选纳入误诊疾病数据库的 SS 误诊文献共 54 篇,累计误诊病例 673 例,延误诊断时间最短 14 d,最长 38 年。11 篇文献可计算误诊率,误诊率 44.26%。

2. 误诊范围　本次纳入的 SS 误诊为 80 种疾病之多,涉及 15 个系统或专科,共 722 例次,以误诊为自身免疫性疾病、血液病和皮肤病者居多,误诊疾病系统分布见图 13－2－1。居前五位的误诊疾病为类风湿关节炎、低钾性周期性瘫痪、肝炎、过敏性紫癜、瘙痒症,主要误诊范围见表 13－2－1。少见的误诊疾病包括再生障碍性贫血、溶血性贫血、巨幼细胞性贫血、淋巴瘤、多发性骨髓瘤、骨髓增生异常综合征、淋巴结炎、糖尿病、尿崩症、垂体瘤、慢性肾炎、尿毒症、泌尿系结石、盘状红斑狼疮、成人 Still 病、反应性关节炎、大动脉炎、胆汁性肝硬化、风湿性多肌痛、副肿瘤综合征、急性肾盂肾炎、慢性咽炎、腮腺囊肿、上呼吸道感染、神经症、便秘、胰腺癌、围绝经期综合征、萎缩性舌炎、颌下腺炎、视神经炎、白内障、青光眼、角膜炎、口角炎、纤维织炎、躁狂症、脂肪肝、脂膜炎、骨折、前庭大腺炎;25 例仅作出贫血、脱发等症状待查诊断。

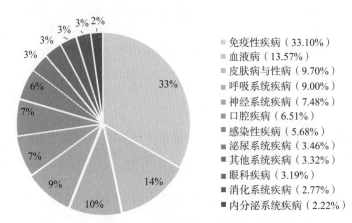

图 13-2-1　干燥综合征误诊疾病系统分布

免疫性疾病（33.10%）
血液病（13.57%）
皮肤病与性病（9.70%）
呼吸系统疾病（9.00%）
神经系统疾病（7.48%）
口腔疾病（6.51%）
感染性疾病（5.68%）
泌尿系统疾病（3.46%）
其他系统疾病（3.32%）
眼科疾病（3.19%）
消化系统疾病（2.77%）
内分泌系统疾病（2.22%）

表 13-2-1　干燥综合征主要误诊疾病

误诊疾病	误诊例次	百分比(%)	误诊疾病	误诊例次	百分比(%)
类风湿性关节炎	172	23.82	结节性红斑	8	1.11
低钾性周期性瘫痪	50	6.93	白细胞减少症	7	0.97
肝炎	40	5.54	口干症	6	0.83
过敏性紫癜	38	5.26	脂溢性湿疹	6	0.83
瘙痒症	30	4.16	口腔溃疡	5	0.69
系统性红斑狼疮	29	4.02	雷诺综合征	5	0.69
腮腺炎	28	3.88	荨麻疹	5	0.69
间质性肺炎	28	3.88	慢性阻塞性肺疾病	5	0.69
血小板减少性紫癜	27	3.74	腰肌劳损	5	0.69
肾小管酸中毒	20	2.77	急性胰腺炎	4	0.55
结膜炎	15	2.08	肺结核	4	0.55
支气管炎	15	2.08	高球蛋白血症	3	0.42
胃肠炎	12	1.66	白塞病	3	0.42
风湿性关节炎	12	1.66	结核性胸膜炎	3	0.42
皮肌炎	10	1.39	泪腺良性肿瘤	3	0.42
鼻炎	9	1.25	骨质疏松症	3	0.42
支气管扩张	9	1.25	甲状腺功能亢进症	3	0.42
甲状腺功能减退症	8	1.11	牙周炎	3	0.42
皮炎	8	1.11	周围神经病	3	0.42

3. 医院级别　本次纳入统计的 673 例 SS 误诊 722 例次,其中误诊发生在三级医院 511 例次(70.78%),二级医院 207 例次(28.67%),一级医院 4 例次(0.55%)。

4. 确诊手段　本次纳入的 673 例 SS 中,均符合 2002 或 2012 年 SS 诊断标准,其中经病理学与血清抗体检测确诊 553 例(82.17%);根据症状及医技检查综合分析确诊 120 例(17.83%)。

5. 误诊后果　本次纳入的 673 例 SS 中,616 例文献描述了误诊与疾病转归的关联,57 例预后误诊关联不明确。按照误诊数据库对误诊后果的分级评价标准,可统计误诊后果的病例中,607 例(98.54%)为Ⅲ级后果,未因误诊误治造成不良后果;7 例(1.14%)造成Ⅱ级后果,其中 2 例行不必要的手术,5 例因误诊误治导致病情迁延;2 例(0.32%)造成Ⅰ级后果,均为死亡。

四、误诊原因分析

依据本次纳入的 54 篇文献分析的误诊原因出现频次,经计算机统计归纳为 10 项,其中经验不足而缺乏对该病的认识为最常见原因,见表 13-2-2。

表 13-2-2　干燥综合征误诊原因

误诊原因	频次	百分率(%)	误诊原因	频次	百分率(%)
经验不足,缺乏对该病的认识	39	72.22	医院缺乏特异性检查设备	8	14.81
问诊及体格检查不细致	29	53.70	并发症掩盖了原发病	7	12.96
未选择特异性检查项目	19	35.19	过分依赖或迷信医技检查结果	3	5.56
缺乏特异性症状体征	14	25.93	药物作用的影响	3	5.56
诊断思维方法有误	13	24.07	患者主述或代述病史不确切	1	1.85

1. 经验不足,缺乏对该病的认识　风湿免疫科是内科学中起步较晚、发展较落后的学科,几乎所有的县级医院以及部分三甲医院还没有成立风湿免疫专科,甚至没有风湿免疫专科医师,而大多数非专科医师对本病的认识不足,如收住院后既往接触病例不多或未接触过 SS,则发生误诊的可能性极大。SS 如以紫癜为主要表现就诊皮肤科,就有可能被误诊为过敏性紫癜,若再查血小板低,则有可能被误诊为血小板减少性紫癜;如以皮肤瘙痒就诊,可能会被误诊为瘙痒症;如以四肢无力就诊,加上查血钾低,则可能会被误诊为低钾性周期性瘫痪;如以乏力、血转氨酶升高为主要表现就诊消化科,有可能会被误诊为肝炎;另外,还会因出现相应的临床表现被误诊为肺纤维化、间质性肺炎、结膜炎、支气管炎、慢性胃炎等等。该病误诊的主要原因还是经验不足,没有认识到 SS 可累及全身多个脏器,造成多个系统、器官损害而出现多种临床表现。

2. 问诊及体格检查不细致　SS 大多起病多隐匿,患者很难说出明确起病时间,大部分患者不重视口、眼干,尤其该病多为中老年女性,部分患者还合并糖尿病,就诊时医师对该病认识不足,问诊不细致,也会认为口、眼干可能与更年期或是糖尿病有关;同时,因 SS 患者口、眼干燥症状个体差异较大,且轻症对诊断无特异性,导致非专科医师很难掌握问诊的技巧,难以区分口、眼干燥的程度以及是否与疾病本身相关。另外,虽然 SS 可涉及全身多个系统,导致临床表现多样化,但患者多是因为出现某一单个系统症状就诊相应科室,如因关节疼痛、干咳、紫癜、四肢无力或是发现血白细胞、血小板减少等情况就诊,大多数医师多围绕患者就诊时主诉的过程、疾病转变等进行问诊和检查,忽视了对患者系统的询问和体检,疏漏口干、眼干、龋齿、反复腮腺肿大等情况,局限于某些孤立的症状性诊断或是实验室诊断而造成误诊。

3. 未选择特异性检查项目及医院缺乏特异性检查设备　SS 患者口、眼干燥症状个体差异较大,临床上少数患者可能并无自觉的口、眼干燥症状,该类患者就诊时可能会导致医师未选择相关检查而误诊;然而即使医师建议患者行唇腺活检、唾液腺显像或腮腺造影等检查,因有创或是费用等问题导致患者选择同意检查的比例也较少,而无症状患者则更容易拒绝此类检查。究其根本原因,主要还是医师经验不足,缺乏对该病的认识,也未能认识到特异性检查项目对该病诊断的价值。其次,可能就是医院缺乏特异性检查设备,我国独立的风湿免疫科太少,大多数医院未常规开展诊断 SS 的相关检查,导致部分医师即使想为患者选择特异性检查项目也无能为力,长此以往,对该病就更加缺乏诊治经验。

4. 诊断思维方法有误 SS 虽然是临床常见的弥漫性结缔组织病,但患者较少以口、眼干为主症就诊,而往往以某一单个系统症状就诊相应科室,医师对于多系统受累出现的各科症状常孤立看待,很容易给患者一个诊断,不深究多系统损害的内在联系,未考虑结缔组织病的可能。同时,对患者不能用本专科解释的症状也不追查原因或是直接忽略,因此 SS 患者常出现某系统症状就会被误诊为某专科疾病,比如过敏性紫癜、低钾性周期性瘫痪、瘙痒症、肝炎、腮腺炎等等。其次,对多系统受累患者即使考虑结缔组织病,也是机械套用分类标准,没有鉴别诊断的思维。如 SS 患者常常会有关节疼痛、类风湿因子阳性,很容易被戴上类风湿关节炎的帽子,而患者其他类风湿关节炎不能解释的症状则常常被忽略;同样,SS 患者如出现关节疼痛,有血液系统受累导致血白细胞、血小板降低,查抗核抗体阳性,则很容易因符合分类标准误诊为系统性红斑狼疮。

5. 并发症掩盖了原发病 SS 最常见的症状是口、眼干,但现阶段国内大多数人缺乏基本的健康知识和医疗常识,认为口、眼干可能是一种正常现象,而不是某一种疾病,也不会因此就诊。而该病的其他临床表现或是并发症,高球蛋白血症或是血小板减少引起的紫癜、低钾性周期性瘫痪、腮腺肿大更容易引起患者的重视而就医,部分 SS 患者以神经系统受累就医,而就诊科室通常也不是风湿免疫科,因此容易误诊。

五、防范误诊措施

从本组的误诊后果统计中可以看出,大部分患者发生误诊后,未造成不良后果,占总数的90.19%,仅有 5 例因误诊误治导致病情迁延或不良后果,2 例手术扩大化或不必要的手术。但有报道 SS 延误时间最长可达 32 年,长时间的误诊也会让患者得不到最适合的治疗方案,因而付出了更多的健康及经济代价。然而临床工作中误诊似乎无法避免,如何才能尽可能减少 SS 的误诊,我们查询了相关文献,并结合临床经验做如下总结,希望能有所帮助。

1. 加强风湿免疫专科建立,完善专科医师培养制度 SS 的误诊更多的出现在非风湿免疫专科,主要原因还是风湿免疫专科及专科医师太少,而非专科医师对本病的认识不足。我国独立的风湿免疫科还太少,许多三甲医院未成立风湿免疫科,到二、三线城市专科力量则变得很薄弱,县级医院则基本上处于空白状态,特别是基层医院甚至连风湿免疫专科医师都没有。因此,要加强各省、市地区及基层医院风湿免疫专科的建设,健全、完善风湿免疫专科医师的培养制度,提高专科医师的水平,让广大的患者能得到更专业的诊疗服务。

2. 提高医护人员对本病的认识 SS 可累及全身多个脏器,可能会因多种不同的临床表现而咨询或就诊于不同专科,因此有必要提高全体医护人员,特别是非风湿免疫专科的医务工作者对本病的认识。各医院可以通过开展多种有关 SS 的知识培训和继续教育,提高医师对本病及其并发症的了解,认识到 SS 的患病率可能居结缔组织病首位。此外,不同专科医师在接诊多系统受累的患者、抗 SSA 抗和(或)抗 SSB 抗体阳性患者、抗核抗体阳性合并类风湿因子阳性患者时,均应警惕 SS 的可能。

3. 加强对高发人群的疾病宣教工作 长期以来,在人们的印象中,风湿免疫科等同于"腰腿(或)关节疼痛"科,对风湿免疫科其他疾病谱不了解,大多数患者甚至不知道有"干燥综合征"这一疾病。有的患者存在口干和(或)眼干多年,但并不认为是一种疾病,因而不去就医,延误诊断多年,直到发生了 SS 的其他症状才去相应科室就诊。因此,加强疾病宣教工作尤为重要,让更多的人,特别是中老年女性患者重视口、眼干,出现相关症状时应该及时就诊,并尽量去风湿免疫专科就诊。

4. 建立良好的会诊转诊机制 SS 的正确诊断除了依赖临床医师对其复杂的临床表现有一定

的认识外,相关的免疫学及病理学检查也起着非常重要的作用。但因受经济条件或是技术水平等多种原因的限制,部分医院未常规开展角膜染色、腮腺造影、唾液腺核素检查、唇腺活检等诊断 SS 的相关检查,甚至部分基层医院还未开展抗核抗体、抗 SSA 抗体及抗 SSB 抗体的检测,如此必然会加大 SS 误诊的概率。所以,目前尚无风湿免疫专科以及不能开展相关检查的医院,特别是基层医疗机构应该积极与区域内有风湿免疫专科的三甲医院建立良好的远程会诊、转诊机制,尽可能减少 SS 患者误诊的概率。

5. 建立正确诊断思维方法　SS 等弥漫性结缔组织病常涉及全身多系统病变,因此,对于有多系统受累的患者应建立正确的诊断思维方法,仔细思考多系统损害的内在联系,考虑存在结缔组织病的可能,筛查相关自身抗体,并请风湿免疫专科医师会诊进一步明确诊断。另外,患者出现多种临床表现,有不能用一个疾病解释的症状时,不能忽略该症状,应该积极追查原因,并动态观察;对部分暂时还达不到诊断标准的轻症、不典型患者,应密切观察,定期复诊监测,以防误诊漏诊或过度诊断及治疗。

6. 注重鉴别诊断　因 SS 临床表现多样化,易与其他疾病误诊,因此在诊治过程中,应注意与其他疾病的鉴别,不要局限于单一的思路。本组中 SS 误诊为类风湿关节炎的比例最高(18.45%),主要原因是机械套用分类标准,因此在诊断类风湿关节炎前,应该仔细判断关节炎症的程度、有无关节侵蚀性改变,并详细了解患者是否存在明显口眼干、反复腮腺肿大、抗核抗体/抗 SSA 抗体/抗 SSB 抗体阳性等支持 SS 的指标,鉴别有无 SS 的可能。同样,在诊断系统性红斑狼疮前,也应该与 SS 鉴别,详细了解有无蝶形红斑、抗 dsDNA 抗体/抗 Sm 抗体阳性等支持狼疮的特异性指标,避免机械套用分类标准而误诊。本组中误诊疾病中居前 5 位除类风湿关节炎以外,还有过敏性紫癜、低钾性周期性瘫痪、瘙痒症和肝炎,因此,对于无明显原因出现紫癜样皮疹、四肢无力、夜尿增多、皮肤干燥瘙痒、肝功能异常的患者,医师也应该警惕有 SS 的可能。

7. 重视问诊及体格检查　该病多为中老年女性,多数患者不重视口干、眼干,多因关节肌肉疼痛或其他症状而就诊,因此对有关节肌肉疼痛的患者应该常规问诊口、眼干燥及腮腺肿大的相关病史及严重程度,详细询问患者进干性食物时是否需要水送服,眼部是否有磨砂感,是否欲哭无泪,并检查患者有无猖獗龋齿、腮腺肿大。另外,临床上在诊断不清楚或是有疑问的情况,应该反复对患者进行全面详细的询问病史和查体。

8. 寻找准确有效的实验室检测方法　对高度怀疑 SS 的患者,但又缺乏确诊依据时,应尽量让患者进行唇腺活检等特异性较高的检测手段以明确诊断。目前针对 SS 有研究显示腮腺超声评分与临床及实验室指标有较好的相关性,敏感性或特异性高于目前常用于诊断的腮腺造影或核素显像。因此,腮腺超声与临床特点及自身抗体测定结合,未来可能会成为 SS 诊断的主要方法之一;同时,相对其他检查而言,超声检查有无创、简便易行、价廉等优点,建议在临床中常规检查此项。

总之,SS 在临床中误诊还是很常见,从本组误诊后果统计中可以看出,虽然大部分患者发生误诊后,未造成不良后果,但临床工作中还是发现部分 SS 患者因延误诊断出现了较为严重的系统损害,包括弥漫性肺间质纤维化和重度肺动脉高压、肾小管酸中毒以及与之相关的骨折、长期疾病活动相关的恶性淋巴瘤等等,部分患者因疾病的诊断长期不能明确甚至合并焦虑症、抑郁症。但国内相关文献报道较少,可能与我国从事 SS 的研究尤其是临床研究较少,以及部分严重病例未形成文献资料有关。因此,我们应该加强 SS 的临床研究,建立正确的诊断思维方法,进一步提高对该病的认识,尽可能做到早就诊、早诊断、早治疗。

(姚血明　安　媛)

第三节　多发性肌炎和皮肌炎

一、概述

特发性炎性肌病(idiopathic inflammatory myopathies，IIM)是一组以四肢近端肌肉受累为突出表现的异质性疾病,临床最常见类型为多发性肌炎(polymyositis，PM)和皮肌炎(dermalomyositis，DM)。发病原因与自身免疫、病毒感染、肿瘤和遗传有关。我国 PM/DM 发病率尚不十分清楚,国外报告发病率为(0.6~1)/万,DM 比 PM 更多见。IIM 可发生于任何年龄,以女性受累多见,男女比约为 1:2,其中 PM 主要见于成人,儿童罕见,DM 可见于成人和儿童。PM/DM 常隐袭起病,病情于数周、数月甚至数年后发展至高峰。

1. 临床表现　PM/DM 临床表现有关节痛、乏力、发热等全身症状,亦可出现系统损伤。具体表现:① 骨骼肌受累:骨骼肌受累为 PM/DM 早期最主要症状,常侵犯骨盆带肌、肩胛带肌和颈肌等,以对称性四肢近端肌无力为特征,约 50% 的患者可同时伴有肌痛或肌压痛。早期可仅表现为梳头、穿衣时抬手困难,蹲起和上楼梯困难,随着病情发展患者不能自主由卧位转为坐位,行走困难,最后卧床不起。随着病程的延长,可出现肌萎缩。② 皮肤受累:DM 可有皮肤改变,以眶周水肿性紫红斑多见,还可出现在两颊部、鼻梁、颈部、前胸 V 字区和肩背部(披肩征);还可表现为 Gottron 征、甲周病变、技工手、皮肤血管炎、脂膜炎、雷诺现象、手指溃疡及口腔黏膜红斑。③ 肺部受累:肺部损害是 PM/DM 最常见、最严重的并发症,以间质性肺病最常见,临床表现有发热、咳嗽、胸闷、气促、进行性呼吸困难等。④ 消化道受累:因累及咽、食管肌肉,临床表现为饮水呛咳、吞咽困难、肠蠕动减弱、反酸、上腹胀痛等。⑤ 心脏受累:可表现为心肌缺血、心律失常、心包积液、心肌梗死、心力衰竭等。⑥ 肾脏受累:少数 PM/DM 可有肾脏受累表现,如蛋白尿、血尿、管型尿等。

2. 治疗及预后　PM/DM 临床表现多样且因人而异,治疗方案应遵循个体化原则。糖皮质激素仍是治疗 PM/DM 的首选药物,根据病情严重度程度及脏器受累情况,联合使用免疫抑制剂或生物制剂。如能早期诊断,及时治疗,该病预后良好。影响预后的主要因素有年龄、肺部感染、肺纤维化、恶性肿瘤及心脏病,且肿瘤标志物、红细胞沉降率、免疫球蛋白升高患者更易发生肺间质病变。若临床误诊或未系统评估患者脏器功能,导致治疗不及时,病死率较高,应引起临床医师重视。

二、诊断标准

临床 IIM 的诊断既往普遍采用 1975 年 Bohan/Peter 建议的诊断标准,但该标准易导致 PM 的过度诊断,因此欧洲神经肌肉疾病中心和美国肌肉研究协作组(ENMC)在 2004 年提出了另一种 IIM 分类诊断标准。

(一)诊断要求

1. 临床标准

(1)包含标准:常>18 岁发作,非特异性肌炎及 DM 可在儿童期发作;亚急性或隐匿性发作;肌无力:对称性近端>远端,颈屈肌>颈伸肌;DM 典型的皮疹:眶周水肿性紫色皮疹、Gottron 征、颈部 V 型征、披肩征。(2)排除标准:① IBM 的临床表现为非对称性肌无力,腕、手屈肌与三角肌同样无力或更差,伸膝和(或)踝背屈与屈髋同样无力或更差;② 眼肌无力,特发性发音困难,颈伸

>颈屈无力；③ 药物中毒性肌病,内分泌疾病(甲状腺功能亢进症,甲状旁腺功能亢进症,甲状腺功能低下),淀粉样变,家族性肌营养不良病或近端运动神经病。

2. 血清 CK 水平升高。

3. 其他实验室标准

(1) 肌电图检查:① 包含标准:纤颤电位的插入性和自发性活动增加,正相波或复合的重复放电;形态测定分析显示存在短时限,小幅多相性运动单位动作电位(MUAPs);② 排除标准:肌强直性放电提示近端肌强直性营养不良或其他传导通道性病变;形态分析显示为长时限,大幅多相性MUAPs;用力收缩所募集的 MUAP 类型减少。

(2) 磁共振成像(MRI):STIR 显示肌组织内弥漫或片状信号增强(水肿)。

(3) 肌炎特异性抗体。

4. 肌活检标准

(1) 炎性细胞(T 细胞)包绕和浸润至非坏死肌内膜。

(2) CD8$^+$T 细胞包绕非坏死肌内膜但浸润至非坏死肌内膜不确定,或明显的 MHC-I 分子表达。

(3) 束周萎缩。

(4) 小血管膜攻击复合物(MAC)沉积,或毛细血管密度降低,或光镜见内皮细胞中有管状包涵体,或束周纤维 MHC-I 表达。

(5) 血管周围,肌束膜有炎性细胞浸润。

(6) 肌内膜散在的 CD8$^+$T 细胞浸润,但是否包绕或浸润至肌纤维不肯定。

(7) 大量的肌纤维坏死为突出表现,炎性细胞不明显或只有少量散布在血管周,肌束膜浸润不明显。

(8) MAC 沉积于小血管或 EM 见烟斗柄状毛细管,但内皮细胞中是否有管状包涵体不确定。

(9) 可能是 IBM 表现:镶边空泡,碎片性红纤维,细胞色素过氧化酶染色阴性。

(10) MAC 沉积于非坏死肌纤维内膜,及其他提示免疫病理有关的肌营养不良。

(二) 诊断标准

1. 多发性肌炎(PM)

(1) 确诊 PM:符合所有临床标准,除外皮疹;血清 CK 升高;肌活检标准包括(1),除外(3)(4)(8)(9)。

(2) 拟诊 PM(probahle PM):符合所有临床标准,除外皮疹;血清 CK 升高;其他实验室标准中的 1/3 条;肌活检标准包括(2),除外(3)(4)(8)(9)。

2. 皮肌炎(DM)

(1) 确诊 DM:符合所有临床标准;肌活检标准包括(3)。

(2) 拟诊 DM:符合所有临床标准;肌活检标准包括(4)或(5),或 CK 升高,或其他实验室指标的 1/3 条。

3. 无肌病性皮肌炎

(1) DM 典型的皮疹:眶周皮疹或水肿,Gottron 征,V 型征,披肩征。

(2) 皮肤活检证明毛细血管密度降低真皮-表皮交界处 MAC 沉积,MAC 周伴大量角化细胞。

(3) 没有客观的肌无力。

(4) CK 正常。

(5) EWG 正常。

（6）如果做肌活检，无典型的 DM 表现。

4. 可疑无皮炎性皮肌炎（poasible DH aine dermatitil）　符合所有临床标准，除外皮疹；血清 CK 升高；其他实验室指标的 1/3 条；肌活检标准中符合（3）或（4）。

5. 非特异性肌炎　符合所有临床标准，除外皮疹；血清 CK 升高；其他实验室指标的 1/3 条；肌活检标准包括（5）或（6），并除外所有其他表现。

6. 免疫介导的坏死性肌病　符合所有临床标准，除外皮疹；血清 CK 升高；其他实验室指标的 1/3 条；肌活检标准包括（7），并除外所有其他表现。

注：IBM 为包涵体肌炎，CK 为肌酸激酶，EMG 为肌电图。

三、误诊文献研究

1. 文献来源及误诊率　2004—2013 年发表在中文医学期刊并经遴选纳入误诊疾病数据库的 DM 误诊文献共 25 篇，累计误诊病例 399 例。4 篇文献可计算误诊率，误诊率 63.64%。

2. 误诊范围　本次纳入的 399 例 DM 共误诊为 39 种疾病 405 例次，主要误诊为皮肤疾病、呼吸系统疾病，误诊疾病系统分布见表 13-3-1。居前三位的误诊疾病为皮炎、肺炎、心肌炎，少见的误诊疾病包括特发性肺纤维化、类风湿性关节炎、白塞病、风湿性多肌痛、变应性血管炎、硬皮病、颈椎病、扩张型心肌病、急性发热性嗜中性皮病、病毒性肝炎、肺结核、上呼吸道感染、亚急性甲状腺炎、甲状腺功能减退症、周围神经病、血管神经性水肿、扁平苔藓、银屑病、蜂窝织炎、冻疮、荨麻疹、咽炎、药物过敏反应、脑梗死。主要误诊疾病见表 13-3-2。

表 13-3-1　多发性肌炎-皮肌炎误诊疾病系统分布

疾病系统	误诊例次	百分比（%）	疾病系统	误诊例次	百分比（%）
皮肤疾病	236	58.27	内分泌及风湿免疫疾病	25	6.17
呼吸系统疾病	68	16.79	其他	43	10.61
循环系疾病	33	8.15			

表 13-3-2　多发性肌炎-皮肌炎主要误诊疾病

误诊疾病	误诊例次	百分比（%）	误诊疾病	误诊例次	百分比（%）
皮炎	212	52.35	肌营养不良	8	1.98
肺炎	52	12.84	运动神经元病	6	1.48
心肌炎	29	7.16	重症肌无力	5	1.23
系统性红斑狼疮	17	4.20	肾病	5	1.23
湿疹	10	2.47	多形红斑	5	1.23
恶性肿瘤[a]	10	2.47	结核性胸膜炎	5	1.23

注：a 喉癌、肺癌各 1 例，余 8 例无明确肿瘤部位。

3. 医院级别　本次纳入统计的 399 例 DM 误诊 405 例次，其中误诊发生在三级医院 87 例次（21.48%），二级医院 315 例次（77.78%），一级医院 3 例次（0.74%）。

4. 确诊手段　本次纳入的 399 例 DM 中，299 例（74.94%）依据活检病理检查确诊，100 例（25.06%）依据症状体征及医技检查结果确诊，其中肌电图检查 44 例（11.03%），实验室特异性检查 16 例（4.01%）。

5. 误诊后果　本次纳入的 399 例 DM 中，360 例文献描述了误诊与疾病转归的关联，39 例预后与误诊关联不明确。按照误诊数据库对误诊后果的分级评价标准，可统计误诊后果的病例中，

354 例(98.33％)为Ⅲ级后果,未因误诊误治造成不良后果;6 例(1.67％)造成Ⅰ级后果,均为死亡。

四、误诊原因分析

依据本次纳入的 25 篇文献分析的误诊原因出现频次,经计算机统计归纳为 7 项,其中经验不足而缺乏对该病的认识为最常见原因,见表 13 - 3 - 3。

表 13 - 3 - 3　多发性肌炎-皮肌炎误诊原因

误诊原因	频　次	百分率(％)	误诊原因	频　次	百分率(％)
经验不足,缺乏对该病的认识	20	80.00	诊断思维方法有误	6	24.00
未选择特异性检查项目	10	40.00	过分依赖或迷信医技检查结果	4	16.00
问诊及体格检查不细致	10	40.00	并发症掩盖了原发病	2	8.00
缺乏特异性症状体征	6	24.00			

1. 经验不足,缺乏对该病的认识　我国流行病学调查结果显示,DM 发病年龄分布呈双峰型,10～15 岁形成一小峰,45～60 岁形成一大峰,而年轻人发病相对较少;男女发病率比为 1∶2.5。DM 发病率极低,非临床常见病、多发病,因此由于临床医生经验不足,缺乏对该病的认识,导致该病早期极易误诊,非专科医生较易误诊为皮炎,本调查结果显示本误诊原因居首位。DM 常以皮疹为首发症状,皮肤表现多种多样,如出现上眼睑中心紫红色水肿性红斑、四肢伸侧鳞屑性红斑、指关节背侧 Gottron 丘疹、胸前"V"字形充血性斑疹,均为其特征性皮疹。部分患者皮疹可不典型,或早期有眶周或关节伸侧面少许皮疹,经非专科治疗或病情自然发展皮疹基本消退,易给后期的诊断带来难度。因此对于湿疹、皮炎、银屑病等皮肤疾病,经治疗后无好转,且出现病情加重、脏器损害,需警惕 DM 可能。因 DM 可累及多系统、多脏器损害,常见肺间质病变甚至呼吸衰竭,病死率高。李晓云等对 DM 临床首发症状及误诊原因分析显示,24.4％的患者有肺部病变,主要为间质性肺炎和肺纤维化,少数有胸腔积液、胸膜增厚等。因此临床上对于出现发热、咳嗽、胸闷气促、进行性呼吸困难,经抗感染治疗后无好转,尤其是肺部 CT 检查示肺间质改变伴皮疹、关节肌肉症状者,需考虑 DM。以肌肉病变为首发症状 DM 者也较常见,表现为肌肉酸痛或压痛、无力,上肢抬高或下肢下蹲受限等,查肌酶可升高,行肌电图或肌活检可明确诊断,但由于部分患者无特异性改变,易致神经科误诊为肌营养不良、重症肌无力等神经系统常见病。另由于部分患者肌酶尤其是肌酸激酶(CK)升高,易误诊为心肌炎、心肌梗死。如能充分认识本病,全面掌握其临床表现,可早期作出正确诊断。

2. 未选择特异性检查项目　以发热、肌肉及关节症状等为首发症状患者,当考虑 DM 可能时,需进一步行特异性检查如肌酶谱、肌电图或肌活检。肌电图可表现为多灶性肌病性肌电图改变,伴或不伴有插入电位延长或自发电位。但肌电图或肌活检在有些基层医院无法开展,或因为有创性检查患者不配合无法及时明确诊断,给早期诊断带来难度。自身抗体在 PM、DM 诊断中的意义不如其他自身免疫性疾病。抗核抗体(ANA)、类风湿因子(RF)均可在 PM/DM 患者中出现,相对特异性的抗 Jo - 1 抗体在 PM/DM 中阳性率仅为 10％～30％,Mi - 2 抗体在 PM/DM 患者中的阳性率为 4％～20％。即使临床医生考虑 DM,而自身抗体检测缺乏特异性,况且有些基层医院并不具备这些抗体检测仪器,给 PM/DM 的诊断带来困难。

3. 问诊及体格检查不细致　如前所述,DM 患者皮肤表现多种多样,加之非皮肤科医生皮肤体格检查易忽视,故需严格行体格检查,仔细观察眶周、颈部"V"字区、肩背部、关节伸侧面有无皮疹或脱屑。另需仔细询问患者肌肉症状,有的患者仅表现为轻度乏力、肌肉酸痛,病初均未予重视,误认为是因为工作或生活劳累所致,可当时肌酶已升高,如能早期发现、早期诊断可避免系统脏器损害。

4. 缺乏特异性症状体征　虽然 DM 可有典型的皮疹改变，但并非每例均会出现，有的早期仅表现为一过性眶周红斑，当患者出现胸闷、气喘就诊时皮疹已消失。部分患者可无肌肉症状，肌酶可正常，临床上称为无肌病性皮肌炎（amyopathic dermatomyositis，ADM），此类患者预后相对较差，多伴有肺间质病变，在非专科门诊常误漏诊。

5. 并发症掩盖了原发病　DM 常合并其他系统性疾病如系统性红斑狼疮、类风湿关节炎等自身免疫性疾病，如临床诊断思维局限，本病症状体征较易被这些并发症所掩盖。DM 常合并肿瘤，发生率为 5%～40%，据近年文献统计，DM 伴发肿瘤的发生率按高低排列依次为肺癌、鼻咽癌、乳腺癌、胃癌、贲门癌、卵巢癌、宫颈癌等。DM 可发生于肿瘤前或继发于肿瘤，因此在诊断 DM 前需全面系统进行肿瘤筛查，如行正电子发射型计算机断层扫描（PET－CT）、胃肠镜内镜等检查。有些继发于肿瘤的 DM 临床易忽视，如患者出现皮疹、咳痰、发热等症状，部分临床医生误认为是放化疗或术后并发症，而延误最佳治疗时机。因此，对于以下情况应警惕 DM 伴发肿瘤的可能：① 40 岁以上尤其老年 DM 患者；② 使用大剂量糖皮质激素、免疫抑制剂等常规治疗且症状仍无好转的 DM 患者；③ 皮损呈恶性红斑或指趾部血管病变者，有典型肌炎症状而 CK 正常的患者，存在缺铁性贫血、镜下血尿等用肌炎不能解释的症状者；④ 有肿瘤家族史者。

其他误诊原因包括诊断思维方法有误、过分依赖或迷信医技检查结果，究其原因亦离不开详细的问诊、仔细的体格检查、全面的鉴别诊断等。

五、防范误诊措施

1. 提高医护人员对本病的认识和警惕性　PM、DM 发病率较低，临床不常见，临床医生对该病认识不足，但随着近几年来诊断标准的更新和检查技术手段的提高，其发病率较前有所提高。因 PM/DM 临床表现复杂多样，提高医护人员对本病的认识尤为重要，全面牢固掌握其发病机制及临床表现是减少误诊的基础。在设有风湿免疫科的综合性医院，非专科医生需至风湿免疫科接受该病相关知识的严格、规范化培训，全面了解其临床表现、诊断要点及治疗原则，建立较系统的临床诊疗思维，在诊治专科疾病时能将 PM、DM 纳入到鉴别诊断疾病中。在无风湿免疫专科的医院或社区诊所，医护人员需全面接受教育培训，通过参加继续教育学习班或轮转进修的形式，充分认识 PM、DM 的临床特点，当接诊有皮疹、肌肉症状、肺部受累患者时需考虑到 DM 的可能，及时请专科医生会诊或向专科医院转诊，以减少误诊。

2. 重视病史询问　因 PM、DM 患者首发症状较轻，且较隐匿，开始仅出现皮疹、关节痛、肌肉酸痛、乏力等，后因出现严重的呼吸道症状而就诊，作为呼吸科医生需拓宽临床诊断思维，仔细询问病史以免误诊。因 DM 患者易合并肿瘤，需全面仔细询问有无肿瘤家族史、消瘦、食欲不振、黑便、腹痛等病史，寻找肿瘤的蛛丝马迹。

3. 仔细体格检查　仔细的体格检查，发现眶周紫红色皮疹、Gottron 征、披肩征、技工手等特征性皮疹表现对 DM 的诊断有重要意义。因 DM 可伴发系统性红斑狼疮、类风湿关节炎、硬皮病等其他自身免疫性疾病，需全面仔细行体格检查，善于发现有重要临床意义的体征，及时准确作出诊断，以免误诊。

4. 选择特异性医技检查方法　因 PM、DM 的临床表现无特异性，怀疑此病时尚需实验室检查如肌酶谱、自身抗体检测阳性结果支持，部分患者肌酶可正常或自身抗体阴性。肌电图检查诊断 PM/DM 敏感性高但特异性较差，90% 的活动性患者可出现肌电图异常，50% 的患者可表现为典型的三联征改变，10%～15% 的患者可无明显异常。肌活检病理检查是 PM/DM 诊断和鉴别诊断的重要依据，可早期诊断。而如果患者早期诊断为 PM/DM，经治疗后效果不佳，经肌活检病理检查可鉴别于其他原因肌炎,常给治疗带来新的希望。

5. 注意鉴别诊断　如出现以下情况需考虑 DM 的可能:① 出现湿疹、皮炎、银屑病等皮疹患者经治疗后不见好转,并出现系统损坏;② 出现肌肉受累症状且排除神经系统常见疾病者;③ 出现肌酶谱升高,不能用其他原因如心肌炎、心肌梗死、横纹肌溶解、甲状腺相关疾病、药物因素等解释者;④ 出现发热、肺间质病变者;⑤ 肿瘤伴皮疹、吞咽困难、肌无力症状者。另 DM 可发生于肿瘤前或续发于肿瘤,在诊断 DM 前需高度怀疑肿瘤的可能,行肿瘤排查,如暂无临床依据,则需密切随诊。

总之,PM/DM 临床少见,临床表现无特异性,因此临床医生要对该病有足够的认识,对疑似者应详细询问病史、仔细体格检查,发现特征性皮疹表现或获取特异性医技检查证据,肌电图和肌活检病理检查可帮助诊断,并注意肿瘤排除,避免临床误漏诊的发生。

（顾冰洁　沈敏宁）

第四节　肉芽肿性多血管炎

一、概述

肉芽肿性多血管炎(granulomatosis with polyangiitis,GPA)原名韦格纳肉芽肿(Wegener's granulomatosis,WG),是一种自身免疫性疾病,病变累及全身小动脉、小静脉及毛细血管,以血管壁的炎症为特征。本病典型的临床表现为侵犯上呼吸道、下呼吸道和肾脏的三联征,肺受累及是本病的一个重要特征。

1. 发病原因　本病病因尚不清楚,其发病率为每年 0.4/10 万人,任何年龄均可发病,30～50岁多见,男女比例 1.6:1。早期病变只局限于上呼吸道某一部位,常易误诊。目前认为本病的发生可能是在某些遗传背景下某些环境因素诱发的。GPA 患者鼻腔黏膜中可以检测到金黄色葡萄球菌,且持续存在金黄色葡萄球菌的患者复发率较高。革兰阴性杆菌可诱发溶酶体膜蛋白抗体产生,可参与发病。

2. 病理特点　GPA 各系统和脏器均可受累,以上、下呼吸道及肾脏为主,皮肤、心血管、消化、神经系统等均可累及,病变呈灶性坏死性炎性肉芽肿,主要侵犯小动脉、小静脉及毛细血管及其周围组织,偶尔可累及大血管,血管壁有多形核细胞浸润、纤维蛋白样变性、肌层及弹力纤维破坏、管壁坏死,管腔内血栓形成。

3. 临床表现　该病的早期临床表现为全身性非特异性症状,如发热、身体不适、体重减轻、关节痛和肌痛。特异性表现为:① 上呼吸道表现:70%以上患者的上呼吸道最先受累,表现为慢性鼻炎、鼻窦炎,症状有鼻塞、鼻窦部痛、脓性或血性分泌物。病情加重时可见鼻咽部溃疡、鼻咽部骨与软骨破坏引起鼻中隔或软腭穿孔,甚至"鞍鼻"畸形。气道受累常导致气管狭窄。② 肺部病变:肺部病变可见于 70%～80%的患者,可致咳嗽、咯血、胸痛和呼吸困难,约 40%的患者出现迁移性或多发性肺病变,X 线可见中下肺野结节和浸润,有时呈空洞,亦可见胸腔积液,肺功能检查示肺活量和弥散功能下降。③ 肾脏:70%～80%的患者在病程中出现不同程度的肾小球肾炎,表现为血尿、蛋白尿、细胞管型尿,重者可因进行性肾病变导致肾衰竭。④ 其他:约 52%的患者出现眼病变,眼眶血管炎表现为结膜炎、角膜溃疡、巩膜炎、葡萄膜炎及视神经病变,15%～20%的患者眼球突出;可因咽鼓管阻塞致中耳炎,可见脓性分泌物,感音性耳聋和传导障碍;约 46%的患者出现皮肤病变,可见紫癜、溃疡、疱疹和皮下结节等;约8%的患者心脏受累,可见心包炎、心肌炎和冠状动脉炎;病程中25%～50%的患者可出现神经系统损害,表现为单神经炎、末梢神经炎、癫痫发作或精神异常。

4. 治疗原则　治疗分为3期,即诱导缓解、维持缓解以及控制复发。循证医学显示糖皮质激素加环磷酰胺(CTX)联合治疗有显著疗效,特别是肾脏受累以及具有严重呼吸系统疾病的患者,应该作为首选治疗方案。因为早期诊断、合理治疗,本病预后有了明显改观,80%患者存活时间已超过5年。若延误诊断、未经合理治疗者,病死率仍很高。

二、诊断标准

参照《内科学》第8版的诊断标准:对临床表现有上、呼吸道病变与肾小球肾炎三联征者,实验室检查抗中性粒细胞浆抗体胞浆型(c-ANCA)阳性,组织病理检查呈坏死性肉芽肿炎者可确诊,但有时只有二联征或仅局限某一部位病变,组织病理不典型或不能进行活检时,则诊断有一定困难。

美国风湿病学会的1990年GPA分类诊断标准为:① 鼻或口腔炎症:痛性或无痛性口腔溃疡,脓性或血性鼻分泌物;② 胸部影像学异常:胸片示结节、固定浸润病灶或空洞;③ 尿沉渣异常,镜下血尿(红细胞＞5个/高倍视野),或出现红细胞管型;④ 病理性肉芽肿性炎性改变,动脉壁或动脉周围,或血管(动脉或微动脉)外区有中性粒细胞浸润。符合2条或2条以上时可诊断为GPA。

三、误诊文献研究

1. 文献来源及误诊率　2004—2013年发表在中文医学期刊并经遴选纳入误诊疾病数据库的GPA误诊文献共56篇,累计误诊病例167例。4篇文献可计算误诊率,误诊率81.25%。

2. 误诊范围　本次纳入的167例GPA误诊为50种疾病221例次,居前三位的误诊疾病为肺结核、肺炎、鼻窦炎。少见的误诊疾病包括慢性咽炎、先天性肺囊肿、肺栓塞、肺出血-肾炎综合征、肾综合征出血热、胸腔恶性肿瘤、多发性骨髓瘤皮肌炎、急性乳突炎、显微镜下多血管炎、肾病综合征、骨软骨炎、风湿性关节炎、葡萄膜炎、眶蜂窝织炎、眼眶炎性肉芽肿、眼内炎、鼻咽癌、面神经麻痹、皮肤溃疡、多形性红斑、颅内占位性病变、自身免疫性肝炎;另有3例仅作出咯血、贫血待查诊断。主要误诊疾病见表13-4-1。

表13-4-1　肉芽肿性血管炎主要误诊疾病

误诊疾病	误诊例次	百分比(%)	误诊疾病	误诊例次	百分比(%)
肺结核	38	17.19	急性化脓性扁桃体炎	3	1.36
肺炎	34	15.38	淋巴瘤	3	1.36
鼻窦炎	17	7.69	肾衰竭	3	1.36
鼻炎	14	6.33	支气管炎	3	1.36
肺癌	14	6.33	过敏性紫癜	2	0.90
中耳炎	10	4.52	上呼吸道感染	2	0.90
肾炎	9	4.07	慢性阻塞性肺疾病	2	0.90
肺继发恶性肿瘤	8	3.62	角膜炎	2	0.90
鼻息肉	8	3.62	结核性胸膜炎	2	0.90
鼻出血	5	2.26	肺炎性假瘤	2	0.90
结膜炎	4	1.81	鼻结核	2	0.90
间质性肺炎	3	1.36	尘肺	2	0.90
肺脓肿	3	1.36			

3. 确诊方法　本次纳入的 167 例 GPA 主要经病理学检查确诊,见表 13-4-2。

表 13-4-2　肉芽肿性多血管炎确诊方法

确诊手段/检查项目	例　数	百分比(%)	确诊手段/检查项目	例　数	百分比(%)
病理学诊断	140		内镜下活检	9	5.39
尸体解剖	3	1.80	具体方法不详	59	35.33
手术病检	18	10.78	实验室特异性免疫学检查	22	13.17
经皮穿刺活检	51	30.54	根据症状体征及辅助检查	5	2.99

4. 误诊后果　按照误诊疾病数据库对误诊后果的分级标准评价,167 例 GPA 误诊病例中,32 例(19.16%)为Ⅲ级后果,发生误诊误治未造成不良后果;130 例(77.84%)为Ⅱ级后果,因误诊误治导致病情迁延;5 例(2.99%)为Ⅰ级后果,因误诊误治导致死亡。

四、误诊原因分析

依据本次纳入的 56 篇文献分析的误诊原因出现频次,经计算机统计归纳为 11 项,因经验不足而缺乏对该病的认识、未选择特异性检查项目和缺乏特异性症状体征为主要原因,见表 13-4-3。

表 13-4-3　肉芽肿性多血管炎误诊原因

误诊原因	频　次	百分率(%)	误诊原因	频　次	百分率(%)
经验不足,缺乏对该病的认识	45	80.36	病理诊断错误	4	7.14
未选择特异性检查项目	26	46.43	影像学诊断原因	3	5.36
缺乏特异性症状体征	20	35.71	病理组织取材不到位	1	1.79
过分依赖或迷信辅助检查结果	11	19.64	病人或家属不配合检查	1	1.79
诊断思维方法有误	11	19.64	医院缺乏特异性检查设备	1	1.79
问诊及体格检查不细致	7	12.50			

1. 经验不足而缺乏对本病的认识　GPA 病变累及全身小动脉、小静脉及毛细血管,可多系统发病,也可局部起病,后逐步出现多系统症状。通常以鼻黏膜和肺组织的局灶性肉芽肿性炎症为开始,继而进展成为血管的弥漫性肉芽肿性炎症。GPA 发病率较低,且为多系统疾病,对于局部起病,症状比较明显者,患者常就诊于相应的专科,多数专科医师大多数呼吸、耳鼻咽喉科和肾病科医师对该病缺乏了解,满足于本专科常见病的诊断,造成误诊漏诊。如患者常以反复咳嗽、咳痰、午后低热为主要临床表现,肺部 CT 表现为多发肺内空洞样病变或弥漫性阴影,在本组资料的误诊范围可看出,误诊为肺结核、肺炎等呼吸系统疾病可能性最大,故该病患者多以"肺结核"收住呼吸内科或结核病科。由此提示呼吸科或结核病科医师相对接触 GPA 患者的机会较多,对有呼吸道症状、体征,常规抗生素以及抗结核试验性治疗效果欠佳的患者,应想到本病可能。

在本病误诊范围中,误诊为鼻窦炎、中耳炎、鼻息肉的比例也较高,这部分患者多因如下表现而就诊耳鼻咽喉科:鼻腔鼻窦炎症、出血、瘢痕、狭窄、粘连,鼻中隔穿孔,鞍鼻;耳道流脓、传导性听力下降;声门下环形瘢痕狭窄,还可表现为鼻咽肿物、眼眶肿物等,如该专科医师的诊断思路局限在普通耳鼻喉慢性炎症或局部病变上,忽视详细全身系统的检查,就会按本专科常见病进行诊断治疗。

2. 未选择特异性检查项目　GPA 是自身免疫性疾病,确诊有赖于对病情的综合分析及实验室特异性检查项目的诊断提示。但如前所述,各专科医师往往满足于本专科常见病临床表现的认识,相关检查也围绕本专科疾病展开,忽视对全身多系统病变的认识,临床即使发现患者肺脏、肾脏同时受累,且炎性指标升高,也较少想到自身免疫性疾病可能,完善 ANCA 等血管炎相关的实验室检查项目。临床医师应正确认识 ANCA 对系统性小血管炎的诊断价值,c - ANCA 与 GPA 有强而特异的相关性,但对本病的诊断仅起一定的参考作用,且大多数基础医院尚未开展此项检查,不利于疾病早期诊疗。病理组织活检是确诊 GPA 的有力证据,但由于临床医师疏于有创检查或患者对有创检查持排斥心理,往往早期未能进行病理组织活检,多待疾病进展到一定程度才得以检查,延误了早期诊断及治疗。

3. 缺乏特异性症状体征　GPA 典型的临床表现为侵犯上呼吸道、下呼吸道和肾脏的三联征,但各系统损害可能是渐进性发展的,完全具备典型三联征患者也不多。早期临床表现为全身性非特异性症状,如发热、身体不适、体重减轻、关节痛和肌痛。这些临床表现缺乏特异性,在其他炎症性疾病如肺炎、肺结核、鼻窦炎、中耳炎中均可出现,给临床诊断和鉴别诊断带来一定难度,易造成误诊误治。

4. 过分依赖或迷信辅助检查结果　在 GPA 诊断标准中提示,实验室检查 c - ANCA 阳性,组织病理检查呈坏死性肉芽肿炎均可提示该病诊断。但部分早期患者 c - ANCA 检查可阴性,部分临床医师疏忽对此指标的复查,以一次 c - ANCA 检查阴性排除血管炎的诊断,而病理活检因是有创检查,早期患者多不接受,故很多情况下因 c - ANCA 的假阴性而延误诊断。肺是 GPA 最常累及的器官之一,胸部 X 线或 CT 表现提示病变具有多样性、多发性和多变性,故病理检查如果穿刺取材部位不当,也有一定的假阴性可能。本组文献复习中,也有部分患者因仅依据单次肺穿刺活检病理检查阴性排除 GPA 的诊断。

五、防范误诊措施

1. 提高全科医师对 GPA 的认识　从误诊后果统计中我们可以看出,本次纳入的 133 例 GPA 误诊病例均因误诊误治导致病情迁延或不良后果,患者也为此付出了更多的健康及经济代价。因此,防范 GPA 的误诊,首先要提高各相关专科临床医师对本病的认识。

GPA 为临床少见病,许多医学院校的内科学教学安排中本病的课时极少甚至没有专项课程;基层医院极少见到 GPA 这类病例,缺乏对此病相关知识学习的动力或条件;而且本病累及多系统多脏器,患者常以呼吸、泌尿系统和耳鼻咽喉系统的明显症状到相关专科就诊。因此,有必要强化 GPA 等各类血管炎疾病知识与研究进展的院校教育和继续教育,一方面要覆盖基层医院,一方面要进行综合性医院的全科覆盖,提高大家对各类血管炎的认识。临床工作中,对有呼吸道、肾损害为主的诊断不明确的患者应追踪观察,拓宽诊断思路,将临床症状的变化与医技检查结果紧密联系起来,发现内在联系,尽量用一元论解释所有临床表现。如高度怀疑 GPA 时,应尽早行 c - AN-CA、抗核抗体等检查,并积极与患者及家属沟通,动员患者做组织病理学检查以明确诊断。如果多次病理检查示炎性改变,但抗感染治疗效果不佳,或出现原有感染加重或新发疾病,也应考虑到非感染性血管炎及肉芽肿性疾病的可能。

2. 全面病史询问和体格检查　GPA 早期患者缺乏特异性症状体征,所以完善而全面的体格检查,对于疾病的早期发现与诊断起着至关重要的作用。临床医师应努力提高各系统体格检查水平,注意从总体上全面而系统地展开临床思维。对于仅出现上呼吸道症状,合并全身非特异性症状的患者,应注意询问下呼吸道、肾脏、耳、皮肤病变等情况。如怀疑肺部炎症而常规抗生素抗感染治疗效果欠佳,怀疑肺结核而抗结核效果不理想时,均应考虑到 GPA 的可能。另外,如患者病情周期性反复,应注意追问患者前期治疗经过,特别是有无糖皮质激素或免疫抑制剂应用史。如糖皮质激素或免疫抑制剂应用后症状减轻,应逆向思维考虑免疫系统疾病可能,特别上、下呼吸道及肾脏等其中之一出现症状时,应考虑 GPA 可能,完善相关检查协助诊断。必要时,可多科室会诊协助诊断。

3. 不应满足于一次 ANCN 抗体和病理活检结果 目前 GPA 的诊断主要依赖于 ANCN 抗体检测、组织病理学检查以及临床表现,但应注意假阴性和假阳性的现象,故对部分患者应定期复查,不能满足于一次 ANCN 抗体和病理活检结果而否决 GPA 诊断。临床医生不应过分依赖或迷信辅助检查结果,尤其是通过单次检查结果阴性排除疾病诊断,应结合流行病学史、症状、体征等各方面进行分析,提高疾病的诊断能力。

单次病理检查结果阴性不能排除肉芽肿性多血管炎可能,应注意反复进行多部位的活组织病理检查,与患者家属沟通交流反复多次病理检查对明确诊断的必要性。对以下情况者应反复进行活组织病理检查:不明原因的发热伴有呼吸道症状;慢性鼻炎及副鼻窦炎,经检查有黏膜糜烂或肉芽组织增生;眼、口腔黏膜有溃疡、坏死或肉芽肿;肺内有可变性结节状阴影或空洞;皮肤有紫癜、结节浸润性斑块、坏死和溃疡等。

此外,90%以上活动期肉芽肿性多血管炎患者 c-ANCA 阳性,病情静止时约 60%～70% 的患者阳性。因此,临床出现全身多系统受累表现时,应高度怀疑本病可能,并进行 c-ANCA 检查。但目前大多数基层医院缺乏此检查,给本病诊断带来一定的难度,应加强与上级医院的协作交流,必要时可开展部分检查项目外送。

4. 注意与易误诊疾病的鉴别诊断 GPA 早期症状缺乏特异性,但与肺结核相比,除咳嗽、咳痰、咯血、发热、盗汗等外,尚有鼻塞、流涕、耳痛、结膜炎、副鼻窦炎以及血尿等症状,故临床上一定要重视肉芽肿性多血管炎的耳鼻喉、肺及肾脏表现,一旦初期诊断考虑肺结核但出现该病难以解释的症状,即应考虑 GPA 可能。GPA 与肺结核鉴别比较,肺部影像学改变具有"三多一洞"的特点:① 影像多样性:肺部病灶形态及新旧不一,浸润、空洞及结节等多种形式同时存在;② 部位多发性:病灶在肺野多处可同时或先后出现,但以中下肺野居多,常侵犯双侧;③ 形态多变性:病变形态大小短时间内可发生较快变化,可为迁移性,甚至自行消失;④ 空洞形成:肉芽肿性多血管炎有易坏死倾向,常易形成空洞,合并感染时可有液平。而肺结核胸部 X 线表现虽然多样,但病灶相对稳定,影像变化慢,多累及中上肺野。另外,肉芽肿性多血管炎的病灶对于激素的治疗吸收较快;肺结核多呈钙化病灶,且纤维化十分明显。

另外,GPA 临床表现多样化,易与其他系统疾病误诊,还应注意与肺炎、肺癌、鼻窦炎、中耳炎、肾炎等疾病鉴别,不要局限于单一的思路。

5. 高度怀疑 GPA 者必要时行诊断性治疗 对高度怀疑 GPA 但 c-ANCA 阴性患者,且患者及家属拒绝组织病理检查,可使用糖皮质激素联合环磷酰胺进行试验性治疗,亦可作为诊断方法之一,并行长期血液学指标随访,同时积极动员患者及家属行组织病理学活检。糖皮质激素加环磷酰胺联合治疗 GPA 有显著疗效。对高度怀疑本病又缺乏确诊依据时,诊断性治疗既可减少 GPA 的误诊,又为患者提供了及时的治疗,避免了患者经济与健康的损失。

(梅周芳 陈家君 揭志军)

第五节　多发性大动脉炎

一、概述

1. 发病机制　多发性大动脉炎（takayasu's arteritis，TA）是一种导致主动脉及其主要分支动脉和肺动脉发生炎症的一种自身免疫性疾病，主要发生于年轻女性，我国报道数据显示，该病发病男女比例为 1：3，发病年龄多在 10～30 岁。该病可发生于任何人种，但在亚洲尤其东亚人群中发病率较高。

TA 的具体病因尚未明确，目前研究显示有多种致病机制，可能病因包括自身免疫因素、遗传因素、感染性因素及性激素水平等，但缺乏一致性结论。可以肯定的是，TA 的发病是多因素共同作用的结果，需要更多的研究以揭示各发病机制间的内在联系。

TA 为累及血管壁全层的动脉炎症，主要累及主动脉及其分支，病变也可发生在肺动脉及冠状动脉。病变沿血管跳跃性分布，可发生急性渗出性炎性反应、慢性非特异性增殖性炎症及不同类型的肉芽肿性变。TA 的病理改变往往起始于动脉滋养血管的肉芽肿性炎性反应，然后再波及动脉中膜、外膜，最终导致动脉全层病变，表现为弥散性或结节性纤维化。当动脉内膜破坏后，炎性增生导致动脉管腔狭窄，从而造成相应供血器官缺血。在慢性 TA 患者中，炎性反应导致整个血管壁增厚，内膜的增生、中膜弹力纤维的降解以及外膜的纤维化使血管管腔狭窄。TA 动脉瘤样病变相对于狭窄性病变而言比较少见，据推测 TA 发生动脉瘤样病变的原因可能为在外膜发生纤维化之前中膜的弹性成分已经降解，削弱了动脉壁张力，从而形成动脉瘤。

2. 临床表现　TA 的临床表现多样且复杂，临床表现包括发热、乏力、体重降低、头痛、头晕、双侧上肢或下肢血压不对称。TA 长期炎症导致患者主动脉及其分支狭窄甚至闭塞，很多患者脉搏无法触及，故临床将该病也被称为"无脉症"。TA 的并发症包括主动脉瓣关闭不全（aortic regurgitation，AR）、肺动脉栓塞、脑梗死、听力障碍、视力下降甚至失明。

从发病过程看，TA 呈慢性进展过程，表现为活动期、静止期交替出现的规律，临床常分为三期：一期以急性炎性反应为特征，患者可出现发热、头痛、体重减轻、肌肉和关节疼痛等全身症状；二期以血管炎性反应为特征，具有血管性疼痛、压痛或颈动脉痛的症状；三期以血管纤维化和动脉瘤样病变为特征，主要表现为典型的缺血症状或动脉瘤样症状。需要指出的是，尽管大多数 TA 患者都要经历这三个时期，但并非所有患者都具有以上典型表现。临床表现的多样性和不典型性增加了该病的诊断难度，甚至导致误诊而延误治疗。

3. 临床分型　既往 TA 经典临床分型方法：① 头臂型：病变均在颈总动脉、锁骨下动脉及无名动脉等主动脉弓的大分支上，当颈总动脉、无名动脉产生狭窄或闭塞时，导致脑缺血症状或眼缺血表现。累及锁骨下动脉或无名动脉近心端时，表现为窃血综合征，重者有上肢缺血表现。② 胸腹主动脉型：病变主要发生在胸主动脉和（或）腹主动脉，多导致胸腹主动脉瘤的狭窄、闭塞或瘤样扩张，主动脉外膜与纵隔粘连明显，可导致上肢高血压、下肢低血压及肾缺血性高血压病，严重者可有脏器、脊髓供血障碍，因心脏后负荷增大，晚期可出现心力衰竭。③ 肾动脉型：病变以肾动脉的狭窄或闭塞为主要表现，可引起肾性高血压病、肾衰竭。④ 混合型：出现上述两种以上类型临床表现称为混合型。本型患者血管受累范围较广，以肾动脉受累者最多。⑤ 肺动脉型：该型可累及肺动脉主干、叶、段动脉，以右肺上叶、左肺下叶动脉最多见，可引起病变动脉广泛性、节段性狭窄以及近端肺动脉、右室压力增高。

1994 年,东京 TA 国际会议上提出了一个新的 6 型分类法:Ⅰ 型病变仅限于主动脉弓的分支; Ⅱa 型病变累及主动脉弓及其分支,Ⅱb 型病变累及主动脉弓及降主动脉;Ⅲ 型病变累及降主动脉、腹主动脉及腹主动脉分支;Ⅳ 型病变累及腹主动脉及其分支;Ⅴ 型病变累及全主动脉及其分支。C 型或 P 型病变分别用来表示冠状动脉或肺动脉受累。

4. 临床预后　　TA 系慢性进行性疾病,有自然缓解及复发的可能。受累局部常有丰富的侧支循环,很少发生器官、肢体坏死。多数自然或治疗后转为慢性期,预后与高血压、肾功能损伤和脑缺血程度有关。该病 5 年存活率为 93.1%,10 年存活率为 90.1%。

二、诊断标准

因为 TA 病变的复杂性及临床表现的多样性,目前还无统一的诊断标准,主要应用以下两种标准进行诊断。

1. 美国风湿学会 Takayasu 动脉炎诊断标准　　Takayasu 动脉炎诊断标准具体内容见表 13-5-1,满足其中 6 条诊断标准中的至少 3 条即可诊断,文献报道其诊断敏感性为 90.5%,特异性为 97.8%。

表 13-5-1　Takayasu 动脉炎诊断标准

标　准	定　义
发病年龄	40 岁前出现多发性大动脉炎症状/表现
肢体间歇性跛行	活动时上/下肢肌肉疲劳
肱动脉血压下降	单/双侧脉搏减弱
脉压	双上肢收缩压差>10 mmHg
动脉杂音	单/双侧锁骨下动脉或主动脉闻及杂音
血管造影异常	主动脉、一级分支或肢体近心端大动脉狭窄或闭塞;继发于动脉硬化、肌纤维发育不良或其他原因的病变除外;通常为局部或阶段性病变

2. 新的 Sharma 诊断标准　　1996 年 Sharma 等提出的多发性大动脉炎诊断标准具体内容见表 13-5-2,符合其中 2 个主要诊断标准、1 个主要诊断标准和 2 个次要诊断标准或符合 4 个次要诊断标准即可诊断。

表 13-5-2　Sharma 多发性大动脉炎诊断标准内容

标　准	定　义
3 个主要标准	
1. 左锁骨下动脉中段病变	左锁骨下动脉中段(从左椎动脉开口近端 1 cm 至开口远端 3 cm)病变:严重狭窄或闭塞
2. 右锁骨下动脉中段病变	右锁骨下动脉中段(从右椎动脉开口近端 1 cm 至开口远端 3 cm)病变:严重狭窄或闭塞
3. 特征性症状和体征持续时间≥1 个月	包括肢体间歇性跛行、无脉、脉搏减弱、脉压差(收缩压>10 mmHg)、发热、颈部疼痛、短暂性黑蒙、视物模糊、昏厥、呼吸困难、心悸
10 个次要标准	
1. 红细胞沉降率增快	诊断时或既往红细胞沉降率持续>20 mm/h 且无法解释
2. 颈总动脉触痛	单侧或双侧颈总动脉触痛,应与颈部肌肉触痛鉴别
3. 高血压	持续>140/90 mmHg(肱动脉)或>160/90 mmHg(腘动脉)
4. 主动脉反流/主动脉瓣环扩张	通过听诊、超声心动图或血管造影证实

标　准	定　义
5. 肺动脉病变	肺叶或肺段动脉闭塞或相似的病变；肺动脉干、肺动脉狭窄，动脉瘤，管腔不规则或混合性病变
6. 左颈总动脉中段病变	从颈总动脉开口处 2 cm 开始的 5 cm 长的严重狭窄或闭塞性病变
7. 头臂干远端病变	远端呈严重狭窄或闭塞性病变
8. 降主动脉病变	狭窄、扩张、动脉瘤、管腔不规则或混合型病变（不包括单纯扭曲）
9. 腹主动脉病变	狭窄、扩张、动脉瘤、管腔不规则或混合型病变（不包括单纯扭曲）
10. 冠状动脉病变	30 岁前冠状动脉出现狭窄、扩张、动脉瘤、管腔不规则或混合型病变，并排除动脉硬化因素如高脂血症、糖尿病

三、误诊文献研究

1. 文献来源及误诊率　2004—2013 年发表在中文医学期刊并经遴选纳入误诊疾病数据库的 TA 误诊文献共 29 篇，累计误诊病例 181 例。3 篇文献可计算误诊率，误诊率 62.16%。

2. 误诊范围　本次纳入的 181 例 TA 误诊为 42 种疾病，涉及循环、感染、呼吸、风湿免疫等多专科，共 195 例次，误诊疾病系统分布见表 13-5-3。居前三位的误诊疾病为高血压病、肺栓塞和脑血管病；少见的误诊疾病包括颈椎病、视网膜病、心肌炎、主动脉夹层、肾小球肾炎、先天性肺动脉异常、脊柱骨关节病、免疫性疾病、急腹症、急性胃肠炎、过敏性紫癜性肾炎、滑膜结核、结核性脑膜炎、成人 Still 病、休克、先天性心脏病、纤维织炎、下肢动脉粥样硬化闭塞症、类风湿性关节炎、淋巴瘤、紧张性头痛、肾病综合征、幼年特发性关节炎、支气管扩张、心绞痛、心内膜弹力纤维增生症、心脏瓣膜病。4 例仅作出心脏扩大、晕厥查因诊断，主要误诊疾病见表 13-5-4。

表 13-5-3　多发性大动脉炎误诊疾病系统分布

疾病系统	误诊例次	百分比(%)	疾病系统	误诊例次	百分比(%)
循环系统疾病	83	42.56	精神及神经系疾病	6	3.08
感染性疾病	37	18.94	骨关节病	6	3.08
呼吸系统疾病	36	18.46	其他	13	6.67
风湿免疫系疾病	14	7.18			

表 13-5-4　多发性大动脉炎主要误诊疾病

误诊疾病	误诊例次	百分比(%)	误诊疾病	误诊例次	百分比(%)
高血压病	34	17.44	风湿热	8	4.10
肺栓塞	22	11.28	体位性低血压	6	3.08
脑血管病	19	9.74	心肌病	6	3.08
结核病	17	8.72	肺炎	6	3.08
上呼吸道感染	15	7.69	癫痫	5	2.56
病毒性脑炎	11	5.64			

3. 确诊手段　本次纳入的 181 例多发性大动脉炎中，均符合 Sharma 多发性大动脉炎诊断标准，多数结合症状体征和影像学检查确诊，1 例经尸体解剖确诊。

4. 误诊后果　本次纳入的 181 例多发性大动脉炎中，165 例文献描述了误诊与疾病转归的关联，16 例预后与误诊关联不明确。按照误诊数据库对误诊后果的分级评价标准，可统计误诊后果的病例中,143 例(86.67%)为Ⅲ级后果,未因误诊误治造成不良后果,5 例(3.03%)造成Ⅱ级后果,因误诊误治导致病情迁延;17 例(10.30%)造成Ⅰ级后果,14 例死亡,3 例造成后遗症。

四、误诊原因分析

依据本次纳入的 29 篇文献分析的误诊原因出现频次,经计算机统计归纳为 7 项,其中经验不足而缺乏对该病的认识为最常见误诊原因,见表 13-5-5。

表 13-5-5　多发性大动脉炎误诊原因

误诊原因	频次	百分率(%)	误诊原因	频次	百分率(%)
经验不足而缺乏对该病的认识	22	75.86	过分依赖或迷信医技检查结果	2	6.90
问诊及体格检查不细致	16	55.17	诊断思维方法有误	2	6.90
缺乏特异性症状体征	13	44.83	影像学诊断原因	1	3.45
未选择特异性检查项目	11	37.93			

1. 经验不足而缺乏对本病的认识　随着本病报道的逐年增多,对该病的认识越来越深入以及检查方法的普及和提高,通过详细的体格检查和实验室、影像学检查,明确诊断不难,该病的误诊率理应有所下降。但本研究显示,TA 的误诊率仍高达 62% 左右,其最常见误诊原因为接诊医师临床经验不足而缺乏对本病的认识。TA 临床较为少见,尤其在基层医院更为少见,而该病临床表现涉及全身多个器官,症状不典型,患者就诊科室分布也很广,说明很多医师尤其是低年资医生还是对 TA 缺乏足够认识,忽略了血管疾病的可能性,导致漏诊误诊。

2. 问诊及体格检查不细致　问诊及体格检查不细致居本研究误诊原因的第二位,出现率为 55.17%。详细的问诊和体格检查对于本病的发现和初步诊断具有重要意义。通过详细的病史询问,常可发现重要诊断线索,如发病年龄、诱发因素、缓解因素及其他伴随症状等。体格检查的重要性更加不言而喻,触诊动脉搏动是否正常对称、听诊有无杂音、四肢血压等是否对称等对本病的初步诊断大有帮助。由于影像学技术的不断提高,体格检查常常被临床医师忽略,加之部分医生问诊及体格检查时仅偏重于自己专科方面或某一临床表现,而忽视其他伴随症状及体征,导致误漏诊的发生。

3. 缺乏特异性症状体征　TA 是一种慢性疾病,病程一般较长,可能出现的症状和体征较多,但大多无明显的特异性,如果缺乏认识,反而容易将临床医师的注意力引向他处,这也是本病容易误诊的一个重要因素。尤其对于非典型 TA,如儿童及男性患者、双侧肢体血压无明显差异者,更容易导致误诊。

4. 未选择特异性检查项目　在 TA 活动期常有红细胞沉降率(ESR)升高、C 反应蛋白升高,然而这两项指标的特异性有限。在出现血管病变后如果行相应部位的动脉造影或计算机体层摄影血管成像(CTA),常可发现诊断线索。然而接诊医师由于诊断思维的偏差,先入为主,未选择特异性检查项目,从而出现漏诊误诊。

5. 经验性治疗有效误导临床诊断　TA 患者往往因唯一临床表现初次就诊,如高血压、肢体疼痛或跛行、头晕等。部分医师临床思维局限,满足于对表象的认识,又对病情缺乏全面分析,在未完善检查的情况下先给予经验性治疗,如降压、扩张血管等,后因经验性治疗后症状有所缓解,即认为治疗有效而草率作出诊断。这是本病误诊的又一重要原因。

6. 合并症掩盖原发病　当 TA 合并有其他疾病时,因本身症状不典型,临床发现异常时常以"一元论"思维首先考虑其合并症而忽略 TA 的诊断。文献报道 1 例强直性脊柱炎(ankylosing spondilitis, AS)合并 TA 患者,长期发热,多次检查发现 ESR 升高及心脏杂音,均以 AS 活动期累及心脏瓣膜解释,4 年后才最终诊断为 TA。提示临床上如发现异常不能用原发病解释或因原发病所致概率较小时,需注意有无漏诊。

7. 未能正确且全面地分析医技检查结果 医师在给患者开具医技检查申请时,往往根据病史询问和查体,脑海中已形成一个初步诊断及预期的检查结果,部分医师在查看检查结果时往往只看到"自己想看到的结果",或过分关注与自己专科疾病关系密切的结果,而忽视其他阳性结果,从而导致误诊或漏诊。过分依赖或迷信医技检查结果,也是导致误诊的原因,譬如部分慢性 TA 患者,ESR 并未升高,然而血管病变已然存在,此时如不进一步行体格检查或血管造影,就无法避免漏诊误诊。

五、防范误诊措施

1. 提高各专科医师对 TA 的认识 由于 TA 为自身免疫性疾病,可能累及的器官及首发症状差异性极大,因此诊断难度较大。由于诊疗技术的提高,本病的报道逐年增多,可见本病已并非罕见,各专科临床医师均应加强该病理论知识的学习,工作中对风湿免疫性疾病保持警惕,避免漏诊误诊的发生。

临床医师应该认识到本病临床表现的多样性,对有以下表现者建议完善多部位血管及炎性相关检查,以明确有无 TA:① 不明原因且难以控制的高血压或低血压、双侧血压不对称、上肢高血压及下肢低血压。② 年轻患者(尤其是年轻女性)的肢体及颅内缺血性病变;无明显高血压病、高脂血症、吸烟史等诱因的局限性动脉狭窄或闭塞性病变,且未病变部位管壁光滑者。③ 不明原因的呼吸困难、胸闷,排除肺部感染等病变者。④ 血管狭窄性病变,同时合并不明原因的发热,ESR、CRP 及白细胞升高者。⑤ 超声或 MRA 等检查提示血管壁水肿增厚者。⑥ 检查发现主动脉及其一级分支动脉等大血管狭窄或闭塞;血管狭窄性病变及扩张性病变同时存在者。

2. 详细询问病史和全面体格检查 临床医师在询问病史时应仔细把握每一个诊断线索,包括家族史、既往史和现病史。TA 是一种缓解-复发的渐进性疾病,应注意到发病和缓解的诱发因素和伴随症状,不能遗漏,亦不应先入为主,诱导性询问。体格检查是任何疾病诊断中不可或缺的过程,体表动脉搏动的触诊和听诊、对称性的血压测定在本病的诊断中至关重要,是较为特异性的体征之一。如高血压患者常规测双上肢血压甚至下肢血压、以头晕为主诉者注意触诊颈动脉搏动、上肢麻木无力者注意触诊上肢动脉搏动及听诊锁骨下动脉杂音等。

3. 要有清晰而开拓性的诊断思维 TA 可涉及全身多个器官,表现不一,当合并其他疾病时,往往导致漏诊。故当遇到以多种症状或体征就诊患者时,既要考虑常见病和多发病,又不能局限于某一症状或体征,尤其当多种症状和体征同时出现时,更应考虑本病的可能。如发现异常不能用原发病解释或因原发病所致概率较小,"一元论"思维难以解释时,应开拓诊断思维,多加鉴别,明确有无合并症可能,避免漏诊。如遇及原发病不能解释的不明原因发热、不明原因的难治性高血压、X 线检查无阳性发现的呼吸困难、多发性动脉狭窄等,均应警惕有无合并 TA 可能。

同时,对医技检查中所有的阳性结果均应重点关注,结合病情,找出导致异常的原因,切忌"一叶障目",过度关注某一阳性结果而忽视其他的阳性结果。尤其某些阳性结果程度较轻,未引起阳性症状时,更容易被忽视,需特别注意。如无相关症状的心脏瓣膜反流,不伴有发热的白细胞、ESR 及 CRP 升高,尚未引起血流动力学改变的多部位轻度动脉狭窄等,均应引起注意。

4. 选择特异性检查项目 ESR 常被作为判断 TA 活动性的指标,疾病活动时 ESR 增快,病情稳定时 ESR 恢复正常;CRP 临床意义与 ESR 相同。但目前尚无一项血液学指标能确切反映其病变活动,不应迷信于此。对于颈动脉受累的患者应常规行眼底检查如眼底镜、荧光素血管检查、电子视网膜照相检查等。彩色多普勒超声检查可探查主动脉及其主要分支(颈动脉、锁骨下动脉、肾动脉等)狭窄或闭塞,但对其远端分支探查较困难。TA 最重要的检查手段是血管造影,包括数字减影血管造影和 CTA 或磁共振动脉造影(MRA),前者常作为检查血管病变的金标准,且在部分病例中,可同时行一期病变处理,缺点是为有创检查。CTA 具有无创性,且影像的可重复性强,可作为长期随访患者的检查手段,更重要的是在病变早期即可发现血管周围的增强信号。MRA 能显示出受累血管壁的水肿情况,以帮助判断疾病是否为活动期,参考价值较高。超声心动图、超声血管检查、心电图、脑血流图等对于心脏、颈动脉病变也有很广泛的应用。本组文献中,超声检查和血管造影作为该病确诊手段的比例分别为 58.68% 和 31.74%。选择特异性检查方法对于降低本病误诊率及医疗成本均具有重要意义。

5. 追本求因以力图明确诊断　临床医师应力图明确导致异常结果或引起异常症状体征的根本原因。尤其对于经经验性治疗症状已有明显好转的患者,经治医师切忌浅尝辄止,草率作出诊断,而应拓展思维,深入求因,继续完善相关检查,明确患者病变性质及根本病因,避免误诊漏诊。如头晕患者经改善循环及营养神经治疗后症状好转,此时应注意鉴别排除颅内病变及血管狭窄性病变等所致可能,从而行进一步检查明确病因,避免误诊漏诊。

6. 注意与容易误诊疾病的鉴别

(1)先天性主动脉缩窄:胸腹主动脉型患者有上下肢血压差者需与先天性主动脉缩窄相鉴别。先天性主动脉缩窄更常见于男性,部位多局限于主动脉弓降部起始段。全身无炎症活动表现,胸主动脉造影见特定部位狭窄(婴儿在主动脉峡部,成人位于动脉导管相接处),可在婴幼儿时即出现症状或合并其他先天性心脏病。

(2)血栓闭塞性脉管炎:该病好发于青年男性,常有吸烟史。病变多侵及四肢中、小动静脉,可有游走性静脉炎,常引起肢端坏疽,以下肢多见。多表现为肢体缺血、疼痛、间歇性跛行,足背动脉搏动减弱或消失,严重时可有肢体溃疡或坏疽。

(3)动脉硬化性疾病:一般发病年龄为中老年,常有血脂异常,动脉造影可见内膜不平整,呈串珠样改变、动脉迂曲。而 TA 的血管病变常为节段性,有时呈鼠尾样狭窄闭塞。

(4)胸廓出口综合征:锁骨下动脉在胸腔出口处的肋骨斜角肌裂空、肋骨锁骨管道等处,因斜角肌、纤维膜、肋骨、锁骨等组织解剖异常而受压迫,引起桡动脉脉搏减弱、指端发凉、麻木、乏力等上肢动脉缺血性表现,但常有神经、静脉同时受累症状,如上肢痉挛性疼痛、麻痹、肿胀等。体检 Adson 征常为阳性,上肢外展至某一位置症状显著。肌电图显示神经传导速度减慢。

(5)其他:此外,本病需与肾动脉纤维肌结构不良、结节性多动脉炎、白塞病等多种疾病鉴别。肾动脉纤维肌结构不良多见于女性;肾动脉造影显示其远端 2/3 及分支狭窄,无大动脉炎表现;病理检查显示血管壁中层发育不良。结节性多动脉炎主要累及内脏中小动脉。白塞病可出现主动脉瓣及其他大血管病变,但常有口腔溃疡、外阴溃疡、葡萄膜炎、结节红斑等,针刺反应阳性。

总之,TA 的自然病程多较慢长,症状复杂而不典型,需鉴别疾病繁多,且常因部分症状具有自限性而被忽略,误诊率极高。虽然目前该病误诊病例大多未造成严重误诊后果,但随着介入技术的不断发展和普及,该类血管病变的介入治疗适应证不断放宽,如不能准确诊断,可以预见若干年内误诊率将不降反升。因此,提高对本病的认识,加强理论知识的学习,不断积累经验和拓宽诊断思维,全面细致地询问病史和行体格检查,及时选择特异性检查手段,对于减少本病误诊和漏诊的发生、提高确诊率、改善患者预后,均具有至关重要的意义。

(杨　超)

第六节 白塞病

一、概述

白塞病(Behcet's disease，BD)又称贝赫切特综合征，是一种多系统、多器官受累的全身性、慢性血管炎性疾病。本病在东亚、中东和地中海地区发病率较高，被称之为丝绸之路病。国内资料显示我国患病率为 14/10 万，男女发病比例相当，任何年龄均可患病，发病高峰年龄为 16～40 岁。白塞病常见的临床表现为复发性口腔溃疡、生殖器溃疡、眼炎及皮肤损害，也可累及血管、神经系统、消化系统、关节、肺、肾、附睾等器官。因本病无血清学特异性检查，诊断主要依靠临床特征，但是白塞病临床表现多样，病程迁延，因此，在疾病早期得不到及时诊断，容易误诊、漏诊，从而延误治疗。

1. 发病机制　白塞病发病机制尚不十分明确，可能与感染、遗传、免疫异常以及环境等因素有关，越来越多的研究证据支持本病是一种免疫介导的血管炎性疾病，其中 T、B 细胞异常，自身抗原驱动的自身免疫反应扮演重要角色。抗内皮细胞抗体(AECA)可能是血管损伤的原始致病因素，也可能是疾病过程损伤血管内皮细胞，抗原暴露，产生了相应的自身抗体，加重血管损伤，即抗内皮细胞抗体的产生继发于内皮的损伤。国内外研究认为，45%～60%的白塞病发病与遗传因子 HLA-B51 呈高度正相关，这种相关性在很多种族中已经得到证实，不同种族中与白塞病相关的 HLA 表型也有不同。一些研究提示各种感染因素在白塞病的发病中起一定作用，肝炎病毒、大肠杆菌、单纯疱疹病毒、肺炎杆菌、血链球菌及支原体等都可能对该病造成潜在影响，但致病抗原一直未能明确，因此尚无法对因果关系进行确定。

2. 临床表现　白塞病的临床表现复杂多样，可伴多系统损害，因严重并发症可危及生命，故而引起学术界重视。口腔、生殖器溃疡，眼部及皮肤病变是最主要的临床表现，眼受累致盲率可达 25%，葡萄膜炎及其并发症是致盲的主要原因。关节受累表现为疼痛、肿胀不适。白塞病对神经系统损伤不少见，中枢神经系统受累多于周围神经，脑干和脊髓病损是本病致残及死亡的主要原因之一。肠道病变严重者可有溃疡穿孔，甚至大出血等并发症而死亡。血管病变最常见的表现是动脉瘤、血栓以及血栓性浅静脉炎，少数患者可能以动脉瘤或深静脉血栓为首发症状就诊。

二、诊断标准

本病无特异性血清学及病理学特征，诊断主要根据临床症状，目前较多采用国际白塞病研究组于 1989 年制定的诊断标准：① 反复口腔溃疡：1 年内反复发作 3 次，由医生观察到或患者诉说有阿弗他溃疡。② 反复外阴溃疡：由医生观察到或患者诉说外阴部有阿弗他溃疡或瘢痕。③ 眼病变：前和(或)后葡萄膜炎，裂隙灯检查时玻璃体内有细胞出现或由眼科医生观察到视网膜血管炎。④ 皮肤病变：由医生观察到或患者诉说的结节性红斑、假性毛囊炎或丘疹性脓疱，或未服用糖皮质激素的非青春期患者出现痤疮样结节。⑤ 针刺反应试验阳性：针刺反应试验后 24～48 h 由医生判断结果。

有反复口腔溃疡并有其他 4 项中的 2 项以上者，可诊断为本病，但需排除其他疾病。其他与本病密切相关并有利于诊断的症状及疾病有关节痛或关节炎、皮下栓塞性静脉炎、深部静脉栓塞、动脉栓塞和(或)动脉瘤、中枢神经病变、消化道溃疡、附睾炎和家族史。

三、误诊文献研究

1. 文献来源及误诊率 2004—2013 年发表在中文医学期刊并经遴选纳入误诊疾病数据库的白塞病误诊文献共 39 篇,累计误诊病例 190 例。2 篇文献可计算误诊率,误诊率 89.71%。

2. 误诊范围 本次纳入的 190 例白塞病误诊疾病谱颇为广泛,涉及多系统,近 47 种 199 例次之多,以误诊为眼、口腔和皮肤病最多,居前三位的误诊疾病为葡萄膜炎、口腔溃疡、结节性红斑。少见的误诊疾病包括感染性心内膜炎、扩张型心肌病、支气管扩张、肺错构瘤、食管癌、上消化道出血、肝硬化、多形红斑、类风湿性关节炎、脑干脑炎、结核性脑膜炎、肾炎、咽喉炎、慢性鼻窦炎、脉络膜炎、视网膜中央动脉阻塞、梅毒、Vogt-小柳-原田病、结膜炎、宫颈炎、压疮。主要误诊疾病见表 13-6-1。

表 13-6-1 白塞病主要误诊疾病

误诊疾病	误诊例次	百分比(%)	误诊疾病	误诊例次	百分比(%)
葡萄膜炎	50	25.13	药疹	3	1.51
口腔溃疡	37	18.59	阴囊溃疡	3	1.51
结节性红斑	9	4.52	脑血管病	3	1.51
视网膜炎	8	4.02	毛囊炎	3	1.51
急性阑尾炎	8	4.02	生殖器疱疹	3	1.51
玻璃体混浊	6	3.02	上呼吸道感染	2	1.01
肠结核	6	3.02	急性化脓性扁桃体炎	2	1.01
病毒性脑炎	4	2.01	皮炎	2	1.01
青光眼睫状体炎综合征	4	2.01	肺结核	2	1.01
脓疱疮	4	2.01	风湿性关节炎	2	1.01
外阴溃疡	4	2.01	食管炎	2	1.01
胃肠炎	3	1.51	脱髓鞘病	2	1.01
胃十二指肠溃疡	3	1.51	血栓性静脉炎	2	1.01

3. 确诊手段 本次纳入的 190 例白塞病,均根据患者口腔溃疡、生殖器溃疡、葡萄膜炎等症状以及针刺反应阳性等医技检查确诊。

4. 误诊后果 本次纳入的 190 例白塞病中,189 例文献描述了误诊与疾病转归的关联,1 例预后与误诊关联不明确。按照误诊数据库对误诊后果的分级评价标准,可统计误诊后果的病例中,184 例(97.35%)为Ⅲ级后果,未因误诊误治造成不良后果;3 例(1.59%)为Ⅱ级后果,行不必要的手术;2 例(1.06%)造成Ⅰ级后果,均为死亡。

四、误诊原因分析

依据本次纳入的 39 篇文献提供的白塞病误诊原因出现频次,经计算机统计归纳为 9 项,以经验不足而缺乏对该病认识居首位,见表 13-6-2。

表 13-6-2 白塞病误诊原因

误诊原因	频次	百分率(%)	误诊原因	频次	百分率(%)
经验不足,缺乏对该病的认识	31	79.49	缺乏特异性症状体征	10	25.64
问诊及体格检查不细致	24	61.54	未选择特异性检查项目	8	20.51

续表

误诊原因	频　次	百分率(%)	误诊原因	频　次	百分率(%)
诊断思维方法有误	8	20.51	对专家权威、先期诊断的盲从心理	1	2.56
过分依赖或迷信辅助检查结果	4	10.26	药物作用的影响	1	2.56
病人主述或代述病史不确切	1	2.56			

1. 经验不足,缺乏对本病的认识　白塞病以葡萄膜炎、口腔溃疡、生殖器溃疡、虹膜炎为主要症状,但可累及神经系统、胃肠道等。该病发病率低,非临床常见疾病,且临床表现复杂多变,患者多因不同症状首诊于各个专科,大多数非风湿免疫科医师对于该病缺乏认识,这是造成误诊的最主要原因。本统计中白塞病最常误诊的疾病为葡萄膜炎(25.13%)、口腔溃疡(18.59%)、结节性红斑(4.52%)、视网膜炎(4.02%)。

葡萄膜炎是眼科常见疾病,葡萄膜炎又分为两种类型,一种是虹膜睫状体炎,即前葡萄膜炎症,另一种是视网膜葡萄膜炎型,即全葡萄膜炎型,临床上前者比较少见,炎症持续时间短,预后相对较好,后者容易反复发作,炎症反应较重,预后较差。而白塞病的葡萄膜炎多表现为双眼受累,反复发作,视力逐渐下降,容易发生前房积脓,前房积脓具有一定的特征性。如眼科医师对本病认识不够,没有掌握白塞病的临床特征,极易造成漏诊误诊。

误诊比例较高的口腔溃疡在日常生活中司空见惯,并不会引起人们的重视,只有当其反复发作,才会到口腔科就诊,但口腔科医师会由于认识不足造成误诊漏诊。成圆报道1例,患者以口腔溃疡伴发热就诊,针刺反应阳性,予以抗感染治疗后体温高峰并未下降,但未引起重视,且未考虑到免疫性疾病,造成误诊。

结节性红斑是白塞病的常见皮肤损害,其在一般人群不常见,主要引起双下肢不适、疼痛、结节、皮温高,消退后留有色素沉着,一般药物治疗效果差,易引起患者重视,多就诊于皮肤科、外科、骨科等,但由于引起结节性红斑的原因较多,如初诊医师对该病缺乏认识则易造成误诊。

2. 问诊及体格检查不细致　白塞病的临床表现复杂多变,目前医院的二级临床专科划分越来越细,专科化程度越来越高,加之相当多的医生对于白塞病不够了解,在询问病史和体格检查的过程中,往往容易忽视口腔溃疡、生殖器溃疡、眼炎、结节性红斑、关节炎等病史的问诊。另外由于口腔溃疡为常见疾病,如果不仔细询问患者,患者可能不会主动告诉医生。白塞病患者往往伴有生殖器溃疡,位置较为隐蔽,不易发现,常规体格检查一般不会检查外生殖器,而且面对异性接诊医师时,患者往往不配合全面查体,更易造成误诊漏诊。

3. 缺乏特异性症状体征　白塞病患者出现口腔溃疡、生殖器溃疡、葡萄膜炎等特征性表现时,诊断相对较为容易。但对于累及肠道以及神经系统的患者,可能就诊时首发症状缺乏特异性,诊断较为困难。累及神经系统的白塞病患者可能以头痛、肢体乏力等神经系统症状就诊,但无皮肤黏膜及眼部症状时则难以诊断;再者本病可累及中枢神经系统各个部位,临床表现较复杂而又缺乏特异性,临床特点、过程与中枢神经系统炎症和脱髓鞘病变有相似性,易被误诊和漏诊。而肠道型白塞病患者消化道症状多出现在白塞病的活动期,并且消化道症状早期表现亦非常隐匿,主要以功能障碍为主,如腹部隐痛,上腹饱胀、恶心、反酸及食欲缺乏等,病人对上述症状多能耐受,往往不经意,而医生也易忽视其存在,只有当患者出现腹痛、腹泻甚至脓血便才到医院就诊。因此对于有消化道症状并且反复发作的患者,可询问有无口腔溃疡、眼炎、外阴溃疡等症状,以帮助诊断。

4. 未选择特异性检查项目　针刺反应也称皮肤非特异性过敏反应,即针刺后12～48 h开始出现米粒大小的红色斑丘疹,继而发展为水疱、脓疱和结痂,1～2周消退。在白塞病中,针刺反应阳性率为 57.9%～70.0%,高于正常人群,在男性明显高于女性,其诊断的特异性较高,与病情活动有一定相关性,病情重时阳性率高、程度重。由于白塞病症状复杂,对于该病缺乏认识,对于有口腔溃疡、生殖器溃疡的患者未行针刺反应,造成了漏诊或误诊。

抗内皮细胞抗体是一簇能与内皮细胞作用的免疫球蛋白,是一种自身免疫性抗体和异质性抗体,抗内皮细胞抗体广泛出现在诸多免疫性疾病患者的外周血中,并且与部分疾病的活动和预后相关,国内研究显示,白塞病患者中抗内皮细胞抗体阳性率为 47.5%,但白塞病之外的血管炎患者阳性率高达 68.6%,故该抗体对白塞病的诊断无特异性。但与临床活动有关,可作为观察病情活动的指标。

5. 诊断思维方法有误　本统计结果显示,有 20.51% 的白塞病误诊原因是由于临床诊断思维方法问题,分析主要原因是由于医务人员多具有先入为主的思维模式,对白塞病缺乏认识以及必要的鉴别诊断知识,在诊治过程中往往只关注自己专科的症状体征,而忽略了其他专科的特异症状体征,思维模式固化,从而造成误诊或漏诊。

6. 过分依赖或相信医技检查结果　白塞病症状复杂多样,涉及多个器官系统,目前缺乏确诊的实验室指标,与其他多种疾病如 Crohn 病、类天疱疮和扁平苔藓、高嗜酸性粒细胞综合征、获得性免疫缺陷综合征等常出现重叠症状,因此诊断比较困难,如果不全面分析病情资料,过于依赖医技检查结果,也是造成误诊漏诊的原因之一。

五、防范误诊措施

从文中所列的误诊后果统计中我们可以看出,大部分患者发生误诊后,未造成不良后果,占总数的 96.84%。但 3 例(1.58%)造成手术扩大化或不必要的手术,1 例(0.53%)因误诊误治出现了双眼失明。误诊误治使患者付出了更多的健康及经济代价,如何防范白塞病的误诊,我们结合临床经验及循证医学证据,做如下总结。

1. 提高各专科医师对白塞病临床特点的认识　本研究显示,引起白塞病误诊最主要的原因是临床医师缺乏对该病的认识。白塞病发病率低,典型表现为口眼生殖器三联征,但该病可累及神经系统、消化系统、关节等,可表现为非特征性症状,给临床诊断造成一定的困难,如以皮肤损害为主要表现的患者可能就诊皮肤科、外科或者骨科,以口腔溃疡为主要表现的患者可能就诊于口腔科,以神经系统为主要表现的患者就诊于神经科,因此加强相关科室培训学习,提高对本病复杂多样临床表现的认识,是避免误诊或漏诊的关键。对于出现反复口腔溃疡、眼炎、结节性红斑的患者,要高度怀疑白塞病,观察患者输液针眼处是否有脓疱可有助于鉴别。而对于那些以非典型症状为首发症状的白塞病患者要仔细询问病史,认真体格检查,必要时可行针刺反应试验以明确诊断。

2. 加强临床工作的责任心　由于我国现行医疗体制的缘故,临床一线工作人员尤其是大型三甲医院医师出诊时每天需要接诊大量的病人,工作较为繁忙,可能会造成询问病史不详细、不系统,查体不够仔细、认真,会造成部分患者的误诊、漏诊。因此加强工作责任心,重视病史的询问,仔细体格检查,可在一定程度上减少白塞病误诊或漏诊。

3. 诊断思维避免先入为主　临床医师在接诊病人的过程中存在先入为主的思维现象,往往只注重本专科的症状体征,对一些复杂症状不加以分析,主观经验型诊断为主,治疗效果不理想时,没有进一步分析原因,造成误诊或漏诊。因此要求在诊治过程中,既要做好专科疾病的诊治,同时也要关注与本专科相关疾病的鉴别诊断,遇到治疗效果欠佳或无法解释的症状时,要具有发散思维,进一步分析原因,必要时可请相关科室会诊,从而减少误诊漏诊。

4. 重视与容易混淆疾病的鉴别　白塞病临床表现较为复杂,可累及全身多系统,本病以某一系统症状为突出表现者时,应注意与相关疾病鉴别:以关节症状为主要表现者,应注意与类风湿性关节炎、Reiter 综合征、强直性脊柱炎相鉴别;皮肤黏膜损害应与多形红斑、结节性红斑、梅毒、Sweet 病、Stevens-Johnson 综合征、寻常性痤疮、单纯疱疹感染、热带口疮、系统性红斑狼疮、周期性粒细胞减少、获得性免疫缺陷综合征等相鉴别;胃肠道受累应与 Crohn 病和溃疡性结肠炎相鉴别;神经系统损害与感染性、变态反应性脑脊髓膜炎、脑脊髓肿瘤、多发性硬化、精神疾病相鉴别;附睾炎与附睾结核相鉴别。

5. 了解特异性医技检查的应用原则　针刺反应对于白塞病诊断具有一定的特异性,与白塞病的活动有一定的相关性。抗内皮细胞抗体在白塞病中有较高的阳性率,但抗内皮细胞抗体参与了多种血管炎性疾病的发生,对于白塞病是非特异性的,与临床病情活动有关,可作为观察病情活动的指标。因此新的特异性抗体的研发对于白塞病的诊断有至关重要的作用,目前正在研究的抗体有抗葡萄膜抗体,抗原为胞膜连接的一段螺旋盘绕肽段,其 C 末端含 18% 的葡萄膜自身抗体结构,现在有重组的人抗原肽可以用 ELISA 方法测定,但对白塞病特异性不强。冯修高用文库筛选的方法发现白塞病患者存在抗 Kinectin 抗体,Kinectin 是内质网上的一个肽段,含 1 356 个氨基酸。FENG 等用重组抗原 ELISA 法检测 46 例白塞病,抗 Kinectin 抗体阳性率为 41.3%,高于其他几种疾病,对白塞病的诊断有一定的帮助。

白塞病目前存在较高的误诊率,主要是医护人员认识不足,但客观上也与目前缺乏特异性的实验室指标有一定的相关性,因此加强和医护人员的教育培训和研发新的特异性抗体,将有助于有效降低白塞病的误诊率。

（郭　信　安　媛）

第七节　成人 Still 病

一、概述

成人 Still 病(adult onset Still's disease，AOSD)是一组病因和发病机制不明,临床以高热、一过性皮疹、关节炎(痛)和白细胞升高为主要表现的综合征。国内外曾使用过多种名称,如 Wissler-Fanconi 综合征、变应性亚败血症等,直到 1987 年国际上统一采用 AOSD 命名后,本病作为一种独立性疾病,已经得到广泛的承认。

AOSD 也包括在儿童期发病、到成年期才出现全身症状的病例或在儿童期发生的斯蒂尔病至成年期复发的连续性病例,这些病例约占总病倒数的 12%。AOSD 的发病年龄 14～83 岁不等,尤以 16～35 岁的青壮年多发,男女发病率基本相等或女性多[女男发病比例为(1.1～2)：1],病程 2 个月到 14 年。本病呈世界性分布,无种族差异及地区聚集性。

AOSD 的病因和发病机制未明,一般认为与感染、遗传和免疫异常有关。主要临床表现为:① 发热:是本病最常见、最早出现的症状。80% 以上的患者呈典型的弛张热,体温≥39℃。② 皮疹:见于 85% 以上患者,典型皮疹为橘红色斑疹或斑丘疹。皮疹主要分布于躯干、四肢,也可见于面部。本病皮疹的特征是常与发热伴行,常在开始发热时出现,热退后皮疹亦消失。③ 关节及肌肉症状:几乎 100% 患者有关节疼痛,关节炎在 90% 以上。膝、腕关节最常累及,其次为踝、肩、肘关节,近端指间关节、掌指关节及远端指间关节亦可受累。发病早期受累关节少,以后可增多呈多关节炎。不少患者受累关节的软骨及骨可出现侵蚀破坏,有可能出现关节僵直、畸形。肌肉疼痛常见,占 80% 以上。部分患者出现肌无力及肌酶轻度增高。④ 咽痛:多数患者在疾病早期有咽痛,有时存在于整个病程中。发热时咽痛出现或加重,退热后缓解。可有咽部充血,咽后壁淋巴滤泡增生及扁桃体肿大,咽拭子培养阴性;抗生素治疗无效。⑤ 其他临床表现:可出现淋巴结增大、肝脾大、腹痛(少数似急腹症)、胸膜炎、心包积液、心肌炎和肺炎。较少见的有肾脏损害、中枢神经系统异常、周围神经系统损害等。

本病尚无根治方法,如能早期诊断、合理治疗,绝大多数患者病情可以得以控制,并且减少复发。轻症者可单独应用非甾类抗炎药,疗效不佳者可合用或改用糖皮质激素。病情控制仍不佳者,可采用甲氨蝶呤等抗风湿药(DMARDs)改善病情,难治者可使用生物制剂。

二、诊断标准

国内外曾制定了许多诊断或分类标准,但至今仍未有公认的统一标准。推荐应用较多的是美国 Cush 标准和日本标准(即 Yamaguchi 标准)。

1. Cush 标准

必备条件:① 发热>39℃;② 关节痛或关节炎;③ 类风湿因子(RF)<1∶80;④ 抗核抗体(ANA)<1∶100。

另需具备下列任何 2 项:① 血白细胞≥15×10⁹/L;② 皮疹;③ 胸膜炎或心包炎;④ 肝大或脾大或淋巴结增大。

2. Yamaguchi 标准

主要条件:① 发热≥39℃并持续 1 周以上;② 关节痛持续 2 周以上;③ 典型皮疹;④ 血白细胞≥15×10⁹/L。

次要条件:① 咽痛;② 淋巴结和(或)脾增大;③ 肝功能异常;④ RF 和 ANA 阴性。此标准需排除:感染性疾病、恶性肿瘤、其他风湿性疾病。符合 5 项或更多条件(至少含 2 项主要条件),可作出诊断。

三、误诊文献研究

1. 文献来源及误诊率　2004—2013 年发表在中文医学期刊并经遴选纳入误诊疾病数据库的AOSD 误诊文献共 49 篇,累计误诊病例 253 例。11 篇文献可计算误诊率,误诊率 69.72%。

2. 误诊范围　本次纳入的 253 例 AOSD 误诊为 46 种疾病共 292 例次,居前三位的误诊疾病为败血症、上呼吸道感染、类风湿关节炎。少见误诊疾病包括骨髓增生异常综合征、病毒性心肌炎、恙虫病、腮腺炎、血管炎、产褥期感染、肠梗阻、传染性单核细胞增多症、胆囊炎、附睾炎、肝结核、麻疹、肾综合征出血热、输液反应、胃炎、膝关节结核、军团病、急性阑尾炎、急性肾盂肾炎、急性咽炎等。主要误诊疾病见表 13-7-1。

表 13-7-1　成人 Still 病主要误诊疾病

误诊疾病	误诊例次	百分比(%)	误诊疾病	误诊例次	百分比(%)
败血症	41	14.04	系统性红斑狼疮	15	5.14
上呼吸道感染	23	7.88	伤寒	13	4.45
类风湿性关节炎	20	6.85	肝炎	11	3.77
风湿热	20	6.85	肺结核	10	3.42
淋巴瘤	20	6.85	药疹	9	3.08
肺炎	16	5.48	皮肌炎	7	2.40

误诊疾病	误诊例次	百分比(%)	误诊疾病	误诊例次	百分比(%)
结核病	7	2.40	丹毒	4	1.37
结核性胸膜炎	7	2.40	扁桃体炎	4	1.37
恶性组织细胞病	6	2.05	关节炎	4	1.37
风湿性关节炎	6	2.05	淋巴结结核	3	1.03
白血病	6	2.05	淋巴结炎	3	1.03
荨麻疹	5	1.71	疟疾	3	1.03
药物热	4	1.37	感染性心内膜炎	3	1.03
白血病样反应	4	1.37			

3. 确诊手段　本次纳入的 253 例均根据症状体征及医技检查,参照 Cush 标准或 Yamaguchi 标准,排除其他疾病后,确诊 AOSD。

4. 误诊后果　本次纳入的 253 例 AOSD 中,252 例文献描述了误诊与疾病转归的关联,1 例 预后与误诊关联不明确。按照误诊数据库对误诊后果的分级评价标准,可统计误诊后果的病例 中,252 例(100%)均为Ⅲ级后果,未因误诊误治造成不良后果。

四、误诊原因分析

依据本次纳入的 49 篇文献分析的误诊原因出现频次,经计算机统计归纳为 10 项,其中经验不 足而缺乏对该病的认识、缺乏特异性症状体征为主要原因,见表 13 - 7 - 2。

表 13 - 7 - 2　成人 Still 病误诊原因

误诊原因	频次	百分率(%)	误诊原因	频次	百分率(%)
经验不足,缺乏对该病的认识	46	93.88	药物作用的影响	3	6.12
缺乏特异性症状体征	25	51.02	未选择特异性检查项目	2	4.08
诊断思维方法有误	11	22.45	医院缺乏特异性检查设备	2	4.08
问诊及体格检查不细致	10	20.41	病理诊断错误	1	2.04
过分依赖或迷信医技检查结果	3	6.12	患者主述或代述病史不确切	1	2.04

1. 经验不足,缺乏对该病的认识　AOSD 发病情况各家报道不一,如发病率在法国约为 0.16/10 万,在日本男性和女性分别为 0.22/10 万和 0.34/10 万,而国内尚无这方面的报道。自 1995 年以 来,国内文献报道的 AOSD 约 500 例,未报道的病例可能更多,多为散发病例。该病非常见病、多 发病,大多数临床医师、特别是基层医师对本病缺乏了解。AOSD 以反复发热、咽痛、皮疹和关节 痛(炎)为主要临床表现,从本组的误诊范围可看出,误诊为感染性疾病、其他风湿病的可能性最 大,故本病多以"发热原因待查"收住呼吸内科、感染科、风湿科,这些专科医师相对接触机会较多, 但仍时有误诊发生。叶春富、刘忠达曾对以呼吸道症状为主要表现的 12 例进行误诊分析,认为本 病早期常有呼吸道症状,无特异性,误导医师按呼吸系统症状进行诊断,造成误诊。另外,AOSD 可累及全身多个脏器,造成多个系统、器官损害及功能障碍,致临床表现多样化,若收住科室既往 接触本病不多或未接触过本病,对本病认识不足,发生误诊的可能性极大。如以发热、淋巴结和 (或)肝脾增大、白细胞升高为主要表现收住血液内科,有可能被误诊为淋巴瘤、白血病、类白血病 反应、恶性组织细胞病、淋巴结炎、传染性单核细胞增多症、骨髓增生异常综合征等;以发热、黄疸、 腹痛、肝功能损害为主要表现收住消化内科,有可能被误诊为肝炎、胃炎、急性阑尾炎、胆囊炎、肠 梗阻、伤寒等;以发热、皮疹为主要表现收住皮肤科,则有可能被误诊为药疹、荨麻疹等。因此,在

接诊反复发热、抗生素治疗效果不佳、合并多器官功能损害的患者时,应警惕 AOSD 可能。

2. 缺乏特异性症状体征　　AOSD 的主要临床表现发热、皮疹、关节痛(炎)、咽痛、淋巴结和(或)肝脾增大等均缺乏特异性,在诸多感染性疾病、风湿病及肿瘤性疾病中常可遇到;而且上述症状对某一个患者来说不一定全部出现,可能在病程中逐渐出现,也可能一直未全部出现。以关节痛为例,杨萍兰等曾报道 12 例 AOSD 患者,其中有 6 例以小关节疼痛为主要表现,误诊为类风湿关节炎;2 例以双膝双髋关节疼痛并有对称性、游走性之特点而误诊为风湿性关节炎;1 例既有双膝、双肘对称性大关节疼痛,同时又有双手指关节疼痛,误诊为反应性关节炎。如前所述,AOSD 还可累及全身多个脏器,造成多个系统、器官损害及功能障碍,致临床表现多样化,更易造成误诊。此外,部分患者在未确诊前没有系统地应用糖皮质激素和非甾体类抗炎药,但不同程度地缓解了症状,使之更加不典型,也给临床诊断带来了一定的困难。

3. 问诊及体格检查不细致　　皮疹是 AOSD 一个主要症状,85% 以上的患者在病程中出现一过性皮疹,特点如下:① 不隆起或微隆起,直径 2～5 mm 的橘红色斑疹或斑丘疹,压之褪色,范围可逐渐扩大或融合成片;② 皮疹多随傍晚发热时出现,并随清晨热退后而消失,即昼隐夜现之特点,如不注意往往就看不到;③ 皮疹多分布于颈部、躯干或四肢近端,也可出现于手掌和足跖;④ 同一患者不同部位的皮疹形态不一,点状斑疹和成簇或融合成片的红斑往往混合存在;⑤ 皮疹消退后多不留痕迹,少数可遗留大片色素沉着;⑥ 一般无瘙痒、脱屑及皮下结节;⑦ 部分患者有 Koebner 现象,温热及机械刺激(如搔抓和摩擦等)可使皮疹加重或更明显。除以上典型皮疹外,少数患者可呈荨麻疹样皮疹、靶形疹、醉酒样皮损、痤疮样皮疹、弥漫性红斑、中毒性红斑、结节性红斑、出血点或湿疹等。其中以靶形和"V"形醉酒样皮损具有特征性,有较高的诊断价值。皮疹既可以作为本病首发症状,也可出现在病程中,特别是出现在用药后,此时极容易误诊为药疹,需要详细问诊及查体以资鉴别。又如咽痛,可见于 50% 的 AOSD 患者,常在疾病早期出现,并可作为疾病活动的先兆,在 Yamaguchi 诊断标准中属次要条件之一,但此症状常被患者无意识地忽略,若医师问诊和查体时未重点关注则往往被遗漏。

4. 诊断思维方法有误　　所有 AOSD 患者均有发热,且发热均为中高度发热。引起发热的疾病非常多,虽然文献报道发热病因以感染性疾病(55.64%)为主,但临床诊断时决不能局限于感染性疾病,同时还要考虑到自身免疫性疾病(23.03%)和肿瘤(16.19%)等的可能。即使熟悉本病的医师也往往容易陷入两个误区:诊断时过度谨慎、诊断后轻松放过。因为在 Yamaguchi 标准中,明确提出 AOSD 诊断需排除感染性疾病、恶性肿瘤和其他风湿性疾病。也就是说,AOSD 的诊断思维是一个排他性过程。一方面,由于某些疾病具有酷似 AOSD 样的特征,很多医生担心诊断遗漏一些可能危及生命的疾病如败血症、肿瘤等而出现不良后果,于是给予尽可能多的检查和治疗措施,如长期、大量使用抗生素等,造成病情延误,增加患者经济负担。另一方面,有些患者就诊时完全符合 Yamaguchi 标准,但随着病情进展会表现出其他疾病的特征。有一组诊断为 AOSD、以后确诊为淋巴瘤的患者,在作出 AOSD 诊断之前曾行增大淋巴结的病理检查,未能发现肿瘤细胞;随着病情进展,再次活检时才得以明确诊断。所以,即使诊断 AOSD,也不应轻松放过,需继续随访患者,动态观察和分析病情。

其他一些因过分依赖或迷信医技检查结果、未选择特异性检查项目、药物作用的影响、医院缺乏特异性检查设备等原因造成的误诊在临床亦可出现,究其原因亦离不开对本病认识不足、问诊和体格检查不细致等。

五、防范误诊措施

从本文所统计的误诊后果中我们可以看出,大部分患者发生误诊后,未造成不良后果,占总数的 99.6%。但误诊误治延误了患者的诊治,患者也为此付出了更多的健康及经济代价。如何防范 AOSD 的误诊,我们结合临床经验及循证医学证据,做如下总结。

1. 提高医护人员对本病的认识　AOSD 多为散发病例,医学院校未将之列入教学大纲内容,且因可引起多器官功能损害,临床表现多种多样,非风湿免疫科专科医生常常对本病认识不足。因此,应将 AOSD 作为临床医师继续教育的内容,加强医护人员对本病的认识。

2. 重视病史询问　对不明原因发热,特别是对于持续中高热,常规抗生素治疗无效的患者,要详细询问发热的热型,有无伴发皮疹、关节痛、咽痛及发热与伴发症之间的关系,出疹前的用药史等。

3. 仔细体格检查　注意皮疹的特点、分布、范围、程度,有无 Koebner 现象;注意有无咽部充血,有无肝脾、淋巴结增大,有无关节肿胀、压痛、畸形,有无肌肉压痛,肌力如何等。同时需认真寻找有无感染病灶,如鼻窦、扁桃体、肝胆及泌尿系统等。

4. 注意与其他疾病的鉴别诊断　AOSD 临床表现多样,易误诊为其他疾病,因此在诊治过程中,应注意鉴别,不要局限于单一的思路。在误诊的疾病中,感染性疾病、肿瘤和其他风湿病占了很大比重,鉴别时需在详细询问病史、仔细查体的基础上,完善相关的检查。实验室检查包括血尿便常规、生化全套、红细胞沉降率、C 反应蛋白、嗜酸性粒细胞计数、免疫球蛋白、蛋白固定电泳、免疫学检测(抗核抗体、抗 ENA 抗体、类风湿因子、抗 dsDNA 抗体、抗中性粒细胞胞浆抗体、抗着丝点抗体、冷球蛋白、抗链球菌溶血素"O"等)、血清铁蛋白、感染相关检查(血、中段尿及咽拭子培养、抗 EB 病毒或巨细胞病毒或细小病毒抗体、抗支原体或衣原体或军团菌抗体、肥达外斐反应等)。特殊检查包括结核纯蛋白衍生物(PPD)试验、X 线检查、B 超、骨髓涂片(必要时行骨髓培养)、淋巴结活检或皮疹活检、关节液培养(必要时)等。

5. 寻找较特异的实验室检测指标　尽管 AOSD 无特异性实验室指标,但除血白细胞及中性粒细胞明显增高外,红细胞沉降率、血清铁蛋白增高对诊断有很大帮助。红细胞沉降率在该病中一般增快较明显,多达 100 mm/h 以上。根据近 10 余年的报道,血清铁蛋白升高有较大意义,在该病活动期,几乎所有患者血清铁蛋白明显升高,平均值可在 1 000 μg/L(正常参考值:男性 44~160 μg/L,女性 16~102 μg/L);当疾病缓解时,血清铁蛋白可明显下降或恢复正常,因此血清铁蛋白对诊断疾病及观察疾病变化都有很大的临床意义。

6. 对高度怀疑 AOSD 的患者可试验性应用非甾体类抗炎药　对高度怀疑 AOSD 的患者,明确诊断之前可在经验性抗感染基础上,合理使用较大剂量非甾体抗炎药,约 1/4 患者可控制症状,使病情缓解。边治疗边检查,明确诊断后及时调整治疗方案,这样既减少了 AOSD 的误诊,又为患者提供了及时的治疗。

（冯亮华　安　媛）

第八节　Poncet 病

一、概述

1. 疾病命名　Poncet 病是 1897 年由 Poncet 首先提出的一种非感染性炎症性多关节炎,又称结核变态反应性关节炎、结核感染过敏性关节炎等,是由于结核杆菌引起的细胞介导的过敏性免疫反应,与活动性结核伴发。本病在国际疾病分类-10 中编码为 A18.039＋M01.1＊,命名为关节结核性风湿病,19世纪初较为广泛应用结核性风湿症的称谓,Pubmed 数据库最早关于"结核风湿症"的文献记载出现在 1914 年,但百余年来一直有 Poncet 病的命名。在 2015 年 1 月最新出版的《凯利风湿病学》(第九版)中,本病亦采纳了 Poncet 病的命名。

2. 发病特点　Poncet 病好发于青壮年女性,男女发病比例为 1∶2.57。该病具有慢性反复发作倾向,春季好发,病程长短不一,数年至 20 年不等。本病一经确诊,即应给予系统抗结核治疗,疗程 0.5～1 年。发热需 2 周左右、结节性红斑和红细胞沉降率需 2～3 周才能得到控制。关节症状对治疗反应较慢,需 3 周以上方可见效。本病复发后再经抗结核治疗仍有效,复发多与用药时间短有关。

3. 临床表现　Poncet 病可表现为发热、关节症状、皮肤损害等。患者可有不同程度发热,热型为弛张热和不规则热,大多数患者缺少结核中毒症状。关节症状为多发性、游走性关节疼痛,急性期常有关节红、肿、热、痛,亦可有关节活动受限及关节腔积液,非急性期多为关节发凉和酸胀感。病情变化与天气改变有明显关系,每遇寒冷或阴雨天加重。主要受累关节有指(趾)、腕、踝、膝、肩、胸椎及髋关节等,关节疼痛以踝、膝、肘关节最为常见。关节症状可反复发作,有自愈和再发再愈倾向,但不留任何关节强直和肌肉萎缩。大多数 Poncet 病患者伴有皮肤损害,表现为结节性红斑和皮下结节,以前者较常见,尤其见于伴颈部淋巴结结核及肺结核者。结节性红斑好发于四肢,尤其小腿伸侧面及踝关节附近,特点为此起彼伏或间歇性分批出现,复发倾向重。皮下结节较少见,多与结节性红斑并存,分布部位同结节性红斑。口腔生殖器溃疡、疱疹性结膜炎、肌炎、滑膜炎、虹膜炎、脂膜炎及大动脉炎等表现本病较少出现。原发性结核灶以肺结核居多,颈部淋巴结结核次之,此外,肠肾结核、结核性胸膜炎、支气管内膜结核、附睾结核等亦可引发本病。

二、诊断标准

Poncet 病目前尚无统一诊断标准,诊断参考要点:关节炎,结节性红斑,结核病史、活动性结核灶、结核菌素纯蛋白衍生物(PPD)试验阳性,排除其他原因的关节炎及抗结核治疗有效。

三、误诊文献研究

1. 文献来源及误诊率　2004—2013 年发表在中文医学期刊并经遴选纳入误诊疾病数据库的 Poncet 病误诊文献共 28 篇,累计误诊病例 379 例。8 篇文献可计算误诊率,误诊率 84.45%。

2. 误诊范围　本次纳入的 379 例 Poncet 病共误诊为 20 种疾病 387 例次,居前三位的误诊疾病为风湿性关节炎、类风湿关节炎、结节性红斑。少见误诊疾病包括皮肌炎、强直性脊柱炎、成人 Still 病、白塞病、口腔溃疡、腮腺炎、创伤性关节炎。27 例次(6.98%)考虑结缔组织病但未明确具体诊断,9 例次初诊诊断不明确。主要误诊疾病见表 13-8-1。

表 13-8-1　Poncet 病主要误诊疾病

误诊疾病名称	误诊例次	百分比(%)	误诊疾病名称	误诊例次	百分比(%)
风湿性关节炎	172	44.44	病毒性心肌炎	3	0.78
类风湿性关节炎	79	20.41	滑膜炎	3	0.78
结节性红斑	28	7.24	生长痛	3	0.78
骨关节炎	20	5.17	痛风性关节炎	3	0.78
风湿热	19	4.91	上呼吸道感染	2	0.52
系统性红斑狼疮	10	2.58	淋巴结炎	2	0.52

3. 医院级别　本次纳入统计的 379 例 Poncet 病误诊 387 例次,其中误诊发生在三级医院 81

例次(20.93%),二级医院 287 例次(74.16%),一级医院 16 例次(4.13%),其他医疗机构 3 例次(0.78%)。

4. 确诊手段　本次纳入的 379 例 Poncet 病中,340 例(89.71%)经实验室特异性免疫学检查确诊,29 例(7.65%)经分泌物脱落细胞学检查确诊,8 例(2.11%)根据症状、体征及辅助检查综合分析确诊,2 例(0.53%)经皮穿刺活检病理确诊。

5. 误诊后果　按照误诊疾病数据库制定的误诊后果评价标准,本次纳入的 379 例 Poncet 病均为Ⅲ级误诊后果,即发生误诊误治但未造成不良后果。

四、误诊原因分析

依据本次纳入的 28 篇文献分析的误诊原因出现频次,经计算机统计归纳为 8 项,其中经验不足而缺乏对该病的认识、未选择特异性检查项目和诊断思维方法有误为主要误诊原因,见表 13 - 8 - 2。

表 13 - 8 - 2　Poncet 病误诊原因

误诊原因	频次	百分率(%)	误诊原因	频次	百分率(%)
经验不足,缺乏对该病的认识	24	85.71	问诊及体格检查不细致	6	21.43
未选择特异性检查项目	18	64.29	对专家权威、先期诊断的盲从心理	1	3.57
诊断思维方法有误	12	42.86	药物作用的影响	1	3.57
缺乏特异性症状、体征	7	25.00	医院缺乏特异性检查设备	1	3.57

1. 经验不足,缺乏对该病的认识　我国是全球结核发病率较高的国家之一,2010 年估算的新发病患者数为 130 万人,仅次于印度。我国第五次结核病流行病学抽样调查结果显示:全国活动性、痰涂片阳性和结核杆菌培养阳性的肺结核总患病率分别为 459/10 万、66/10 万和 119/10 万,其中男性患病率均显著高于女性,而且患病率随年龄增长逐渐升高。Poncet 病多出现在结核病超敏期,往往 PPD 试验呈强阳性,也可发生在结核病初发期,亦可出现在病灶静止、复发或恶化期,关节症状与结核病变出现期或结核病变的活动程度并不一致。该病不同时期可有不同类型临床表现,急性期、慢性期与无症状期可相互转换,症状时隐时现、时轻时重,关节炎等过敏表现可见于结核病变出现后 1 个月至数年内,亦可见于结核病变出现前。本调查显示,Poncet 病误诊率最高的疾病是风湿性关节炎、类风湿关节炎、结节性红斑。

2. 未选择特异性检查项目　在 Poncet 病的诊断过程中,结核病的诊断尤为重要,目前对于结核病的诊断,主要依靠 PPD 试验、结核抗体检测、T 细胞斑点检测(T - SPOT)、X 线胸片、胸部 CT、痰涂片、痰培养等检查。由于结核症状复杂多变,误诊病例在发病初未行 PPD 试验、T - SPOT、痰培养、X 线胸片等检查,造成误漏诊。

3. 诊断思维方法有误　诊断思维方法有误也是 Poncet 病误诊的主要原因之一,由于医务人员多采用先入为主的思维模式,对该病缺乏认识及必要的鉴别诊断知识,在诊治过程中往往只关注本专科的症状体征,而忽略其他专科的特异性症状、体征,造成思维模式固化,从而造成误漏诊。

4. 缺乏特异性症状、体征　Poncet 病首发症状为发热、关节症状、皮肤损害,当伴有结核典型症状时诊断相对容易,但当关节炎症状、皮肤损害发生在结核病发病前,因无典型结核症状,给诊断造成一定的困难。且结核病可表现为肺结核、肠结核、结核性胸膜炎、结核性脑膜炎、骨结核等,症状复杂也给诊断造成了一定的困难。

5. 问诊及体格检查不细致　Poncet 病大部分以发热、关节炎症状就诊,很多医生对结核感染、过敏性关节炎症状不够了解，往往不会引起临床医生重视，询问病史时可能就容易忽视结核病史及结核密切接触史的询问，未行认真体格检查，从而造成误漏诊。

五、防范误诊措施

1. 提高对本病的认识　本调查显示，Poncet 病最主要误诊原因是医护人员经验不足，缺乏对该病的认识。因此，加强相关科室培训学习、提高临床医护人员对本病的认识是避免本病误诊或漏诊的主要方法。

2. 建立正确的诊断思维　接诊患者时部分临床医生诊断先入为主，往往仅注重本专科症状体征，对一些复杂症状不加以分析，仅凭主观经验诊断，当治疗效果不理想时，又未进一步分析原因，从而造成误漏诊。因此，我们在诊治患者的过程中，既要搞好专科疾病的诊治，同时也要关注与本专科相关疾病的鉴别诊断及诊治，对治疗效果欠佳或诊断无法解释的当前症状时，要具有发散性思维，进一步分析发病原因，必要时可请相关科室会诊，从而避免误漏诊。

3. 重视疾病鉴别诊断　Poncet 病以发热、关节炎症状、皮肤损害为主要表现，误诊较多的疾病为风湿热、类风湿关节炎，因此在疾病诊治过程时应注意对二者进行鉴别。该病发热多在夜间达高峰；类风湿关节炎发热多为低热，且多在晨起达高峰。该病关节炎症状多为下肢大关节肿痛，呈游走性、非对称性，小关节症状也呈非对称性，关节肿痛可突发突止；而类风湿关节炎主要表现为对称性多关节肿痛，伴有晨僵，类风湿因子、抗环瓜氨酸肽抗体阳性。该病皮肤损害主要表现为结节性红斑，其次为皮下结节，类风湿因子多阴性，需与链球菌感染、结节病、白塞病、溃疡性结肠炎等鉴别。

4. 重视相关医技检查　Poncet 病的诊断关键在于结核病的诊断，结核病诊断的金标准为结核杆菌培养阳性，但结核杆菌生长十分缓慢，培养阳性率也不足以满足临床需要。而且结核病痰标本不易获得，且肺外结核多见；即使能够获得痰标本，由于每毫升痰液中结核杆菌数量需 5 000～10 000 条才能检测到，故仅有不到 20% 的阳性率。PPD 试验因有 200 多种抗原成分与卡介苗和非结核分枝杆菌抗原成分相同，因此容易出现交叉过敏反应导致假阳性的出现。另外结核菌素对于免疫抑制患者特别是合并人类免疫缺陷病毒感染、重症疾病、年幼儿童及营养不良、器官移植者，缺乏足够的诊断灵敏度。荧光定量多聚酶链式反应是近几年兴起的结核病确诊方法，能够定量测定 DNA，由于检测速度快、诊断准确率高，而作为快速诊断结核病的检测方法，但其标本来源（如浆膜腔液体、病灶分泌物等）不如 T－SPOT. TB 方便易得，因而对于不易取得检测标本者，此检测方法受到了一定程度的制约。T－SPOT. TB 检测具有较好的诊断敏感性和特异性，可以解决肺外结核和结核性胸膜炎诊断困难的难题。肺外结核诊断困难的主要原因是临床表现复杂、缺乏特异性表现，而取得结核菌培养或组织病理学结果耗时较长，常延误诊治。因此当临床怀疑 Poncet 病时，应根据患者情况选择合适的检测方法，提高该病诊断率，减少误漏诊的发生。

总之，Poncet 病因临床表现多样且无特异性，常误诊为关节炎、结节性红斑等疾病；临床医生应加强对该病的认识，仔细询问病史，认真查体，重视鉴别诊断，必要时行相关医技检查，以提高本病诊断率。

（郭　信　安　媛）

参考文献

[1] Agarwal I, Kumar TS, Ranjini K, et al. Clinical features and outcome of systemic lupus erythematosus [J]. Indian Pediatr, 2009,46(8):711-715.

[2] Arend WP, Michel BA, Bloch DA, et al. The American College of Rheumatology 1990 criteria for the classification of Takayasu arteritis[J]. Arthritis Rheum, 1990,33(8):1129-1134.

[3] Baldini C, Luciano N, Tarantini G, et al. Salivary gland ultrasonography: a highly specific tool for the early diagnosis of primary Sjögren's syndrome[J]. Arthritis Res Ther, 2015,17(1):146.

[4] Banerjee S, Nandyala A, Podili R, et al. Mycobacterium tuberculosis(Mtb) isovitrate dehydrogenases show strong B cell response and dishtinguish vaccinate controls from TB patients[J]. Proc Natl Acad Sci USA, 2004,101 (34):12652-12657.

[5] Bennani N, Atouf O, Benseffa J N, et al. HLA polymorphism and Behcet's disease in Moroccan population [J]. Pathol Biol (Paris), 2009,57(5):403-409.

[6] Bohan A, Peter JB. Polymyositis and dermatomyositis(first of two parts)[J]. N Engl J Med, 1975,292(7): 344-347.

[7] Chauhan SK, Tripathy NK, Nityanand S. Antigenic targets and pathogenicity of anti-aortic endothelial cell antibodies in Takayasu arteritis[J]. Arthritis Rheum, 2006,54(7):2326-2333.

[8] Chauhan SK, Tripathy NK, Sinha N, et al. T-cell receptor repertoire of circulating gamma delta T-cells in Takayasu's arteritis[J]. Clin Immunol, 2006,118(23):243-249.

[9] Cronenwett, Johnston, 著. 卢瑟福血管外科学[M]. 郭伟, 符伟国, 陈忠, 译. 7 版. 北京:北京大学医学出版社, 2012:1173-1178.

[10] Dong L, Chen Y, Masaki Y, et al. Possible Mechanisms of Lymphoma Development in Sjögren's Syndrome[J]. Curr Immunol Rev, 2013,9(1):13-22.

[11] Dye C, Espinal MA, Watt CJ, et al. Worldwide incidence of multidrug-resistant tuberculosis[J]. J Infect Dis, 2002,185(8):1197-1202.

[12] Ruderman EM, Flaherty JP. Mycobacterial Infections of Bones and Joints. [M]//Firestein GS, Budd RC, Gabried SE, et al. Kelley's textbook of rheumatology. 9th ed Philadelphia: Elsevier saun-ders, 2013:1829-1840.

[13] Feng XG, Ye S, Lu Y, et al. Anti-kinectin autoantibody in Behcet's disease an several other autoimmune connective tissue disease[J]. Clin Exp Rhenmattol, 2007,25(4):80-85.

[14] Foocharoen C, Nanagara R, Suwannaro S, et al. Survival rate among Thai systemic lupus erythematosus patients in the era of aggressive treatment[J]. Int J Rheum Dis, 2011,14(4):353-360.

[15] Furin JJ, Johnson JL. Recent advances in the diagnosis and management of tuberculosis[J]. Curr Opin Pulm Med, 2005,11(3):189-194.

[16] Hata A, Noda M, Moriwaki R, et al. Angiographic findings of Takayasu arteritis: new classification[J]. Int J Cardiol, 1996,54(Suppl):S155-S163.

[17] Hochberg MC. Updating the American College of Rheumatology revised criteria for the classification of systemic lupus erythematosus[J]. Arthritis Rheum, 1997,40(9):17-25.

[18] Itoh Y, Inoko H, Kulski JK, et al. Four-digit allele genotyping of the HLAA and HLAB genes in Japanese patients with Behet's disease by a PCR-SSOP-Luminex method[J]. Tissue Antigens, 2006,67(5):390-394.

[19] Khraishi MM, Gladman DD, Dagenais P, et al. HLA antigens in North American patients with Takayasu arteritis[J]. Arthritis Rheum, 1992,35(5):573-575.

[20] Leavitt RY, Fauci AS, Bloch DA, et al. The American College of Rheumatology 1990 criteria for the classification of Wegener's granulomatosis[J]. Arthritis Rheum, 1990,33(8):1101-1107.

[21] Lupi Herrera E, Sánchez Torres G, Marcushamer J, et al. Takayasu's arteritis. Clinical study of 107 ca-

ses[J]. Am Heart J，1977，93(1):94-103.

[22] Marian V，Anolik JH. Treatment targets in systemic lupus erythematosus: biology and clinical perspective[J]. Arthritis Res Ther，2012，14(Suppl 4):S3.

[23] Numano F，Kobayashi Y，Maruyama Y，et al. Takayasu arteritis: clinical characteristics and the role of genetic factors in its pathogenesis[J]. Vasc Med，1996，1(3):227-233.

[24] Numano F. Vasa vasoritis，vasculitis and atherosclerosis[J]. Int J Cardiol，2000，75(Suppl 1):S1-S8.

[25] Sharma BK，Jain S，Suri S，et al. Diagnostic criteria for Takayasu arteritis[J]. Int J Cardiol，1996，54(Suppl):S141-S147.

[26] Sharma BK，Siveski-Iliskovic N，Singal PK. Takayasu arteritis may be underdiagnosed in North America[J]. Can J Cardiol，1995，11(4):311-316.

[27] Shiboski SC，Shiboski CH，Criswell LA，et al. American College of Rheumatology Classification Criteria for Sjögren's Syndrome: A Data-Driven，Expert Consensus Approach in the SICCA Cohort[J]. Arthritis Care Res (Hoboken)，2012，64(4):475-487.

[28] Strumpf IJ，Tsang AY，Sayre JW. Reevaluation of sputum staining for the diagnosis of pulmonary tuberculosis[J]. Am Rev Respir Dis，1979，119(4):599-602.

[29] Teh CL，Ling GR. Causes and predictors of mortality in hospitalized lupus patient in Sarawak General Hospital，Malaysia[J]. Lupus，2013，22(1):106-111.

[30] Terao C，Yoshifuji H，Mimori T. Recent advances in Takayasu arteritis[J]. Int J Rheum Dis，2014，17(3):238-247.

[31] Ueno A，Awane Y，Wakabayashi A，et al. Successfully operated obliterative brachiocephalic arteritis (Takayasu) associated with the elongated coarctation[J]. Jpn Heart J，1967，8(5):538-544.

[32] VitaliC，Bombardieri S，Jonsson R，et al. Classification criteria for Sjögren's syndrome: a revised version of the European criteria proposed by the American-European Consensus Group[J]. Ann Rheum Dis，2002，61(6):554-558.

[33] Weyand CM，Goronzy JJ. Medium- and large-vessel vasculitis[J]. N Engl J Med，2003，349(2):160-169.

[34] Yamada K，Senju S，Nakatsura T，et al. Identification of a novel autoantigen UACA in patient with panuvitis[J]. Biochem Biophys Res Common，2001，280(4):1169-1176.

[35] Zhang Z，He F，Shi Y. Behcet's disease seen in China: analysis of 334 Cases[J]. Rheumatol Int，2013，33(3):645-648.

[36] 曹冉冉,刘邦英,周子人,等. 分子信标荧光定量PCR在肺结核早期诊断及疗效评价中的初步应用[J]. 中国防痨杂志,2012,34(2):103-106.

[37] 陈福真,洪志鹏,史振宇,等. 多发性大动脉炎与雌激素、孕酮及其受体的关系[J]. 中华实验外科杂志,1999,16(6):577.

[38] 陈灏珠,林果为,王吉耀. 实用内科学[M]. 14版. 北京:人民卫生出版社,2013:2622-2624.

[39] 成园. 白塞病误诊一例[J]. 实用心脑肺血管病杂志,2012,20(10):1599.

[40] 邓宜楚,古等华. 4368例不明原因发热病因的荟萃分析[J]. 中国医药指南,2012,10(27):151-153.

[41] 菲尔斯坦(美),著. 凯利风湿病学[M]. 栗占国,唐福林,译. 8版. 北京:北京大学医学出版社,2011:12-17.

[42] 高伟明,陈继祥. 韦格内氏肉芽肿与肺结核的鉴别诊断:附6例分析[J]. 现代诊断与治疗,2008,19(4):242-243.

[43] 何菁,刘栩,贾园,等. 原发性干燥综合征患者就医及诊断延误情况调查[J]. 中国误诊学杂志,2009,9(20):4799-4800.

[44] 侯小荫,张卓莉,董怡. 中国白塞病患者的临床特点[J]. 中华全科医师杂志,2005,4(11):666-667.

[45] 贾汝琳,李茹,李永哲,等. 间接免疫荧光检测抗内皮细胞抗体在白塞病诊断中的意义[J]. 中华风湿病学杂志,2008,12(10):688-690.

[46] 江载芳,易著文. 实用小儿结核病学[M]. 北京:人民卫生出版社,2006.

[47] 姜林娣,邹和建. 原发性血管炎[M]//陈灏珠,林果为,王吉耀. 实用内科学. 14版. 北京:人民卫生出版

社,2013:2640-2646.

[48] 蒋明,David Yu,林孝义,等. 中华风湿病学[M]. 北京:华夏出版社,2004.

[49] 蒋明,张奉春. 风湿病诊断与诊断评析[M]. 上海:上海科学技术出版社,2004:101-107.

[50] 兰巧玲. Wegener 肉芽肿病误诊为肺结核[J]. 临床误诊误治,2005,18(7):482.

[51] 李敬扬,张卓莉. 原发性干燥综合征并肾小管酸中毒、病理性骨折误诊 1 例分析[J]. 中国误诊学杂志,2005,5(11):2144-2145.

[52] 李晓云,钮含春,韩聚方,等. 皮肌炎临床首发症状及误诊分析[J]. 中国医师进修杂志,2012,35(27):56-58.

[53] 李玉慧,姚海红,张学武,等. 94 例皮肌炎患者器官受累及免疫学特征分析[J]. 北京大学学报(医学版),2010,42(2):140-142.

[54] 李志钢,康才,王景明,等. 结核免疫反应性大动脉炎 22 例[J]. 中华结核和呼吸杂志,1998,21(8):511.

[55] 栗占国,陈适. 临床风湿病手册[M]. 北京:人民卫生出版社,2008:98-105.

[56] 栗占国. 风湿免疫科临床实践(习)导引与图解[M]. 北京:人民卫生出版社,2014:816.

[57] 刘泽有,刘晓娟,王随亮,等. 22 例系统性红斑狼疮误诊为类风湿关节炎的临床分析[J]. 中原医刊,2005,32(15):80-81.

[58] 卢仲明,张思毅,陈少华,等. 韦格纳肉芽肿的耳鼻咽喉头颈部表现及误诊分析[J]. 实用医学杂志,2007,23(12):1917-1919.

[59] 罗雯,邓丹琪. 系统性红斑狼疮与发热[J]. 实用医院临床杂志,2015,(2):13-16.

[60] 吕艳霞,杨彩根. 原发性干燥综合征 38 例误诊分析[J]. 现代医药卫生,2010,26(20):3134-3135.

[61] 全国结核病流行病学抽样调查技术指导组,全国结核病流行病学抽样调查办公室. 2010 年全国肺结核患病率现况调查[J]. 中华结核和呼吸杂志,2012,35(9):665-668.

[62] 王玉华,吴庆军,曾小峰. 韦格纳肉芽肿误诊为肺结核一例分析[J]. 北京医学,2005,27(11):696.

[63] 武建国. SLE 和类风湿关节炎的新分类标准[J]. 临床检验杂志,2013,31(7):481-483.

[64] 杨培增,张震,王红,等. 葡萄膜炎的临床类型及病因探讨[J]. 中华眼底病杂志,2002,18(4):253-255.

[65] 杨培增. 临床葡萄膜炎[M]. 北京:人民卫生出版社,2004:353-389.

[66] 杨萍兰,梁振匡,侯贵书. 成人 Still 病 12 例的诊治[J]. 中国基层医药,2008,15(3):384-385.

[67] 叶春富,刘忠达. 以呼吸系统症状为主要表现的成人 Still 病[J]. 临床误诊误治,2005,18(11):811.

[68] 余贤恩. 145 例系统性红斑狼疮消化系统表现的临床分析[J]. 广西医学,2005,27(4):527-528.

[69] 张立华,靳文香,贾红彦,等. TSPOT 与结核菌素试验对结核病患者的临床诊断价值[J]. 中华临床医师杂志(电子版),2012,6(14):4107-4108.

[70] 张倩茹,郭娟,周炜,等. 多发性大动脉炎免疫发病机制[J]. 中华临床免疫和变态反应杂志,2014,(3):254-258.

[71] 张志毅. 肉芽肿性多血管炎[M]//葛均波,徐永健. 内科学. 8 版. 北京:人民卫生出版社,2013:837-838.

[72] 张卓莉,彭劲民,侯小萌,等. 199 例白塞病患者的临床荟萃分析[J]. 北京医学,2007,29(1):10-12.

[73] 赵辨. 临床皮肤病学[M]. 3 版. 南京:江苏科学技术出版社,2001:667-672.

[74] 郑文洁,赵岩,唐福林,等. 白塞病患者中抗内皮细胞抗体的研究[J]. 中华内科杂志,2005,44(12):910-913.

[75] 中华医学会风湿病学分会. 成人 Still 病诊断与治疗指南[J]. 中华风湿病学杂志,2010,14(7):487-489.

[76] 中华医学会风湿病学分会. 多发性肌炎和皮肌炎诊断及治疗指南[J]. 中华风湿病学杂志,2010,14(12):828-831.

[77] 中华医学会风湿病学分会. 干燥综合征诊断及治疗指南[J]. 中华风湿病学杂志,2010,14(11):766-768.

[78] 中华医学会风湿病学分会. 韦格纳肉芽肿病诊治指南(草案)[J]. 中华风湿病学杂志,2004,8(9):562-564.

[79] 中华医学会风湿病学分会. 系统性红斑狼疮诊断及治疗指南中华医学会风湿病学分会[J]. 中华风湿病学杂志,2010,14(5):342-346.